周口市紧密型医共体建设中医药系列丛书

CHANGJIANBING ZHONGYIYAO
FANGZHI SHOUCE

常见病中医药防治手册

史卫东　胡维来　主编

U0307565

全国百佳图书出版单位
中国中医药出版社
·北 京·

图书在版编目（CIP）数据

常见病中医药防治手册／史卫东，胡维来主编. —
北京：中国中医药出版社，2023.3
（周口市紧密型医共体建设中医药系列丛书）
ISBN 978-7-5132-7609-2

Ⅰ.①常…　Ⅱ.①史…②胡…　Ⅲ.①常见病-中医
治疗法-手册　Ⅳ.①R242-62

中国版本图书馆 CIP 数据核字（2022）第 079884 号

中国中医药出版社出版

北京经济技术开发区科创十三街 31 号院二区 8 号楼
邮政编码　100176
传真　010-64405721
三河市同力彩印有限公司印刷
各地新华书店经销

开本 710×1000　1/16　印张 68.5　字数 1048 千字
2023 年 3 月第 1 版　2023 年 3 月第 1 次印刷
书号　ISBN 978-7-5132-7609-2

定价　248.00 元
网址　www.cptcm.com

服 务 热 线　010-64405510
购 书 热 线　010-89535836
维 权 打 假　010-64405753

微信服务号　zgzyycbs
微商城网址　https://kdt.im/LIdUGr
官 方 微 博　http://e.weibo.com/cptcm
天猫旗舰店网址　https://zgzyycbs.tmall.com

如有印装质量问题请与本社出版部联系（010-64405510）

《周口市紧密型医共体建设中医药系列丛书》
编委会

《常见病中医药防治手册》
编委会

主　　编：史卫东　胡维来

副 主 编：张红梅　刘勤建　陈勉杰　封金伟　张　迪
　　　　　鲁来东　水新华　肖　俭　高彦博　李建强
　　　　　张玉刚　马凤莲　赵高洋　赵付启

编　　委（以姓氏笔画为序）：

丁卫华	于　倩	马庆立	马荣花	马　晴
王中伟	王文才	王秉新	王　珍	王珊珊
王俊岭	王俊峰	王桂花	王　峰	王曼曼
王　婷	孔翠荣	孔德恒	卢　平	卢全力
史珍珍	付　云	代彦哲	仵好金	冯志强
吕彦春	朱健南	朱　超	朱碧波	刘小梅
刘卫勤	刘子航	刘甲杰	刘　永	刘应龙
刘秋艳	刘俊宏	刘继营	刘喜梅	闫鹏杰
许玉冰	孙宇昆	李　丹	李玉霞	李　丽
李　建	李　玲	李俊华	李恩恩	李高峰
李朝阳	李　斌	李　燃	杨连杰	杨　俊
杨富强	杨豫伟	肖　释	何汶忠	位松华
谷新旺	邹坤明	张卫东	张元红	张五松
张亚军	张英杰	张　星	张俊峰	张振伟

内容提要

  本书为周口市紧密型医共体建设中医药系列丛书之一，聚焦基层临床常见病的防治，详细阐述各病的病因病机、诊断要点、辨证论治等中医药诊断与防治方案，并附载中医特色治疗方法、经验方及医院制剂、食疗等其他疗法、中成药临证合理应用等，内容涵盖中医诊、治、防、护、养等各方面。本书内容丰富，文字精练，体例清晰，方法实用，适合作为基层医生的案头书，可供广大中医药临床工作者、社区医师、中医药爱好者阅读参考。

总　序

　　周口市位于河南省的东南部，地处黄淮海平原腹地，是典型的农业大市、人口大市。因优质医疗资源不足和整体医疗资源发展不平衡、不充分等问题，存在不同程度的群众看病难、看病贵、因病致贫、因病返贫问题，市外转诊率居高不下，医保经费的增长赶不上医疗费用增长，群众的卫生健康问题已经成为制约传统农区社会发展、乡村振兴、群众幸福指数提升的关键因素。如何让群众不仅看得上病、看得好病，看病便宜、看病方便，而且少生病、不生病，更加健康、更加长寿，真正体现以人民为中心的发展思想，是周口医改的主要着力点。

　　近年来，周口市委、市政府认真贯彻习近平总书记关于深化医疗卫生体制改革的重要指示精神，强化以人民群众生命健康为中心的发展理念，提出了全力打造"市县一体、五医联动、数字赋能、中医至上"市、县、乡、村四级联动的紧密型县域医共体建设周口模式。构建"市委统揽、政府主导、部门协同、县级落实"的工作推进机制，加快健全医疗卫生服务体系。坚持市级统筹，市域一体，做强市级医院、做优县级医院、做活乡镇卫生院、做稳村级卫生所。充分利用市级三级医院和国内知名互联网医院专家、技术的优势，构建"互联网+医疗健康"服务体系，使群众在家门口就能享受国家、省、市级医院专家的诊疗。真正实现疑难杂症在市级医院救治，大病重病在县级医院治疗，常见病在乡镇卫生院、社区卫生服务中心就诊，小病在村级卫生所（室）就诊。打造区域医疗中心，深化医防融合，提升服务效力；完善中医医疗服务网络，围绕周口地方病、慢性病、多发病，发挥中医药治未病的独特优势，进行未病先防、既病防变、愈后防复，也就是达到健康不患病，防止小病变大病、慢病变急病、轻病变重病。

　　建立智慧医疗健康大数据平台，通过组建智慧家庭医生服务团队、市县乡多学科专家团队、专科联盟团队、互联网医院团队、远程医疗服务团队和监测评价体系，实现以基层为重点、中西医并重、防治管结合、上联下带的市域整合型医疗卫生服务体系和运行效果监管评价体系。对不同年龄段的人群进行全生命周期的健康管理，实现"以医疗为中心"向"以健康为中心"的转变。

充分发挥中医药在治未病中的主导作用、在治疗重大疾病中的协同作用及在疾病康复过程中的核心作用；树立中医药文化自信，传承精华。守正创新；加大中医药人才培养力度；做好中医药适宜技术的培训，特别是保健、治未病中医常见技术推广、普及、宣传；使中医药技术在基层卫生机构和家庭保健中得到广泛使用，达到家喻户晓、人人能用。真正把这一祖先留给我们的宝贵财富继承好、利用好、发挥好。

中医药学源远流长，中医典籍汗牛充栋。周口市中医院汲取中医药传统精髓，结合地域特点，组织编撰《周口市紧密型医共体建设中医药系列丛书》，将对全市中医药技术的推广应用起到积极作用。值付梓，是以为序。

程维明

2022 年 3 月

前 言
PREFACE

为认真贯彻习近平总书记的重要指示精神,强化以人民群众生命健康为中心的发展理念,市委、政府提出了全力打造"市县一体、五医联动、数字赋能、中医至上"市、县、乡、村四级联动的紧密型县域医共体建设周口模式。广大医务工作者积极主动投身于医共体建设当中,为人民群众的健康生活保驾护航。

在实际工作中,大家认为有必要把中医药专家们的经验和共识诊疗方案的形式汇集成册以指导临床,为临床工作者提供指导和参考意见,达到医共体诊疗同质化、中医药效能发挥最大化,为患者提供更好的中医药服务。周口市中医院健康服务集团组织专家编写了《常见病中医药防治手册》,其中"经验方及医院制剂"中的医院制剂都是周口市中医院健康服务集团内专家的经验方药经过备案后取得批准文号的品种,这些制剂正在逐步纳入医保报销目录。"经验方"是集团内专家经临床观察效果较好的验方,有的正在申请医院制剂批准文号,还有一些是集团外专家的验方而经过院内专家临床应用取得良好效果,也收录到"经验方"中供大家参考。

由于时间仓促,加之水平有限,一些常见病的防治方案及专家的经验还没有收录进来,或者表述不甚准确,书中内容也可能存在错误或不当之处,敬请谅解!同时真诚希望读者多提宝贵意见和建议!让我们共同努力,为人民群众的健康福祉贡献力量。

《常见病中医药防治手册》
编委会
2022 年 7 月

目 录
CONTENTS

感　冒

　　感冒是感受触冒风邪或时行病毒,引起肺卫功能失调,出现鼻塞、流涕、喷嚏、头痛、恶寒、发热、全身不适等主要临床表现的一种外感疾病。又有伤风、冒风、伤寒、冒寒、重伤风等名称。感冒有普通感冒与时行感冒之分,普通感冒相当于西医学的普通感冒、上呼吸道感染,时行感冒相当于西医学的流行性感冒。

【病因病机】

　　1. 六淫病邪　风寒暑湿燥火均可为感冒的病因,因风为六气之首,"百病之长",伤风为感冒的主因。六淫侵袭有当令之时气和非时之气。由于气候突变,温差增大,感受当令之气,如春季受风、夏季受热、秋季受燥、冬季受寒等病邪而病感冒;再就是气候反常,春应温而反寒、夏应热而反凉、秋应凉而反热、冬应寒而反温,人感"非时之气"而病感冒。六淫之间可单独致感冒,但常常是互相兼夹为病,以风邪为首,冬季夹寒、春季夹热、夏季夹暑湿、秋季夹燥、梅雨季节夹湿邪等。由于临床上感冒以冬、春两季发病率较高,故而以夹寒、夹热为多见而成风寒、风热之证。

　　2. 时行病毒　时行者指与岁时有关,每2～3年一小流行,每10年左右一大流行的邪气;病毒者指一种为害甚烈的异气,或称疫疠之气,具有较强传染性的邪气。人感时行病毒而病感冒则为时行感冒。

　　六淫病邪或时行病毒能够侵袭人体引起感冒,除因邪气特别盛外,总是与人体的正气失调有关。或是由于正气素虚,或是素有肺系疾病,不能调节肺卫而感受外邪。即使体质素健,若因生活起居不慎,如疲劳、饥饿而机体功能状态下降,或因汗出衣裹冷湿,或餐凉露宿,冒风沐雨,或气候变化时未及时加减衣服等,正气失调,腠理不密,邪气得以乘虚而入。

　　总之,感冒是否发生取决于正气与邪气两方面的因素:一是正气能否御邪;二是邪气是否强于正气,即感邪的轻重。邪气轻微不足以胜正则不病感冒，邪气盛，如严寒、时行病毒，邪能胜正则亦病感冒，所以邪气是感冒的重要因素。

【诊断】

1. 根据气候突然变化，有伤风受凉、淋雨冒风的经过，或时行感冒正流行之际。

2. 起病较急，病程较短，病程3～7日，普通感冒一般不传变。

3. 典型的肺卫症状，初起鼻咽部痒而不适，鼻塞、流涕、喷嚏，语声重浊或声嘶，恶风、恶寒、头痛等，继而发热、咳嗽、咽痛、肢节酸重不适等。部分患者病及脾胃，而兼有胸闷、恶心、呕吐、食欲减退、大便稀溏等症。时行感冒呈流行性发病，多人同时发病，迅速蔓延。起病急，全身症状显著，如高热、头痛、周身酸痛、疲乏无力等，而肺系症状较轻。

4. 四季皆有，以冬春季为多见。

【鉴别诊断】

1. 外感咳嗽　当感冒出现发热恶寒、咳嗽时，易与外感咳嗽相混，其鉴别应以主症为主，若发热恶寒症状突出者，按感冒论治；咳嗽吐痰，甚则喘息症状突出者，辨为外感咳嗽病证。

2. 外感头痛　当感冒出现发热恶寒、头痛时，易与外感头痛相混，其鉴别应以主症为主，若发热恶寒症状突出者，按感冒论治；若头痛明显，以其为主要痛苦者，应辨为外感头痛病证。

3. 风温肺病　感冒与早期风温肺病都有肺卫方面的症状，但感冒一般病情轻微，发热不高或不发热，病势少有传变，服解表药后多能汗出热退，病程较短。而风温肺病其病情较重，咳嗽较甚，或咳则胸痛，甚或咳铁锈色痰，必有发热，甚至高热寒战，服解表药后热虽暂减，但旋即又起，多有传变，由卫而气，入营入血，甚则神昏、谵妄、惊厥等。

4. 鼻渊　感冒与鼻渊均可见鼻塞流涕，或伴头痛等症。但鼻渊多流浊涕腥臭，感冒一般多流清涕，并无腥臭味；鼻渊之眉额骨处胀痛、压痛明显，一般无恶寒发热，感冒则寒热表证明显，头痛范围不限于前额或眉骨处；鼻渊病程漫长，反复发作，不易断根，感冒愈后不再遗留鼻塞、流腥臭浊涕等症状。

【辨证论治】

1. 风寒证

证候：恶寒重，发热轻，无汗，头痛，肢节酸疼，鼻塞声重，时流清涕，喉痒，咳嗽，吐痰稀薄色白，舌苔薄白，脉浮或浮紧。

治法：辛温解表，宣肺散寒。

方药：荆防败毒散。本方以荆芥、防风解表散寒；柴胡、薄荷解表疏风；羌活、独活散寒除湿，为治肢体疼痛之要药；川芎活血散风止头痛；枳壳、前胡、桔梗宣肺利气；茯苓、甘草化痰和中。

风寒重，恶寒甚者，加麻黄、桂枝，头痛加白芷，项背强痛加葛根；风寒夹湿，身热不扬，身重苔腻，脉濡者，用羌活胜湿汤加减；风寒兼气滞，胸闷呕恶者，用香苏散加减；表寒兼里热，又称"寒包火"，发热恶寒，鼻塞声重，周身酸痛，无汗口渴，咽痛，咳嗽气急，痰黄黏稠，或尿赤便秘，舌苔黄白相兼，脉浮数，解表清里，用双解汤加减。

2. 风热证

证候：发热，微恶风寒，或有汗，鼻塞喷嚏，流稠涕，头痛，咽喉疼痛，咳嗽痰稠，舌苔薄黄，脉浮数。

治法：辛凉解表，宣肺清热。

方药：银翘散。本方以金银花、连翘辛凉透表，兼以清热解毒；薄荷、荆芥、淡豆豉疏风解表，透热外出；桔梗、牛蒡子、甘草宣肺祛痰，利咽散结；竹叶、芦根甘凉轻清，清热生津止渴。

发热甚者，加黄芩、石膏、大青叶清热；头痛重者，加桑叶、菊花、蔓荆子清利头目；咽喉肿痛者，加板蓝根、玄参利咽解毒；咳嗽痰黄者，加黄芩、知母、浙贝母、杏仁、瓜蒌壳清肺化痰；口渴重者，重用芦根，加天花粉、知母清热生津。时行感冒，呈流行性发生，寒战高热，全身酸痛，酸软无力，或有化热传变之势，重在清热解毒，方中加大青叶、板蓝根、重楼（蚤休）、贯众、石膏等。

3. 暑湿证

证候：发生于夏季，面垢身热汗出，但汗出不畅，身热不扬，身重倦怠，头昏重痛，或有鼻塞流涕，咳嗽痰黄，胸闷欲呕，小便短赤，舌苔黄腻，脉濡数。

治法：清暑祛湿解表。

方药：新加香薷饮。本方以香薷发汗解表；金银花、连翘辛凉解表；厚朴、扁豆和中化湿。

暑热偏盛，加黄连、青蒿、鲜荷叶、鲜芦根清暑泄热；湿困卫表，身重少汗恶风，加清豆卷、藿香、佩兰芳香化湿宣表；小便短赤，加六一散、赤茯苓清热利湿。

4. 体虚证

年老或体质素虚，或病后、产后体弱，气虚阴亏，卫外不固，容易反复感冒，或感冒后缠绵不愈，其证治与常人感冒不同。

（1）气虚感冒

证候：素体气虚者易反复感冒，感冒则恶寒较重，或发热，热势不高，鼻塞流涕，头痛，汗出，倦怠乏力，气短，咳嗽咯痰无力，舌质淡苔薄白，脉浮无力。

治法：益气解表。

方药：参苏饮加减。药物以人参、茯苓、甘草益气以祛邪；苏叶、葛根疏风解表；半夏、陈皮、桔梗、前胡宣肺理气、化痰止咳；木香、枳壳理气调中；姜、枣调和营卫。

表虚自汗者，加黄芪、白术、防风益气固表；气虚甚而表证轻者，可用补中益气汤益气解表。

（2）阴虚感冒

证候：阴虚津亏，感受外邪，津液不能作汗外出，微恶风寒，少汗，身热，手足心热，头昏心烦，口干，干咳少痰，鼻塞流涕，舌红少苔，脉细数。

治法：滋阴解表。

方药：葳蕤汤加减。方中以白薇清热和阴，玉竹滋阴助汗；葱白、薄荷、桔梗、豆豉疏表散风；甘草、大枣甘润和中。

阴伤明显，口渴心烦者，加沙参、麦冬、黄连、天花粉清润生津除烦。

【临证备要】

1. 辨风寒感冒与风热感冒 二者均有恶寒、发热、鼻塞、流涕、头身疼痛等症，但风寒证恶寒重、发热轻，无汗，鼻流清涕，口不渴，舌苔薄白，脉浮或浮紧；风热证发热重、恶寒轻，有汗，鼻流浊涕，口渴，舌苔薄黄，脉浮数。

2. 辨普通感冒与时行感冒 普通感冒呈散发性发病，肺卫症状明显，但病情较轻，全身症状不重，少有传变；时行感冒呈流行性发病，传染性强，肺系症状较轻而全身症状显著，症状较重，且可以发生传变，入里化热，合并他病。

3. 辨常人感冒与虚人感冒 普通人感冒后，症状较明显，但易康复。平素体虚之人感冒之后，缠绵不已，经久不愈或反复感冒。在临床上还应区分是气虚还是阴虚。气虚感冒者，兼有倦怠乏力，气短懒言，身痛无汗，或恶寒甚，咳嗽无力，脉浮弱等症。阴虚感冒者，兼有身微热，手足心发热，心烦口干，少汗，干咳少痰，舌红，脉细数。

4. 重视解表达邪和宣通肺气 感冒由外邪客于肌表引起，采用辛散解表的法则，祛除外邪，邪去则正安，感冒亦愈。解表之法应根据所感外邪寒热暑湿的不同，而分别选用辛温、辛凉、清暑解表法。时行感冒的病邪以时行病毒为主，解表达邪又很重视清热解毒。感冒的病机之一是肺失宣肃，因此宣通肺气有助于使肺的宣肃功能恢复正常，肺主皮毛，宣肺又能协助解表，宣肺与解表相互联系，又协同发挥作用。

5. 注意 感冒的治疗一般禁用补法，以免敛邪，但若体虚之人，不可专事发散，以免过汗伤正，又当在解表剂中佐以益气、养阴等补益之品，以扶正祛邪。病邪累及胃肠者，又应辅以化湿、和胃、理气等法治疗，照顾其兼证。

【中医特色疗法】

一、针刺

1. 体针

（1）取穴

风寒型：风池、迎香、列缺、外关。

风热型：风池、大椎、曲池、合谷。

随症配穴：头疼加印堂、太阳；肌肉酸痛加肩井、风门；咽痛加鱼际、商阳。

（2）取穴说明：风寒外感肺系、窍道，治疗以太阳、阳明、少阳经为主。风池为足少阳、阳维之会，具有解表作用，可通用于各种感冒；外关是手少阳之络，通于阳维脉，以助祛风散寒的力量，配列缺宣肺兼疏风；风热者，用大椎以清热，配曲池、合谷以解表泄热。鼻塞、流涕刺迎香；头痛刺印堂、太阳；肌肉酸痛加肩井、风门，均属局部选穴。咽痛刺鱼际、商阳出血，属循经取穴。

（3）操作：先取风池、迎香，施以捻转手法，使头皮和鼻腔内有明显感觉，对解除局部症状有效。大椎直刺2cm，捻转使针感向背部扩散。余穴均用泻法。留针30分钟，间歇行针。每日1～2次，5日为1个疗程。

（4）时行感冒针刺要点：针刺同体针基本方。高热加大椎、曲池，或加十宣放血；针风池时，感应宜向头颞部扩散，对疏通鼻窍和解除头痛有效；针后如鼻仍不通，可加迎香透鼻通；头痛不止加太阳；兼有发热时可摇大针孔放血；发热较甚取大椎、曲池，中度刺激可发汗；高热、惊厥者，以三棱针点刺十宣放血。余穴采用常规刺法。

2. 耳针 鼻塞流涕咳嗽为主者，取穴：内鼻穴、外鼻穴、肺穴、气管穴；咽干、咽痒、咽痛为主者，取穴：咽喉、扁桃体穴、轮1、轮2、轮3、轮4、轮5、轮6，以解除其症状；纳食无味加脾穴、胃穴、三焦穴；头痛、头晕加枕穴，发热加屏尖穴。

毫针常规操作，强刺激，每日1次，5次为1个疗程。或用王不留行籽贴压耳穴。

上述诸穴，内鼻、外鼻、肺、气管穴能宣肺解表，开鼻通窍。咽喉、扁桃体、轮1～6穴能消炎、止痛、清喉利咽；取胃穴、脾穴、三焦穴能调和胃脾功能，增进食欲，促进机体尽快恢复。

3. 腕踝针 取穴以上1为主穴，根据症状配合上2、上5、上4等穴位。取40mm毫针，针尖向上，沿皮下水平刺入。每日1次，病愈而止。

二、灸法

1. 热敏灸 治以疏风解表散寒。采用单点温和灸、双点温和灸、接力温和灸及循经往返灸等方法。取对穴位热敏高发部位上印堂、太阳、风池、风府、大椎、至阳、腰阳关等穴区进行穴位热敏探查，标记热敏穴位。

（1）对于流鼻涕、打喷嚏、鼻塞、前额紧痛的风寒感冒，进行上印堂穴单点温和灸。可觉热感或紧压重感扩散至整个前额，灸至热敏灸感消失。继而对太阳穴进行双点温和灸，可觉热感扩散至两侧颞部，灸至热敏灸感消失。每日2次，灸至症状消失，一般1～2日即可。

（2）对于头项强痛的风寒感冒，进行大椎穴单点温和灸。自觉热感沿督脉传至项、背部或透向深部，或向上肢传导，或自觉有紧、压、酸、胀、痛感，灸至热敏灸感消失。继而对风池穴进行双点温和灸，可觉热感透至深部并扩散至整个头项部，灸至热敏灸感消失。每日2次，灸至症状消失，一般1～2日即可。

（3）对于恶风、恶寒发热、全身乏力的风寒感冒，分别按序对风府、大椎、至阳、腰阳关穴循经往返和接力灸，振奋督脉阳气，祛寒解表，可觉热感沿头项背腰部督脉传导，灸至热敏灸感消失。每日2次，灸至症状消失，一般1～2日即可。

热敏灸治疗风寒感冒越早越好。还可以强身健体，在感冒流行季节可灸足三里、大椎等穴位，有预防感冒的作用。对于体虚易感冒者，可在夏季进行预防性治疗。

2. 隔姜灸　取大椎、肺俞、风门、足三里。隔姜灸常规操作，每穴5～7壮，每日1次，5次为1个疗程。或用艾条灸，每日1次，每次灸15分钟，5次为1个疗程。

三、穴位贴敷

1. 清化痰喘膏（自制穴贴药物）
主治：适用于各种类型的咳嗽。
取穴：肺俞、天突、大椎等。
方药：麻黄10g，杏仁10g，葶苈子30g，川贝10g，薄荷6g，桔梗10g，黄芩10g，半夏10g，甘草3g。

用法：上药打粉，姜汁调和成糊状，制成直径1cm圆饼，贴在穴位上，用胶布固定，每次贴敷6～8小时，每日1次，5次为1个疗程。

2. 大承气汤

主治：热邪入腑，肺热腑实，大便干燥。

取穴：神阙。

方药：大黄、芒硝、枳实、厚朴。

用法：研粉，蜂蜜调和糊状，制成直径 1cm 圆饼，贴在肚脐上，用胶布固定，每次贴敷 6～8 小时，每日 1 次，大便正常后停止贴敷。

四、穴位注射

发热患者，用维生素 B_6 100mg 穴位注射双侧曲池穴帮助退热，每日 1 次，热退即止。气虚伴纳差患者，用胃复安 10mg 穴位注射双侧足三里益气和胃，每日 1 次。

五、中药熏洗

风寒感冒患者，可用艾叶煮水熏洗双足，温经散寒，鼓舞正气，每日 1 次。

六、拔罐疗法

适用于普通感冒和流行性感冒。本法具有疏风解表通络作用。取背部督脉和膀胱经穴为主，采用走罐法、留罐法。取穴大椎、风门、肺俞、肩井、身柱。选用的火罐不要过大，刺激不宜过强，以皮肤潮红为度；嘱患者注意背部保暖。每次 5～10 分钟，每日 1 次。或针刺后在背部太阳经用走罐法。

七、放血疗法

普通感冒和流行性感冒均可应用。选用点刺法、刺络法以祛风解表。患者先取仰卧位，消毒后，点刺太阳、少商，挤出少量血液，出血量以 1mL 为宜；然后取俯卧位，暴露背部，点刺大椎穴，挤出少量血液，出血量以 1～3mL 为宜；最后用刺络法委中穴放血，放血量以 3～5mL 为宜。此法治疗感冒时，常配合拔罐技术使用，放血后在大椎穴留罐。操作完毕后，嘱患者注意背部保暖，勿使背部受寒。

八、刮痧疗法

适用于风寒感冒、风热感冒，取肺俞、风门、大椎或沿背部足太阳膀胱经刮痧治疗。

九、手指点穴

兼头痛者，可给以手指点穴（太阳、头维、四神聪、风池等穴位），通络止痛，每日 1 次，每次 15~20 分钟。

【经验方及医院制剂】

一、经验方

1. 风热感冒咽痛经验方 金银花、连翘、淡竹叶、荆芥、牛蒡子、淡豆豉、薄荷、桔梗、黄芩、蝉蜕、杏仁、玄参、芦根、甘草。

2. 风寒感冒咳嗽经验方 桔梗、白前、甘草、荆芥、陈皮、辛夷、紫菀、杏仁、百部、紫苏叶、炒六神曲。

3. 风寒感冒轻证 可用生姜 10g，红糖适量，煎水服用。

二、医院制剂

1. 风热感冒，伴低热者：青蒿解毒饮。

主要成分：青蒿、板蓝根、槟榔、炙甘草、杏仁。

功能主治：清热解毒，宣肺止咳，抗毒抑菌。

用法用量：口服，每次 40~80mL，每日 2~3 次，或遵医嘱。

注意事项：脾胃虚寒便溏者禁用。

2. 风热感冒，伴肺热炽盛咳嗽者：清金合剂。

主要成分：苦杏仁、川贝母、地龙、桔梗、鱼腥草、黄芩、蒲公英、紫花地丁、前胡、蝉蜕、橘红、桑白皮等十四味。

功能主治：清热化痰，宣肺止咳。

用法用量：口服，每次 40~80mL，每日 2~3 次，或遵医嘱。

不良反应：偶见腹泻。

3. 气虚感冒，汗出卫表不固者：加味玉屏风丸。

主要成分：黄芪、白术、防风、桂枝、白芍、苍耳子、胆南星、路路通。

功能主治：益气固表，止咳平喘。

用法用量：口服，每次 6g，每日 2～3 次，或遵医嘱。

注意事项：表实无汗者慎用，忌食生冷、辛辣食物。

4. 感冒伴有鼻炎，出现鼻塞、流涕、头痛症状者：鼻得乐合芳香通窍丸。

（1）鼻得乐

主要成分：白芷、龙胆草、石膏、薄荷、藁本、蔓荆子、柴胡、蒲公英、苍耳子、辛夷。

功能主治：芳香化湿，清热通窍。

用法用量：口服，每次 6g，每日 2～3 次，或遵医嘱。

注意事项：忌食生冷、辛辣及油腻食物。

（2）芳香通窍丸

主要成分：黄芪、茯苓、炒苍耳子、太子参、防风、荆芥、细辛、诃子、白术、桔梗、甘草、桂枝、石菖蒲。

功能主治：补肺健脾，芳香通窍。

用法用量：口服，每次 6g，每日 2～3 次，或遵医嘱。

注意事项：服药期间忌食辛辣、油腻食物。

5. 感冒伴有咽炎病史，出现咽喉不利、咳痰、频繁清嗓者：润喉利咽丸。

主要成分：当归、浙贝母、北沙参、麦冬、玄参、乌梅、僵蚕、牡蛎、郁金、青皮、莪术、甘草。

功能主治：滋阴润喉，理气化瘀，祛痰。

用法用量：口服，每次 6g，每日 2～3 次，或遵医嘱。

注意事项：孕妇禁用，忌食辛辣、油腻食物。

【其他疗法】

1. 食疗法

（1）姜糖茶：取红糖、生姜、红茶各适量，煮汤频饮，适用于风寒感冒。

（2）葱白粥：将生姜捣烂，糯米洗干净之后放入锅中熬粥；等到粥熬好之后加入捣烂的生姜、葱白还有米醋，搅拌均匀服用，适用于风寒感冒。

2. 自行穴位按摩　将双手手掌搓热，擦点迎香穴、太阳穴、风池穴、大椎穴，每个穴位数十次，可缓解鼻塞、头痛等症状。

3. 导引疗法　八段锦由八个基本动作组成，简单易学，适用于大多数人群，通过调身、调心、调息来鼓动人体正气，调整阴阳平衡，帮助人体驱邪于外，可减轻感冒症状、帮助退热、缩短病程。

【中成药辨证应用】

1. 风寒感冒　可用成药如午时茶、通宣理肺丸等。

2. 风热感冒　可用成药银翘解毒片（丸）、羚翘解毒片、桑菊感冒冲剂等。

3. 时行感冒　用板蓝根冲剂、双黄连口服液、蒲地蓝口服液、连花清瘟胶囊（颗粒）等。

4. 暑湿感冒或感冒而兼见中焦诸症　用藿香正气丸（水、软胶囊）等。

5. 气虚易于感冒　可常服玉屏风散，增强固表卫外功能，以防感冒。

【中医调护】

一、病情观察

1. 观察患者恶寒、发热及汗出等情况。风寒证多无汗，风热证多有汗；汗出热退则病退，汗出热不解则病进；若大汗淋漓，口渴引饮，则津液耗伤，有传变入里或竭阴亡阳之虑。

2. 观察患者鼻涕和痰液的色、质、量、气味。一般鼻流清涕、痰稀色白为风寒；鼻流浊涕、痰黏或黄为风热；若痰液由稀变稠，由白变黄，为寒郁化热的表现；若鼻涕黄稠臭秽，可能为鼻渊。

3. 若高热持续不退，应密切观察患者有无神志异常、颈项强直、皮肤及巩膜黄染、乳蛾肿大等症状，若出现嗜睡、表情淡漠等症，常为神昏的先兆。

二、生活起居护理

1. 病室应安静、整洁、舒适，定时通风，但要避免直接吹风。劳逸结合，病重、体虚者宜卧床休息。

2. 风寒及气虚感冒者应注意防寒保暖，室温可稍高；风热及阴虚感冒者，室内宜凉爽、湿润；暑湿感冒者应适当降低室内温度与湿度；体虚感冒者应根据体质状况，适当运动，增强正气；时行感冒患者应做好消毒隔离工作，预防传染，室内可食醋熏蒸或紫外线照射消毒。

三、饮食护理

饮食应清淡、易消化，半流质或软食为主，多饮水，多食新鲜蔬菜及水果，补充津液，以助汗源。忌食辛辣、肥腻、煎炸之品，戒烟酒。

1. 风寒感冒 宜食辛温解表、宣肺散寒的食物，如生姜、葱白、芫荽、红糖等，食疗方：红糖生姜饮。

2. 风热感冒 宜食辛凉解表、宣肺清热的食物，如西瓜汁、荸荠汁、金银花茶等。

3. 暑湿感冒 宜食清暑祛湿解表的食品，如丝瓜、冬瓜、绿豆汤等。

4. 气虚感冒 宜食益气解表的食品，如山药粥、黄芪大枣粥、牛奶等。

5. 阴虚感冒 宜食滋阴解表的食物，如豆腐、银耳、海参等。

四、情志护理

1. 加强与患者沟通，避免不良情绪。

2. 向患者讲解本病的发生、发展及转归。

五、用药护理

1. 解表药多为辛散轻扬之品，宜武火快煎。风寒感冒和体虚感冒中药应热服，服药后应卧床休息，盖被以利周身汗出，或服热汤以助汗源。服药后以遍身微微汗出为佳，避免过汗伤及正气；外感暑湿、风热者汤药宜温服，如汗出热退、身凉脉静，可不必尽剂，如汗出过多，要停药，并根据情况及时处理。

2. 服发汗药后忌服酸醋、生冷之品，以免收敛，影响发汗效果。服药后应嘱患者不要汗出当风，以免再次受邪。

六、健康教育

1. 慎起居，适寒温。根据气候变化等及时增减衣物，冬春季节尤当注意防寒保暖，夏季不可贪凉露宿，避免淋雨。劳动或运动后汗出要及时擦干汗液，更换衣服，避免汗出当风。

2. 加强锻炼，增强体质，以御外邪。劳逸结合，避免过度疲劳。易感者，可坚持每日按摩迎香穴，并服用防治方药。

3. 感冒时应多饮水，饮食宜清淡，忌油腻、辛辣、煎炸之品。虚人进补要慎重，不可误补或过补留邪。时行季节尽量少去公共场所，防止交叉感染。

【治未病原则及措施】

1. 平时艾灸双侧足三里，具有较好的健脾益气、补气固表、增强抵抗力、预防感冒的作用。

2. 导引锻炼能有效调节人体五脏六腑，强身健体、增强机体抵抗外邪的能力，达到防病治病的目的。

3. 体虚感冒的患者，可长期口服时令膏方补益正气，防治疾病发生。

（周口市中医院肺病科：董春英，马晴）

13

咳 嗽

咳嗽是指由于外感或内伤等因素,导致肺失宣肃,肺气上逆,冲击气道,发出咳声或伴咯痰为临床特征的一种病证。相当于西医学的上呼吸道感染、支气管炎、支气管扩张、肺炎等。

【病因病机】

1. 外感病因 由于气候突变或调摄失宜,外感六淫从口鼻或皮毛侵入,使肺气被束,肺失肃降。由于四时之气不同,因而人体所感受的致病外邪亦有区别。风为六淫之首,其他外邪多随风邪侵袭人体,所以外感咳嗽常以风为先导,或夹寒,或夹热,或夹燥,其中尤以风邪夹寒者居多。

2. 内伤病因 包括饮食、情志及肺脏自病。饮食不当,嗜烟好酒,内生火热,熏灼肺胃,灼津生痰;或生冷不节,肥甘厚味,损伤脾胃,致痰浊内生,上迁于肺,阻塞气道,致肺气上逆而作咳。情志刺激,肝失调达,气郁化火,气火循经上逆犯肺,致肺失肃降而作咳。

肺脏自病者,常由肺系疾病日久,迁延不愈,耗气伤阴,肺不能主气,肃降无权而肺气上逆作咳;或肺气虚,不能布津而成痰,肺阴虚而虚火灼津为痰,痰浊阻滞,肺气不降而上逆作咳。

总之,咳嗽分外感咳嗽与内伤咳嗽。外感咳嗽病因为外感六淫之邪侵袭,内伤咳嗽病因为饮食、情志等内伤因素致脏腑功能失调,或内生病邪。外感咳嗽与内伤咳嗽,均是病邪引起肺气不清,失于宣肃,迫气上逆而作咳。

【诊断】

1. 主要临床表现:咳而有声,或伴咯痰。
2. 由外感引发者,多起病急、病程短,常伴恶寒发热等表证;由外感反复发作或其他脏腑功能失调引发者，多病程较长，可伴喘及其他脏腑失调的症状。

【鉴别诊断】

1. 哮病、喘病　哮病和喘病虽然也会兼见咳嗽，但各以哮、喘为其主要临床表现。哮病主要表现为喉中哮鸣有声，呼吸气促困难，甚则喘息不能平卧，发作与缓解均迅速。喘病主要表现为呼吸困难，甚至张口抬肩，鼻翼扇动，不能平卧。

2. 肺胀　肺胀常伴有咳嗽症状，但肺胀有久患咳、哮、喘等病证的病史，除咳嗽症状外，还有胸部膨满，喘逆上气，烦躁心慌，甚至颜面紫暗、肢体浮肿等症，病情缠绵，经久难愈。

3. 肺痨　咳嗽是肺痨的主要症状之一，但尚有咯血、潮热、盗汗、身体消瘦等主要症状，具有传染性，X线胸部检查有助于鉴别诊断。

【辨证论治】

1. 风寒袭肺证

证候：咳声重浊，气急，喉痒，咯痰稀薄色白，常伴鼻塞、流清涕、头痛、肢体酸楚、恶寒发热、无汗等表证，舌苔薄白，脉浮或浮紧。

治法：疏风散寒，宣肺止咳。

方药：三拗汤合止嗽散加减。炙麻黄、苦杏仁、白前、荆芥、防风、紫苏子、陈皮、桔梗、百部、款冬花、炙甘草。

咳嗽较甚者加矮地茶、金沸草祛痰止咳；喉痒甚者，加牛蒡子、蝉蜕祛风止痒；鼻塞声重加辛夷花、苍耳子宣通鼻窍；若夹痰湿，咳而痰黏，胸闷，苔腻者，加半夏、茯苓、厚朴燥湿化痰；若表证较甚，加防风、苏叶疏风解表；表寒未解，里有郁热，热为寒遏，咳嗽音嘎，气急似喘，痰黏稠，口渴心烦，或有身热者，加生石膏、桑白皮、黄芩解表清里。

2. 风热犯肺证

证候：咳嗽咳痰不爽，痰黄或稠黏，喉燥咽痛，常伴恶风身热、头痛肢楚、鼻流黄涕、口渴等表热证，舌苔薄黄，脉浮数或浮滑。

治法：疏风清热，宣肺化痰。

方药：桑菊饮加减。桑叶、菊花、苦杏仁、连翘、牛蒡子、前胡、黄芩、薄荷（后下）、桔梗、芦根、甘草。

咳嗽甚者，加前胡、瓜蒌、枇杷叶、浙贝母清宣肺气，化痰止咳；表热甚者，加金银花、荆芥、防风疏风清热；咽喉疼痛，声音嘎哑，加射干、牛蒡子、山豆根、板蓝根清热利咽；痰黄稠，肺热甚者，加黄芩、知母、石膏清肺泄热；若风热伤络，见鼻衄或痰中带血丝者，加白茅根、生地凉血止血；热伤肺津，咽燥口干，加沙参、麦冬清热生津；夏令暑湿加六一散、鲜荷叶清解暑热。

3. 燥邪犯肺证

证候：喉痒干咳，无痰或痰少而粘连成丝，咳痰不爽，或痰中带有血丝，咽喉干痛，唇鼻干燥，口干，常伴鼻塞、头痛、微寒、身热等表证，舌质红干而少津，苔薄白或薄黄，脉浮。

治法：清肺润燥，疏风清热。

方药：桑杏汤加减。桑叶、苦杏仁、北沙参、麦冬、浙贝母、淡豆豉、栀子皮、瓜蒌皮、梨皮。

表证较重者，加薄荷、荆芥疏风解表；津伤较甚者，加麦冬、玉竹滋养肺阴；肺热重者，酌加生石膏、知母清肺泄热；痰中带血丝者，加生地黄、白茅根清热凉血止血。

另有凉燥伤肺咳嗽，乃风寒与燥邪相兼犯肺所致，表现干咳而少痰或无痰，咽干鼻燥，兼有恶寒发热、头痛无汗、舌苔薄白而干等。用药当以温而不燥、润而不凉为原则，方取杏苏散加减；药用苏叶、杏仁、前胡辛以宣散；紫菀、款冬花、百部、甘草温润止咳。若恶寒甚、无汗，可配荆芥、防风以解表发汗。

4. 痰热壅肺证

证候：咳嗽气息急促，或喉中有痰声，痰多稠黏或为黄痰，咳吐不爽，或痰有热腥味，或咳吐血痰，胸胁胀满，或咳引胸痛，面赤，或有身热，口干欲饮，舌苔薄黄腻，舌质红，脉滑数。

治法：清热化痰，肃肺止咳。

方药：清金化痰汤加减。桑白皮、黄芩、栀子、全瓜蒌、橘红、知母、浙贝母、苦杏仁、桔梗。

若痰热郁蒸，痰黄如脓或有热腥味，加鱼腥草、金荞麦根、象贝母、冬瓜仁等清化痰热；胸满咳逆，痰涌，便秘者，加葶苈子、风化硝泻肺通腑化痰；痰热伤津，咳痰不爽，加北沙参、麦冬、天花粉养阴生津。

5. 痰湿阻肺证

证候：咳嗽反复发作，尤以晨起咳甚，咳声重浊，痰多，痰黏腻或稠厚成块，色白或带灰色，胸闷气憋，痰出则咳缓、憋闷减轻。常伴体倦，脘痞，腹胀，大便时溏，舌苔白腻，脉濡滑。

治法：燥湿健脾，化痰止咳。

方药：二陈汤合三子养亲汤加减。法半夏、茯苓、陈皮、白术、厚朴、白芥子、莱菔子、紫苏子、炙甘草。

胸闷脘痞者，可加苍术、厚朴健脾燥湿化痰；若寒痰较重，痰黏白如泡沫，怯寒背冷，加干姜、细辛以温肺化痰；脾虚证候明显者，加党参、白术以健脾益气；兼有表寒者，加紫苏、荆芥、防风解表散寒。症情平稳后可服六君子汤加减以资调理。

6. 肺气虚证

证候：咳嗽，咯痰无力，咳声低弱，痰吐稀薄，神疲或乏力或气短，动则加重，自汗，畏风寒，极易感冒，舌质淡，或脉沉细或沉缓或细弱。

治法：补肺固表，宣肺止咳。

方药：补肺汤合玉屏风散加减。党参、黄芪、防风、白术、茯苓、五味子、紫菀、苦杏仁、陈皮、炙甘草。

7. 气阴两虚证

证候：干咳，咳声短促，痰少黏白，或痰中带血丝，或声音逐渐嘶哑，口干咽燥，常伴有午后潮热，手足心热，夜寐盗汗，口干，舌质红少苔，或舌上少津，脉细数。

治法：益气养阴，润肺止咳。

方药：生脉散合沙参麦冬汤加减。太子参、北沙参、麦冬、五味子、玉竹、桑叶、浙贝母、款冬花、炙甘草。

若久热久咳，可用桑白皮易桑叶，加地骨皮以泻肺清热；咳剧者加川贝母、杏仁、百部润肺止咳；若肺气不敛，咳而气促，加五味子、诃子以敛肺气；咳吐黄痰，加海蛤粉、知母、瓜蒌、竹茹、黄芩清热化痰；若痰中带血，加山栀、牡丹皮、白茅根、白及、藕节清热凉血止血；低热，潮热骨蒸，酌加功劳叶、银柴胡、青蒿、白薇等以清虚热；盗汗，加糯稻根须、浮小麦等以敛汗。

【临证备要】

咳嗽一般预后好，尤其是外感咳嗽，因其病轻浅，及时治疗多能短时间内治愈。但外感夹燥夹湿者，治疗稍难。因夹湿者，湿邪困脾，久则脾虚而积湿生痰，转成为内伤之痰湿咳嗽；夹燥者，燥邪伤津，久则肺阴亏耗，转成为内伤之阴虚肺燥咳嗽。内伤咳嗽多呈慢性反复发作过程，其病深，治疗难取速效，但只要精心调治亦多能治愈。

咳嗽病证若治疗失当，无论外感咳嗽还是内伤咳嗽，其转归总是由实转虚，虚实兼夹，由肺脏而及脾、肾，正所谓肺不伤不咳，脾不伤不久咳，肾不伤不喘，病久则咳喘并作。部分患者病情逐渐加重，甚至累及于心，最终导致肺、心、脾、肾诸脏皆虚，痰浊、水饮、气滞、瘀血互结而病情缠绵难愈，甚至演变成为肺胀。

【中医特色疗法】

一、针刺

1. 体针

（1）外感咳嗽

治法：疏风解表，宣肺止咳。以手太阴、手阳明经穴为主。

取穴：主穴为天突、中府、肺俞、列缺、合谷；配穴，风寒配风池、风门。风热配大椎、曲池。燥邪伤肺，配太溪、照海。咽喉痛配少商放血。发热加大椎、外关。

操作：天突先直刺 0.2 寸，然后将针尖转向下方，紧靠胸骨后方刺入 1～1.5 寸，做小幅度提插，使胸部有针感后，立即出针，或将针上提 0.5 寸后，留针。余穴毫针泻法，风热可疾刺，风寒留针或针灸并用，或针后在背部腧穴拔火罐。

方义：天突为任脉穴，任脉入咽喉，针刺天突可疏导咽喉及肺系气血，达到降气止咳的治标目的。肺主皮毛，司一身之表，列缺为肺之络穴，散风祛邪，宣肺解表。选合谷与列缺，原络相配，加强宣肺解表的作用。取肺之背俞穴与募穴中府，俞募相配，使肺气通调，清肃有权。

（2）内伤咳嗽

治法：肃肺理气，止咳化痰。以手足太阴经穴为主。

取穴：主穴为天突、肺俞、太渊、三阴交；配穴，痰湿侵肺配阴陵泉、丰隆、足三里。肝火灼肺配行间、鱼际。肺阴亏虚配膏肓、太溪。痰热郁肺，配尺泽；实证针用泻法，虚证针用平补平泻法。咳嗽伴胸闷取内关、膻中等穴；伴头痛取太阳、头维；伴鼻塞取迎香、合谷；肺气虚取肺俞、脾俞；咳嗽伴漏尿者，取肾俞、腰阳关、委中。咯血配孔最。

操作：天突操作同前，余主穴用毫针平补平泻法，或加用灸法。配穴按虚补实泻法操作。

方义：天突降气止咳以治标。内伤咳嗽，肺阴损耗，肺失清肃，取肺俞调理肺气，清肃之令自行。太渊为肺经原穴，本脏真气所注，取之肃理肺气。三阴交疏肝健脾，化痰止咳。

2. 耳针

主穴：支气管、支气管、平喘、神门、肺。

配穴：枕、内分泌、脾、大肠。

操作：毫针常规操作，强刺激不留针，每日1次，5次为1个疗程；或用王不留行籽贴压耳穴。

3. 埋针（穴位埋线）咳嗽、体虚汗多、易感冒者，选双侧足三里、肺俞、风门、脾俞等穴位埋线。

埋线方法：将00号羊肠线2cm装入9号一次性埋线针中，按基本操作方法埋入选定穴位中，或选定穴位后，常规消毒、局麻，用埋线钩针或三角缝针穿入羊肠线，快速刺入皮肤，埋于所需深度（皮下组织与肌肉之间），线头不可暴露于皮肤外，针孔涂以碘酒，覆消毒纱布，胶布固定。也可在上述部位埋入少量兔脑垂体代替羊肠线。每次选5～6个穴位，半个月埋线1次，1个月为1个疗程。

注意事项：需要注意过敏反应。

二、灸法

1. 风寒证　选穴大椎、肺俞（或风门）、膏肓。采用麦粒灸，3～5日治疗 1 次，5 次为 1 个疗程；或予艾条灸，每日 1 次，每次 5～10 分钟，以皮肤潮红为度。

2. 痰湿证　选穴双侧足三里、丰隆，艾条灸，每日 1 次，每次 5～10 分钟，以皮肤潮红为度。

3. 虚证　可配合隔物灸法（隔姜灸、隔中药粉灸）。选取肺俞、膏肓、足三里、肾俞等穴隔姜灸，每穴 5 壮，或以局部红晕、觉温温烘热为度。每日或隔日 1 次，5～7 次为 1 个疗程。灸后避风寒。纳差、便溏取神阙穴，怕冷取督脉及夹脊穴。

三、拔罐疗法

取背部腧穴为主，取穴定喘、肺俞、肺底（经验部位，背部后正中线与腋后线连线中点平第 7 胸椎处）。可采用走罐法、留罐法。对于肺热较重者，选择背部太阳经及肺经，辨证取穴，运用闪罐、走罐、留罐等多种手法进行治疗。

四、穴位贴敷

1. 清化痰喘膏（自制穴贴药物）

主治：适用于各种类型的咳嗽。

取穴：肺俞、天突、大椎等。

方药：麻黄 10g，杏仁 10g，葶苈子 30g，川贝 10g，薄荷 6g，桔梗 10g，黄芩 10g，半夏 10g，甘草 3g。

用法：上药打粉，姜汁调和成糊状，制成直径 1cm 圆饼，贴在穴位上，用胶布固定，每次贴敷 6～8 小时，每日 1 次，5 次为 1 个疗程。

2. 大承气汤

主治：热邪入腑，肺热腑实，咳嗽伴大便干燥者。

取穴：神阙。

方药：大黄、芒硝、枳实、厚朴。

用法：研粉，蜂蜜调和糊状，制成直径 1cm 圆饼，贴在肚脐上，用胶布固定，每次贴敷 6～8 小时，每日 1 次，大便正常后停止贴敷。

五、穴位注射

长期慢性咳嗽可选择胸腺肽、红芪针穴位注射。辨证选取肺俞、定喘、脾俞、肾俞、膏肓等穴，每次取 1～2 穴，应用 1mL 注射器，每穴注射药液 0.5mL，选穴由上而下依次轮换，每日或隔日 1 次。

注意：需要注意过敏反应，注射时应平刺或斜刺，避免直刺伤及肺脏。

六、中药熏蒸

选用荆芥 10g，陈皮 10g，紫菀 20g，百部 20g，白前 20g，桔梗 20g，甘草 6g。将中药加水 1000～1500mL，煎煮 20 分钟左右，煮沸后将药液倒入有嘴壶中，盖住壶口，趁热将壶嘴对准患者口鼻熏蒸，并令患者重吸之。凉后加热，反复重吸，每日 1 剂，早晚各 1 次。熏蒸前先用手背试探蒸汽温度，至手背无烫灼感，方可以口鼻重吸，避免蒸汽烫伤口鼻。

七、中药封包、磁疗

选用具有活血逐瘀、温经止血、通络止痛、散寒通痹的药物成分，通过远红外线、磁场共同作用，将治疗包中的中药活化物质转化为离子状态，透过皮肤，直接作用于患病部位，发挥活血化瘀、疏经通络、祛风除湿、消肿止痛、行气止痛等作用。可调和气血，祛风散寒，解除疼痛。对于各种类型的咳嗽均有较好疗效，并且见效快、无毒副作用、疗效稳定。

八、放血疗法

适用于发热患者，多选用大椎穴针刺放血配合拔罐，具有较好的退热效果，且无毒副作用。亦可选用双侧耳尖放血疗法清肺泄热，具有较好的退热、止咳功效。合并咽痛者，取少商穴放血能迅速缓解咽喉肿痛。

九、刮痧治疗

肺热咳嗽者，选大椎、肺俞、定喘等背部腧穴刮痧治疗，具有清泄肺热、止咳化痰功效。

十、手指点穴

兼头痛者，可给以手指点穴（太阳、头维、四神聪、风池等穴位），通络止痛，每日 1 次，每次 15～20 分钟。

【经验方及医院制剂】

一、经验方

1. 慢性过敏性咳嗽经验方　柴胡、黄芩、党参、桑白皮、半夏、陈皮、蝉蜕、僵蚕、杏仁、紫菀、浙贝母、生姜、大枣、防风、甘草。

功效：疏利少阳，调畅气机。

用法：水煎服，每日 1 剂，15 日 1 个疗程，一般 3～4 个疗程。

2. 痰湿型咳嗽经验方　杏仁、薏苡仁、豆蔻、厚朴、苍术、半夏、陈皮、滑石、佩兰、砂仁、茯苓、甘草。

功效：宣畅气机，燥湿化痰。

用法：水煎服，每日 1 剂，3～5 日。

二、医院制剂

1. 咳嗽伴发热者：青蒿解毒饮。

主要成分：青蒿、板蓝根、槟榔、炙甘草、杏仁。

功能主治：清热解毒，宣肺止咳，抗毒抑菌。

用法用量：口服，每次 40～80mL，每日 2～3 次，或遵医嘱。

注意事项：脾胃虚寒便溏者禁用。

2. 痰热壅肺型咳嗽：清金合剂。

主要成分：苦杏仁、川贝母、地龙、桔梗、鱼腥草、黄芩、蒲公英、紫花地丁、前胡、蝉蜕、橘红、桑白皮等十四味。

功能主治：清热化痰，宣肺止咳。

用法用量：口服，每次 40～80mL，每日 2～3 次，或遵医嘱。

不良反应：偶见腹泻。

3. 咳嗽日久，肺脾气不足，自汗、易感冒者：加味玉屏风丸。

主要成分：黄芪、白术、防风、桂枝、白芍、苍耳子、胆南星、路路通。

功能主治：益气固表，止咳平喘。

用法用量：口服，每次6g，每日2～3次，或遵医嘱。

注意事项：表实无汗者慎用，忌食生冷、辛辣食物。

4. 咳嗽伴过敏性鼻炎：鼻得乐合芳香通窍丸。

（1）鼻得乐

主要成分：白芷、龙胆草、石膏、薄荷、藁本、蔓荆子、柴胡、蒲公英、苍耳子、辛夷。

功能主治：芳香化湿，清热通窍。

用法用量：口服，每次6g，每日2～3次，或遵医嘱。

注意事项：忌食生冷、辛辣及油腻食物。

（2）芳香通窍丸

主要成分：黄芪、茯苓、炒苍耳子、太子参、防风、荆芥、细辛、诃子、白术、桔梗、甘草、桂枝、石菖蒲。

功能主治：补肺健脾，芳香通窍。

用法用量：口服，每次6g，每日2～3次，或遵医嘱。

注意事项：服药期间忌食辛辣、油腻食物。

【其他疗法】

传统保健气功：八段锦、五禽戏、太极拳、内养功等传统保健气功，对调节人体免疫力、调整脏腑阴阳平衡均有较好的促进作用。适合各种急慢性咳嗽人群。练习者要根据自己的具体情况、实践体会来决定自己的锻炼强度，循序渐进，使身体微微汗出，切忌大汗当风。

【中成药辨证应用】

一、口服中成药

1. 连花清瘟胶囊（颗粒）　适用于咳嗽伴发热、肌肉酸痛者。

2. 苏黄止咳胶囊　适用于风邪犯肺、肺气失宣所致咳嗽、咽痒、呛咳阵咳、气急，对冷空气、异味敏感者。临床多用于感冒后咳嗽、咳嗽反复发作及咳嗽变异型哮喘符合上述证候者。

3. 肺力咳胶囊 适用于咳嗽痰多，痰热壅肺型咳嗽，具有止咳平喘、清热解毒、降气祛痰的功效。

4. 川贝枇杷露 适用于风热犯肺、痰热内阻所致的咳嗽、痰黄或咳痰不利、咽喉肿痛、胸闷胀痛者，具有清热宣肺、化痰止咳的功效。

5. 橘红颗粒 适用于痰热、痰湿型咳嗽，具有清肺、化痰、止咳的功效。

二、中成药注射剂

1. 痰热清注射液 适用于痰热壅肺型咳嗽、咯黄痰者，具有清热解毒的作用。

2. 血必净注射液 适用于咳嗽伴发热、感染性休克等重症感染患者，具有化瘀解毒的作用。

【中医调护】

一、病情观察

1. 观察咳嗽的声音及发作时间，痰液的色、质、量、味等。

2. 注意观察体温、呼吸及痰液性状等变化，如出现高热不退，呼吸困难，咳痰脓血相间、腥臭或咳血等症，或出现体温骤降、四肢不温、心悸、汗出、嗜睡等厥脱表现，应立即报告医生救治。

二、生活起居护理

1. 保持室内空气新鲜，经常开窗通风，温湿度适宜，禁止吸烟，防止灰尘及特殊气味的刺激。根据气候变化及时增减衣被。

2. 风寒咳嗽患者病室应温暖向阳；风热、肝火犯肺咳嗽患者病室宜凉爽；痰湿咳嗽患者病室应干燥；阴虚肺燥咳嗽患者病室空气宜保持湿润。

3. 重病痰多者宜侧卧，定时更换体位，以利于痰液咳出。咳痰不畅或痰液黏稠者，应协助翻身拍背或给予雾化吸入，以助排痰。

三、饮食护理

饮食宜清淡，易消化，营养丰富，可食梨、新鲜萝卜等水果、蔬菜，忌肥甘、油腻、煎炸、过咸、辛辣刺激性食物及烟酒。鼓励多饮水，保持呼吸道湿润，利于痰液的排出。

1. 风寒袭肺证　宜食疏风散寒、宣肺止咳之品，如杏仁粥、姜糖水等，忌服梨膏。

2. 风热犯肺证　宜食疏风清热、宣肺化痰之品，如梨粥、藕粥等。

3. 燥邪犯肺证　宜食清肺润燥、疏风清热之品，如梨粥、枇杷、甘蔗等生津润肺止咳，也可用麦冬煎水代茶饮。

4. 痰热壅肺证　宜食清热化痰、肃肺止咳之品，如川贝、梨、枇杷、荸荠、竹笋、甘蔗等。忌辛热香燥、助热动火之品。

5. 痰湿阻肺证　宜食燥湿健脾、化痰止咳之品，如陈皮粥等，忌糯米、甜食、肥脂肉类等。

6. 肺气虚证　宜食补肺固表、宣肺止咳之品，如川贝、冰糖雪梨水、花生、胡萝卜、猪肺、核桃、白木耳等。

7. 气阴两虚证　宜食益气养阴、润肺止咳之品，如银耳、百合、甲鱼等。

四、情志护理

注意观察患者情绪变化，尤其是对久咳不愈和肝火犯肺的咳嗽患者要加强情志护理，让患者了解不良情绪对健康的影响，掌握自我情志调摄的方法，保持心情愉快。

五、用药护理

1. 指导患者遵医嘱服用祛痰、止咳药物，观察服药后的效果，咳嗽剧烈时可即时给药。外感咳嗽者，汤药不宜久煎，以免降低药效。风寒者，中药汤剂宜武火煎煮热服，但不可久服，以防损伤正气。忌用敛肺、收涩的镇咳药，以免肺气郁遏，不得宣畅，不能达邪外出。燥热犯肺者，汤剂宜少量多次服用。

2. 病重卧床者，服祛痰药后注意体位引流，以免咳痰不畅，造成呼吸困难甚至窒息。

六、健康教育

1. 注意起居有常，劳逸结合。顺应四时气候变化，及时增减衣物，防止外邪侵袭。改善生活环境，提倡戒烟，消除烟尘及有害气体的危害。

2. 加强锻炼，增强体质，提高抗病能力。平素易于感冒者，可多按摩面部迎香穴及足三里穴艾灸，夏季行穴位敷贴以扶正固本。保持心情舒畅及乐观的情绪，避免急躁易怒。

3. 注意饮食调护，根据个体体质情况注意饮食宜忌，多吃新鲜水果，避免过食辛辣煎炸、肥甘油腻之物。

4. 指导患者减轻咳嗽的方法，如少量饮水润喉、舌尖顶上腭等。患者咳嗽时以手帕或纸捂嘴，使痰飞沫勿向周围乱喷，不随地吐痰。

【治未病原则及措施】

1. 冬病夏治 根据"春夏养阳"的原则，由于夏季阳气旺盛，人体阳气也达到四季高峰，尤其是三伏天，肌肤腠理开泄，选取穴位敷贴，药物最容易由皮肤渗入穴位经络，能通过经络气血直达病所，所以在夏季治疗冬病，往往可以达到最好的效果。如果在缓解期服药治疗，能够鼓舞正气，增强抗病能力，从而达到防病、治病的目的。本法适用于各类慢性咳嗽患者。

2. 灸法 平时艾灸双侧足三里，具有较好的健脾益气、补气固表、增强抵抗力、预防感冒的作用。可以预防疾病发生，减少急性加重住院次数，减轻患者经济负担、减少医疗资源消耗。

3. 中药膏方 对长期慢性咳嗽患者，可选择中药膏方长期调护。

（周口市中医院肺病科：董春英，马晴）

喘　病

喘病是指由于外感或内伤,导致肺失宣降,肺气上逆或气无所主,肾失摄纳,以致呼吸困难,甚则张口抬肩,鼻翼扇动,不能平卧等为主要临床特征的一种病证。相当于西医的喘息性支气管炎、肺部感染、肺炎、肺气肿、心源性哮喘、肺结核、矽肺以及癔病性喘息等疾病。

【病因病机】

1. 外邪侵袭　外感风寒或风热之邪,未能及时表散,邪蕴于肺,壅阻肺气,肺气不得宣降,因而上逆作喘。

2. 饮食不当　恣食生冷、肥甘,或嗜酒伤中,脾失健运,痰浊内生;或急慢性疾患影响于肺,致肺气受阻,气津失布,津凝痰生,痰浊内蕴,上阻肺气,肃降失常,发为喘促。

3. 情志失调　忧思气结,肝失调达,气失疏泄,肺气痹阻,或郁怒伤肝,肝气上逆于肺,肺气不得肃降,升多降少,气逆而喘。

4. 劳欲久病　肺系久病咳伤肺气,或久病脾气虚弱,肺失充养,肺之气阴不足,以致气失所主而喘促。若久病迁延,由肺及肾,或劳欲伤肾,精气内夺,肺之气阴亏耗,不能下荫于肾,肾之真元伤损,根本不固,则气失摄纳,上出于肺,出多入少,逆气上奔为喘。

总之,喘病的病因很复杂,外邪侵袭、饮食不当、情志失调、劳欲久病等均可成为喘病的病因,引起肺失宣降,肺气上逆或气无所主,肾失摄纳,便成为喘病。

【诊断要点】

1. 以气短喘促,呼吸困难,甚至张口抬肩,鼻翼扇动,不能平卧,口唇发绀为特征。

2. 多有慢性咳嗽、哮病、肺痨、心悸等疾病史，每遇外感及劳累而诱发。

3. 呈桶状胸。叩诊胸部呈过清音，心浊音界缩小或消失，肝浊音界下移。肺呼吸音减低，可闻及干、湿性啰音或哮鸣音。或肝肿大、下肢浮肿、颈静脉怒张。

4. 合并感染者，白细胞计数及中性粒细胞可增高。必要时查血钾、钠、二氧化碳结合力及 X 线胸部摄片，心电图，心、肺功能测定，血气分析等。

【鉴别诊断】

1. 气短　喘病与气短同为呼吸异常，但喘病以呼吸困难，张口抬肩，甚至不能平卧为特征；气短亦即少气，呼吸微弱而浅促，或短气不足以息，似喘而无声，亦不抬肩撷肚，不像喘病呼吸困难之甚。如《证治汇补·喘病》说："若夫少气不足以息，呼吸不相接续，出多人少，名曰气短，气短者，气微力弱，非若喘症之气粗迫也。"但气短进一步加重，可呈虚喘表现。

2. 哮病　哮指声响言，为喉中有哮鸣音，是一种反复发作的疾病；喘指气息言，为呼吸气促困难，是多种急慢性疾病的一个症状。一般说来，哮必兼喘，喘未必兼哮。

【辨证论治】

1. 风寒闭肺证

证候：喘息，呼吸急促，胸部胀闷。咳嗽，痰多稀薄色白，头痛，鼻塞，喷嚏，流清涕，无汗，恶寒，或伴发热，口不渴。舌苔薄白而滑，脉浮紧。

治法：解表宣肺。

方药：麻黄汤。麻黄、桂枝、杏仁、炙甘草。

喘重者，加苏子、前胡降逆平喘。若寒痰阻肺，见痰白清稀、量多、泡沫，加细辛、生姜、半夏、陈皮温肺化痰，利气平喘。

2. 表寒里热证

证候：喘逆上气，胸胀或痛，息粗，鼻扇。咳而不爽，咯痰黏稠，形寒，身热，烦闷，身痛，有汗或无汗，口渴，溲黄，便干。舌质红，苔薄白或黄。脉浮数或滑。

治法：清热宣肺。

方药：麻杏石甘汤。生石膏、炙麻黄、杏仁、炙甘草。可加黄芩、桑白皮、瓜蒌、葶苈子、射干等以助其清热化痰。

3. 痰热壅肺证

证候：喘咳气涌，胸部胀痛。痰多黏稠色黄，或痰中带血，或目睛胀突，胸中烦热，身热，面红，有汗，咽干，渴喜冷饮，尿赤，或便秘。舌质红，苔黄或黄腻。脉滑数。

治法：清热泄肺。

方药：桑白皮汤。桑白皮、黄芩、黄连、栀子、贝母、杏仁、苏子、半夏。

若痰多黏稠，加瓜蒌、海蛤粉清化痰热；喘不得卧，痰涌便秘，加葶苈子、大黄涤痰通腑；痰有腥味，配鱼腥草、金荞麦根、蒲公英、冬瓜子等清热解毒，化痰泄浊；身热甚者，加生石膏、知母、金银花等以清热。

4. 痰浊阻肺证

证候：喘而胸满闷窒，甚则胸盈仰息。咳嗽痰多黏腻色白，咯吐不利；或脘闷，呕恶，纳呆，口黏不渴。舌质淡，苔厚腻色白，脉滑。

治法：燥湿化痰。

方药：二陈汤合三子养亲汤。半夏、陈皮、茯苓、甘草、苏子、白芥子、莱菔子。可加苍术、厚朴等燥湿理脾行气，以助化痰降逆。

痰浊壅盛，气喘难平者，加皂荚、葶苈子涤痰除壅以平喘。若痰浊夹瘀，见喘促气逆，喉间痰鸣，面唇青紫，舌质紫暗，苔腻浊者，可用涤痰汤，加桃仁、红花、赤芍、水蛭等涤痰祛瘀。

5. 肺气郁痹证

证候：每遇情志刺激而诱发，突然呼吸短促，息粗气憋，胸闷胸痛，咽中如窒，但喉中痰声不著；平素常多忧思抑郁，或失眠，心悸，或不思饮食，大便不爽，或心烦易怒，面红目赤，舌质淡或红，苔薄白或薄黄，脉弦或弦而数。

治法：开郁降气。

方药：五磨饮子。沉香、槟榔、乌药、木香、枳实。还可在原方基础上加柴胡、郁金、青皮等疏肝理气之品以增强解郁之力。

若气滞腹胀，大便秘者，又可加用大黄以降气通腑，即六磨汤之意。伴有心悸、失眠者，加百合、酸枣仁、合欢花等宁心安神。精神恍惚，喜悲伤欲哭，宜配合甘麦大枣汤宁心缓急。本证宜劝慰患者心情开朗，配合治疗。

6. 水气凌心证

证候：喘咳气逆，倚息难以平卧。咯痰稀白，心悸，面目肢体浮肿，小便量少，怯寒肢冷，或面色晦暗，唇甲青紫。舌淡胖或胖黯，或有瘀斑、瘀点，舌下青筋显露，苔白滑。脉沉细或带涩。

治法：温阳利水，泻肺平喘。

方药：真武汤合葶苈大枣泻肺汤。附子、茯苓、白术、生姜、芍药、葶苈子、大枣。

喘促甚者，可加桑白皮、五加皮行水去壅平喘。心悸者加酸枣仁养心安神。怯寒肢冷者，加桂枝温阳散寒。面唇青紫甚者，加泽兰、益母草活血祛瘀。

7. 肺气虚证

证候：喘促短气，气怯声低，喉有鼾声。咳声低弱，痰吐稀薄，自汗畏风，极易感冒；或咳呛痰少质黏，烦热口干，咽喉不利，面色潮红；或兼食少，食后腹胀不舒，便溏或食后即便，肌肉瘦削，痰多。舌质淡红或舌质红，苔剥。脉软弱或细数。

治法：补肺固表。

方药：补肺汤合玉屏风散。党参、白术、茯苓、甘草、黄芪、白术、防风、五味子、熟地黄、紫菀、桑白皮。

若寒痰内盛，加钟乳石、苏子、款冬花温肺化痰定喘。若食少便溏，腹中气坠，肺脾同病，可与补中益气汤配合治疗。若伴咳呛痰少质黏，烦热口干，面色潮红，舌红苔剥，脉细数，为气阴两虚，可用生脉散加沙参、玉竹、百合等益气养阴。痰黏难出，加贝母、瓜蒌润肺化痰。

8. 肾气虚证

证候：喘促日久，气息短促，呼多吸少，动则尤甚，气不得续，形瘦神惫，小便常因咳甚而失禁，或尿后余沥，面青唇紫，汗出肢冷，跗肿；或干咳，面红烦躁，口咽干燥，足冷，汗出如油，舌质淡，苔薄或黑润，或舌质红少津，脉微细或沉弱，或细数。

治法：补肾纳气。

方药：金匮肾气丸合参蛤散。肉桂、附子、熟地黄、山药、山萸肉、泽泻、茯苓、牡丹皮、党参、蛤蚧。前方温补肾阳，后方纳气归肾。还可酌加仙茅、淫羊藿（仙灵脾）、紫石英、沉香等温肾纳气平喘。

若见喘咳，口咽干燥，颧红唇赤，舌红少津，脉细或细数，此为肾阴虚，可用七味都气丸合生脉散以滋阴纳气。如兼标实，痰浊壅肺，喘咳痰多，气急满闷，苔腻，此为"上实下虚"之候，治宜化痰降逆、温肾纳气，可用苏子降气汤加紫石英、沉香等。肾虚喘促，多兼血瘀，如面、唇、爪甲、舌质黯黑，舌下青筋显露等，可酌加桃仁、红花、川芎等活血化瘀。

9. 正虚喘脱证

证候：喘逆甚剧，张口抬肩，鼻翼扇动，端坐不能平卧，稍动则喘剧欲绝，或有痰鸣，咳吐泡沫痰，心慌动悸，烦躁不安，面青唇紫，汗出如珠，肢冷，脉浮大无根，或见歇止，或模糊不清。

治法：扶阳固表。

方药：参附汤合黑锡丹。参附汤益气回阳，黑锡丹镇摄浮阳，纳气定喘。应用时尚可加龙骨、牡蛎、山萸肉以固脱。同时还可加服蛤蚧粉以纳气定喘。

若呼吸微弱，间断难续，或叹气样呼吸，汗出如洗，烦躁内热，口干颧红，舌红无苔，或光绛而紫赤，脉细微而数，或散或疿，为气阴两竭之危证，治应益气救阴固脱，可用生脉散加生地黄、山萸肉、龙骨、牡蛎以益气救阴固脱。若出现阴竭阳脱者，加附子、肉桂急救回阳。

【临证备要】

一般情况是实喘日久，可由实转虚，或虚喘再次感邪而虚实兼夹，上实下虚；痰浊致喘者，因治疗因素而有寒热的转化。喘病日久，因肺气不能调节心脉，肺气不能布散津液，常因喘而致痰瘀阻痹，痰瘀阻痹又加重喘病。喘病日久可转成肺胀。

喘病属危重病，但其预后也不尽相同。一般说来，实喘因邪气壅阻，只要祛邪利气，一般易治愈；但若邪气极甚，高热，喘促不得卧，脉急数者，病情重，预后差。虚喘因根本不固，气衰失其摄纳，补之不能速效，故治疗难；若虚喘再感新邪，且邪气较甚，则预后差；若发展至喘脱，下虚上实，阴阳离决，孤阳浮越之时，病情极险，应积极抢救，或可救危亡于万一。

【中医特色疗法】

一、针刺

1. 体针 疏风解表，取风池、列缺、外关等穴；清热解表，取风池、大椎、曲池、合谷等穴；平喘取定喘、大椎、天突、肺俞等穴；化痰取丰隆、鱼际等穴；胸闷取内关、膻中等穴；风寒闭肺伴头痛取太阳、头维，鼻塞取迎香、合谷；肺气虚取肺俞、脾俞；肾不纳气，取肾俞、腰阳关；咳嗽伴漏尿者，取委中；肺气郁闭，配中脘、太冲。可选用针刺手法针疗仪刺激30分钟，每日1~2次，5日为1个疗程。

2. 耳针 取穴支气管、交感、肾上腺；配穴平喘、过敏区、内分泌、胸；肺心病：心、肺、脾、心血管、皮质下。

操作：毫针常规操作，强刺激不留针，每日1次，5次为1个疗程；或用王不留行籽贴压耳穴。

3. 埋针（穴位埋线） 取穴肺俞、风门、大椎；痰多配丰隆，体虚汗多、易感冒配足三里。

埋线方法：将00号羊肠线2cm装入9号一次性埋线针中，按基本操作方法埋入选定穴位中，或选定穴位后，常规消毒，局麻，用埋线钩针或三角缝针穿入羊肠线，快速刺入皮肤，埋于所需深度（皮下组织与肌肉之间），线头不可暴露于皮肤外，针孔涂以碘酒，覆消毒纱布，胶布固定。也可在上述部位埋入少量兔脑垂体代替羊肠线。每次选穴5~6个穴位，半个月埋线1次，1个月为1个疗程。

注意事项：需要注意过敏反应。

二、灸法

灸法适用于痰浊阻肺、肺脾肾气虚患者。

痰浊阻肺选穴：双侧足三里、丰隆，中脘、神阙等腹部穴位。

肺脾肾气虚选穴：足三里、肺俞、脾俞、肾俞、膏肓等穴位。

对于虚证患者，可配合隔物灸法（隔姜灸、隔中药粉灸），主要选取神阙穴和督脉夹脊穴。艾条灸，每日 1 次，每次 5～10 分钟，以皮肤潮红为度。

三、穴位贴敷

1. 自制清化痰喘膏

主治：痰热壅肺证、痰浊阻肺证引起的咳嗽，喘息诸症。

取穴：肺俞、天突、大椎等。

方药：麻黄 10g，杏仁 10g，葶苈子 30g，川贝 10g，桔梗 10g，黄芩 10g，半夏 10g，甘草 3g，薄荷 6g。

用法：上药打粉，姜汁调和成糊状，制成直径 1cm 圆饼，贴在穴位上，用胶布固定，每次贴敷 6～8 小时，每日 1 次，5 次为 1 个疗程。

2. 自制寒喘膏

主治：寒饮伏肺证、寒邪闭肺证所引起咳嗽、气喘等症。

取穴：肺俞、天突、膏肓、定喘等。

方药：麻黄 10g，桂枝 10g，细辛 3g，杏仁 10g，干姜 6g，五味子 10g，炒白芍 20g，白芥子 5g，半夏 10g。

用法：上药打粉，姜汁调和成糊状，制成直径 1cm 圆饼，贴在穴位上，用胶布固定，每次贴敷 6～8 小时，每日 1 次，5 次为 1 个疗程。

3. 大承气汤

主治：热邪入腑，肺热腑实，大便干燥。

取穴：神阙。

方药：大黄、芒硝、枳实、厚朴，研粉蜂蜜调和。

用法：研粉，蜂蜜调和糊状，制成直径 1cm 圆饼，贴在肚脐上，用胶布固定，每次贴敷 6～8 小时，每日 1 次，大便正常后停止贴敷。

四、穴位注射

喘息急性发作期可选择胸腺肽、红芪针、参附针穴位注射，选穴：肺俞、定喘、天突；喘息缓解期可选择胸腺肽、红芪针穴位注射，选穴：肺俞、定喘、脾俞、肾俞、膏肓。

操作：每次取 1～2 穴，应用 1mL 注射器，每穴注射药液 0.5mL，选穴由上而下依次轮换，每日或隔日 1 次。

注意：需要注意过敏反应，注射时应平刺或斜刺，避免直刺伤及肺脏。

五、中药熏洗

伴眠差、入睡困难，给以宁神散（夜交藤、远志、酸枣仁、川芎、知母、茯神、合欢皮、丹参、朱砂等）熏洗双足，以疏通经络、调整阴阳；伴口唇发绀、舌下络脉迂曲，有血瘀征象，给以足浴散（红花、杜仲、桑寄生、鸡血藤、透骨草、伸筋草、牛膝等）熏洗双足，以活血化瘀、疏通经络。

操作：每日 1 次，7 日为 1 个疗程。

六、中药封包、磁疗

适用于痰浊阻肺证、痰热壅肺证、痰瘀互结证所引起的发热、咳嗽、咳痰、胸闷、气喘，具有化瘀通络、化痰散结、纳气平喘、促进炎症吸收、缩短病程的作用。

操作：每日 1 次，7 日为 1 个疗程。

七、放血疗法、拔罐疗法

发热患者，多选用大椎穴针刺放血配合拔罐，每日 1 次，发热时应用，每日 1 次，发热时用，具有较好的退热效果，且无毒副作用。对于肺热较重者，选择背部太阳经及肺经，辨证取穴，运用闪罐、走罐、留罐等多种手法进行治疗，每日或隔日 1 次。亦可选用双侧耳尖放血疗法清肺泄热，每日 1 次，具有较好的退热、止咳功效。

八、刮痧治疗

肺热咳喘患者，选大椎、肺俞、定喘等背部腧穴刮痧治疗，每日或隔日 1 次，具有清泄肺热、止咳平喘功效。

九、手指点穴

风寒束表兼头痛者，可给以手指点穴（太阳、头维、四神聪、风池等穴位），通络止痛，每日 1 次，每次 15～20min。

【经验方及医院制剂】

一、经验方（慢性阻塞性肺疾病稳定期）

1. 肺气虚证 黄芪、黄精、党参、白术、茯苓、浙贝母、地龙、厚朴、陈皮、紫菀、矮地茶、淫羊藿。

功效：补肺健脾，止咳平喘。

用法：水煎服，每日 1 剂，7 日为 1 个疗程，2～3 个疗程。

2. 肾气虚证 黄芪、人参、山茱萸、枸杞、五味子、浙贝母、地龙、赤芍、陈皮、紫苏子、矮地茶、淫羊藿。

功效：补肺益肾，纳气平喘。

用法：水煎服，每日 1 剂，7 日为 1 个疗程，2～3 个疗程。

3. 气阴两虚证 黄精、人参、麦冬、枸杞、五味子、浙贝母、地龙、熟地黄、陈皮、肉桂、牡丹皮、紫苏子、百部。

功效：补气养阴，止咳平喘。

用法：水煎服，每日 1 剂，7 日为 1 个疗程，2～3 个疗程。

二、医院制剂

1. 发热者：青蒿解毒饮。

主要成分：青蒿、板蓝根、槟榔、炙甘草、杏仁。

功能主治：清热解毒，宣肺止咳，抗毒抑菌。

用法用量：口服，每次 40～80mL，每日 2～3 次，或遵医嘱。

注意事项：脾胃虚寒便溏者禁用。

2. 实喘：痰热壅肺证者，清金合剂。

主要成分：苦杏仁、川贝母、地龙、桔梗、鱼腥草、黄芩、蒲公英、紫花地丁、前胡、蝉蜕、橘红、桑白皮等十四味。

功能主治：清热化痰，宣肺止咳。

用法用量：口服，每次 40～80mL，每日 2～3 次，或遵医嘱。

不良反应：偶见腹泻。

3. 外寒内饮型咳喘：温肺止咳合剂。

主要成分：麻黄、白芍、细辛、干姜、炙甘草、桂枝、半夏、五味子、苦杏仁、川贝母、茯苓。

功能主治：解表蠲饮，止咳平喘。

用法用量：口服，每次 40～80mL，每日 2～3 次，或遵医嘱。

注意事项：虚汗证慎用，忌食辛辣、油腻食物。

4. 虚喘，肺脾气不足，自汗、易感冒者：加味玉屏风丸。

主要成分：黄芪、白术、防风、桂枝、白芍、苍耳子、胆南星、路路通。

功能主治：益气固表，止咳平喘。

用法用量：口服，每次 6g，每日 2～3 次，或遵医嘱。

注意事项：表实无汗者慎用，忌食生冷、辛辣食物。

【其他疗法】

呼吸导引操：其要领是发六声，"嘘、呵、呼、呬、吹、嘻"，对应人体的"肝、心、脾、肺、肾、三焦"。能有效调节人体五脏六腑，强身健体，增加呼吸肌的肌力和耐力，减轻呼吸困难，提高活动能力，预防呼吸肌疲劳和呼吸衰竭的发生。适合有各种呼吸系统疾病的人群的康复。练习者同时要根据自己的具体情况，根据自己的实践体会来决定自己的呼吸深度和强度，循序渐进。

【中成药辨证应用】

一、口服中成药

1. 强力枇杷露 适用于痰热经久不愈型咳喘患者，具有清热化痰、敛肺止咳的功效。

2. 桂龙咳喘宁胶囊 适用于外感风寒，痰湿内阻型咳喘，具有止咳化痰、降气平喘的功效。

3. 人参保肺丸 适用于肺气亏虚，咳喘无力的虚劳久咳，具有益气补肺、止咳定喘的功效。

4. 补肺活血胶囊 适用于喘病后期，肺心病（缓解期）属气虚血瘀型患者，具有益气活血、补肺固肾的功效。

二、中成药注射剂

1. 痰热清注射液 适用于痰热郁肺型咳嗽，咳黄黏痰，胸闷，气喘，舌红，苔黄，具有清热解毒、化痰平喘的功效。

2. 参麦注射液 适用于气阴两虚型咳嗽，咳痰无力，动则加重，舌红，少苔，具有补气养阴、纳气平喘的功效。

3. 参附注射液 适用于阴阳两虚型，病危、病重、喘脱，具有回阳救逆、益气固脱的功效。

【中医调护】

一、病情观察

1. 注意观察呼吸、痰液、神志、面色及有无缺氧情况。

2. 病情轻者多表现为气急迫促、呼吸深长，一般尚能平卧，预后较好；病情重者稍动即喘息不已、张口抬肩、鼻翼扇动、难以平卧，预后较差。喘病时可见咳嗽咳痰，一般痰白清稀者，为风寒袭肺；痰多色白黏腻者，多为痰浊阻肺；色黄稠者多为痰热郁肺。

3. 若发现患者呼吸急促而不整，张口抬肩，鼻翼扇动，端坐不能平卧，稍动则喘剧、气不得续，烦躁不安，面青唇紫，肢冷汗出，体温、血压骤降，脉微欲绝或浮大无根，或见结、代，多为肺气将绝、心肾阳衰的喘脱危象，应立即报告医生，并做好抢救准备。

二、生活起居护理

1. 病室环境应整洁、安静，空气新鲜，温湿度适宜。

2. 注意胸背部保暖。室内严禁吸烟，还应避免粉尘和特殊气味的刺激。患者应绝对卧床休息，病情较轻者可取半卧位，以缓解憋气的症状。喘重时取端坐位，胸前可置枕头等物使之趴伏，以减轻疲劳。

3. 有痰的患者要保持呼吸道通畅，及时将痰液咳出。痰多黏稠，不易咳出者，可协助翻身拍背或雾化吸入，以利于排痰。

三、饮食护理

饮食以高热量、高蛋白和高维生素为宜，并补充适量无机盐，同时避免摄入过多糖类（碳水化合物）及易产气食物。多吃绿叶蔬菜及水果，食物烹饪以蒸、煮为宜，食物宜软烂，以利于消化吸收，同时忌辛辣、肥腻、过甜、过咸及煎炸之品。

1. 风寒闭肺证　宜进食解表宣肺之品，如葱白、生姜等。

2. 表寒里热证　宜进食清热宣肺之品，如梨、冬瓜、金银花等。

3. 痰热壅肺证　宜进食清热泄肺之品，如柚子、薏米、银耳百合粥等。

4. 痰浊阻肺证　宜进食燥湿化痰之品，如花生、豆浆、罗汉果、白萝卜等。

5. 肺气郁痹证　宜进食开郁降气之品，如橘子、荞麦、苦瓜、芹菜等。

6. 水气凌心犯肺证　宜进食温阳利水、泻肺平喘之品，如冬瓜、苦瓜、玉米、白萝卜等。

7. 肺气虚证　宜进食补肺固表之品，如红枣、泥鳅、山药、糯米等。

8. 肾气虚证　宜进食补肾纳气之品，如枸杞、黑芝麻、鹌鹑蛋等。

9. 阴阳离决（喘脱）　宜进食扶阳固表之品，如羊肉、鲫鱼、胡萝卜等。

四、情志护理

应关心、体贴患者，多与患者交谈，解释病情，消除紧张、忧虑、悲观、急躁等不良情绪。因"怒则气上"，易加重呼吸困难，故喘病患者尤当戒怒，遇事要冷静沉着，保持心情舒畅，防止情志所伤。

五、用药护理

1. 麻黄汤不宜久煎，以免降低药效，汤药宜温服，药后应避风寒。麻杏石甘汤中生石膏宜先煎 30 分钟，汤药宜凉服。

2. 并注意观察呼吸、血压、心率的变化及汗出情况。汤药可口服给药，亦可超声雾化吸入，病重者宜少量多次给药。

六、健康教育

1. 起居有常，注意气候变化，随时增减衣物，防止外邪入侵。一旦出现感冒或咳嗽，要及时医治。

2. 心情舒畅，乐观开朗，避免因情志过激、七情内伤而诱发疾病。

3. 加强身体锻炼，可做呼吸操、打太极拳等，以增强体质，改善肺功能。

4. 合理营养，平衡膳食，忌肥甘厚味、辛辣海鲜，戒烟酒，避免有害气体及烟尘刺激。

5. 对肺肾两虚而喘者，应严密观察病情，注意血压、脉搏的变化，防止喘脱危证的发生。

【治未病原则及措施】

1. 冬病夏治 根据"春夏养阳"的原则，由于夏季氧气旺盛，人体阳气也达到四季高峰，尤其是三伏天，肌肤腠理开泄，选取穴位敷贴，药物最容易由皮肤渗入穴位经络，能通过经络气血直达病所，所以在夏季治疗冬病，往往可以达到最好的效果。如果在缓解期服药治疗，能够鼓舞正气，增强抗病能力，从而达到防病、治病的目的。适用于：慢性支气管炎、支气管哮喘、慢性阻塞性肺疾病等中医辨证属阳虚为主，或寒热错杂以寒为主的患者。

2. 灸法 平时艾灸双侧足三里，具有较好的健脾益气、补气固表、增强抵抗力、预防感冒的作用。可以预防疾病发生，减少急性加重住院次数，减轻患者经济负担，减少医疗资源消耗。

3. 中药膏方 对长期慢性咳喘病患者，可选择中药膏方长期调护。

（周口市中医院肺病科：董春英，马晴）

哮 病

哮病系脏气虚弱,宿痰伏肺,复因外邪侵袭、饮食不节、情志过激、劳倦过度等触动,以致气滞痰阻,气道挛急、狭窄而发病,以发作性喉中哮鸣有声,呼吸困难,甚则喘息不得平卧为主要表现的顽固发作性肺系疾病。相当于西医的支气管哮喘。

【病因病机】

1. 脏气虚弱 禀赋薄弱,易受邪侵,如婴幼儿患哮病者多因于此,其脏气虚弱,多以肾虚为主。此外,病后体弱,伤于肺脾肾,致痰饮留伏,成为宿根。

2. 外邪侵袭 肺开窍于鼻,外合皮毛,与外界气候有密切的关系。哮病属于肺系疾患,故在气候突变,由热转寒之时,深秋寒冬季节,发病率较高。外感风寒、风热或暑湿等邪气,未能及时表散,邪蕴于肺,气不布津,聚液成痰。嗅吸花粉、烟尘、异味气体等,致使肺气宣肃失常,津聚痰生。

3. 饮食不当 过食生冷,伤及脾阳,津液凝聚,寒饮内生;嗜食酸咸肥甘厚味,痰热内蕴;进食海膻鱼蟹虾等,引动宿痰而发病。

4. 情志、劳倦所伤 情志抑郁,惊恐恼怒,或月经期前,或剧烈运动后,劳累乏力,皆可致气机失调,肺失宣肃而发病。

总之,宿痰在脏腑功能失调的基础上,复加外感六淫、饮食不节、情志过激、劳倦过度等因素触发,以致痰气交阻,壅塞气道,肺失宣肃,喘促痰鸣,发为哮病。

【诊断要点】

1. 发作时喉中哮鸣有声,呼吸困难,甚则张口抬肩,不能平卧,或口唇指甲发绀。

2. 呈反复发作性。常因气候突变、饮食不当、情志失调、劳累过度等因诱发。发作前多有鼻痒、喷嚏、咳嗽、胸闷等先兆。

3. 有过敏史和家族史。

4. 两肺可闻及哮鸣音，或伴有湿啰音。

5. 血嗜酸性粒细胞可增高，痰液涂片可见嗜酸细胞，胸部 X 线检查一般无特殊改变，久病可见肺气肿征。

【鉴别诊断】

1. 辨虚实 本病属邪实正虚，发作期以邪实为主，缓解期以正虚为主，并可从病程新久及全身症状辨别虚实。实证多为新病，喘哮气粗声高，呼吸深长，呼出为快，脉象有力，体质不虚。虚证多为久病，喘哮气怯声低，呼吸短促难续，吸气不利，脉沉细或细数，体质虚弱。

2. 辨寒热 在分清虚实的基础上，实证需辨寒痰、热痰以及有无表证的不同。寒痰证内外皆寒，谓之冷哮。除有实证的表现外，多伴胸膈满闷，咯痰稀白，面色晦滞，或有恶寒、发热、身痛等表证，苔白滑，脉浮紧。热痰证痰火壅盛，谓之热哮。除有实证的表现外，常伴有胸膈烦闷，呛咳阵作，痰黄黏稠，面红，或伴发热、心烦、口渴，舌质红，苔黄腻，脉滑数。

3. 辨脏腑 虚证有肺虚、脾虚、肾虚之异。肺气虚者，证见自汗畏风，少气乏力；脾气虚者，证见食少便溏，痰多；肾气虚者，证见腰酸耳鸣，动则喘乏。此外，还应审其阴阳气血之偏虚，详加辨别，分清主次。

【辨证论治】

一、发作期

病期诊断中属急性发作期和部分慢性持续期患者。

1. 风痰闭阻证（风哮）

证候：时发时止，发时喉中哮鸣有声，反复发作，止时又如常人，发病前多有鼻痒、咽痒、喷嚏、咳嗽等症，舌淡苔白，脉浮紧。

治法：祛风化痰，降气平喘。

方药：升降散加减。炙麻黄、地龙、蝉蜕、紫苏子、白果、甘草、防风。

2. 风寒闭肺证（寒哮）

证候：喉中哮鸣如水鸡声，呼吸急促，喘憋气逆，痰多、色白多泡沫，易咯，口不渴或渴喜热饮，恶寒，天冷或受寒易发。肢冷，面色青晦，舌苔白滑，脉弦紧或浮紧。

治法：宣肺散寒，化痰平喘。

方药：射干麻黄汤加减，射干、麻黄、细辛、半夏、杏仁、生姜、紫菀、款冬花、甘草。

3. 风热闭肺证（热哮）

证候：喉中痰鸣如吼，咯痰黄稠，胸闷，气喘息粗，甚则鼻翼扇动，烦躁不安，发热口渴，或咳吐脓血腥臭痰，胸痛，大便秘结，小便短赤，舌红苔黄腻，脉滑数。

治法：清热宣肺，化痰定喘。

方药：定喘汤加减。麻黄、黄芩、桑白皮、苏子、半夏、银杏、杏仁、款冬花、甘草。

4. 肺气虚证（虚哮）

证候：喉中哮鸣如鼾，声低，气短息促，动则喘甚，发作频繁，甚至持续喘哮，咳痰无力，舌质淡或偏红，或紫暗，脉沉细或细数。

治法：补肺纳肾，降气化痰。

方药：补肺汤加减。五味子、党参、茯苓、山茱萸、淫羊藿、黄芪、生地。

二、缓解期

病期诊断中属缓解期和部分慢性持续期患者。

1. 肺脾气虚证

证候：气短声低，喉中时有轻度哮鸣，痰多质稀，色白，自汗，怕风，常易感冒，倦怠乏力，食少便溏，舌质淡，苔白，脉细弱。

治法：健脾补肺益气。

方药：玉屏风散和六君子汤加减。黄芪、白术、防风、党参、茯苓、甘草、陈皮、半夏。

2. 肺肾气虚证

证候：气短息促，动则为甚，吸气不利，咳痰质黏起沫，脑转耳鸣，腰膝酸软，心慌，不耐劳累，或五心烦热，颧红，口干，舌质红，少苔，脉细数；或畏寒肢冷，面色苍白，舌苔淡白，质胖，脉沉细。

治法：补益肺肾，纳气平喘。

方药：参蛤散合金匮肾气丸或六味地黄丸。人参、蛤蚧、淫羊藿、茯苓、葶苈子、白术、山药、山萸肉、枸杞子、甘草、熟地黄、川贝等。

【临证备要】

1. 哮病发作期以实证为主，缓解期以虚证为主。实证如反复发作或失治误治，可渐次向虚证或虚中夹实证转化；虚证如感外邪或有其他诱因，亦可转为实证或虚实夹杂之证。

2. 冷哮日久，或治疗中长期过用温燥，在里之寒痰、湿痰亦有化燥化火的可能，而为寒热夹杂或外寒里热之证；热哮日久，或屡用凉下，损伤中阳，也可能转为冷哮。

3. 无论冷哮、热哮，由于病邪久留不去，哮喘屡愈屡发，都会使人体正气日耗，由实证向虚证方向转化，成为正虚邪恋或正虚邪实之证。在病程中，因痰浊伏于内，痰阻气壅，血行不畅，可转为痰瘀互结之证，日久病及于心，正气衰微。

【中医特色疗法】

一、针刺

1. 体针

取穴：肺俞、定喘、大椎；风寒者配风门，风热者配大椎、曲池，肝郁者配太冲，痰盛者配丰隆，喘甚者配定喘；虚证选用肺俞、肾俞、膏肓、太渊。肺气虚配气海，肾气虚配太溪，盗汗配阴郄，喘甚配定喘、天突。

操作：根据患者病情施以补泻手法，或选用针刺手法针疗仪刺激30分钟，每日1～2次，5日为1个疗程。

2. 耳针 发作期取定喘、下屏尖、肺、神门、皮质下，每次取 2～3 穴，毫针刺，捻转法中、强刺激，每日 1 次；未发时可耳穴埋豆于脾、肾、内分泌等穴，每日或隔日 1 次。

3. 埋线疗法

主穴：定喘、肺俞。

随证选配：①风寒者加风池，风热加合谷。②痰浊阻肺者加丰隆。③脾气虚者加脾俞。④肾不纳气者加肾俞、关元。⑤易感冒者加足三里。⑥心律不齐者加心俞。

操作方法：将 00 号羊肠线 2cm 装入 9 号一次性埋线针中，按基本操作方法埋入选定穴位中，或选定穴位后，常规消毒，局麻，用埋线钩针或三角缝针穿入羊肠线，快速刺入皮肤，埋于所需深度（皮下组织与肌肉之间），线头不可暴露于皮肤外，针孔涂以碘酒，覆消毒纱布，胶布固定。也可在上述部位埋入少量兔脑垂体代替羊肠线。每次选 5～6 个穴位，半个月埋线 1 次，1 个月为 1 个疗程。

注意事项：需注意过敏反应。

二、灸法

1. 隔姜灸、隔附子饼灸 选定喘、肺俞、大椎、风门、膻中等穴。每穴 5～7 壮，或以局部红晕、觉温温烘热为度。每日或隔日 1 次，10 次为 1 个疗程。灸后避风寒。

2. 三伏天灸

选穴

第一组：肺俞（双）、胃俞（双）、志室（双）。

第二组：脾俞（双）、风门（双）、膏肓（双）。

第三组：肾俞（双）、定喘（双）、心俞（双）。

操作方法：先将白芥子、细辛、甘遂、延胡索按一定比例（白芥子 40%、细辛 40%、甘遂 10%、延胡索 10%）共研细末（80 目）；新鲜老生姜去皮后，石磨磨碎，再用纱布包裹过滤绞汁，用密闭容器保存在 4～8℃ 低温下，用时倒出（姜汁低温保存下不超过 48 小时，常温中暴露在空气中的姜汁有效使用时间为不超过 2 小时）。把药末、姜汁按照 1：1 比例（重量/体积比，如 10g 药末用 10mL 姜汁）调和，并制成 1cm³ 大小的药饼，药饼质地干湿适中，并准备 5cm² 大小胶布以待将药饼固定于穴位上。另外，也可把药物研成粉，制成膏剂备用。

（1）敷贴：每块药饼用 5cm² 直径的圆形或方型胶布贴于相应的穴位上，一般每次以 6~8 个穴位为宜。

（2）贴药：患者采用适当的体位，暴露背部或腹部，要求皮肤干燥不湿润。背部穴位一般取双侧，将药物贴于穴位上，每次 1 组穴位，通常 2~3 组穴位交替使用。

（3）贴药时间：成人一般以 30~60 分钟为宜。小孩时间酌减，以皮肤感觉和耐受程度为观察指标，避免灼伤皮肤。

（4）疗程：三伏天每次灸 10 日，共 3~5 次（即初伏、中伏、末伏各 1 次，或者在此基础上增加伏前加强、伏后加强），一般 3 年为 1 个疗程。

3. 麦粒灸

主穴

发作期：肺俞、膻中、大椎、天突、定喘。

缓解期：肺俞、膻中、大椎、脾俞、肾俞。

伏灸穴：①肺俞、大椎、风门、定喘；②脾俞、心俞、膻中、足三里；③肾俞、膏肓、气海、关元。

配穴：寒饮伏肺配风门、孔最；痰热遏肺配合谷、曲池。

操作：每次选用 3~4 穴，先灸背部腧穴，再灸腹部及四肢部腧穴。发作期用中等硬丸样艾炷，每次每穴灸 7~9 壮，每日施灸 1~2 次，10 次为 1 个疗程；缓解期用半粒米软丸样艾粒，每穴灸 5~7 壮，隔日或隔 2 日 1 次，15~20 次为 1 个疗程。第 1 个月隔日 1 次，第 2、3 个月隔 2 日 1 次，可将穴位分为 2~3 组，交替使用，坚持灸 3~6 个月。

伏灸法在夏季三伏天进行施灸。分别于初伏、中伏、末伏的第 1 日施灸，共灸 3 次。也可从初伏开始，每隔 2~3 日灸 1 次，共灸 10 次。初伏取第 1 组穴，中伏取第 2 组穴，末伏取第 3 组穴。每年 1 次，连续治疗 3 年。

三、穴位贴敷

1. 白胡散

组成：白芥子 21g，延胡索 21g，细辛、甘遂各 12g。

制法：上药共研细末，备用。

用法：用时将药粉用生姜汁调制成饼，在夏秋伏天贴于双侧肺俞、心俞、膈俞上，外以胶布固定。贴1～2小时取下。每10日贴敷1次，每年贴3次。

2. 哮喘膏

组成：百合36g，川乌36g，草乌36g，当归12g，肉桂8g，赤芍18g，马钱子48g，仙鹤草48g，老鹳草48g，桑枝30g，柳枝30g。

制法：将上药放入铜锅内，用植物油3000mL浸泡3日，熬焦去渣。当熬至滴水不散时，将广丹1000g徐徐撒入（用文火），并以桃柳棍2根，搅至滴水为珠，入乳香、没药细末各24g，搅匀冷却即成。

用法：将膏药烘软，贴于身柱穴上。3日1次，3次为1个疗程。

3. 寒哮膏

组成：细辛5g，生半夏5g，甘遂5g，延胡索5g，肉桂5g，橘红5g，白芥子10g。另配麝香2g。

制法：上药共研细末，先用生姜汁调药末成糊状，再加麝香备用。

用法：取药饼贴敷于大椎、肺俞（双）穴上，包扎固定，每次贴2个小时，每年盛夏初伏、中伏、末伏各贴1次。

四、穴位注射

用于哮病缓解期。取胸1～6夹脊穴，应用胎盘组织液注射液，每次取穴1对，由上而下，逐日更换。

五、中药熏洗

有血瘀征象，给以足浴散（红花、杜仲、桑寄生、鸡血藤、透骨草、伸筋草、牛膝等）熏洗双足，以活血化瘀、疏通经络。

操作：每日1次，7日为1个疗程。

六、中药封包、磁疗

适用于急性发作期，可化痰通络、止咳平喘，每日1次，7日为1个疗程。

七、刮痧治疗

哮病发作期：选穴大椎、定喘、肺俞、天突、膻中、中府及前胸、尺泽、曲池及上肢内侧、列缺。

缓解期：选穴定喘、风门、肺俞、脾俞、肾俞、志室及腰部、太渊及前臂内侧、足三里。

每日或隔日 1 次。

【经验方及医院制剂】

一、经验方

发作期平喘方：蜜麻黄、杏仁、半夏、陈皮、茯苓、蝉蜕、僵蚕、紫苏子、浙贝母、白果、桑白皮、冬花、黄芩、甘草。

功效：清热化痰，宣肺平喘。

用法：水煎服，每日 1 剂，5～7 日。

二、医院制剂

1. 热哮：清金合剂。

主要成分：苦杏仁、川贝母、地龙、桔梗、鱼腥草、黄芩、蒲公英、紫花地丁、前胡、蝉蜕、橘红、桑白皮等十四味。

功能主治：清热化痰，宣肺止咳。

用法用量：口服，每次 40～80mL，每日 2～3 次，或遵医嘱。

不良反应：偶见腹泻。

2. 虚哮：加味玉屏风丸。

主要成分：苦杏仁、川贝母、地龙、桔梗、鱼腥草、黄芩、蒲公英、紫花地丁、前胡、蝉蜕、橘红、桑白皮等十四味。

功能主治：清热化痰，宣肺止咳。

用法用量：口服，每次 40～80mL，每日 2～3 次，或遵医嘱。

不良反应：偶见腹泻。

3. 平素预防哮喘发作，有过敏性鼻炎者：鼻得乐合芳香通窍丸。

（1）鼻得乐

主要成分：白芷、龙胆草、石膏、薄荷、藁本、蔓荆子、柴胡、蒲公英、苍耳子、辛夷。

功能主治：芳香化湿，清热通窍。

用法用量：口服，每次 6g，每日 2～3 次，或遵医嘱。

注意事项：忌食生冷、辛辣及油腻食物。

（2）芳香通窍丸

主要成分：黄芪、茯苓、炒苍耳子、太子参、防风、荆芥、细辛、诃子、白术、桔梗、甘草、桂枝、石菖蒲。

功能主治：补肺健脾，芳香通窍。

用法用量：口服，每次 6g，每日 2～3 次，或遵医嘱。

注意事项：服药期间忌食辛辣、油腻食物。

【其他疗法】

食疗

1. 胡桃肉 1 个，生姜 1 片，每晚同嚼后服下。适用于虚证哮喘，可减少复发。

2. 治盐哮方：豆腐 1 块，加水煮开，加糖少许，每日服 1 碗，不间断服百日。适用于过食咸物而诱发哮病发作者的预防和治疗。

3. 五味子蛋：五味子 250g，水 3.5L，煮 30 分钟，待凉时用新鲜鸡蛋 20 只，浸入汤内，7 日后，待蛋壳变软，即可取服，早晚各 1 只，热水中浸 5 分钟后去壳服下。感冒发热忌服。

4. 紫河车粉，每次吞服 1.5～3g，每日 3 次。用于哮喘缓解期治疗。

【中成药辨证应用】

1. 口服中成药

（1）小青龙颗粒：适用于外寒内饮型咳嗽，咳痰较多者，具有解表散寒、温肺化饮的功效。

（2）哮喘丸：适用于年久咳嗽，外有风寒，内有痰热蕴结者，具有定喘、镇咳的功效。

2. 中成药注射剂

（1）清开灵注射液：适用于哮病急性发作期，内有痰热，咳痰色黄，或伴发热的患者，具有清热解毒、化痰通络的作用。偶有过敏等不良反应。

（2）黄芪注射液：适用于气虚型哮病发作，患者多见消瘦，乏力，纳差，咳喘无力。具有补气扶正的功效。

【中医调护】

一、病情观察

1. 观察哮证发作的持续时间、诱发因素、生命体征、神志、面色，有无恶寒、发热、汗出、咳嗽等伴随症状，尤其是呼吸频率、节律、强弱及呼吸道是否通畅。急性发作期患者应加强监护，尤其是在夜间和凌晨易发作，及时发现危重症状或并发症。

2. 持续发作或病情严重者应积极救治，并严密观察呼吸、心率、血压，警惕喘脱危候的发生。如哮喘持续发作或痰阻气道，咯吐不利，见胸部憋闷如室、汗出肢冷、面青唇紫、烦躁不安或神昏嗜睡、脉大无根等，要立即报告医师救治。

二、生活起居护理

1. 保持室内整洁、空气新鲜，温湿度适宜。冷哮，病室宜阳光充足；热哮，病室宜凉爽通风。环境整洁、安静、安全，避免接触花粉、动物皮毛等致敏物质及烟尘异味刺激。

2. 哮证发作时绝对卧床休息，给氧。缓解期适当下床活动，循序渐进地加强锻炼身体。肺阴亏虚者易感外邪，应注意防寒保暖；肾气亏虚者宜起居有常，节制房事，避免劳欲过度。

三、饮食护理

避免摄入易引起过敏的食品，如蛋白、海鲜类，忌食辛辣油腻等刺激之品。

1. 风哮证 宜食祛风涤痰、降气平喘的食品，如杏仁、萝卜等。食疗方：杏仁粥等。

2. 寒哮证 宜食温肺散寒、豁痰利窍的食品，如葱、姜、胡椒等。食疗方：椒目粉可配菜或制成胶囊。

3. 热哮证 宜食清热宣肺、化痰定喘的食品，如梨汁、杏仁等。食疗方：雪梨川贝冰糖饮等。

4. 虚哮证 宜食补肺纳肾、降气化痰的食品，如木耳、核桃等。食疗方：核桃粥等。

5. 肺脾气虚证 宜食健脾补肺益气的食品，如南瓜、银耳、山药等。食疗方：莲子银耳汤等。

6. 肺肾气虚证 宜食补肺益肾的食品，如杏仁、黑豆、百合等。食疗方：白果核桃粥等。

四、情志护理

1. 进行心理疏导，耐心倾听患者的倾诉，避免不良情绪刺激。

2. 鼓励家属多陪伴患者，给予患者心理支持。

3. 介绍疾病相关知识，积极配合治疗。

4. 告知患者情志因素对疾病的影响。

五、用药护理

1. 出现哮证发作先兆时，可选择气雾剂立即给药，制止发作。根据患者不同证型，寒哮、肺虚、脾虚、肾虚患者汤药宜温服，热哮患者汤药宜凉服，发作有规律者，可在发作前1～2小时服药，有利于控制病情。

2. 服用含麻黄的汤药以后，注意观察心率、血压的变化及汗出情况。行敷贴疗法时注意观察局部皮肤有无红肿痒痛等反应。

六、健康教育

1. 避免诱发哮证的各种因素。注意气候变化，防止外邪诱发。避免接触刺激性气体及易导致过敏的灰尘、花粉、食物、药物和其他可疑异物。平时饮食宜清淡而富有营养，忌生冷、肥甘、厚味、辛辣、海腥发物等。

宜戒烟酒。

2. 保持心情舒畅，鼓励患者根据个人状况，选择运动锻炼方式，增强体质，扶助正气，预防感冒。劳逸结合，防止疲劳过度。

3. 指导患者及家属认识长期防治哮证的重要性，做好哮喘日记，记录发病的症状、发作规律、先兆症状、用药情况及药后反应等。动员家属参与对哮喘患者的管理，提供躯体、心理及社会各方面的支持。

4. 指导患者学会在急性发作时能简单、及时地处理，掌握常用支气管舒张剂的用法、用量，以快速缓解支气管痉挛。

【治未病原则及措施】

1. 药物康复　在康复阶段可继续使用扶正固本方药。如六君子汤、麦门冬汤、金匮肾气丸、十全大补汤等。

2. 食疗康复　可辨证选用羊蜜膏、人参粥、羊脊骨粥等。

（1）肺肾阴虚者，可选羊蜜膏。方用熟羊脂150g，熟羊髓50g，白沙蜜150g，生姜汁200mL，生地黄汁1500mL。先以羊脂煎令沸，次下羊髓又令沸，再下蜜、生姜汁、地黄汁，不停搅拌，微火熬数沸成膏。每日空心温酒调服1匙，或作姜汤，或作粥食之亦可。

（2）肺肾气虚者，可用人参粥。人参末5g（或党参末15g），姜汁15g，米100g，煮粥，空腹服。

（3）脾肾阳虚者，可用羊脊骨粥。羊脊骨1具（全者，捣碎），肉苁蓉50g（洗，切作片），草果3个，荜茇9g。水煎成汁，滤去渣，入葱白、五味，作粥食之。

3. 自我疗法　自我按摩足三里、合谷、后溪、昆仑等穴。

4. 练八段锦功法

（1）练八段锦第二节左右开弓似射雕，每次200遍，至微汗出为宜。以疏通肺经，防止或减少发作。

（2）练八段锦第七节攒拳怒目增气力，每次100遍，以强筋健骨。

（周口市中医院肺病科：董春英，马晴）

风温肺热病

风温肺热病是由风热病邪犯肺，热壅肺气，肺失清肃所致，以发热、咳嗽、胸痛等为主要临床表现，相当于西医急性肺部炎性病变。

【病因病机】

本病是因机体正气不足，营不内守，卫不御外，抗病能力低下，暴感风热之邪而发。其感染途径是从口鼻而入，先犯上焦，肺卫首当其冲，"肺主气属卫"，所以，风热犯肺，外而邪正相争，表现为发热恶寒；内而肺气不清，失于宣肃，则咳嗽咯痰。病势不解，则卫气之邪入里而达气分，肺气壅塞，出现高热烦渴、咳喘胸痛、咯痰带血等痰热壅肺之证，但病变重点始终在肺。其病机关键为痰、热、毒互结于肺。

【诊断要点】

1. 以身热、咳嗽、烦渴，或伴气急、胸痛为主症。

2. 病重者可见壮热，颜面潮红，烦躁不安，神昏谵语，或四肢厥冷等症。

3. 冬春两季较多，具有起病急、传变快、病程短的特点。

4. 白细胞计数及中性粒细胞升高者，属细菌感染；正常或偏低者以病毒性感染为主。

5. 肺部有实变体征，或可闻及干湿啰音。

6. 痰直接涂片或培养可以找到病原体。

7. 胸部 X 透视或摄片，可见一侧或两侧肺叶或肺段炎性阴影。

【鉴别诊断】

1. 麻疹　麻疹初起可见发热、头痛、咳嗽等肺卫症状。但麻疹多见于小儿，有流行性特点，口腔可见麻疹黏膜斑，经 3～5 日可出现皮疹。

2. 风热感冒　风热感冒亦系风热病邪引起，初起病位亦在上焦肺卫，但病情较轻浅，以卫表不和，肺失宣降为主，病程短，少传变。

【辨证论治】

1. 风热犯肺证

证候：咳嗽，咳声嘎哑，咯痰不爽，痰黏稠色黄，咳时汗出，口渴，恶风，身热，流黄涕，头身疼痛，舌苔薄黄，脉浮数或浮滑。

治法：疏风清热，宣肺止咳。

方药：银翘散或桑菊饮加减。桑叶、菊花、连翘、薄荷、桔梗、杏仁、芦梗、甘草、前胡、浙贝母、牛蒡子、金银花等。

2. 表寒肺热证

证候：咳嗽，气喘，痰黏而稠，咯痰不爽，恶寒，身热，烦闷，身痛，有汗或无汗，口渴，舌质红，苔薄白或黄，脉浮数。

治法：散寒清肺，止咳平喘。

方药：麻杏石甘汤。麻黄、杏仁、石膏、甘草、知母、黄芩、鱼腥草、瓜蒌、桑白皮、浙贝母等。

3. 肺热炽盛证

证候：咳嗽气急，喘促不宁，身热不退，烦躁不安，胸膈灼热如焚，唇焦咽燥，便秘，舌质红，苔黄而干，脉滑数。

治法：清热泻肺。

方药：清金化痰汤或苇茎汤。桑白皮、黄芩、瓜蒌、桔梗、浙贝母、知母、栀子、苇茎、甘草、鱼腥草、冬瓜仁、薏苡仁、败酱草、大黄、天竺黄、白茅根等。

4. 阳明腑实证

证候：咳嗽气急，发热口渴，日晡潮热，时有谵语，腹部胀满，大便秘结，腹部按之作痛，苔黄而燥，脉沉而有力。

治法：清热攻下。

方药：大承气汤加味。大黄、枳实、厚朴、玄明粉、杏仁、胆南星、知母、全瓜蒌、天竺黄等。

5. 痰热结胸证

证候：咳嗽，气喘，咯吐黄稠痰，寒热往来，胸膈痞满，按之疼痛，口苦，舌红，苔黄腻，脉弦数或滑数。

治法：清热化痰，宽胸散结。

方药：柴胡陷胸汤。柴胡、黄芩、黄连、半夏、全瓜蒌、枳壳、桔梗、甘草、杏仁、浙贝母、胆南星、天竺黄、大黄等。

6. 热闭心神证

证候：咳嗽，气喘息粗，痰多黏稠，高热烦躁，神昏谵语，舌红，苔黄腻，脉滑数。

治法：清热开窍。

方药：清营汤。水牛角、玄参、黄连、麦冬、丹参、竹叶心、连翘、大黄、金银花、枳实、玄明粉、胆南星、竹沥。

7. 正虚邪恋证

证候：咳嗽声低，气短神疲，身热多汗，心胸烦闷，气逆欲呕，口渴喜饮，或虚烦不寐，尿短黄，舌红，苔少，脉虚数。

治法：益气养阴，清肺化痰。

方药：竹叶石膏汤。竹叶、石膏、太子参、甘草、粳米、法半夏、麦冬、白薇、银柴胡、瓜蒌皮、佛手等。

8. 邪陷正脱证

证候：高热骤退，汗出淋漓，面色苍白，四肢厥冷，神疲气短，舌淡或青紫，脉微欲绝。

治法：益气固脱。

方药：生脉散合参附汤。高丽参、熟附子、麦冬、五味子、山茱萸、煅龙骨、煅牡蛎等。

【临证备要】

若失治误治或治之不当或正不胜邪，必邪气深入，病情发展，其传变趋势有二：一为顺传于肺卫，而气（痰热壅肺）而营而血；一为逆传心包，而心营，而神明（脑）。所谓逆传心包者，为邪热内炽，上扰神明，神明错乱，而有神昏谵语、舌謇之症。总之，肺卫之邪顺传入气，逆传心营，是风温传变的两种不同趋向。若邪热深盛，邪正剧争，正气溃败，骤然外脱，则阴津失其内守，阳气不能固托，终则阴阳不能维系，形成阴竭阳脱。此外，风温热邪，久羁不解，易深入下焦，下竭肝肾，导致真阴欲竭，气阴两伤。

【中医特色疗法】

一、针刺

1. 体针

（1）风热犯肺型：针刺合谷、曲池、外关、大椎，用泻法，热甚加外关；咽痛加少商。

（2）肺热炽盛型：取合谷、曲池、尺泽、少商、肺俞，用泻法。痰热结胸者，加丰隆；大便不通者，加天枢、上巨虚。

（3）热闭心神型：取郄门、神门、曲泽、膈俞、血海，用泻法。若邪甚蒙闭心包，神昏者加水沟，也可针刺十宣、曲池、委中放血。

（4）正气暴脱型：取人中、内关，用补法，百会、气海、关元用大艾炷灸。

（5）正虚邪恋型：取肺俞、膏肓俞、太渊、太溪、三阴交。低热不退加内关；痰多纳呆加足三里、中脘。用平补平泻法。

操作：每日1～2次，5日为1个疗程。

2. 平衡针疗法

主治：发热、身痛、咽痛、咳嗽。

操作：选取感冒穴、咽痛穴、肺病穴等。

（1）感冒穴

定位：3、4掌指间关节凹陷处。

针刺方法：半握掌取穴，平刺进针1.5～2寸。

（2）咽痛穴

定位：第2掌骨桡侧缘中点。

针刺方法：定位取穴，交叉取穴，竖掌直刺1.5～2寸。

（3）肺病穴

定位：前臂掌侧腕肘关节连线上1/3处。

针刺方法：交叉取穴，一步到位法，向上斜刺进针1.5～2寸，上下提插。

注意事项：当针刺伤血管时，患者会有烧灼痛样感觉；起针时，要用干棉球轻压揉按针眼；极个别患者畏针，或体质虚弱，如针刺手法过强，也有晕针现象，对于晕针患者，一般予卧位，休息一下即会好转。

3. 耳针耳尖、肾上腺、屏尖放血，丘脑、交感、内分泌、肺耳穴埋豆。

操作：每日1次，5日为1个疗程。

二、灸法

病情发展，出现脾胃虚弱、纳差，艾灸足三里、中脘、神阙等，提高机体免疫力，增加脾胃功能，缩短病程。

操作：艾条灸，每日1次，每次5～10分钟，以皮肤潮红为度，可长期应用。

三、穴位贴敷

清化痰喘膏（自制穴贴药物）

主治：适用于风温肺热病各种类型的咳嗽。

取穴：肺俞、天突、大椎等。

方药：麻黄10g，杏仁10g，葶苈子30g，川贝10g，薄荷6g，桔梗10g，黄芩10g，半夏10g，甘草3g。

用法：上药打粉，姜汁调和成糊状，制成直径1cm圆饼，贴在穴位上，用胶布固定，每次贴敷6～8小时，每日1次，5次为1个疗程。贴敷肺俞、天突、大椎，每日 1 次。

四、穴位注射

发热患者，用维生素 B$_6$ 100mg 穴位注射双侧曲池穴帮助退热，每日 1 次，热退即止。纳差患者，用胃复安 10mg 穴位注射双侧足三里益气和胃，每日 1 次，5 日为 1 个疗程。

五、中药熏洗

足浴散（红花、杜仲、桑寄生、鸡血藤、透骨草、伸筋草、牛膝等）煎液熏洗双足，调整脏腑阴阳，促进疾病向愈。

操作：每日 1 次，7 日为 1 个疗程。

六、中药封包、磁疗

辨证取穴，用于肺炎有湿啰音的部位，具有加速肺部炎症吸收的作用，每日 1 次，7 日为 1 个疗程。

七、放血疗法、拔罐疗法

发热患者，大椎穴针刺放血配合拔罐，具有较好的退热效果，发热时应用，每日 1 次，且无毒副作用。对于肺热较重者，选择背部太阳经及肺经，辨证取穴，运用闪罐、走罐、留罐等多种手法进行治疗，每日或隔日 1 次。亦可选用双侧耳尖放血疗法，每日 1 次，清肺泄热，具有较好的退热、止咳功效。咽痛患者，少商穴放血可快速缓解咽喉疼痛。

八、刮痧治疗

肺热咳喘患者，选大椎、肺俞、定喘等背部腧穴刮痧治疗，具有清泄肺热、止咳平喘功效。每日 1 次，7 日为 1 个疗程。

九、手指点穴

兼头痛者，可给以手指点穴（太阳、头维、四神聪、风池等穴位）通络止痛，每日 1 次，每次 15～20 分钟。

【经验方及医院制剂】

一、经验方

病毒性肺炎经验方：金银花、连翘、淡竹叶、荆芥、牛蒡子、淡豆豉、防风、白芷、黄芩、杏仁、薄荷、甘草、桔梗、芦根、浙贝母。

功效：清热解表，止咳化痰。

用法：水煎服，每日1剂，7日为1个疗程。

二、医院制剂

1. 发热者：青蒿解毒饮。

主要成分：青蒿、板蓝根、槟榔、炙甘草、杏仁。

功能主治：清热解毒，宣肺止咳，抗毒抑菌。

用法用量：口服，每次40～80mL，每日2～3次，或遵医嘱。

注意事项：脾胃虚寒便溏者禁用。

2. 肺热炽盛者：清金合剂。

主要成分：苦杏仁、川贝母、地龙、桔梗、鱼腥草、黄芩、蒲公英、紫花地丁、前胡、蝉蜕、橘红、桑白皮等十四味。

功能主治：清热化痰，宣肺止咳。

用法用量：口服，每次40～80mL，每日2～3次，或遵医嘱。

不良反应：偶见腹泻。

3. 热病后期，肺脾气虚，自汗、恶风者：加味玉屏风丸。

主要成分：黄芪、白术、防风、桂枝、白芍、苍耳子、胆南星、路路通。

功能主治：益气固表，止咳平喘。

用法用量：口服，每次6g，每日2～3次，或遵医嘱。

注意事项：表实无汗者慎用，忌食生冷、辛辣食物。

【其他疗法】

灌肠疗法：用于肺炎高热不退或喘咳剧烈，或嗜睡昏迷者，应用中药灌肠方治疗。高热者应用青蒿解毒饮灌肠，咳喘剧烈者用清金合剂灌肠。

【中成药辨证应用】

一、口服药

1. 连花清瘟胶囊（颗粒），4 粒/次，每日 3 次，适用于肺炎初期邪在肺卫者。

2. 复方鲜竹沥口服液，1～2 支，每日 3 次，适用于咳痰较多、痰黏难咯者。

3. 鲜竹沥口服液，1～2 支，每日 3 次，适用于痰热壅肺，咳嗽，咳痰、痰黏难咯者。

二、静脉制剂

1. 痰热清注射液　适用于痰热郁肺型。

2. 醒脑静注射液　适用于肺炎痰热壅盛、热入心包者。

3. 热毒宁注射液　适用于重症肺炎、感染性休克等重症患者。

4. 参麦注射液　适用于肺炎后期气阴两虚者。

5. 参附注射液　适用于肺炎阳脱者。

【中医调护】

一、病情观察

1. 观察胸痛及痰量的变化。若咯痰日见增多，报告医师，正确记录痰量、颜色。

2. 胸痛较剧者可取侧卧位，或宽胶布束胸，减少局部活动量而减轻疼痛。痰黏稠不易咯出时，可遵医嘱内服鲜竹沥水化痰，或雾化吸入，咯出无力者应吸痰。

二、生活起居护理

创造良好的病室环境，保持空气新鲜，每日通风换气，温湿度适宜，避免寒冷和干燥空气。风寒咳嗽室温宜偏暖，风热咳嗽室温宜凉爽，燥热及肺肾阴虚咳嗽室温宜凉爽湿润，痰湿咳嗽室温宜偏低。

三、饮食护理

饮食宜清淡，易消化，营养丰富。急性期流质或半流质，恢复期软食或普食，多食新鲜蔬菜水果，忌肥甘、油腻、鱼虾腥、辛辣刺激等生痰助热之品，戒烟酒。鼓励多饮水，保持呼吸道湿润，利于痰液的排出。

1. 风热犯肺证　宜食疏风清热、宣肺止咳之品，如金银花茶、梨、藕、萝卜、枇杷等。

2. 表寒肺热证　宜食散寒清肺、止咳平喘之品，如绿豆、白菜、白萝卜等。

3. 肺热炽盛证　宜食清热泻肺之品，如雪梨莲子汤、银耳、黑木耳等。

4. 阳明腑实证　宜食清热攻下之品，如菊花茶、黄瓜、西红柿等。

5. 痰热结胸证　宜食清热化痰，宽胸散结之品，如海带、绿豆、橘子等。

6. 热闭心神证　宜食清热开窍之品，如柑橘、山药、薏米等。

7. 正虚邪恋证　宜食益气养阴、清肺化痰之品，如梨、银耳、百合、甲鱼、核桃、黑芝麻等。

四、用药护理

遵医嘱口服祛痰中药，肺热炽盛者可服鲜竹沥、川贝粉，或用鲜芦根、竹笋煎水代茶饮。邪在肺卫者汤药宜趁热服，并辅以热饮料，取微汗，以助药性。

五、情志护理

保持精神愉悦，尤其是久咳不愈和肝火犯肺的咳嗽患者，做好情志护理，避免精神刺激，让患者了解不良情绪对健康的影响，学会自我调节。

六、健康教育

1. 应增强体质，防止受寒、淋雨、疲劳等，预防上呼吸道感染，并及时治疗上呼吸道感染。此外，还应注意起居卫生，保持室内空气新鲜。

2. 饮食以清淡为宜。给予足够的热量、蛋白质、维生素和水分，饮食不宜肥甘、辛辣及过咸，戒除烟酒等不良嗜好。经治疗，邪去热退，一般无须服药调理，施以饮食调养即可。

3. 保证足够的休息，适当进行体育锻炼，如散步、慢跑，打太极拳等，增强体力，改善呼吸功能。平素易于感冒者，配合防感冒保健操，面部迎香穴按摩，晚间足三里艾灸。

【治未病原则及措施】

1. 灸法防病。平时艾灸双侧足三里，具有较好的健脾益气、补气固表、增强抵抗力、预防感冒的作用。可以预防风温肺热病的发生，减轻发病时症状，缩短病程。

2. 保健气功能有效调节人体五脏六腑，强身健体，增强机体抵抗外邪的能力。

（周口市中医院肺病科：董春英，马晴）

肺 痈

肺痈是指由于热毒瘀结于肺，以致肺叶生疮，肉败血腐，形成脓疡，以发热、咳嗽、胸痛、咯吐腥臭浊痰，甚则咯吐脓血痰为主要临床表现的一种病证。主要见于西医学的肺脓肿。

【病因病机】

1. 感受外邪 多为风热外邪自口鼻或皮毛侵犯于肺所致，正如《类证治裁·肺痿肺痈》所说："肺痈者，咽干吐脓，因风热客肺蕴毒成痈。"或因风寒袭肺，未得及时表散，内蕴不解，郁而化热所为。《张氏医通·肺痈》曾说："肺痈者，由感受风寒，未经发越，停留胸中，蕴发为热。"肺脏受邪热熏灼，肺气失于清肃，血热壅聚而成。

2. 痰热素盛 平素嗜酒太过或嗜食辛辣炙煿厚味，酿湿蒸痰化热，熏灼于肺；或肺脏宿有痰热，或他脏痰浊瘀结日久，上干于肺，形成肺痈。若宿有痰热蕴肺，复加外感风热，内外合邪，则更易引发本病。《医宗金鉴·外科心法要诀·肺痈》曾指出："此症系肺脏蓄热，复伤风邪，郁久成痈。"

3. 劳累过度 正气虚弱，则卫外不固，外邪易乘虚侵袭，是致病的重要内因。本病病位在肺，病理性质属实、属热。

总之，正气亏虚，邪热郁肺，蒸液成痰，邪阻肺络，血滞为瘀，而致痰热与瘀血互结，蕴酿成痈，血败肉腐化脓，肺损络伤，脓疡溃破外泄，其成痈化脓的病理基础主要在热壅血瘀。

【诊断要点】

1. 有外感因素或有痰热甚之病史。

2. 起病急骤，突然寒战高热、咳嗽、胸痛，咯吐大量腥臭浊痰或脓血痰。

3. 脓血浊痰吐入水中，沉者是痈脓，浮者是痰；口啖生黄豆或生豆汁不觉有腥味者，便为肺痈。

4. 肺部病侧呼吸音降低或闻及湿啰音。慢性病变还可见爪甲紫而带弯，指端呈鼓槌样。

5. 血常规化验白细胞计数及中性粒细胞增高；X 线检查、胸片可见大片浓密炎症阴影或透光区及液平面；肺部增强 CT、纤维支气管镜检查等有助于肺脓疡的诊断。

【鉴别诊断】

1. 风温　风温初起以发热、咳嗽、烦渴或伴气急胸痛为特征，与肺痈初期颇难鉴别。但风温经及时正确治疗，一般邪在气分即解，多在 1 周内身热下降，病情向愈。如病经 1 周，身热不退或更盛，或退而复升，咯吐浊痰腥臭，胸痛不解，应考虑肺痈的可能。

2. 其他痰热蕴肺证　肺脏其他疾患若发生痰热蕴肺时，亦可表现发热、咳嗽、胸痛、咯痰带血等症状，但以痰热蕴肺证为主，病情较肺痈轻，临床咯吐浓稠浊痰较多，仅夹有血丝或伴咯血；而肺痈则为瘀热蕴结成痈，酿脓溃破，病情较重，寒战高热、胸痛较甚，尤其是可见咯吐大量腥臭脓血浊痰。

【辨证论治】

1. 初期

证候：发热微恶寒，咳嗽，咯黏液痰或黏液脓性痰，痰量由少渐多，胸痛，咳时尤甚，呼吸不利，口干鼻燥，舌苔薄黄或薄白，脉浮数而滑。

治法：清热散邪。

方药：银翘散。方中用金银花、连翘、芦根、竹叶辛凉宣泄，清热解毒；配荆芥、薄荷、豆豉助金银花、连翘以辛散表邪，透热外出；桔梗、甘草、牛蒡子轻宣肺气。

若内热转甚，身热，恶寒不显，咯痰黄稠，口渴者，酌加石膏、黄芩、鱼腥草以清肺泄热。痰热蕴肺，咳甚痰多，配杏仁、浙贝母、桑白皮、冬瓜仁、枇杷叶肃肺化痰。肺气不利，胸痛，呼吸不畅者，配瓜蒌皮、郁金宽胸理气。

2. 成痈期

证候：身热转甚，时时振寒，继则壮热不寒，汗出烦躁，咳嗽气急，胸满作痛，转侧不利，咳吐浊痰，呈现黄绿色，自觉喉间有腥味，口干咽燥，舌苔黄腻，脉滑数。

治法：清肺化瘀消痈。

方药：千金苇茎汤合如金解毒散。千金苇茎汤中，苇茎清解肺热；薏苡仁、冬瓜仁化浊祛痰；桃仁活血化瘀，全方共奏化痰泄热、通瘀散结消痈之功。如金解毒散中，黄芩、黄连、山栀、黄柏降火解毒；甘草、桔梗解毒祛痰，宣肺散结以消痈。两方合用则清热解毒，化浊祛痰，活血散瘀，解痰、瘀、热毒之壅滞，以散结消痈。另可酌加金银花、蒲公英、紫花地丁、鱼腥草、败酱草等以加强清热解毒。

大便秘结者加大黄通腑泻热。热毒瘀结，咯脓浊痰，腥臭味甚者，可合犀黄丸以解毒化瘀。咯痰黄稠，酌配桑白皮、瓜蒌、射干、海蛤壳以清化痰热。痰浊阻肺，咳而喘满，咯痰浓浊量多，不得平卧者，加葶苈子予以泻肺泄浊。胸满作痛，转侧不利者，加浙贝母、乳香、没药散结消痈。

3. 溃脓期

证候：突然咯吐大量血痰，或痰如米粥，腥臭异常，有时咯血，胸中烦满而痛，甚则气喘不能平卧，仍身热面赤，烦渴喜饮，舌质红，苔黄腻，脉滑数或数实。

治法：排脓解毒。

方药：加味桔梗汤。方中桔梗宣肺祛痰，排脓散结，为本方排脓之主药，用量宜大；薏苡仁、贝母、橘红化痰散结排脓；金银花、甘草清热解毒；葶苈子泻肺除壅；白及凉血止血。另可加黄芩、鱼腥草、野荞麦根、败酱草、蒲公英等清肺解毒排脓。

咯血酌加牡丹皮、山栀、蒲黄、藕节、三七等凉血化瘀止血。痈脓排泄不畅，脓液量少难出，配山甲片、皂角刺以溃痈排脓，但咯血者禁用。气虚无力排脓者，加生黄芪益气托里排脓。津伤明显，口干舌燥者，可加玄参、麦冬、天花粉以养阴生津。

4. 恢复期

证候：身热渐退，咳嗽减轻，咯吐脓血渐少，臭味亦减，痰液转为清稀，或见胸胁隐痛，难以久卧，气短乏力，自汗，盗汗，低热，午后潮热，心烦，口干咽燥，面色不华，形瘦神疲，舌质红或淡红，苔薄，脉细或细数无力。

治法：益气养阴清肺。

方药：沙参清肺汤合竹叶石膏汤。方中黄芪、太子参、粳米、北沙参、麦冬等益气养阴；石膏清肺泄热；桔梗、薏苡仁、冬瓜仁、半夏等排脓祛痰消痈；白及、合欢皮止血祛腐生肌。

低热可酌加功劳叶、地骨皮、白薇以清虚热。若脾虚食少便溏者，加白术、茯苓、山药补益脾气，培土生金。若邪恋正虚，咳嗽，咯吐脓血痰日久不净，或痰液一度清稀而复转臭浊，病情时轻时重，反复迁延不愈，当扶正祛邪，益气养阴，排脓解毒，酌加鱼腥草、败酱草、野荞麦根等清热解毒消痈。

【临证备要】

1. 掌握病性。本病为热毒瘀结于肺，但应辨别痰、热、毒、瘀的主次及注意有无气阴的伤耗。

2. 辨别病期。本病属于邪实证候，但各个病期的病机重点有所差异，故应结合病程和临床表现分辨出初期、成痈期、溃脓期、恢复期，以为临床治疗提供依据。

3. 肺痈为热壅血瘀的实热病证，即使风寒所致也已经化热，故切忌用辛温发散之品以退热，恐以热助热，邪热鸱张。同时，亦不宜早投补敛之剂，以免助邪资寇，延长病程，即使见有虚象，亦当分清主次，酌情兼顾。

4. 溃脓期是病情顺逆的转折期，其关键在于脓液能否通畅排出。凡脓得畅泄，脓血稀而渐少，臭味转淡，胸胁痛渐减，坐卧如常，身热随脓泄而降，溃后精神渐振，食欲增加，脉象渐静，病势为顺；脓血排泄不畅，臭味如败卵，腥臭异常，气喘鼻扇，胸痛不减，坐卧不安，声音嘎哑，身热不退，饮食少进，精神疲乏，脉短涩或弦急，病势为逆。

【中医特色疗法】

一、针刺

1. 体针

选穴：侠溪、大陵、委中、足三里、太冲。其中侠溪、大陵、委中清热解毒，足三里、太冲理气扶正。同时配合少商、商阳、中冲、关冲放血。

操作：每日1~2次，5日为1个疗程。

2. 耳针

选穴：肺、心、大肠、内分泌、神门。

操作：每次取2~3穴，毫针刺，捻转法中、强刺激，每日1次；亦可用王不留行籽穴位贴压，每日或隔日1次。

二、穴位贴敷

清化痰喘膏（自制穴贴药物）

主治：适用于肺痈各个时期。

取穴：肺俞、天突、大椎等。

方药：麻黄10g，杏仁10g，葶苈子30g，川贝10g，薄荷6g，桔梗10g，黄芩10g，半夏10g，甘草3g。

用法：上药打粉，姜汁调和成糊状，制成直径1cm圆饼，贴在穴位上，用胶布固定，每次贴敷6~8小时，每日1次，5次为1个疗程。

三、穴位注射

发热患者，用维生素B_6 100mg穴位注射双侧曲池穴帮助退热，每日1次，热退即止。纳差患者，用胃复安10mg穴位注射双侧足三里益气和胃，每日1次，5日为1个疗程。

四、中药熏洗

足浴散（红花、杜仲、桑寄生、鸡血藤、透骨草、伸筋草、牛膝等）熏洗双足，调整脏腑阴阳，促进疾病向愈。

操作：每日 1 次，7 日为 1 个疗程。

五、中药封包、磁疗

选取肺部有湿啰音的部位，具有加速肺部炎症吸收的作用，每日 1 次，14 日为 1 个疗程。

六、刮痧疗法、拔罐疗法

疾病初期肺热炽盛，选大椎、肺俞、风门等背部腧穴刮痧或拔罐治疗，每日 1 次，5 日为 1 个疗程，具有清泄肺热的作用。

【经验方及医院制剂】

一、经验方

1. 初期 金银花、连翘、淡竹叶、荆芥、牛蒡子、淡豆豉、薄荷、甘草、桔梗、黄芩、金荞麦、芦根、蒲公英。

功效：疏风解表，清热解毒。

用法：水煎服，每日 1 剂。

2. 成脓期 芦根、桃仁、薏苡仁、冬瓜仁、连翘、黄芩、蒲公英、鱼腥草、紫花地丁、丹参、桔梗、甘草。

功效：清热解毒，化瘀消痈。

用法：水煎服，每日 1 剂。

二、医院制剂

疾病初期，肺热炽盛，脓未成：清金合剂。

主要成分：苦杏仁、川贝母、地龙、桔梗、鱼腥草、黄芩、蒲公英、紫花地丁、前胡、蝉蜕、橘红、桑白皮等十四味。

功能主治：清热化痰，宣肺止咳。

用法用量：口服，每次 40～80mL，每日 2～3 次，或遵医嘱。

不良反应：偶见腹泻。

【其他疗法】

1. 若脓痈较大，已成脓但排脓不畅，可置管引流。

2. 高热期，可用中药（清热解毒类）浓煎灌肠以退热。

3. 食疗：薏苡仁煮粥，蒲公英泡茶饮。

【中成药辨证应用】

1. 热毒宁注射液　适用于合并感染性休克等重症患者。

2. 血必净注射液　适用于高热、全身炎症反应综合征、感染性休克等重症患者。

3. 参麦注射液　适用于疾病后期气阴两虚者。

【中医调护】

一、病情观察

1. 将患者安置于单人病房，减少与其他患者接触，嘱患者卧床休息，病情缓解后可适当下床活动，但不宜过度疲劳。

2. 观察体温、咳嗽、胸痛、咯血和痰的性状、颜色、量、气味的变化，均应正确记录，指导患者做体位引流，以加速脓痰的排除，痰液、痰具应消毒处理。

3. 患者体温突降，烦躁不安，面色苍白，伴发绀、冷汗出、四肢不温时，报告医师，配合处理。

4. 每日口腔护理，咯痰后漱口。

二、生活起居护理

1. 保持病室安静、舒适、空气流通，温湿度适宜，避免烟尘的刺激。

2. 病室定期紫外线消毒。

3. 注意室温的调节，做好防寒保暖，以防复感。

三、饮食护理

1. 饮食宜清淡，多吃蔬菜及润肺生津化痰的食物，如梨、枇杷、萝卜、荸荠等，饮食不宜过咸，忌油腻厚味及辛辣刺激、海腥发物，如大蒜、海椒、韭菜、海虾等，严禁烟酒。

2. 发热期以流质或半流食为主，忌食辛辣、海腥、发物等，以免加重病情。宜多食橘子、葡萄、西瓜等或以薏米煮粥食之以助排脓解毒。

3. 痈溃脓痰排出后，食欲增进，脾胃功能初复时嘱其少食多餐，进软食。如苇茎二仁汤：苇茎、薏苡仁、白瓜仁各30g，加水煎沸后入荠菜60g共煎，去渣取汁，加适量的蜂蜜调味。每日服3回。

4. 恢复期鼓励多进食以培本逐邪，加速痊愈。可选食瘦肉粥、沙参百合粥、山药茯苓粥，以及鸡蛋、鱼、牛奶、新鲜水果蔬菜等。

四、情志护理

患者因起病急、进程快、病程迁延，治疗效果不明显，造成心理负担重，忧思多虑。因此对患者的忧虑心理应予以充分重视，积极与患者沟通，让其了解本病的发展与转归，保持开朗、稳定的情绪，并在疾病的每个不同阶段给予正确的指导，同时以热情周到的护理、精湛的技术、严谨的工作作风取得患者的信任，使患者树立治疗信心。

五、用药护理

中药汤剂一般宜温服，服药后观察效果和反应，并做好记录。

六、健康指导

1. 起居有常，适时加减衣物，注意保暖。冬季外出时戴好口罩。

2. 饮食有节，向患者讲解饮食宜忌。

3. 向患者讲解疾病的基本知识，不良情绪对健康的影响。对病情迁延、反复发作者，耐心疏导，使其保持良好心态，积极配合治疗与护理。

4. 加强锻炼身体，预防感冒。

【治未病原则及措施】

1. 预防方面，平素体虚或原有其他慢性疾患者，肺卫不固，易感外邪，当注意寒温适度，起居有节，以防受邪致病；并禁烟酒及辛辣刺激食物，以免燥热伤肺。

2. 一旦发病，则当及早治疗，力求在未成痈前得到消散，或减轻病情。

3. 疾病痊愈后可选取保健气功、健身操等适当锻炼，调畅情志，避免气郁化火，饮食宜清淡、营养、易消化，以增强人体正气，防治疾病复发。

（周口市中医院肺病科：董春英）

肺　痿

肺痿，是指肺叶痿弱不用，临床以咳吐浊唾涎沫为主症，为肺脏的慢性虚损性疾患。相当于西医的肺间质纤维化。

【病因病机】

1. 久病损肺　如痰热久嗽，热灼阴伤，或肺痨久嗽，虚热内灼，耗伤阴津，或肺痈余毒未清，灼伤肺阴，或消渴津液耗伤，或热病之后，邪热伤津，津液大亏，以致热壅上焦，消灼肺津，变生涎沫。肺燥阴竭，肺失濡养，日渐枯萎。若大病久病之后，耗伤阳气，或内伤久咳，冷哮不愈。肺虚久喘等，肺气日耗，渐而伤阳，或虚热肺痿日久，阴伤及阳，亦可致肺虚有寒，气不化津。津液失于温摄，反为涎沫，肺失濡养，肺叶渐痿不用。

2. 误治津伤　因医者误治，滥用汗、吐、下等治法，重亡津液，肺津大亏，肺失濡养，发为肺痿。

总之，本病发病机理，总缘肺脏虚损，津气严重耗伤，以致肺叶枯萎。因津伤则燥，燥盛则干，肺叶弱而不用则痿。

【诊断要点】

1. 临床以咳吐浊唾涎沫为主症。唾呈细沫、稠黏，或白如雪，或带白丝，咳嗽，或不咳，气短，动则气喘。

2. 常伴有面色㿠白或青苍，形体瘦削，神疲，头晕，或时有寒热等全身症状。

3. 有多种慢性肺系疾病史，久病体虚。

【鉴别诊断】

1. 肺痈 肺痿以咳吐浊唾涎沫为主症，而肺痈以咳则胸痛、吐痰腥臭，甚则咳吐脓血为主症。虽然多为肺中有热，但肺痈属实，肺痿属虚；肺痈失治久延，可以转为肺痿。

2. 肺痨 肺痨主症为咳嗽、咳血、潮热、盗汗等，有传染性，与肺痿有别。肺痨后期可以转为肺痿重症。

【辨证论治】

1. 燥热伤肺证

证候：气短喘憋和（或）胸闷，动则加重，干咳无痰，或痰少难咯，或痰中带血，咳嗽剧烈，阵咳，咳甚胸痛，口鼻咽干，可伴有发热、恶寒。舌尖红，苔少或薄黄，脉细数。

治法：清肺润燥，宣肺止咳。

方药：桑杏汤加减。桑叶、杏仁、沙参、淡豆豉、梨皮、浙贝母、麦冬、炙枇杷叶、天花粉、炙紫菀、五味子、蝉蜕、百部等。

2. 痰热壅肺证

证候：气短喘憋，和（或）胸闷，动则加重，呼吸急促，咳嗽痰多，白黏痰不易咯出，或咯吐黄痰，心烦口苦，身热汗出，大便秘结。舌红苔白或黄腻，脉弦滑或滑数。

治法：清肺化痰，止咳平喘。

方药：清肺化痰方加减。黄芩、鱼腥草、金荞麦、瓜蒌、半夏、海浮石、桑白皮、炙紫菀、杏仁、麦冬等。

3. 气虚血瘀证

证候：气短喘憋和（或）胸闷，干咳无痰，心慌乏力，口唇爪甲紫暗，肌肤甲错，杵状指，舌质暗或有瘀点、瘀斑，脉沉细或涩。

治法：益气活血，通络散瘀。

方药：补肺活血方加减。西洋参、三七粉、山萸肉、五味子、紫菀、麦冬、白果、红景天、炙甘草等。

4. 肺肾不足、气阴两虚证

证候：气短喘憋和（或）胸闷，动则加重，干咳无痰或少痰，气怯声低，神疲乏力，汗出恶风，腰膝酸软，形瘦便溏，五心烦热。舌红少苔，脉沉细无力。

治法：调补肺肾，养阴益气。

方药：调补肺肾方加减。党参、仙灵脾、补骨脂、山茱萸、云苓、生熟地、赤芍、紫菀等。

【临证备要】

1. 重视调补脾胃。脾胃为后天之本，肺金之母，培土有助于生金。阴虚者宜补胃津以润燥，使胃津能上输以养肺；气虚者宜补脾气以温养肺体，使脾能转输精气以上承。另外，肾为气之根，司摄纳，补肾可以助肺纳气。

2. 不可妄投燥热，以免助火伤津，亦忌苦寒滋腻碍胃。肺痿病属津枯，故应时刻注意保护其津，无论寒热，皆不宜妄用温燥之药，消灼肺津。即使虚寒肺痿，亦必须掌握辛甘合用的原则。

3. 肺痿属内伤虚证，病情较重而迁延难愈，如治疗正确，调理适宜，病情稳定改善，可带病延年，或可获愈。如治疗不当，或不注意调摄，则使病情恶化，以至不治。若见张口短气，喉哑声嘶，咯血，皮肤干枯，脉沉涩而急或细数无神者，预后多不良。

【中医特色疗法】

一、针刺

1. 体针

（1）燥热伤肺证，选穴：天突、中府、肺俞、列缺、合谷、太溪、照海。

（2）痰热壅肺证，选穴：天突、肺俞、尺泽、丰隆、曲池。

（3）气虚血瘀证，选穴：天突、肺俞、膏肓、足三里、血海。

（4）肺肾不足、气阴两虚证，选穴：肺俞、肾俞、足三里、太溪、膏肓。

操作手法：实证用泻法，虚证用补法，每日 1～2 次，5 日为 1 个疗程。

2. 耳针

主穴：气管、支气管、平喘、神门、肺。

配穴：内分泌、脾、肾、大肠。

操作：每次取 2～3 穴，毫针刺，捻转法中、强刺激，每日 1 次；亦可用王不留行籽穴位贴压，每日或隔日 1 次。

3. 埋针

取穴：气虚血瘀证可选择肺俞、脾俞、足三里、血海穴位。

埋线方法：将 00 号羊肠线 2cm 装入 9 号一次性埋线针中，按基本操作方法埋入选定穴位中，或选定穴位后，常规消毒，局麻，用埋线钩针或三角缝针穿入羊肠线，快速刺入皮肤，埋于所需深度（皮下组织与肌肉之间），线头不可暴露于皮肤外，针孔涂以碘酒，覆消毒纱布，胶布固定。也可在上述部位埋入少量兔脑垂体代替羊肠线。每次选穴 5～6 个穴位，半个月埋线 1 次，1 个月为 1 个疗程。

注意事项：需要注意过敏反应。

二、灸法

温通经络、行气活血。适用于阳气不足、阴寒内盛的患者。

选穴：肺俞、膏肓俞、大椎、足三里、太冲、气海等。

操作：艾条灸，每日 1 次，每次 5～10 分钟，以皮肤潮红为度，可长期应用。

三、穴位贴敷

平衡阴阳、调护表里。适用于易感冒、咳嗽频繁的患者。

选穴：肺俞、膏肓俞、膈俞、天突等。

操作：应用白芥子、延胡索、甘遂、细辛等研末，姜汁调敷 2～4 小时，每 10 日敷 1 次。

四、中药熏洗

气虚血瘀证给以足浴散（红花、杜仲、桑寄生、鸡血藤、透骨草、伸筋草、牛膝等）熏洗双足，每晚 1 次。阳气不足、阴寒内盛者给以艾叶熏洗双足，每晚 1 次。可长期应用。

五、中药封包、磁疗

选用具有活血逐瘀、温经通络、散寒通痹的药物成分，通过远红外线、磁场共同作用，将治疗包中的中药活化物质转化为离子状态，透过皮肤，直接作用于患病部位，发挥活血化瘀、疏经通络、行气止痛等作用。适用于各种类型的肺间质纤维化，每日 1 次，15 日为 1 个疗程。

六、刮痧治疗

痰热壅肺型、血瘀型患者，选大椎、肺俞、定喘等背部腧穴刮痧治疗，每日 1 次，5 日为 1 个疗程，具有清泄肺热、化瘀通络功效。

【经验方及医院制剂】

一、经验方

1. 养阴抗纤方 西洋参 6g，麦冬 15g，南沙参 12g，瓜蒌 15g，浙贝母 9g，白头翁 12g，赤芍 12g，紫苏子 9g，陈皮 9g。

功效：益气养阴，化痰降气。

用法：水煎服，每日 1 剂，15 日为 1 个疗程。

2. 保肺化纤方 人参 6g，黄芪 15g，麦冬 12g，当归 12g，瓜蒌 15g，浙贝母 9g，牡丹皮 9g，白果仁 9g，薏苡仁 15g，厚朴 6g。

功效：补气养阴，通络平喘。

用法：水煎服，每日 1 剂，15 日为 1 个疗程。

3. 金水缓纤方 人参 9g，麦冬 12g，熟地 15g，瓜蒌 15g，浙贝母 9g，牡丹皮 12g，淫羊藿 6g，白果仁 9g，白头翁 9g，薏苡仁 15g，陈皮 9g。

功效：滋阴补肾，化痰通络。

用法：水煎服，每日 1 剂，15 日为 1 个疗程。

二、医院制剂

肺纤维化痰热壅肺型咳嗽患者：给以清金合剂。

主要成分：苦杏仁、川贝母、地龙、桔梗、鱼腥草、黄芩、蒲公英、紫花地丁、前胡、蝉蜕、橘红、桑白皮等十四味。

功能主治：清热化痰，宣肺止咳。

用法用量：口服，每次 40～80mL，每日 2～3 次，或遵医嘱。

不良反应：偶见腹泻。

【其他疗法】

呼吸导引操：其要领是发六声"嘘、呵、呼、呬、吹、嘻"，对应人体的"肝、心、脾、肺、肾、三焦"。能有效调节人体五脏六腑，强身健体，增加呼吸肌的肌力和耐力，减轻呼吸困难，提高活动能力，预防呼吸肌疲劳和呼吸衰竭的发生。适合有各种呼吸系统疾病的人群的康复。练习者同时要根据自己的具体情况，根据自己的实践体会来决定自己的呼吸深度和强度，循序渐进。

【中成药辨证应用】

1. 气虚血瘀证　补肺活血胶囊口服，每次 4 粒，每日 3 次。

2. 肺肾不足、气阴两虚证　百令胶囊口服，每次 4 粒，每日 3 次；金水宝胶囊口服，每次 4 粒，每日 3 次。

【中医调护】

一、病情观察

1. 张口抬肩，胸部满闷，不能平卧时，立即报告医师，配合处理。

2. 夜间喘甚，咳稀泡沫痰，心悸少尿、浮肿，立即报告医师，配合处理。

3. 出现神志模糊、高热、痰多难咳时，报告医师，配合处理。

4. 出现神志不清，气促、冷汗、四肢厥冷，脉微欲绝时，报告医师，配合处理。

二、生活起居护理

创造良好的病室环境，保持空气新鲜，每日通风换气，温湿度适宜，避免寒冷和干燥空气。风寒咳嗽室温宜偏暖，风热咳嗽室温宜凉爽，燥热及肺肾阴虚咳嗽室温宜凉爽湿润，痰湿咳嗽室温宜偏低。

三、饮食护理

少量多餐，指导患者进食优质蛋白、高热量、高维生素饮食。少吃辛辣、煎炸等刺激性油腻食品，忌烟酒、忌过甜，过咸的食物。

1. 燥热伤肺证 宜食清肺润燥、宣肺止咳的食物，如雪梨、银耳、山药、百合、白萝卜等。

2. 痰热壅肺证 宜食清肺化痰、止咳平喘的食物，如杏仁、苏子、枇杷叶、紫菀等。

3. 气虚血瘀证 宜食益气活血、通络散瘀的食物，如黑木耳、洋葱、生姜、大蒜等。

4. 肺肾不足、气阴两虚证 宜食调补肺肾、养阴益气的食物，如海参、白果、山药、百合、银耳等。

四、情志护理

1. 戒怒 首先，要学会用意识控制。其次，要学会用疏泄法，即把积聚、抑郁在心中的不良情绪，通过适当的方式宣达、发泄出去，以尽快回复心理平衡。还可采用转移法，即通过一定的方法和措施改变人的思想观念，或改变其周围环境，使其与不良刺激因素脱离接触，从而从感情纠葛中脱离出来，或转移到另外的事物上去。

2. 保持精神愉快 要培养开朗的性格，协调好人际关系，培养"知足常乐"的思想，培养幽默风趣感。

五、用药护理

严格按医嘱用药，按时服药，中药制剂一般宜温服，药后观察效果和反应，并做好记录。

六、健康指导

1. 注意充分休息和睡眠。

2. 鼓励患者适当户外活动，平时注意身体锻炼，以增强体质，改善肺功能。

3. 注意四时气候变化，随时增减衣物，注意保暖，预防感冒。

4. 居室内切勿放置花草，禁止养宠物及铺设地毯。

5. 平时少接触灰尘、烟雾等刺激性气味。

6. 坚持呼吸肌功能锻炼，提高机体免疫力。

【治未病原则及措施】

1. 预防的重点在于积极治疗咳喘等肺部疾患，防止其向肺痿转变。同时根据个人情况，加强体育锻炼。慎起居，生活有规律，视气候变化随时增减衣服。时邪流行时，尽量减少外出，避免接触患者。

2. 本病治疗时间长，要劝说患者安心养病，不可急躁。注意耐寒锻炼，适应气候变化，增强肺卫功能。戒烟，减少对呼吸道刺激，以利肺气恢复。饮食宜甘淡，忌寒凉油腻。居处要清洁，避免烟尘刺激。

（周口市中医院肺病科：董春英，马晴）

胸痹心痛

　　胸痹心痛是由于正气亏虚,饮食、情志、寒邪等所引起的以痰浊、瘀血、气滞、寒凝痹阻心脉,以膻中或左胸部发作性憋闷、疼痛为主要临床表现的一种病证。轻者偶发短暂轻微的胸部沉闷或隐痛,或为发作性膻中或左胸含糊不清的不适感;重者疼痛剧烈,或呈压榨样绞痛。常伴有心悸、气短、呼吸不畅,甚至喘促、惊恐不安、面色苍白、冷汗自出等。多由劳累、饱餐、寒冷及情绪激动而诱发,亦可无明显诱因或安静时发病。

　　胸痹心痛是威胁中老年人生命健康的重要心系病证之一,随着现代社会生活方式及饮食结构的改变,发病有逐渐增加的趋势,因而本病越来越引起人们的重视。由于本病表现为本虚标实,有着复杂的临床表现及病理变化,而中医药治疗从整体出发,具有综合作用的优势,因而受到广泛的关注。

　　胸痹心痛病相当于西医的缺血性心脏病心绞痛,胸痹心痛重症即真心痛,相当于西医学的缺血性心脏病心肌梗死。西医学其他疾病表现为膻中及左胸部发作性憋闷疼痛为主症时也可参照本节辨证论治。

【病因病机】

　　1. 老年体虚　本病多发于中老年人,因其年过半百,肾气渐衰,肾阳虚衰则不能鼓动五脏之阳,引起心气不足或心阳不振,血脉失于阳之温煦、气之鼓动,则气血运行滞涩不畅,发为心痛;若肾阴亏虚,则不能滋养五脏之阴,阴亏则火旺,灼津为痰,痰热上犯于心,心脉痹阻,则为心痛。

　　2. 饮食不当　恣食肥甘厚味或经常饱餐过度,日久损伤脾胃,运化失司,酿湿生痰,上犯心胸,清阳不展,气机不畅,心脉痹阻,遂成本病;或痰郁化火,火热又可炼液为痰,灼血为瘀,痰瘀交阻,痹阻心脉而成心痛。

　　3. 情志失调　忧思伤脾,脾虚气结,运化失司,津液不行输布,聚而为痰，痰阻气机，气血运行不畅，心脉痹阻，发为胸痹心痛。或郁怒伤肝，肝郁气滞，郁久化火，灼津成痰，气滞痰浊痹阻心脉，而成胸痹心痛。沈金鳌《杂病源流犀烛·心病源流》认为七情除"喜之气能散外，余皆足令心气郁结而为痛也"。由于肝气通于心气，肝气滞则心气涩，所以七情太过是引发本病的常见原因。

4. 寒邪内侵　素体阳虚，胸阳不振，阴寒之邪乘虚而入，寒凝气滞，胸阳不展，血行不畅，而发本病。《素问·举痛论》曰："寒气入经而稽迟，泣而不行，客于脉外则血少，客于脉中则气不通，故卒然而痛。"《诸病源候论·心腹痛病诸候》曰："心腹痛者，由腑脏虚弱，风寒客于其间故也。"《医门法律·中寒门》云："胸痹心痛，然总因阳虚，故阴得乘之。"阐述了本病由阳虚感寒而发作，故天气变化、骤遇寒凉而诱发胸痹心痛。

胸痹心痛的病机关键在于外感或内伤引起心脉痹阻，其病位在心，但与肝、脾、肾三脏功能的失调有密切的关系。因心主血脉的正常功能，有赖于肝主疏泄、脾主运化、肾藏精主水等功能正常。其病性有虚实两方面，常常为本虚标实，虚实夹杂。虚者多见气虚、阳虚、阴虚、血虚，尤以气虚、阳虚多见；实者不外气滞、寒凝、痰浊、血瘀，并可交互为患，其中又以血瘀、痰浊多见。但虚实两方面均以心脉痹阻不畅，不通则痛为病机关键。发作期以标实表现为主，血瘀、痰浊为突出，缓解期主要有心、脾、肾气血阴阳之亏虚，其中又以心气虚、心阳虚最为常见。以上病因病机可同时并存，交互为患，病情进一步发展，可见下述病变：瘀血闭阻心脉，心胸猝然大痛，而发为真心痛；心阳阻遏，心气不足，鼓动无力，而表现为心动悸、脉结代，甚至脉微欲绝；心肾阳衰，水邪泛滥，凌心射肺而为咳喘、水肿，多为病情深重的表现。

【诊断要点】

1. 左侧胸膺或膻中处突发憋闷而痛，疼痛性质为灼痛、绞痛、刺痛或隐痛、含糊不清的不适感等，疼痛常可窜及肩背、前臂、咽喉、胃脘部等，甚者可由手少阴、手厥阴经循行部位窜至中指或小指，常兼心悸。

2. 突然发病，时作时止，反复发作。持续时间短暂，一般几秒至数十分钟，经休息或服药后可迅速缓解。

3. 多见于中年以上，常因情志波动、气候变化、多饮暴食、劳累过度等而诱发。亦有无明显诱因或安静时发病者。

4. 心电图应列为必备的常规检查，必要时可作动态心电图、标测心电图和心功能测定、运动试验心电图。休息时心电图明显心肌缺血，心电图运动试验阳性，有助于诊断。

5. 若疼痛剧烈，持续时间长，达30分钟以上，含化硝酸甘油片后难以缓解，可见汗出肢冷，面色苍白，唇甲青紫，手足青冷至肘膝关节处，甚至旦发夕死、夕发旦死，相当于急性心肌梗死，常合并心律失常、心功能不全及休克，多为真心痛表现，应配合心电图动态观察及血清酶学、白细胞计数、血沉等检查，以进一步明确诊断。

【鉴别诊断】

1. 胃痛　疼痛部位在上腹胃脘部，局部可有压痛，以胀痛、灼痛为主，持续时间较长，常因饮食不当而诱发，并多伴有泛酸、嗳气、恶心、呕吐、纳呆、泄泻等消化系统症状。配合 B 超、胃肠造影、胃镜、淀粉酶等检查，可以鉴别。某些心肌梗死亦表现为胃痛，应予警惕。

2. 胸痛　疼痛部位在胸，疼痛随呼吸、运动、转侧而加剧，常合并咳嗽、咯痰、喘息等呼吸系症状。胸部 X 线检查等可助鉴别。

3. 胁痛　疼痛部位以右胁部为主，可有肋缘下压痛，可合并厌油、黄疸、发热等，常因情志不舒而诱发。胆囊造影、胃镜、肝功能、淀粉酶检查等有助于鉴别。

【辨证论治】

1. 心血瘀阻证

证候：心胸疼痛剧烈，如刺如绞，痛有定处，甚则心痛彻背，背痛彻心，或痛引肩背，伴有胸闷，日久不愈，可因暴怒而加重，舌质暗红，或紫暗，有瘀斑，舌下瘀筋，苔薄，脉弦涩。

治法：活血化瘀，通脉止痛。

方药：血府逐瘀汤。桃仁、红花、川芎、赤芍、牛膝、柴胡、桔梗、枳壳、甘草、当归、生地等。

瘀血痹阻重症，胸痛剧烈，可加乳香、没药、郁金、降香、丹参等；若血瘀气滞并重，胸闷痛重甚者，可加沉香、檀香等。

2. 气滞心脉证

证候：胸闷胸痛，时痛时止，窜行左右，疼痛多与情绪因素有关，伴有胁胀，喜叹息，舌暗或紫暗、苔白，脉弦。

治法：疏肝理气，活血化瘀。

方药：柴胡疏肝散加减。柴胡、枳壳、香附、川芎、陈皮、白芍、甘草等。

嗳气频频，腹胀呃逆加竹茹、炒麦芽；胁痛明显，加川楝子；食欲不振，纳差，加焦三仙、陈皮、鸡内金；兼痰浊者加陈皮、半夏。

3. 痰浊闭阻证

证候：胸脘痞闷如窒而痛，或痛引肩背，气短，肢体沉重，形体肥胖痰多，纳呆恶心，舌暗苔浊腻，脉弦滑。

治法：通阳泄浊，豁痰活血。

方药：瓜蒌薤白半夏汤加减。瓜蒌、薤白、半夏、桂枝、陈皮、茯苓、枳壳、丹参、川芎、红花、桃仁、茯苓、白术、神曲、甘草等。

咳嗽痰多，胸闷气短者，加杏仁、紫菀、冬花；腹胀便溏纳差者，加焦白术、炒山药、焦三仙；舌苔黄，心烦，内有热者，加黄连；乏力，气短，脉沉细，舌质淡，加黄芪、党参、山药。

4. 寒凝心脉证

证候：卒然心痛如绞，或心痛彻背，背痛彻心，多因气候骤冷或感寒而发病或加重。或感寒痛甚，心悸气短，形寒肢冷，冷汗自出，苔薄白，脉沉紧或沉细。

治法：辛温散寒，宣通心阳。

方药：枳实薤白桂枝汤合并当归四逆汤加味。枳实、厚朴、瓜蒌、薤白、桂枝、细辛、檀香、良姜、延胡索、郁金、枳壳、炙甘草等。

短气、面白、背冷，加仙灵脾、附片；大便溏泄者加干姜或炮姜。

5. 心气阴两虚证

证候：胸闷隐痛、时作时止，心悸气短，倦怠懒言，面色少华，头晕目眩，遇劳则甚，舌暗红少津，脉细弱或结代。

治法：益气养阴，活血通脉。

方药：生脉散、当归黄芪补血汤合丹参饮加减。党参、麦冬、五味子、黄芪、当归、丹参、红花、鸡血藤、延胡索、郁金。

口干欲饮，阴虚明显者可加葛根、天花粉；舌苔黄腻，大便秘结，痰热较盛者加大黄、枳实；头晕耳鸣，头痛头胀，肝阳上亢者加菊花、珍珠母；失眠多梦，心烦急躁，心神不宁者加炒酸枣仁、合欢皮、夜交藤、生龙牡。

6. 心肾阴虚证

证候：心胸疼痛时作，或灼痛，或隐痛，心悸怔忡，五心烦热，口燥咽干，潮热盗汗，舌红少泽，苔薄或剥，脉细数或结代。

治法：滋阴清热，养心安神。

方药：天王补心丹。生地黄、玄参、天冬、麦冬、丹参、当归、人参、茯苓、柏子仁、酸枣仁、五味子、远志、桔梗等。

若阴不敛阳，虚火内扰心神，心烦不寐，舌尖红少津者，可用酸枣仁汤清热除烦安神；如不效者，再予黄连阿胶汤，滋阴清火，宁心安神。若阴虚导致阴阳气血失和，心悸怔忡症状明显，脉结代者，用炙甘草汤，方中重用生地，配以阿胶、麦冬、麻仁滋阴补血，以养心阴；人参、大枣补气益胃，资脉之本源；桂枝、生姜以行心阳。诸药同用，使阴血得充，阴阳调和，心脉通畅。

7. 心肾阳虚证

证候：胸闷或心痛较著，气短，心悸怔忡，自汗，动则更甚，神倦怯寒，面色㿠白，四肢欠温或肿胀，舌质淡胖，苔白腻，脉沉细迟。

治法：补益阳气，温振心阳。

方药：参附汤合桂枝甘草汤。人参、附子大补元气，温补真阳；桂枝、甘草温阳化气，振奋心阳，两方共奏补益阳气、温振心阳之功。

若阳虚寒凝心脉，心痛较剧者，可酌加鹿角片、川椒、吴茱萸、荜茇、高良姜、细辛、川乌、赤石脂。若阳虚寒凝而兼气滞血瘀者，可选用薤白、沉香、降香、檀香、焦延胡索、乳香、没药等偏于温性的理气活血药物。

8. 正虚阳脱证

证候：心胸绞痛，胸中憋闷，或有窒息感，喘促不宁，心慌，面色苍白，大汗淋漓，烦躁不安，或表情淡漠，重则神志昏迷，四肢厥冷，口开目合，手撒遗尿，脉疾数无力，或脉微欲绝。

治法：回阳救逆，益气固脱。

方药：四逆加人参汤加减。红参、附子、肉桂、山萸肉、龙骨、牡蛎、玉竹、炙甘草。

阴竭阳亡合生脉散。并可急用独参汤灌胃或鼻饲，或参附注射液 50mL，不加稀释，直接推注，每 15 分钟 1 次，直至阳气恢复，四肢转暖，改用参附注射液 100mL 继续静脉滴注，待病情稳定后，改用参附注射液 100mL 稀释后继续静脉滴注，直至病情缓解。

【临证备要】

1. 辨疼痛部位　局限于胸膺部位，多为气滞或血瘀；放射至肩背、咽喉、脘腹，甚至臂膀、手指者，为痹阻较著；胸痛彻背、背痛彻心者，多为寒凝心脉或阳气暴脱。

2. 辨疼痛性质　辨别胸痹心痛的寒热虚实、在气在血的主要参考，临证时再结合其他症状、脉象而得出准确判断。属寒者，疼痛如绞，遇寒则发，或得冷加剧；属热者，胸闷、灼痛，得热痛甚；属虚者，痛势较缓，其痛绵绵或隐隐作痛，喜揉喜按；属实者，痛势较剧，其痛如刺、如绞；属气滞者，闷重而痛轻；属血瘀者，痛如针刺，痛有定处。

3. 辨疼痛程度　疼痛持续时间短暂，瞬间即逝者多轻，持续不止者多重，若持续数小时甚至数日不休者常为重病或危候。一般疼痛发作次数与病情轻重程度呈正比，即偶发者轻，频发者重。但亦有发作次数不多而病情较重的情况，必须结合临床表现，具体分析判断。若疼痛遇劳发作，休息或服药后能缓解者为顺证，若服药后难以缓解者常为危候。

【中医特色疗法】

一、针刺

1. 体针

（1）选穴

主穴：取心俞、膈俞、巨阙、膻中、郄门、阴郄、内关。

配穴：①心痛发作期：寒凝血脉证加气海、关元，散寒止痛；气滞血瘀证加合谷、太冲，行气活血。②心痛缓解期：气虚血瘀证加百会、气海，益气活血、通脉止痛；气阴两虚证加三阴交、气海，益气养阴、活血通脉；心阴亏虚证加三阴交、太溪，养心安神；痰阻血瘀证加丰隆、血海，健脾化痰、活血通脉；心阳不振证加命门、厥阴俞，温振心阳。③兼心悸：加攒竹、间使，安神定悸。④兼喘证：心肺气虚，瘀血内阻证加尺泽、列缺，益气活血、宣肺平喘；脾肾阳虚，水湿不化证加阴陵泉、足三里，温补脾肾、利水消肿。⑤兼真心痛：加水沟、涌泉，回阳救逆。

（2）刺法：双手消毒后，背腰部腧穴使用 25mm 毫针直刺，得气后留针片刻即起针，其余诸穴依据补虚泻实原则手法操作，留针 30 分钟，每日 1 次。

2. 耳针 通过对耳部穴位（肝区、肾区、交感、心区等穴位）的刺激，调节患者的脏腑功能，改善患者症状，每日 1 次，20 日为 1 个疗程。

二、艾灸

1. 心痛发作期 寒凝血脉证灸神阙、关元。

2. 心痛缓解期 气虚血瘀证灸百会、气海；痰阻血瘀证灸足三里、丰隆；心阳不振证灸命门、肾俞。

3. 兼真心痛 灸神阙。

操作：腹部、背腰部及下肢腧穴使用温灸器，百会使用艾条温和灸，灸 30 分钟；神阙使用大艾炷隔盐灸，连续施灸，不拘壮数，以期脉起、肢温、证候改善。

三、拔罐

取肺俞、厥阴俞、心俞、膈俞、脾俞、肾俞，留罐 5～10 分钟。

四、穴位注射

取双侧肾俞、足三里及脾俞、丰隆，每次选用 1 组穴位，用丹参注射液穴位注射，每穴注射 1～2mL，每日 1 次，两组交替使用。

五、穴位贴敷（化痰通痹贴）

化痰通痹贴（水蛭、三七、五味子等）。选穴膻中至阳等穴位，适用于胸闷、气短等症状，具有活血化瘀、通络止痛功效，贴敷保留5～6小时，每日1～2次，20日为1个疗程。

六、刮痧

胸部沿任脉以膻中为中心刮痧，背部取厥阴俞、心俞、膈俞刮痧。使皮肤发红，出现青紫的瘀斑或瘀点（出痧）。

七、中药足浴（活血足浴散）

遵循中医理论外治之法即内治之理，外治之药即内治之药，所异者法也。中药熏洗具有疏通经络、调和气血、化瘀通络止痛的功能。选用红花30g，鸡血藤30g，伸筋草15g，透骨草30g，艾叶15g，川乌10g。浓煎500mL，加入全自动足浴器，熏洗双足，每次20分钟，每日1次，7日为1个疗程。

【经验方及医院制剂】

一、经验方

1. 邓氏温胆汤（国家名老中医邓铁涛教授方）

方药：竹茹10g，枳壳6g，橘红6g，法半夏或胆南星10g，云苓12g，甘草6g，丹参12g，党参15g（若口干，改党参为太子参30g）。

功效：益气除痰。

临证加减：气（阴）虚湿热者加太子参20g，石斛15g，薏苡仁30g，益气养阴祛湿；心血管疾病加五味子6g，麦冬10g，太子参15g，五爪龙30g，鸡血藤30g；脑血管疾病，高血压加天麻10g，白术15g，钩藤10g，白蒺藜10g，生牡蛎30g或石决明30g；精神科疾病加首乌藤（夜交藤）20g，酸枣仁20g，五味子6g，钩藤10g，石决明30g；血脂高加山楂30g，玄参10g，丹参15g；甲状腺功能亢进，加山慈菇15g，玄参10g，浙贝母15g，石斛15g，百合20g；动脉硬化，脉弦，加丹参15g，五爪龙30g，鸡血藤30g，土鳖虫

6g；肢体疼、痹痛，加威灵仙 20g，老桑枝 30g，杜仲 15g，川续断 10g；大便秘结，枳壳易枳实，加玄参 15g，肉苁蓉 15g；风湿热加桑白皮 20g，山慈菇 15g，玄参 10g，薏苡仁 20g；尿酸高加薏苡仁 30g，玉米须 30g，白茅根 30g；血糖高加怀山药 30～60g，玉米须 30g，黄芪 30g，白术 15g；舌质黯加丹参 15g，生三七 10g，路路通 20g；舌苔腻加川萆薢 15g，白术 15g，薏苡仁 20g；有外感加豨莶草 15g，千层纸 10g，桑叶 10g，玄参 10g。

2. 益心汤（颜德馨方）

方药：党参 15g，丹参 15g，黄芪 15g，葛根 9g，赤芍 9g，川芎 9g，决明子 30g，石菖蒲 4.5g，降香 3g。

功效：益气化瘀，活血通脉。

临证加减：胸痹心痛重症或真心痛，须重用益心汤中黄芪量至 30～60g，改党参为人参 15g（炖），降香为 9～12g，并重用附子温通心阳、祛寒解凝，临床用量为 15～20g，且先煎若伴有低血压者，可用药对黄芪与升麻，以加强升发清阳之功；胸痹重且急、四肢逆冷、血压低者，可先予参附注射液静脉推注以回阳救逆，再予益心汤按上法加减服用；胸痹心痛轻症，生活节奏快，精神紧张，可用益心汤调和气血，并加生脉饮，以麦冬、五味子甘寒生津，养心安神；若为血瘀气滞，予益心汤选加水蛭、桃仁、红花、三七粉，其中水蛭一味，"破瘀血而不伤新血，专入血分而不伤气分"，其散瘀活血之力尤强。颜德馨先生对此药多有心得，认为虚人用量宜少，待其动静，渐次加重，使瘀结之凝血缓缓消散，达到气血调和。临床用量从 1～6g 不等。若兼见形体肥胖、多唾痰涎者，可予基础方加瓜蒌、薤白、二陈汤、温胆汤加减，临床喜用法半夏 15g 以温化痰饮，苍术、白术各 10g 健脾运脾、燥湿化痰；痰浊重症者，遵《金匮要略》之"病痰饮者，当予温药和之"，用熟附子 9g 先煎，以取"离照当空，阴霾自散"之意；胸痹之气滞者，以益心汤为基础，并用四逆散、逍遥散加减，而妇女以理气药用量稍大；心胸隐痛而闷，伴心悸气短者，多属心气不足，可加大党参、黄芪用量，并加强益气养心之力，如加用五爪龙（南芪）60～90g。

二、医院制剂

1. 活血生脉合剂

（1）方药：麦冬、五味子、丹参、茯苓、苦杏仁、枳壳、陈皮、瓜蒌、薤白、延胡索、半夏、甘草（炙）。

（2）功效主治：开胸散结、益气养心。用于冠心病引起的心悸、胸闷气短、心前区疼痛等。

（3）用法用量：口服，每次 40～80mL，每日 2～3 次，或遵医嘱。

（4）注意事项：忌辛辣油腻食物。

（5）批准文号：豫药制字 Z20121246（周）。

2. 三参胶囊

（1）方药：西洋参、三七、麦冬、五味子、丹参。

（2）功效主治：益气、活血、化瘀。适用于冠心病、心前区刺痛等。

（3）用法用量：口服，每次 6 粒，每日 3 次。或遵医嘱。

（4）注意事项：忌烟酒；孕妇慎用。

（5）批准文号：豫药制字 Z20121004（周）。

3. 瓜蒌心通口服液

（1）方药：瓜蒌、党参、郁金、丹参、地龙、泽泻、葛根、降香、茯苓、炙甘草等十一味。

（2）功效主治：益气通痹、活血化瘀。主治各型冠心病、心肌炎、动脉硬化等症。

（3）用法用量：口服，每次 40～80mL，每日 2～3 次。或遵医嘱。

（4）注意事项：忌辛辣油腻食物。

（5）批准文号：豫药制字 Z20121259（周）。

【其他疗法】

1. 生活方式改变 低盐、低脂饮食，同时适量运动，避免过度劳累，受凉感冒。

2. 规律口服相关药物 抗血小板聚集的药物（阿司匹林肠溶片、氯吡格雷片、替格瑞洛片等）、稳定斑块的药物（阿托伐他汀钙片、瑞舒伐他汀片等）、扩血管药物缓解症状药物（硝酸异山梨酯片、欣康、尼可地尔片等）、降低心肌耗氧量药物（β受体阻滞剂）等相关治疗。

3. 血运重建 如果有适应证，可以行支架置入术或冠脉搭桥术等。

【中成药辨证应用】

1. 速效救心丸（川芎、冰片等）　每日3次，每次4～6粒含服，急性发作时每次10～15粒。功效为活血理气，增加冠脉流量，缓解心绞痛，治疗冠心病胸闷憋气，心前区疼痛。

2. 芪参益气滴丸（黄芪、丹参、三七、降香）　餐后半小时服用，每次1袋，每日3次。有益气通脉、活血止痛的功效。用于气虚血瘀型胸痹，症见胸闷胸痛、气短乏力、心悸、面色少华、自汗，舌体胖、有齿痕，舌质暗或紫暗或有瘀斑，脉沉或沉弦；也适用于冠心病、心绞痛见上述症状者。

3. 苏合香丸（《太平惠民和剂局方》，以下简称《局方》）　每服1～4丸，疼痛时用，功效为芳香温通、理气止痛，治疗胸痹心痛，寒凝气滞证。

4. 冠心苏合丸（苏合香、冰片、朱砂、木香、檀香）　每服1丸（3g）。功效为芳香止痛，用于胸痹心痛气滞寒凝者，亦可用于真心痛。

5. 麝香保心丸（麝香、蟾酥、人参等）　芳香温通，益气强心，每次含服或吞服1～2粒。

6. 香丹注射液　6～8mL，以5%葡萄糖250mL稀释后使用，每日1次。

7. 红花注射液　20mL，以5%葡萄糖250mL稀释后使用，每日1次。

8. 丹红注射液　30mL，以5%葡萄糖250mL稀释后使用，每日1次。

【中医调护】

一、病情观察

1. 胸闷、胸痛

（1）密切观察胸痛的部位、性质、持续时间、诱发因素及伴随症状，遵医嘱监测心率、心律、脉搏、血压等变化。出现异常或胸痛加剧、汗出肢冷时，立即汇报医师。

（2）发作时绝对卧床休息，必要时给予氧气。

（3）遵医嘱舌下含服麝香保心丸或速效救心丸，必要时舌下含服硝酸甘油，并观察疗效。

（4）遵医嘱穴位贴敷：选取心俞、膈俞、脾俞、肾俞等穴位。

（5）遵医嘱耳穴贴压（耳穴埋豆）：取心、神门、交感、内分泌、肾等穴位。

（6）遵医嘱中药熏洗：常选用活血足浴散。

（7）遵医嘱穴位按摩：取内关、神门、心俞等穴位。

（8）寒凝心脉者予隔姜灸，选取心俞、膈俞、膻中、气海等穴位，每日交替施灸；也可选用艾条灸，取足三里、内关等穴位。

2. 心悸、气短

（1）观察心率、心律、血压、脉搏、呼吸频率及节律，面唇色泽及有无头晕、黑蒙等伴随症状。

（2）遵医嘱穴位贴敷：选取关元、气海、膻中、足三里、太溪、复溜等穴位。

（3）遵医嘱耳穴贴压（耳穴埋豆）：选取心、肺、肾、神门、皮质下等穴位，伴失眠者配伍交感、内分泌等穴位。

（4）遵医嘱穴位按摩：选取神门、心俞、肾俞、三阴交、内关等穴位，伴汗出者加合谷、复溜穴。

（5）遵医嘱中药熏洗：定悸助眠散煎液熏洗，伴失眠者配合按摩涌泉穴。

3. 便秘

（1）腹部按摩：顺时针按摩，每次15～20分钟，每日2～3次。

（2）遵医嘱穴位贴敷：可用醋调大黄粉、吴茱萸粉或一捻金贴敷神阙穴。

（3）遵医嘱穴位按摩：虚寒性便秘，取天枢、上巨虚等穴位；实热性便秘取足三里、支沟、上髎、次髎等穴位。

（4）晨起饮温水一杯，200～300mL（消渴患者除外），15分钟内分次频饮。

（5）虚秘者服用苁蓉通便口服液，热秘者口服黄连上清丸或麻仁丸。

二、生活起居护理

1. 环境安静，空气新鲜，温湿度适宜。

2. 避免劳累、饱餐、情绪激动、寒冷、便秘、感染等诱发因素，戒烟限酒。

3. 起居有常，发作时休息，缓解期适当锻炼，如快步走、打太极拳等，以不感疲劳为度。

三、饮食护理

饮食宜清淡，低盐、低脂，少量多餐，食勿过饱，多吃水果及富含纤维素食物。禁烟酒等刺激之品。

1. 心血瘀阻 宜食活血化瘀/通脉止痛之品，如葡萄、柠檬、凤梨、大白菜、韭菜、洋葱、番茄、白花椰菜、香菇、大蒜、葱姜等。

2. 气滞心脉 宜食疏肝理气/活血化瘀之品，如山药、山楂、桃仁、木耳、白萝卜等；少食红薯、豆浆等壅阻气机之品。食疗方：陈皮桃仁粥等。

3. 痰浊闭阻 宜食通阳泄浊/豁痰活血之品，如海参、海蜇、薏苡仁、荸荠、冬瓜、海带、白萝卜、蘑菇、百合、扁豆、桃仁、柚子等。食疗方：薏苡仁桃仁粥等。

4. 寒凝心脉 宜食辛温散寒、宣通心阳之品，如龙眼肉、羊肉、韭菜、荔枝、山楂、桃仁、薤白、干姜、大蒜等；少食苦瓜等生冷、寒凉之品。食疗方：薤白粥等。

5. 心气阴两虚 宜食益气养阴、活血通脉之品，如甲鱼、鸭肉、海参、木耳、香菇、山药、荸荠、甘蔗、百合、莲子、藕汁等。食疗方：山药粥、百合莲子羹等。

6. 心肾阴虚 宜食滋阴清火、养心安神之品，如甲鱼、海带、紫菜、海参、菠菜、猪血、猪肝、红糖、乌鸡、南瓜、蛤蜊、银耳、梨等。

7. 心肾阳虚 宜食补益阳气、温振心阳之品，如鸡肉、羊肉、鹿肉、鲫鱼、黄鳝、虾、生姜、葱、蒜、胡萝卜、荔枝、栗子、大枣、龙眼等。

8. 正虚阳脱 宜食回阳救逆、益气固脱之品，如黄鳝、海带、小葱、竹笋、香椿、韭菜等。

四、情志护理

1. 保持情绪稳定，避免不良刺激。

2. 鼓励患者表达内心感受，针对性给予心理支持。

3. 指导患者掌握自我排解不良情绪的方法，如音乐疗法、谈心释放法、转移法。

五、用药护理

1. 内服中药

（1）中药汤剂一般饭后温服。寒凝心脉者偏热服。

（2）速效救心丸舌下含服，麝香保心丸、丹参滴丸舌下含服或口服。药物须予密闭保存，置于阴凉干燥处。

（3）三七粉用少量温水调服，或装胶囊服用。

（4）活血化瘀类中成药宜饭后服用，如通心络胶囊、血栓通胶囊、银杏叶片、血府逐瘀口服液等。

（5）宁心安神类药睡前半小时服用，如枣仁宁心胶囊、琥珀粉等。

（6）补益类药饭前服用，如滋心阴口服液、补心气口服液等。

2. 注射给药

（1）中药注射剂应单独输注，须使用一次性精密输液器；与西药注射剂合用时，建议用生理盐水间隔，注意观察有无不良反应。

（2）使用活血化瘀药须注意有无出血倾向。常用药物有丹参、丹红、红景天、血栓通、参芎、舒血宁、红花、灯盏细辛、苦碟子等注射液。

3. 特色技术 穴位贴敷，以黄芪、苏合香、冰片、丹参等制成贴膏，贴敷于心俞、膻中等穴位。

【治未病原则及措施】

1. 未病养生，至高策略，治其未病

（1）调摄精神固正气：中医所言"情志"因素是疾病发生的重要原因。现代医学研究性格与疾病发生的相关性，提出 A 型性格与心血管病密切相关。所谓 A 型性格，心理学家 Friedman 等用了 4 个词形容，即"进取心强""急躁易怒""敌意""时间紧迫感"。临床研究发现，在患有冠心病的人群当中，80.5%与 A 型性格有关。

（2）加强锻炼健体质：生命在于运动。春秋战国时代已应用"导引术"和"吐纳术"等运动方式来防治疾病。东汉名医华佗模仿虎、鹿、熊、猿、鸟五类动物的神态和动作，创造出了"五禽戏"。日后的太极拳、八段锦、易筋经等多种健身方法，也都有异曲同工之妙。现代人如能坚持动静结合的生命观，制定适宜的个性化科学运动，循序渐进，持之以恒，定能使身心获益。流行病学资料显示：长期、适当的有氧运动可使心血管疾病的发病率和病死率下降40%～50%。

（3）四时合序重起居：《素问·四气调神大论》提出："春三月……夜卧早起，广步于庭，被发缓形……夏三月……夜卧早起，无厌于日……秋三月……早卧早起，与鸡俱兴……冬三月……水冰地坼，勿扰乎阳，早卧晚起，必待日光。"至今仍对人类的起居习惯具有指导性意义。四时起居应符合季节、气候及昼夜的变化，做到天人相应。

（4）合理饮食安五脏：《素问·六节藏象论》言："天食人以五气，地食人以五味。"饮食的适宜、规律，直接影响人体健康。做到"饮食有节"应遵循节制、节律、节忌的原则。如《素问·痹论》言："饮食自倍，肠胃乃伤。""阴之所生，本在五味；阴之五宫，伤在五味。"现代医学认为，冠心病与饮食的关系主要在于日常膳食不平衡、饱和脂肪酸摄入量过多（超过40%）、热量过高、纤维素过少等。

2. 潜在危机，及早干预，治其未发　引起冠心病发病的危险因素包括：①高龄；②性别；③性格；④遗传；⑤职业；⑥高热、高脂、过量饮食；⑦血脂异常；⑧高血压；⑨吸烟；⑩肥胖；⑪糖尿病和糖耐量异常。近年提出将⑦⑧⑩⑪同时存在时称为"代谢综合征"，是本病重要的危险因素。对具有上述危险因素的人群要引起高度重视，进行早期干预。要从儿童、青少年及年轻时就开始积极有效地预防危险因素的发生。

中医治病讲求辨病与辨证相结合。中医学对冠心病病因、病机有较多研究与记载，认为其属中医学胸痹心痛、厥心痛、真心痛等病证范畴，易患人群虽尚未罹患"冠心病"，然病机存在，证型明确。近来的分子生物学研究发现，瘀血质、痰湿质、气虚质是冠心病的主要体质表型，详细分析患者病机，正确辨别体质，针对性地通过中医药方法进行体质调养，结合现代医学干预危险因素等措施，可达到"治其未发"的目的。以上提示"治其未发"是在中医理论指导下，以辨"证"指导制定预防措施，可以弥补现代医学单纯"辨病"的不足。

3. 防微杜渐，防其下传，治其未传　疾病的发展规律遵循由表入里、由浅入深、由低危转向高危的原则，"治其未传"的目的正在于防止疾病的传变与加重，减少病死率，缩短疾病的疗程。近年临床医学家趋于将冠心病分为慢性冠脉病和急性冠脉综合征。中医学也认为，胸痹心痛若失治误治或调理失宜，病情可发展至出现真心痛。冠心病本身有轻重之分，中医治未病思想之"治其未传"即提示临床医生，当患者已诊断为冠心病，而尚属于"慢性冠脉病"范畴时，应积极、尽早干预，防止或延缓其向"急性冠脉综合征"发展，预防猝死。现代医学提出的"二级预防"，与此思想吻合。

4. 既病防变，亡羊补牢，治其未变　当疾病已然发生，积极防止其进一步恶化刻不容缓，防止本病产生变证或并发症亦属于治未病范畴。应用这种理念指导临床工作，在诊治疾病时，必须掌握疾病发展传变的规律，准确预测正邪关系及邪实的严重程度，阻止其恶化、传变。冠心病（胸痹心痛）发展到心肌梗死（真心痛），属于急性冠脉综合征的最严重类型，临床上需积极预防其三大常见并发症：心律失常（心悸）、心力衰竭（心衰）、心源性休克（厥脱）。

5. 瘥后调摄，防其复发，治其未复　瘥后调摄，防其复发，亦属于"治未病"的范畴。现代医学相应地提出"三级预防"的概念。临床上，急性心肌梗死支架植入术后，支架内血栓形成及支架内再狭窄是支架术后所面临最主要问题之一。国医大师邓铁涛教授在谈到支架术后中医药干预的问题时，认为支架只能暂时解决局部病变，冠心病患者的病机与体质未变，如何防止 ST、ISR 及其他"非罪犯"血管的粥样硬化，这需要中医"整体观"和"治未病"理念指导，运用中医药进行干预。

（周口市中医院心病科：李斌，康娜）

真心痛

真心痛是胸痹心痛进一步发展的严重病证,其特点为剧烈而持久的胸骨后疼痛,伴心悸、水肿、肢冷、喘促、汗出、面色苍白等症状,甚至危及生命。西医学中心绞痛、急性心肌梗死等病可参照本章节辨证论治。

【病因病机】

本病的发生多与寒邪内侵、情志失调、饮食不当、年老体虚等因素有关。其病机有虚实两方面,临床以虚实夹杂者多见。虚为心脾肝肾功能失调,气血阴阳亏虚,心脉失养,不荣而痛;实为寒凝气滞,心血瘀阻,痰浊闭塞,心脉瘀阻,不通而痛。

1. 寒凝气滞,阻遏心阳,心脉痹阻　素禀阳虚,或药用过于苦寒,伤及阳气,或年老阳衰,寒自内生,或感受寒冷邪气,导致体内阴寒内盛。大寒犯心,寒为阴邪,易伤经络、血脉阳气,造成心脉绌急,津血凝滞,清气不入,浊气不出,心脉痹阻而成卒心痛。

2. 痰浊上逆,闭塞心阳,心脉痹阻　饮食不节,恣食膏粱厚味,或烟酒成癖,致脾胃运化失健,聚湿生痰,痰浊沿循"胃之支脉,上络心脑",造成心脉营卫不清,痰瘀闭阻而成。情志内伤,忧思气结,津液敷布不畅,聚而生痰;郁怒伤肝,肝失疏泄,"肝气滞则心气乏",心气乏则血脉不畅,津血内瘀,外渗而生痰,痰瘀闭阻心脉而卒心痛,也有暴喜伤阳,心气内虚,鼓动血脉无力,瘀阻生痰,闭阻心脉,不通而痛。

3. 脏气虚衰,心失煦濡　年老气虚,久病脏损,造成脏腑功能气化不足,津血亏损,血失气煦,气失血濡,从而引起心气不足,心阴亏虚。尤以心肾失调者多见。如肾阴亏损,水不济火,心阴不足,心脉失养,脉络绌急;肾阳虚衰,命火不足,相火不生,君火失充,心气心阳必不足,心脉失于温煦,亦可造成心脉绌急而生卒心痛。

由于失治、误治,五脏阴阳失调,或久患心脏之疾,复因寒冷,喜怒无常，饮酒过度，以及陡生气血逆乱之疾，造成心体受伤，脉络不畅，营气不从，逆陷于心而成瘀血于中，气滞于内，热结不散，痰水相结，形成心体失营，脉络瘀阻，毛脉不通之真心痛。病进则心气欲竭，心阳耗散，血脉"气力衰竭"，出现心动悸，脉结代、乍大乍小、乍疏乍迟；重则心阳暴竭，心火不降，下损命火，损极不生，水道不通，水饮上犯，凌心射肺，出现喘促，水肿；病情骤变，心阳暴脱，络脉瘀滞而成阴阳不交之危候；亦有邪胜正衰，阴阳离绝而发生卒死者。

【诊断要点】

1. 真心痛以心胸剧痛，持续不解，伴有汗出肢冷、面白唇青、手足青紫、脉微欲绝为主要表现。

2. 多见于中、老年人，多数患者有先兆症状。

3. 疼痛部位和性质与胸痹相同，程度较重，持续时间较长，休息和含用药物多不能缓解。

4. 心电图可出现心肌损伤、坏死的特征性改变，血清心肌标志物阳性。

【辨证论治】

1. 气虚血瘀证

证候：心胸刺痛，胸部闷窒，动则加重，伴短气乏力，汗出心悸，舌体胖大，边有齿痕，舌质黯淡或有瘀点瘀斑，舌苔薄白，脉弦细无力。

治法：益气活血，通脉止痛。

方药：保元汤合血府逐瘀汤。人参（先煎）、黄芪、肉桂（后下）、生姜、甘草、当归、生地黄、桃仁、红花、枳壳、赤芍、柴胡、桔梗、川芎、牛膝等。

瘀重刺痛明显，加莪术、延胡索，另吞三七粉；口干，舌红，加麦冬、生地养阴；舌淡肢冷，加肉桂、仙灵脾温阳；痰热内蕴，加黄连、瓜蒌、法半夏。

2. 寒凝心脉证

证候：胸痛彻背，胸闷气短，心悸不宁，神疲乏力，形寒肢冷，舌质淡黯，舌苔白腻，脉沉无力，迟缓或结代。

治法：温补心阳，散寒通脉。

方药：当归四逆汤加味。当归、桂枝、芍药、细辛、通草、甘草、大枣等。

寒象明显，加干姜、蜀椒、荜茇、高良姜；气滞加白檀香；痛剧急予苏合香丸之类。

3. 心血瘀阻证

证候：心胸疼痛，如刺如绞，痛有定处，剧烈难忍，入夜为甚，甚则心痛彻背，背痛彻心，或痛引肩背，伴有胸闷、心悸，面唇青紫。舌质紫暗，有瘀斑，苔薄，脉弦涩或结代。

治法：活血化瘀，通脉止痛。

方药：血府逐瘀汤加减。桃仁、红花、当归、生地黄、川芎、赤芍、牛膝、桔梗、柴胡、枳壳、甘草等。

瘀血痹阻重证，胸痛剧烈，可加乳香、没药、郁金、降香、丹参等；若血瘀气滞并重，胸闷痛甚者，可加沉香、檀香、荜茇等；若寒凝血瘀或阳虚血瘀，伴畏寒肢冷，脉沉细或沉迟者，可加桂枝或肉桂、细辛、高良姜、薤白等，或人参、炮附子等；若气虚血瘀，伴气短乏力、自汗、脉细弱或结代者，当益气活血，用人参养营汤合桃红四物汤加减，重用人参、黄芪。

4. 痰浊闭阻证

证候：胸闷重而心痛微，痰多气短，肢体沉重，形体肥胖，舌体胖大且边有齿痕，苔浊腻或白滑，脉滑。

治法：通阳泄浊，豁痰宣痹。

方药：瓜蒌薤白半夏汤合涤痰汤加减。瓜蒌、薤白、半夏、胆南星、橘红、枳实、茯苓、石菖蒲、竹茹、人参、甘草等。

前方偏于通阳行气；后方偏于健脾益气、豁痰开窍。

痰浊郁而化热者，用黄连温胆汤加郁金；如痰热兼有郁火者，加海浮石、海蛤壳、栀子、天竺黄、竹沥；大便干结加桃仁、大黄；痰浊与瘀血往往同时并见，因此通阳豁痰和活血化瘀法亦经常并用。

5. 正虚阳脱证

证候：心胸绞痛，胸中憋闷，或有窒息感，喘促不宁，心慌，面色苍白，大汗淋漓，烦躁不安，或表情淡漠，重则神志昏迷，四肢厥冷，口开目合，手撒遗尿，脉疾数无力，或脉微欲绝。

治法：回阳救逆，益气固脱。

方药：四逆加人参汤加减。人参、附子、干姜、甘草等。阴竭阳亡者合生脉散。并可急用独参汤灌胃或鼻饲，或参附注射液 50mL，不加稀释直接推注，每 15 分钟 1 次，直至阳气回复，四肢转暖，改用参附注射液 100mL 继续滴注。待病情稳定后，改用参附注射液 100mL 加入 5% 或 10% 葡萄糖注射液 250mL 中静脉滴注，直至病情缓解。

【临证备要】

心痛是本病最早出现、最为突出的症状，其疼痛剧烈、难以忍受，且范围广泛，持续时间长久，患者常有恐惧、濒死感。因此，在发作期间必须选用有效止痛作用药物，以迅速缓解心痛的症状。疼痛缓解后予以辨证施治，常以补气活血、温阳通脉为法，可与胸痹辨证互参。

【中医特色疗法】

一、针刺

取膻中透鸠尾、内关透外关、三阴交、间使、神门、足三里、阴陵泉诸穴，针刺得气后留针 30 分钟，中强刺激，其间可强化手法 1～2 次。或取心俞、膈俞、厥阴俞、内关、间使、三阴交、心前区阿是穴，以拇指或手掌掐按，每次 10 分钟。

二、灸法

适用于心阳不振，寒凝心脉者。可选关元、气海、心俞、厥阴俞。

三、耳针

主穴为心、皮质下、神门、交感。配穴选用内分泌、肾、胃。埋针或埋王不留行籽。发作时按压刺激以缓解疼痛。

四、穴位注射

选用具有活血化瘀作用的注射液进行穴位注射，取双侧内关穴。

五、穴位贴敷

以黄芪、苏合香、冰片、丹参等制成贴膏，贴敷于心俞、膻中、气海、足三里等穴位。

六、推拿按摩

以拇指或手掌按揉心俞、膈俞、厥阴俞、内关、间使、三阴交、心前区阿是穴。

七、足浴

选用益气、活血中药随证加减，煎煮后，洗按足部，每日 1 次，每次15～30 分钟，水温宜在 37～40℃，浸泡几分钟后，再逐渐加水至踝关节以上，水温不宜过高，以免烫伤皮肤。

【经验方及医院制剂】

一、经验方

1. 蒌薤桃仁汤（名中医柴国钊方）

方药：瓜蒌 10g，桃仁 9g，郁金 10g，香附 10g，全当归 10g，半夏 10g，薤白 6g，红花 6g，橘红 6g，丹参 15g，茯苓 12g，生山楂 12g。

功效：活血化瘀，理气止痛。

主治：胸痛引臂彻背，胸闷气促，得饮则作恶欲吐，苔白腻，脉细滑。

用法：水煎服，每日 1 剂，日服 2 次。

2. 通梗汤（名中医施今墨方）

方药：九香虫 10g，五灵脂 10g，延胡索 10g，香附 10g，丹参 12g，三七粉 3g，木香 6g。

功效：活血通络。

主治：气机郁结，血脉瘀阻心肌梗死。

用法：水煎服，每日1剂，日服2次。

二、院内制剂

1. 活血生脉合剂

方药：麦冬、五味子、丹参、茯苓、苦杏仁、枳壳、陈皮、瓜蒌、薤白、延胡索、半夏、甘草（炙）。

功效主治：开胸散结、益气养心。用于冠心病引起的心悸、胸闷气短、心前区疼痛等。

用法用量：口服，每次40～80mL，每日2～3次，或遵医嘱。

注意事项：忌辛辣油腻食物。

批准文号：豫药制字Z20121246（周）。

2. 三参胶囊

方药：西洋参、三七、麦冬、五味子、丹参。

功效主治：益气、活血、化瘀。适用于冠心病，心前区刺痛等。

用法用量：口服，每次6粒，每日3次。或遵医嘱。

注意事项：忌烟酒，孕妇慎用。

批准文号：豫药制字Z20121004（周）。

3. 瓜蒌心通口服液

方药：瓜蒌、党参、郁金、丹参、地龙、泽泻、葛根、降香、茯苓、炙甘草等十一味。

功效主治：益气通痹、活血化瘀。主治各型冠心病、心肌炎、动脉硬化等症。

用法用量：口服，每次40～80mL，每日2～3次，或遵医嘱。

批准文号：豫药制字Z20121259（周）。

【其他疗法】

一、药物及再灌注治疗

急性心肌梗死除了一般的药物治疗之外，最主要的治疗是再灌注治疗，缩小梗死的面积。主要有两种方法。

第一种方法是直接冠状动脉介入治疗，就是急诊PCI术。有急诊PCI条件的医院，在患者到达医院 90 分钟之内能完成球囊扩张的情况下，对所有发病时间在 12 小时之内的急性 ST 段抬高型心肌梗死患者，均应该直接行 PCI 术治疗，扩张冠脉使冠脉再通，必要时植入支架。

第二种方案是溶栓治疗。如果没有急诊 PCI 治疗的条件，或者不能在 90 分钟内完成第一次球囊扩张时，如果患者没有溶栓治疗的禁忌证，对发病 12 小时内急性 ST 段抬高型心肌梗死患者应当进行溶栓治疗。如果是非 ST 段抬高型心肌梗死，不应进行溶栓治疗，根据危险分层，选择不同的治疗方案。

二、饮食疗法

1. 急性期心肌梗死　心肌梗死发病后 3 日内，必须绝对卧床休息，一切活动（包括进食）皆需专人护理。起病后 1～3 日，以流质饮食为主，可予少量菜水、去油的肉汤、米汤、稀粥、果汁、藕粉等。凡胀气、刺激的汤液不宜吃，如豆浆、牛奶、浓茶等。避免过热过冷，以免引起心律失常。食物中的钠、钾、镁必须加以注意。一般应低盐饮食，尤其是合并有心力衰竭的患者。但由于急性心肌梗死发作后，小便中常见钠的丢失，故若过分限制钠盐，也可诱发休克。因此，必须根据病情适当予以调整。

2. 缓解期心肌梗死　心肌梗死发病 4 日至 4 周内，随着病情好转，可逐步改为半流食，但仍应少食而多餐。膳食宜清淡、富有营养且易消化。允许进食粥、麦片、淡奶、瘦肉、鱼类、家禽、蔬菜和水果。食物不宜过热、过冷，经常保持胃肠通畅，以预防大便过分用力。3～4 周后，随着患者逐渐恢复活动，饮食也可适当放松，但脂肪和胆固醇的摄入仍应控制。饱餐尤其是进食多量脂肪应当避免，因它可引起心肌梗死再次发作。但是，饮食也不应过分限制，以免造成营养不良，增加患者的精神负担。

3. 恢复期心肌梗死　心肌梗死发病 4 周后，随着病情稳定、患者活动量的增加，一般每日热量可保持在 1000～1200kcal。足量的优质蛋白和维生素有利于病损部位的修复，乳类蛋白、瘦肉、鱼类、蔬菜、水果等均可食用，特别是绿叶蔬菜和水果等富含维生素 C 的食物，性质疏利通导，宜经常摄食。每日的饮食中还要含有一定量的粗纤维，以保持大便通畅，以免排便费力。此外，恢复期后，应防止复发，其膳食原则还应包括维持理想体重，避免饱餐。戒烟、酒，如伴有高血压和慢性心力衰竭者应限钠。

4. 心肌梗死患者的饮食禁忌　心肌梗死患者，应忌暴饮暴食和刺激性饮料。暴饮暴食会加重心肌耗氧，加重或诱发心肌梗死。特别是高脂饮食后，还易引起血脂增高，血液黏稠度增高，局部血流缓慢，血小板易于聚集凝血，而诱发心肌梗死。此外，还应注意少食易产生胀气的食物，如豆类、土豆、葱、蒜及过甜食物等，忌辛辣刺激性食物，如浓茶、白酒、辣椒、可可粉、咖啡等。

三、运动疗法

1. 急性期康复治疗方案　急性期康复治疗常在监护恢复病房、普通病房进行，恢复良好，行早期 PC。其主要内容包括早期活动和早期离床（心肌梗死 3～7 日后），并控制活动强度在低水平，即 1～2 代谢当量。这些活动包括个人生活、进食、床边大小便、简单的上下肢被动和主动练习及床边椅坐位等。活动时以不引起血流动力学改变，心率不低于 50 次/分钟或高于 120 次/分钟，不出现不适症状，心电图没有缺血改变为宜。我国并发症 AMI 患者均采用 2 周的康复程序治疗。此阶段康复可促进心脏功能恢复和减少深静脉血栓发生率。

2. 早期恢复阶段康复方案　主要针对出院早期患者的康复，一般在病后 3 个月内进行。心肌梗死 11～12 周，患者多能完成二级梯双负荷，相当于 6～7METs，即可进入社区康复治疗程序。在此阶段，医务人员的任务主要是帮助患者制订运动方案，安排患者定期进行康复运动，记录具体执行情况，评价、提高康复效果等。

3. 恢复阶段康复方案　恢复阶段康复应持续至第二阶段后 6～9 个月。主要任务是协助患者逐步恢复至正常生活和工作方式。内容包括训练日常生活活动能力、开展职业前训练、提高生活质量等。

【中成药辨证应用】

1. 速效救心丸（川芎、冰片等）　每日 3 次，每次 4～6 粒含服，急性发作时每次 10～15 粒。功效为活血理气，增加冠脉流量，缓解心绞痛，治疗冠心病胸闷憋气，心前区疼痛。

2. 芪参益气滴丸（黄芪、丹参、三七、降香） 餐后半小时服用，每次1袋，每日3次。有益气通脉、活血止痛的功效。用于气虚血瘀型胸痹，症见胸闷胸痛、气短乏力、心悸、面色少华、自汗，舌体胖、有齿痕，舌质暗或紫暗或有瘀斑，脉沉或沉弦；也适用于冠心病、心绞痛见上述症状者。

3. 苏合香丸（《局方》） 每服1～4丸，疼痛时用，功效为芳香温通、理气止痛，治疗胸痹心痛，寒凝气滞证。

4. 冠心苏合丸（苏合香、冰片、朱砂、木香、檀香） 每服1丸（3g）。功效为芳香止痛，用于胸痹心痛气滞寒凝者，亦可用于真心痛。

5. 麝香保心丸（麝香、蟾酥、人参等） 芳香温通，益气强心，每次含服或吞服1～2粒。

【中医调护】

一、病情观察

1. 胸闷、胸痛

（1）密切观察胸痛的部位、性质、持续时间、诱发因素及伴随症状，遵医嘱监测心率、心律、脉搏、呼吸、血压及心电示波等变化。厥脱患者（心源性休克）遵医嘱立即给予速效止痛药物，保持静脉通道畅通，配合医生进行抢救。

（2）绝对卧床休息，给予氧气吸入。

（3）遵医嘱穴位贴敷：选取心俞、膻中等穴位。

（4）遵医嘱耳穴贴压（耳穴埋豆）：取心、神门、交感、内分泌、肾等穴位。

（5）遵医嘱穴位按摩：取内关、神门、心俞等穴位。

（6）寒凝心脉者予隔姜灸，选取心俞、膈俞、膻中、气海等穴位，每日交替施灸；也可用艾条灸，取足三里、内关等穴位。

2. 心悸

（1）遵医嘱持续心电监护，观察心律、心率、脉率、血压及心电示波变化，谨防恶性心律失常的发生。

（2）遵医嘱正确使用抗心律失常药物，密切观察用药后效果。

（3）遵医嘱中药浴足：选用定悸助眠散浴足。

（4）遵医嘱耳穴埋豆：选取心、肺、肾、神门、皮质下。

3. 汗出、肢冷

（1）严密观察生命体征变化，特别是血压变化，遵医嘱正确给药并观察疗效。

（2）帮患者及时擦干汗液，病情稳定后给予更换干燥衣裤，注意保暖。

（3）可艾条灸足三里、关元等穴，温阳通脉，促进血液循环。

二、生活起居护理

1. 环境安静，空气新鲜，温湿度适宜。

2. 避免劳累、饱餐、情绪激动、寒冷、便秘、感染等诱发因素，戒烟酒。

3. 起居有常，急性期绝对卧床休息，缓解期适当锻炼，如快步走、打太极拳等，以不感疲劳为度。

三、饮食护理

饮食宜清淡，低盐、低脂，少量多餐，食勿过饱，多吃水果及富含纤维素食物。禁烟酒等刺激之品。

1. 气虚血瘀　宜食益气活血、通脉止痛之品，如银耳、莲子、大枣、蜂蜜、花生、白花椰菜、香菇等。可选食红糖银耳羹等。

2. 寒凝心脉　宜食温补心阳、散寒通脉之品，如龙眼肉、羊肉、韭菜、荔枝、山楂、桃仁、薤白、干姜、大蒜等；少食苦瓜等生冷、寒凉之品。食疗方：薤白粥等。

3. 心血瘀阻　宜食活血化瘀、通脉止痛之品，如葡萄、柠檬、凤梨、大白菜、韭菜、洋葱、番茄、白花椰菜、香菇、大蒜、葱姜等。

4. 痰浊闭阻　宜食通阳泄浊、豁痰活血之品，如海参、海蜇、薏苡仁、荸荠、冬瓜、海带、白萝卜、蘑菇、百合、扁豆、桃仁、柚子等。食疗方：薏苡仁桃仁粥等。

5. 正虚阳脱　宜食回阳救逆、益气固脱之品，如黄鳝、海带、小葱、竹笋、香椿、韭菜等。

四、情志护理

1. 床旁守护患者，减轻恐惧心理，指导其保持情绪稳定，避免不良刺激。

2. 鼓励患者表达内心感受，针对性给予心理支持。

3. 指导患者掌握自我排解不良情绪的方法，如音乐疗法、谈心释放法、转移法。

五、用药护理

1. 内服中药

（1）中药汤剂宜温服，寒凝心脉者偏热服。

（2）速效救心丸、芪参益气滴丸、苏合香丸、麝香保心丸舌下含服或口服，药物须密闭保存，置于阴凉干燥处。

（3）活血化瘀类中成药宜饭后服用，如通心络胶囊、血栓通胶囊、银杏叶片、血府逐瘀口服液等。

2. 注射给药

（1）严格遵医嘱给予止痛药及硝酸酯类药物，并观察疗效。使用活血化瘀药当注意有无出血倾向。

（2）中药注射剂应单独输注，须使用一次性精密输液器；与西药注射剂合用时，建议用生理盐水间隔，注意观察有无不良反应。

3. 特色技术

（1）灸法：适用于心阳不振，寒凝心脉者。可选关元、气海、心俞、厥阴俞。

（2）耳穴埋豆：主穴为心、皮质下、神门、交感。配穴选用内分泌、肾、胃，用王不留行籽进行贴压。发作时按压刺激以缓解疼痛。

（3）穴位贴敷：通痹贴贴敷于心俞、膻中等穴位。

（4）穴位按摩：以拇指或手掌按揉心俞、膈俞、厥阴俞、内关、间使、三阴交、心前区阿是穴。

（5）中药外敷：如意金黄散外敷于冠脉介入穿刺处，局部有瘀血者敷药面积要大于瘀血面积，注意保护穿刺处避免感染。

（6）中药熏洗：缓解期给予活血足浴散沐足。

【治未病原则及措施】

1. 未病先防 《素问·四气调神大论》曰："是故圣人不治已病治未病，不治已乱治未乱，此之谓也。"这足够说明未病先防是必要且重要的。《素问·上古天真论》有"顺四时，适起居，调情志，节饮食"等综合调养的表述。

（1）防止外邪入侵：虚邪贼风，避之有时。中医讲外感六淫之气（风、寒、暑、湿、燥、火）皆可犯心致血脉，使其运行不畅或瘀阻而致胸痹心痛。"正气存内，邪不可干""邪之所凑，其气必虚"，适时增强正气，谨防外邪侵心，应顺四时、适寒温，使心脉之血液运行通畅，避免发生胸痹心痛。

（2）保持情志调畅，喜怒和中：喜、怒、忧、思、悲、恐、惊，七情之任何一方面太过，皆可影响心脉之气血运行，因而导致胸痹心痛病的发生。《内经》谓："怒则气上，喜则气缓，悲则气消，恐则气下，寒则气收，炅则气泄，惊则气乱，劳则气耗，思则气结。"七情太过，导致气机失常，或气逆、气缓、气乱、气结等，"气为血之帅"，气机失常可致血脉运行不畅，或瘀或滞，而发胸痹心痛。人们日常的精神活动也能够影响脏腑的生理功能，日常生活中我们应保持情志心态等的协调和缓。因此，在平时，应保持乐观向上、心胸豁达的精神，淡泊的心性，宁静的心境，处变不惊的心智，这样才能保持心脉之气血正常有序地运行，循环周身，以防范真心痛的发生。

（3）合理饮食，劳逸结合：《素问·上古天真论》曰："其知道者，法于阴阳，饮食有节，起居有常，故能形与神俱，尽终其天年。"会养生者，明白人与自然相结合，顺应四时，身体康健，寿终正寝。又曰："今时之人，以酒为浆，以妄为常，醉以入房……故半百而衰也。"后世人已不能效法先贤，肆意妄为，不懂得调养身体，常常嗜酒伤身，以致身体早早就衰败不堪。"脾胃为后天之本""脾胃为气血生化之源"，饮食失节，恣食膏粱厚味，损伤脾胃，致其运化失司，无力化生气血，津液不能够正常输布，以致聚湿生痰，上犯心胸，使胸中清阳不展，闭阻心脉则可发为胸痹心痛病。因而饮食有节，少食肥甘厚味，保持脾胃功能的正常运化，以滋胸中清阳，维持心脉气血的正常运行，可避免发生胸痹心痛。

（4）调和五脏，平衡阴阳：五脏六腑之气血阴阳，相互依存，相互资生，相互制约，相互协调，有其各自的生克乘侮规律，才能保持气血的正常运行、脏腑功能的正常发挥。五脏六腑不调达，气血阴阳偏盛偏衰，皆可致心脉气血运行失常，而导致胸痹心痛的发生。因此，调达五脏六腑之气机，平衡气血阴阳之盛衰，保持气血的运行畅通，防止发生真心痛。

2. 已病早治，既病防传 若不慎感受外邪，邪气刚入经络，四肢初觉重着不适，而尚未深入脏腑之时，即及早使用导引、吐纳、针灸、膏摩等方法治疗，以疏通机体气血运行，增强机体抗病能力，消灭病邪于萌芽之时，阻其病邪深入传变。再如《金匮要略·脏腑经络先后病脉证》中说："见肝之病，知肝传脾，当先实脾。"此为防止传变的具体立论。此条主要论述的是，有病及时治疗，截断病情的发展传播途径，及时制止。若未能得到正确及时的治疗，则恐生他变，使原本病情复杂化，也可危及生命。

（周口市中医院心病科：李斌，李玲，康娜）

心 悸

心悸，是指患者自觉心中悸动，惊惕不安，甚则不能自主的一种病证，临床一般多呈发作性，每因情志波动或劳累过度而发作，且常伴胸闷、气短、失眠、健忘、眩晕、耳鸣等症。病情较轻者为惊悸，病情较重者为怔忡，可呈持续性。西医学中各种原因引起的心律失常以及心功能不全等，以心悸为主症者，可参照本病辨证论治。

【病因病机】

1. 心悸的发生多因体质虚弱、饮食劳倦、七情所伤、感受外邪及药食不当等。以致气血阴阳亏损，心神失养，心主不安，或痰、饮、火、瘀阻滞心脉，扰乱心神。

（1）体虚劳倦：禀赋不足，素体虚弱；或久病伤正，耗损心之气阴；或劳倦太过伤脾，生化之源不足，致气血阴阳亏损，脏腑功能失调，心神失养，发为心悸。如《丹溪心法·惊悸怔忡》所言："人之所主者心，心之所养者血，心血一虚，神气不守，此惊悸之所肇端也。"

（2）七情所伤：平素心虚胆怯，突遇惊恐，忤犯心神，心神动摇，不能自主而发心悸。《济生方·惊悸论治》云："惊悸者，心虚胆怯之所致也。"长期忧思不解，心气郁结，阴血暗耗不能养心而心悸；或化火生痰，痰火扰心，心神失宁而心悸。此外，大怒伤肝，大恐伤肾，怒则气逆，恐则精却，阴虚于下，火逆于上，动撼心神亦可发为惊悸。

（3）感受外邪：风、寒、湿三气杂至，合而为痹。痹证日久，复感外邪，内舍于心，痹阻心脉，心血运行受阻，发为心悸。或风寒湿热之邪，由血脉内侵于心，耗伤心气心阴，亦可引起心悸。温病、疫毒均可灼伤营阴，心失所养，或邪毒内扰心神，如春温、风温、暑温、白喉梅毒等病，往往伴见心悸。

（4）药食不当：嗜食醇酒厚味、煎炸炙煿，蕴热化火生痰，痰火上扰心神则为悸。正如清·吴澄《不居集·怔忡惊悸健忘善怒善恐不眠》云："心者，身之主，神之舍也。心血不足，多为痰火扰动。"或因药物过量或毒性较剧，耗伤心气，损伤心阴，引起心悸。如中药附子、乌头、雄黄、蟾酥、麻黄等，西药锑剂、洋地黄、奎尼丁、阿托品、肾上腺素等，或补液过快、过多等。

2. 心悸病位在心，与肝、脾、肾、肺等脏腑关系密切，病机不外乎气血阴阳亏虚，心失所养，或邪扰心神，心神不宁。如心之气血不足，心失滋养，搏动紊乱；或心阳虚衰，血脉瘀滞，心神失养；或肾阴不足，不能上制心火，水火失济，心肾不交；或肾阳亏虚，心阳失于温煦，阴寒凝滞心脉；或肝失疏泄，气滞血瘀，心气失畅；或脾胃虚弱，气血乏源，宗气不行，血脉凝滞；或脾失健运，痰湿内生，扰动心神；或热毒犯肺，肺失宣肃，内舍于心，血运失常；或肺气亏虚，不能助心以治节，心脉运行不畅，均可引发心悸。

3. 心悸的病理性质主要有虚实两方面。虚者为气、血、阴、阳亏损，使心失滋养，而致心悸；实者多由痰火扰心，水饮上凌或心血瘀阻，气血运行不畅所致。虚实之间可以相互夹杂或转化。实证日久，病邪伤正，可分别兼见气、血、阴、阳之亏损，而虚证也可因虚致实，兼见实证表现。临床上阴虚者常兼火盛或痰热；阳虚者易夹水饮、痰湿；气血不足者，易兼气血瘀滞。心悸初起以心气虚为常见，可表现为心气不足、心血不足、心脾两虚、心虚胆怯、气阴两虚等证。病久阳虚者则表现为心阳不振、脾肾阳虚，甚或水饮凌心之证；阴虚血亏者多表现为肝肾阴虚、心肾不交等证。若阴损及阳，或阳损及阴，可出现阴阳俱损之候。若病情恶化，心阳暴脱，可出现厥脱等危候。

【诊断要点】

1. 自觉心中悸动不安，心搏异常，或快速，或缓慢，或跳动过重，或忽跳忽止，呈阵发性或持续不解，神情紧张，心慌不安，不能自主；可见数、促、结、代、涩、缓、沉、迟等脉象。

2. 伴有胸闷不舒、易激动、心烦寐差、颤抖乏力、头晕等症。中老年患者可伴有心胸疼痛，甚则喘促，汗出肢冷，或见晕厥。

3. 发病常与情志刺激如惊恐、紧张及劳倦、饮酒、饱食、服用特殊药物等有关。

4. 心悸患者应做心电图检查。心电图是检测心律失常有效、可靠、方便的手段，必要时行动态心电图、阿托品试验等检查。临床配合测量血压、X 线胸部摄片、心脏超声检查等更有助于明确诊断。

【辨证论治】

1. 心虚胆怯证

证候：心悸不宁，善惊易恐，坐卧不安，不寐多梦而易惊醒，恶闻声响，食少纳呆；苔薄白，脉细数或细弦。

治法：镇惊定志，养心安神。

方药：安神定志丸。本方由人参、茯苓、茯神、石菖蒲、远志、龙齿组成。

气短乏力，头晕目眩，动则为甚，静则悸缓，为心气虚损明显，重用人参；兼见心阳不振，加肉桂、炮附子；兼心血不足，加阿胶、制何首乌、龙眼肉；兼心气郁结，心悸烦闷，精神抑郁，加柴胡、郁金、合欢皮、绿萼梅；气虚夹湿，加泽泻，重用白术、茯苓；气虚夹瘀，加丹参、川芎、红花、郁金。

2. 心血不足证

证候：心悸气短，头晕目眩，失眠健忘，面色无华，倦怠乏力，纳呆食少；舌淡红，脉细弱。

治法：补血养心，益气安神。

方药：归脾汤。本方由白术、当归、茯神、炙黄芪、龙眼肉、远志、酸枣仁、木香、炙甘草、人参、生姜、大枣组成。

五心烦热，自汗盗汗，胸闷心烦，舌淡红少津，苔少或无，脉细数或结代，为气阴两虚，治以益气养血、滋阴安神，用炙甘草汤；兼阳虚而汗出肢冷，加炮附子、黄芪、煅龙骨、煅牡蛎；兼阴虚，重用麦冬、生地黄、阿胶，加北沙参、玉竹、石斛；纳呆腹胀，加陈皮、谷芽、麦芽、神曲、山楂、鸡内金、枳壳；失眠多梦，加合欢皮、夜交藤、五味子、柏子仁、莲子心等；若热病后期损及心阴而心悸者，可用生脉散。

3. 阴虚火旺证

证候：心悸易惊，心烦失眠，五心烦热，口干，盗汗，思虑劳心则症状加重，伴耳鸣腰酸，头晕目眩，急躁易怒；舌红少津，苔少或无，脉象细数。

治法：滋阴清火，养心安神。

方药：天王补心丹合朱砂安神丸。天王补心丹由人参、茯苓、玄参、丹参、桔梗、远志、当归、五味子、麦冬、天冬、柏子仁、酸枣仁、生地黄、朱砂等组成；朱砂安神丸由朱砂、黄连、炙甘草、生地黄、当归等组成。前方滋阴养血，补心安神；后方清心降火，重镇安神。

肾阴亏虚，虚火妄动，遗精腰酸者，加龟甲、熟地黄、知母、黄柏，或加服知柏地黄丸；若阴虚而火热不明显者，可单用天王补心丹；若阴虚兼有瘀热者，加赤芍、牡丹皮、桃仁、红花、郁金等。

4. 心阳不振证

证候：心悸不安，胸闷气短，动则尤甚，面色苍白，形寒肢冷；舌淡苔白，脉象虚弱或沉细无力。

治法：温补心阳，安神定悸。

方药：桂枝甘草龙骨牡蛎汤合参附汤。桂枝甘草龙骨牡蛎汤由桂枝、炙甘草、煅龙骨、煅牡蛎组成；参附汤由人参、炮附子、生姜组成。前方温补心阳，安神定悸；后方益心气，温心阳。

形寒肢冷者，重用人参、黄芪、炮附子、肉桂；大汗出者，重用人参、黄芪、煅龙骨、煅牡蛎、山萸肉，或用独参汤；兼见水内停者，加葶苈子、五加皮、车前子、泽泻等；夹瘀血者，加丹参、赤芍、川芎、桃仁、红花；兼见阴伤者，加麦冬、枸杞子、玉竹、五味子；若心阳不振，以致心动过缓者，酌加蜜麻黄、补骨脂，重用桂枝。

5. 水饮凌心证

证候：心悸眩晕，胸闷痞满，渴不欲饮，小便短少，或下肢浮肿，形寒肢冷，伴恶心、欲吐、流涎；舌淡胖，苔白滑，脉象弦滑或沉细而滑。

治法：振奋心阳，化气行水，宁心安神。

方药：苓桂术甘汤。本方由茯苓、桂枝、白术、甘草组成。

兼见恶心呕吐，加半夏、陈皮、生姜；兼见肺气不宣，肺有水湿者，咳喘，胸闷，加杏仁、前胡、桔梗、葶苈子、五加皮、防己；兼见瘀血者，加当归、川芎、刘寄奴、泽兰、益母草；若见因心功能不全而致浮肿、尿少、阵发性夜间咳喘或端坐呼吸者，当重用温阳利水之品，可用真武汤。

6. 瘀阻心脉证

证候：心悸不安，胸闷不舒，心痛时作，痛如针刺，唇甲青紫；舌质紫暗或有瘀斑脉涩或结或代。

治法：活血化瘀，理气通络。

方药：桃仁红花煎。本方由丹参、赤芍、桃仁、红花、香附、延胡索、青皮、当归、川芎、生地黄、乳香组成。

气滞血瘀，加用柴胡、枳壳；兼气虚加黄芪、党参、黄精；兼血虚加制何首乌、枸杞子、熟地黄；兼阴虚加麦冬、玉竹、女贞子；兼阳虚加炮附子、肉桂、淫羊藿；络脉痹阻，胸部窒闷，加沉香、檀香、降香；夹痰浊，胸满闷痛，苔浊腻，加瓜蒌、薤白、半夏、陈皮；胸痛甚，加乳香、没药、五灵脂、蒲黄、三七粉等。

7. 痰火扰心证

证候：心悸时发时止，受惊易作，胸闷烦躁，失眠多梦，口干苦，大便秘结，小便短赤；舌红，苔黄腻，脉弦滑。

治法：清热化痰，宁心安神。

方药：黄连温胆汤。本方由半夏、陈皮、茯苓、甘草、枳实、竹茹、黄连、生姜、大枣组成。

痰热互结，大便秘结者，加生大黄；心悸重者，加珍珠母、石决明、磁石；火郁伤阴，加麦冬、玉竹、天冬、生地黄；兼见脾虚者，加党参、白术、谷芽、麦芽、砂仁。

【临证备要】

心悸者首应分辨虚实。虚者系指脏腑气血阴阳亏虚，实者多指痰饮、瘀血、火邪上扰。心悸的病位在心，心脏病变可以导致其他脏腑功能失调或亏损，其他脏腑病变亦可以直接或间接影响心。故临床亦应分清心脏与他脏的病变情况，有利于决定治疗的先后缓急。心悸预后转归主要取决于本虚标实的程度、邪实轻重、脏损多少、治疗当否及脉象变化情况。如患者气血阴阳虚损程度较轻，未见瘀血、痰饮之标证，病损脏腑单一，呈偶发、短暂、阵发，治疗及时得当，脉象变化不显著者，病证多能痊愈；反之，脉象过数、过迟、频繁结代或乍疏乍数，反复发作或长时间持续发作者，治疗颇为棘手，预后较差，甚至出现喘促、水肿、胸痹心痛、厥证、脱证等变证、坏病，若不及时抢救治疗，预后极差，甚至猝死。

【中医特色疗法】

一、灸法

适用于心阳不振，寒凝心脉者。可选关元、气海、心俞、厥阴俞。

二、耳针

主穴为心、皮质下、神门、交感。配穴选用内分泌、肾、胃。埋针或埋王不留行子。发作时按压刺激以缓解疼痛。

三、中药足浴

选用定悸助眠散，煎煮后，洗按足部，每日 1 次，每次 15～30 分钟，水温宜在 37～40℃，浸泡几分钟后，再逐渐加水至踝关节以上，水温不宜过高，以免烫伤皮肤。

【经验方及医院制剂】

经验方

四参定悸汤（当代上海名老中医张镜人四参饮和古方安神定志丸加减而成）

方药：太子参 30g，丹参 15g，苦参 15g，南（北）沙参 12g，郁金 12g，生百合 30g，炒酸枣仁 12g，莲子心 3g，茯苓神各 15g，生龙齿 30g，远志 15g，节菖蒲 12g，回心草 30g，绿萼梅 12g，生甘草 6g。

功效：益气养阴，清热活血，安神定悸。

主治：快速性心律失常如期前收缩（早搏）、阵发性心房纤颤、窦性心动过速等辨证属于气阴两虚、瘀热互结、心神不宁者。

【其他疗法】

1. 药物疗法 首先要明确心律失常的类型以及病情严重程度，如果患者只是偶发性的心律失常，那么可通过适度休息、改善生活作息来缓解症状。如果患者频发心律失常，根据患者不同疾病，在一般内科支持治疗的基础上可给予针对原发病治疗及抗心律失常、营养心肌等药物应用，如普罗帕酮、美托洛尔、比索洛尔、胺碘酮、硫氮卓酮、沙丁胺醇、肾上腺素等，心房纤颤如果无法转律，部分患者需长期服用华法林抗凝、预防血栓，并服药控制心室率。

2. 非药物疗法 使用导管消融的办法主要是治疗一些快速性心律失常；安装起搏器，主要治疗缓慢性的心律失常；使用电复律和电除颤，主要用于阵发性房颤、室速、室颤的抢救治疗，因发作时心率快，需要及时转为正常心率。

3. 其他 对于一些极特殊的心律失常，可以通过外科手术来进行治疗，这种情况是极少数了。

【中成药辨证应用】

1. 稳心颗粒 由党参、黄精、三七、琥珀、甘松组成。一次 1 袋，每日 3 次。具有益气养阴、活血化瘀的功效。用于气阴两虚、心脉瘀阻所致的心悸不宁、气短乏力、胸闷胸痛；室性早搏、房性早搏见上述证候者。

2. 参松养心胶囊 由人参、麦冬、山茱萸、丹参、炒酸枣仁、桑寄生、赤芍、土鳖虫、甘松、黄连、南五味子、龙骨组成。一次 2～4 粒，每日 3 次；具有益气养阴、活血通络、清心安神的功效。用于治疗冠心病室性早搏属气阴两虚、心络瘀阻证，症见心悸不安，气短乏力，动则加剧，胸部闷痛，失眠多梦，盗汗，神倦懒言。

3. 心宝丸 由洋金花、人参、肉桂、附子、鹿茸、冰片、人工麝香、三七、蟾酥组成。温补心肾，益气助阳，活血通脉。用于治疗心肾阳虚、心脉瘀阻引起的慢性心功能不全；窦房结功能不全引起的心动过缓、病窦综合征及缺血性心脏病引起的心绞痛及心电图缺血性改变。病窦综合征病情严重者，每次 300～600mg（5～10 丸），每日 3 次，疗程为 3～6 个月。

【中医调护】

一、病情观察

1. 观察心悸发作的规律、持续时间及诱发因素，以及心率、心律、血压、脉象等变化，给予心电监护进行监测，做好记录。

2. 若见脉结代、呼吸不畅、面色苍白等心气衰微表现，立即予以吸氧。心率持续在每分钟 120 次以上或 40 次以下或频发期前收缩，及时报告医师，予以处理。

3. 心阳不振、心力衰竭者，应注意观察有无呼吸困难、喘促、咳吐粉红色泡沫痰的情况，可给予氧气吸入，必要时加 20%～30% 酒精湿化后吸入，协助患者采取半卧位、坐位或垂足坐位。若患者出现胸中绞痛、喘促大汗、面色苍白、四肢厥冷等心阳暴脱危象，应及时配合医师进行抢救。

二、生活起居护理

1. 保持病室安静，温湿度适宜，避免外邪侵袭而诱发或加重心悸。

2. 生活起居规律，进餐不宜过饱，保持大便通畅，注意劳逸结合，适当休息，避免过劳。

3. 心悸发作时宜卧床休息，有胸闷、头晕、喘息等不适时应高枕卧位或半卧位，吸氧。水饮凌心、痰阻心脉等重症应绝对卧床。

三、饮食护理

饮食宜低脂、低盐，进食营养丰富而易消化吸收的食物，忌过饥、过饱、避免烈酒、浓茶、咖啡等刺激性饮品。

1. 心虚胆怯 宜食镇惊定志、养心安神之品，如荔枝、猪心、蛋类、五味子、桂圆、大枣、桑椹、牛奶、莲子等。食疗方：桂圆莲子红枣粥等。

2. 心血不足 宜食用补血养心、益气安神之品，如鸡肉、鸽肉、莲子、银耳、红枣、山药、百合、大枣等，以及含铁丰富的食物。食疗方：莲子红枣汤等。

3. 阴虚火旺 宜食滋阴清火、养心之品，如梨、百合、小麦、鸭肉、莲子、绿豆、银耳等，忌辛辣炙煿。食疗方：银耳莲子羹等。

4. 心阳不振 宜食温补心阳、安神定悸之品，如羊肉、海参、人参、荔枝、龙眼、鸡肉、鹿肉、鲫鱼、黄鳝等，可用桂皮、葱、姜、蒜等调味，忌过食生冷之品。

5. 水饮凌心 宜食振奋心阳、化气行水、宁心安神之品，如冬瓜、西瓜、绿豆、丝瓜、薏仁、白萝卜、葡萄、橘子、荔枝、桂圆等。食疗方：薏米红豆粥等。

6. 瘀阻心脉 宜食活血化瘀、理气通络之品，如玫瑰花、山楂、红糖、桃仁、山药、韭菜、蘑菇、芹菜、莲藕、萝卜、柑橘等。

7. 痰火扰心 宜食清热化痰、宁心安神之品，如白萝卜、梨子、木耳、豆浆、蜂蜜、莲子、百合、银耳、鸭肉、酸枣仁、鹌鹑蛋等。

四、情志护理

1. 避免情绪紧张及不良刺激，避免七情过激。

2. 心悸发作时有恐惧感，应有人在旁陪伴，给予心理安慰。进行各种治疗和检查前，向患者做好解释。

3. 指导患者掌握自我排泄不良情绪的方法，如转移法、音乐疗法、谈心释放法等。

4. 对心虚胆怯及痰火扰心、阴虚火旺等引起的心悸，应避免惊恐刺激及忧思恼怒等。

五、用药护理

1. 遵医嘱使用各种抗心律失常药，注意观察药物的不良反应。

2. 心阳不振者，中药汤剂应趁热服，补益药宜早晚温服；利水药宜空腹或饭前服用；安神药宜睡前服用；阴虚火旺者，中药汤剂宜浓煎，少量频服，睡前凉服。服药期间忌饮浓茶、咖啡，平时可用莲子心，沸水泡后代茶饮，有清心除烦的功效。

3. 静脉输注抗心律失常药物和血管扩张药物时，应严格遵医嘱控制剂量和滴速，密切观察心率变化及中毒反应，服用前测心率低于每分钟 60 次时应停药。若出现恶心、呕吐、脉结代等症状，应立即报告医师处理。

4. 使用利尿药的患者，要准确记录出入量。

六、健康教育

1. 生活起居有常，保持充足的睡眠和休息，适寒温，预防外邪的侵袭，避免剧烈活动。水饮凌心、心血瘀阻等重症心悸，应嘱其卧床休息，生活有规律。养成良好的排便习惯，如厕切忌努便。

2. 重视自我调节情志，保持乐观开朗的情绪，避免不良情绪刺激。丰富生活内容，怡情悦志，使气血条达，心气和顺。

3. 饮食有节，进食营养丰富而易消化吸收的食物，忌过饥、过饱、烟酒、浓茶，宜低脂、低盐饮食。平时应多吃新鲜蔬菜、水果，适当进食麻油、蜂蜜，以保持大便通畅。

4. 积极治疗原发病，在医师指导下合理应用药物。随身携带急救药品，如硝酸甘油片等，心慌伴有胸闷、胸痛时，可及时舌下含服。如出现心悸频发且重，伴有胸闷、心痛、尿量减少、下肢水肿、呼吸气短或喘促等时，应及时就医。

【治未病原则及措施】

1. 未病先防 "未病先防"是预防的最高境界，正所谓"不治已病治未病，不治已乱治未乱""善治者治皮毛，治五脏者，半死半生也"。故心悸病之治，重在预防，具体防控措施如下。

（1）饮食方面：一定不能吃得太咸，太多盐的摄入，会增加血管的敏感，对组织造成压力，引起细小动脉痉挛，使血压升高，增加心脏的负担。盐的摄入量要合适，可以有效降低心血管的压力，对避免心悸的发生很有帮助。大家在平时的生活中应调整好自己的心态，不要有过大的情绪波动，这样很容易会诱发心悸，对此一定要特别引起重视。

（2）定期检查身体：定时去医院进行心电图检查，如果发现了疾病就应该及时进行治疗。很大一部分心悸的患者都没有明显的症状，但疾病还是会影响他们的健康，所以我们需要体检才能够及时查明。

（3）情绪：情绪对一个人的影响实在是太大了，因为工作生活的压力，人们每日都生活在高度的压力之下，这样对自身的健康是没有好处的。所以我们应该学会释放自己的情绪，转移一下注意力，做做轻松的事情，这样对健康才有好处。想要有效预防疾病，就得从生活中的小事做起。要保持生活中情绪不要有太大的波动。同时要保持适当运动和良好的饮食习惯，一定要养成按时作息的习惯，这样才能更好地远离疾病。

2. 已病早治，既病防变 既病防变包括三个方面的内容，按照治疗疾病的阶段先后依次为："有病早治"（亚健康、亚临床调理），是防在疾病未加重之时；"先安未病之脏"（临床并发症），是防在疾病未演变之时；"病后止遗"（临床后遗症），是防在疾病治愈之时。《金匮要略》云："夫治未病者，见肝之病，知肝传脾，当先实脾，四季脾旺不受邪，即勿补之；中工不晓其传，见肝之病，不解实脾，唯治肝也。"

（周口市中医院心病科：李斌，李玲，康娜）

心　水

心水是以心悸、气喘、肢体水肿为主症的一种病证，多继发于胸痹心痛、心悸、心痹等疾病，是各种心脏疾病的最终转归，亦见于其他脏腑疾病的危重阶段。早期表现为乏力，气短，动则气喘、心悸；继而喘息加重，喘不得卧，尿少肢肿，腹胀纳呆。每因外感、劳倦和情志等因素使病情急剧加重，可发生猝死。西医学中的冠心病、病毒性心肌炎、肥厚型心肌病或扩张型心肌病、心瓣膜病、肺心病等导致的急、慢性心力衰竭均可参考本节进行辨证论治。

【病因病机】

心水的发生，多因久患心痹、真心痛或先天心脏疾患，日久不复，引起心气内虚，而因复感外邪、情志刺激或劳倦过度更伤心体，心之阳气亏虚，血行无力，瘀滞在心，血脉不通，内而气血郁阻，迫使血津外泄，抑制水津回流。

1. 久病耗伤　心水乃久患心系疾病渐积而成，疾病反复迁延，必损及心之体用，或血脉瘀阻，心体失荣；或外邪留伏，中伤心体；或劳倦内伤，心气耗散，诸内外因均可致心之体用俱损，气阳亏虚，进而加重心血瘀阻，脏腑失养，水液内聚之证。

2. 感受外邪　心气内虚，复感六淫、疫毒之邪，趁虚内犯于心，如清·叶天士《温热论》云："温邪上受，首先犯肺，逆传心包。"《素问·痹论》云："风寒湿三气杂至，合而为痹。"痹证日久，可内舍于心。心水常因外感诱发或加重，心气虚无以驱邪外出，日久则心体受损，心气愈虚不复，加之外邪首犯肺卫，肺主治节失司，则进一步加重心血瘀阻，而致脏腑失养，水津外泄。

3. 七情所伤　情志失调，七情内伤，致脏腑气机紊乱，血行受扰。暴怒伤肝，疏泄失职，心血为之逆乱；忧思气结伤脾，血行滞缓，化源不足，不能上资心阳，则心气内虚。七情皆通过其所应之脏影响心之气血运行，致心脉痹阻，心体失养，水饮内生。

4. 劳倦内伤 劳力过度伤脾或房劳伤肾，气血生化乏源，心体失养，而致心气内虚。劳倦内伤是心水加重的关键诱因，《素问·举痛论》云："劳则喘息汗出，外内皆越，故气耗矣。"已虚之体，骤然气耗，则虚者愈虚，运血无力，血脉瘀滞，水津外泄。

总之，心水位在心，涉及肺、肝、脾、肾等脏。慢性心水的最根本病机为心气不足、心阳亏虚。心主血脉，肺主治节，共同协调气血运行。心虚推动无力，肺气治节失司，则血行瘀滞，水津外渗；肝之疏泄失职，气血逆乱，则心脉为之痹阻；脾失健运，化生乏源，心气内虚，心体失养，痰饮内聚；肾气亏虚，不能上资于心，则心体失荣，君火失用，进一步加重"虚、瘀、水"的恶性演变。临床表现多为本虚标实、虚实夹杂之证。本虚有气虚、气阴两虚及阳虚；标实主要为血瘀、痰浊、水饮。病变早期主要为心肺气虚，运血无力，瘀血内停；中期因气虚不复，瘀血日久，化赤生新不足，脏腑失荣而呈气阴两虚之证；后期气虚及阳，瘀血愈甚，迫津外泄，抑制水津回流而致水湿泛溢，瘀血贯穿始终，此即《血证论》"血积既久，其水乃成""瘀血化水，亦发水肿"之谓。因此，慢性心衰的病机可用"虚""瘀""水"三者概括，心气、心阳亏虚是病理基础，血瘀是中心病理环节，痰浊和水饮是主要病理产物，整个病情是随着心之气阳亏虚的程度而从代偿逐步进展到失代偿阶段，失代偿的标志往往是血瘀、水饮的进行性加重。

【诊断要点】

1. 心悸、气喘、水肿为本病的主要特征。

2. 早期表现气短心悸，或夜间突发惊悸喘咳，端坐后缓解。随着病情发展，心悸频发，动则喘甚，或持续端坐呼吸，不能平卧，咳嗽咯痰，或泡沫状血痰；水肿呈下垂性，以下肢为甚，甚则全身水肿。终末期出现胁痛，或胁下积块，面色苍白或青灰，肢冷，唇舌紫黯，脉虚数或微弱。常伴乏力、神疲、腹胀、纳呆、便溏。

3. 多有心悸、胸痹、真心痛、心痹、心瘅、肺胀、眩晕、消渴等病史，或继发于伤寒、温病，也可见于一些危重疾病的终末期。以中老年人为多。感受外邪、饮食不节、劳倦过度、五志过极等可能导致心水发作或加重。

4. BNP（B 型脑利钠肽）或 NT-ProBNP（N-末端原脑利钠肽）、心电图、动态心电图、超声心动图、X 线胸片、冠状动脉造影、心脏 ECT（核素心肌灌注显像）等有助于本病的诊断。

【辨证论治】

1. 气虚血瘀证

证候：胸闷气短，心悸，活动后诱发或加剧，神疲乏力，自汗，面色㿠白，口唇发绀，或胸部闷痛，或肢肿时作，喘息不得卧；舌淡胖或淡暗有瘀斑，脉沉细或涩、结、代。

治法：补益心肺，活血化瘀。

方药：保元汤合血府逐瘀汤。人参（先煎）、黄芪、肉桂（后下）、生姜、甘草、当归、生地黄、桃仁、红花、枳壳、赤芍、柴胡、桔梗、川芎、牛膝组成。

若伴胸痛较著者，可酌加桂枝、檀香、降香等；心悸频作，发无定时，可酌加生龙骨、生牡蛎、醋鳖甲等，或比类"风性善行而数变"酌加僵蚕、蝉蜕之类，或加胆南星、铁落花、皂角刺；若兼肢肿尿少者，可合用防己黄芪汤或五苓散化裁；中成药可常服芪参益气滴丸。

2. 气阴两虚证

证候：胸闷气短，心悸，动则加剧，神疲乏力，口干，五心烦热，两颧潮红，或胸痛，入夜尤甚，或伴腰膝酸软，头晕耳鸣，或尿少肢肿；舌暗红少苔或少津，脉细数无力或结代。

治法：益气养阴，活血化瘀。

方药：生脉散合血府逐瘀汤。人参（先煎）、麦冬、五味子、甘草、当归、生地黄、桃仁、红花、枳壳、赤芍、柴胡、桔梗、川芎、牛膝。

阴虚著者可加二至丸或黄精、石斛、玉竹等；内热之象明显或由外感诱发者，可酌加连翘、白花蛇舌草、重楼等；若伴肺热壅盛、咳吐黄痰者，可加清金化痰汤或越婢加半夏汤加减。

3. 阳虚水泛证

证候：心悸，喘息不得卧，面浮肢肿，尿少，神疲乏力，畏寒肢冷，腹胀，便溏，口唇发绀，胸部刺痛，或胁下痞块坚硬，颈脉显露；舌淡胖、有齿痕，或有瘀点、瘀斑，脉沉细或结、代、促。

治法：益气温阳，化瘀利水。

方药：真武汤合葶苈大枣泻肺汤。炮附子（先煎）、白术、芍药、茯苓、生姜、葶苈子（包煎）、大枣。

若饮邪暴盛，泛溢肌肤，宜加椒目、防己、香加皮、大腹皮等，并酌加活血药，以加强利水之力，可选用益母草、泽兰、牛膝、生大黄等；若畏寒肢冷、腰膝酸软等肾阳虚证明显者，可加仙茅、淫羊藿、鹿角霜等；若兼胁下痞块坚硬，乃血瘀日久，积块已成，可加鳖甲煎丸。中成药可服用芪苈强心胶囊、参附强心丸等。

4. 喘脱危证

证候：面色晦暗，喘悸不休，烦躁不安，或额汗如油，四肢厥冷，尿少肢肿；舌淡苔白，脉微细欲绝或疾数无力。

治法：回阳固脱。

方药：参附龙骨牡蛎汤。人参（先煎）、炮附子（先煎）、煅龙骨（先煎）、煅牡蛎（先煎）、生姜、大枣。

若大汗不止，可加山茱萸、五味子；若肢冷如冰，为阳虚暴脱危象，急用参附注射液。

【临证备要】

1. 准确识别潜在的心水　既往认为"喘""悸""肿"是心水的三大普遍特征，然而，随着近年射血分数保留的心衰（HFrEF）概念被提出后，临床工作者需改变对心衰的认识。HFrEF 发病率高、起病隐匿，患者往往仅表现为活动后气短、心悸等心肺气虚的非特异性症状，需进一步结合血清脑钠肽、心脏超声或负荷试验等明确诊断。因为这类患者虽症状单一，但预后并不优于传统意义上射血分数降低的心衰，其神经体液系统的异常活化可能更显著，且循证医学证据显示"金三角"式的经典治疗方案对于 HFrEF 的预后改善并不理想，需尽早发现。临床上此类患者多属于早期的气虚血瘀证，在积极控制原发病的基础上，中医辨证论治在改善症状、阻断心室重构方面具有一定的优势。

2. 辨清心水基础病，力求病证结合　心衰是多种心系疾病的终末阶段，不同疾病导致的心水有其不同的病理基础和演变规律。冠心病之心衰常因冠脉阻塞或挛缩而出现胸痛时作，在辨证用药基础上，可酌加桂枝、降香、檀香、细辛等芳香温通之品；肺心病、心肌炎之心衰常因感受外邪诱发或加重，在辨证时要注重祛邪，可加清热解毒之金银花、玄参、板蓝根等；风心病之心衰多有风寒湿邪留伏，常酌加威灵仙、豨莶草、桑寄生等祛风除湿，且因其易伴房颤和血栓栓塞，可结合中药现代药理学在辨证主方中辅以苦参、甘松、葶苈子等验效药定悸复律，水蛭、土鳖虫等虫类药破血逐瘀。

3. 益气活血法贯穿心水治疗始终　心之气阳亏虚是心水发生、进展及预后转归的决定性因素，为病之本。血瘀、水饮等标实证均得之于气虚，"血管无气，必停留而为瘀"，血脉瘀滞，水津外泄，发为水肿，而水之行止，亦听命于气，血瘀和气虚均会加重水液代谢障碍而致水停留饮，导致疾病进展。水饮、瘀血日久又进一步损伤心阳，而使虚者更虚、实者更实，形成恶性循环，故气虚血瘀是贯穿疾病始终的核心病机，益气活血需时时兼顾。

4. 扶正不可忽略"养阴"　心水多发于中老年人，《黄帝内经》有云："年四十而阴气自半。"阴虚是该年龄段患者的常态；"心生血"，心气亏虚，无以奉心化赤，则新血难生，脏腑失荣；加之治疗过程每以利水大剂，伤阴耗液，临床阴虚之象常被忽略，但阴血为物质基础，"善补阳者，必于阴中求阳，则阳得阴助而生化无穷"，兼顾阴津是心阳得复的前提。

5. 养心育心，治病求本，贵在预防　心水的发生发展本于心之体用俱病，主血司脉功能障碍，而致瘀血内停，血积化水，复因心虚无以化赤生血而进一步累及心体及他脏。故从心体本身入手，予以早期和长疗程的扶养、培育，可延缓心功能的降低和恶化，辨证用药基础上酌加红景天、刺五加、黄精等平补肾气之品以上资心阳，心阳得充，则血运有力，水饮得化。

【中医特色疗法】

一、中医熏洗疗法

患者病情稳定后可采用中药足浴疗法，既起到治疗作用，又不增加患者水液摄入量。

1. 气虚血瘀、水湿停滞证　用黄芪、丹参、红花、茯苓、泽泻、泽兰等药。

2. 气阴两虚、血瘀水停证　用太子参、麦冬、老茶树根、益母草、泽兰等药。

3. 气虚阳虚、血瘀水停证　用桂枝、熟附子、党参、泽兰、茯苓、红花等药。

选用益气、活血中药随证加减，煎煮后，洗按足部，每日 1 次，每次 15～30 分钟，水温宜在 37～40℃，浸泡几分钟后，再逐渐加水至踝关节以上，水温不宜过高，以免烫伤皮肤。

二、体针

主穴选内关、间使、通里、少府、心俞、神门、足三里。

辨证取穴：若水肿者，取水分、水道、阳陵泉、中枢透曲骨，或三阴交、水泉、飞扬、复溜、肾俞，两组穴位可交替使用。

咳嗽痰多，加取尺泽、丰隆；嗳气腹胀者，加取中脘；心悸不眠者，加曲池；喘不能平卧者，加取肺俞、合谷、膻中、天突。

每次取穴 4～5 个，每日 1 次，7～10 日为 1 个疗程，休息 2～7 日再行下一疗程。

三、艾灸法

主穴心俞、百会、神阙、关元、人中、内关、足三里。喘憋加肺俞、肾俞、膻中。水肿加水道、三焦俞、阴陵泉。阳脱者灸神阙、气海、关元，以回阳固脱。艾条灸 15～20 分钟，或艾炷灸 3～5 壮，每日 1 次，15 次为 1 个疗程。

四、穴位贴敷

以白芥子、延胡索、甘遂、细辛等作为基本处方，粉碎研末后加姜汁调匀，铺在专用贴敷膜上；选取心俞、内关、神阙、膻中、肺俞、关元、足三里等穴位。患者取坐位，穴位局部常规消毒后，取药贴于相应穴位，4～12小时取下即可。血瘀者可选用通痹贴敷于心俞、膻中穴。

五、耳穴埋豆

取穴肾上腺、皮质下、心、肺、内分泌，两耳交替取穴，适当刺激后间歇留针，留针2～4小时。

如心悸主穴：心、小肠、皮质下，配穴：心脏点、交感、胸、肺、肝。

便秘主穴：大肠、三焦、脾、皮质下，配穴：肺、便秘点等。

【经验方及医院制剂】

1. 国医大师阮士怡着重从心之本体出发，摒弃一贯强调的强心理念，认为已衰之体宜养、宜育，唯有使其得到充分的修整和恢复，心气、心阳之用才具备了必要的物质基础，主张以瓜蒌、荷叶、黄精等气味平和之品养心育心，长服久服。

2. 施今墨认为本病以心气、心阳不足为多，或有心气、心阴（血）虚亏者。其临床发作症状，则呈气逆（滞）血瘀（郁）、水气泛滥为要。若以心脾两虚之证为主，而呈心悸气短、纳差肢肿、失眠神疲者，则用归脾汤、柏子养心丸以益气养血、补心健脾。若以水肿为主，当判断证候虚实。虚证为心气（阳）不足，肾阳虚衰。轻则益气强心、通阳利水，药如黄芪、党参、桂枝、茯苓，只从心阳治疗即可收效；重则宜温肾壮阳、利水消肿，以附子、白术、桂枝、黄芪、防己为主，并用金匮肾气丸、滋肾通关丸，必须心肾同治，方有作用。水肿重症，拟活血、行气、利水之法，以气滞血瘀、水气泛滥为标实图治；若水道通利，腹水见消，即改用桂附八味丸缓补脾肾而效。

3. 邓铁涛认为心水为本虚标实之证，以心阳亏虚为本，瘀血水停为标。五脏相关，以心为本，他脏为标。治疗上阴阳分治，以温补阳气为上。心水主要可分为两大类型，即心阳虚型与心阴虚型，故立温心阳和养心阴为治疗心水的基本原则，代表方为暖心方（红参、熟附子、薏苡仁、橘红等）与养心方（生晒参、麦冬、法半夏、茯苓、田三七等）。在此基础上，血瘀者加用桃红饮（桃仁、红花、当归尾、川芎、威灵仙）或失笑散，或选用丹参、三七、鸡血藤等；水肿甚者加用五苓散、五皮饮；兼外感咳嗽者加豨莶草、北杏仁、紫菀、百部；喘咳痰多者加紫苏子、白芥子、莱菔子、胆南星、海浮石；湿重苔厚者加薏苡仁。喘咳欲脱之危症则用高丽参合真武汤浓煎频服，配合静脉注射丽参针、参附针或参麦针，以补气固脱。在心水用药方面，邓老补气除用参、芪、术、草之外，喜用五爪龙，且用量多在30g以上。

【其他疗法】

1. 现代药物治疗 目前指南推荐的治疗药物主要包括：血管紧张素转换酶抑制剂（ACEI）、血管紧张素受体阻滞剂（ARB）、血管紧张素脑啡肽酶抑制剂（ARNI）、β受体阻滞剂（BB）、盐皮质激素受体拮抗剂（MRA）、伊伐布雷定、地高辛以及利尿剂。此外，钠-葡萄糖协同转运蛋白2抑制剂（SGLT2i）、维立西呱、羧基麦芽糖铁等，均已被证明能够降低HFrEF患者的病死率和（或）心衰住院率，这些药物已被纳入2021 ESC心衰管理指南等新版指南或共识。

2. 现代非药物疗法 主要是针对心力衰竭应用一些辅助装置，比如左心室辅助装置植入，三腔起搏器植入，主动脉内球囊反搏，针对容易产生恶性心律失常，应用植入型心律转复除颤器，有少尿或无尿，用连续肾脏替代治疗。

3. 心衰综合康复疗法

（1）适应证：心衰病稳定期。

（2）流程：心脏评估，康复前教育（热身活动），康复运动，情志疗法，饮食疗法等（根据病情酌情选用）。

（3）方法

①心脏评估和康复前教育：要对患者进行各种应有的检查，而且定期复查。包括分级运动试验测定；超声心动图测定左室射血分数，进行心脏

评估。病情必须稳定，无休息时的心绞痛、失代偿性心衰，或影响血液动力学稳定的心律失常。严格按照 VeraBitter 方法进行，观察运动前后 6 分钟内步行距离，制定运动方案。

②康复运动：最普通的运动类型是走步。患者要熟悉某些客观和主观运动强度指标：如脉搏测定、自感劳累分级法等的运用。采用步行训练，最初 1 周内进行步行训练，运动宜采取间歇形式，开始 5～10 分钟，每运动 2～3 分钟休息 1 分钟，运动时间可以按一两分钟的长度逐渐增加至 6 分钟以上。运动应为低水平的，靶心率比立位休息心率多 10～20 次/分钟，开始几天，不超过休息心率 5～10 次/分钟。在病情稳定、功能贮量增加以后，运动强度可逐渐增加。治疗过程中每周评价患者的一般情况，调整治疗计划，不能耐受者退出。CHF 患者安全而有效的目标心率的计算方法为：（负荷试验中的最大心率−静息心率）×0.6（或 0.8）+静息脉率。服用血管扩张剂和运动时间应尽量错开，以避免血压下降等危险。运动的热身和恢复时间应该延长，因为心功能减退，运动反应较慢。作为运动强度指标，因为心衰患者运动心率反应欠佳，比较容易产生劳累性低血压，故进行血压、自感劳累强度、心电图监测更为重要。这时运动的自感劳累强度应为 12～14 级。

③情志疗法、饮食疗法：康复教育中实施。

（4）应用指导

①运动处方的制定特别强调个体化原则。

②在考虑采用运动训练之前应该进行详尽的心肺功能和药物治疗的评定。

③活动时应强调循序渐进、动静结合、量力而行，不可引起不适或使症状加重，禁忌剧烈运动，并要有恰当的准备和结束活动。

④治疗时应有恰当的医学监护，出现疲劳、心悸、呼吸困难以及其他症状时应暂停活动，查明原因。严格掌握运动治疗的适应证，特别注意排除不稳定的心脏患者。

⑤心功能Ⅳ级者，体力活动应予限制，过多的体力活动会加重心脏负担，加剧病情。此期的重点以静为主，以动为辅。病情稳定后立即开始被动运动，活动肩、肘、膝关节，每次 5～10 分钟，每日 1～2 次，不应有疲

劳感。活动必须循序渐进，开始可以在床上伸展四肢，再缓慢下床，在床边、室内漫步；经过一段时间后再逐渐缓慢增加活动量；病情好转后，可到室外活动。如活动不引起胸闷、气喘，则表明活动适度。要以轻体力、小活动量、长期坚持为原则。

【中成药辨证应用】

芪苈强心胶囊：益气温阳，活血通络，利水消肿。用于冠心病、高血压病所致轻、中度充血性心力衰竭证属阳气虚乏、络瘀水停者，症见心慌气短，动则加剧，夜间不能平卧，下肢浮肿，倦怠乏力，小便短少，口唇青紫，畏寒肢冷，咳吐稀白痰等。口服，每次4粒，每日3次。

【中医调护】

一、病情观察

1. 喘促

（1）观察患者面色、血压、心率、心律、脉象及心电示波变化，慎防喘脱危象（张口抬肩，稍动则咳喘欲绝，烦躁不安，面色灰白或面青唇紫，汗出肢冷，咳吐粉红色泡沫样痰）。

（2）遵医嘱控制输液速度及总量。

（3）遵医嘱准确使用解痉平喘药物。使用强心药物后，注意观察患者有无出现纳差、恶心、呕吐、头痛、乏力、黄视、绿视及各型心律失常等洋地黄中毒的症状。

（4）风门、肺俞、合谷等穴位按摩，以助宣肺定喘。

（5）喘脱的护理：立即通知医生，配合抢救，安慰患者，稳定患者恐惧情绪。给予端坐位或双下肢下垂坐位，遵医嘱予20%～30%乙醇湿化、中高流量面罩吸氧。遵医嘱准确使用镇静剂、强心药，如吗啡、洋地黄药物等。

2. 胸闷、心悸

（1）协助患者取舒适卧位，加强生活护理，限制探视，减少气血耗损。

（2）给予间断低流量吸氧，观察吸氧后的效果。

（3）保持情绪稳定，避免七情过极。

3. 神疲乏力

（1）卧床休息，限制活动量。

（2）加强生活护理，勤巡视，将常用物品放置于患者随手可及的地方。注意患者安全。

（3）大便秘结时，可鼓励多食蜂蜜（消渴患者除外）、水果、粗纤维蔬菜。予腹部按摩中脘、中极、关元、天枢等穴位，促进肠蠕动，帮助排便。必要时遵医嘱通便，贴敷神阙穴或使用缓泻药。便溏者以艾条灸神阙、中脘、关元、天枢、足三里等穴。

4. 尿少肢肿

（1）准确记录 24 小时出入量，限制摄入量（入量比出量少 200～300mL），正确测量每日晨起体重（晨起排空大小便，穿轻薄衣服，空腹状态）。

（2）做好皮肤护理，保持床单位整洁干燥，预防压疮。会阴水肿者做好会阴清洗，防止尿路感染。下肢水肿者可抬高双下肢，利于血液回流。

（3）应用利尿剂后观察用药后效果，定期复查电解质，观察有无水、电解质紊乱。

（4）形寒肢冷者注意保暖，可艾条灸足三里、关元等穴，温阳通脉，促进血液循环。

（5）中药汤剂宜浓煎，少量多次温服，攻下逐水药宜白天空腹服用。

二、生活起居护理

1. 指导患者制定适宜的作息时间表，在保证夜间睡眠时间的基础上，尽量安排有规律的起床和入睡时间，最好在上午、下午各有一次卧床休息或短暂睡眠的时间，以 30 分钟为宜，不宜超过 1 小时。

2. 强调动静结合，根据心功能情况，进行适当活动和锻炼。活动中若出现明显胸闷、气促、眩晕、面色苍白、发绀、汗出、极度疲乏时，应停止活动，就地休息。

（1）心功能Ⅳ级者：绝对卧床休息。1～2 日病情稳定后，从被动运动方式活动各关节，到床上主动活动，再到协助下床坐直背扶手椅，逐步增加时间。在日常生活活动方面，帮助床上进食、洗漱、翻身、坐盆大小便等。

（2）心功能Ⅲ级：卧床休息，严格限制一般的体力活动。床边站立，移步，扶持步行练习到反复床边步行，室内步行。在日常生活活动方面，帮助床边进餐，坐椅，上厕所，坐式沐浴到患者自行顺利完成。

（3）心功能Ⅱ级：多卧床休息，中度限制一般的体力活动，避免比较重的活动。室外步行，自行上一层楼梯，逐步过渡到通过步行测验，制定步行处方。在日常生活活动能自行站位沐浴，蹲厕大小便，轻松文娱活动，如广播操、健身操、太极拳等。

（4）心功能Ⅰ级：不限制一般的体力活动，但必须避免重体力活动。增加午睡和晚上睡眠时间，全天控制在 10 小时内为宜。

3. 恢复期可采用静坐调息法。有助降低基础代谢率，减少心脏耗氧量的功能。方法：患者取坐位，双手伸开，平放于大腿上，双脚分开与肩等宽，膝关节、髋关节匀成 90°沉肩坠肘，含胸收腹，双眼微闭，全身放松。病重者可盘坐于床上，有意识地调整呼吸，采用自然腹式呼吸，要求呼吸做到深、长、细、匀、稳、悠。呼气时轻轻用力，使腹肌收缩，膈肌上抬。呼气完毕后不要憋气，立即吸气，使胸廓膨胀，膈肌下移，腹壁鼓起，要求做到自然柔和，缓慢松弛，避免紧张。呼气和吸气时间之比为 3：2，每分钟呼气 10～15 次，疗程视病情而定。

三、饮食护理

1. 饮食调节原则　低盐、低脂、清淡、易消化、富含维生素和微量元素的食物。

（1）气虚血瘀者饮食宜甘温，忌生冷肥腻之品。宜食补益心肺、活血化瘀之品，如莲子、大枣、蜂蜜、花生等。可选食红糖银耳羹等。

（2）气阴两虚者宜食甘凉，忌食辛辣、温燥、动火之食物。益气养阴、活血化瘀之品，如山药、银耳、百合、莲子、枸杞子等。

（3）阳虚水泛者宜食温热，忌生冷、寒凉、黏腻食物，宜益气温阳、化瘀利水之品，如海参、鸡肉、羊肉、桃仁、木耳、大枣、冬瓜、玉米须等。可选食莲子山药饭等。

（4）喘脱危证者宜食黄鳝、海带、小葱、竹笋、香椿、韭菜等回阳固脱之品。

2. 控制液体摄入量 减轻心脏负荷，24 小时入量比出量少 200～300mL 为宜。

3. 控制钠盐摄入量 限制量视心衰的程度而定。遵医嘱，轻度者每日供给食盐不超过 5g，中度者每日不超过 3g，重度者每日不超过 1g。

4. 进食的次数 宜少量多餐，每日进餐 4～6 次，每晚进食宜少，避免饱餐。

四、情志护理

1. 指导患者注意调摄情志，宜平淡静志，避免七情过激和外界不良刺激，不宜用脑过度，避免情绪波动。

2. 劝慰患者正确对待因病程较长造成的体虚、易急躁的情绪变化，帮助患者保持心情愉快，消除因此产生的紧张心理，树立战胜疾病的信心和勇气，以利于疾病的好转或康复。

3. 告知患者诱发心力衰竭的各种因素，使患者对疾病有正确的认识，掌握相关的医学知识，积极主动加强自我保健，增强遵医行为。

五、用药护理

1. 内服中药

（1）辨证施护，指导中药汤剂及中成药服用方法，汤剂宜浓煎，分上下午服用，服药期间不宜进食辛辣刺激之品。

（2）中成药适用于慢性稳定期患者，宜饭后半小时服用，服药期间根据治疗药物服用注意事项、禁忌，做好饮食调整。

2. 注射给药

（1）根据医嘱辨证选择适宜中药输注的静脉，并询问过敏史。

（2）输液过程加强巡视，严格控制液体的入量及输入速度。

【治未病原则及措施】

1. 未病先防 在尚未发病之前，采取适宜的措施，防止疾病的发生，相当于一级预防（对因预防）。中医学认为"正气存内，邪不可干；邪之所凑，其气必虚"。个体体质的不同往往会导致机体对某种致病因子的易感性，即古人所认为的"同气相求"现象。有研究者通过对大量文献整理发现：气虚质、阳虚质、瘀血质的人易患冠心病；痰湿质、阴虚质的人易患高血压；痰湿质、阴虚质、气虚质的人易患糖尿病。冠心病、高血压、糖尿病均是心衰的前期病，因此对于偏颇体质而未发病的人群，采取相应的养生保健措施，积极改善特殊体质，增强自身的抵抗能力，对慢性心衰的预防可起到事半功倍的效果。

（1）气虚体质者调养措施：气虚质的人经常自觉疲乏无力，常自汗，易感冒，易呼吸短促，机体抵抗疾病的能力差，且生病后难以痊愈等。调养措施宜多吃大枣、桂圆、蜂蜜、黄豆、香菇等益气健脾的食物。以柔缓运动如散步、打太极拳等为主，平时可按摩足三里穴。常自汗、感冒者可服玉屏风散预防。

（2）血瘀体质者调养措施：血瘀体质的人常出现疼痛，容易烦躁、健忘，眼睛常有血丝，皮肤干燥、粗糙，刷牙时牙龈易出血等。调养措施可多食山楂、醋、海带、紫菜、萝卜、胡萝卜等具有活血、散结、行气、疏肝解郁作用的食物，少食肥猪肉，保持充足的睡眠，必要时可服用桂枝茯苓丸、血府逐瘀丸等。

（3）阳虚体质者调养措施：阳虚体质的人总是手足发凉，怕冷，不敢吃凉的东西，性格多沉稳、内向等。调养措施可多吃葱、姜、蒜、辣椒、韭菜等甘温益气的食物。少食黄瓜、藕、梨、西瓜等生冷寒凉食物。自行按摩足三里、气海、涌泉等穴位，或经常灸足三里、关元，必要时可服金匮肾气丸等。

（4）阴虚体质者调养措施：阴虚体质的人经常感到手足心热，怕热，面颊潮红或偏红，容易失眠，皮肤干燥，口干舌燥等。调养措施可多吃绿豆、冬瓜、芝麻、百合等甘凉滋润的食物。避免熬夜、剧烈运动，锻炼时要控制出汗量，及时补水，可服用六味地黄丸等。

（5）痰湿体质者调养措施：痰湿体质的人多体态偏胖，腹部松软，皮肤出油，汗多，眼睛浮肿，容易困倦等。调养措施饮食宜多食冬瓜、萝卜、海藻、海带等清淡食物，少食肥肉及甜、黏、油腻食物。可选择散步、慢跑、游泳、打太极拳等运动，避免受寒淋雨，必要时可服用参苓白术散等。

2. 已病防传 即在疾病尚处于临床前期时做好早期发现、早期诊断、早期治疗的预防措施，相当于二级预防。如临床上出现心肌梗死、心脏瓣膜病、左心室肥厚、左心室扩张或收缩力减弱等心脏结构异常，但心衰的临床症状和体征尚不明显，属慢性心衰的初期。患者常出现心悸，胸闷气短，活动后加重，疲乏无力，夜间憋醒，面色淡白或自汗，胸痛，刺痛固定，唇甲青紫，舌质淡暗或有瘀斑，脉沉涩或结代等气虚血瘀的表现。心脏的正常搏动依赖于心气的推动，气行则血行，心气不足，推动无力，则血行不畅，瘀血内生，心脉瘀阻。此期以气虚为本，血瘀为标。气虚进一步可伤及阳气，导致心阳虚，阳气亏虚，血行无力，心脉瘀阻；阳虚亏虚，运水无力，痰浊水湿内停，导致痰瘀水互结；阳虚及阴，阴阳俱虚，阴不敛阳，阳气虚脱，变生诸证。《金匮要略·脏腑经络先后病脉证》提出"见肝之病，知肝传脾，当先实脾"，即在治疗上，应根据病变发展趋势，采取预防性治疗，杜绝疾病发展和传变。因此，心衰初期的患者，在治疗上应以益气温阳为本，活血通脉为标，使气虚得复，防止疾病的发展及传变。我们采用益气活血复方强心通脉汤（黄芪 40g，人参 15g，白术 20g，丹参 30g，红花 15g，三七 15g 等）对此期的患者进行治疗，每每奏效。

3. 既病防变　又称临床预防。对患者及时有效地采取治疗措施，防止病情恶化，预防并发症和后遗症。在（慢性）心衰的进展过程中，因气血阴阳之虚而出现痰瘀水互结，因虚致实，实中夹虚，最后导致虚实夹杂，缠绵难愈。在我们多年的临床实践中，发现慢性心衰中期的患者多属气阴两虚兼血脉瘀阻证，患者常表现为心悸气短，胸闷隐痛，遇劳则甚，倦怠懒言，面色少华，头晕目眩，舌偏红或有齿印，脉细弱无力，或结代。治疗上以益气养阴、活血通络为主。用药在强心通脉汤基础上加生地黄、麦冬。慢性心衰末期的患者多属心阳虚水泛证，患者常表现为心悸眩晕，胸闷气短，胸脘痞满，疲乏无力，畏寒肢冷，小便短少，或下肢浮肿，面色晦暗，唇甲淡白或青紫，舌淡白或紫暗，脉沉细或沉微欲绝。治疗上以益气温阳、通经利水为主。用药在强心通脉汤基础上加附子、桂枝。在每个具体的病证当中，或以虚为主，如气虚、阴虚、阳虚；或以实为主，诸如痰浊、瘀血、水湿。抓住主要矛盾，用心体察虚实的主次和转化；宜温阳通阳而不宜补阳，宜益气补气而不宜滞气，宜活血行血而不宜破血，宜行气降气而不宜破气。还宜结合患者的体质特点酌情施治，防止脏气败散、真气耗竭的恶象险象。

（周口市中医院心病科：李斌，史珍珍，康娜）

胃脘痛

胃脘痛是指以胃脘近心窝处疼痛为主症的病证。胃脘痛是临床常见病证，也是一个主要症状，常伴有上腹胀、纳呆、恶心、呕吐、嘈杂、反酸、嗳气等症状。胃脘痛论述始见于《黄帝内经》，尚有"当心而痛""心痛"等病名。《素问·六元正纪大论》曰："木郁之发，民病胃脘当心而痛，上支两胁，膈咽不通，食饮不下。"《素问·至真要大论》曰："厥阴司天，风淫所胜，民病胃脘当心而痛。"《黄帝内经》对胃脘痛病因病机的论述，为后世医家研究和治疗胃脘痛奠定了基础。汉代张仲景创大建中汤、附子粳米汤、芍药甘草汤、吴茱萸汤、小建中汤和黄芪建中汤等方，为后世治疗胃脘痛的常用方。唐代孙思邈的《备急千金要方·心腹痛》有九种心痛之说。宋代严用和的《济生方》进一步提出九种心痛。金元时期李杲在《兰室秘藏》卷二立"胃脘痛"一门，将胃脘痛与心痛相鉴别，拟草豆蔻丸、神圣复气汤、麻黄豆蔻丸三方。朱丹溪《丹溪心法》曰："脾病者，食则呕吐，腹胀喜噫，胃脘痛，心下急。"明确指出心痛实指胃脘痛，其病以中焦脾胃病变为主。

胃脘痛多见于现代医学的上消化道疾病。引起胃脘痛的常见疾病有急（慢）性胃炎、消化性溃疡、功能性消化不良、胃下垂、胃黏膜脱垂等。

【病因病机】

1. 外邪犯胃、饮食伤胃、情志失调和劳逸所伤，或因药物损伤，或素体脾虚，是胃脘痛的主要病因。外感寒、热、湿等邪，客于胃，致胃脘气机阻滞。饮食不节，导致食物停积不化，损伤脾胃，胃气壅滞。忧思恼怒，则肝失疏泄，横逆犯胃，胃失和降，甚则气机郁滞而致气滞血瘀。脾胃虚弱，运化失职，气机不畅或中焦阳气虚弱，既易感寒受凉而见脾胃虚寒，又易积食停滞，郁而化热，致胃阴亏损。

2. "不通则痛"和"不荣则痛"是胃脘痛的基本病机。胃为阳土，喜润恶燥，为五脏六腑之大源，主受纳、腐熟水谷，其气以和降为顺，不宜郁滞。寒邪、饮食伤胃等皆可引起中焦气机阻滞，胃失和降而发生胃脘痛，则为"不通则痛"。或禀赋不足，加之后天失养，脾气虚弱；或脾阳不足，寒自内生；或胃燥太过，胃失濡养，则为"不荣则痛"。

3. 病位在胃，与肝、脾的关系最为密切。肝气横逆，木旺乘土，或中土壅滞，木郁不达；或肝火亢炽，迫灼胃阴；或肝血瘀阻，胃失滋荣，故胃病多关乎肝。脾与胃同居中焦，互为表里，共主升降，故脾病多涉于胃，胃病亦可及于脾。如劳倦内伤、饥饱无常者，每多脾胃同病。

4. 胃脘痛重者可见便血、呕血，甚则血脱；胃脘痛病久者入络致瘀血。胃脘痛初病多为实证，久病多为虚实夹杂或虚证，其中虚多为脾胃虚弱，实多为气滞、食积、血瘀，虚实夹杂多见脾胃虚弱夹湿、夹瘀等。胃脘痛的病理变化复杂，病机可以演变，产生变证。胃热炽盛，迫血妄行，或瘀血阻滞，血不循经，或脾气虚弱，不能统血，致便血、呕血。大量出血可致气随血脱，危及生命。若脾胃运化失职，湿浊内生，郁而化热，火热内结，可导致胃脘痛剧烈、拒按；或日久成瘀，气机壅塞，胃失和降，胃气上逆，致呕吐反胃。若胃脘痛日久，由气分深入血分，久痛入络致瘀，瘀结胃脘，可形成癥积。

【诊断要点】

1. 上腹近心窝处胃脘部发生疼痛为特征，其疼痛有胀痛、刺痛、隐痛、剧痛等不同的性质。

2. 常伴食欲不振、恶心呕吐、嘈杂泛酸、嗳气吞腐等上消化道症状。

3. 发病特点：以中青年居多，多有反复发作病史，发病前多有明显的诱因，如天气变化、恼怒、劳累、暴饮暴食、饥饿，进食生冷干硬、辛辣醇酒，或服用有损脾胃的药物等。

【鉴别诊断】

1. 真心痛 真心痛是心经病变所引起的心痛证。多见于老年人，为当胸而痛，其多刺痛，动辄加重，痛引肩背，常伴心悸气短、汗出肢冷，病情危急，正如《灵枢·厥论》曰："真心痛手足青至节，心痛甚，旦发夕死，夕发旦死。"其病变部位、疼痛程度与特征、伴有症状及其预后等方面，与胃痛有明显区别。

2. 胁痛 胁痛是以胁部疼痛为主症，可伴发热恶寒，或目黄肤黄，或胸闷太息，极少伴嘈杂泛酸、嗳气吐腐。肝气犯胃的胃痛有时亦可攻痛连胁，但仍以胃脘部疼痛为主症。两者具有明显的区别。

3. 腹痛 腹痛是以胃脘部以下、耻骨毛际以上整个位置疼痛为主症。胃痛是以上腹胃脘部近心窝处疼痛为主症，两者仅就疼痛部位来说，是有区别的。但胃处腹中，与肠相连，因而胃痛可以影响及腹，而腹痛亦可牵连于胃，这就要从其疼痛的主要部位和如何起病来加以辨别。此外，肝、胆、脾、胰病变所引起的上腹胃脘部疼痛还应结合辨病予以排除。

【辨证论治】

1. 寒邪客胃证

证候：胃痛暴作，遇冷痛重。畏寒，喜暖。舌淡苔白，脉弦紧。

治法：温胃散寒，理气止痛。

方药：良附丸（《良方集腋》）合香苏散（《局方》）。高良姜9g，香附12g，紫苏9g，陈皮12g，炙甘草6g。

恶寒、头痛者，加丁香、川芎；胃纳呆滞者，加神曲、鸡内金。

2. 饮食伤胃证

证候：胃胀痛拒按，嗳腐酸臭。恶心欲吐，不思饮食，恶闻食嗅，大便或矢气酸臭。舌苔厚腻，脉弦滑。

治法：消食导滞，和胃止痛。

方药：保和丸（《丹溪心法》）或枳实导滞丸（《内外伤辨惑论》）。山楂9g，神曲9g，半夏9g，茯苓12g，陈皮6g，莱菔子15g，麦芽15g，枳实6g，大黄6g，黄芩9g，黄连6g，白术12g，泽泻9g。

脘腹胀甚者，加砂仁、槟榔；便闭者，加芒硝；胸满痞闷者，加紫苏叶、荆芥穗。

3. 肝胃不和证

证候：胃脘胀满或疼痛，两胁胀满。每因情志不畅而发作或加重，心烦，嗳气频作，善叹息。舌淡红，苔薄白，脉弦。

治法：理气解郁，和胃止痛。

方药：柴胡疏肝散（《医学统旨》）。陈皮6g，柴胡6g，川芎9g，香附12g，枳壳9g，芍药12g，甘草6g。

嗳气频频者，加沉香、旋覆花；反酸者，加海螵蛸、煅瓦楞子；脘胁胀满、便溏者，加党参、炒白术。

4. 脾胃湿热证

证候：脘腹痞满或疼痛，口干或口苦。口干不欲饮，纳呆，恶心或呕吐，小便短黄。舌红，苔黄厚腻，脉滑。

治法：清热化湿，理气和胃。

方药：连朴饮（《霍乱论》）。制厚朴12g，黄连6g，石菖蒲9g，制半夏12g，香豉6g，焦栀子9g，芦根15g。

恶心呕吐者，加竹茹、陈皮；纳呆食少者，加神曲、谷芽、麦芽；肢体困倦、舌苔白腻者，加薏苡仁、佩兰。

5. 寒热错杂证

证候：胃脘胀满疼痛，遇冷加重，口干或口苦。纳呆，嘈杂，恶心或呕吐，肠鸣，便溏。舌淡，苔黄，脉弦细滑。

治法：辛开苦降，和胃开痞。

方药：半夏泻心汤（《伤寒论》）。半夏12g，黄芩9g，干姜9g，人参9g，炙甘草9g，黄连3g，大枣12g。

湿重、口黏较甚者，加薏苡仁、佩兰；脘胁胀满者，加佛手、香橼。

6. 瘀血阻胃证

证候：胃脘刺痛，痛处不移。胃痛入夜加重，面色黧黑。舌质紫暗，舌体瘀斑，脉弦涩。

治法：活血化瘀，理气和胃。

方药：丹参饮（《时方歌括》）合失笑散（《局方》）。丹参6g，蒲黄9g，五灵脂6g，檀香6g，三七9g，砂仁3g。

胃脘痛甚者，加延胡索、郁金；四肢不温、舌淡脉弱者，加黄芪、桂枝；口干咽燥、舌光无苔者，加生地黄、麦冬。

7. 胃阴亏虚证

证候：胃脘痛隐隐，饥而不欲食。口干渴，消瘦，五心烦热。舌红少津或舌裂纹无苔，脉细。

治法：养阴生津，益胃止痛。

方药：益胃汤（《温病条辨》）合芍药甘草汤（《伤寒论》）。沙参12g，麦冬15g，生地黄12g，玉竹9g，白芍15g，甘草6g。

嘈杂者，加黄连、吴茱萸；胃脘胀痛较剧者，加厚朴、玫瑰花；大便干燥难解者，加火麻仁、瓜蒌仁。

8. 脾胃虚寒证

证候：胃脘隐痛，喜温喜按，得食痛减。四肢倦怠，畏寒肢冷，口淡流涎，便溏，纳少。舌淡或舌边齿痕，舌苔薄白，脉虚弱或迟缓。

治法：益气健脾，温胃止痛。

方药：黄芪建中汤（《金匮要略》）。黄芪9g，桂枝9g，白芍18g，甘草6g，饴糖9g，大枣15g，生姜6g。

泛吐痰涎者，加白术、姜半夏；反酸者，加海螵蛸、煅瓦楞子；形寒肢冷、腰膝酸软者，加附子、蜀椒。

【临证备要】

1. 调肝理气，遣方的通用之法　肝气疏泄失常，影响脾胃主要有两种情况：一为疏泄不及，土失木疏，气壅而滞；二为疏泄太过，横逆脾胃，肝脾（胃）不和。一般来说，治疗前者以疏肝为主，后者则以敛肝为主。然而，肝气为病复杂，所以，从肝论治胃痛应调肝之用，可以疏肝解郁与抑肝缓急两法先后或同时运用。疏敛并用的组方原则，体现了调肝之法在病态下的双向性调节作用。肝疏泄功能正常，气顺则通，胃自安和，即所谓"治肝可以安胃"。当然，并不是所有胃痛都是肝气疏泄异常所引起。素体脾胃虚弱，或饮食、劳累损伤脾胃，中焦运化失职，气机壅滞，也会影响肝之疏泄功能，即"土壅木郁"，此时又当培土泄木。而调肝之品多属于辛散理气药，理气药亦可和胃行气止痛，或顺气消胀，最适用于胃病之胃痛脘痞，嗳气恶心。故有"治胃病不理气非其治也"之说。

2. 活血祛瘀，遣方的要着之法　慢性胃痛的发病主要是情志伤肝，肝失疏泄，木郁土室，或饮食劳倦，损伤脾胃，土壅木郁，以致胃中气机阻滞。然而，"气为血帅"，气行则血行，气滞则血瘀。故胃病初起在气，气滞日久影响血络通畅，以致血瘀胃络。所以说，慢性胃痛多兼有血瘀，即"久病入络""胃病久发，必有聚瘀"。从症状辨析，可见胃痛固定、持续，时而刺痛，或有包块，舌质暗红或有瘀斑瘀点等瘀象。而通过胃镜见到胃黏膜的凹凸不平、息肉，胃黏膜活检示胃黏膜不典型增生或肠腺化生，此亦属于胃络瘀阻所致，治疗应重视活血祛瘀药的运用。常用郁金、延胡索、田七、莪术、红花、赤芍等。但在运用活血祛瘀法组方时，要根据辨证配合其他治法方药。

3. 清解郁热，遣方的变通之法 慢性胃痛中以溃疡病和慢性胃炎占绝大多数。但溃疡的"疡"和炎症为"炎"，是否一定就属于中医的热证而从痛从热论治呢？未必尽然。因为慢性胃痛者多迁延日久，或反复发作，致脾胃受损，出现面色萎黄、胃胀纳呆、腹胀便溏、体倦乏力、舌淡脉弱等脾胃气虚症状，即使消化性溃疡或慢性胃炎在活动期，也不一定表现出中医的热象。所以，本病与热并不一定有必然的联系。但是，当患者出现口干口苦，舌苔变黄之时，虽未必热象悉具，但已显示郁热。治疗可适当选用清热药，如蒲公英、黄芩、黄连、柴胡等。注意不能一概用清热之品，且要适可而止，因为这种热多在脾胃虚弱（气虚或阴虚）、气滞血瘀的基础上产生，过用苦寒势必损伤脾胃，弊大于利。

4. 健脾养胃，遣方的固本之法 慢性胃痛病程长，病情缠绵。从起病原因看，本病多在脾胃虚弱的基础上而发。从虚实辨证看，虚多于实，因实致虚，虚证贯穿于全过程。所以，治疗本病要补虚以固本。慢性胃痛的虚证主要有脾气虚弱和胃阴不足。前者主症为食后饱胀，口淡乏力，舌淡，脉弱，以虚寒象为主；后者主症为胃脘灼痛，口干欲饮，舌红脉细，以虚热象为主。根据《内经》"虚则补之"原则，常用李东垣的升阳益气法以健脾益气，方用补中益气汤加减，重用黄芪、党参；用叶天士的甘凉润燥法以养阴益胃，方用沙参麦门冬汤加减，常用沙参、麦冬、石斛等养阴又不过于滋腻、有碍脾胃之品。对于同时存在脾气虚弱和胃阴不足，具有气阴两虚之候者，可益气养阴、健脾养胃并举。

【中医特色疗法】

一、针刺

取足阳明经、手厥阴经、足太阴经、任脉穴。胃寒者加梁门；胃热者加内庭；肝郁者加期门、太冲；脾胃虚寒者加气海、脾俞；胃阴不足者加三阴交、太溪；血瘀者加血海、膈俞。毫针刺，实证用泻法，虚证用补法，胃寒及脾胃虚寒宜艾灸。

二、灸法

1. 隔物灸和温针灸　本法适用于寒邪客胃和脾胃虚寒者，取中脘、气海、神阙、足三里、脾俞、胃俞穴施行艾条灸法或隔姜灸（中脘、气海、足三里穴还可施行温针灸）。

2. 悬灸　适用于寒邪犯胃和脾胃虚寒引起的胃痛。取穴中脘、胃俞、脾俞、足三里等。采用温和灸、雀啄灸、回旋灸等方法，以取和胃止痛之效。具体操作方法为取中脘、胃俞、脾俞，先用旋转移动的回旋灸3～5分钟，再用温和灸；灸足三里可沿胃经往返移动回旋灸3～5分钟，再用温和灸；中脘穴用单点灸，其余穴位用双点灸。都要灸至局部皮肤起红晕为止。每次取2～3个穴位，每日1次，10次为1个疗程，疗程间休息2～5日，共3个疗程。治疗的同时注意调节情绪，忌忧思恼怒。注意饮食宜忌，忌生冷，忌辛辣，忌烈酒，忌煎炸，忌饥饱失常。

3. 三伏天灸　适用于虚寒型胃脘痛，本法具有振奋阳气、和胃止痛之功效。选穴如下。

第一组：中脘、天枢（双）、气海、脊中、命门。

第二组：上脘、滑肉门（双）、阴交、悬枢、腰阳关。

第三组：建里、太乙（双）、水分、中枢、命门。

操作方法如下。

（1）敷贴：每块药饼用5cm直径的圆形或方型胶布贴于相应的穴位上，一般每次以6～8个穴位为宜。

（2）贴药：患者采用适当的体位，暴露背部或腹部，要求皮肤干燥不湿润。背部穴位一般取双侧，将药物贴于穴位上，每次一组穴位，通常2～3组穴位交替使用。

（3）贴药时间：成人一般以30～60分钟为宜。小孩时间酌减，以皮肤感觉和耐受程度为观察指标，避免灼伤皮肤。

（4）疗程：三伏天灸，10日1次，共3～5次（即初伏、中伏、末伏各

1 次，或者在此基础上增加伏前加强、伏后加强；若中伏和末伏相差 20 日，则可在此期间增加中伏加强），一般 3 年为 1 个疗程。

三、穴位敷贴

1. 温胃膏

组成：附子 20g，肉桂 20g，炮姜 20g，小茴香 20g，丁香 20g，木香 20g，香附 20g，吴茱萸 20g，麝香 0.3g。

制法：上药（除麝香外）共研细末，用生姜汁调和成软膏状备用。

用法：用时先将麝香（约 0.3g）置于脐孔中，将铜钱大小的药丸敷于麝香上面，外加胶布固定。每日换药 1 次，10 日为 1 个疗程。

2. 吴白散

组成：吴茱萸 5g，白胡椒 2g，丁香 1.5g，肉桂 1.5g。

制法：上药共研细末，备用。

用法：取药粉加白酒炒热，敷于穴位上（取中脘、胃俞、脾俞、足三里、内关。每次取穴 2 个，交替使用），外用胶布固定。每日换药 1 次，10 次为 1 个疗程。

3. 止痛散

组成：香附 15g，延胡索 15g，高良姜 15g，木香 9g，九香虫 9g，干姜 6g，冰片 1.5g。

制法：上药共研细末。

用法：取本散 15g，用黄酒少许调和成糊膏状，敷于神阙穴上，胶布固定。每日换药 1 次，疼痛消失为止。

四、外敷法

对脾胃虚寒胃痛，可以采用外敷法治疗。将肉桂、丁香研为细末，用纱布包扎，外敷中脘穴，每次 10～20 分钟。将吴茱萸用白酒适量拌匀，用绢布包成数包，蒸 20 分钟左右，趁热以药包熨脘腹、脐下、足心，药包冷则更换，每日 2 次，每次 30 分钟；或以疼痛缓解为度。除脾胃虚寒证外，其他胃痛用此法疗效欠佳。

五、推拿疗法

采用行气止痛治法。用一指禅推、按、揉、摩、拿、搓、擦等法。取中脘、天枢、肝俞、脾俞、胃俞、三焦俞、肩中俞、手三里、内关、合谷、足三里、气海。患者仰卧位，用轻柔的摩法、按法或一指禅推法结合四指摩法在胃脘部治疗。按揉法或一指禅推法操作于中脘、气海、天枢等穴。用振法操作于腹部。用搓法操作于胁肋部。注意下列禁忌证。

1. 严重的心脑血管疾病。

2. 脏器有出血倾向或疑有出血。

3. 肿瘤或感染。

4. 女性经期或妊娠期。

【经验方及医院制剂】

一、经验方

1. 胃脘痛——金佛手丸（步玉如方）

方药：台党参 10g，土白术 10g，炙甘草 10g，广陈皮 10g，广木香 10g，法半夏 10g，云茯苓皮 20g，缩砂仁 6g，旋覆花 10g，生赭石 10g，马尾连 8g，吴茱萸 6g，干百合 30g，台乌药 15g，川楝子（金铃子）10g，延胡索 10g，炒稻谷芽各 10g，焦六曲 12g，生枳实 8g，厚朴 10g，大腹皮 10g，炒鸡内金 8g，炒秫米 12g，醋青皮 10g，炒枳壳 10g，火麻仁 18g，佛手片 10g，莱菔子 10g，玫瑰花 8g，代代花 8g，荷梗 3g。

用法：上药共研细面，炼蜜为丸，每丸重 9g。每日 2～3 次，每次 1 丸，白开水送服。忌辛辣油腻食物。

功效主治：健脾和胃，疏肝行气，宽中润肠。用于胃脘疼痛、痞胀呕恶、纳差便干。

方解：方以香砂六君子为主，合旋覆代赭汤、左金丸、金铃子散、平胃散、百合乌药汤等方。更加佛手、代代花、玫瑰花疏气。鸡内金、神曲、谷稻芽、莱菔子消导。秫米化湿。麻仁润肠。虽无深意，却亦平妥。

按语：脾胃病为一临证常见疾病。其中尤以胃脘痛为多。中医治此，确有良效，用药并无神奇，辨证施治而已。唯胃脘疼痛，易愈易复，久服汤药，颇为烦琐。余乃汇聚古方，而略参己意，配制成丸，名曰"金佛手丸"。应用 40 年，治验颇多，尚称满意。此丸治胃脘痛有效，治一般胃病亦可，盖通治之方也。

2. 胃脘痛——滋阴疏肝汤（张学文方）

方药：生地黄 20g，沙参 15g，麦冬 12g，当归 10g，川楝子 6g，香附 10g，丹参 15g，女贞子 10g，白术 10g，佛手 10g。大便秘结者加瓜蒌仁，胁胀痛按之硬加鳖甲、牡蛎、腹痛加白芍、甘草，血瘀重者可加三棱、莪术，有黄疸者加茵陈；胆结石者可加金钱草、鸡内金。

用法：每日 1 剂，清水煎，分 2 次内服。

功效主治：滋阴疏肝，清热活血。用于肝肾阴虚，肝气不疏，兼血热血瘀之胸胁胃脘胀痛。其痛绵绵，咽干口燥，或兼泛酸口苦，或腹胀纳差，或阴黄不退，舌红少津，脉细弦等。

方解：此方取一贯煎意而拟定。肝、脾病后期，阴虚肝郁十分常见，是一个带有共性的证候。前人多以一贯煎为主方，然此方大法虽备，临证多需加减化裁。故用生地黄、麦冬、沙参、女贞子滋补肝肾之阴，性甘平而不滋腻；川楝子、香附、佛手疏肝气之郁而无香燥之弊，且川楝子、佛手又可清热止痛；肝病久郁必犯脾胃，故方中用白术健脾益气，气郁日久必及血分，故用丹参化解血分之瘀。全方具有较强的滋阴疏肝之力，又可清热活血，健脾止痛，适应证颇广。

按语：一些慢性疑难病中，常见到病久肝肾阴虚气郁之证，尤其是像慢性肝炎、乙型肝炎、胆囊炎、胆结石、慢性胃炎等疾病，阴虚气郁证更多。经临床多年应用证明，此方疗效比较理想。疏肝解郁，一般多用柴胡，但阴虚者多有虚热，柴胡性升散，于虚火不宜，故用川楝子、香附、佛手疏肝而不化燥、不伤阴，且兼清热止痛之用，比较适宜。若肾虚症状突出者，菟丝子、沙苑子、山茱萸等品又可酌加。

3. 胃脘痛——强胃汤（张学文方）

方药：香附 10g，砂仁 6g，陈皮 10g，党参 12g，白术 12g，半夏 8g，白芍 12g，山楂 15g，石斛 10g，丹参 15g，三棱 10g，甘草 5g。有郁热者加黄芩、川楝子，寒热错杂者加黄连、干姜，肝气犯脾克胃者，加柴胡、郁金，胃痛较重者加延胡索，食积者加焦三仙，泛酸者去山楂，加煅瓦楞子，胃阴亏虚、口干少津者可加乌梅。

功效主治：益气健脾，养阴止痛。

主治：脾胃气虚阴亏，胃不能纳，脾不能运之脘腹隐痛，腹胀纳差，喜温喜揉，口干少饮，口中乏味，大便时结时溏，舌苔白微腻，脉弦缓或弦细等。

方解：此方是在香砂六君子汤基础上加减而成。方中用党参、白术、甘草益气健脾，作为健运中焦的基础；加香附、砂仁、半夏、陈皮，行气消胀，化湿行痰，以祛脾弱湿聚之痰湿气滞；石斛养胃阴；白芍合甘草，酸甘化阴，使阴阳互济，生化有源；丹参、三棱、生山楂化瘀止痛，健胃消积。全方脾胃兼顾，益气又可养阴，行气化湿，兼除痰湿，扶正又可祛邪，补中有健，阴阳两调，刚柔互济，脾胃薄弱者长服可以健脾强胃，故名"强胃汤"。

验案：曾治一孙姓男子，64岁，干部。胃痛腹胀年余，揉按可减，大便时干时稀，伴口干少饮，纳差，消瘦，四肢乏力，面色少华，苔薄黄，脉弦缓。曾经多方治疗，迭进补中益气、香砂六君、柴胡疏肝诸方不效。经仔细辨析，其胃痛腹胀，喜温喜按，四肢乏力，面色少华，消瘦，皆脾气虚弱无疑，而口干纳差、少饮、大便时干时稀、苔薄黄等，显然阴亦不足。故拟上方加减，12剂后，诸症大减，连诊4次，服药20余剂，其病竟愈。后遇此类患者属气虚为主兼阴亏者，稍事化裁，疗效甚为满意。故记于此，以便进一步验证。

按语：脾胃薄弱纳呆失运者，临床十分常见，气虚者"四君""六君"，阴亏者"益胃""麦门冬汤"，此医者常识，人皆知之。但我们经长期临床观察，所谓脾胃气虚、阴虚，只是相对而言，气虚者气虚为主，阴亦不足；阴虚者阴虚为主，气亦有不足。阴阳两虚亦甚常见，更有偏脾阴不足、胃阴亦不足者，气阴两虚同时并见等，不得不知。故以香砂六君子汤健脾益气化湿祛痰，作为基础；加白芍合甘草、山楂酸甘化阴，以使益气健脾之中兼养脾之阴液，使阳生阴长，生化无穷，此亦符合张景岳"善补阳者，必阴中求阳，则阳得阴助则生化无穷"之意；再加丹参合生山楂、三棱活血消瘀止痛，气虚阴亏络阻者，用之甚宜。

4. 胃脘痛——和胃冲剂（章庆云方）

方药：紫苏梗6g，香附9g，青皮6g，川朴花3g，佛手花3g，制川大黄9g，龙葵15g，黄芩12g，党参9g，生白芍12g，甘草9g，大枣12g。

用法：以上方为 1 料制成冲剂，每包重 25g，每次服 1 包，日服 3 次。

功效主治：健脾和胃，理气止痛。主治胃脘部痛胀闷嘈之胃窦炎、浅表性胃炎、胃与十二指肠球部溃疡等。

方解：方中紫苏梗、香附、青皮、川朴花、佛手花疏肝解郁，芳香健脾，和胃畅中；党参、大枣、甘草甘温补脾健胃，益气升阳；黄芩、龙葵疗痰热，清胃火；大黄苦降健胃，祛瘀生新。

验案：丁某，男，59 岁。胃痛已有 10 多年之久，钡餐检查提示为十二指肠球部溃疡。常感上腹部疼痛且胀，一般食后 1 小时左右发作，伴有嘈杂、嗳气，平素时有腰酸乏力、胃脘部怕冷、纳呆等症。脉细弦，苔薄腻。经服和胃冲剂 1 周，症情显著好转，4 周以后胃痛全部消失。

二、医院制剂

1. 半夏建中合剂

方药：白芍、干姜、竹茹、海螵蛸、鸡内金、延胡索、半夏、甘草、白术、黄连。

功能主治：辛开苦降、和胃止痛。用于各型胃炎、食管炎、胃及十二指肠溃疡。

用法用量：口服，每次 40～80mL，每日 2～3 次，或遵医嘱。

注意事项：虚寒证慎用；忌食辛辣、油腻食物。

2. 苦辛通泄合剂

方药：黄连、半夏、茯苓、枳实、赤芍、白芍、延胡索、柴胡、海螵蛸、浙贝母、百合、乌药等十八味。

功能主治：健胃消炎、化湿降逆。用于胃痛、胀满、嗳气、泛酸等症。

用法用量：口服，每次 40～80mL，每日 2～3 次，或遵医嘱。

【其他疗法】

内养功治疗胃脘痛（消化性溃疡）

温中健脾、和胃止痛。取仰卧式和右侧卧式交替，选中脘开合硬呼吸法练习 15 分钟，静守丹田 5 分钟。如此重复 2～3 遍为一个功时，每日练习

2~4次。

疏肝理气、清热解郁。取内养功仰卧式和平坐式交替，选用膻中至足底开降软呼吸法练习。练功时间与次数与上同。

【中成药辨证应用】

1. 气滞胃痛颗粒 疏肝理气，和胃止痛。用于肝郁气滞，胸痞胀满，胃脘疼痛。

2. 达立通颗粒 清热解郁，和胃降逆，通利消滞。用于肝胃郁热所致痞满证，症见胃脘胀满、嗳气、纳差、胃中灼热、嘈杂泛酸、脘腹疼痛及动力障碍型功能性消化不良见上述症状者。

3. 胃苏颗粒 理气消胀，和胃止痛。用于气滞型胃脘痛，症见胃脘胀痛，窜及两胁，得嗳气或矢气则舒，情绪郁怒则加重，胸闷食少，排便不畅及慢性胃炎见上述证候者。

4. 摩罗丹 和胃降逆，健脾消胀，通络定痛。用于慢性萎缩性胃炎，症见胃痛、胀满、痞闷、纳呆、嗳气等。

5. 复方田七胃痛胶囊 制酸止痛，理气化瘀，温中健脾，收敛止血。用于胃酸过多，胃脘痛，胃溃疡，十二指肠球部溃疡及慢性胃炎。

6. 东方胃药胶囊 疏肝和胃，理气活血，清热止痛。用于肝胃不和，瘀热阻络所致的胃脘疼痛、嗳气、吞酸、嘈杂、饮食不振、燥烦易怒等，以及胃溃疡、慢性浅表性胃炎见上述证候者。

7. 金胃泰胶囊 行气活血，和胃止痛。用于肝胃气滞、湿热瘀阻所致的急慢性胃肠炎、胃及十二指肠溃疡等。

8. 荆花胃康胶丸 理气散寒，清热化瘀。用于寒热错杂症，气滞血瘀所致的胃脘胀闷疼痛、嗳气、反酸、嘈杂、口苦；十二指肠溃疡见上述证候者。

9. 延参健胃胶囊 健脾和胃，平调寒热，除痞痛。用于本虚标实、寒热错杂之慢性萎缩性胃炎。症见胃脘痞满、疼痛、纳差、嗳气、嘈杂、体倦乏力等。

10. 三九胃泰颗粒 清热燥湿，行气活血，柔肝止痛。用于湿热内蕴、气滞血瘀所致的胃痛，症见脘腹隐痛、饱胀反酸、恶心呕吐、嘈杂纳减；

浅表性胃炎、糜烂性胃炎、萎缩性胃炎见上述证候者。

11. 胃复春片 健脾益气，活血解毒。用于慢性萎缩性胃炎胃癌前病变及胃癌手术后辅助治疗、慢性浅表性胃炎属脾胃虚弱证。

12. 荜铃胃痛颗粒 行气活血，和胃止痛。用于气滞血瘀所致的胃脘痛；慢性胃炎见有上述症状者。

13. 胃康胶囊 行气健胃，化瘀止血，制酸止痛。用于气滞血瘀所致的胃脘疼痛、痛处固定、吞酸嘈杂、胃及十二指肠溃疡、慢性胃炎见上述症状者。

14. 香砂平胃颗粒 健脾燥湿。用于胃脘胀痛。

15. 补中益气颗粒（丸） 补中益气，升阳举陷。用于脾胃虚弱、中气下陷，症见体倦乏力，食少腹胀，久泻。

16. 甘海胃康胶囊 健脾和胃，收敛止痛。用于脾虚气滞所致的胃及十二指肠溃疡，慢性胃炎，反流性食管炎。

17. 安胃疡胶囊 补中益气，解毒生肌。用于胃、十二指肠球部溃疡及溃疡愈合后的维持治疗，对虚寒型和气滞型患者有较好的疗效。

18. 附子理中丸 温中健脾。用于脾胃虚寒，脘腹冷痛，呕吐泄泻，手足不温。

19. 温胃舒胶囊 温中养胃，行气止痛。用于中焦虚寒所致的胃痛，症见胃脘冷痛、腹胀嗳气、纳差食少、畏寒无力；慢性萎缩性胃炎、浅表性胃炎见上。

20. 虚寒胃痛颗粒 益气健脾，温胃止痛。用于脾胃虚弱所致的胃痛，症见胃脘隐痛、喜温喜按、遇冷或空腹加重；十二指肠球部溃疡、慢性萎缩性胃炎见上述证候者。

21. 小建中胶囊（颗粒） 温中补虚，缓急止痛。用于脾胃虚寒，脘腹疼痛，喜温喜按，嘈杂吞酸，食少，胃及十二指肠溃疡。

【中医调护】

一、病情观察

1. 注意观察疼痛的部位、性质（闷痛、胀痛、刺痛等）、开始时间、程度、伴随症状、发作的规律性、发展过程、诱发和缓解的因素。

2. 未明确诊断前，勿随意使用止痛剂。如胃痛剧烈，并见腹肌紧张、压痛、反跳痛，应及时报告医生，配合救治。

3. 应密切观察神志、血压、脉搏、面色等情况，若胃痛发作，大便色如柏油样，考虑有邪伤胃络的可能。若见出现面色苍白、汗出肢冷、血压下降、脉搏细数，为气随血脱，要立即报告医生，做好输液、输血、止血、升压等抢救准备工作。

二、生活起居护理

1. 病室环境宜清洁、安静，病室温度根据临床病证性质的不同而进行适当的调节，嘱患者慎起居，防外感。

2. 胃痛持续不已、疼痛较剧烈，或呕血黑便者，应卧床休息，缓解后方可下床活动。

3. 寒邪客胃者注意保暖，及时增添衣被，防止胃脘部受凉。虚证患者宜多休息以培育正气，避免劳累而耗伤人体正气。

4. 指导患者养成良好的饮食习惯，改变以前不合理的饮食结构。

三、饮食护理

1. 饮食以质软、烂、热、少渣，易消化、少量多餐为原则。少食肥甘厚味，勿暴饮暴食，戒烟酒、浓茶、咖啡，忌食辛辣、生冷、煎炸之品。

2. 食滞胃痛者暂禁食，缓解后逐渐给予流食或半流食。

3. 胃酸多者不宜食用柠檬、梅子、肉汤等。

4. 胃痛发作者宜流食或半流食，如牛奶、面汤、米粥、肉沫蛋汤等。疼痛剧烈、呕吐、呕血者应禁食。

四、情志护理

稳定患者情绪，避免紧张、恐惧、精神刺激，帮助患者消除紧张、恐惧等不良情绪，可用转移注意力、做深呼吸等方法，以利于缓解疼痛。肝气犯胃者避免精神刺激，情志不舒时不宜进食。出血时，稳定患者情绪，避免紧张恐惧。

五、用药护理

寒性胃痛，中药汤剂宜热服；热性胃痛，宜温凉服；健胃药、制酸药宜饭前服；消导药宜饭后服；胃阴亏虚者，中药汤剂宜久煎，温服、少量频服。观察服药后反应和效果，并做相应的记录。

六、健康教育

1. 进行疾病知识宣教，积极预防胃痛的发生。指导患者加强锻炼，增强体质，避免劳累。

2. 养成良好的饮食习惯，注意饮食卫生，忌暴饮暴食，勿过冷或过热，少食油腻生冷之物，戒烟酒。

3. 指导患者保持情绪稳定，避免忧思恼怒等不良情绪诱发和加重疼痛。

4. 查明引起胃痛的原因，积极治疗原发病证。若反复发作、迁延不愈，应定期做有关检查，以及时了解病情的发展变化。

【治未病原则及措施】

1. 本病发病，多与情志不遂、饮食不节有关，故在预防上要重视精神与饮食的调摄。患者要养成有规律的生活与饮食习惯，忌暴饮暴食，饥饱不匀。

2. 胃痛持续不已者，应在一定时期内进流质或半流质饮食，少食多餐，以清淡易消化的食物为宜，忌粗糙、多纤维饮食，尽量避免进食浓茶、咖啡和辛辣食物，进食宜细嚼慢咽。

3. 慎用水杨酸、肾上腺皮质激素等西药。

4. 保持乐观的情绪，避免过度劳累与紧张也是预防本病复发的关键。

（周口市中医院脾胃病科：郭海军，刘卫勤）

胃痞病

胃痞病是由表邪内陷、饮食不节、痰湿阻滞、情志失调、脾胃虚弱等导致脾胃功能失调，升降失司，胃气壅塞而成的以胸脘痞塞满闷不舒，按之柔软，压之不痛，视之无胀大之形为主要临床特征的一种脾胃病证。以胃脘痞胀、餐后饱胀不适、早饱为主症者，应属于中医"胃痞病"的范畴。

【病因病机】

胃痞的病机有虚实之分，实即实邪内阻，包括外邪入里、饮食停滞、痰湿阻滞、肝郁气滞等；虚即中虚不运，责之脾胃虚弱。实邪之所以内阻，多与中虚不运，升降无力有关；反之，中焦转运无力，最易招致实邪的侵扰，两者常常互为因果。如脾胃虚弱，健运失司，既可停湿生饮，又可食滞内停；而实邪内阻，又会进一步损伤脾胃，终至虚实并见。另外，各种病邪之间、各种病机之间，亦可互相影响，互相转化，形成虚实互见、寒热错杂的病理变化，为痞证的病机特点。总之，胃痞的病位在胃，与肝脾有密切关系。基本病机为脾胃功能失调，升降失司，胃气壅塞。

【诊断要点】

证候诊断：主症 2 项，加次症 2 项，参考舌脉，即可诊断。

【辨证论治】

1. 脾虚气滞证

证候：胃脘痞闷，纳呆。嗳气，疲乏，便溏。舌淡，苔薄白，脉细弦。
治法：健脾和胃，理气消胀。
方药：香砂六君子汤（《古今名医方论》）。人参、白术、茯苓、半夏、陈皮、木香、砂仁、炙甘草。

饱胀不适明显者，加枳壳、大腹皮、厚朴等。

中成药：枳术宽中胶囊（丸）、胃肠安丸、健脾疏肝丸、香砂六君子丸等。

2. 肝胃不和证

证候：胃脘胀满，两胁胀满。每因情志不畅而发作或加重，心烦，嗳气频作，善叹息。舌淡红，苔薄白，脉弦。

治法：理气解郁，和胃降逆。

方药：柴胡疏肝散（《医学统旨》）。陈皮、柴胡、川芎、香附、枳壳、芍药、甘草。

嗳气频作者，加半夏、旋覆花、沉香等。

中成药：气滞胃痛颗粒、金佛止痛丸、达立通颗粒、胃苏颗粒等。

3. 脾胃湿热证

证候：脘腹痞满，口干或口苦。口干不欲饮，纳呆，恶心或呕吐，小便短黄。舌红，苔黄厚腻，脉滑。

治法：清热化湿，理气和中。

方药：连朴饮（《霍乱论》）。制厚朴、川连、石菖蒲、制半夏、香豉、焦栀、芦根。

上腹烧灼感明显者，加海螵蛸（乌贼骨）、凤凰衣、煅瓦楞子等；大便不畅者，加瓜蒌、枳实等。

中成药：苦辛通泄合剂（我院院内制剂）、香连丸、枫蓼肠胃康颗粒、甘露消毒丹、三九胃泰颗粒等。

4. 脾胃虚寒（弱）证

证候：胃脘痞满，喜温喜按。泛吐清水，食少或纳呆，疲乏，手足不温，便溏。舌淡，苔白，脉细弱。

治法：健脾和胃，温中散寒。

方药：理中丸（《伤寒论》）。人参、干姜、白术、甘草。

纳呆明显者，加焦三仙、神曲、莱菔子等。

中成药：附子理中丸、温胃舒颗粒、虚寒胃痛颗粒等。

5. 寒热错杂证

证候：胃脘痞满，遇冷加重，口干或口苦。纳呆，嘈杂，恶心或呕吐，肠鸣，便溏。舌淡，苔黄，脉弦细滑。

治法：辛开苦降，和胃开痞。

方药：半夏泻心汤（《伤寒论》）。半夏、黄芩、干姜、人参、炙甘草、黄连、大枣。口舌生疮者，加连翘、栀子等；腹泻便溏者，加附子、肉桂等。

中成药：荆花胃康胶丸。

【中医特色疗法】

1. 针刺 取中脘、足三里、胃俞、内关；脾胃虚寒者，加气海、关元；肝气犯胃者，加太冲；饮食停滞者，加下脘、梁门；气滞血瘀者，加膈俞。

2. 耳针 取大肠、小肠、脾、胃、神门、交感、腹。疼痛发作时取双耳，捻转强刺激；稳定期，两耳交替，中强刺激，每次3~5穴，留针20~30分钟，每日或隔日1次。亦可配合耳穴压王不留行籽，嘱患者每日自行按压3~4遍，每遍不少于20次，10次为1个疗程。

3. 穴位贴敷 用溶剂随证调制不同中药，贴于神阙、中脘、天枢等穴位。

4. 穴位注射 取双侧足三里、内关等，可提高人体正气，促进胃肠功能恢复。

5. 推拿 辨证使用不同手法配合相关穴位，调节脾胃功能。按摩手法常用揉、捏法等。

6. 中药热熨法 食盐、吴茱萸、麦麸等炒热，装入布袋中，热熨痛处。

【经验方及医院制剂】

医院制剂

苦辛通泄合剂

方药：黄连、半夏、茯苓、枳实、赤芍、白芍、延胡索、柴胡、海螵蛸、浙贝母、百合、乌药等。

功效：健胃消炎，化湿降逆。

主治：嗳气，泛酸。

用法用量：口服，每日 2～3 次，每次 40～80mL，或遵医嘱。

批准文号：豫药制字 Z20121249（周）。

【其他疗法】

1. 根据病情需要，可选择有明确疗效的治疗方法，如音乐疗法、心理治疗、中药离子导入疗法、中频电疗等。

2. 心理治疗对功能性消化不良的治疗有一定帮助。《景岳全书》云："若思郁不解致病者，非得情舒愿遂，多难取效。"叶天士亦强调让患者"怡情释怀"。心理干预治疗在消化不良防治中越来越受到重视，"生物—心理—社会"疾病治疗模式在消化不良治疗方面值得推广。

3. 真气运行法健脾助运，和胃理气。每日于餐后 2 小时左右练功，每日 3 次。

【中成药辨证应用】

1. 脾虚气滞证 可选用枳术宽中胶囊（丸）、胃肠安丸、健脾疏肝丸、香砂六君子丸等。

2. 肝胃不和证 可选用气滞胃痛颗粒、金佛止痛丸、达立通颗粒、胃苏颗粒等。

3. 脾胃湿热证 可选用香连丸、枫蓼肠胃康颗粒、甘露消毒丹、三九胃泰颗粒等。

4. 脾胃虚寒（弱）证 可选用附子理中丸、温胃舒颗粒、虚寒胃痛颗粒等。

5. 寒热错杂证 可选用荆花胃康胶丸。

【中医调护】

一、病情观察

以胃脘痞塞、满闷不舒为主证，并有按之柔软、压之不痛、望无胀形的特点。该病发病缓慢，时轻时重，反复发作，病程漫长。密切观察病情变化，全腹胀满而疼痛拒按时，及时报告医生并配合处理。注意观察呕吐物和大便颜色、性状。

二、生活起居护理

1. 病室安静、整洁、舒适，空气清新，定时通风。

2. 重症患者应卧床休息，缓解后可下床活动。

3. 指导患者经常敲打或指压内关、足三里、脾俞、胃俞等穴，以健脾开胃，增进食欲。

三、饮食护理

1. 饮食宜清淡、营养丰富、易消化为原则，少量多餐，戒烟酒、浓茶、咖啡。忌食辛辣、肥甘之品。

2. 肝胃不和者饮食不宜过饱；饮食停滞者忌食刺激性及南瓜、红薯等壅滞气机之品；脾胃虚弱者忌食生冷固硬之品；胃阴亏虚者忌辛辣之品；脾胃湿热者忌肥甘油腻之品；寒热错杂者忌辛辣生冷干硬之品。

3. 嘱患者饮食规律，避免暴饮暴食，少食多餐，进食30分钟后运动。

4. 情志护理

多与患者沟通，增加其战胜疾病的信心，消除患者恐惧、紧张心理，保持心情舒畅，排解郁闷心理，避免情绪激动或精神刺激。

四、用药护理

中药汤剂一般宜温服，胃热者偏温凉服，胃寒者宜热服，中药要浓煎，少量频服。使用理气、化痰、行瘀药物时，不可过用辛散香燥之品，以免耗气、伤阴。健胃药宜饭前服，消导药宜饭后服。

五、健康教育

1. 顺应四时，慎起居，适温寒，防六淫，对气候突变要及时防备，尤其需要注意腹部保暖。

2. 脾胃虚弱者饮食宜清淡、易消化，饮食卫生、食材新鲜，忌厚味、寒凉、辛辣、香燥食品。饮食定时定量，晚餐宜食稀粥，以利消化，又可健脾。

3. 加强锻炼，增强体质，可进行太极拳、五禽戏等锻炼，有益于充沛精气，增强或恢复脾胃功能，并保证充足睡眠。

4. 调畅情志，心态平和，保持乐观开朗。

【治未病原则及措施】

1. 在预防上要重视精神与饮食的调摄。患者要养成有规律的生活与饮食习惯，忌暴饮暴食，饥饱不匀。

2. 胃痛持续不已者，应在一定时期内进流质或半流质饮食，少食多餐，以清淡易消化的食物为宜，忌粗糙、多纤维饮食，尽量避免进食浓茶、咖啡和辛辣食物，进食宜细嚼慢咽。

3. 慎用水杨酸、肾上腺皮质激素等西药。

4. 保持乐观的情绪，避免过度劳累与紧张，也是预防本病复发的关键。

（周口市中医院脾胃病科：郭海军，刘卫勤）

呕　吐

呕吐是指胃失和降，气逆于上，迫使胃中之物从口中吐出的一种病证。一般以有物有声谓之呕，有物无声谓之吐，无物有声谓之干呕，临床呕与吐常同时发生，故合称为呕吐。外感六淫之邪，均可引起呕吐，且因感邪之异，而有呕酸、呕苦之别。呕吐有时是人体排出胃中有害物质的保护性反应，治疗不应止呕，当因势利导，驱邪外出。在治疗呕吐时，应根据不同的病因及证型，使用不同方药。

呕吐可以出现于西医学的多种疾病之中，如神经性呕吐、急性胃炎、胃黏膜脱垂症、幽门痉挛、幽门梗阻、贲门痉挛、十二指肠壅积症等。其他如肠梗阻、急性胰腺炎、急性胆囊炎、尿毒症、心源性呕吐、颅脑疾病，表现以呕吐为主症时，亦可参考本节辨证论治，同时结合辨病处理。

【病因病机】

1. 病因

（1）外邪犯胃：感受风、寒、暑、湿、燥、火六淫之邪，或秽浊之气，侵犯胃腑，胃失和降之常，水谷随逆气上出，发生呕吐。由于季节的不同，感受的病邪亦会不同，但一般以受寒者居多。

（2）饮食不节：饮食过量，暴饮暴食，多食生冷、醇酒辛辣、甘肥及不洁之食物，皆可伤胃滞脾，每易引起食滞不化，胃气不降，上逆而为呕吐。

（3）情志失调：恼怒伤肝，肝失条达，横逆犯胃，胃气上逆；忧思伤脾，脾失健运，食停难化，胃失和降，均可发生呕吐。亦可因脾胃素虚，运化无力，水谷易于停留，偶因气恼，食随气逆，导致呕吐。

（4）病后体虚：脾胃素虚，或病后虚弱，劳倦过度，耗伤中气，胃虚不能盛受水谷，脾虚不能化生精微，食滞胃中，上逆成呕。

2. 病机　呕吐的发病机理总为胃失和降，胃气上逆。其病理表现不外

156

虚实两类。实证因外邪、食滞、痰饮、肝气等邪气犯胃，以致胃气壅塞，升降失调，气逆作呕；虚证为脾胃气阴亏虚，运化失常，不能和降，其中又有阳虚、阴虚之别。一般初病多实。若呕吐日久，损伤脾胃，脾胃虚弱，可由实转虚。亦有脾胃素虚，复因饮食所伤，而出现虚实夹杂之证。病变脏腑主要在胃，还与肝、脾有密切的关系。若脾阳素虚，水谷不归正化，痰饮内生，阻碍胃阳，升降失常，胃气上逆，则形成痰饮内阻证；肝气郁结，横逆犯胃，胃气上逆，则形成肝气犯胃证；患病日久，伤脾失运，致脾气亏虚，纳运无力，胃虚气逆，则成脾胃气虚证；久则气虚及阳，致脾胃阳虚证；胃阴不足，胃失濡降，则为胃阴耗伤证。暴病呕吐一般多属邪实，治疗较易，预后良好。唯痰饮与肝气犯胃之呕吐，每易复发。久病呕吐，多属正虚，故虚证或虚实夹杂者，病程较长，且易反复发作，较为难治。若呕吐不止，饮食难进，易变生他证，预后不良。如久病、大病之中，出现呕吐，食不能入，面色㿠白，肢厥不回，脉微细欲绝，此为阴损及阳，脾胃之气衰败，真阳欲脱之危证。正如《中藏经·脏腑虚实寒热》所说："病内外俱虚，卧不得安，身冷，脉细微，呕而不食者，死。"

【诊断要点】

1. 诊断依据

（1）初起呕吐量多，吐出物多有酸腐气味，久病呕吐，时作时止，吐出物不多，酸臭气味不甚。

（2）新病邪实，呕吐频频，常伴有恶寒、发热、脉实有力。久病正虚，呕吐无力，常伴精神萎靡、倦怠、面色萎黄、脉弱无力等症。

（3）本病常有饮食不节，过食生冷，恼怒气郁，或久病不愈等病史。

2. 相关检查

呕吐病位主要在胃，与肝、脾、胆有密切关系。所以可通过胃镜、上消化道钡餐透视，了解胃黏膜情况，贲门、幽门口关闭情况及十二指肠黏膜的改变。若呕吐不止，伴有腹胀、矢气减少或无大便，应做腹部透视及腹部 B 超，以了解有无肠梗阻。若患者面色萎黄，呕吐不止，伴有尿少、浮肿，应及时检查肾功能，以排除肾衰竭、尿毒症所致呕吐。若患者暴吐呈喷射状，应做头部 CT 或 MRI，排除颅脑占位性病变，也可以做腹部 B 超，了解胰腺及胆囊的情况，必要时结合化验血常规、尿淀粉酶、血淀粉酶。若呕吐不止，需检查电解质，了解有无电解质紊乱。育龄期妇女应化验小便，查妊娠试验。

【鉴别诊断】

1. 呕吐与反胃　同属胃部的病变，其病机都是胃失和降，气逆于上，而且都有呕吐的临床表现。但反胃系脾胃虚寒，胃中无火，难以腐熟食入之谷物，以朝食暮吐、暮食朝吐，终至完谷尽吐出而始感舒畅。呕吐是以有声有物为特征，因胃气上逆所致，有感受外邪、饮食不节、情志失调和胃虚失和的不同，临诊之时是不难分辨的。

2. 呕吐与噎膈　皆有呕吐的症状。然呕吐之病，进食顺畅，吐无定时。噎膈之病，进食哽噎不顺或食不得入，或食入即吐，甚则因噎废食。呕吐大多病情较轻，病程较短，预后尚好。而噎膈多因内伤所致，病情深重，病程较长，预后欠佳。

3. 呕吐物的鉴别　呕吐病证有寒、热、虚、实之别，根据呕吐物的性状及气味，也可以帮助鉴别。若呕吐物酸腐量多，气味难闻者，多属饮食停滞，食积内腐；若呕吐出苦水、黄水者，多由胆热犯胃，胃失和降；若呕吐物为酸水、绿水者，多因肝热犯胃，胃气上逆；若呕吐物为浊痰涎沫者，多属痰饮中阻，气逆犯胃；若呕吐清水，量少，多因胃气亏虚，运化失职。

【辨证论治】

一、实证

1. 外邪犯胃证
证候：突然呕吐，胸脘满闷，发热恶寒，头身疼痛，舌苔白腻，脉濡缓。

治法：疏邪解表，化浊和中。

方药：藿香正气散加减。大腹皮 30g，白芷 30g，紫苏 30g，茯苓 30g，半夏曲 60g，白术 60g，陈皮 60g，厚朴 60g，桔梗 60g，藿香 90g，炙甘草 75g。

该方以芳香化浊、散寒解表为主，并具理气和胃降逆之功，适用于寒湿之邪犯胃，中焦气机不利，浊邪上逆之呕吐。藿香、紫苏、白芷芳香化浊，散寒疏表；大腹皮、厚朴理气除满；半夏曲、陈皮和胃降逆止呕；白术、茯苓化湿健脾；生姜和胃止呕。

伴见脘痞嗳腐、饮食停滞者，可去白术，加鸡内金、神曲以消食导滞；如风寒偏重，症见寒热无汗，头痛身楚，加荆芥、防风、羌活祛风寒，解表邪；兼气机阻滞，脘闷腹胀者，可酌加木香、枳壳行气消胀。

2. 食滞内停证

证候：呕吐酸腐，脘腹胀满，嗳气厌食，大便或溏或结，舌苔厚腻，脉滑实。

治法：消食化滞，和胃降逆。

方药：保和丸加减。山楂 18g，神曲 6g，半夏 9g，茯苓 9g，陈皮 6g，连翘 6g，莱菔子 6g。

该方以消食和胃为主，兼有理气降逆之功效，适用于饮食停滞，浊气上逆的呕吐。山楂、神曲、莱菔子消食和胃；陈皮、半夏、茯苓理气降逆，和中止呕；连翘散结清热。

若因肉食而吐者，重用山楂；因米食而吐者，加谷芽；因面食而吐者，重用莱菔子，加麦芽；因酒食而吐者，加蔻仁、葛花，重用神曲；因食鱼、蟹而吐者，加苏叶、生姜；因豆制品而吐者，加生萝卜汁；若食物中毒呕吐者，用烧盐方探吐，防止腐败毒物被吸收。

3. 痰饮内阻证

证候：呕吐清水痰涎，脘闷不食，头眩心悸，舌苔白腻，脉滑。

治法：温中化饮，和胃降逆。

方药：小半夏汤合苓桂术甘汤加减。半夏 20g，生姜 10g，茯苓 12g，桂枝 9g，白术 9g，炙甘草 6g。

前方以祛痰化痰为主，适用于呕吐严重者；后方则可健脾化湿，温化痰饮，适用于呕吐清水、舌苔白腻、脘闷不食者。半夏化痰饮和胃止呕；生姜温胃散寒而止呕；茯苓、白术、甘草健脾化湿；桂枝温化痰饮。

脘腹胀满，舌苔厚腻者，可去白术，加苍术、厚朴以行气除满；脘闷不食者加白蔻仁、砂仁化浊开胃；胸膈烦闷，口苦，失眠，恶心呕吐者，可去桂枝，加黄连、陈皮，化痰泄热，和胃止呕。

4. 肝气犯胃证

证候：呕吐吞酸，嗳气频繁，胸胁胀痛，舌质红，苔薄腻，脉弦。

治法：疏肝理气，和胃降逆。

方药：四七汤加减。半夏150g，茯苓120g，紫苏叶60g，厚朴90g。生姜、大枣适量。

该方具有理气宽中、和胃、降逆止呕之功效，适用于因肝气郁结，气逆犯胃的呕吐。苏叶、厚朴理气宽中；半夏、生姜、茯苓、大枣和胃降逆止呕。

若胸胁胀满疼痛较甚，加川楝子、郁金、香附、柴胡疏肝解郁；如呕吐酸水，心烦口渴，宜清肝和胃，辛开苦降，可酌加左金丸及山栀、黄芩等，若兼见胸胁刺痛，或呕吐不止，诸药无效，舌有瘀斑者，可酌加桃仁、红花等活血化瘀。

二、虚证

1. 脾胃气虚证

证候：食欲不振，食入难化，恶心呕吐，脘部痞闷，大便不畅，舌苔白滑，脉象虚弦。

治法：健脾益气，和胃降逆。

方药：香砂六君子汤加减。党参3g，白术6g，茯苓6g，甘草2g，陈皮2.5g，半夏3g，砂仁2.5g，木香2g。

该方具有健脾益气、祛痰和胃止呕之功效，适用于食欲不振，面色萎黄，恶心呕吐，舌苔薄白腻者。党参、茯苓、白术、甘草健脾益气；半夏祛痰降逆，和胃止呕；陈皮、木香、砂仁理气降逆。

若呕吐频作，噫气脘痞，可酌加旋覆花、代赭石以镇逆止呕；若呕吐清水较多，脘冷肢凉者，可加附子、肉桂、吴茱萸以温中降逆止呕。

2. 脾胃阳虚证

证候：饮食稍多即吐，时作时止，面色㿠白，倦怠乏力，喜暖恶寒，四肢不温，口干而不欲饮，大便溏薄，舌质淡，脉濡弱。

治法：温中健脾，和胃降逆。

方药：理中汤加减。人参、干姜、甘草（炙）、白术各9g。该方具有健脾和胃、甘温降逆之功效，适用于脾胃虚寒而呕吐症见面色㿠白、倦怠乏力、四肢不温等症。人参、白术健脾和胃；干姜、甘草甘温和中。

若呕吐甚者，加砂仁、半夏等理气降逆止呕；若呕吐清水不止，可加吴茱萸、生姜以温中降逆止呃；若久呕不止，呕吐之物完谷不化，汗出肢冷，腰膝酸软，舌质淡胖，脉沉细，可加制附子、肉桂等温补脾肾之阳。

3. 胃阴不足证

证候：呕吐反复发作，或时作干呕，似饥而不欲食，口燥咽干，舌红少津，脉象细数。

治法：滋养胃阴，降逆止呕。

方药：麦门冬汤加减。麦冬 30g，半夏 15g，人参 6g，甘草 6g，粳米 10g，大枣 4 枚。

该方滋阴养胃、降逆止呃，适用于呕吐反复，或时作干呕的阴虚证。人参、麦冬、粳米、甘草滋养胃阴；半夏降逆止呕；大枣益气和中。

若呕吐较剧者，可加竹茹、枇杷叶以和降胃气；若口干，舌红，热甚者，加黄连清热止呕；大便干结者，加瓜蒌仁、火麻仁、白蜜以润肠通便；伴倦怠乏力，纳差舌淡，加太子参、山药益气健脾。

【临证备要】

1. 辨证要点　应首辨虚实。《景岳全书·呕吐》指出："呕吐一证，最当详辨虚实。"实证多由感受外邪、饮食停滞所致，发病较急，病程较短，呕吐量多，呕吐物多有酸臭味。虚证多属内伤，有气虚、阴虚之别，呕吐物不多，常伴有精神萎靡、倦怠乏力、脉弱无力等症。

2. 治疗原则　呕吐总的病机因胃气上逆所致，故治以和胃降逆为原则，结合具体症状辨证论治。偏于邪实者，治宜祛邪为主，邪去则呕吐自止。分别采用解表、消食、化痰、解郁等法。偏于正虚者，治宜扶正为主，正复则呕吐自愈。分别采用健运脾胃、益气养阴等法。虚实兼夹者当审其标本缓急主次而治之。

3. 半夏为止呕之主药　《金匮要略》治呕吐有大小半夏汤。朱良春认为："半夏生用，止呕之功始著。"半夏传统的加工方法，先用清水浸泡十数日，先后加白矾、石灰、甘草再泡，不唯费时费功，而且久经浸泡，其镇吐之有效成分大量散失，药效大减。半夏生用，久煮，则生者变熟，所以，生半夏入汤剂需注意单味先煎 30 分钟，至口尝无辣麻感后，再下余药。

4. 大黄、甘草愈呕吐 食入即吐一症，以常法治之多不愈，《金匮要略·呕吐哕下利病脉证治》云："食入即吐者，大黄甘草汤主之。"原文只十二字，药仅大黄、甘草两味，每能收到很好的疗效。临床应用以"食入即吐"为主，不必拘于热象有无。因大黄气味苦寒，能推陈致新，通利水谷，调中化食，安和五脏，故以为君；臣以甘草缓其中，使清升浊降，胃气顺而不逆，不治吐而吐自正。临证用此方于尿毒症所致呕吐，可立见其效。

5. 针灸止呕效果佳 治疗呕吐可配合针灸及穴位封闭，可以取得更好的效果。体针多选用具有止呕作用的内关、足三里、中脘、公孙。耳针应配选胃、肝、交感、皮质下、神门。每日取 2～3 穴，强刺激，留针 30 分钟，每日或隔日 1 次，用于神经性呕吐。

6. 注意原发病因，不可见吐止吐 由于呕吐可涉及西医学之多种疾病，故临床上在辨证施治的同时，应结合辨病治疗。同时，由于呕吐既是病态，又是祛除胃中病邪的一种反应。如遇伤食、停饮积痰，或误吞毒物时，当因势利导，给予探吐，以祛除病邪。故对由于这些原因所致的欲吐不能吐或吐而未净者，不能一味止吐。

7. 呕吐日久变证多 顽固性呕吐日久，多伤津损液耗气，引起气随津脱等变证。结合临床实际，可进行补充液体，或静脉推注生脉注射液、口服淡盐水等治疗。

【中医特色疗法】

一、针刺

取足三里、下巨虚、内关、胆俞、脾俞、胃俞、中脘等穴，采用平补平泻法，如中虚脏寒，可采用补法，如湿热壅滞，可采用泻法。临床尚可酌情选取公孙、神阙、天枢、合谷、章门、气海、内庭、阳陵泉、期门、血海、膈俞、太冲、膻中等穴，以增强疗效。

二、灸法

采用艾条、艾炷隔姜灸，或电灸，选取神阙穴、中脘穴、中枢穴、脾俞穴、胃俞穴、三阴交等，适用于寒凝气滞、中虚脏寒证，若兼有肾虚，可加关元穴。选取整块新鲜生姜，纵切成 2～3mm 厚的姜片，在其上用针点刺小孔若干。施灸时，将一底面直径约 10mm、高约 15mm 的圆锥形艾炷放置姜片上，从顶端点燃艾炷，待快烧尽时在旁边接续一个艾炷。灰烬过多时及时清理。注意艾灸过程中要不断地移动姜片，以局部出现大片红晕潮湿，患者觉热为度。

三、耳穴贴压

采用王不留行籽耳穴贴压，主穴选胰胆、肝、胃、十二指肠、交感、神门、皮质下、内分泌；两耳交替，按压至有酸胀感。

四、拔罐

用大口径火罐在腹部及背俞穴中每次选 3～4 穴拔火罐，每日 1～2 次。适用于寒邪内积和饮食停滞引起的呕吐。

五、中药贴敷

1. 外敷　葱白头 15 个，生姜 30g，莱菔子、香附各 50g，打碎炒热，加白米酒，装透气好的布包内，热敷疼痛部位。适用于中虚脏寒证、饮食内停证。

2. 吴茱萸热敷　吴茱萸 200～250g，装入布袋，然后在上面喷洒少许清水，再放进微波炉中调高火加热 3～4 分钟，取出后即可用。调节热敷包的局部温度，以不烫手为宜，注意避免烫伤皮肤。适用于中虚脏寒证。

3. 其他　中药热敷如炒莱菔子、吴茱萸、小茴香各 50g，研磨成粉，用微波炉中高火加热 2～3 分钟，使温度达到 50～60℃，将加热好的中药混合均匀，装入专用纯棉布袋，制成中药热奄包。待中药热奄包温度下降至患者能耐受时敷于神阙穴，适用于中虚脏寒证。

六、推拿

取背俞穴，足太阳膀胱经的脾俞、胃俞、肝俞、胆俞、大肠俞、小肠俞、三焦俞、肾俞、膀胱俞等穴位；采用指针、点穴、㨰法等推拿手法在背俞穴推拿的同时，可配合按揉合谷、天枢穴；拿曲池、尺泽穴；指推或将手三阳经、手三阴经等。手掌揉搓小腿后侧承山穴一带数次，可祛寒暖胃，适用于寒证胃痛呕吐。

七、中药足浴

取艾叶、细辛、川芎、甘草等，根据具体情况辨证加减，将煎煮好的药液加入足浴器中，温度控制在 40～42℃ 。

八、穴位注射

用维生素 B_6、维生素 B_1 各 2mL 膈俞穴位注射，甲氧氯普胺注射液 10mg 足三里穴位注射，可治疗胃癌化疗后胃肠道反应及顽固性呃逆；取双侧足三里穴位注射山莨菪碱（654-2）各 10mg，或者华蟾素注射液 4mL，每日 1～2 次，治疗顽固性呃逆，7 日为 1 个疗程。黄芪注射液 4mL 足三里穴位注射，每日 1 次，以升白益气扶正，7 日为 1 个疗程。

九、中药封包

对腹部穴位（足三里、关元、气海、中脘等穴位）刺激可调节患者脏腑功能，改善患者症状，每日 3～5 次，7～15 日为 1 个疗程。

温中平胃散（制附子 30g，干姜 30g，肉桂 30g，炒苍术 30g，姜厚朴 60g，芒硝 30g，陈皮 30g，党参 30g，炙甘草 30g）可温中健脾，调畅气机，适用于寒凝腹痛呕吐，纳差或纳呆，面色萎黄，四肢乏力，便溏。

十、中药灌肠

生大黄煎剂灌肠或直肠滴注，适用于急性胰腺炎湿热内蕴，阳明腑实证。其他常用药物如清胰汤、大柴胡汤、大黄面、芒硝等。

十一、中药熏蒸

用于关格（慢性肾功能不全）之呕吐。药用麻黄 10g，细辛 10g，桂枝 10g，连翘 10g，木瓜 10g，白芷 10g，川芎 10g，红花 10g，当归 10g，地肤子 10g，仙灵脾 10g，苏叶 15g，艾叶 15g，羌活 15g，防风 15g。应用中药汽疗仪，将中药加清水 3000～3500mL，通电煎沸 20～30 分钟，待蒸汽舱内温

度达 37℃时，患者进入舱内，中药蒸汽熏蒸患者全身各处（除头外），每日
1 次，每次 20 分钟。10 次为 1 个疗程，疗程间可间隔 3 日。

【经验方及医院制剂】

医院制剂

1. 半夏建中合剂

方药：白芍、干姜、竹茹、海螵蛸、鸡内金、延胡索、半夏、甘草、
白术、黄连。

功效主治：辛开苦降、和胃止痛。主治各型胃炎、食管炎、胃及十二
指肠溃疡。

用法用量：口服，每次 40～80mL，每日 2～3 次，或遵医嘱。

注意事项：虚寒证慎用；忌食辛辣、油腻食物。

批准文号：豫药制字 Z20121247（周）。

2. 理中散

方药：干姜、党参、白术（炒）、附子（制）、甘草（炙）。

功效主治：温中散寒，益气健脾。用于脾胃虚寒，脘腹冷痛，呕吐泄
泻，手足不温。

用法用量：1—3 岁每次 1～3g，3 岁以上 4～6g 次，每日 3 次，或遵医
嘱。开水冲服。

注意事项：新生儿禁用。

批准文号：豫药制字 Z20121025（周）。

3. 苦辛通泄合剂

方药：黄连、半夏、茯苓、枳实、赤芍、白芍、延胡索、柴胡、海螵
蛸、浙贝母、百合、乌药等十八味。

功效主治：健胃消炎、化湿降逆。适用于胃痛、胀满、嗳气、泛酸
等症。

用法用量：口服，每次 40～80mL，每日 2～3 次，或遵医嘱。

批准文号：豫药制字 Z20121249（周）。

【中成药辨证应用】

可酌情选用四磨汤、保和丸、人参健脾丸、香砂平胃颗粒、参苓白术散等。

【中医调护】

一、病情观察

1. 急性发作时宜卧床休息，伴有呕血或便血时立即报告医生，指导患者暂禁食，避免活动及精神紧张。

2. 疼痛者观察疼痛的部位、性质、程度、持续时间、诱发因素及伴随症状，如疼痛加剧、冷汗、面色苍白，应及时报告医生，采取应急处理措施。

3. 呕吐者观察和记录呕吐的颜色、性质、次数、量及伴随症状，呕吐物中带有咖啡样物或鲜血时要及时报告医生并处理。

4. 胀满不舒者，顺时针轻轻按揉胸腹部，开胸理气。

二、生活起居护理

1. 保持口腔清洁，呕吐后及时用温水漱口。

2. 指导患者注意保暖，避免腹部受凉，根据气候变化及时增减衣服。

三、饮食护理

1. 呕吐严重者应禁食4～6小时，呕吐停止后应遵循流食—半流食—软食—普食的原则，少食多餐、细嚼慢咽。

2. 生萝卜或生姜捣汁，加温开水冲服，治疗面食及豆类所伤。姜藕捣汁，加温开水冲服，治疗胃热胃气不和、烦渴喜饮等症。二豆（白扁豆、绿豆）同煮成粥，治疗暑湿困胃、吐泻烦渴等症。

3. 呕吐频繁者，暂禁食水会使胃肠得到休息，至少1～2周忌生冷、冰镇及煎炸油腻、黏食等不易消化的食物。

四、情志护理

1. 采用移情相制疗法，转移其注意力。
2. 鼓励家属多陪伴患者，给予患者心理支持。
3. 鼓励患者病友间多沟通交流疾病防治经验。

五、用药护理

勿空腹服药，服药前先进食少量易消化食物，如稀粥，以减少药物对胃肠道刺激。呕吐严重者，中药汤剂宜浓煎，少量频服，服药期间禁食辛辣刺激之品，以免影响药效。

六、健康教育

1. 饮食有节，讲究饮食卫生，定时定量，不过饥过饱。脾胃素虚者，勿食生冷瓜果，禁服寒性药物。胃中有热者，忌食肥甘厚腻、辛辣香燥、醇酒等。
2. 调畅情志，心态平和，保持乐观开朗。
3. 加强锻炼，增强体质，保证充足睡眠。
4. 慎起居，适寒冷，防六淫，注意腹部保暖。

【治未病原则及措施】

1. 未病先防　就是在疾病未发生之前，做好各种预防工作，以防止疾病的发生。疾病的发生关系到邪正两个方面。邪气是导致疾病的重要条件，而正气不足是疾病发生的内在原因和根据。外邪通过内因而起作用。因此，治未病必须从两个方面入手：一方面调养身体，提高正气抗邪能力；另一方面要防止病邪的侵害。

2. 既病防变　如果疾病已经发生，则应争取早期诊断、早期治疗，以防止疾病的发展与传变。

（1）治病求本：是指寻找出疾病的根本原因，并针对根本原因进行治疗。在临床运用这一治则时，必须正确掌握"逆者正治，从者反治"和"急则治标，缓则治本，标本兼治"等原则。

（2）扶正与祛邪：疾病的过程，是正气与邪气矛盾双方相互斗争的过程。因而治疗疾病就要扶助正气、祛除邪气，改变邪正双方的力量对比，使之有利于疾病向痊愈方向转化。

（3）调整阴阳：疾病的发生，从根本上说是阴阳的相对平衡遭到破坏，出现偏胜偏衰的结果。因此，恢复阴阳的相对平衡，促进阴平阳秘，乃是临床治疗的根本法则之一。

（4）调整脏腑功能：人体是一个有机的整体，脏与脏、腑与腑、脏与腑之间在生理上相互协调、相互促进，在病理上则相互影响。因此，注意调整各脏腑之间的关系，使其功能协调，才能收到较好的治疗效果。

（5）调理气血关系：气血是各脏腑及其他组织功能活动的主要物质基础，气血各有其功能，又相互为用。调理气血是以"有余泻之，不足补之"为原则，使它们的关系恢复协调。

（6）因时、因地、因人制宜：由于疾病的发生、发展和转归受多方面因素的影响，如时令气候、地理环境等，尤其是患者个体的体质因素，对疾病的影响更大。因此，在治疗疾病时，必须把这些方面的因素考虑进去，对具体情况做具体分析，区别对待，以制定出适宜的治疗方法。

（周口市中医院脾胃病科：郭海军，刘卫勤）

吐　酸

吐酸,临床以酸水由胃中上泛,或随即咽下,或由口中吐出等症状为特征。常与胃痛、嗳气等兼见。常见于西医的胃-食管反流、慢性胃炎和消化不良等。

【病因病机】

1. 病因　感受外邪、寒热客胃;情志不遂、思虑太过;饮食不节、烟酒无度;素罹胆病、胆邪犯胃以及禀赋不足、脾胃虚弱等为主要病因。

2. 病位　在食管和胃,与肝、胆、脾等脏腑功能失调密切相关。

3. 病机　胃失和降,胃气上逆为胃-食管反流的基本病机。肝胆失于疏泄、脾失健运、胃失和降、肺失宣肃、胃气上逆,上犯食管,形成本病的一系列临床症状。禀赋不足、脾胃虚弱为胃-食管反流发病基础。土虚木乘或木郁土壅,致木气恣横无制,肝木乘克脾土,胆木逆克胃土,导致肝胃、肝脾或胆胃不和;气郁日久,化火生酸,肝胆邪热犯及脾胃,脾气当升不升,胃气当降不降,肝不随脾升,胆不随胃降,以致胃气夹火热上逆;肝火上炎侮肺,克伐肺金,消灼津液,肺失肃降而咳逆上气,气机不利,痰气郁阻胸膈;病程日久,气病及血,则因虚致瘀或气滞血瘀。本病病理因素有虚实两端:属实的病理因素如痰、热、湿、郁、气、瘀等,属虚者责之于脾。本病病机特点:一为逆,二为热,三为郁。

【诊断要点】

1. 临床症状　临床表现多样,烧心、反酸是最常见的典型症状,胸痛亦是常见症状;其他不典型症状有上腹痛、胃胀、嗳气、恶心等消化不良症状,或同时伴有咽喉不适、吞咽困难、睡眠障碍;食管外症状表现有慢性咳嗽、支气管哮喘、慢性喉炎、牙侵蚀症等,并发症包括上消化道出血、食管狭窄等。

2. 内镜检查　可明确诊断。

【鉴别诊断】

吐酸可与呕吐相鉴别。吐酸与呕吐同系胃部病变，同系胃失和降，胃气上逆，吐酸系胃内酸水上攻口腔、咽嗌，不及吐出而下咽；呕吐吐出物多为当日之食，呕吐量有大有小。

【辨证论治】

1. 肝胃郁热证

证候：烧心，反酸，胸骨后灼痛，胃脘灼痛，脘腹胀满，嗳气或反食，易怒，易饥。舌红，苔黄，脉弦。

治法：疏肝泄热，和胃降逆。

方药：柴胡疏肝散《景岳全书》合左金丸《丹溪心法》。柴胡12g，陈皮12g，川芎12g，香附15g，枳壳12g，芍药15g，甘草6g，黄连6g，吴茱萸3g。

泛酸多者，加煅瓦楞、乌贼骨、浙贝母；烧心重者，加珍珠母、玉竹。

2. 胆热犯胃证

证候：口苦咽干，烧心，胁肋胀痛，胸背痛，反酸，嗳气或反食，心烦失眠，易饥，舌红，苔黄腻，脉弦滑。

治法：清化胆热，降气和胃。

方药：小柴胡汤《医方集解》合温胆汤《备急千金要方》。柴胡12g，黄芩9g，党参15g，甘草6g，半夏9g，生姜9g，大枣4枚，竹茹15g，枳实15g，陈皮12g，茯苓15g。

口苦呕恶重者，加焦山栀、香附、龙胆草；津伤口干甚者，加沙参、麦冬、石斛。

3. 气郁痰阻证

证候：咽喉不适，如有痰梗，胸膺不适，嗳气或反流，吞咽困难，声音嘶哑，半夜呛咳，舌苔白腻，脉弦滑。

治法：开郁化痰，降气和胃。

方药：半夏厚朴汤《金匮要略》。半夏 9g，厚朴 15g，茯苓 15g，生姜 9g，苏叶 12g。

咽喉不适明显者，加苏梗、玉蝴蝶、连翘、浙贝母；痰气交阻明显，酌加苏子、白芥子、莱菔子。

4. 瘀血阻络证

证候：胸骨后灼痛或刺痛，后背痛，呕血或黑便，烧心，反酸，嗳气或反食，胃脘刺痛，舌质紫暗或有瘀斑，脉涩。

治法：活血化瘀，行气止痛。

方药：血府逐瘀汤《医林改错》。桃仁 12g，红花 6g，当归 12g，生地 15g，川芎 9g，赤芍 15g，牛膝 12g，桔梗 15g，柴胡 12g，枳壳 15g，甘草 6g。

胸痛明显者，加制没药、三七粉、全瓜蒌；瘀热互结甚者，加牡丹皮、郁金。

5. 中虚气逆证

证候：反酸或泛吐清水，嗳气或反流，胃脘隐痛，胃痞胀满，食欲不振，神疲乏力，大便溏薄，舌淡，苔薄，脉细弱。

治法：疏肝理气，健脾和胃。

方药：旋覆代赭汤《伤寒论》合六君子汤《医学正传》。旋覆花 15g，代赭石 12g，党参 15g，生姜 9g，半夏 9g，大枣 4 枚，甘草 6g，陈皮 12g，白术 15g，茯苓 15g。

嗳气频者，加砂仁、豆蔻；大便溏薄甚者，加赤石脂、山药。

6. 脾虚湿热证

证候：餐后反酸，饱胀，胃脘灼痛，胸闷不舒，不欲饮食，身倦乏力，大便溏滞，舌淡或红，苔薄黄腻，脉细滑数。

治法：清化湿热，健脾和胃。

方药：黄连汤《伤寒论》。黄连 6g，甘草 6g，干姜 9g，桂枝 15g，党参 15g，姜半夏 9g，大枣 4 枚。

大便溏滞严重者，加木香、黄芩、茯苓；胃脘灼痛甚者，加吴茱萸、煅瓦楞、乌贼骨。

【临证备要】

初病以实热为主，湿、痰、食、热互结导致气机升降失调，胃气夹酸上逆；久病火热之邪，耗津伤阴，虚火上逆，因实而致虚。初病在气，脾胃气郁而失其升降，肝气郁而失其条达，肺气郁而失其宣肃，大肠气郁而失其通导；气郁迁延，由气滞而血瘀，气虚而致瘀，或气郁久而化热，耗伤阴血，津枯血燥而致瘀，气病及血。禀赋不足，素体亏虚，久病迁延，耗伤正气，均可引起脾胃虚弱，运化失常，浊气内生，气逆、食滞、火郁、痰凝、湿阻、血瘀相兼为病，因虚而致实。

【中医特色疗法】

一、针刺

取穴：实证取内关、足三里、中脘。虚证用脾俞、胃俞、肾俞、膻中、曲池、合谷、太冲、天枢、关元、三阴交。

操作：患者取卧位或坐位，使用 0.40mm×50mm 毫针，取主、配穴进行治疗，根据穴位部位不同选择进针角度及深度，根据病情使用补、泻手法，以泻法和平补平泻为主，留针 30 分钟。

疗程：每日 1 次，7 日为 1 个疗程。一般治疗 3~4 个疗程。

二、艾灸

取穴：神阙、中脘、天枢。

灸法：艾条灸 30 分钟，艾罐灸 30 分钟。

操作：点燃艾条，将点燃的一端，在距离施灸穴位皮肤 3cm 左右处进行熏灸，以局部有温热感而无灼痛为宜。每处灸 30 分钟，至局部皮肤红晕为度。

疗程：每日 1 次，每次 2 个部位。10 日为 1 个疗程，一般治疗 3 个疗程。

三、穴位贴敷

取穴：神阙、中脘、天枢。

操作：患者取卧位或坐位，在调配好的中药粉末中加入适量凡士林或蜂蜜调成膏状，做成直径约 0.5cm 的药饼，用胶布固定于所选穴位上。贴药后留置 8 小时。敷药后局部皮肤若出现红疹、瘙痒、水疱等过敏现象，应暂停使用。

疗程：每次选 1～2 个穴位。每日换药 1 次，10 日为 1 个疗程，一般为 1～3 个疗程。

四、中药热熨法

操作：将食盐、吴茱萸、麦麸等炒热，装入布袋中，热熨痛处。

疗程：每日 1 次。10 日为 1 个疗程，一般治疗 3 个疗程。

五、穴位注射

取穴：足三里、内关。

药物：黄芪注射液、甲氧氯普胺注射液。

操作：穴位常规消毒，用 5mL 注射器，选择上述药液其中一种，吸取 4mL。刺入穴内，探得针感后，回抽无血，缓慢注入药液，每穴注射 1mL。

疗程：每 2 日 1 次，10 日为 1 个疗程。一般治疗 2～3 个疗程。

【经验方及医院制剂】

一、经验方

徐景藩教授经验方

方药：川连 3g，吴茱萸 2g，橘皮 6g，竹茹 10g，麦冬 10g，姜半夏 10g，枇杷叶 10g，茯苓 15g，甘草 3g，太子参 15g。

功效：泄肝和胃。

二、医院制剂

苦辛通泄合剂

方药：黄连、半夏、茯苓、枳实、赤芍、白芍、延胡索、柴胡、海螵蛸、浙贝母、百合、乌药等。

功效：健胃消炎，化湿降逆。

主治：嗳气，泛酸。

用法用量：口服，每日 2～3 次，每次 40～80mL，或遵医嘱。

批准文号：豫药制字 Z20121249（周）。

【其他疗法】

西医药物疗法，治疗上主要是应用胃肠动力药、抗酸药或采取手术治疗，但尚存在不良反应多、易产生耐药性、病后易复发、术后并发症等问题。

【中成药辨证应用】

1. **肝胃郁热证**　达立通颗粒、疏肝和胃丸、左金丸、加味左金丸等。
2. **胆热犯胃证**　胆胃康胶囊等。
3. **气郁痰阻证**　开胸顺气丸、越鞠丸、甘海胃康胶囊等。
4. **瘀血阻络证**　胃康胶囊等。
5. **中虚气逆证**　补中益气丸等。
6. **脾虚湿热证**　金胃泰胶囊。

【中医调护】

一、病情观察

观察反酸、烧心的频率、程度、伴随症状及饮食关系。胸骨后灼痛者观察疼痛部位、性质、程度、持续时间、诱发因素。嗳气、胃胀满者观察嗳气的时间、次数及伴随症状。

二、生活起居护理

1. 急性期发作宜卧床休息，减少腹部压力姿势，如下蹲、久坐、久立、过劳等。

2. 患者饭后 30 分钟内不宜平卧，就寝时宜抬高床头。反酸明显，用淡盐水漱口。口苦、口干、口臭、牙龈肿胀，做好口腔护理，遵医嘱应用中药含漱。

3. 注意休息，少量饮温开水，自上而下按摩胃脘部，使气顺而缓解症状。

三、饮食护理

1. 肝胃郁热证 宜食疏肝解郁、和胃清热食品，如金橘根、猪肚；肝气犯胃者宜食理气降逆的食品，如萝卜、佛手、生姜等。

2. 胆热犯胃证 宜食疏肝利胆、清热和胃食品，如猕猴桃、甘蔗（不宜空腹食用）、白菜、蚌肉、生姜等。

3. 中虚气逆证 宜食补中益气、健脾和胃的食品，如粳米、莲藕、香菇、山药、猪肚、莲子等。

4. 气郁痰阻证 宜食理气止郁、健脾化痰的食品，如扁豆、佛手、萝卜等。

5. 瘀血阻络证 宜食活血化瘀、理气通络的食品，如莲藕、丝瓜等。

6. 禁忌 烧心反酸的患者忌食生冷，少甜食、酸之品，戒烟酒、浓茶、浓咖啡、韭菜、茴香等，不宜过饱或过量饮水。胸骨后灼痛忌食过热、过烫的食物以免损伤食管黏膜，忌食辛辣、肥甘、煎炸之品，戒烟酒。胃脘胀满的患者宜少食多餐，控制饮食摄入量，可进食少量清淡、易消化流食。

7. 烹调方法 食物应切细煮软，烹调以烧、蒸、煮等软性烹调为主，忌煎、炸、熏烤及腌制食品。

四、情志护理

1. 了解患者心理状况，指导患者避免忧思忧虑，保持乐观。鼓励家属多陪伴患者，给予患者心理支持。针对患者不良情绪，指导多采用移情相制法，转移注意力，淡化、消除不良情志。针对患者焦虑情绪变化，可采用暗示疗法。

2. 鼓励患者间沟通，交流疾病防治经验，提高对疾病的认识，增强治疗信心。

五、用药护理

内服中药，将中药浓煎，餐后少量频服为宜。

【治未病原则及措施】

1. 原则　预防为主，防治结合。

2. 措施　季节变化时注意胃区保暖，避免受凉。由于吐酸易发生在夜间，睡眠时应抬高床头 30°。餐后宜取直立位，或 0.5～1.5 小时后进行散步，运动时间 30～40 分钟，以身体发热、微汗、不感到疲劳为宜。睡前不进食，晚餐与入睡的间隔不少于 3 小时；腹部按摩，仰卧位双腿屈曲，用右手的掌心在腹部按顺时针方向做绕圈按摩，也可从上腹往下腹缓缓按摩，每日进行 3～4 次，每次 5～10 分钟。

（周口市中医院脾胃病科：郭海军，刘卫勤）

呃 逆

呃逆是指胃气上逆动膈,以气逆上冲,喉间呃呃连声,声短而频,难以自制为主要表现。

呃逆相当于西医学中的单纯性膈肌痉挛,而其他疾病如胃肠神经官能症、胃炎、胃扩张、胸腹腔肿瘤、肝硬化晚期、脑血管病、尿毒症,以及胸腹手术后等所引起的膈肌痉挛之呃逆,均可参考本节辨证论治。

【病因病机】

呃逆的病因多由饮食不当、情志不遂和正气亏虚等所致。胃失和降、气逆动膈是呃逆的主要病机。

一、病因

1. 饮食不当 进食太快,过食生冷,或滥服寒凉药物,寒气蕴蓄于胃,循手太阴之脉上动于膈,导致呃逆。或过食辛热煎炒,醇酒厚味,或过用温补之剂,燥热内生,腑气不行,气逆动膈,发生呃逆。《景岳全书·呃逆》曰:"皆其胃中有火,所以上冲为呃。"

2. 情志不遂 恼怒伤肝,气机不利,横逆犯胃,逆气动膈;或肝郁克脾,或忧思伤脾,运化失职,滋生痰浊;或素有痰饮内停,复因恼怒气逆,逆气夹痰浊上逆动膈,发生呃逆。如《证治准绳·呃逆》即有"暴怒气逆痰厥"而发生呃逆的记载。

3. 体虚 病后或素体不足,年高体弱,或大病久病,正气未复,或吐下太过,虚损误攻,均可损伤中气,或胃阴耗伤,胃失和降,发生呃逆。甚则病深及肾,肾气失于摄纳,浊气上乘,上逆动膈,均可发生呃逆。如《证治汇补·呃逆》提出:"伤寒及滞下后,老人、虚人、妇人产后多有呃证者,皆病深之候也。若额上出汗,连声不绝者危。"

二、病机

1. 胃居膈下，其气以降为顺，胃与膈有经脉相连属；肺处膈上，其主肃降，手太阴肺之经脉还循胃口，上膈，属肺。肺胃之气均以降为顺，两者生理上相互联系，病理上相互影响。肺之宣肃影响胃气和降，且膈居肺胃之间，上述病因影响肺胃时，使胃失和降，膈间气机不利，逆气上冲于喉间，致呃逆作。胃中寒气内蕴，胃失和降，上逆动膈，可致胃中虚冷证；燥热内盛伤胃，甚至阳明腑实，腑气不顺，胃失和降，可致胃火上逆证；肝失疏泄，气机不顺，津液失布，痰浊内生，影响肺胃之气，可致气机郁滞证。此外，胃之和降，有赖于脾气健运和肝之条达，若脾失健运或肝失条达，则胃失和降，气逆动膈，亦成呃逆。肺之肃降与胃之和降还有赖于肾的摄纳，若肾气不足，肾失摄纳，肺胃之气，失于和降，浊气上冲夹胃气上逆动膈，亦可致呃。总之，呃逆之病位在膈，病变的关键脏腑在胃，还与肝、脾、肺、肾诸脏腑有关。基本病机是胃失和降，膈间气机不利，胃气上逆动膈。

2. 病理性质有虚实之分。实证多为寒凝、火郁、气滞、痰阻，胃失和降；虚证每由脾肾阳虚或胃阴耗损等正虚气逆所致。但亦有虚实夹杂并见者。病机转化决定于病邪性质和正气强弱。寒邪为病者，主要是寒邪与阳气抗争，阳气不衰则寒邪易于疏散；反之，胃中寒冷，损伤阳气，日久可致脾胃虚寒之证。热邪为病者，如胃中积热或肝郁日久化火，易于损阴耗液而转化为胃阴亏虚。气郁、食滞、痰饮为病者，皆能伤及脾胃，转化为脾胃虚弱证。亦有气郁日久或手术致瘀者，血瘀而致胃中气机不畅，胃气上逆者。

3. 呃逆之证，轻重预后差别较大。如属单纯性呃逆，偶然发作，大都轻浅，预后良好；若出现在急、慢性疾病过程中，病情多较重；如见于重病后期，正气甚虚，呃逆不止，呃声低微，气不得续，饮食不进，脉沉细伏者，多属胃气将绝、元气欲脱的危候，极易生变。

【诊断要点】

1. 呃逆以气逆上冲，喉间呃呃连声，声短而频，不能自止为主症，其呃声或高或低，或疏或密，间歇时间不定。

2. 常伴有胸膈痞闷、脘中不适、情绪不安等症状。

3. 多有受凉、饮食、情志等诱发因素，起病多较急。

4. 相关检查，如单纯性膈肌痉挛无须做理化检查。胃肠钡剂 X 线透视及内镜检查可诊断胃肠神经官能症、胃炎、胃扩张、胃癌等；肝、肾功能及 B 超、CT 等检查可诊断肝硬化、尿毒症、脑血管病以及胸腹腔肿瘤等。

【鉴别诊断】

1. 呃逆与干呕　两者同属胃气上逆的表现，干呕属于有声无物的呕吐，乃胃气上逆，冲咽而出，发出呕吐之声。呃逆则气从膈间上逆，气冲喉间，呃呃连声，声短而频，不能自制。

2. 呃逆与嗳气　两者均为胃气上逆，嗳气乃胃气阻郁，气逆于上，冲咽而出，发出沉缓的嗳气声，常伴酸腐气味，食后多发，故张景岳称之为"饱食之息"，与喉间气逆而发出的呃呃之声不难区分。

【辨证论治】

1. 胃中寒冷证

证候：呃声沉缓有力，胸膈及胃脘不舒，得热则减，遇寒更甚，进食减少，喜食热饮，口淡不渴，舌苔白润，脉迟缓。

治法：温中散寒，降逆止呃。

方药：丁香散加减。丁香 3g，柿蒂各 3g，甘草 1.5g（炙），良姜 1.5g。

本方能起到温中祛寒降逆的作用，适用于呃声沉缓、得热则减、遇寒加重之呃逆。丁香、柿蒂降逆止呃；高良姜、干姜、荜茇温中散寒；香附、陈皮理气和胃。

若寒气较重，脘腹胀痛者，加吴茱萸、肉桂、乌药散寒降逆；若寒凝食滞，脘闷嗳腐者，加莱菔子、制半夏、槟榔行气降逆导滞；若寒凝气滞，脘腹痞满者，加枳壳、厚朴、陈皮以行气消痞；若气逆较甚，呃逆频作者，加刀豆子、旋覆花、代赭石以理气降逆。还可辨证选用丁香柿蒂散等。

2. 胃火上逆证

证候：呃声洪亮有力，冲逆而出，口臭烦渴，多喜冷饮，脘腹满闷，大便秘结，小便短赤，苔黄燥，脉滑数。

治法：清胃泄热，降逆止呃。

方药：竹叶石膏汤加减。竹叶 6g，石膏 50g，人参 6g，麦冬 20g，半夏 9g，甘草 6g，粳米 10g。

本方有清热生津、和胃降逆功能，用于治疗呃声洪亮、口臭烦渴、喜冷饮之呃逆。竹叶、生石膏清泻胃火；沙参（易原方人参）、麦冬养胃生津；制半夏和胃降逆；粳米、甘草调养胃气；竹茹、柿蒂助降逆止呃之力。

若腑气不通，痞满便秘者，可合用小承气汤通腑泄热，使腑气通、胃气降，呃自止；若胸膈烦热，大便秘结，可用凉膈散以攻下泄热。

3. 气机郁滞证

证候：呃逆连声，常因情志不畅而诱发或加重，胸胁满闷，脘腹胀满，嗳气纳减，肠鸣矢气，苔薄白，脉弦。

治法：顺气解郁，和胃降逆。

方药：五磨饮子加减。沉香 6g，槟榔 6g，乌药 6g，木香 6g，枳实 6g。

本方有理气宽中的作用，适用于呃逆连声、因情志改变诱发之呃逆。木香、乌药解郁顺气；枳壳、沉香、槟榔宽中降气；丁香、代赭石降逆止呕。

肝郁明显者，加川楝子、郁金疏肝解郁；若心烦口苦，气郁化热者，加栀子、黄连泄肝和胃；若气逆痰阻，昏眩恶心者，可用旋覆代赭汤加陈皮、茯苓，以顺气降逆、化痰和胃；若气滞日久成瘀，瘀血内结，胸胁刺痛，久呃不止者，可用血府逐瘀汤加减以活血化瘀。

4. 脾胃阳虚证

证候：呃声低长无力，气不得续，泛吐清水，脘腹不舒，喜温喜按，面色㿠白，手足不温，食少乏力，大便溏薄，舌质淡，苔薄白，脉细弱。

治法：温补脾胃止呃。

方药：理中丸加减。人参、干姜、甘草（炙）、白术各 9g。本方温中健脾，降逆止呃，适用于呃声无力、喜温喜按、手足不温之呃逆。人参、白术、甘草甘温益气；干姜温中散寒；吴茱萸、丁香、柿蒂温胃平呃。

若嗳腐吞酸，夹有食滞者，可加神曲、麦芽消食导滞；若脘腹胀满，脾虚气滞者，可加法半夏、陈皮理气化浊；若呃声难续，气短乏力，中气大亏者，可加黄芪、党参补益中气；若病久及肾，肾阳亏虚，形寒肢冷，腰膝酸软，呃声难续者，为肾失摄纳，可加肉桂、补骨脂、山萸肉、刀豆子补肾纳气。

5. 胃阴不足证

证候：呃声短促而不得续，口干咽燥，烦躁不安，不思饮食，或食后饱胀，大便干结，舌质红，苔少而干，脉细数。

治法：养胃生津，降逆止呃。

方药：益胃汤合橘皮竹茹汤加减。沙参9g，麦冬15g，冰糖3g，生地15g，玉竹4.5g。

前方养胃生津，治胃阴不足，口干咽燥，舌干红少苔者；后方益气清热，和胃降逆，治胃虚有热，气逆不降而致呃逆。沙参、麦冬、玉竹、生地甘寒生津，滋养胃阴；橘皮、竹茹、枇杷叶、柿蒂和胃降气，降逆平呃。

若咽喉不利，阴虚火旺，胃火上炎者，可加石斛、芦根以养阴清热；若神疲乏力，气阴两虚者，可加党参或西洋参、山药以益气生津。

【临证备要】

1. 辨证要点 呃逆一证在辨证时首先应分清是生理现象，还是病理反应。若一时性气逆而作呃逆，且无明显兼证者，属暂时生理现象，可不药而愈。若呃逆持续或反复发作，兼证明显，或出现在其他急慢性病证过程中，可视为呃逆病证，需服药治疗才能止呃。辨证当分清虚、实、寒、热。如呃逆声高，气涌有力，连续发作，多属实证；呃声洪亮，冲逆而出，多属热证；呃声沉缓有力，得寒则甚，得热则减，多属寒证；呃逆时断时续，气怯声低乏力，多属虚证。

2. 辨病论治与辨证论治相结合 呃逆一证，总由胃气上逆动膈而成，故治疗以理气和胃、降逆止呃为基本治法，选用柿蒂、丁香、制半夏、竹茹、旋覆花等。肺气宣通有助于胃气和降，故宣通肺气也是胃气得以和降的保证，遣方时可加入桔梗、枇杷叶、杏仁之品。然临床施治，更应辨证求因，针对不同病因病机而治。因寒邪蕴蓄者，当温中散寒；因燥热内盛者，当清其燥热；因气郁痰阻者，当理气开郁除痰；因脾胃虚弱者，当补其脾胃。若由饮食不当所致者，当调其饮食，宜进清淡、易消化食物，忌食生冷、辛辣，避免饥饱失常；由外邪所致者，当注意起居有常，避免外邪侵袭；由情志不遂所致者，当畅其情志，避免过喜、暴怒等精神刺激；由久病体虚所致者，当扶正补虚，同时积极治疗原发病。

3. 治疗原则 呃逆一证，总由胃气上逆动膈而成，所以理气和胃、降逆止呃为基本治法。止呃要分清寒热虚实，分别施以祛寒、清热、补虚、泻实之法，因此，应在辨证的基础上和胃降逆止呃。对于重危病证中出现的呃逆，治当大补元气，急救胃气。

顽固性呃逆的治疗注重理气活血。气行则血行，气滞则血瘀。久患呃逆不愈，当属气机不畅日久，久病入络，血行瘀阻，气滞血瘀之证。故治疗除理气和胃、降逆止呃之外，当结合应用活血化瘀之法，调理气血，使血行气顺，膈间快利，呃逆自止，临证以血府逐瘀汤加减，可加祛风通络之品，如干地龙、全蝎等，尤适合中风合并呃逆者。

【中医特色疗法】

一、针刺

分别针刺少商穴、迎香穴、双侧膈俞穴，每次有效率可达 90% 以上，也可同时针刺足三里、三阴交，配内关、太冲穴，缓解率可明显提高。

二、穴位注药

用 5mL 注射器，7 号针头，抽取维生素 B_1 100mg 及维生素 B_6 50mg，垂直刺入内关穴，有针感后，回抽无血，即快速注药，每穴注射 2mL，无效者于 2 小时后重复一次，有效率达 95.83%。5mL 注射器抽取阿托品 0.5mg 后，用 7 号针头垂直刺入足三里穴 1.5～2cm，经强刺激，患者感到酸胀后，缓注 0.25mg，同法再于另一侧足三里穴注射，有效率可达 90%。同上述方法还可用维生素 K_3、普鲁卡因、异丙嗪等药物注射，亦多能收到良好效果。

三、艾灸

可按中脘、关元，然后膻中穴的顺序，每穴温和施灸 15 分钟，每日 1

次，此法一次治愈率为 69%，重复艾灸一周内治愈率达 100%。

四、按摩及指压

治疗者以双手拇指按压患者双侧眼眶上，相当于眶上神经处，以患者耐受为限，双手拇指交替旋转 2～4 分钟，并嘱患者间断屏气，常收到较好效果；也可按摩膈中穴 10 分钟。有人报道用拇指、示指捏压患者中指两侧，多于 2 分钟即可见效。

五、掌击

患者取坐位或站立位，医者立其背后，将手指伸直，五指并拢，腕部伸直，趁其不备时，用手掌根部击打其背部膈俞和胃俞穴，左、右各击 1～2 掌。

六、体外膈肌起搏

中等量刺激，每分钟 9 次，每次治疗 30～50 分钟，直至呃逆停止，亦有患者需连续数天治疗方愈者。

七、其他

取嚏法，指压内关、合谷、人迎等，可不药而愈；对呃逆持续时间长不缓解的患者可试行屏气、饮冷开水或采用重复呼吸等方法，多可获效。

【经验方及医院制剂】

一、经验方

芍药甘草汤合益胃汤（国医大师王绵之治疗呃逆经验方）

方药：生白芍 15g，炙甘草 10g，黄连 1.5g，北沙参 15g，玉竹 15g，麦冬 10g，绿萼梅 6g（后下），佛手花 6g（后下）。

肝胃不和可加柴胡、郁金、枳壳、旋覆花、代赭石；脾胃虚寒可加人参、高良姜、娑罗子、紫蔻；淤毒内阻可加生蒲黄、五灵脂、蛇蜕、血余炭、仙鹤草、蜂房、白屈菜、藕节；气血双亏可加当归、熟地黄、黄精、阿胶、仙灵脾、人参、紫河车。

功效：酸甘化阴，益胃清热。

主治：呃逆，属肝阴不足，中焦虚热上逆者。症见呃声频频而急促、洪亮，大便不爽，睡眠不佳，梦多而浅，口干舌燥，舌质红，苔薄少，脉细数。

二、医院制剂

1. 半夏建中合剂

方药：白芍、干姜、竹茹、海螵蛸、鸡内金、延胡索、半夏、甘草、白术、黄连。

功效主治：辛开苦降、和胃止痛。主治各型胃炎、食管炎、胃及十二指肠溃疡。

用法用量：口服，每次 40～80mL，每日 2～3 次，或遵医嘱。

注意事项：虚寒证慎用；忌食辛辣、油腻食物。

批准文号：豫药制字 Z20121247（周）。

2. 理中散

方药：干姜、党参、白术（炒）、附子（制）、甘草（炙）。

功效主治：温中散寒、益气健脾。用于脾胃虚寒、脘腹冷痛，呕吐泄泻，手足不温。

用法用量：1—3 岁者每次 1～3g，3 岁以上者每次 4～6g，每日 3 次，或遵医嘱。开水冲服。

注意事项：新生儿禁用。

批准文号：豫药制字 Z20121025（周）。

3. 苦辛通泄合剂

主要成分：黄连、半夏、茯苓、枳实、赤芍、白芍、延胡索、柴胡、海螵蛸、浙贝母、百合、乌药等十八味。

功能主治：健胃消炎、化湿降逆。适用于胃痛、胀满、嗳气、泛酸等症。

用法用量：口服，每次 40～80mL，每日 2～3 次，或遵医嘱。

批准文号：豫药制字 Z20121249（周）。

【其他疗法】

呃逆以喉间呃呃连声，声短而频，难以自制为主症。病因有饮食不节、情志不遂、体虚病后等，发病在脑，与脾、胃、肺、肝、肾等脏腑病变有关，基本病机为胃气失降，上逆动膈。治疗以理气和胃、降逆平呃为原则，应分清寒热虚实，在辨证论治的同时，适加降逆止呃之品，以标本兼治。若在急慢性疾病的严重阶段出现呃逆不止，往往是胃气衰败的危象，预后不佳，应予警惕。同时亦可通过食疗预防。

1. 橘茹饮　准备橘皮、竹茹、柿饼、生姜、白糖等，再加水煎熬两次，加入白糖调匀饮用，能理气和胃、降逆。

2. 芦根竹茹汤　准备芦根、竹茹，将这两味水煎去渣，每日分 2 次饮服，可以清热和胃止吐。

3. 竹茹粳米粥　准备竹茹、粳米，将竹茹水煎 15～20 分钟，去渣留汁，再放入洗净粳米煮为粥，可以当早餐来食用。

4. 竹茹公英饮　准备竹茹、蒲公英、白糖等，先是将竹茹、蒲公英加水煎汁，滤煎液中加入白糖适量就可以了。

5. 乌梅橘皮茶　准备乌梅、橘皮，开水冲泡，加盖闷 15 分钟，就可以服用了。

6. 乌梅冰糖饮　准备乌梅、冰糖，放入锅内，加水煎汤饮服。

7. 葱白饮　准备葱根、生姜、苏叶等，一起放入瓦锅，加水煎服饮用。

8. 姜末粥　准备大米、姜末，加水煮粥，粥熟米花而稠时，加入姜末，趁热温服。

9. 生姜蜂蜜糯米饮　准备生姜、糯米、蜂蜜，将生姜、糯米研碎，加水煎煮取汁，再加入蜂蜜，炖熟服用。

10. 核桃姜汤　将核桃研碎，用生姜汤送下就可以了。

此外，患者也要多喝一些温开水，注意饮食的规律，细嚼慢咽，少吃生冷过热的食物，顽固性的呃逆要尽快去医院查明原因，再对症治。

【中成药辨证应用】

可酌情选用保和丸、四磨汤、木香顺气丸、香砂养胃颗粒、气滞胃痛颗粒等。

【中医调护】

一、病情观察

临床上呃逆可偶然单独发生，常与中风、胃脘痛、尿毒症、肝硬化晚期等同时出现，呈连续性或间歇性发作。密切观察患者的生命体征、意识、肢体感觉和活动情况，观察呃逆发作的时间、特点及频率，寻找诱因，注意观察有无消化道出血，包括恶心、呕吐、大便情况，出血时观察色、量的变化，做好记录。嘱患者卧床休息。

二、生活起居护理

1. 保持病室安静整洁，使患者得到良好的休息，有利于稳定其情绪。

2. 过冷、过热均可导致诱发呃逆，应根据气候变化适时增减衣物，预防感冒，多注意休息，适当运动。

3. 胃中寒冷者，可于胃脘部及脐部用热毛巾或中药热敷，忌直接风吹。

三、饮食护理

1. 进餐时取舒适的体位，放松紧张情绪，缓慢进食，液体和固体食物交替。饮食宜有规律、有节制，不偏食嗜食，宜食易消化的高糖、高蛋白、低脂肪之流质或半流质饮食，少量多餐，如米粥、面片。加姜汁适量，忌辛辣、肥甘厚味食品。

2. 对于顽固性呃逆的患者，饮食护理尤为重要，过冷、过热、过硬、过辣食物都会刺激患者，可能引起呃逆。注意饮食卫生，严禁烟酒。有消化道出血者禁食，或流质饮食。注意饮食温度，指导患者在呃逆间歇期进食。

3. 胃火上逆证饮食宜少凉。胃阴不足证更应注意饮食调护，以求正固本，用橘皮、生姜煮水代茶饮，以温胃脾、降逆。

四、情志护理

1. 忧愁思虑过度或抑郁、恼怒致情志不和，气机郁结而胃气上逆致呃逆，可针对诱因开导患者，使其调畅情志，少思静养，保持心情平静，切勿大喜、大怒等。

2. 因呃逆症状比较顽固、病程较长，影响睡眠及其休息者，医护人员应多关心。伴有出血者若有恐惧、烦躁、紧张时，护士应多与患者沟通，宣教心理因素与呃逆的关系，改善其心理状态，鼓励患者树立信心、消除恐惧，积极配合治疗护理。

五、用药护理

1. 遵医嘱合理用药 指导患者按时、按量用药，注意观察用药的效果及不良反应，如氯丙嗪、山莨菪碱注射后，指导患者平卧1～2小时，避免发生直立性低血压。

2. 遵医嘱合理服用中药制剂 胃中寒冷者中药宜温热服用，胃火上逆者中药宜稍凉服。

六、健康教育

1. 保持精神舒畅，避免暴怒、过喜等不良刺激。

2. 注意寒温适宜，避免外邪侵袭。

3. 饮食宜清淡，忌生冷、辛辣、肥腻之品，避免饥饱无常，发作时应进食易消化食物。

4. 教会患者做深呼吸，同时配合引体向上运动，每日2次，每次10～15分钟，以使痉挛的膈肌得到放松，从而缓解呃逆。

（周口市中医院脾胃病科：郭海军，刘卫勤）

腹　痛

腹痛是指胃脘以下、耻骨毛际以上部位发生疼痛为主症的病证。腹部分大腹、小腹和少腹。脐以上为大腹，属脾胃，为足太阴、足阳明经脉所主；脐以下为小腹，属肾、大小肠、膀胱、胞宫，为足少阴、手阳明、手足太阳经脉及冲、任、带脉所主；小腹两侧为少腹，属肝、胆，为足厥阴、足少阳经脉所过。

腹痛常见于西医学的肠易激综合征、消化不良、胃肠痉挛、不完全性肠梗阻、肠粘连、肠系膜和腹膜病变、腹型过敏性紫癜、泌尿系结石、急慢性胰腺炎、肠道寄生虫等，以腹痛为主要表现者，均可参照本内容辨证施治。

【病因病机】

1. 病因

（1）外感时邪：外感风、寒、暑、热、湿邪，侵入腹中，均可引起腹痛。风寒之邪直中经脉则寒凝气滞，经脉受阻，不通则痛。若伤于暑热，或寒邪不解，郁而化热，或湿热壅滞，可致气机阻滞，腑气不通而见腹痛。

（2）饮食不节：暴饮暴食，饮食停滞，纳运无力；过食肥甘厚腻或辛辣，酿生湿热，蕴蓄胃肠；或恣食生冷，寒湿内停，中阳受损，均可损伤脾胃，腑气通降不利而发生腹痛。其他如饮食不洁，肠虫滋生，攻动窜扰，腑气不通则痛。

（3）情志失调：情志不遂，则肝失条达，气机不畅，气机阻滞而痛作。《证治汇补·腹痛》谓："暴触怒气，则两胁先痛而后入腹。"若气滞日久，血行不畅，则瘀血内生。

（4）阳气素虚：素体脾阳亏虚，虚寒中生，渐致气血生成不足，脾阳虚馁而不能温养，出现腹痛，甚至病久肾阳不足，相火失于温煦，脏腑虚寒，腹痛日久不愈。

（5）其他：跌仆损伤，络脉瘀阻，或腹部术后，血络受损，亦可形成腹中血瘀，中焦气机升降不利，不通则痛。

2. 病机　腹中有肝、胆、脾、肾、大小肠、膀胱、胞宫等脏腑，并为足三阴、足少阳、手足阳明、冲、任、带等经脉循行之处，上述诸脏腑经络异常，皆可导致相关脏腑功能失调，使气血郁滞，脉络痹阻，不通则痛。腹痛发病涉及脏腑与经脉较多，病理因素主要有寒凝、火郁、食积、气滞、血瘀。病理性质不外寒、热、虚、实四端。概而言之，寒证是寒邪凝注或积滞于腹中脏腑经脉，气机阻滞而成；热证是由六淫化热入里，湿热交阻，使气机不和，传导失职而发；实证为邪气郁滞，不通则痛；虚证为中脏虚寒，气血不能温养而痛。四者往往相互错杂，或寒热交错，或虚实夹杂，或为虚寒，或为实热，亦可互为因果，互相转化。如寒痛缠绵发作，可以寒郁化热；热痛日久，治疗不当，可以转化为寒，成为寒热交错之证；素体脾虚不运，再因饮食不节，食滞中阻，可成虚中夹实之证；气滞影响血脉流通可导致血瘀，血瘀可影响气机通畅导致气滞。

总之，本病的基本病机为脏腑气机阻滞，气血运行不畅，经脉痹阻，"不通则痛"，或脏腑经脉失养，不荣而痛。若急性暴痛，治不及时，或治不得当，气血逆乱，可致厥脱之证。若湿热蕴结肠胃，蛔虫内扰，或术后气滞血瘀，可造成腑气不通，气滞血瘀日久，可变生积聚。

【诊断要点】

1. 凡是以胃脘以下、耻骨毛际以上部位的疼痛为主要表现者，即为腹痛。其疼痛性质各异，若病因外感，突然剧痛，伴发症状明显者，属于急性腹痛；病因内伤，起病缓慢，痛势缠绵者，则为慢性腹痛。临床可据此进一步辨病。

2. 注意与腹痛相关脏腑经络的症状。如涉及肠腑，可伴有腹泻或便秘；寒凝肝脉痛在少腹，常牵引睾丸疼痛；膀胱湿热可见腹痛牵引前阴，小便淋沥，尿道灼痛；蛔虫作痛多伴嘈杂吐涎，时作时止；瘀血腹痛常有外伤或手术史；少阳表里同病之腹痛可见痛连腰背，伴恶寒发热，恶心呕吐。

3. 根据性别、年龄、婚况，与饮食、情志、受凉等关系，起病经过，其他伴发症状，可资鉴别何脏何腑受病，明确病理性质。

4. 相关检查，如急性腹痛应做血常规、血、尿淀粉酶检查，消化道钡餐，B 超，腹部 X 线检查，胃肠内镜检查等，以助明确病变部位和性质；必要时可行腹部 CT 检查以排除外科、妇科疾病以及腹部占位性病变。

【鉴别诊断】

1. 腹痛与胃痛　胃处腹中，与肠相连，腹痛常伴有胃痛的症状，胃痛亦时有腹痛的表现，常需鉴别。胃痛部位在心下胃脘之处，常伴有恶心、嗳气等胃病见症，腹痛部位在胃脘以下，上述症状在腹痛中较少见。

2. 其他内科疾病的腹痛症状　许多内科疾病常见腹痛的表现，此时的腹痛只是该病的症状。如痢疾之腹痛，伴有里急后重、下痢赤白脓血；积聚之腹痛，以腹中包块为特征等。而腹痛病证，当以腹部疼痛为主要表现。

3. 内科腹痛与外科、妇科腹痛　内科腹痛常先发热后腹痛，疼痛一般不剧，痛无定处，压痛不显；外科腹痛多有发热，疼痛剧烈，痛有定处，压痛明显，见腹痛拒按、腹肌紧张等。妇科腹痛多在小腹，与经、带、胎、产有关，如痛经、先兆流产、宫外孕、输卵管破裂等，应及时进行妇科检查，以明确诊断。

【辨证论治】

1. 寒邪内阻证

证候：腹痛拘急，遇寒痛甚，得温痛减，口淡不渴，形寒肢冷，小便清长，大便清稀或秘结舌质淡，苔白腻，脉沉紧。

治法：散寒温里，理气止痛。

方药：良附丸合正气天香散加减。高良姜 500g，香附（醋制）500g，乌药 60g，香附 250g，陈皮 30g，紫苏叶 30g，干姜 30g。

良附丸温里散寒，正气天香散理气温中，两者合用，共奏散寒止痛之效，适用于治疗寒邪阻遏中阳，腹痛拘急，得热痛减的证候。高良姜、干姜、紫苏温中散寒；乌药、香附、陈皮理气止痛。

如寒气上逆致腹中切痛雷鸣，胸胁逆满呕吐者，用附子粳米汤温中降逆；如腹中冷痛，身体疼痛，内外皆寒者，用乌头桂枝汤温里散寒；若少腹拘急冷痛，属肝脉寒滞者，用暖肝煎温经散寒；若寒实积聚，腹痛拘急，大便不通者，大黄附子汤温泻寒积。若夏日感受寒湿，伴见恶心呕吐，胸闷，纳呆，身重，倦怠，舌苔白腻者，可酌加藿香、苍术、厚朴、蔻仁、半夏，以温中散寒，化湿运脾。此外还可辨证选用附子理中丸、乌梅丸等。

2. 湿热壅滞证

证候：腹痛拒按，烦渴引饮，大便秘结，或溏滞不爽，潮热汗出，小便短黄，舌质红，苔黄燥或黄腻，脉滑数。

治法：泄热通腑，行气导滞。

方药：大承气汤加减。大黄 12g，厚朴 18g，枳实 9g，芒硝 18g。

本方具有软坚润燥、破结除满、荡涤肠胃的功能，适用于腑气不通，大便秘结，腹痛拒按，发热汗出的腹痛。大黄攻下燥屎，芒硝咸寒泄热，软坚散结；厚朴、枳实导滞消痞。

若燥热不甚，寒热往来，恶心呕吐，大便秘结者，改用大柴胡汤表里双解。

3. 饮食积滞证

证候：脘腹胀满，疼痛拒按，嗳腐吞酸，厌食呕恶，痛而欲泻，泻后痛减，或大便秘结，舌苔厚腻，脉滑。

治法：消食导滞，理气止痛。

方药：枳实导滞丸加减。大黄 9g，枳实 9g，神曲 9g，茯苓 6g，黄芩 6g，黄连 6g，白术 6g，泽泻 6g。

本方有消积导滞、清热祛湿的作用，适用于嗳腐吞酸，厌食呕恶，腹痛胀满之证。大黄、枳实、神曲消食导滞；黄芩、黄连、泽泻清热化湿；白术、茯苓健脾助运。

若腹痛胀满者，加厚朴、木香行气止痛；兼大便自利，恶心呕吐者，去大黄，加陈皮、半夏、苍术理气燥湿，降逆止呕；如食滞不重，腹痛较轻者，用保和丸。

4. 肝郁气滞证

证候：腹痛胀闷，痛无定处，痛引少腹，或兼痛窜两胁，时作时止，得嗳气或矢气则舒，遇忧思恼怒则剧，舌质红，苔薄白，脉弦。

治法：疏肝解郁，理气止痛。

方药：柴胡疏肝散加减。柴胡 6g，陈皮 6g，川芎 5g，芍药 5g，枳壳

5g，香附 5g，炙甘草 3g。

本方有疏肝行气止痛之效，可用于治疗因肝气郁结，腹痛走窜，牵引少腹或两胁之证。柴胡、枳壳、香附、陈皮疏肝理气；芍药、甘草缓急止痛；川芎行气活血。

若气滞较重，胸肋胀痛者，加川楝子、郁金；若痛引少腹、睾丸者，加橘核、荔枝核；若腹痛肠鸣，气滞腹泻者，可用痛泻要方；若少腹绞痛，阴囊寒疝者，可用天台乌药散；肝郁日久化热者，加牡丹皮、山栀子清肝泄热。

5. 瘀血内停证

证候：腹痛较剧，痛如针刺，痛处固定，经久不愈，舌质紫黯，脉细涩。

治法：活血化瘀，和络止痛。

方药：少腹逐瘀汤加减。小茴香（炒）7 粒，干姜（炒）0.6g，延胡索 3g，没药（研）6g，当归 9g，川芎 6g，官桂 3g，赤芍 6g，蒲黄 9g，五灵脂（炒）6g。

本方有活血祛瘀、理气止痛之效，适宜治疗腹痛如针刺、痛有定处的血瘀证。当归、川芎、赤芍、甘草养血和营；延胡索、蒲黄、五灵脂化瘀止痛；肉桂、干姜、小茴香温经止痛。

若腹部术后作痛，或跌仆损伤作痛，可加泽兰、没药、三七；瘀血日久发热，可加丹参、牡丹皮、王不留行；若兼有寒象，腹痛喜温，胁下积块，终痛拒按，可用膈下逐瘀汤。若下焦蓄血，大便色黑，可用桃核承气汤。

6. 中虚脏寒证

证候：腹痛绵绵，时作时止，喜温喜按，形寒肢冷，神疲乏力，气短懒言，胃纳不佳，面色无华，大便溏薄，舌质淡，苔薄白，脉沉细。

治法：温中补虚，缓急止痛。

方药：小建中汤加减。桂枝 9g，甘草 6g，大枣 6 枚，芍药 18g，生姜 9g，胶饴 30g。

本方具有温中补虚、缓急止痛的功能，可用于治疗形寒肢冷、喜温喜按、腹部隐痛之证。桂枝、生姜温阳散寒；芍药、炙甘草缓急止痛；饴糖、大枣甘温补中；可加党参、白术益气健脾。

若腹中大寒，呕吐肢冷，可用大建中汤温中散寒；若腹痛下利，脉微肢冷，脾肾阳虚者，可用附子理中汤；若大肠虚寒，积冷便秘者，可用温脾汤；若中气大虚，少气懒言，可用补中益气汤。还可辨证选用当归四逆汤、黄芪建中汤等。如胃气虚寒，脐中冷痛，连及少腹，宜加胡芦巴、川椒、荜澄茄温肾散寒止痛；如血气虚弱，腹中拘急冷痛，困倦，短气，纳少，白汗者，当酌加当归、黄芪调补气血。

【临证备要】

灵活运用温通之法治疗腹痛。温通法是以辛温或辛热药为主体，配合其他药物，藉能动能通之力，以收通则不痛之效的治疗方法。一是与理气药为伍，如良附丸中高良姜与香附同用，温中与理气相辅相成，用于寒凝而致气滞引起的腹痛十分相宜。二是与养阴补血药相合，刚柔相济，也可发挥温通止痛作用，如当归四逆汤中桂枝、细辛与当归、白芍同用。三是与活血祛瘀药配用，如少腹逐瘀汤，在活血化瘀的同时使用小茴香、干姜、肉桂等辛香温热之品，来化解滞留于少腹的瘀血。四是与补气药相配，温阳与补气相得益彰，如附子理中汤，对中虚脏寒的腹痛切中病机。五是与甘缓药同用，常用甘草、大枣、饴糖等味甘之品，使其温通而不燥烈，缓急止痛而不碍邪。

运用清热通腑法治疗急性热证腹痛。清热通腑法是以清热解毒药（如金银花、黄连、黄芩等）与通腑药（如大黄、虎杖、枳实、芒硝等）为主体，借以通则不痛为法，现代用来治疗急慢性胰腺炎取得良好成效。对于不完全性肠梗阻患者，可予调胃承气汤加减，加用木香、槟榔等理气之品，收理气通腑之效。本法应用，中病即止，不可过用，以免伤阴太过。

虫证引起的腹痛。若属蛔虫寄生于人体肠道，导致脾胃健运失常，气机郁滞，出现脐腹阵痛、手足厥冷、泛吐清涎等蛔厥症状者，可选乌梅丸等辨证加减。绦虫属古籍所载的寸白虫病。寸白虫寄生于肠道，吸食水谷精微，扰乱脾胃运化，而引起大便排出白色节片，肛痒、腹痛，或腹胀、乏力、食欲亢进等症。治疗以杀虫驱虫为主，同时佐以泻下药促进虫体排出。驱虫可予槟榔、南瓜子、仙鹤草等，驱虫后，可适当予党参、茯苓、白术等调理脾胃以善后，经 3～4 个月未再排出节片，可视为治愈；反之，再有节片排出，当重复驱虫治疗。

治疗腹痛多以"通"字立法，应根据辨证的虚实寒热，在气在血，确立相应治法。《医学真传》说："夫通则不痛，理也，但通之之法，各有不同。调气以和血，调血以和气，通也；下逆者使之上行，中结者使之旁达，亦通也。虚者，助之使通。寒者，温之使通。无非通之之法也。若必以下泄为通，则妄矣。"在通法的基础上，结合审证求因，标本兼治。属实证者，重在祛邪疏导；对虚痛，应温中补虚，益气养血，不可滥施攻下。对于久痛入络，绵绵不愈之腹痛，可采取辛润活血通络之法。

【中医特色疗法】

1. 中药灌肠 生大黄煎剂灌肠或直肠滴注，适用于急性胰腺炎湿热内蕴，阳明腑实证。其他常用药物：清胰汤、大柴胡汤、大黄面、芒硝等。

2. 针刺治疗 常用足三里、下巨虚、内关、胆俞、脾俞、胃俞、中脘等，采用平补平泻法，如中虚脏寒，可采用补法；如湿热壅滞，可采用泻法。临床尚可酌情选取公孙、神阙、天枢、合谷、章门、气海、内庭、阳陵泉、期门、血海、膈俞、太冲、膻中等穴，以增强疗效。

3. 灸法治疗 采用艾条、艾炷隔姜灸，或电灸，选取神阙、中脘、中枢、脾俞、胃俞、三阴交等，适用于寒凝气滞、中虚脏寒证，若兼有肾虚，可加关元。

4. 耳穴贴压 采用王不留行籽耳穴贴压，主穴选胰胆、肝、胃、十二指肠、交感、神门、皮质下、内分泌；两耳交替，按压至酸胀感。

5. 拔罐 用大口径火罐，在腹部及背俞穴中每次选3～4穴拔火罐，每日1～2次。适用于寒邪内积和饮食停滞引起的腹痛。

6. 中药贴敷

（1）外敷治疗：葱白头15个，生姜30g，莱菔子、香附各50g，打碎炒热，加白米酒，装入透气好的布包，热敷疼痛部位。适用于中虚脏寒证、饮食内停证。

（2）吴茱萸热敷：吴茱萸200～250g装入布袋，然后在上面喷洒少许清水，再放进微波炉中，调高火加热3～4分钟，取出后即可用。调节热敷包的局部温度，以不烫手为宜，注意避免烫伤皮肤。适用于中虚脏寒证。

（3）亦可采用其他中药进行热敷，如炒莱菔子、吴茱萸、小茴香各 50g 研磨成粉，用微波炉中高火加热 2～3 分钟，使温度达到 50～60℃，将加热好的中药混合均匀，装入专用纯棉布袋制成中药热奄包。待中药热奄包温度下降至患者能耐受时敷于神阙穴，适用于中虚脏寒证。

7. 推拿　取背俞穴，足太阳膀胱经的脾俞、胃俞、肝俞、胆俞、大肠俞、小肠俞、三焦俞、肾俞、膀胱俞等穴位；采用指针、点穴、滚法等推拿手法在背俞穴推拿的同时，可配合按揉合谷、天枢穴；拿曲池、尺泽穴；指推或将手三阳经、手三阴经等。手掌揉搓小腿后侧承山穴一带数次，可祛寒暖胃，适用于寒证胃痛。

8. 中药足浴　推荐处方：艾叶、细辛、川芎、甘草等。根据具体情况辨证加减。将煎煮好的药液加入足浴器中，温度控制在 40～42℃。

9. 穴位注射　用维生素 B_6、维生素 B_1 各 2mL 取膈俞穴位注射，甲氧氯普胺注射液 10mg 足三里穴位注射，可治疗胃癌化疗后胃肠道反应及顽固性呃逆；取双侧足三里，穴位注射山莨菪碱（654-2）各 10mg，或者华蟾素注射液 4mL，每日 1～2 次治疗顽固性呃逆。7 日为 1 个疗程。黄芪注射液 4mL 足三里穴位注射，每日 1 次，以升白益气扶正。7 日为 1 个疗程。

10. 中药封包治疗　对腹部穴位（足三里、关元、气海、中脘等穴位）进行刺激，可调节患者的脏腑功能，改善患者症状，3～5 次，7～15 日为 1 个疗程。

温中平胃散主治寒凝腹痛，纳差或纳呆，面色萎黄，四肢乏力，便溏，有温中健脾、调畅气机之功效。

方药：制附子 30g，干姜 30g，肉桂 30g，炒苍术 30g，姜厚朴 60g，芒硝 30g，陈皮 30g，党参 30g，炙甘草 30g。

11. 物理治疗　根据病情需要，可选用中频脉冲电穴位治疗等。

12. 情志疗法　包括语言疏导、静心安神法、转移法等。

13. 音乐疗法　根据"同质原理"选取适当的音乐。详细评估患者对音乐的感觉、接受程度及喜好，确认提供的音乐是适当的。实施音乐疗法的环境应该安静、隐秘，灯光柔和，患者采取舒服的姿势，佩戴耳机。

【经验方及医院制剂】

一、郭海军主任治疗腹痛经验方

1. 大黄附子汤

主治：腹痛得寒加重、大便秘结，伴见恶寒或身痛，舌苔白、脉弦紧。

方药：大黄 10g，制附片 30～50g（先煎），北细辛 10g。

以水 1000mL，先煎制附片 1 小时，再放入细辛、大黄，文火再煎煮 30～40 分钟，取汤液 200mL，分 2 次温服。伴有胆囊炎、胆石症发作者，合大柴胡汤；肾绞痛者合四逆散或芍药甘草汤。

临床应用：适用本方证者，其人形体较壮实，而精神萎靡、面色灰暗，腹痛以下腹痛或偏向一侧的多见，疼痛常较剧烈，多为阵发性。一般均伴有大便数日不解，或大便干结难出，舌质暗、舌苔多厚或水滑。本方证的腹痛有得寒加重、便畅得减的特点，其痛可有饮冷食寒，或暴受风寒引发或加重，且常伴自觉恶寒、手足厥冷等。临床可用于具有上述方证特点的腹痛疾病，如肠梗阻、胆囊炎、胆结石、胆蛔症、泌尿系结石、阑尾炎、腹股沟疝、肿瘤等。

注意事项：方中的附子量比较大，应先煎 1 小时以上更稳妥。本方用药比较峻烈，多用于疼痛重症，普通的疼痛不宜轻易使用。

2. 附子粳米汤

主治：腹痛肠鸣、呕吐，攻冲胸胁，身寒怕冷，苔白或滑。

方药：制附片 10～15g，姜半夏 15g，生甘草 5g，大枣 25g，粳米 30g。

临床常合用大建中汤去人参、胶饴，名《外台》解急蜀椒汤。

注意事项：以水 1000mL，煮至米熟汤成，去滓约 200mL，分 2～3 次温服。本方为仲景经典方，方中附片与半夏同用，并无配伍禁忌，可放心使用。

3. 大建中汤

主治：腹部剧烈冷痛且可牵连及心胸部，呕吐频繁，不能饮食，或可见肠型凸起而拒按，手脚冷，舌淡苔白。

方药：蜀椒 10g，干姜 20g，人参 10g，饴糖 50g（烊）。

前 3 味药用水 600～800mL，煮取 150～200mL，去滓，烊入饴糖，分 2 次温服，服后喝热粥一小碗，并温覆避风寒、禁忌生冷。方中饴糖可用红糖替代，常与附子粳米汤合用。

临床应用：本方证者常有进食生冷的诱因，且起病急剧，多为肠蛔虫症、肠梗阻、肠痉挛等病症。

注意事项：本方使用前需排除外科急诊手术指征。

4. 当归生姜羊肉汤

主治：身体虚弱、腹中痛得寒加重，腹痛可连及腰胁。

方药：当归 50g，生姜 100g，羊肉 250g。以水 1500mL，煮取 450mL，分 3 次温服。若寒多者，生姜用量可翻倍；腹痛而呕吐者，加橘皮 20g；体瘦虚弱者，可加人参 20g。

临床应用：适用本方证者多为虚弱体质、妇女产后、痛经、十二指肠溃疡者。

注意事项：本汤在煨炖时可先撇去油沫，并可根据个人口味，适当添加一些蒜苗、食盐、花椒、胡椒、辣椒干、肉桂等辛香佐料。

5. 当归芍药散

主治：妇人腹中痛，常有水肿腹泻、疲乏头晕，或头眩心悸、口渴而小便不利或自下利，或月经不调。

方药：当归 10g，白芍 30～50g，川芎 20g，白术 15g，茯苓 15g，泽泻 20g。

孕妇腹痛，本方用于安胎，剂量稍减；柴胡体质、易紧张、情绪波动大或压力大者，合四逆散；体格胖壮、面黄困倦者，或月经延期，合葛根汤；体格中等或偏弱，怕风冷，易过敏或有自身免疫性疾病者，合小柴胡汤。

注意事项：本方水煎分 2～3 次温服。也可按照原方剂量比例打粉，用米粥、红酒或酸奶调服，每次 10g，每日 2 次。服用本方如见腹泻，白芍的用量可酌减。

6. 枳实芍药散

主治：腹痛阵作、痛时拒按，伴有腹胀。

方药：枳实或枳壳（去瓤）30g，生白芍 30g。

水煎温服。疼痛剧烈者，本方用量可加倍。

临床应用：其人自觉腹部胀痛，按压加重，腹部肌肉偏紧张，无反跳痛。常伴有便秘、呕吐、不能进食、舌苔厚。本方为古代的解痉止痛剂，可用于肠痉挛、胆绞痛、痛经等。

注意事项：本方也可研成细末，用米粥或蜂蜜调服，每次 5～10g，每日 2～3 次。精神萎靡、贫血者慎用。

7. 乌梅丸

主治：腹痛阵发常伴腹泻、焦虑烦躁、失眠头痛、呕吐腹泻、手脚厥冷。常为病程久远的慢性疾病。

方药：乌梅 20g，黄连 5g，黄柏 5g，党参 10g，当归 10g，细辛 3g，肉桂 10g，制附片 5～10g，干姜 5g，川椒 5g。

水煎，冲入 2～4 汤匙蜂蜜。日温服 2 次。可酌情调整各药剂量比例。

二、医院制剂

1. 痛泻止丸

方药：诃子、乌梅、石榴皮、五倍子、枳壳。

功效主治：涩肠止痛。主治慢性结肠炎。

用法用量：口服，每次 6g，每日 2～3 次，或遵医嘱。

注意事项：忌食生冷、辛辣、油腻食物，不宜长期服用（限 20 日以内）。

批准文号：豫药制字 Z20120993（周）。

2. 半夏建中合剂

方药：白芍、干姜、竹茹、海螵蛸、鸡内金、延胡索、半夏、甘草、白术、黄连。

功效主治：辛开苦降、和胃止痛。主治各型胃炎、食管炎、胃及十二指肠溃疡。

用法用量：口服，每次 40～80mL，每日 2～3 次，或遵医嘱。

注意事项：虚寒证慎用，忌食辛辣、油腻食物。

批准文号：豫药制字 Z20121247（周）。

3. 理中散

主要成分：干姜、党参、白术（炒）、附子（制）、甘草（炙）。

功效主治：温中散寒、益气健脾。用于脾胃虚寒、脘腹冷痛，呕吐泄泻，手足不温。

用法用量：1—3 岁者每次 1～3g，3 岁以上者每次 4～6g，每日 3 次，或遵医嘱。开水冲服。

注意事项：新生儿禁用。

批准文号：豫药制字 Z20121025（周）。

4. 参连肠炎丸

方药：黄连、炙甘草、延胡索、乌梅炭、茯苓、陈皮、煨豆蔻、焦白术、人参。

功效主治：健脾、和中、止泻。主治慢性结肠炎。

用法用量：口服，每次 6g，每日 2～3 次，或遵医嘱。

注意事项：忌酒，忌食辛辣、油腻食物，高血压患者慎用。

批准文号：豫药制字 Z20120986（周）。

5. 附芪肠炎丸

方药：炮附子、炮姜、吴茱萸、补骨脂、黄芪、乌梅、枳壳、黄连、五味子、徐长卿、党参、白术。

功效主治：温中止痛。适用于各种慢性结肠炎。

用法用量：口服，每次 6g，每日 2～3 次，或遵医嘱。

禁忌：孕妇及湿热证患者禁用。

注意事项：忌食生冷、辛辣及油腻食物，高血压患者慎用。

批准文号：豫药制字 Z20120987（周）。

6. 连理止泄口服液

方药：陈皮、赤芍、白芍、苍术、白术、白芷、桔梗、干姜、赤石脂、党参、木香等二十味。

功效主治：泻肝补脾、温中、止泻、止痛。主治肠鸣腹痛、大便泄泻，泻必腹痛，里急后重，更有脓血便等。

用法用量：口服，每次 40～80mL，每日 2～3 次，或遵医嘱。

批准文号：豫药制字 Z20121260（周）。

7. 苦辛通泄合剂

方药：黄连、半夏、茯苓、枳实、赤芍、白芍、延胡索、柴胡、海螵蛸、浙贝母、百合、乌药等十八味。

功效主治：健胃消炎、化湿降逆。适用于胃痛、胀满、嗳气、泛酸等症。

用法用量：口服，每次 40～80mL，每日 2～3 次，或遵医嘱。

批准文号：豫药制字 Z20121249（周）。

【中成药辨证应用】

可酌情选用麻子仁丸、保和丸、人参健脾丸、香砂平胃颗粒、参苓白术散等。

【中医调护】

一、病情观察

1. 观察腹痛的性质、部位及伴随症状，诱发因素与寒热、饮食的关系。急性腹痛未明确诊断时暂禁食，禁用止痛剂。

2. 观察腹部有无肿块，以及肿块的部位、性状、有无压痛，腹部多刺痛，患者多喜仰卧，护理操作时尽量减少触动患处。如腹痛进行性加重，疼痛不止，全腹硬满拒按，并伴寒战、高热，或突然面色苍白、出冷汗、血压下降、四肢逆冷、脉微欲绝者，为危险重症，应立即通知医生并协助处理。

二、生活起居护理

1. 病室宜温暖向阳，空气流通，注意保暖，尤其注意腹部保暖，可用腹带或在腹部放置热水袋，以防外邪侵袭。

2. 避免过度劳累，保证睡眠充足，保暖防外感。

三、饮食护理

1. 腹痛明显者禁食，有明显腹胀者需进行胃肠减压。

2. 轻症可食用山楂、鸡内金、大黄、莱菔子等，缓解后节制饮食，不宜进食难消化之品。

3. 饮食以软、烂、细和少食多餐为原则，温热为主，定时进食，切忌暴饮暴食，避免进食粗糙、硬固、黏腻或过酸、过咸、生冷、油腻等食物。多进食易消化之温性的清淡食品，如山楂、酒酿以行气活血。

四、情志护理

1. 患者多有恐惧心理，需耐心劝慰，消除紧张心理，以使气顺血活，减轻疼痛。

2. 多于患者沟通，加强心理护理，避免情绪波动，保持良好的心理状态。

3. 悲伤、发怒和生气时勿进食，进餐时不讨论影响情绪的话题，勿暴饮暴食，以免引起气机紊乱、脏腑功能失调。

五、用药护理

汤药宜热服，服药后宜进热粥、热饮，以助疗效，可饮姜糖水，忌生冷。必要时给予解痉止痛药，注意观察用药后的情况及不良反应。

六、健康教育

1. 保持乐观情绪，心情舒畅，防止七情内伤。

2. 注意气候寒暖之变化，避免六淫外袭。生活起居有规律，保证充足睡眠。

3. 饮食以营养、易消化、无刺激为宜。禁烟，忌食辛辣、油腻、酒浆、浓茶等。

4. 多食新鲜蔬菜、水果、豆制品等。肥胖症者应适当减少食量；高脂者应减少动物脂肪及含胆固醇丰富的饮食，养成定时排便的习惯，防止便秘。

5. 坚持体育锻炼，增强体质。

6. 早期发现，早期诊治。

【治未病原则及措施】

1. 道法自然，平衡阴阳　这是中医学"治未病"的出发点和归宿。中医"治未病"的根本目的在于维护阴阳平衡，守之则健，失此即病。《黄帝内经》中曾提到"阴阳者，天地之道也，万物之纲纪，变化之父母，生杀之本始，神明之府也"，这是中医理论的根本立足点。中医学非常重视天人相应、适应四时、顺乎自然的养生保健原则。这一点《黄帝内经》中也有论述："智者之养生也，必顺四时而适寒暑，和喜怒而安居处，节阴阳而调刚柔。如是，则僻邪不至，长生久视……以自然之道，养自然之身。"

2. 精神内守，病安从来　中医养生"治未病"强调养心守神，不论导引还是太极拳，其关键在于收心、守神而能入静，进入一种"宠辱皆忘"的恬淡境界。中医"治未病"的根本应从"守神"做起。只要做到心情愉快、乐观豁达，气血自然调和，则大有益于健康。《黄帝内经》中就有"恬淡虚无，真气从之，精神内守，病安从来"之说。《黄帝内经》很重视精神情志异常变化对健康的危害。心无杂念，悔怒不起，高尚的思想境界和道德修养，有助于摆脱精神因素的困扰。"志闲而少欲，心安而不惧，形劳而不倦，气以从顺……所以年皆度百岁，而动作不衰"。

3. 饮食调理，以资气血　这是"治未病"的上策。《黄帝内经》曾说："阴之所生，本在五味；阴之五宫，伤在五味。"食物可以致病，也可以治病。一方面饮食以适量为宜，不可饥饱不均；另一方面要合理地调节饮食品种，使人体能获取所需要的各种营养成分，不可饮食偏嗜。药食同源，一般以食养为先。高明的医生能用食物治愈疾病，解人忧愁，因此调摄饮食是防病祛病、延年益寿的上策，是最高水平的"治未病"之术。"药王"孙思邈在《备急千金要方》中专设食疗篇，说"食能排邪而安脏腑，悦神爽志以资气血，若能用食平疴，释情遣疾者，可谓良工"。

4. 强身健体，动静相宜　平时经常进行体育运动，可以促进血脉流通，气机调畅，从而增强体质，预防疾病的发生。《吕氏春秋》认为："凡人三百六十节、九窍、五脏、六腑、肌肤，欲其比也；血脉，欲其通也；筋骨，欲其固也；心志，欲其和也；精气，欲其行也。若此，则病无所居，而恶无所由生也。病之留恶之生也，精气郁也。"也就是说，人的精气血脉以通利流畅为贵，如果郁而不畅，各种疾病就会因此产生。包括适当的运动，脑力、体力劳动以及社交等。有关动，在《黄帝内经》中有"和于术数"以及"不妄作劳"两个原则，也就是提醒人们适当地选择和运用锻炼身体的方法，要遵守常规，应考虑季节、时间、年龄、体力及有无疾病等诸多因素，做到量力而行并注意调节。

5. 增强正气，规避邪气　"气"即元气，是构成机体、维持生命活动的最基本物质，是生命的原动力，具有抵御、驱除邪气，防止疾病发生，促进和恢复健康的功能。正气不足是疾病发生的内在基础，邪气侵犯是疾病发生的重要条件。因此，预防疾病的发生要从内养正气、外防邪气两个方面着手。《黄帝内经》有"邪气发病"一说，因此要想防止疾病发生，就必须规避邪气。措施是顺四时避六淫。

6. 早期诊治、防病传变　疾病发生后，各有自己的传变规律，应该根据其规律采取阻截措施。《黄帝内经》指出，外邪侵犯机体具有由表及里、由浅入深的发展趋势，因而主张治浅治轻。《黄帝内经》中"定其血气，各守其乡"的原则，其宗旨就是防止疾病传变。实际上，临床上对一切疾病的治疗，都是越早越好。《黄帝内经》有"上工救其萌芽"的说法，同时《黄帝内经》也告诫人们"病久则传化，上下不并，良医弗为"，提醒人们有病要尽早治疗。

（周口市中医院脾胃病科：郭海军，刘卫勤）

肠　结

　　肠结因饮食不节、劳逸失调、情志不畅，或实邪内积，腹部手术损伤等而使肠道气血瘀结，通降失调所致。以腹痛、呕吐、腹胀、便闭、无排气等为主要临床表现，相当于不完全性肠梗阻。现代医学认为本病是由各种原因引起肠壁神经、平滑肌功能紊乱，或收缩肌无力，肠内容物积聚在肠道不能够顺利排出的综合征，多为慢性梗阻。患者主要临床表现为腹痛、腹胀、肛门停止排便、排气，部分患者出现恶心、呕吐、畏寒、发热等症状。尤其是患者排便、排气困难，严重影响其生活质量，带来较大痛苦和困扰。

【病因病机】

　　中医对肠梗阻认识历史悠久，早在《灵枢·四时气》中描述："饮食不下……腹中肠鸣，气上冲胸，喘不能久立，邪在大肠。""大肠胀者，鸣而痛濯濯。"以上明确提出了肠梗阻的病因病机和发病部位。中医认为：其形成原因有气滞、血瘀、热结、湿阻、食积、虫积等，从而导致气机升降失常，其基本病机为气机闭阻不通，病位在肠，与肺、脾、胃、肝、肾等脏腑功能失调有关。因"六腑以通为用"，故肠梗阻的治疗，自古以运用"通"法为主。若肝气郁结，气滞腑实，则宜行气通下；若胃热炽盛，热结肠腑，则泻热通下；若寒结肠腑，则温中通下；若肠腑血瘀，则祛瘀通下。因虚致实者，塞因塞用亦为通。如肺虚无力宣肃，补肺气调畅气机，气机通则肠道通；脾虚肠道失养，补气养血，蠕动有力则肠道自通；阴虚肠失濡润，肠燥便干，滋阴润肠则肠道即通。以攻为通，祛除有形之邪则肠结自解；以补为通，脏腑功能恢复则肠结易解。

【诊断要点】

1. 一般多有腹部手术病史，或有狐疝，或有腹内肿块癌瘤压迫、蛔虫搏结，或为年幼、体弱，或饭后或体位剧烈改变等导致肠结的原因可查。

2. 起病多急，腹部阵发性绞痛，反复频繁发作。呕吐频繁，呕吐物起初为胃内容物，以后可为肠内容物，甚至呈"粪便样"。腹胀发生较晚，腹部可呈不对称性膨胀。肛门停止排便与矢气，或仅排出稀便、黑便或血性黏液等。全身可见口渴、尿少、烦躁，甚至发生厥脱等表现。

3. 体征、体温可正常或升高，腹部常有手术瘢痕，或可于腹部扪及条索状包块，或于阴股间扪及包块，多伴有肠型或蠕动波，局部常有压痛及反跳痛，肠鸣音亢进，可闻气过水声，肠管高度扩张，可闻"丁丁"的金属音（高调），直肠指检或扪及肿块或指套染有鲜血，舌苔多厚腻或黄燥，脉数等。

4. 实验室检查方面，血细胞及白细胞计数早期可正常，出现脱水征时可发生血液浓缩与白细胞增高。血清电解质、二氧化碳结合力、血气分析、尿素氮等均可发现异常。血清无机磷、肌酸激酶及同工酶检测或可升高等。

5. X线检查对诊断非常重要，腹部透视见梗阻以上肠腔积气，有液平面，肠管扩张。并可据 X 线不同的图像特征而判断肠结的部位与性质。

【鉴别诊断】

便秘与肠结均可出现腹部包块。但便秘者常出现在小腹左侧，肠结则在腹部各处均可出现；便秘多扪及索条状物，肠结则形状不定；便秘之包块为燥屎内结，通下排便后消失或减少，肠结之包块则与排便无关。

【辨证论治】

1. 气机壅滞证

证候：腹胀如鼓，腹中转气，腹痛时作时止，痛无定处，恶心，呕吐，无矢气，便闭。舌淡，苔薄白，脉弦紧。

治法：行气导滞，理气通便。

方药：厚朴三物汤加减。选用厚朴、生大黄、炒枳实、炒莱菔子、砂仁、川楝子、炙甘草等。

2. 实热内结证

证候：腹胀，腹痛拒按，口干口臭，大便秘结，或有身热，烦渴引饮，小便短赤。舌红，舌苔黄腻或燥，脉滑数。

治法：泄热导泻，通里攻下。

方药：大承气汤加减。选用生大黄、炒枳实、芒硝、厚朴、黄芩、延胡索、白芍、甘草等。

3. 脉络瘀阻证

证候：发病突然，腹痛拒按，痛无休止，痛位不移，腹胀如鼓，腹中转气停止，无矢气，便闭。舌红有瘀斑，苔黄，脉弦涩。

治法：活血化瘀，行气通便。

方药：桃仁承气汤加减。选用桃仁、丹参、当归、生大黄、炒枳实、厚朴、延胡索、白芍、炙甘草等。

4. 气阴两虚证

证候：腹部胀满，疼痛，忽急忽缓，喜温喜按，恶心呕吐，大便不通，乏力，面白无华，或有潮热盗汗，舌淡或红，苔白，脉细弱或细数。

治法：益气养阴，润肠通便。

方药：新加黄龙汤加减。选用麻子仁 15g，苦杏仁 10g，生大黄 10g，枳实 9g，厚朴 9g，太子参 15g，生地 12g，麦冬 12g，当归 9g，黄芪 18g，甘草 5g 等。

中药胃管注入：禁食患者，可按上述辨证分型，选用相应的中药方剂，每剂煎 150mL，冷却至适宜温度，经胃管内注入，每次 50mL，闭管保留 2～3 小时，每日 3 次，直至腹痛、腹胀、呕吐等症状缓解，肠鸣音恢复，大便畅通。

【临证备要】

《医学衷中参西录》言：肠结最为紧要之证，恒于人性命有关。或因常常呕吐，或因多食生冷及硬物，或因怒后饱食，皆可致肠结，其结多在十二指肠及小肠间，有结于幽门者。其证有腹痛者，有呕吐者，尤为难治。因投以开结之药，不待药力施展而即吐出也。亦有病本不吐，因所服之药行至结处不能通过，转而上逆吐出者。是以治此证者，当使服药不使吐出为第一要着。愚于此证吐之剧者，八九日间杓饮不存，曾用赭石细末五两，从中又罗出极细者一两，将所余四两煎汤，送服极细者，其吐止而结亦遂开。若结证在极危急之时，此方宜放胆用之。

【中医特色疗法】

一、针刺

1. 体针

取穴：足三里、大横、大肠俞、内关、气海、天枢。寒凝者，可加关元、中脘，或灸气海、神阙；热结者，可加曲池、合谷、支沟；食积者，可加梁门、内庭；虫积者，可加阳陵泉、四缝；气滞者，可加中脘、行间；脉络瘀阻者，可加血海等；气阴两虚者，加脾俞、肾俞。

操作：患者取仰卧位，肢体穴位垂直进针 1.5 寸，腹部穴位于腹平面呈 45°角斜向下进针 1.5~2 寸。每隔 5~10 分钟重复手法 1 次，留针 30 分钟。诸穴均施捻转提插，酌情采取泻法或补法。

2. 电针　取足三里、天枢穴。腹穴接阴极，下肢穴阳极，施术 3 分钟后接中频刺激，留针 20~30 分钟。可酌情重复施术，每日 1~2 次，年老体弱者不适宜。

3. 耳针　取交感、大肠、小肠穴。耳穴埋针固定，或用王不留行子固定在穴位上，间断指压。

二、中药灌肠

功效：将中药达到患处，起到缓解腹痛、行气通便的作用。

方药：生大黄 15g，炒枳实 20g，厚朴 20g，桃仁 15g。

用法：一剂煎水 200mL，制成灌肠液，以 100mL 作灌肠，保留 30 分钟，每日 2 次。

三、中药外敷

可选用中药单味（如生大黄、芒硝、吴茱萸、生姜、葱白等）或复方（可参考上述中药方剂）研末，调以鸡蛋清或蜂蜜，装入棉布袋内，封闭后平铺于患者腹部（中脘）、脐部（神阙、天枢）紧贴皮肤，进行热敷，每次30分钟，每次1～2次，共5日。

四、中药封包

将双柏散（大黄、侧柏叶各2400g，薄荷、泽兰、黄柏各1200g）打成细末外用。取适量双柏散加水，加热搅拌至糊状，再取出适量调好的药糊均匀涂于药纸上，厚度约为1cm，覆盖范围大于病变范围1～2cm，封包放在患者的腹部，以胶布固定，嘱咐患者腹部保暖。治疗后，检查患者局部皮肤情况。

五、红外线治疗

将上述双柏散中药封包置于腹部，调节已经充分预热的红外线治疗灯的角度，将其放置于封包位置，给予患者患处垂直照射20分钟，直到患者感到温热。每日2次，每次20～25分钟。结束后使用保鲜膜将封包的区域缠绕1小时，每日2次。

六、穴位注射

将维生素 B_1 100mg 于足三里穴位注射。取双侧足三里穴，协助患者取平卧位，弯曲下肢，与床成直角，于外膝眼下三寸，距胫骨前缘约一横指处，以按压处患者是否有酸胀感来判断取穴是否准确，当患者告知感觉强烈时，常规消毒局部皮肤后，用2.5mL注射器，抽取100mg维生素 B_1 注射液，左手绷紧皮肤，右手持注射器以垂直角度进针，待患者有酸、麻、沉、胀感，且回抽无回血，即可将药液缓慢推入。拔出注射器后，局部按压5分钟。同法操作另侧。足三里作为足阳明胃经合穴，是治疗胃肠腑病的重要穴位，针刺该穴具有补中益气和肠消滞的作用。有研究表明，针刺足三里可调节气机，促进胃肠消化，从而减少胃排空时间，对肠功能恢复有促进作用。维生素 B₁是人体内多种辅酶的重要组成成分，参与脂肪和糖类代谢，能有效抑制胆碱酯酶的活性，减少乙酰胆碱分解，对胃肠道平滑肌具有兴奋作用。穴位注射将药物和针刺相结合来治疗疾病，其原理是将药物的药理作用和针刺穴位相结合，共同发挥综合效能，从而达到治疗疾病的目的。

【经验方及医院制剂】

一、经验方

1. 大承气汤加减

方药：生大黄 12g（后下），芒硝（玄明粉）30g（冲），厚朴 30g，炒枳壳 10g，白花蛇舌草 30g，蒲公英 20g，鸡内金 10g，茯苓 30g。

功效：泄热通便，峻下热结。

主治：腹痛，腹胀，停止排气排便，舌红，苔黄腻，脉洪数，属于肠腑热结，阳明腑实症。方中大黄苦寒，泻热通便，荡涤肠胃，下有形之积滞，为君药；芒硝助大黄泻热通便，并能软坚润燥，为臣药。二药相须为用，峻下热结之力甚强；积滞内阻，则腑气不通，故以厚朴、枳壳行气散结，消痞除满，并助芒硝、大黄推荡积滞，以加速热结之排泄，共为佐使，以奏峻下热结、驱逐燥屎之效。与鸡内金、茯苓合用，顾护脾胃，以免攻下过之，伤及脾胃，损伤胃阴。大承气汤为攻下峻剂，用之不当，或者用之日久，预后不良，伤及根本，服用 3 剂后，恰到好处，糟粕已排，腑气以通，而又不伤及脾胃，体现了"釜底抽薪，急下存阴"之原则。

2. 木香槟榔丸加减

方药：木香 7g，槟榔 15g，青皮 6g，陈皮 10g，莪术 10g，黄连 3g，黄柏 9g，大黄 6g，香附 10g，牵牛子 2g，瓜蒌皮 30g，瓜蒌仁 30g。

功效：行气导滞，攻积泻热。

主治：腹痛、腹胀、肛门停止排便，恶心呕吐，身热，舌淡红，苔厚腻，脉滑数。既往饮食不节史。属于湿热食积证。此方在治疗湿热阻滞的脾胃疾病方面疗效甚好。方中用木香、槟榔行气导滞，调中止痛，消脘腹胀满，除里急后重，为君药。大黄、牵牛子攻积导滞，泄热通便；青皮、香附疏肝理气，消积止痛，助木香、槟榔行气导滞，共为臣药。莪术祛瘀行气，散结止痛；陈皮理气和胃，健脾燥湿；黄连、黄柏清热燥湿止痢，均为佐药。方中以行气导滞为主，配以瓜蒌皮泻热润肠通便，泄而不过耗，清而不过燥，体现了"祛邪不伤正"的学术思想。

二、医院制剂

消积散

方药：鸡内金（炒）、麦芽（炒）、神曲（炒）、槟榔（炒）、山楂（炒焦）、陈皮、半夏、茯苓、木香、莱菔子（炒）。

功效主治：健脾和胃、消食化积。用于食欲不振，厌食积滞。

用法用量：沸水冲服，或煮沸 1~2 分钟口服，每次 8g，每日 3 次。

注意事项：忌食辛辣、生冷、油腻食物。

批准文号：豫药制字 Z20121008（周）。

【其他疗法】

胃肠减压：吸出胃肠道内的气体和液体。降低肠腔内压力，改善肠壁血液循环，减轻腹胀和毒素吸收。

胃肠动力治疗仪：可酌情选用。

纠正水、电解质紊乱和酸碱失衡。

防治感染：应用针对大肠埃希菌和厌氧菌的抗生素。

对症处理：给氧、解痉、营养支持（TPN）等。

手术治疗。

【中成药辨证应用】

1. 四磨汤口服液 行气导滞，理气通便。用于中老年气滞、食积证。

2. 厚朴排气合剂 行气消胀，宽中除满。用于腹部非胃肠吻合术后早期肠麻痹，症见腹部胀满，胀痛不适，腹部膨隆，无排气、排便，舌质淡红，舌苔薄白或薄腻。

3. 莫家清宁丸 清理胃肠，泻热润便。用于饮食停滞，腹肋膨胀。

4. 麻仁滋脾丸 润肠通便，消食导滞。主治胃肠积热，肠燥津伤所致的大便秘结，胸腹胀满，饮食无味，烦躁不宁，舌红少津。

【中医调护】

一、病情观察

1. 腹痛、腹胀者急性发作应卧床休息，观察疼痛的部位、性质、程度、持续时间、诱发因素及伴随症状。

2. 出现疼痛加剧，伴呕吐、寒热，应立即报告医生，遵医嘱应用止痛药。呕吐者观察和记录呕吐物颜色、气味、性质、量、次数及伴随症状。

3. 排气减少或停止，观察胀满的部位、性质、程度、时间、诱发因素及伴随症状。可给予胃肠减压，以减轻腹痛、腹胀。保持减压通畅，做好减压期间相关护理。

二、生活起居护理

1. 急性期应禁食水，保持口腔清洁。

2. 指导患者养成良好的饮食卫生习惯，改变以往不合理的饮食。

3. 生活规律，劳逸结合，适当运动，养成良好的排便习惯。

三、饮食护理

1. 肠梗阻急性期应禁食，待梗阻缓解后 12 小时方可进少量流食，但忌甜食和牛奶，以免引起肠胀气，48 小时后可试进半流食。

2. 饮食有节，避免暴饮暴食和饭后剧烈活动。

3. 饮食宜清淡有营养、富含蛋白质的流质食物，如面片、米汤等，宜食易消化、促进排便的食物，如时令蔬菜（胡萝卜）等，忌煎炸、禁油腻食品。

四、情志护理

1. 与患者多沟通，了解其心理状态，指导其保持乐观情绪。

2. 做好心理安慰与疏导，缓解患者的紧张及恐惧心理，使之配合治疗。

五、用药护理

使用理气、行瘀药物，不可过用辛散香燥之品，以免耗气、伤阴。

六、健康教育

1. 饮食有节，不过饥过饱，定时定量，切忌暴饮暴食，多饮水，多进食含粗纤维的食物。养成良好的排便习惯，不在排便时读书看报。

2. 进餐后避免激烈活动，特别是弯腰、打滚、连续下蹲等引起肠梗阻的动作。

3. 肠梗阻尤其是粘连性肠梗阻容易复发，当出现腹痛、呕吐、腹胀、肛门停止排气、排便等情况，应及时就诊。

4. 适当参加文体活动，保证充足的睡眠，慎起居、适寒温、防六淫。

【治未病原则及措施】

1. 注意休息，避免劳累，增强人体正气，防止外邪侵入。适寒温，防止外邪侵入。

2. 饮食后多走动，要经常保持大便通畅，饱食后要避免剧烈活动，不要吃过于坚硬、辛辣、油炸、腌制及烟熏的食物，多吃润滑肠道的食物，多吃一些新鲜的蔬菜和水果。

3. 老年经常便秘的患者，也易发生肠梗阻，因此老年人需要保持肠道的通畅，如果有必要时也可以适量吃一些有助于通便的药物。日常生活中多喝热水，也是可以很好地预防便秘的。

4. 腹部按摩。患者取平卧位，予腹部肠道走向位置涂抹 3～5mL 润肤霜，操作者带橡胶手套，涂抹护肤霜后，对其腹部按照顺时针方向（即升结肠、横结肠、降结肠、乙状结肠方向）行腹部按摩。按摩手法以双手掌根处相互叠加，于横结肠和降结肠汇合处加压向乙状结肠方向按摩，于乙状结肠位置顺其生理形态给予按摩。

5. 盆底肌训练。嘱患者取卧位或坐位，腹式深呼吸，吸气同时收紧盆底肌群，维持 10 秒，呼气时放松，反复 10 次。直腿抬高，配合吸气时收缩盆底肌训练，收缩 10 秒后放松，反复 10 次。

（周口市中医院脾胃病科：郭海军，刘卫勤）

便 秘

便秘是指由于大肠传导功能失常导致的以大便排出困难,排便时间或排便间隔时间延长为临床特征的一种大肠病证。既是一种独立的病证, 也是一个在多种急慢性疾病过程中经常出现的症状, 中医药对本病证有着丰富的治疗经验和良好的疗效。《内经》中已经认识到便秘与脾胃受寒、肠中有热和肾病有关, 如《素问·厥论》曰:"太阴之厥, 则腹满膜胀, 后不利。"《素问·举痛论》曰:"热气留于小肠, 肠中痛, 瘅热焦渴, 则坚干不得出, 故痛而闭不通矣。"《灵枢·邪气脏腑病形》曰:"肾脉微急, 为不得前后。"仲景对便秘已有了较全面的认识, 提出了寒、热、虚、实不同的发病机制,设立了承气汤的苦寒泻下、麻子仁丸的养阴润下、厚朴三物汤的理气通下,以及蜜煎导诸法, 为后世医家认识和治疗本病确立了基本原则, 有的方药至今仍为临床治疗便秘所常用。李东垣强调饮食劳逸与便秘的关系, 并指出治疗便秘不可妄用泻药, 如《兰室秘藏·大便结燥门》谓:"若饥饱失节, 劳役过度, 损伤胃气, 及食辛热厚味之物, 而助火邪, 伏于血中, 耗散真阴, 津液亏少, 故大便燥结。"程钟龄的《医学心悟·大便不通》将便秘分为"实秘、虚秘、热秘、冷秘"四种类型, 并分别列出各类的症状、治法及方药, 对临床有一定的参考价值。

西医学中的功能性便秘, 即属本病范畴, 肠易激综合征、肠炎恢复期、直肠及肛门疾病所致之便秘, 药物性便秘、内分泌及代谢性疾病所致的便秘, 以及肌力减退所致的便秘等, 可参照本节辨证论治。

【病因病机】

便秘的病因是多方面的, 其中主要的有外感寒热之邪、内伤饮食情志、病后体虚、阴阳气血不足等。本病病位在大肠, 并与脾胃肺肝肾密切相关。脾虚传送无力, 糟粕内停, 致大肠传导功能失常, 而成便秘; 胃与肠相连,胃热炽盛, 下传大肠, 燔灼津液, 大肠热盛, 燥屎内结, 可成便秘; 肺与大肠相表里，肺之燥热下移大肠，则大肠传导功能失常，而成便秘；肝主疏泄气机，若肝气郁滞，则气滞不行，腑气不能畅通；肾主五液而司二便，若肾阴不足，则肠道失润，若肾阳不足则大肠失于温煦而传送无力，大便不通，均可导致便秘。其病因病机归纳起来，大致可分如下几个方面。

1. 肠胃积热　素体阳盛，或热病之后，余热留恋，或肺热肺燥，下移大肠，或过食醇酒厚味，或过食辛辣，或过服热药，均可致肠胃积热，耗伤津液，肠道干涩失润，粪质干燥，难于排出，形成所谓"热秘"。如《景岳全书·秘结》曰："阳结证，必因邪火有余，以致津液干燥。"

2. 气机郁滞　忧愁思虑，脾伤气结，或抑郁恼怒，肝郁气滞，或久坐少动，气机不利，均可导致腑气郁滞，通降失常，传导失职，糟粕内停，不得下行，或欲便不出，或出而不畅，或大便干结而成气秘。如《金匮翼·便秘》曰："气秘者，气内滞而物不行也。"

3. 阴寒积滞　恣食生冷，凝滞胃肠，或外感寒邪，直中肠胃，或过服寒凉，阴寒内结，均可导致阴寒内盛，凝滞胃肠，传导失常，糟粕不行，而成冷秘。如《金匮翼·便秘》曰："冷秘者，寒冷之气，横于肠胃，凝阴固结，阳气不行，津液不通。"

4. 气虚阳衰　饮食劳倦，脾胃受损，或素体虚弱，阳气不足，或年老体弱，气虚阳衰，或久病产后，正气未复，或过食生冷，损伤阳气，或苦寒攻伐，伤阳耗气，均可导致气虚阳衰，气虚则大肠传导无力，阳虚则肠道失于温煦，阴寒内结，便下无力，使排便时间延长，形成便秘。如《景岳全书·秘结》曰："凡下焦阳虚，则阳气不行，阳气不行则不能传送，而阴凝于下，此阳虚而阴结也。"

5. 阴亏血少　素体阴虚，津亏血少，或病后产后，阴血虚少，或失血夺汗，伤津亡血，或年高体弱，阴血亏虚，或过食辛香燥热，损耗阴血，均可导致阴亏血少，血虚则大肠不荣，阴亏则大肠干涩，肠道失润，大便干结，便下困难，而成便秘。如《医宗必读·大便不通》说："更有老年津液干枯，妇人产后亡血，及发汗利小便，病后血气未复，皆能秘结。"

上述各种病因病机之间常常相兼为病，或互相转化，如肠胃积热与气机郁滞可以并见，阴寒积滞与阳气虚衰可以相兼；气机郁滞日久化热，可导致热结；热结日久，耗伤阴津，又可转化成阴虚等等。然而，便秘总以虚实为纲，冷秘、热秘、气秘属实，阴阳气血不足所致的虚秘则属虚。虚实之间可以转化，可由虚转实，可因虚致实，而虚实并见。归纳起来，形成便秘的基本病机是邪滞大肠，腑气闭塞不通或肠失温润，推动无力，导致大肠传导功能失常。

【诊断要点】

1. 大便排出困难，排便时间或（及）排便间隔时间延长，粪质多干硬。起病缓慢，多属慢性病变过程。

2. 常伴有腹胀腹痛，头晕头胀，嗳气食少，心烦失眠，肛裂、出血、痔疮，以及汗出、气短乏力、心悸头晕等症状。

3. 发病常与外感寒热、内伤饮食情志、脏腑失调、坐卧少动、年老体弱等因素有关。

4. 纤维结肠镜等有关检查，常有助于便秘的诊断和鉴别诊断。

【鉴别诊断】

积聚、便秘均可在腹部出现包块。但便秘者，常出现在左下腹，而积聚的包块在腹部各处均可出现；便秘多可扪及条索状物，积聚则形状不定；便秘之包块排便后消失，积聚之包块则与排便无关。

【辨证论治】

一、实秘

1. 肠胃积热证

证候：大便秘结，腹胀腹痛，面红身热，口干口臭，心烦不安，小便短赤，舌红苔黄燥，脉滑数。

治法：泄热导滞，润肠通便。

方药：麻子仁丸。方中大黄、枳实、厚朴通腑泄热，火麻仁、杏仁、白蜜润肠通便，芍药养阴和营。此方泻而不峻，润而不腻，有通腑气而行津液之效。

若津液已伤，可加生地黄、玄参、麦冬以养阴生津；若兼郁怒伤肝，易怒目赤者，加服更衣丸以清肝通便；若燥热不甚，或药后通而不爽者，可用青麟丸以通腑缓下，以免再秘。本型可用番泻叶3～9g，开水泡服，代茶随意饮用。

2. 气机郁滞证

证候：大便干结，或不甚干结，欲便不得出，或便而不畅，肠鸣矢气，腹中胀痛，胸胁满闷，嗳气频作，饮食减少，舌苔薄腻，脉弦。

治法：顺气导滞。

方药：六磨汤。方中木香调气，乌药顺气，沉香降气，大黄、槟榔、枳实破气行滞。可加厚朴、香附、柴胡、莱菔子、炙枇杷叶以助理气之功。

若气郁日久，郁而化火，可加黄芩、栀子、龙胆草清肝泻火；若气逆呕吐者，可加半夏、旋覆花、代赭石；若七情郁结，忧郁寡言者，加白芍、柴胡、合欢皮疏肝解郁；若跌仆损伤或腹部术后，便秘不通，属气滞血瘀者，可加桃仁、红花、赤芍之类活血化瘀。

3. 阴寒积滞证

证候：大便艰涩，腹痛拘急，胀满拒按，胁下偏痛，手足不温，呃逆呕吐，舌苔白腻，脉弦紧。

治法：温里散寒，通便导滞。

方药：大黄附子汤。方中附子温里散寒，大黄荡除积滞，细辛散寒止痛。可加枳实、厚朴、木香助泻下之力，加干姜、小茴香以增散寒之功。

二、虚秘

1. 气虚证

证候：粪质并不干硬，也有便意，但临厕排便困难，需努挣方出，挣得汗出短气，便后乏力，体质虚弱，面白神疲，肢倦懒言，舌淡苔白，脉弱。

治法：补气润肠，健脾升阳。

方药：黄芪汤。方中黄芪大补脾肺之气，为方中主药，火麻仁、白蜜润肠通便，陈皮理气。若气虚较甚，可加人参、白术，"中气足则便尿如常"。

气虚甚者，可选用红参；若气虚下陷脱肛者，则用补中益气汤；若肺气不足者，可加用生脉散；若日久肾气不足，可用大补元煎。

2. 血虚证

证候：大便干结，排出困难，面色无华，心悸气短，健忘，口唇色淡，脉细。

治法：养血润肠。

方药：润肠丸。方中当归、生地黄滋阴养血，火麻仁、桃仁润肠通便，枳壳引气下行。

可加玄参、何首乌、枸杞子养血润肠。若兼气虚，可加白术、党参、黄芪益气生血，若血虚已复，大便仍干燥者，可用五仁丸润滑肠道。

3. 阴虚证

证候：大便干结，如羊屎状，形体消瘦，头晕耳鸣，心烦失眠，潮热盗汗，腰酸膝软，舌红少苔，脉细数。

治法：滋阴润肠通便。

方药：增液汤。方中玄参、麦冬、生地黄滋阴润肠，生津通便。

可加芍药、玉竹、石斛以助养阴之力，加火麻仁、柏子仁、瓜蒌仁以增润肠之效。若胃阴不足，口干口渴者，可用益胃汤；若肾阴不足，腰酸膝软者，可用六味地黄丸。

4. 阳虚证

证候：大便或干或不干，皆排出困难，小便清长，面色㿠白，四肢不温，腹中冷痛，得热痛减，腰膝冷痛，舌淡苔白，脉沉迟。

治法：温阳润肠。

方药：济川煎。方中肉苁蓉、牛膝温补肾阳，润肠通便；当归养血润肠；升麻、泽泻升清降浊；枳壳宽肠下气。

可加肉桂以增温阳之力。若老人虚冷便秘，可用半硫丸；若脾阳不足，中焦虚寒，可用理中汤加当归、芍药；若肾阳不足，尚可选用金匮肾气丸或右归丸。

【临证备要】

1. 便秘的治疗目标：缓解症状，恢复正常的排便功能，改善患者的生活质量。

2. 便秘的治疗应注意区分功能性便秘和器质性便秘。器质性便秘者，应积极治疗原发病；饮食因素所致者，应及时调整饮食结构；药物所致者，应酌情停用或者调整相关药物。

3. 便秘的治疗应以恢复肠腑通降为要。针对病情的寒热虚实采取对应的治疗方法，实者泻之，虚者补之。分而言之，积热者泻之使通，气滞者行之使通，寒凝者热之使通，气虚者补之使通，血虚者润之使通，阴虚者滋之使通，阳虚者温之使通。

4. 临证应区分便秘病程的长短、虚实的主次。对于病程短、证候属实者，可直接采取通下的方法；病程长、反复不愈、虚实夹杂者，应注意在辨证施治的基础上联合使用多种治疗方法。如在行滞通腑的基础上，联合宣肺导下、益气运脾、养血润肠、滋阴润燥、温补肾阳等治法，旨在调节脏腑功能、气血阴阳，恢复气机的升降出入。

5. 应在辨证施治的基础上适当选用具有泻下作用的药物。非病情急骤者，慎用峻下药；体壮证实者，可选用大黄、番泻叶、芦荟等泻下药，但应中病即止，不宜久用，以防损伤正气；慢性便秘者，应结合患者的气血阴阳不足，选用具有相应作用的润下药；因便秘多伴有肠腑气机郁滞，故理气行滞应贯彻始终。

【中医特色疗法】

一、针刺

天枢、大肠俞、足三里、上巨虚是治疗便秘的首选穴位。

肠道实热证加曲池、合谷。曲池、合谷均为阳明经穴，泻之可清降胃火，泄热通便。采用泻法。

脾胃虚弱证加脾俞、胃俞。脾俞、胃俞均为背俞穴，补之可调理脾胃，扶助中气，脾胃气旺，自能生气化血；三阴交具有健脾和胃、益气生血之功。采用补法。

肠道气滞证加支沟、太冲。支沟为手少阳三焦经穴，泻之可宣通三焦气机，三焦气顺则腑气通畅；太冲为肝经原穴，泻之可疏肝气，调理气机，故为气秘治疗选用之穴。采用平补平泻法。

脾肾阳虚证加石关、大钟、照海。石关、大钟、照海均为足少阴肾经经穴，具有联络表里、升清降浊等功效，故常用于治疗冷秘。采用补法。

用长 25～40mm、直径 0.3mm 的毫针直刺，10 日为 1 个疗程，治疗 1～2 个疗程。

二、推拿

手部取穴清大肠、运内八卦各 200～300 次，按揉膊阳池 500 次；腹部取穴摩腹（泻法）5～10 分钟（即医者用手掌或四指沿升结肠、横结肠至降结肠方向做顺时针按摩），揉中脘、天枢各 2 分钟；背部取穴揉龟尾 2 分钟，推下七节骨 300 次；腿部取穴揉足三里 2 分钟。每日 1 次，10 日为 1 个疗程，治疗 1～2 个疗程。

实秘：手部取穴加清肺经、清肝经各 300 次，揉板门 300～500 次，揉二马 200 次；手臂取穴加清天河水、退六腑各 200 次。

虚秘：手部取穴加补脾经 300～500 次，揉内劳宫 200 次，补肾经、揉板门各 300 次，揉二马 200 次；手臂取穴加推三关 300 次；背部取穴加按揉脾俞、胃俞、肾俞各 100 次；足部取穴：揉涌泉穴 100 次，捏脊 5 遍。每日 1 次，10 日为 1 个疗程。

三、耳穴

取穴便秘点、直肠下段、大肠。实证者加肺、肝、胆、心。虚证者加以脾、胃、肾、肾上腺。将胶布制成 0.5cm×0.5cm 的小方块，以 75% 的酒精棉球消毒耳郭，取备好的王不留行籽 1 粒，粘于胶布正中，准确地贴压在所选的一侧耳穴上，双耳交替，每周贴 2 次，每次按压 3～5 分钟，每日 4 次，按压程度以耐受为度，5 日为 1 个疗程。

四、穴位敷贴疗法

1. 通便散 1 号方（热秘）

功效：泄热导滞，润肠通便。

主治：肠胃积热型便秘。

方药：大黄 30g，芒硝 20g，炒莱菔子 15g，芦荟 30g，随症加减。

取穴：神阙。

操作：焙干，研面，过细筛，分 20 份，每取一份，以香油或植物油调成糊状，敷脐部，贴敷贴固定。每日 2 次，每次 8 小时。15 日为 1 个疗程，胶布过敏者以绷带缠裹。

2. 通便散 2 号方（气秘）

功效：顺气导滞。

主治：气机郁滞型便秘。

方药：大黄 10g，枳实 20g，炒莱菔子 15g，厚朴 30g，随症加减。

取穴：神阙、气海、关元。

操作：焙干，研面，过细筛，分 20 份，每取一份，以醋调成糊状，敷脐部，贴敷贴固定。每日 2 次，每次 8 小时。15 日为 1 个疗程，胶布过敏者以绷带缠裹。

3. 通便散 3 号方（寒秘）

功效：温里散寒，通便导滞。

主治：阴寒积滞型便秘。

方药：大黄 20g，细辛 10g，干姜 20g，小茴香 30g，白芥子 15g，随症加减。

取穴：神阙穴。

操作：焙干，研面，过细筛，分 20 份，每取一份，以蜂蜜调制成糊状，敷脐部，贴敷贴固定。每日 2 次，每次 8 小时。15 日为 1 个疗程，胶布过敏者以绷带缠裹。

4. 通便散 4 号方（气虚秘）

功效：补气润肠，健脾升阳。

主治：气虚型便秘。

方药：大黄 15g，黄芪 30g，火麻仁 20g，白术 20g，党参 20g，随症加减。

取穴：神阙、天枢、关元、气海。

操作：焙干，研面，过细筛，分 20 份，每取一份，以白蜜调制成糊状，敷脐部，贴敷贴固定。每日 2 次，每次 8 小时。20 日为 1 个疗程，胶布过敏者以绷带缠裹。

5. 通便散 5 号方（血虚秘）

功效：养血润肠。

主治：血虚型便秘。

方药：当归 30g，肉苁蓉、皂角、大黄各 9g，随症加减。

操作：将以上药物混合共碾成细末，装瓶密封备用，用时取药末适量，以蜂蜜调和如膏状，敷于脐孔上，盖以纱布，胶布固定。每日换药 2 次，20日为 1 个疗程。

6. 通便散 6 号方（阴虚秘）

功效：滋阴润肠通便。

主治：阴虚型便秘。

方药：玄参 30g，生地黄 30g，麦冬 30g，火麻仁 20g，随症加减。

操作：将以上药物混合，共碾成细末，装瓶密封备用，用时取药末适量，以植物油调和如膏状，敷于脐孔上，盖以纱布，胶布固定。每日换药 2次，20 日为 1 个疗程。

7. 通便散 7 号方（阳虚秘）

功效：温阳润肠。

主治：阳虚型便秘。

方药：生川乌、白芷、花椒、白附子、干姜、川芎、细辛，2∶4∶4∶1∶2∶2∶2 的比例。

取穴：神阙、天枢、关元、大肠俞、脾俞。

操作：研成粉末，加黄酒调成糊状，制成大小约 1.5cm×1.5cm、厚度约 0.3cm 的药饼。将上药饼敷贴穴位上，用胶布固定。每日 2 次，每次5～6小时，15 日为 1 个疗程。

五、中药保留灌肠

实证者可选大黄、芒硝；虚证者可选用当归、桃仁、火麻仁等。也可在辨证基础上选用中药复方煎剂灌肠。将药物加沸水 150～200mL，浸泡 10分钟（含芒硝者搅拌至完全溶解）去渣，药液温度控制在 40℃，灌肠。患者取左侧卧位，暴露臀部，将肛管插入 10～15cm 徐徐注入药液，保留 30分钟后，排出大便，如无效，间隔 3～4 小时重复灌肠。

六、中药熏洗治疗

遵循中医理论外治之法即内治之理，外治之药即内治之药，所异者法也。中药熏洗具有疏通经络、调和气血、化瘀通络、扶正祛邪的功能，给予双足熏洗，每日 1 次，20 日为 1 个疗程。

七、灸法

1. 艾条悬灸 取支沟、大肠俞、天枢、神阙、照海进行艾条悬灸，每次每穴施灸 10~15 分钟，每日灸治 1~2 次，灸至便通为止。

2. 隔盐灸 取支沟、大肠俞、天枢、神阙、照海进行艾炷隔盐灸。取精白食盐适量，研为细末，纳入脐窝（神阙穴），上置生姜片与艾炷施灸，艾炷如枣核大。每穴每次灸 7~9 壮，一般每日灸治 1 次，病情重者可以灸治 2 次，7 日为 1 个疗程。适用于便秘实证者。

3. 灯火灸 取支沟、大肠俞、天枢、足三里、脾俞、胃俞、太溪，进行灯火灸。取灯心草一根，蘸油后点燃，在尾骶部由上而下灼穴位 5~7 壮，每日 1~2 次，再灸时要避开原灸点，直至便通为止。如无灯心草，可以用火柴、线香代替施灸。

4. 天灸 取支沟、大肠俞、天枢、足三里、脾俞、胃俞、太溪，进行天灸。取甘遂 3g，食盐 3g（炒），丁香 1g，共研为细末，用适量的生姜汁调和成膏状。取药膏如蚕豆大，分别压扁，敷于以上穴位，盖以纱布，胶布固定。再以艾条点燃，隔药熏灸。一般熏灸 30~45 分钟即通便，待便通后去药。如局部红赤起疱者，可用消毒针刺破，涂以甲紫药水，外用消毒纱布覆盖即可。

八、中药封包

中药封包疗法属中医传统外治方法之一，广泛应用于内、妇、儿、外科多种疾病，具有药物直接作用于患处，不经消化道吸收代谢的优点。在便秘的治疗中，根据患者症状、体征，四诊合参，选择不同功效的中药，打粉，置于腹部（气海、关元、天枢、神阙、大横等穴）热敷，可起到理气活血通便等作用。

【经验方及医院制剂】

一、经验方

1. 方和谦和肝汤加减

方药：当归 10g，白芍 10g，白术 10g，柴胡 10g，茯苓 10g，薄荷 3g，

生姜 3 片，炙甘草 10g，党参 12g，苏梗 10g，香附 10g，大枣 4 个，陈皮 6g，炒谷芽 15g，焦神曲 10g。

功效：疏肝健脾。

主治：气秘属肝脾失调者。症见大便秘结，脘腹胀满，腹痛，纳呆，舌淡红，苔薄白，脉缓。

用法：水煎服，每日 1 剂。

2. 李玉奇经验方

方药：苦参 10g，黑芝麻 15g，桑椹 15g，草决明 15g，白扁豆 15g，当归 20g，桃仁 15g，沉香 5g，火麻仁 15g，郁李仁 15g，莱菔子 15g，苏子 15g。

功效：补肾健脾，润肠通便。

主治：便秘属湿郁气阻者。症见大便秘结、黏腻不爽，腹胀痛，食少嗳气，面色萎黄无华，形体消瘦，舌淡红，苔白，脉沉细。

用法：水煎服，每日 1 剂。

3. 颜正华经验方

方药：全瓜蒌 30g，薤白 12g，丹参 20g，陈皮 10g，生何首乌 15g，火麻仁 15g，郁李仁 15g，当归 12g，决明子 30g，生黑芝麻 30g，蜂蜜 30g（冲），白蔻仁 5g，枳实 6g，枳壳 6g。

功效：补益精血。

主治：便秘属精血亏虚者。症见便秘难解、解不干净，多梦，舌下青紫，舌暗、苔黄腻，脉沉弦。

用法：水煎服，每日 1 剂。

4. 广东名老中医岑鹤龄先生经验方

方药：白术 30g，苍术 30g，枳壳 10g，肉苁蓉 20g。

功效：调中润肠通便。

主治：适用于各种便秘（虚秘）。如习惯性便秘、全身虚弱致排便动力减弱引起的便秘等。

用法：用适量清水先将药物浸泡 30 分钟，每剂煎 2 次，每次慢火煎 1 小时左右，将两次煎出的药液混合。每日 1 剂，每次温服。

此方用大剂量之苍术、白术健脾补脾，敷布津液；肉苁蓉养血润肠；枳壳调畅气机，以助大肠推动之力，故可用于各种虚秘。现代有人根据

《伤寒论》174条"伤寒八九日，风湿相搏，身体疼烦，不能自转侧，不呕不渴，脉浮虚而涩者，桂枝附子汤主之。若其人大便硬，小便自利者，去桂加白术汤主之"，以大剂量白术（可用至60g）治疗各种便秘，均有良好的通便作用，能使干燥坚硬之大便变润变软，容易排出，并不引起腹泻。根据现代药理研究，白术有"促进肠胃分泌的作用"，可"使胃肠分泌旺盛，蠕动增速"。这可能就是白术通便作用的机理。

需注意的是，服药后宜多饮开水，一般8～14小时即可通便。此方必须用足药量，并掌握好煎法与服法。但对热病引起的大便不通（实证），不宜使用。对老年体盛者可加黄芪20g，合并痔疮者可加生地黄30g，小儿用量可按年龄递减。

二、院内制剂

互济交通胶囊

方药：生大黄、大黄炭、黄连、肉桂。

功效：清热降火，解毒。

主治：用于糖尿病、糖尿病肾病、便秘、失眠等。

用法用量：口服，每次3～5粒，每日3次，或遵医嘱。

注意事项：忌食辛辣刺激食物，孕妇慎用。

批准文号：豫药制字Z20121005。

【其他疗法】

食疗方

1. 芝麻、松子仁、柏子仁、核桃仁、甜杏仁各10g，研磨，粳米100g，熬粥，加少量白糖。

功效：润肠通便，适用于中老年人气血两虚便秘。（糖尿病患者禁用）

2. 鲜橘皮10g，瓜蒌仁（打碎）10g，绿茶3g，代茶饮。

功效：顺气导滞。

3. 黄芪15g，陈皮5g，火麻仁10g，加水煎煮20分钟，加蜂蜜100g，当饮料一日饮尽。

功效：补中益气，润肠通便，适用于气虚便秘患者。

4. 新鲜芦荟，去刺，洗净，切丝，加凉开水 80mL，绞汁，早晚各 1 次。

功效：清热通便（老年人慎用）。

5. 当归 10g，杏仁 30g，煎煮 20 分钟，取汁，加黑芝麻 60g，粳米 90g，熬粥，加蜂蜜适量。

功效：养血润燥通便，适用于血虚便秘，糖尿病患者禁用。

【中成药辨证应用】

麻仁丸：润肠通便。用于肠热津亏所致的便秘。

麻仁软胶囊：润肠通便。用于肠燥便秘。

麻仁润肠丸：润肠通便。用于肠胃积热，胸腹胀满，大便秘结。

通便宁片：宽中理气，泻下通便。用于实热便秘。

枳实导滞丸：消积导滞，清利湿热。用于饮食积滞、湿热内阻所致的脘腹胀痛、不思饮食、大便秘结。

清肠通便胶囊：清热通便，行气止痛。用于热结气滞所致的大便秘结。

四磨汤口服液：顺气降逆，消积止痛。用于中老年气滞、食积证。

厚朴排气合剂：行气消胀，宽中除满。用于腹部非胃肠吻合术后早期肠麻痹等。

芪蓉润肠口服液：益气养阴，健脾滋肾，润肠通便。用于气阴两虚，脾肾不足，大肠失于濡润而致的便秘。

滋阴润肠口服液：养阴清热，润肠通便。用于阴虚内热所致的大便干结、排便不畅。

苁蓉通便口服液：润肠通便。用于老年便秘，产后便秘。

便通胶囊：健脾益肾，润肠通便。用于脾肾不足、肠腑气滞所致的便秘。

【中医调护】

一、病情观察

注意观察患者的排便周期、次数，粪质的性状、颜色、气味，以及是否伴有腹胀、腹痛的情况，以辨别寒、热、虚、实的证候特点。注意患者有无因用力排便而出现变证，如老年人努挣用力排便容易诱发胸痹，习惯性便秘者易导致肛裂和肛脱。

二、生活起居护理

1. 为患者提供隐蔽舒适的排便环境，如用屏风遮挡等。

2. 指导患者纠正忍便的不良行为，养成定时排便的习惯，避免久坐不动，鼓励患者每日进行适量的体育锻炼，进行顺时针摩腹和提肛运动，以促进肠蠕动，改善排便状况。

3. 保持肛周皮肤的清洁干燥，如有肛门疾病患者，可于便后用高锰酸钾或苦参、五倍子等清热燥湿中药煎汤后坐浴，肛裂者可于坐浴后外敷黄连膏。

三、饮食护理

1. 饮食宜清淡、易消化，多吃新鲜的水果和蔬菜，多饮水，宜食具有润肠通便作用的食物，了解患者的饮食习惯，避免辛辣刺激、煎炸之品，忌烟酒。

2. 热秘者饮食宜清热凉润之品，如麦冬、鲜芦根等煎水代茶饮，或饮蜂蜜水，以泄热润肠通便。

3. 气秘者宜多食行气润肠通便之品，如柑橘、佛手、木香、花生等。

4. 阳虚者饮食宜选温阳润肠之品，如肉苁蓉、韭菜、羊肉、狗肉、核桃等，多喝热饮或热果汁，忌食生冷瓜果。

5. 气虚者宜食健脾益气之品，如山药、无花果、黄芪、党参等。

6. 血虚者宜食养血润肠之品，如大枣、黑芝麻、枸杞、当归等。

四、情志护理

1. 长期便秘给患者生活和工作带来极大的不便和痛苦，由此可加重其焦虑、抑郁的不良情绪。

2. 应向患者说明情志失调也是导致便秘的重要因素，指导患者学会自我放松，调摄情志的方法，避免过度紧张、忧思，保持心情舒畅。

五、用药护理

严格遵医嘱给予通便泄泻的药物，不可滥用。通便药应在清晨或睡前服用，服药后应注意观察排便的次数、量和粪便的特点。热秘者中药汤剂宜饭前空腹或睡前凉服，大黄煎煮时应后下；虚证便秘者，中药汤剂宜空腹温服。气虚秘者可多服用补气养阴的茶饮，如党参茶。

六、健康教育

1. 了解患者的饮食习惯，向患者及家属强调饮食调理的重要性，合理膳食，宜清淡为主，多吃粗纤维的食物，勿过食辛辣厚味或饮酒过度。

2. 指导患者养成定时排便的习惯，勿过度依赖泻下药物，指导家属协助患者平时多做腹部按摩，以促进排便。

3. 保持心情舒畅，进行适量体育锻炼，特别是腹肌的锻炼，避免久坐少动，以利于肠道功能的改善。

【治未病原则及措施】

一、生活调理原则

（1）改变生活方式，使其符合胃肠道和排便运动生理。增加膳食纤维摄取及饮水量，增加活动量。

（2）调整心理状态，消除紧张情绪，经常做提肛运动可以强化盆底肌肉，有助于建立正常的排便反射。

（3）养成定时排便的习惯，即使无便意，也要按时如厕，以形成条件反射。同时要营造安静、舒适的环境及选择坐式便器。排便时注意力集中，不听音乐或看报纸。

（4）饮食上避免过度煎炒，酒类及辛辣刺激，寒凉生冷之物。应多食含纤维素高的蔬菜与水果。蔬菜中以茭白、韭菜、菠菜、芹菜、丝瓜、藕等含纤维素多，水果中以柿子、葡萄、杏子、鸭梨、苹果、香蕉、西红柿等含纤维素多。并多饮水，尤其每日清晨饮一杯温开水或盐开水。患者饮水宜大口多量。晨起空腹饮温开水 300～400mL，分 2～3 次饮尽。每日至少饮水 1500mL。此外，应食用一些具有润肠通便作用的食物，如黑芝麻、蜂蜜、香蕉、番薯等。少食酒、咖啡、浓茶、大蒜、辣椒、生柿子、银耳。

二、按摩

1. 仰卧，双腿屈曲，用手掌以肚脐为中心顺时针按摩，按摩力度由轻到重，每日 2 次，每次 5 分钟。

2. 晨起定时排便，如没有便意，交替按迎香、合谷、神门。

（周口市中医院脾胃病科：郭海军，刘卫勤）

泄　泻

泄泻是以排便次数增多,粪质稀溏或完谷不化,甚至泻出如水样为主症的病证。古有将大便溏泄而势急者称为泻,现临床一般统称为泄泻。泄泻论述始于《黄帝内经》,也有称为"飧泄""注下"。《黄帝内经》时期以"泄"称之,汉唐时期把"下利"包括其中,唐宋以后才统称"泄泻"。最早在《黄帝内经》中有与之相类似病症的记载,如《素问·气交变大论》中有"鹜溏""飧泄""注下"等病名。《难经·五十七难》从脏腑角度提出"五泄"之说。汉唐时期,《伤寒论》将痢疾和泄泻统称为"下利"。及至宋代《局方》将泄泻与痢疾分为"泻疾证候"和"痢疾证候",但直到陈无择的《三因极一病证方论》才开始将"泄泻"立专篇论治。明代医家对命门多有研究,重肾命的思想反映到对病名的认识上,即是"肾泄""五更泄"的由来。从古至今,各医家各抒己见,以脏腑命名如肝泄、肾泄、脾肾泄、肾虚泄,以病势命名有暴泄、紧病,以病因命名有外感寒邪泻、热泄、暑泄、酒泄、湿泻、食泻、积泻、饮泻,以症状命名有滑泄(滑泻、洞肠泄)、鹜溏等。通过对中医古代文献的追根溯源,可以窥见古代医家对泄泻病名的相关记载和论述。

西医学中因消化器官功能和器质性病变而发生的腹泻,如胃肠功能紊乱、慢性肠炎、腹泻型肠易激综合征、功能性腹泻、急性肠炎、炎症性肠病、吸收不良综合征,内分泌及代谢障碍疾病如甲状腺功能亢进、糖尿病、系统性红斑狼疮、尿毒症、肿瘤及药物相关性肠炎等,均可参照本病辨证施治。

【病因病机】

1. 感受外邪、饮食所伤、情志失调、病后体虚、禀赋不足等是泄泻的主要病因。六淫皆可致泄泻,但以湿邪为主,常夹寒、夹暑热之邪,影响脾胃升降功能;饮食过量、嗜食肥甘生冷或误食不洁而伤于脾胃;郁怒伤肝，忧思伤脾；病后体虚，劳倦年老，脾胃虚弱，肾阳不足；或先天禀赋不足等，皆能使脾运失职而致泄泻。

2. 肠为泄泻的病位之所在，脾为其主病之脏，与肝、肾密切相关，脾主运化功能失常，则生湿生滞，脾为湿困，不得升清，肠道功能失司，而致泄泻。肝气郁滞日久，肝疏泄功能失常，肝木横逆，克犯脾土，脾失健运而致泄泻。若禀赋不足，或后天失调，饥饱失常，劳倦过度及久病正虚等，脾失健运，脾土反侮肝木，肝失疏泄而致泄泻。脾为后天之本，肾为先天之本，两者互促互助，共司水液代谢之平衡。肾阳即命门之火，肾阳不升，脾失温煦，水湿下注而致泄泻。脾阳不足，寒从中生，肾失温养，脾肾阳虚而致泄泻。

3. 脾虚湿盛为泄泻的主要病机。脾胃运化功能失调，肠道分清泌浊、传导功能失司。脾喜燥恶湿，为后天之本，主运化食物及水液，脾主升清，不宜下陷。外感寒湿、长期饮食不节、劳倦内伤等皆可引起脾胃受损，湿困脾土，脾失健运，脾胃运化失常，而致泄泻。小肠主受盛化物、分清泌浊，大肠主传化糟粕，小肠受盛及大肠传导功能失常，小肠无以分清泌浊，大肠无法传化，水谷停滞，合污而下，即可发生泄泻。

4. 迁延日久，泄泻由实转虚，脾病及肾，虚实之间相互转化、夹杂，久泻致虚，但往往虚中夹实，其中以虚夹湿邪最为常见。无湿不成泻，湿盛困脾，脾虚生湿，脾虚湿盛，两者互为因果，共致泄泻。肾藏先天水火，水不足则干，火不足则湿。肾火不旺，不能温化积水，蒸腾寒气，导致肠中多水，而成泄泻。此外久泻脾虚，脾虚日久亦可累及肾脏，导致肾阳不足，脾肾阳虚，完谷不化，而致五更泻。情志不畅，肝郁失于疏泄，久必横逆犯脾，肝强脾弱，而成泄泻。脾病日久入络，加之情绪忧郁，病情可向气滞血瘀转变。

【诊断要点】

1. 以大便粪质溏稀为诊断的主要依据，或完谷不化，或粪如水样，或大便次数增多，每日三五次至数十次。

2. 常兼有腹胀腹痛、肠鸣、纳呆。

3. 起病或急或缓，暴泻者多有暴饮暴食或误食不洁之物的病史。迁延日久，时发时止者，常有外邪、饮食、情志等因素诱发。

【辨证论治】

1. 寒湿困脾证

证候：大便清稀或如水样，腹痛肠鸣。食欲不振，脘腹闷胀，胃寒。舌苔薄白或白腻，脉濡缓。

治法：芳香化湿，解表散寒。

方药：藿香正气散（《局方》）。藿香、苍术、茯苓、半夏、陈皮、厚朴、大腹皮、紫苏、白芷、桔梗、木香。

恶寒重者，加荆芥、防风；发热头痛者，加金银花、连翘、薄荷。

2. 肠道湿热证

证候：腹痛即泻，泻下急迫；粪色黄褐臭秽。肛门灼热；腹痛；烦热口渴；小便短黄。舌苔黄腻；脉濡数或滑数。

治法：清热燥湿，分利止泻。

方药：葛根芩连汤（《伤寒论》）。葛根、黄芩、黄连、甘草。

肛门灼热重者，加金银花、地榆、槐花；嗳腐吞酸、大便酸臭者，加神曲、山楂、麦芽。

3. 食滞胃肠证

证候：泻下大便臭如败卵，或伴不消化食物；腹胀疼痛，泻后痛减。脘腹痞满；嗳腐吞酸；纳呆。舌苔厚腻；脉滑。

治法：消食导滞，和中止泻。

方药：保和丸（《丹溪心法》）。神曲、山楂、莱菔子、半夏、陈皮、茯苓、连翘。

脘腹胀满重者，加大黄、枳实；兼呕吐者，加砂仁、紫苏叶。

4. 脾气亏虚证

证候：大便时溏时泻；稍进油腻则便次增多。食后腹胀；纳呆；神疲乏力。舌质淡，苔薄白；脉细弱。

治法：健脾益气，化湿止泻。

方药：参苓白术散（《局方》）。人参、白术、茯苓、甘草、砂仁、陈皮、桔梗、白扁豆、山药、莲子肉、薏苡仁。

泻势严重者，加赤石脂、诃子、陈皮炭、石榴皮炭；肛门下坠者，加黄芪、党参；畏寒重者，加炮姜。

5. 肾阳亏虚证

证候：晨起泄泻；大便清稀，或完谷不化。脐腹冷痛，喜暖喜按，形寒肢冷，腰膝酸软。舌淡胖，苔白；脉沉细。

治法：温肾健脾，固涩止泻。

方药：四神丸（《证治准绳》）。补骨脂、吴茱萸、肉豆蔻、五味子、大枣、生姜。

中气下陷、久泻不止者，加黄芪、党参、诃子、赤石脂；小腹冷痛者，加炮附片、肉桂；面色黧黑、舌质瘀斑者，加蒲黄、五灵脂。

6. 肝气乘脾证

证候：泄泻伴肠鸣；腹痛、泻后痛缓。每因情志不畅而发；胸胁胀闷；食欲不振；神疲乏力。苔薄白；脉弦。

治法：抑肝扶脾。

方药：痛泻要方（《丹溪心法》）。白芍、白术、陈皮、防风。情志抑郁者，加合欢花、郁金、玫瑰花；性情急躁者，加牡丹皮、炒栀子、黄芩；伴失眠者，加酸枣仁、远志、煅龙骨、珍珠母。

【临证备要】

本病治疗以去除病因、缓解及消除泄泻症状为治疗目标，以祛邪扶正为基本治则，以运脾化湿为基本治法。泄泻病常以脾虚湿盛作为基本病理变化，导致肠道功能失司而成。脾虚失健则运化失常，湿邪内生，脾为湿困，中气下陷，故当健脾化湿。急性腹泻多以湿盛为主，重在化湿，佐以分利，其次根据寒热不同，运用清化湿热和温化寒湿治法，兼表邪者，可疏解；兼伤食者，可消导。慢性腹泻以脾虚为主，必当健脾，肝气乘脾而致痛泻时宜抑肝扶脾，肾阳虚衰时宜温肾健脾。然当病情复杂，虚实夹杂者，应随证而论。

【中医特色疗法】

一、针刺

多选手足阳明经、足太阴经经穴，配以足太阳经经穴。

主穴：天枢、大肠俞、足三里、气海、关元、中脘。

配穴：寒湿困脾加神阙、三阴交、阴陵泉；肠道湿热加合谷、下巨虚；食滞胃肠加中脘、建里；肝郁加期门、太冲；脾气亏虚加脾俞；肾阳亏虚加命门、关元。

二、灸法

艾灸多选腹部的任脉腧穴，最常用的是神阙、气海、关元、天枢；辨证施灸。如脐中疼痛不舒灸神阙；脾虚乏力、声低懒言灸气海；五更泻灸关元；寒湿泄泻灸水分。灵活运用隔物灸，如泄泻腹胀隔葱灸；寒湿困脾，泻下冷冻如痰，隔附子灸等。

三、穴位贴敷

取天枢、大肠俞、上巨虚、三阴交、关元、中脘、足三里。取白芥子、肉桂、延胡索、炮附片各 1 份，甘遂、细辛各 0.5 份，共研细末，用鲜姜汁调成稠膏状，做成小丸，放在胶布上，固定于上述穴位。每隔 10 日贴敷 1 次，每次敷贴 4～6 小时，连续贴敷 3 次。此疗法用于脾胃虚弱型泄泻的治疗。

四、脐疗

以脐（神阙穴）为用药或刺激部位，将中药的不同剂型（如丸、散、膏等）通过贴脐、敷脐、涂脐、蒸脐等方法，激发元气，开通经络，促进气血流通，调节人体阴阳与脏腑功能，从而防治疾病的一种方法。常用药物为丁香、艾叶、木鳖子、肉桂、麝香、大蒜、吴茱萸、胡椒等。

【中成药辨证应用】

梅夏肠炎丸：健脾、理气、止泻。适用于慢性结肠炎后期康复、消化不良等所致泄泻。

参连肠炎丸：健脾、和中、止泻。主治慢性结肠炎。

理中散：温中散寒、益气健脾。适用于脾胃虚寒、脘腹冷痛、呕吐泄泻、手足不温。

附芪肠炎丸：温中止痛。适用于各种慢性结肠炎所致泄泻。

参苓白术颗粒（丸）：健脾益气。用于体倦乏力，食少便溏。

补中益气颗粒（丸）：补中益气，升阳举陷。用于脾胃虚弱、中气下陷所致的泄泻。

参倍固肠胶囊：固肠止泻，健脾温肾。用于脾肾阳虚所致的慢性腹泻、腹痛、肢体倦怠、神疲懒言、形寒肢冷、食少、腰膝酸软；肠易激综合征（腹泻型）见上述证候者。

补脾益肠丸：益气养血，温阳行气，涩肠止泻。用于脾虚气滞所致的泄泻。

人参健脾丸：健脾益气，和胃止泻。用于脾胃虚弱所致的饮食不化、脘闷嘈杂、恶心呕吐、腹痛便溏、不思饮食、体弱倦怠。

固本益肠片：健脾温肾，涩肠止泻。用于脾肾阳虚所致的泄泻。

四神丸：温肾散寒，涩肠止泻。用于肾阳不足所致的泄泻。

胃肠灵胶囊：温中祛寒，健脾止泻。用于中焦虚寒，寒湿内盛，脘腹冷痛，大便稀溏或泄泻；慢性胃肠炎、慢性结肠炎见上述证候者。

痛泻宁颗粒：柔肝缓急，疏肝行气，理脾运湿。用于肝气犯脾所致的腹痛、腹泻、腹胀、腹部不适等症；肠易激综合征（腹泻型）等见上述证候者。

枫蓼肠胃康颗粒：清热除湿化滞。用于急性胃肠炎，属伤食泄泻型及湿热泄泻型者。

克痢痧胶囊：解毒辟秽，理气止泻。用于泄泻、痢疾。中病即止，避免长久使用。

肠舒止泻胶囊：益气健脾，清热化湿。用于脾虚湿热所致的急慢性泄泻。

【中医调护】

一、病情观察

注意观察泄泻的次数，粪便的色、质、量、气味，有无里急后重及生命体征、舌象、神志、尿量变化，有无口渴、口唇干燥、皮肤弹性下降、尿量减少、神志淡漠等伤阴表现。若久泻者出现面色苍白、四肢冰冷、大汗淋漓等，为阳气外脱征象；若排泄物为柏油样或伴有新鲜血液，为胃肠道脉络损伤所致，应立即报告医生，采取相应措施。

二、生活起居护理

1. 保持病室清洁，空气新鲜，温湿度适宜。及时倾倒排泄物和更换清洗被污染的衣被。

2. 寒湿和脾胃虚弱者宜住向阳病室。湿热者室内宜凉爽干燥。肝气郁滞所致泄泻，常偏于热，治宜寒凉，室温可偏凉，光线要柔和。肾阳亏虚患者病室宜温暖，做好腹部保暖工作。

3. 若为传染性腹泻，则应严格执行消化道隔离制度，以免引起交叉感染。

三、饮食护理

1. 饮食宜清淡、易消化、富含营养，多食粥、汤等炖煮食物，忌食生冷、不易消化食物。急性暴泻易伤津耗气，应予淡盐水、米粥以养胃生津。

2. 寒湿困脾者应给予温中散寒、健脾利湿食物，如鲫鱼、生姜、红糖等。肠道湿热者宜食用具有清热利湿作用的食物，如藿香、车前子、豌豆等。

3. 食滞胃肠者适当控制饮食或限制饮食，食用健脾消食食物，如山楂、谷芽、麦芽等，伴有呕吐者，不宜急于止吐，应让宿食全部吐出。肝气郁滞者忌食红薯、土豆等易产气食物。

4. 脾气亏虚者饮食宜温热软烂，少油脂而易于消化。肾阳亏虚者宜多食补肾固摄食品，如核桃、黑大豆、山药等。

四、情志护理

生理及心理因素均可造成泄泻。应及时做好心理指导，解释肝气郁结与泄泻的关系，使患者保持心情舒畅、情绪稳定、气机调畅，积极配合检查、治疗，促进早日康复。

五、用药护理

中药汤剂应按时按量服用，以饭后温热服用为宜，观察药物疗效。出现阳气外脱症状应及时进行抢救，准确给药，以免延误时机。

六、健康教育

1. 起居有常，慎防风、寒、湿等邪气的侵袭。注意调畅情志，避免思虑忧愁伤脾，保持心情舒畅，切忌烦躁郁怒。

2. 重视对疾病相关知识的宣教，注意饮食有节、卫生，勤洗手，不暴饮暴食，不吃腐败变质食物，不食生冷瓜果及不洁食物，不饮生水。

3. 慢性泄泻患者应适当运动，加强锻炼，增强体质，使脾气旺盛，则不容易受邪。可选择太极拳、八段锦、五禽戏等健身运动，以促进血脉流畅，增强体质。

（周口市中医院脾胃病科：郭海军，刘卫勤）

痢　疾

痢疾是因外感时行疫毒或内伤饮食而致邪蕴肠腑，气血壅滞，传导失司，以腹痛腹泻、里急后重、排赤白脓血便为主要临床表现的具有传染性的外感疾病。

【病因病机】

1. 病因　素体脾气虚弱是发病基础，感受外邪、饮食不节（洁）、情志失调等是主要的发病诱因。

2. 病位　病位在大肠，与脾、肝、肾、肺诸脏的功能失调有关。

3. 病机　病理性质为本虚标实。病理因素主要有湿邪（热）、瘀热、热毒、痰浊、气滞、血瘀等。活动期多属实证，主要病机为湿热蕴肠，气血不调，而重度痢疾以热毒、瘀热为主，反复难愈者应考虑痰浊血瘀的因素。缓解期多属虚实夹杂，主要病机为脾虚湿恋，运化失健。部分患者可出现肝郁、肾虚、肺虚、血虚、阴虚和阳虚的临床证候特征。

【诊断要点】

1. 夏秋流行季节发病，发病前有不洁饮食史，或有接触疫痢患者史。

2. 具有大便次数增多而量少、下痢赤白黏冻或脓血、腹痛、里急后重等主症，或伴有不同程度的恶寒、发热等症。疫毒痢病情严重而病势凶险，以儿童为多见，急骤起病，在腹痛、腹泻尚未出现之时，即有高热神疲，四肢厥冷，面色青灰，呼吸浅表，神昏惊厥，而痢下、呕吐并不一定严重。

3. 实验室检查，大便中可见大量红细胞、脓细胞，并有巨噬细胞或新鲜大便中发现有阿米巴滋养体、阿米巴包囊；大便或病变部位分泌物培养可有痢疾杆菌生长，或阿米巴培养阳性；钡剂灌肠 X 线检查及直肠、结肠镜检查，提示慢性痢疾、非特异性溃疡性结肠炎或结肠癌、直肠癌等改变。

儿童在夏秋季节出现高热惊厥等症而未排大便时，应清洁灌肠，取便送常规检查和细菌培养。

【鉴别诊断】

痢疾与泄泻鉴别，两者均多发于夏秋季节，病变部位在胃肠，病因亦有相同之处，症状都有腹痛、大便次数增多。但痢疾大便次数虽多而量少，排赤白脓血便，腹痛伴里急后重感明显。而泄泻大便溏薄，粪便清稀，或如水，或完谷不化，而无赤白脓血便，腹痛多伴肠鸣，少有里急后重感。正如《景岳全书》所说："泻浅而痢深，泻轻而痢重，泻由水谷不分，出于中焦，痢以脂血伤败，病在下焦。"

【辨证论治】

1. 大肠湿热证

证候：腹泻，便下黏液脓血，腹痛，里急后重。肛门灼热，腹胀，小便短赤，口干，口苦。舌质红，苔黄腻，脉滑。

治法：清热化湿，调气和血。

方药：芍药汤（《素问病机气宜保命集》）。芍药 30g，当归、黄连、黄芩各 15g，槟榔、木香、炙甘草各 6g，大黄 9g，肉桂 5g。

脓血便明显，加白头翁、地锦草、马齿苋等；血便明显，加地榆、槐花、茜草等。

2. 热毒炽盛证

证候：便下脓血或血便，量多次频，腹痛明显，发热里急后重，腹胀，口渴，烦躁不安。舌质红，苔黄燥，脉滑数。

治法：清热祛湿，凉血解毒。

方药：白头翁汤（《伤寒论》）。白头翁 15g，黄连 6g，黄柏 12g，秦皮 12g。

血便频多，加仙鹤草、紫草、槐花、地榆、牡丹皮等；腹痛较甚，加徐长卿、白芍、甘草等；发热者，加金银花、葛根等。

3. 脾虚湿蕴证

证候：黏液脓血便，白多赤少，或为白冻，腹泻便溏，夹有不消化食物，脘腹胀满。腹部隐痛，肢体困倦，食少纳差，神疲懒言。舌质淡红，边有齿痕，苔薄白腻；脉细弱或细滑。

治法：益气健脾，化湿和中。

方药：参苓白术散（《局方》）。党参、白术、茯苓、甘草、桔梗、莲子肉、白扁豆、砂仁、山药、薏苡仁、陈皮。

大便白冻黏液较多者，加苍术、白芷、仙鹤草等；久泻气陷者，加黄芪、炙升麻、炒柴胡等。

4. 寒热错杂证

证候：下痢稀薄，夹有黏冻，反复发作，肛门灼热，腹痛绵绵。畏寒怕冷，口渴不欲饮，饥不欲食。舌质红或淡红，苔薄黄，脉弦，或细弦。

治法：温中补虚，清热化湿。

方药：乌梅丸（《伤寒论》）。乌梅、黄连、黄柏、桂枝、干姜、党参、炒当归、制附子等。

大便稀溏，加山药、炒白术等；久泻不止者，加石榴皮、诃子等。

5. 肝郁脾虚证

证候：情绪抑郁或焦虑不安，常因情志因素诱发大便次数增多，大便稀烂或黏液便，腹痛即泻，泻后痛减。排便不爽，饮食减少，腹胀，肠鸣。舌质淡红，苔薄白，脉弦或弦细。

治法：疏肝理气，健脾化湿。

方药：痛泻要方（《景岳全书》引刘草窗方）合四逆散（《伤寒论》）。陈皮 45g，白术 90g，白芍 60g，防风 30g，炒柴胡、炒枳实、炙甘草各 12g。

腹痛、肠鸣者，加木香、木瓜、乌梅等；腹泻明显者加党参、茯苓、山药、芡实等。

6. 脾肾阳虚证

证候：久泻不止，大便稀薄，夹有白冻，或伴有完谷不化，甚则滑脱不禁；腹痛喜温喜按。腹胀，食少纳差，形寒肢冷，腰酸膝软。舌质淡胖，或有齿痕，苔薄白润，脉沉细。

治法：健脾补肾，温阳化湿。

方药：附子理中丸（《局方》）合四神丸（《证治准绳》）。附子（炮，去皮脐)、人参(去芦)、干姜(炮)、甘草(炙)、白术各三两,肉豆蔻(煨)二两,补骨脂(盐炒)四两,五味子(醋制)、吴茱萸(制)各二两。

腰酸膝软,加菟丝子、益智仁等;畏寒怕冷,加肉桂等;大便滑脱不禁,加赤石脂、禹余粮等。

7. 阴血亏虚证

证候:便下脓血,反复发作,大便干结,夹有黏液便血,排便不畅,腹中隐隐灼痛。形体消瘦,口燥咽干,虚烦失眠,五心烦热。舌红少津或舌质淡,少苔或无苔,脉细弱。

治法:滋阴清肠,益气养血。

方药:驻车丸(《备急千金要方》)合四物汤(《局方》)。黄连360g,炮姜120g,当归180g,阿胶180g,地黄12g,当归10g,白芍12g,川芎8g。

大便干结,加麦冬、玄参、火麻仁等;面色少华,加黄芪、党参等。

【临证备要】

1. 对反复发作、迁延日久之休息痢,如属阿米巴原虫所致,可在辨证治疗基础酌加白头翁、石榴皮,亦可用鸦胆子仁10~15粒,去壳、装胶囊,饭后吞服,每日3次,7~10日为1个疗程。

2. 对于湿热痢,不少单味中草药均有良好疗效,如海蚌含珠、马齿苋、小凤尾草等,可在辨证遣方时加用上述1~2味药物,或以单味药30g煎服。黄连作为治痢专药,因性味苦寒,其用量、疗程均应适度,以免日久苦寒伤胃。

3. 慢性病例因反复发作,较难治愈,可在内服中药基础上,使用中药保留灌肠。中药复方可用黄连、黄柏、白头翁、大黄等煎成100mL,保留灌肠,适用于慢性溃疡性结肠炎、慢性细菌性痢疾。亦可用中成药锡类散保留灌肠治疗。

【中医特色疗法】

一、中药灌肠

中药灌肠有助于较快缓解症状,促进肠黏膜损伤的修复。常用药物有清热化湿类，如黄柏、黄连、苦参、白头翁、马齿苋、秦皮等；收敛护膜类，如诃子、赤石脂、石榴皮、五倍子、乌梅、枯矾等；生肌敛疡类，如白及、三七、血竭、青黛、儿茶、生黄芪、炉甘石等；宁络止血类，如地榆、槐花、紫草、紫珠叶、蒲黄、大黄炭、仙鹤草等；清热解毒类，如野菊花、白花蛇舌草、败酱草等。临床可根据病情需要选用4~8味中药组成灌肠处方。

灌肠液取120~150mL，温度39℃，睡前排便后灌肠为宜，可取左侧卧位30分钟，平卧位30分钟，右侧卧位30分钟，后取舒适体位。灌肠结束后，尽量保留药液1小时以上。

二、针灸

针灸是痢疾的可选择治法。穴位多取中脘、气海、神阙等任脉穴位，脾俞、胃俞、大肠俞等背俞穴，天枢、足三里、上巨虚等足阳明胃经穴位，三阴交、阴陵泉、太冲等足三阴经穴位。治疗方法多用针刺、艾灸或针灸药结合。

【经验方及医院制剂】

一、经验方

赵绍琴教授治疗痢疾经验方

1. 偏在气分　荆穗炭10g，防风6g，葛根10g，苏叶、木香各6g，草豆蔻3g，青陈皮、乌药各6g，黄芩、焦麦芽各10g。方中荆穗、防风、葛根、苏叶等化湿祛邪，开通腠理。荆穗炭能引邪热外泄。木香、青陈皮化湿兼畅气机；草豆蔻、乌药以温化胸腹湿邪，开通郁滞。黄芩泄热，焦麦芽化滞。

2. 偏在血分　粗桂枝6g，葛根、黄连各10g，川黄连、炒官桂、炮姜各6g，当归、焦三仙、赤芍、炒地榆各10g，木香6g。如腹痛较重时，加乌药6g，川楝子、香附各10g。

二、医院制剂

1. 连理止泻口服液

方药：陈皮、赤芍、白芍、苍术、白术、白芷、桔梗、干姜等二十味。

功效主治：泻肝补脾，温中、止泻、止痛。主治肠鸣腹泻，大便泄泻，腹痛，里急后重，更有脓血便等。

用法用量：口服，每次 40～80mL，每日 2～3 次，或遵医嘱。

2. 槐翁肠炎散

方药：白头翁、黄连、当归、秦皮炭、陈皮、大黄炭、山楂炭、茜草根、白及等十四味。

功效主治：清热燥湿、止血。用于泄泻、痢疾、各种肠炎等。

用法用量：口服，每日 2 次，每次 1 袋。或遵医嘱。

【中成药辨证应用】

虎地肠溶胶囊：清热、利湿、凉血。用于湿热蕴结证，症见腹痛，下痢脓血，里急后重。

补脾益肠丸：益气养血，温阳行气，涩肠止泻。用于脾虚气滞所致的泄泻，症见腹胀疼痛、肠鸣泄泻、黏液血便。

固本益肠片：健脾温肾，涩肠止泻。用于脾虚或脾肾阳虚所致的泄泻。症见腹痛绵绵、大便清稀或有黏液及黏液血便、食少腹胀、腰酸乏力、形寒肢冷、舌淡苔白、脉虚；慢性肠炎见上述证候者。

肠胃宁片：健脾益肾，温中止痛，涩肠止泻。用于脾肾阳虚泄泻。

固肠止泻丸：调和肝脾，涩肠止痛。用于肝脾不和，泻痢腹痛。

龙血竭片（肠溶衣）：活血散瘀，定痛止血，敛疮生肌。用于慢性结肠炎所致的腹痛、腹泻等症。

结肠宁（灌肠剂）：活血化瘀，清肠止泻。

锡类散：解毒化腐。用于灌肠治疗。

克痢痧胶囊：解毒辟秽，理气止泻。用于泄泻，痢疾。中病即止，避免长久使用。

【中医调护】

一、病情观察

1. 观察患者饮食、呕吐、嘈杂、腹胀、下痢以及大便的次数、性状等情况，以助辨证。一般泻痢次数减少是病情好转的表现，但如患者下痢次数减少或无大便，而一般状况不见好转时，可能为热毒内闭，应通知医生及时处理。

2. 观察伴发症状，若伴高热，热入心营，则可有神昏谵语或厥逆虚脱。

3. 疫毒痢患者常有面色苍白、发绀、烦躁不安、意识模糊、冷汗出、四肢厥冷、脉细微表现。如呼吸深浅、节律不齐或有叹息样呼吸，面色青灰，则是呼吸衰竭之危象，应引起重视，做好抢救工作。观察用药后反应，服用中药或抗生素、磺胺类、呋喃类药物时，如有皮疹、精神症状、胃肠道反应、白细胞减少等症状，应及时报告医生。及时留取大便送化验室检验或细菌培养。如患者不能便出时，可用长棉签入肛门采取粪便标本。

二、生活起居护理

1. 湿痢者病室宜凉爽通风，空气新鲜，每次便后开窗通风。急性期者宜卧床休息，症状缓解后适当活动，并做好消毒隔离工作。

2. 疫毒痢做好消化道隔离，每日送检大便标本，直至大便培养连续三次阴性，方可解除隔离。新患者无大便时，可用肛拭子取便检查。病重期间，卧床静养，减少活动。本证发病急骤，凶险多变，须提高警惕，严防他变。应注意密切观察神志、体温、脉搏、呼吸、血压、面色、舌苔的变化。若出现疫毒内闭、外脱之症，需及时报告医生，协助抢救治疗。

3. 寒湿痢病室宜温暖向阳，通风干燥。患者应卧床休息，注意腹部保暖，可热敷腹部。

4. 阴虚痢病室室温宜略低，清爽宜人。

5. 虚寒痢病室宜温暖向阳，空气干燥。注意腹部保暖，可热敷或药熨腹部，或多加衣被，保证充分休息。每次便后用软纸轻擦肛门，并用温水清洗。直肠脱垂者，可用五倍子、白矾煎水熏洗，用油纱布将直肠托回。

6. 休息痢应起居有节，寒温适宜。发作期卧床休息，少劳累，注意保暖。恢复期应适当活动，如练气功、打太极、散步等，以增强体质。

三、饮食护理

1. 湿痢饮食宜清淡的流质或半流质为主，如米汤、面汤、藕汁等。或用鲜马齿苋洗烫后做菜食，有止痢作用。多饮开水或频饮浓绿茶、淡盐水以补充体液，忌食油腻、辛辣之品。

2. 疫毒痢暂禁饮食，多饮水，每日2500～3000mL为宜，必要时静脉补液，并注意补充盐和钾。可给予鲜橘汁，或鲜茅根煎水代茶饮，有清热凉血解毒功效。病情好转后，予高热量流质和清淡无渣半流质饮食，并逐渐恢复正常饮食，忌肥甘、煎炸食品，戒烟酒。

3. 饮食以清淡、温热、易消化为宜，可适当吃生姜、生大蒜等，忌生冷、油腻之品。

4. 阴虚痢饮食宜清淡、富有营养、易消化，多饮水或橘汁、茶水等，忌辛辣、煎炸、伤阴动火之品。

5. 虚寒痢，饮食宜温热、易消化、富营养，忌食生冷、油腻及硬固之品。

6. 休息痢饮食忌口十分重要，以清淡、易消化、富营养的食物为主，少量多餐。

四、情志护理

心理压力的变化与病情活动密切相关，长时间承受较大压力可能会导致患者的病情复发或加重。保持心理健康可以减少复发。调护情志，安慰患者，使之心平气和，安心配合治疗。阴虚痢患者宜卧床静养，少烦恼抑郁，保持心情舒畅，促使气血运行。

五、用药护理

1. 湿痢服药宜饭前稍凉服。

2. 疫毒痢服药宜饭前稍凉服或少量多次服用。若出现疫毒内闭外脱之症，应急服参附汤，不能口服时，可鼻饲给药。高热神昏者，可喂服紫雪丹或至宝丹，每次1～2g。

3. 寒湿痢、阴虚痢、虚寒痢服药宜饭前热服。

4. 休息痢服药宜饭前热服，本证还可以用鸦胆子仁，每次 15g，每日 3 次，分装胶囊，饭后服用，连服 7～10 日。

六、健康教育

1. 起居有时，劳作有度，顺应气候变化，纳凉取暖皆适宜。

2. 注意饮食卫生，食物要煮熟、煮透，不食生冷、油腻、不洁、变质食物，饮食节制，避免暴饮暴食，宜少食多餐。

3. 控制传染，对患者进行隔离和彻底治疗，保持良好的卫生环境，培养良好的卫生习惯。

4. 调摄精神，保持心情舒畅，避免恼怒。

5. 在痢疾流行期间，可采用生大蒜放于蔬菜中食用，马齿苋、绿豆适量，煮汤饮用。

【治未病原则及措施】

1. 饮食清淡，保持心情愉悦，定期复查，随访肠镜。

2. 对于具有传染性的细菌性及阿米巴痢疾，应采取积极有效的预防措施，以控制痢疾的传播和流行，如搞好水、粪的管理，饮食管理，消灭苍蝇等。

3. 在痢疾流行季节，可适当食用生蒜瓣，每次 1～3 瓣，每日 2～3 次，或将大蒜瓣放入菜食之中食用，亦可用马齿苋、绿豆适量，煎汤饮用，对防治感染亦有一定作用。

4. 痢疾患者，待病情稳定后，仍以清淡饮食为宜，忌食油腻荤腥之品。

（周口市中医院脾胃病科：郭海军，刘卫勤）

便　血

便血系胃肠脉络受损,出现血液随大便而下，或大便呈柏油样为主要临床表现的病证。便血均由胃肠之脉络受损所致。内科杂病的便血主要见于胃肠道的炎症、溃疡、肿瘤、息肉、憩室炎等。

【病因病机】

便血可由感受外邪、情志过极、饮食不节、劳倦过度、久病或热病等多种原因所导致。而其病机可以归结为火热熏灼，迫血妄行及气虚不摄，血溢脉外两大类。

1. 病因

（1）感受外邪：外邪侵袭，或因热病损伤脉络而引起出血，其中以热邪及湿热所致者为多。热邪或湿热损伤下部脉络，则引起便血。

（2）饮食不节：饮酒过多以及过食辛辣厚味，滋生湿热，热伤脉络，引起便血；或损伤脾胃，脾胃虚衰，血失统摄，而引起便血。

（3）劳欲体虚：神劳伤心，体劳伤脾，房劳伤肾，劳欲过度，或久病体虚，导致心、脾、肾气阴的损伤。若损伤于气，则气虚不能摄血，以致血液外溢而形成便血。

（4）久病之后：久病导致血证的机理主要有三个方面：久病使阴精伤耗，以致阴虚火旺，迫血妄行而致出血；久病使正气亏损，气虚不摄，血溢脉外而致出血；久病入络，使血脉瘀阻，血行不畅，血不循经而致出血。

2. 病机　当各种原因导致脉络损伤或血液妄行时，就会引起血液溢出脉外而形成便血，其共同的病机可以归结为火热熏灼、迫血妄行及气虚不摄、血溢脉外两类。便血的预后主要与下述三个因素有关：一是引起便血的原因。一般来说，外感易治，内伤难愈，新病易治，久病难疗。二是与出血量的多少密切有关。出血量少者病轻，出血量多者病重，甚至形成气随血脱的危急重症。三是与兼见症状有关。出血而伴有发热、咳喘、脉数等症者，一般病情较重。正如《景岳全书·血证》说："凡失血等证，身热脉大者难治，身凉脉静者易治，若喘咳急而上气逆，脉见弦紧细数，有热不得卧者死。"

【诊断要点】

1. 大便色鲜红、暗红或紫暗，甚至黑如柏油样，次数增多。
2. 有胃肠或肝病病史。

【鉴别诊断】

1. 便血与痢疾　痢疾初起有发热、恶寒等症，其便血为脓血相兼。且有腹痛、里急后重、肛门灼热等症。便血无里急后重，无脓血相兼，与痢疾不同。

2. 便血与痔疮　痔疮属外科疾病，其大便下血特点为便时或便后出血，常伴有肛门异物感或疼痛，做肛门直肠检查时，可发现内痔或外痔，与内科所论之便血不难鉴别。

3. 远血与近血　便血之远近是指出血部位距肛门的远近而言。远血其病位在胃、小肠（上消化道），血与粪便相混，血色如黑漆色或黯紫色。近血来自乙状结肠、直肠、肛门（下消化道），血便分开，或是便外裹血，血色多鲜红或黯红。

4. 肠风与脏毒　两者均属便血。肠风血色鲜艳清稀，其下如溅，属风热为患。脏毒血色黯浊黏稠，点滴不畅，因湿热（毒）所致。

【辨证论治】

1. 肠道湿热证

证候：便血色红黏稠，大便不畅或稀溏，或有腹痛，口苦，舌质红，苔黄腻，脉濡数。

治法：清化湿热，凉血止血。

方药：地榆散合槐角丸加减。

地榆 12g，茜草 12g，槐角 6g，以凉血止血；栀子 6g，黄芩 9g，黄连 6g，以清热燥湿，泻火解毒；茯苓 12g，以淡渗利湿；防风 9g，枳壳 12g，当归 9g，以疏风理气活血。

两方均能清热化湿、凉血止血，但两方比较，地榆散清化湿热之力较强，而槐角丸则兼能理气活血，可根据临床需要酌情选用或合用。

若便血日久，湿热未尽而营阴已亏，应清热除湿与补益阴血双管齐下，虚实兼顾，扶正祛邪，可酌情选用清脏汤或脏连丸。

2. 气虚不摄证

证候：便血色红或紫黯，食少，体倦，面色萎黄，心悸，少寐，舌质淡，脉细。

治法：益气摄血。

方药：归脾汤加减。

党参 9g，茯苓 12g，白术 12g，甘草 6g，以补气健脾；当归 9g，黄芪 12g，以益气生血；酸枣仁 9g，远志 6g，龙眼肉 12g，以补心益脾，安神定志；木香 6g，以理气醒脾；阿胶 9g，槐花 9g，地榆 12g，仙鹤草 15g，以养血止血。本方补气生血，健脾养心，适用于气虚不摄的血证。

中气下陷，神疲气短，肛坠，加柴胡、升麻、黄芪益气升陷。

3. 脾胃虚寒证

证候：便血紫黯，甚则黑色，腹部隐痛，喜热饮，面色不华，神倦懒言，便溏，舌质淡，脉细。

治法：健脾温中，养血止血。

方药：黄土汤加减。

灶心土、炮姜各 9g，以温中止血；白术 12g，附子 9g，甘草 6g，以温中健脾；地黄 12g，阿胶 6g，以养血止血；黄芩 9g，以苦寒坚阴，起反佐作用；白及 6g，乌贼骨 15g，以收敛止血；三七 6g，花蕊石 9g，以活血止血。本方温阳健脾，养血止血，适用于脾阳不足的便血，四肢不温，面色萎黄，舌淡脉细者。

阳虚较甚，畏寒肢冷者，去黄芩、地黄之苦寒滋润，加鹿角霜、炮姜、艾叶等温阳止血。

【临证备要】

轻症便血应注意休息，重症者则应卧床。可根据病情进食流质、半流质或无渣饮食。应注意观察便血的颜色、性状及次数。若出现头昏、心慌、烦躁不安、面色苍白、脉细数等症状，常为大出血的征兆，应积极救治。在急性上消化道出血（可表现为吐血及便血）的现代治疗中，常选用大黄、白及、云南白药、三七、地榆等药。尤其是大黄，其疗效确切，安全无毒。现代药理研究证实，大黄具有多方面的止血作用。因此治疗急性上消化道出血，大黄常作为首选药物。可用粉剂，每次 3～5g，每日 4 次，温水调服；或将大黄粉调成糊剂，冷冻，以不凝为度，用量及次数同上。

【中医特色疗法】

中药灌肠：可根据不同的证型选用不同的组方，如虚证患者可予灌肠组方：白及、三七、大黄炭、诃子各 10g。灌肠前排空大便，采取左侧卧位，将灌肠液加热至 38.0～40.0℃，将导管插入肛门内约 20cm，以 30 滴/分的速度滴注，灌肠液滴注结束后拔除灌肠管，患者改仰卧位，使药液与肠壁病变部位充分接触，尽可能使药物保留，一般保留时间不少于 2 小时。使灌肠液得到充分吸收，每晚睡前灌肠 1 次。灌肠期间严密观察患者的面色、脉搏等，询问有无腹胀、腹痛等不适。

【经验方及医院制剂】

一、经验方

便血方（岳美中）
主治：男妇老幼大便下血，日久不愈，无腹痛者。
方药：木耳炭 30g，柿饼炭 30g，鸡内金炭 30g，陈皮炭 15g。
用法：共为细末，每服 3g，白开水送下，早晚各服 1 次。服过 1 料有效时，再继续配服。
大便下血，无腹痛，多由肠燥阴络受伤，故用木耳炭（黑木耳炒炭存性)、柿饼炭润燥宁络,凉血止血。"络乃聚血之所,久病血必瘀闭"(《叶案存真》),故又配合鸡内金炭、陈皮炭化瘀理气,使血气调畅,血止而无留瘀之弊。

二、医院制剂

槐翁肠炎散

方药:白头翁、黄连、当归、秦皮炭、陈皮、大黄炭、山楂炭、茜草根、煨木香、白及等十四味。

功效主治:清热燥湿止血。用于泄泻痢疾、各种肠炎等。

用法用量:口服,每日 2 次,每次 1 袋。或遵医嘱。

【其他疗法】

中医食疗法

1. 金针菜糖水(《颜氏验方》)

组成:金针菜 60g,红糖适量。

制法:先将金针菜洗净,与红糖一起加水适量煮熟。

服法:吃菜喝汤。每日早餐前服,连服 3～4 日。

按语:金针菜又名萱草,味甘性凉,功能清热凉血、活血止血,民间用其与红糖同煮,治疗痔疮,初发者服之可以消散,已成者可以止血止痛,减轻痛苦。

2. 米醋煮羊血(《便民食疗》)

组成:凝固的羊血 200g,米醋 100mL,食盐适量。

制法:先将羊血切成小块,加入米醋,小火煮熟,加食盐调味。

服法:佐餐食用。

按语:羊血味咸性平,功能补血止血,内服熟羊血,既可治吐血、鼻衄,也可疗大便下血,配以米醋,取其酸收止血也。

3. 荸荠汁(《神秘方》)

组成:新鲜荸荠适量,黄酒 20mL。

制法:先将荸荠洗净、切碎、捣烂,用纱布绞汁,每用 50mL,加入黄酒,隔水炖温。

服法：空腹饮服。

按语：荸荠味甘、性寒滑，擅长清热止血。内服，上能治肺热干咳，吐痰黏稠，肝热目赤；下则能治肠热便血、血热崩漏；外用捣敷治皮癣、秃疮、疮肿等。

4. 蜜炙萝卜（《百一选方》）

组成：白萝卜500g，蜂蜜60g。

制法：先将萝卜洗净，切成长条，沥干，加水适量，煮八成熟，加入蜂蜜拌匀，继续煮至汁干。

服法：任意取食。

按语：白萝卜味辛甘，性温，功能健脾消食，化痰定喘，活血止血，消肿散瘀，降气化湿。配以蜂蜜生津滋润，制约萝卜辛味太过。用于咳血、咯血、鼻衄、大便出血等血证，有止血不伤正之效。

【中成药辨证应用】

复方田七胃痛胶囊：制酸止痛，理气化瘀，温中健脾，收敛止血。用于胃酸过多、胃脘痛、胃溃疡、十二指肠球部溃疡及慢性胃炎。

槐角丸：清肠疏风，凉血止血。主治便血湿热证。

归脾丸：具有益气补血、健脾养心之功效。用于气不摄血之便血。

【中医调护】

一、病情观察

便血时大便颜色鲜红、暗红或紫暗，甚至黑如柏油样，次数增多。密切观察大便的颜色、量、性状、次数。若出现头昏、心慌、烦躁不安、面色苍白、脉细数等症状，常为大出血的征兆，立即报告医生，积极救治。鉴别诊断：肠风与脏毒、便血与痢疾、便血与痔疮、远血与近血。

二、生活起居护理

1. 病室安静，空气清新，减少探视人员。
2. 轻症便血应注意休息，起居有常，劳逸适度。

3. 重者应卧床休息，严密观察病情的发展和变化，若出现头昏、心慌、汗出、面色苍白、四肢湿冷、脉急或细数等，应及时救治，以防产生血脱之证。

三、饮食护理

1. 大出血者应暂禁食，出血减少或停止后，以温凉流质—半流质—软食—普食过渡，出血停止后可食血肉之品，以益气补血。

2. 戒除烟酒，以免饮酒过多以及过食辛辣厚味，滋生湿热，热伤脉络，引起便血；或损伤脾胃，脾胃虚衰，血失统摄，而引起便血。

3. 饮食以软、熟、烂为宜，忌食辛辣、生冷、刺激之品。注意饮食有节，宜进食清淡、易于消化、富有营养的食物，如新鲜蔬菜、水果、瘦肉、蛋类等。

四、情志护理

畅情志，对血证患者要注意精神调摄，消除其紧张、恐惧、忧虑等不良情绪。

五、用药护理

服药期间饮食不宜过热过凉，虚寒出血应温服，可配合健脾开胃之药膳，以调理脾胃，提高疗效。

六、健康教育

1. 慎起居，注意保暖，防止外邪入侵，勿操劳、禁房劳、戒情伤。注意养息护阴，有出血倾向者，及时就医。

2. 保持良好的心情，正确对待疾病。

3. 适当锻炼身体，增强体质，提升抗病能力，注意饮食卫生，合理安排休息时间。

4. 禁烟酒、浓茶、咖啡等对胃肠道有刺激性的食物。

5. 随季节变化增减衣物，生活规律，保护肝脾胃正气，避免不良刺激，按时服药，定期复查。

【治未病原则及措施】

预防为主，防治结合。消化道出血病情凶险，严重者可危及生命，故本病之治，重在预防，具体防控措施如下。

1. 定期体检，及时就诊　尤其是肝硬化、长期服用非甾体类药物、长期吸烟、血液系统疾病等的人群或家族史，定期体检可以帮助我们早期发现、早期诊断。

2. 戒烟戒酒，避免不良饮食和生活习惯　烟酒可慢性损伤血管内皮等引起出血。要养成良好的生活习惯，按时进餐，有肝硬化、消化系统疾病、血液系统疾病史的患者尽量避免进食粗糙、坚硬不易消化的食物。

（周口市中医院脾胃病科：郭海军，刘卫勤）

息肉痔

息肉痔（又叫大肠息肉）是指大肠黏膜上的单个或多个赘生物。以腹痛或腹部胀满不适，大便溏泻或黏液便，或便血、便秘等为临床表现。

【病因病机】

息肉痔（大肠息肉）多因忧思恼怒，导致肝郁气滞，脾失健运，升降失司，湿热邪毒内侵，致痰湿内生所致。脾虚是本病发病的关键，而湿热、寒湿、湿浊、痰浊及由此引起的瘀浊、瘀血则是本病的病因。

【诊断要点】

1. 多有便血，色鲜红，可伴有黏液或有肛门坠胀。
2. 排便后可有肿物脱出肛门外，可自行回纳或手法复位。
3. 肛门指诊：可触及低位息肉或高位带蒂息肉，肿物柔软或坚韧，光滑，可活动。
4. 直肠镜检查：赘生物有蒂或广基，表面为黏膜样组织，单发或多发。
5. 组织病理检查可助明确诊断。

【辨证论治】

1. 湿瘀阻滞证

证候：大便溏烂不爽或黏液便，或见便下鲜红或暗红血液，或腹痛腹胀，或腹部不适，脘闷纳少。舌质偏暗或有瘀点、瘀斑，苔白厚或腻，脉弦或涩。

治法：行气化湿，活血止痛。

方药：平胃散合地榆散加减。苍术、陈皮、地榆、槐花、茯苓、薏苡仁、莪术、丹参、赤芍、槟榔等。

2. 肠道湿热证

证候：腹胀腹痛，大便溏泄，或黏液便，泻下不爽而秽臭，或有便血，或大便秘结，兼口渴喜饮，小便黄，肛门灼热坠胀，舌质偏红，舌苔黄腻，脉弦滑或滑数。

治法：清热解毒，行气化湿。

方药：地榆散合槐角丸加减。地榆、槐花、枳壳、槟榔、当归、赤芍、黄芩、茯苓、蒲公英、薏苡仁、防风等。

3. 气滞血瘀证

证候：脘腹胀闷疼痛，或有刺痛，便秘、便血或大便溏烂，或有痞块，时消时聚，舌质偏暗或有瘀斑，脉弦或涩。

治法：活血化瘀，行气止痛。

方药：血府逐瘀汤加减。当归、生地黄、桃仁、红花、枳壳、赤芍、柴胡、川芎、牛膝、薏苡仁、槐花、地榆、桔梗、甘草等。

4. 脾虚夹瘀证

证候：见腹痛隐作，大便溏薄，便血色淡，神倦乏力，面色萎黄，纳呆，或畏寒、四肢欠温，舌质淡胖而暗，或有瘀斑、瘀点，脉虚或细涩。

治法：补益气血，活血化瘀。

方药：四君子汤和化积丸加减。党参、白术、茯苓、薏苡仁、莪术、煅瓦楞子、丹参、三七、槟榔等。

【临证备要】

随着中医对大肠息肉研究的不断深入，我们发现中医药在预防大肠息肉再复发方面有着其独特的优势，但同时也暴露出了不少的问题：大肠息肉常无明显症状，治疗上现主要依靠内镜下摘除，单一通过中药治疗大肠息肉，尚缺乏大样本的随机、双盲、对照研究。随访周期未统一，少则半年，多则5年。内镜检查漏查概率较大。目前主要研究集中在预防大肠息肉再复发方面，对本病的基础研究较少。

【中医特色疗法】

一、针刺

主穴：天枢、大肠俞、上巨虚、三阴交、血海。

配穴：湿瘀阻滞证配阴陵泉、丰隆；肠道湿热证配合谷、内庭、阴陵泉；气滞血瘀证配太冲、阳陵泉；脾虚夹瘀证配脾俞、足三里、关元。

操作：患者取卧位或坐位，使用 0.40mm×50mm 毫针，取主、配穴进行治疗，根据穴位部位不同选择进针角度及深度，根据病情使用补、泻手法，留针 30 分钟。

疗程：每日 1 次，7 日为 1 个疗程。一般治疗 3～4 个疗程。

二、艾灸

取穴：关元、天枢、大肠俞。

灸法：艾条灸 30 分钟，艾罐灸 30 分钟。

操作：点燃艾条，将点燃的一端，在距离施灸穴位皮肤 3cm 左右处进行熏灸，以局部有温热感而无灼痛为宜。每处灸 30 分钟，至局部皮肤红晕为度。

疗程：每日 1 次，每次 2 个部位。10 日为 1 个疗程，一般治疗 3 个疗程。

三、中药肠道水疗（手术 5 日后可进行）

1. 证候偏于湿热者，治宜清热除湿，导滞止痛。

方药：白头翁汤合香连丸加减。白头翁、秦皮、黄连、木香、地榆、槐花、赤芍、苍术、延胡索、冰片等。

操作：使用结肠途径治疗仪进行水疗或保留灌肠，每日 1 次，7 日为 1 个疗程，治疗 1～2 个疗程。

2. 证候偏于湿瘀者，治宜除湿导滞，清热活血。

方药：平胃散合香连丸加减。苍术、陈皮、黄连、木香、茯苓、槐花、丹参、地榆、赤芍、冰片等。

操作：使用结肠途径治疗仪进行水疗或保留灌肠，每日 1 次，7 日为 1

个疗程，治疗 1～2 个疗程。

四、穴位注射

主穴：大肠俞、天枢、三阴交、足三里、上巨虚。

配穴：湿瘀阻滞证配血海、丰隆；肠道湿热证配下巨虚；气滞血瘀证配太冲、膈俞；脾虚夹瘀证配脾俞、血海。

中成药：黄芪注射液、当归注射液、丹参注射液。

操作：穴位常规消毒，用 5mL 注射器，选择上述药液其中一种，吸取 4mL。刺入穴内，探得针感后，回抽无血，缓慢注入药液，每穴注射 1mL。主、配穴可轮换搭配使用。

疗程：每 2 日 1 次，10 日为 1 个疗程。一般治疗 2～3 个疗程。

五、穴位贴敷

取穴：神阙、天枢、关元。

湿瘀阻滞证：薏苡仁、苍术、当归、赤芍、川芎、冰片各等份，研细末。

肠道湿热证：黄芩、黄连、茯苓、冰片各等份，研细末。

气滞血瘀证：当归、赤芍、延胡索、香附、冰片各等份，研细末。

脾虚夹瘀证：党参、黄芪、川芎、桃仁、红花、冰片各等份，研细末。

操作：在调配好的中药粉末中加入适量凡士林或蜂蜜调成膏状，做成直径约 0.5cm 的药饼，用胶布固定于所选穴位上。贴药后留置 8 小时。敷药后局部皮肤若出现红疹、瘙痒、水疱等过敏现象，应暂停使用。

疗程：每次选 1～2 个穴位。每日换药 1 次，10 日为 1 个疗程，一般为 1～3 个疗程。

六、埋线疗法

主穴：大肠俞、天枢、三阴交、足三里、上巨虚。

配穴：湿瘀阻滞证加血海、丰隆；肠道湿热证加下巨虚；气滞血瘀证加太冲、膈俞；脾虚夹瘀证加脾俞、血海。

操作：将已消毒的羊肠线置入注射器针头内，局部消毒后快速刺入穴位，将羊肠线推入穴位皮下或肌层。

疗程：每次 10 日，一般治疗 4～5 次。

【其他疗法】

根据病情需要和临床症状，可选用针灸治疗仪、特定电磁波治疗器、足疗仪、针刺手法针疗仪、电磁治疗仪等。

【中成药辨证应用】

根据病情可辨证选用丹参注射液，血塞通注射液等。

【中医调护】

一、病情观察

1. 腹痛者密切观察腹痛的部位、性质、发作的时间及诱发因素，腹部剧烈疼痛时，卧床休息。

2. 泄泻者观察大便的频率、颜色、性状，便后软纸擦拭，温水清洗，保持肛门及会阴部的清洁，观察是否有脱水及电解质紊乱的发生。

3. 息肉术后观察有无出血、穿孔等并发症的发生，注意观察有无活动性出血，大便的颜色、性状、量，有无腹胀、腹痛及腹膜刺激征，有无血压、心率等生命体征的改变，如有异常，立即通知医生，及时处理。

二、生活起居护理

1. 腹痛急性发作时宜卧床休息。

2. 减少增加腹压的姿势，如下蹲、屏气。不宜久坐、久立、久行及劳累过度。

三、术后护理

1. 摘除息肉后应卧床休息，以减少出血并发症，注意观察有无活动性出血、便血，有无腹胀、腹痛及腹膜刺激征。治疗后 2 周左右，宜酌情服用一些抗溃疡、止血、生肌药物。

2. 息肉摘除术后应禁食 6 小时，6 小时后进流质饮食 1 日，继而进无渣半流质饮食 3 日，1 周内忌粗糙食物。

3. 保持术后大便通畅，便秘者可给予缓泻剂，使粪便稀软，以防干硬粪便摩擦创面或致焦痂脱落，导致出血，可用适量番泻叶冲泡代茶饮。

4. 术后有少数患者发生腹部胀痛、肠胀气，多因手术中注入气体过多所致，可采用针灸补虚泻实的方法，针刺足三里、中脘，留针 15 分钟，可缓解腹部胀痛，迅速减轻肠胀气。

四、饮食指导

1. 饮食以清淡易消化、少食多餐为原则，宜食行气化湿、清利湿热、补脾理气的食品，如薏苡仁、白萝卜、柑橘等，避免暴饮暴食。

2. 多食时令果蔬，注意营养搭配，保持食物清洁卫生，防止致癌物的污染，改变不良的烹调方法，如不食或少食煎、炸、烘、烤食物，忌生冷辛辣刺激性食物，禁烟酒。

3. 息肉直径小于 1.0cm 者，术后禁食 6 小时；直径大于 1.0cm、小于 2.0cm 者或术中有出血者，术后禁食 1～2 日；如无异常可进温凉流质 1 日，继而无渣半流质 3 日至普食；一周内忌粗纤维、生硬、辛辣等刺激性食物。

五、情志护理

1. 指导患者通过适当运动、欣赏音乐、书法、绘画等移情易性，保持乐观开朗情绪。

2. 鼓励病友间多沟通交流疾病防治经验，提高认识，增强治疗信心。

六、用药护理

1. 内服中药在服用前温热、饭后半小时服用，可减轻胃肠道反应。

2. 中药灌肠每晚临睡前灌肠 1 次，灌肠后由左侧卧位到右侧卧位，再到膝胸卧位，或腹部垫软枕并抬高臀部，每个体位保持 15 分钟，此方法可以扩大药液的弥散面积，延长保留时间。

七、健康指导

1. 注意休息及饮食，少量多餐，避免刺激性、粗糙、过冷或过热及易发酵产气食物，叮嘱患者如不注意饮食及休息易引起术后迟发性出血。

2. 生活规律，减少活动。

3. 保持情绪稳定，定期复查，如发生腹痛、黑便要及时就医。单发息肉半年到一年复诊1次；多发息肉按照一年、两年、三年、五年复诊。

【治未病原则及措施】

饮食清淡，保持心情愉悦，定期复查，随访肠镜。

（周口市中医院脾胃病科：郭海军，刘卫勤）

胁　痛

胁痛是指以一侧或两侧胁肋部疼痛为主要表现的病证,是临床上比较多见的一种自觉症状。胁,指侧胸部,为腋以下至第 12 肋骨部的总称。如《医宗金鉴·卷八十九》所言:"其两侧自腋而下,至肋骨之尽处,统名曰胁。"胁痛最早见于《内经》,《内经》明确指出了本病的发生主要与肝胆病变相关。如《素问·脏气法时论》中说:"肝病者,两胁下痛引少腹,令人善怒。"

胁痛是临床的常见病证,可见于西医学的多种疾病,如急慢性肝炎、胆囊炎、胆囊结石、胆道蛔虫病、肋间神经痛等,凡上述疾病以胁痛为主要表现者,均可参考本节辨证论治。

【病因病机】

1. 情志不遂　肝乃将军之官,性喜条达,主调畅气机。若因情志所伤,或暴怒伤肝,或抑郁忧思,皆可使肝失条达,疏泄不利,气阻络痹,可发为肝郁胁痛。正如《金匮翼·胁痛统论·肝郁胁痛》云:"肝郁胁痛者,悲哀恼怒,郁伤肝气。"若气郁日久,血行不畅,瘀血渐生,阻于胁络,不通则痛,亦致瘀血胁痛。《临证指南医案·胁痛》云:"久病在络,气血皆窒。"

2. 跌仆损伤　气为血帅,气行则血行。或因跌仆外伤,或因强力负重,致使胁络受伤,瘀血停留,阻塞胁络,亦发为胁痛。《金匮翼·胁痛统论·污血胁痛》谓:"污血胁痛者,凡跌仆损伤,污血必归胁下故也。"

3. 饮食所伤　饮食不节,过食肥甘,损伤脾胃,湿热内生,郁于肝胆,肝胆失于疏泄,可发为胁痛。如《景岳全书·胁痛》指出:"以饮食劳倦而致胁痛者,此脾胃之所传也。"

4. 外感湿热　湿热之邪外袭,郁结少阳,枢机不利,肝胆经气失于疏泄,可以导致胁痛。《素问·缪刺论》言:"邪客于足少阳之络,令人胁痛。"

5. 劳欲久病 久病耗伤，劳欲过度，使精血亏虚，肝阴不足，血不养肝，脉络失养，拘急而痛。《景岳全书·胁痛》指出："凡房劳过度，肾虚羸弱之人，多有胸胁间隐隐作痛，此肝肾精虚。"

胁痛的基本病机为肝络失和，其病理变化可归结为"不通则痛"与"不荣则痛"两类。其病理性质有虚实之分。其病理因素，不外乎气滞、血瘀、湿热三者。其中，因肝郁气滞、瘀血停着、湿热蕴结所导致的胁痛多属实证，是为"不通则痛"；而因阴血不足、肝络失养所导致的胁痛则为虚证，属"不荣则痛"。胁痛的病变脏腑主要在于肝胆，又与脾胃及肾有关。因肝居胁下，经脉布于两胁，胆附于肝，其脉亦循于胁，故胁痛之病当主要责之于肝胆。脾胃居于中焦，主受纳水谷，运化水湿，若因饮食所伤，脾失健运，湿热内生，郁遏肝胆，疏泄不畅，亦可发为胁痛。肝肾同源，精血互生，若因肝肾阴虚，精亏血少，肝脉失于濡养，则胁肋隐隐作痛。胁痛病证有虚有实，虚实之间可以相互转化，故临床常见虚实夹杂之证。

【诊断要点】

1. 以一侧或两侧胁肋部疼痛为主要表现者，可以诊断为胁痛。胁痛的性质可以表现为刺痛、胀痛、灼痛、隐痛、钝痛等。

2. 部分患者可伴见胸闷、腹胀、嗳气呃逆、急躁易怒、口苦纳呆、厌食恶心等症。

3. 常有饮食不节、情志内伤、感受外湿、跌仆闪挫或劳欲久病等病史。

4. 相关检查：临床上胁痛以右侧胁肋部疼痛为主者，其病多与肝胆疾患相关。检测肝功能指标以及甲、乙、丙、丁、戊等各型肝炎病毒指标，有助于肝炎的诊断和分型。B 型超声检查及 CT、MRI 可以作为肝硬化、肝胆结石、急慢性胆囊炎、脂肪肝等疾病的诊断依据。血生化中的血脂、血浆蛋白等指标亦可作为诊断脂肪肝、肝硬化的辅助诊断指标。检测血中甲胎蛋白、碱性磷酸酶等指标，可作为初步筛查肝内肿瘤的参考依据。

【鉴别诊断】

悬饮亦可见胁肋疼痛，但其表现为饮留胁下，胸胁胀痛，持续不已，伴见咳嗽、咳痰、咳嗽、呼吸时疼痛加重，常喜向病侧睡卧，患侧肋间饱满，叩呈浊音，或兼见发热，一般不难鉴别。

【辨证论治】

1. 肝郁气滞证

证候：胁肋胀痛，走窜不定，甚则引及胸背肩臂，疼痛每因情志变化而增减，胸闷腹胀，嗳气频作，得嗳气而胀痛稍舒，纳少口苦，舌苔薄白，脉弦。

治法：疏肝理气。

方药：柴胡疏肝散加减。

柴胡、枳壳、香附、川楝子疏肝理气，解郁止痛；白芍、甘草养血柔肝，缓急止痛；川芎、郁金活血行气通络。

若胁痛甚，可加青皮、延胡索以增强理气止痛之力；若气郁化火，症见胁肋掣痛、口干口苦、烦躁易怒、溲黄便秘，舌红苔黄者，可去方中辛温之川芎，加山栀子、牡丹皮、黄芩、夏枯草；若肝气横逆犯脾，症见肠鸣、腹泻、腹胀者，可酌加茯苓、白术；若肝郁化火，耗伤阴津，症见胁肋隐痛不休、眩晕少寐、舌红少津、脉细者，可去方中川芎，酌配枸杞、菊花、何首乌、牡丹皮、栀子；若兼见胃失和降，恶心呕吐者，可加半夏、陈皮、生姜、旋覆花等；若气滞兼见血瘀者，可酌加牡丹皮、赤芍、当归尾、川楝子、延胡索、郁金等。

2. 肝胆湿热证

证候：胁肋胀痛或灼热疼痛，口苦口黏，胸闷纳呆，恶心呕吐，小便黄赤，大便不爽，或兼有身热恶寒，身目发黄，舌红苔黄腻，脉弦滑数。

治法：清热利湿。

方药：龙胆泻肝汤加减。

龙胆草清利肝胆湿热；山栀子、黄芩清肝泻火；川楝子、枳壳、延胡索疏肝理气止痛；泽泻、车前子渗湿清热。

若兼见发热、黄疸者，加茵陈、黄柏以清热利湿退黄；若肠胃积热，大便不通，腹胀腹满者，加大黄、芒硝；若湿热煎熬，结成砂石，阻滞胆道，症见胁肋剧痛，连及肩背者，可加金钱草、海金沙、郁金、川楝子，或酌配硝石矾石散；胁肋剧痛，呕吐蛔虫者，先以乌梅丸安蛔，再予驱蛔。

3. 瘀血阻络证

证候：胁肋刺痛，痛有定处，痛处拒按，入夜痛甚，胁肋下或见有癥块，舌质紫暗，脉象沉涩。

治法：祛瘀通络。

方药：血府逐瘀汤或复元活血汤加减。当归、川芎、桃仁、红花活血化瘀，消肿止痛；柴胡、枳壳疏肝调气，散瘀止痛；制香附、川楝子、广郁金善行血中之气，行气活血，使气行血畅；五灵脂、延胡索散瘀活血止痛；三七粉活血通络，祛瘀生新。

若因跌打损伤而致胁痛，局部积瘀肿痛者，可酌加穿山甲（代）、酒大黄、瓜蒌根破瘀散结，通络止痛；若胁肋下有癥块而正气未衰者，可酌加三棱、莪术、土鳖虫以增加破瘀散结消坚之力，或配合服用鳖甲煎丸。

4. 肝络失养证

证候：胁肋隐痛，悠悠不休，遇劳加重，口干咽燥，心中烦热，头晕目眩，舌红少苔，脉细弦而数。

治法：养阴柔肝。

方药：一贯煎加减。

生地黄、枸杞、黄精、沙参、麦冬滋补肝肾，养阴柔肝；当归、白芍、炙甘草滋阴养血，柔肝缓急；川楝子、延胡索疏肝理气止痛。

若阴亏过甚，舌红而干，可酌加石斛、玄参、天冬；若心神不宁，而见心烦不寐者，可酌配酸枣仁、炒栀子、合欢皮；若肝肾阴虚，头目失养，而见头晕目眩者，可加菊花、女贞子、熟地黄等；若阴虚火旺，可酌配黄柏、知母、地骨皮等。

【临证备要】

1. 治疗胁痛宜疏肝、柔肝并举，以防辛燥劫阴之弊 胁痛之病机以肝经气郁、肝失条达为先，故疏肝解郁、理气止痛是治疗胁痛的常用之法。然肝为刚脏，体阴而用阳，治疗之时宜柔肝而不宜伐肝。疏肝理气药大多辛温香燥，若久用或配伍不当，易于耗伤肝阴，甚至助热化火。故临证使用疏肝理气药时，一要尽量选用轻灵平和之品，如香附、紫苏梗、佛手片、绿萼梅之类；二要注意配伍柔肝养阴药物，以固护肝阴，以利肝体。如仲景之四逆散中柴胡与白芍并用，薛己之滋水清肝饮中柴胡与生地黄配伍，均是疏肝、柔肝并用的范例。

2. 临证应辨证结合辨病，配合针对性药物　经检查，如属病毒性肝炎，可用疏肝运脾、化湿行瘀、清热解毒等治法，结合临床经验和药理研究，选择具有抗病毒、改善肝功能、调节免疫及抗纤维化作用的药物。如胁痛兼有砂石结聚者，治疗当注意通腑、化石、排石药的应用。若兼有湿热阻滞，肝胆气机失于通降，出现右胁肋部绞痛难忍，恶心呕吐，口苦纳呆，治疗当清利肝胆，通降排石，方剂常用大柴胡汤加减。通腑泻下常用大黄、芒硝；化石排石药物可选用鸡内金、海金沙、金钱草、郁金、茵陈、枳壳、莪术、炮山甲（代）、皂角刺、煅瓦楞子等。

【中医特色疗法】

一、针灸

根据病情需要，辨证取穴。主穴选期门、太冲、支沟、阳陵泉；肝郁气滞配内关、行间；肝胆湿热配阴陵泉、行间；瘀血阻络配膈俞、阳辅；肝络失养配肝俞、肾俞；肋间神经痛配相应夹脊穴、阿是穴。用毫针泻法。局部皮肤感染、针刺反应严重者慎用。

二、中药保留灌肠

1. 方药　大承气汤加减。大黄 20g，芒硝 20g，枳实 10g，厚朴 10g，赤芍 15g，蒲公英 30g，茵陈 30g 等。

2. 禁忌证　①严重的心力衰竭；②严重的水、电解质、酸碱平衡紊乱；③近期有消化道溃疡、出血；④肠道感染、肿瘤及肠道有手术史及大小便失禁；⑤难以控制的高血压；⑥严重痔疮；⑦青光眼。

3. 操作　上药加入 600mL 水煎煮，浓煎取汁 300mL，分 2 次使用。患者取侧卧屈膝位，臀部抬高 10cm，使用液状石蜡润滑灌肠管及肛周皮肤，将灌肠管从肛门轻轻插入直肠，深度 15~20cm，治疗药物温度以 37~40℃为宜，液面距肛门 40~60cm，将药液缓慢灌入，在肠道内保留 1~2 小时。

4. 注意事项 操作过程中观察患者的心率和血压变化；由于注入药液流速快、容量大，部分患者可能出现腹痛、腹胀、腹泻等症状，甚至腰痛、头晕、头痛等；可能损伤肠道黏膜，发生破裂出血；原有痔疮加重或出血；患者过于紧张可能引起肠痉挛。

三、中药熏洗

护肝散、安神散或甘遂散，煎液熏洗双足，每日 1 次。高敏体质、常有皮肤过敏情况的患者慎用。

四、耳穴压丸

取穴胆、肝、脾、胃、阴陵泉、三阴交，隔日一换，两耳交替或同时贴敷，嘱患者每日按压 2~3 组，每组每穴按压 10 次，以疏肝通络、清热利湿。

五、穴位贴敷

本科自制中药一号方敷脐，以疏肝理气、活血化瘀、清热利湿。

方药：半夏、黄连、黄芩、炙甘草、干姜、党参、白豆蔻、丹参、茯苓、泽泻、牡蛎、吴茱萸、枳实等。

上药打粉，每次取 1g，加醋调成膏状，摊于敷料中间，每日一贴，每次 4~6 小时。高敏体质、常有皮肤过敏情况的患者须慎用。

【经验方及医院制剂】

本科协定处方李伟老中医一号验方加减

方药：法半夏 15g，干姜 3g，炙甘草 6g，党参 15g，白蔻 9g，丹参 15g，麸炒枳实 15g，焦内金 21g，吴茱萸 3g，麸炒白术 15g，茯苓 30g，泽泻 40g，生牡蛎 21g，柴胡 12g，川楝子 15g，延胡索 15g。

功效：疏肝理气，健脾利湿。

煎服法：上药浸药 30 分钟，加水没过药面 2～3cm，先武火煮沸后，改用文火煎煮 30 分钟，至药液剩余 150mL，倒出（此为头煎）；再次加水刚好没过药面，先武后文再次煎煮药物，至药液剩余 150mL，倒出（此为二煎）；将头煎和二煎药液混合后分早晚两次饭后温服。

【其他疗法】

主要是对症处理、针对病因治疗等。如抗病毒药物治疗，改善循环，保护肝细胞和促进肝细胞再生；补充维生素类；必要时止痛治疗。

【中成药辨证应用】

1. 龙胆泻肝丸　清肝胆，利湿热。用法：1 袋，口服，每日 2 次。

2. 疏肝解郁胶囊　疏肝解郁，健脾安神。用法：2 粒，口服，每日 2 次。

3. 金钱胆通颗粒　清热利湿，疏通肝胆，止痛排石。用法：1 袋，口服，每日 4 次。

4. 强肝胶囊　清热利湿，补脾养血，益气解郁。用法：5 粒，口服，每日 2 次。

5. 参芪肝康胶囊　祛湿清热，调和肝脾。用法：5 粒，口服，每日 3 次。

6. 解郁丸　疏肝解郁，养心安神。用法：1 袋，口服，每日 3 次。

【中医调护】

一、病情观察

1. 注意观察疼痛的时间、程度、规律、诱发因素和伴随症状。

2. 观察疼痛随情志的变化而变化的情况。

二、生活起居护理

1. 起居有常，住所安静，空气清新。

2. 饮食有节，戒烟，忌醇酒、肥甘之品，保持大便通畅。

3. 情绪稳定，心态平和，不可操之过急，遇事淡然置之，遵循事物客观规律。

三、饮食护理

饮食宜清淡、易消化，定时定量。忌肥甘、辛辣及烟酒。宜食新鲜水果、蔬菜、瘦肉及豆制品等富有营养的食物。

1. 肝郁气滞证者宜疏肝理气之品，如橘皮粥、丝瓜、菠菜、茄子、萝卜等。

2. 肝胆湿热证者宜食清热利湿之品，如西瓜汁、绿豆汤、冬瓜汤、田基黄煮鸡蛋、玉米须炖蚌肉等，忌食油腻海腥之物。

3. 瘀血阻络证者饮食不宜过冷过硬，可食藕汁、梨汁。

4. 肝络失养证者饮食宜温热，宜食滋养气血之食，如瘦肉、清炖母鸡、沙参枸杞粥、麦冬粥等。

四、情志护理

1. 告知患者胁痛随情志变化而增减，故应保持心情舒畅，情绪稳定，避免过怒、过悲及过度紧张等不良情绪刺激。

2. 耐心倾听患者的倾诉，认同患者的感受，表达对患者的关切之情。指导患者使用放松技术，如缓慢腹式呼吸、全身肌肉放松、读书、听音乐、练气功等，使之心境坦然，气机条达。

五、用药护理

1. 指导患者按时按量服药。遵医嘱服用抗病毒药物，不能自行停药。

2. 中药宜在饭前或饭后半小时服用，并观察用药后的反应。

六、健康教育

1. 加强健康教育，宣传饮酒、熬夜等不良生活方式的危害，督促患者自觉戒除，逐步养成良好的生活习惯。

2. 介绍饮食调护方法，鼓励患者养成良好的饮食习惯；专业营养师给予康复治疗与指导，帮助患者制定食谱，并督促执行。

3. 定期追踪回访，督促患者坚持健康的生活方式和饮食调护。

4. 必要时对嗜酒患者进行强制戒酒。

【治未病原则及措施】

1. 未病先防，既病防变，瘥后防复，因人制宜。

2. 起居有常，不妄作劳，顺应四时变化，以免正气损伤，体质虚弱，邪气乘袭。

3. 在饮食方面，要讲究卫生，避免不洁食物，注意饮食节制，勿过食辛热甘肥食物，应戒酒类饮料。

4. 注意个人卫生及自我防护，规范洗手，勤换、勤洗、勤晒衣服、被褥，保持室内空气流通。

5. 定期体检，不适及时就诊。

（周口市中医院肝病科：郝娟，赵红）

黄 疸

　　黄疸是由于感受湿热疫毒等外邪，导致湿浊阻滞，脾胃肝胆功能失调，胆液不循常道，随血泛溢引起的以目黄、身黄、小便黄为主要临床表现的一种肝胆病证。黄疸，古称"黄瘅"。"瘅"字在《中医大辞典》里其中一种释义是"疸"字的通假字，意指黄疸。《说文解字》中云："瘅，劳病也。"认为此病与劳累有关。在先秦时期，"瘅"字有"劳""苦""病""热""内热""湿热""热盛"等多种解释，如果把这些"瘅"的意义概括起来作为病名的话，"瘅"应该是一类内热炽盛、致人倦怠劳苦的疾病。黄疸为临床常见病证之一，男女老少皆可罹患，但以青壮年居多。历代医家对本病均很重视，古代医籍多有记述，现代研究也有长足进步，中医药治疗本病有较好疗效，对其中某些证候具有明显的优势。

　　本病与西医所述黄疸意义相同，大体相当于西医学中肝细胞性黄疸、阻塞性黄疸、溶血性黄疸。临床常见的病毒性肝炎、肝硬化、胆石症、胆囊炎、钩端螺旋体、某些消化系统肿瘤以及出现黄疸的败血症等疾病，若以黄疸为主要表现者，均可参照本节辨证论治。

【病因病机】

　　1. 外感时邪　外感湿浊、湿热、疫毒等时邪自口而入，蕴结于中焦，脾胃运化失常，湿热熏蒸于脾胃，累及肝胆，以致肝失疏泄，胆液不循常道，随血泛溢，外溢肌肤，上注眼目，下流膀胱，使身目小便俱黄，而成黄疸。若疫毒较重者，则可伤及营血，内陷心包，发为急黄。

　　2. 饮食所伤　饥饱失常或嗜酒过度，皆能损伤脾胃，以致运化功能失职，湿浊内生，随脾胃阴阳盛衰或从热化，或从寒化，熏蒸或阻滞于脾胃肝胆，致肝失疏泄，胆液不循常道，随血泛溢，浸淫肌肤而发黄。如《金匮要略·黄疸病脉证并治》曰："谷气不消，胃中苦浊，浊气下流，小便不通……身体尽黄，名曰谷疸。"

3. 脾胃虚弱　素体脾胃虚弱，或劳倦过度，脾伤失运，气血亏虚，久之肝失所养，疏泄失职，而致胆液不循常道，随血泛溢，浸淫肌肤，发为黄疸。若素体脾阳不足，病后脾阳受伤，湿由内生而从寒化，寒湿阻滞中焦，胆液受阻，致胆液不循常道，随血泛溢，浸淫肌肤，也可发为黄疸。

4. 其他　肝胆结石、积块瘀阻胆道，胆液不循常道，随血泛溢，也可引起黄疸。

黄疸的发病，从病邪来说，主要是湿浊之邪，故《金匮要略·黄疸病脉证并治》有"黄家所得，从湿得之"的论断；从脏腑病位来看，不外脾胃肝胆，而且多是由脾胃累及肝胆。黄疸的发病是由于内外之湿阻滞于脾胃肝胆，导致脾胃运化功能失常，肝失疏泄，或结石、积块瘀阻胆道，胆液不循常道，随血泛溢而成。病理属性与脾胃阳气盛衰有关，中阳偏盛，湿从热化，则致湿热为患，发为阳黄；中阳不足，湿从寒化，则致寒湿为患，发为阴黄。至于急黄，则为湿热夹时邪疫毒所致，也与脾胃阳气盛衰相关。不过，正如《丹溪心法·疸》所言："疸不用分其五，同是湿热。"临床以湿从热化的阳黄居多。阳黄和阴黄之间在一定条件下也可相互转化。阳黄日久，热泄湿留，或过用寒凉之剂，损伤脾阳，则湿从寒化而转为阴黄；阴黄重感湿热之邪，又可发为阳黄。

【诊断要点】

1. 目黄、肤黄、小便黄，其中目睛黄染为本病的重要特征。
2. 常伴食欲减退、恶心呕吐、胁痛腹胀等症状。
3. 常有外感湿热疫毒、内伤酒食不节，或有胁痛、癥积等病史。
4. 相关检查：血清总胆红素能准确反映黄疸的程度，结合胆红素、非结合胆红素定量，对鉴别黄疸类型有重要意义。尿胆红素及尿胆原检查亦有助于鉴别。此外，肝功能、肝炎病毒指标、彩超、CT、MRI、胃肠钡餐检查、消化道纤维内镜、逆行胰胆管造影、肝穿刺活检均有利于确定黄疸的原因。

【鉴别诊断】

1. 黄疸与萎黄　黄疸发病与感受外邪、饮食劳倦或病后有关；其病机为湿滞脾胃，肝胆失疏，胆汁外溢；其主症为身黄、目黄、小便黄。萎黄之病因与饥饱劳倦、食滞虫积或病后失血有关；其病机为脾胃虚弱，气血不足，肌肤失养；其主症为肌肤萎黄不泽，目睛及小便不黄，常伴头昏倦怠、心悸少寐、纳少便溏等症状。

2. 阳黄与阴黄　临证应根据黄疸的色泽，并结合症状、病史予以鉴别。阳黄黄色鲜明，发病急，病程短，常伴身热、口干苦、舌苔黄腻、脉象弦数。急黄为阳黄之重症，病情急骤，疸色如金，兼见神昏、发斑、出血等危象。阴黄黄色晦暗，病程长，病势缓，常伴纳少、乏力、舌淡、脉沉迟或细缓。

【辨证论治】

一、阳黄

1. 热重于湿证

证候：身目俱黄，黄色鲜明，发热口渴，或见心中懊恼，腹部胀闷，口干而苦，恶心呕吐，小便短少黄赤，大便秘结，舌苔黄腻，脉象弦数。

治法：清热通腑，利湿退黄。

方药：茵陈蒿汤加减。

茵陈蒿为清热利湿退黄之要药；栀子、大黄、黄柏、连翘、垂盆草、蒲公英清热泻下；茯苓、滑石、车前草利湿清热，使邪从小便而去。

如胁痛较甚，可加柴胡、郁金、川楝子、延胡索等疏肝理气止痛；如热毒内盛，心烦懊恼，可加黄连、龙胆草，以增强清热解毒作用；如恶心呕吐，可加橘皮、竹茹、半夏等和胃止呕。

2. 湿重于热证

证候：身目俱黄，黄色不及前者鲜明，头重身困，胸脘痞满，食欲减退，恶心呕吐，腹胀或大便溏垢，舌苔厚腻微黄，脉象濡数或濡缓。

治法：利湿化浊运脾，佐以清热。

方药：茵陈五苓散合甘露消毒丹加减。

藿香、白蔻仁、陈皮芳香化浊，行气悦脾；茵陈蒿、车前子、茯苓、薏苡仁、黄芩、连翘利湿清热退黄。

如湿阻气机，胸腹痞胀，呕恶纳差等症较著，可加苍术、厚朴、半夏，以健脾燥湿，行气和胃。

3. 胆腑郁热证

证候：身目发黄，黄色鲜明，上腹、右胁胀闷疼痛，牵引肩背，身热不退，或寒热往来，口苦咽干，呕吐呃逆，尿黄赤，大便秘，苔黄舌红，脉弦滑数。

治法：疏肝泄热，利胆退黄。

方药：大柴胡汤加减。

柴胡、黄芩、半夏和解少阳，和胃降逆；大黄、枳实通腑泄热；郁金、佛手、茵陈、山栀疏肝利胆退黄；白芍、甘草缓急止痛。

若砂石阻滞，可加金钱草、海金沙、玄明粉利胆化石；恶心呕逆明显，加厚朴、竹茹、陈皮和胃降逆。

4. 疫毒炽盛证（急黄）

证候：发病急骤，黄疸迅速加深，其色如金，皮肤瘙痒，高热口渴，胁痛腹满，神昏谵语，烦躁抽搐，或见衄血、便血，或肌肤瘀斑，舌质红绛，苔黄而燥，脉弦滑或数。

治法：清热解毒，凉血开窍。

方药：《千金》犀角散加味。

犀角（代）、黄连、栀子、大黄、板蓝根、生地黄、玄参、牡丹皮清热凉血解毒；茵陈、土茯苓利湿清热退黄。

如神昏谵语，加服安宫牛黄丸以凉开透窍；如动风抽搐者，加用钩藤、石决明，另服羚羊角粉（代）或紫雪丹，以息风止痉；如衄血、便血、肌肤瘀斑重者，可加黑地榆、侧柏叶、紫草、茜根炭等凉血止血；如腹大有水，小便短少不利，可加马鞭草、木通、白茅根、车前草，并另吞琥珀、蟋蟀、沉香粉，以通利小便。

二、阴黄

1. 寒湿阻遏证

证候：身目俱黄，黄色晦暗，或如烟熏，脘腹痞胀，纳谷减少，大便不实，神疲畏寒，口淡不渴，舌淡苔腻，脉濡缓或沉迟。

治法：温中化湿，健脾和胃。

方药：茵陈术附汤加减。

附子、白术、干姜温中健脾化湿；茵陈、茯苓、泽泻、猪苓利湿退黄。

若脘腹胀满，胸闷、呕恶显著，可加苍术、厚朴、半夏、陈皮以健脾燥湿，行气和胃；若胁腹疼痛作胀，肝脾同病者，当酌加柴胡、香附以疏肝理气；若湿浊不清，气滞血结，胁下癥结疼痛，腹部胀满，肤色苍黄或黧黑，可加服硝石矾石散，以化浊祛瘀软坚。

2. 脾虚湿滞证

证候：面目及肌肤淡黄，甚则晦暗不泽，肢软乏力，心悸气短，大便溏薄，舌质淡苔薄，脉濡细。

治法：健脾养血，利湿退黄。

方药：黄芪建中汤加减。

黄芪、桂枝、生姜、白术益气温中；当归、白芍、甘草、大枣补养气血；茵陈、茯苓利湿退黄。

如气虚乏力明显者，应重用黄芪，并加党参，以增强补气作用；畏寒、肢冷、舌淡者，宜加附子温阳祛寒；心悸不宁，脉细而弱者，加熟地黄、何首乌、酸枣仁等补血养心。

3. 湿热留恋证

证候：脘痞腹胀，胁肋隐痛，饮食减少，口中干苦，小便黄赤，苔腻，脉濡数。

治法：清热利湿。

方药：茵陈四苓散加减。

茵陈、黄芩、黄柏清热化湿；茯苓、泽泻、车前草淡渗分利；苍术、苏梗、陈皮化湿行气宽中。

4. 肝脾不调证

证候：脘腹痞闷，肢倦乏力，胁肋隐痛不适，饮食欠香，大便不调，舌苔薄白，脉来细弦。

治法：调和肝脾，理气助运。

方药：柴胡疏肝散或归芍六君子汤加减。

当归、白芍、柴胡、枳壳、香附、郁金养血疏肝；党参、白术、茯苓、山药益气健脾；陈皮、山楂、麦芽理气助运。

5. 气滞血瘀证

证候：胁下结块，隐痛、刺痛不适，胸胁胀闷，面颈部见有赤丝红纹，舌有紫斑或紫点，脉涩。

治法：疏肝理气，活血化瘀。

方药：逍遥散合鳖甲煎丸。

柴胡、枳壳、香附疏肝理气；当归、赤芍、丹参、桃仁、莪术活血化瘀。并服鳖甲煎丸，以软坚消积。

【临证备要】

1. 黄疸可出现于多种疾病之中，临证时，除根据黄疸的色泽、病史、症状，辨别其属阴属阳外，尚应进行有关理化检查，区分肝细胞性、阻塞性或溶血性黄疸等不同性质，明确病毒性肝炎、胆囊炎、胆结石、消化道肿瘤或蚕豆黄等疾病诊断，以便采取相应的治疗措施。

2. 必须注意病程的阶段性与病证的动态变化。在黄疸的治疗过程中，应区别病证偏表与偏里、湿重与热重、阳证与阴证。阳黄有短、明、热的特征，即病程短，黄色鲜明，有烦热、口干、舌红、苔黄等热象；阴黄有长、暗、寒、虚的特征，即病程较长，黄色晦暗，常有纳少、乏力、便溏、心悸、气短等虚象和肢冷、畏寒、苔白、舌淡等寒象。应及时掌握阴黄与阳黄之间的转化，以作相应的处理。切不可不顾病情变化，墨守成法，贻误病情。

3. 关于淤胆型肝炎的诊断治疗，淤胆型肝炎主要是以肝内胆汁淤积为特征的肝脏疾患，较常见的有病毒性、药物性、酒精中毒性、妊娠性、复发性等淤胆型肝炎，共同特征为黄疸持续时间较长，常有皮肤瘙痒，大便色白，血清胆红素明显升高（以直接胆红素为主），碱性磷酸酶、γ-谷氨酰转肽酶明显增高。其病机特点为痰湿瘀结，肝胆络脉阻滞。本病初期多属阳黄，系湿热与痰瘀蕴结，胆汁泛溢；后期多属阴黄，为寒湿痰瘀胶结，正气渐损。

【中医特色疗法】

一、针灸

根据病情需要，辨证取穴。

阳黄：以足少阳、足厥阴经穴及相应背俞穴为主。选穴阳陵泉、阴陵泉、太冲、胆俞、内庭、公孙、内关、中脘、足三里。中脘、足三里平补平泻，其余穴位用毫针泻法。若兼见发热，可选大椎、中冲、少冲，用三棱针点刺出血。

阴黄：以足太阴、足阳明经及相应背俞穴为主。选穴阴陵泉、胆俞、脾俞、中脘、足三里、三阴交。阴陵泉、胆俞用毫针泻法，其余穴位用平补平泻法，命门、气海、天枢、关元可用温针灸。局部皮肤感染、针刺反应严重者慎用。

二、中药保留灌肠

1. 方药 大承气汤加减。大黄20g，芒硝20g，枳实10g，厚朴10g，赤芍15g，蒲公英30g，茵陈30g等。

2. 禁忌证 ①严重的心力衰竭；②严重的水、电解质、酸碱平衡紊乱；③近期有消化道溃疡、出血；④肠道感染、肿瘤及肠道有手术史及大小便失禁；⑤难以控制的高血压；⑥严重痔疮；⑦青光眼。

3. 操作 上药加入600mL水煎煮，浓煎取汁300mL，分2次使用。患者取侧卧屈膝位，臀部抬高10cm，使用液状石蜡润滑灌肠管及肛周皮肤，将灌肠管从肛门轻轻插入直肠，深度15~20cm，治疗药物温度以37~40℃为宜，液面距肛门40~60cm，将药液缓慢灌入，在肠道内保留1~2小时。

4. 注意事项 操作过程中观察患者的心率和血压变化；由于注入药液流速快、容量大，部分患者可能出现腹痛、腹胀、腹泻等症状，甚至腰痛、头晕、头痛等；可能损伤肠道黏膜，发生破裂出血；原有痔疮加重或出血；患者过于紧张引起肠痉挛。

三、中药熏洗

护肝散、安神散或甘遂散，煎液熏洗双足，每日1次。高敏体质、常有皮肤过敏情况的患者慎用。

四、耳穴压丸

取穴胆、肝、脾、胃、阴陵泉、三阴交，隔日一换，两耳交替或同时贴用，嘱患者每日按压 2～3 组，每组每穴按压 10 次，以疏肝通络、清热利湿。

五、穴位贴敷

本科自制中药一号方敷脐，以疏肝理气、活血化瘀、清热利湿。

方药：半夏、黄连、黄芩、炙甘草、干姜、党参、白豆蔻、丹参、茯苓、泽泻、牡蛎、吴茱萸、枳实等。

上药打粉，每次取 1g，加醋调成膏状，摊于敷料中间，每日一贴，每次 4～6 小时。高敏体质、常有皮肤过敏情况的患者须慎用。

【经验方及医院制剂】

李伟老中医一号验方加减

方药：法半夏 15g，干姜 3g，炙甘草 6g，党参 15g，白蔻 9g，丹参 15g，麸炒枳实 15g，焦内金 21g，吴茱萸 3g，麸炒白术 15g，茯苓 30g，石菖蒲 15g，郁金 15g，虎杖 12g，大黄 6g。

功效：疏肝理气，健脾利湿。

煎服法：上药浸药 30 分钟，加水没过药面 2～3cm，先武火煮沸后，改用文火煎煮 30 分钟，至药液剩余 150mL，倒出（此为头煎）；再次加水刚好没过药面，先武后文再次煎煮药物，至药液剩余 150mL，倒出（此为二煎）；将头煎和二煎药液混合后，分早晚两次饭后温服。

【其他疗法】

主要对症处理、病因治疗、保护肝细胞等。可予药物治疗，如抗病毒药物治疗，改善循环，保护肝细胞和促进肝细胞再生；补充维生素类；利胆退黄药物。对于阻塞性黄疸，必要时行手术治疗。

【中成药辨证应用】

1. 疏肝宁注射液 清热解毒，利湿退黄，益气扶正，保肝护肝。用法：10mL，静脉滴注，每日 1 次。

2. 金钱胆通颗粒 清热利湿，疏通肝胆，止痛排石。用法：1 袋，口服，每日 4 次。

3. 参芪肝康胶囊 祛湿清热，调和肝脾。用法：5 粒，口服，每日 3 次。

4. 龙胆泻肝丸 清肝胆，利湿热。用法：1 袋，口服，每日 2 次。

【中医调护】

一、病情观察

1. 密切观察黄疸伴随症状，加强巡视。

2. 如果患者出现黄疸迅速加深，伴高热、腹水、神志恍惚、烦躁等急黄证，及时报告医师，积极配合抢救。

二、生活起居护理

1. 保持病房清洁、安静、舒适；病室内定时通风，表证者应避风，急黄者病室应凉爽，阴黄者注意保暖，住向阳的房间。

2. 属传染病者，执行消化道隔离，做好护理。

3. 急性期绝对卧床休息，待黄疸消退、症状明显好转后，方可下床活动。

4. 保持皮肤、口腔清洁，饭后用淡盐水漱口。穿棉质的内衣，勤剪指甲，不抓挠皮肤。

5. 保证充足的睡眠。

三、饮食护理

宜低盐、低脂、低蛋白、高维生素、高糖、清淡易消化、营养丰富的饮食为主，避免暴饮暴食，不宜过饱，少量多餐，忌油腻、辛辣及坚硬之食，忌烟酒。

1. 阳黄热重于湿证者饮食宜偏凉，可食清热之品，如西瓜、梨、绿豆、冬瓜、黄花菜等。

2. 阳黄湿重于热证者饮食宜偏温，可食利湿之品，如芹菜、黄瓜、赤小豆、柚子等，少食甜食。

3. 急黄者宜饮清热生津的流质或半流质饮食，禁高蛋白饮食，可食梨汁、百合粥、西瓜、米油等，呕吐频繁者可暂禁食，给予补液或鼻饲饮食。

4. 阴黄者饮食宜温热，可食健脾和胃之品，如百合、枸杞、甲鱼、瘦肉等。

四、情志护理

1. 对于焦虑的患者，加强健康教育，针对病情恰当解释，使患者和家属对疾病有正确的认识，不思少虑，防止思多伤脾。

2. 对于恐惧或急躁易怒的患者，加强沟通，介绍成功病例，增强患者治疗的信心；向患者说明疾病和情志的关系，鼓励患者积极面对疾病，提高患者治疗的依从性；移情易性，以疏导情志、稳定情绪。

3. 对于情绪低落或悲观失望的患者，鼓励患者积极参与社会活动，多与家人、同事、朋友沟通，建立良好的人际关系，争取社会支持，以利康复。

4. 病情稳定时，适当进行体育锻炼，如气功、太极拳、八段锦、五禽戏等。

五、用药护理

1. 指导患者按时按量服药。

2. 中药宜在饭前或饭后半小时服用。阳黄热重于湿者偏凉服，阳黄湿重于热者偏温服，阴黄者温热服；急黄呕吐频繁者，中药浓煎少量频服。

六、健康教育

1. 向患者及家属讲解有关疾病的相关知识，积极治疗原发病。

2. 注意休息，悦心养性，舒畅情志。

3. 起居有节，勿妄作劳，顺应时令，适当活动，如打太极、练气功、散步等。

4. 勿接触其他传染患者，在疾病未完全治愈前仍需与家人隔离，注意餐具的消毒，防止传染其他人。

5. 黄疸消退者，不可突然停药，以免复发，定期门诊复查。

【治未病原则及措施】

1. 未病先防，既病防变，瘥后防复，因人制宜。

2. 起居有常，不妄作劳，顺应四时变化，以免正气损伤，体质虚弱，邪气乘袭。

3. 在饮食方面，要讲究卫生，避免不洁食物，注意饮食节制，勿过食辛热甘肥食物，应戒酒类饮料。

4. 注意个人卫生及自我防护，规范洗手，勤换、勤洗、勤晒衣服、被褥，保持室内空气流通。

5. 定期体检，不适及时就诊。

（周口市中医院肝病科：何汶忠，郝娟，赵红）

肝痞

肝痞，即非酒精性脂肪性肝病，指除外酒精和其他明确的肝损害因素所致的，以肝细胞弥漫性脂肪病变为主要病理特征的临床综合征。病理发展过程分为单纯性脂肪肝、非酒精性脂肪性肝炎、肝硬化、肝癌。近些年，脂肪肝已经成为全球范围内普遍存在的疾患。经统计，随着我国居民生活水平的提高、生活方式和饮食结构的改变，近些年脂肪肝的发病率逐年上升，逐渐成为仅次于病毒性肝炎的第二类常见肝病，且患病年龄趋于低龄化，严重影响到国民的身心健康及生活质量。目前西医对于脂肪肝的治疗尚无特效药物，而中医药在治疗脂肪肝方面则显示出巨大的优势。非酒精性脂肪肝可归属于中医"胁痛""肝着""痰浊""癥瘕""积聚""痰痞""肥气"等范畴。1997年，中国中医药学会诊断专业委员会主编的《中医诊断学杂志》将其命名为"肝痞（僻）"。

【病因病机】

现代医家对本病病因的认识不尽相同，但归纳起来不外乎饮食不节、劳逸失度、情志失调、素体痰湿、脏腑虚衰、外感湿浊、他病失治等。脂肪肝之形成始于正气先虚，或一种或多种原因伤及正气。脾虚是发病基础，脾失健运，膏脂不化，肾阳不足，精微失于输布，肝失疏泄，一身气机不利，气血不畅，水谷不能归于正化，精微不布，化为脂膏，痰浊沉积于肝而发为肝痞。其病位在肝，与脾肾关系密切。病机性质为本虚标实。本虚以脾肾之虚为主，标实以肝郁、气滞、血瘀、痰湿、湿热、痰凝、食积等为主。基本病机为肝失调达，脾失健运，肾阳亏虚。

【诊断要点】

1. 临床症状较隐匿，轻型可无任何症状，部分患者表现为食欲不振、恶心、乏力、腹胀、肝区不适或隐痛等。

2. 肝功能出现异常，体检可触及肿大的肝脏，其表面光滑，边缘圆钝，质地软或中等硬度，可有轻度压痛，部分患者有叩击痛。

3. 有长期偏嗜肥甘酒醪、长期饱食、过逸少劳、肥胖、糖尿病、营养失调、中毒性肝损害、情志不调等病史。

4. 相关检查：临床上检测肝功能、血脂可发现是否异常，腹部彩超可提示肝脏增大，腹部 CT 可提示肝脏密度低于其他实质脏器密度。对于轻中度或诊断较困难者，排查其他导致肝损害的病因后，可行肝穿刺活检以明确诊断。

【鉴别诊断】

胁痛以一侧或两侧胁肋部疼痛为主要表现，疼痛性质一般为胀痛、隐痛、钝痛等，可伴见胸闷、腹胀，嗳气呃逆、急躁易怒、口苦纳呆、厌食恶心等症，常有饮食不节、情志内伤、感受外湿等病史。肝痞可有胁痛的表现，亦可有黄疸、食欲不振、乏力等不适，受饮食不节、过逸少劳等影响较大。

【辨证论治】

1. 肝郁脾虚，痰湿阻滞证

证候：肝区不适，头身困重，胸脘痞闷，便溏不爽；次症包括易困倦，嗜卧乏力，食欲不振，恶心，呕吐，厌食油腻，口黏不渴。舌苔白腻，脉滑有力。

治法：疏肝健脾，化湿活血。

方药：柴胡、丹参、泽泻、海藻、生山楂、白术、薏苡仁。

2. 痰阻血瘀，湿郁化热证

证候：胁肋胀痛，胁肋触痛明显、拒按，口干口苦，腹胀少尿；次症包括胁痛牵引腰背，纳呆恶心，厌食油腻。舌苔黄腻，脉弦滑。

治法：化痰活血，祛湿清热。

方药：丹参、泽泻、海藻、生山楂、白术、虎杖、茵陈。

3. 湿郁血瘀，肝阴不足证

证候：胁肋隐痛，心中烦热，口干咽燥；次症包括肝区不适，绵绵不已，遇劳加重，两目干涩，易困倦，头晕目眩。舌质紫暗有瘀斑瘀点，苔腻，脉弦细数。

治法：祛湿化瘀，滋补肝阴。

方药：丹参、泽泻、海藻、生山楂、三七末（冲服）、枸杞、女贞子。

【临证备要】

《沈氏尊生书·积聚癥瘕痃癖》有云："若积之成，必匪朝伊夕，其所由来者渐矣，故积之治亦必匪朝伊夕，其所由去者，不可不以渐也。"本病多数病性较慢，病史较长，其治宜缓不宜急。气滞血瘀是本病后期共同的病理特点。宋代严用和指出："肝病者，两胁下痛""多因疲极嗔怒，悲哀烦恼，谋虑惊忧，致伤肝脏。肝脏既伤，积气攻注，攻于左，则左胁痛；攻于右，则右胁痛；移逆两胁，则两胁俱痛。"《难经本义》又云："积蓄也，言血脉不行，蓄积而成病也。"故而本病的治则当以活血化瘀为要义，方药中可较多使用理气药、活血化瘀之药，治疗方可切中要害。

【中医特色疗法】

以下中医医疗技术适用于所有证型。

一、针刺

治疗当循"实则泻之，虚则补之，热者清之，寒者温之"的针刺治疗原则。主穴选取足三里、丰隆、内关、三阴交、公孙；肝胆湿热加日月、阴陵泉，痰瘀互结加血海、曲池、合谷，肝郁脾虚加期门、脾俞、肝俞，脾虚湿盛加脾俞、阴陵泉，肝肾阴虚加肾俞、肝俞、太溪。

二、中药熏洗

护肝散、安神散或甘遂散，煎液熏洗双足，每日 1 次。高敏体质、常有皮肤过敏情况的患者慎用。

三、耳穴压丸

取穴胆、肝、脾、胃、阴陵泉、三阴交，隔日一换，两耳交替或同时贴用，嘱患者每日按压 2～3 组，每组每穴按压 10 次，以疏肝通络、清热利湿。

【经验方及医院制剂】

本科协定处方李伟老中医一号验方加减

方药：法半夏 15g，干姜 3g，炙甘草 6g，党参 15g，白蔻 9g，丹参 15g，麸炒枳实 15g，焦内金 21g，吴茱萸 3g，麸炒白术 15g，茯苓 30g，泽泻 40g，生牡蛎 21g，黄连 6g，黄芩 6g。

功效：疏肝理气，健脾利湿。

煎服法：上药浸药 30 分钟，加水没过药面 2～3cm，先武火煮沸后，改用文火煎煮 30 分钟，至药液剩余 150mL，倒出（此为头煎）；再次加水刚好没过药面，先武后文再次煎煮药物，至药液剩余 150mL，倒出（此为二煎）；将头煎和二煎药液混合后，分早晚两次饭后温服。

【其他疗法】

1. 处理原则　主要是对症处理、保护肝细胞、抗肝纤维化，终末期可考虑肝移植。

2. 药物治疗　抗肝纤维化药物；保护肝细胞和促进肝细胞再生；补充维生素类；必要时减肥药物治疗。

【中成药辨证应用】

1. 强肝胶囊　清热利湿，补脾养血，益气解郁。用法：5 粒，口服，每日 2 次。

2. 荷丹胶囊　化痰降浊，活血化瘀。用法：4 粒，口服（饭前），每日 3 次。

【中医调护】

一、病情观察

1. 观察患者精神状况，饮食有无变化。
2. 观察患者有无乏力，右上腹及肝区有无不适。

二、生活起居护理

1. 保持病室整洁、舒适、安静。
2. 保证充足的睡眠，适度运动。

三、饮食护理

1. 超重及肥胖者以"低盐低脂"为饮食原则，在满足基础营养需求的基础上，减少热量的摄入，维持营养平衡，维持正常血脂、血糖水平。避免高脂肪食物如动物内脏、甜食，尽量食用不饱和脂肪酸的油脂（如橄榄油、菜籽油、茶油），多吃新鲜的蔬菜水果和富含维生素的食物，以及瘦肉、河鱼、豆制品等，不吃零食，睡前不加餐。避免辛辣刺激性食物。多吃有助于降低血脂的食物，如燕麦、绿豆、海带、茄子、芦笋、核桃、枸杞、黑木耳、山楂、苹果、葡萄、猕猴桃等。

2. 春季食疗可选择陈皮麦芽决明子茶、麦麸山楂糕等；夏季可选择茵陈苍术茶等；秋季可选择陈皮枸杞粟米粥等；冬季可选用木耳大枣羹、人参黄精扁豆粥等。

3. 调脂茶：丹参、决明子、生山楂按 3∶2∶1 比例进行配伍，沸水冲泡 10 分钟后，频服，以茶代饮，疗程不超过 3 个月。

四、用药护理

遵医嘱按时按量服用药物，勿自行滥用药物。

五、情志护理

1. 鼓励患者树立战胜疾病的信心，避免焦虑、抑郁、恐惧等不良情绪，保持心情舒畅。

2. 鼓励病友相互之间的交流，提高认识，增强治疗信心。

六、健康指导

1. 让患者了解疾病的病因，建立健康的生活方式，改变各种不良生活习惯、行为习惯。

2. 让患者认识本病治疗的长期性和艰巨性，持之以恒，提高治疗的依从性。

3. 积极治疗原发病，对于脂肪肝有关高脂血症、糖尿病肥胖、肝炎等原发病要积极治疗。

4. 建立合理的饮食结构及习惯，戒烟酒。

5. 运动应以自身耐力为基础，循序渐进，制定持之以恒的个体化运动方案，保证安全心率，采用中、低强度的有氧运动，如慢跑、游泳、快速步行等。

【治未病原则及措施】

1. 未病先防，既病防变，瘥后防复，因人制宜。

2. 起居有常，不妄作劳，顺应四时变化，以免正气损伤，体质虚弱，邪气乘袭。

3. 调整膳食结构，坚持以"植物性食物为主，动物性食物为辅，热量来源以粮食为主"的膳食方案，避免"高热量、高脂肪、低纤维素"膳食结构，避免吃零食、甜食、夜宵及以含糖饮料代替水等，以免热量摄入超标和扰乱机体代谢稳态。

4. 根据自身情况，每周坚持参加 150 分钟以上、中等量的有氧运动，并持之以恒。避免"久坐少动"，可根据个人喜好进行一些抗阻运动。

5. 有肥胖症、糖尿病、高脂血症、脂肪肝家族史者，应坚持定期体检，早发现、早干预。

（周口市中医院肝病科：何汶忠，郝娟，赵红）

鼓　胀

臌胀系指肝病日久,肝脾肾功能失调,气滞、血瘀、水停于腹中所导致的以腹胀大如鼓、皮色苍黄、脉络暴露为主要临床表现的一种病证。本病在古医籍中又称单腹胀、臌、蜘蛛蛊等。臌胀为临床上的常见病。历代医家对本病的防治十分重视,把它列为"风、痨、鼓、膈"四大顽证之一,说明本病为临床重证,治疗上较为困难。

臌胀多属西医学所指的肝硬化腹水,其中包括肝炎性、血吸虫性、胆汁性、营养性、中毒性等肝硬化之腹水期。其他如腹腔内肿瘤、结核性腹膜炎等疾病,若出现臌胀证候,亦可参考本节辨证论治。

【病因病机】

1. 情志所伤　肝主疏泄,性喜条达。若因情志抑郁,肝气郁结,气机不利,则血液运行不畅,以致肝之脉络为瘀血所阻滞。同时,肝气郁结,横逆乘脾,脾失健运,水湿不化,以致气滞、血瘀交阻,水停腹中,形成臌胀。

2. 酒食不节　嗜酒过度,饮食不节,脾胃受伤,运化失职,酒湿浊气蕴结中焦,土壅木郁,肝气郁结,气滞血阻,气滞、血瘀、水湿三者相互影响,导致水停腹中,而成臌胀。

3. 感染血吸虫　在血吸虫病流行区,遭受血吸虫感染又未能及时进行治疗,血吸虫内伤肝脾,肝伤则气滞,脾伤则湿聚为水,虫阻脉络则血瘀,诸因素相互作用,终致水停腹中,形成臌胀。

4. 黄疸、积证失治　黄疸本由湿邪致病,属肝脾损伤之疾,脾伤则失健运,肝伤则肝气郁滞,久则肝脾肾俱损,而致气滞、血瘀、水停腹中,渐成臌胀。积聚之"积证"本由肝脾两伤,气郁与痰血凝聚而成,久则损伤愈重,凝聚愈深,终致气滞、血瘀、水停腹中,发生臌胀。而且,臌胀形成后,若经治疗腹水虽消退,而积证未除,其后终可因积证病变的加重而再度形成臌胀，故有"积"是"胀病之根"之说。

5. 脾肾亏虚 肾主气化，脾主运化。脾肾素虚，或劳欲过度，或久病所伤，造成脾肾亏虚，脾虚则运化失职，清气不升，清浊相混，水湿停聚；肾虚则膀胱气化无权，水不得泄而内停，若再与其他诸因素相互影响，则可引发或加重臌胀。在臌胀的病变过程中，脾肾二脏常相互影响，肝郁而乘脾，土壅则木郁，肝脾久病则伤肾，肾伤则火不生土或水不涵木。同时气、血、水也常相因为病，气滞则血瘀，血不利而为水，水阻则气滞；反之亦然。气、血、水结于腹中，水湿不化，久则实者愈实；邪气不断残正气，使正气日渐虚弱，久则虚者愈虚，故本虚标实，虚实并见为本病的主要病机特点。晚期水湿之邪郁久化热，则可发生内扰或蒙闭心神，引动肝风，迫血妄行，络伤血溢之变。

总之，臌胀的形成虽有上述种种因素，但其基本病理变化总属肝、脾、肾受损，病理因素不外乎气滞、血瘀、水湿，水液停蓄不去，腹部日益胀大成臌。故喻嘉言曾概括为"胀病亦不外水裹、气结、血瘀"。气、血、水三者既各有侧重，又常相互为因，错杂同病。

【诊断要点】

1. 初起脘腹作胀，腹渐胀大，按之柔软，食后尤甚，叩之呈鼓音及移动性浊音。继而腹部胀满如鼓，高于胸部，仰卧时则腹部胀满，两侧尤甚，按之如囊裹水，病甚者腹部膨隆坚满，脐突皮光。腹部青筋暴露，颈胸部出现赤丝血缕，手部出现肝掌。四肢消瘦，面色青黄。

2. 常伴胁腹疼痛、食少、神疲乏力、纳差、尿少及齿衄、鼻衄、皮肤紫斑等出血现象，可见面色萎黄、黄疸、手掌殷红、面颈胸部红丝赤缕、血痣及蟹爪纹。

3. 本病常有酒食不节，情志内伤，虫毒感染或黄疸、胁痛、癥积等病史。起病多缓慢，病程较长。

4. 相关检查：臌胀为腹内积水，可用超声探测腹水，了解腹水量。腹腔穿刺液检查有助于区分漏出液和渗出液。腹水的恶性肿瘤细胞学检查、细胞培养、结核杆菌豚鼠接种及酶、化学物质测定，均为辅助诊断手段。臌胀与西医肝硬化失代偿期关系最为密切，常由病毒性肝炎所致，血清乙、丙、丁型肝炎病毒相关指标可显示感染依据。血吸虫性肝硬化患者粪检可见虫卵或孵化有毛蚴，皮内试验、环卵沉淀反应、血清学检查等可作为血吸虫感染依据。肝功能、B 超、CT、MRI、X 线食管钡餐造影、Cr 检查、腹腔镜、肝脏穿刺等有助于腹水原因的鉴别。消化道钡餐造影可显示门静脉高压所致食管、胃底静脉曲张的情况，有助于诊断。

【鉴别诊断】

1. 水肿　水肿是指体内水液潴留，泛滥肌肤，引起头面、眼睑、四肢、腹背甚至全身浮肿的一种病证。严重的水肿患者也可出现胸水、腹水，因此需与臌胀鉴别。水肿的病因主要是外感风寒湿热之邪，水湿浸渍，疮毒浸淫，饮食劳倦，久病体虚等。病机主要是肺失宣降通调，脾失健运，肾失开合，膀胱气化失常，导致体内水液潴留，泛滥肌肤。其症状是先出现眼睑、头面或下肢浮肿，渐次出现四肢及全身浮肿，病情严重时才出现腹部胀大，腹壁无青筋暴露。臌胀病因主要是酒食不节，情志所伤，久病黄疸、积证，血吸虫侵袭，劳倦过度，脾虚等。主要病机是肝脾肾三脏功能失调，气滞、血瘀、水停于腹中。临床上臌胀先出现腹部胀大，病情较重时才出现下肢浮肿，甚至全身浮肿，腹壁多有青筋暴露。

2. 肠覃　肠覃是一种小腹内生长肿物，而月经又能按时来潮的病证，类似卵巢囊肿。肠覃重症也可表现为腹部胀大膨隆，故需鉴别。肠覃患者仰卧时，前腹叩诊呈浊音，腹两侧呈鼓音，腹部前后膨胀度大于两侧膨胀度，脐下腹围大于脐部或脐上腹围，脐孔有上移现象，腹壁无青筋暴露，妇科检查有助诊断。臌胀则腹部前后膨胀度多小于两侧膨胀度，脐下腹围小于脐上腹围，脐孔无上移现象，腹壁多有青筋暴露。腹部 B 超、X 线食管钡餐造影、CT 检查、腹水检查等有助诊断。

3. 气鼓、水鼓与血鼓　腹部膨隆，嗳气或矢气则舒，腹部按之空空然，叩之如鼓，是为"气鼓"，多属肝郁气滞；腹部胀满膨大，或状如蛙腹，按之如囊裹水，常伴下肢浮肿，是为"水鼓"，多属阳气不振，水湿内停；脘腹坚满，青筋显露，腹内积块痛如针刺，面颈部赤丝血缕，是为"血鼓"，多属肝脾血瘀水停。临床上气、血、水三者常相兼为患，但各有侧重，掌握上述特点，有助于辨证。

【辨证论治】

1. 气滞湿阻证

证候：腹部胀大，按之不坚，胁下胀满或疼痛，饮食减少，食后腹胀，嗳气后稍减，尿量减少，苔白腻，脉弦细。

治法：疏肝理气，运脾利湿。

方药：柴胡疏肝散合胃苓汤加减。

方中柴胡、枳壳、芍药、川芎、香附疏肝理气解郁；白术、茯苓、猪苓、泽泻健脾利水；桂枝辛温通阳，助膀胱之气化而增强利水之力；苍术、厚朴、陈皮健脾理气除湿。若苔腻微黄，口干口苦，脉弦数，为气郁化火，可酌加牡丹皮、栀子；若胁下刺痛不移，面青舌紫，脉弦涩，为气滞血瘀者，可加延胡索、丹参、莪术；若见头晕失眠、舌质红、脉弦细数者，可加制首乌、枸杞子、女贞子等。

2. 寒湿困脾证

证候：腹大胀满，按之如囊裹水，胸脘胀闷，得热则舒，周身困重，畏寒肢肿，面浮或下肢微肿，大便溏薄，小便短少，舌苔白腻水滑，脉弦迟。

治法：温中健脾，行气利水。

方药：实脾饮加减。

方中附子、干姜、白术温中健脾；木瓜、槟榔、茯苓行气利水；厚朴、木香、草果理气健脾燥湿；甘草、生姜、大枣调和胃气。水肿重者，可加桂枝、猪苓、泽泻；脘胁胀痛者，可加青皮、香附、延胡索、丹参；脘腹胀满者，可加郁金、枳壳、砂仁；气虚少气者，加黄芪、党参。

3. 湿热蕴结证

证候：腹大坚满，脘腹绷急，外坚内胀，拒按，烦热口苦，渴不欲饮，小便赤涩，大便秘结或溏垢，或有面目肌肤发黄，舌边尖红，苔黄腻或灰黑而润，脉弦数。

治法：清热利湿，攻下逐水。

方药：中满分消丸合茵陈蒿汤加减。

中满分消丸用黄芩、黄连、知母清热除湿；茯苓、猪苓、泽泻淡渗利尿；厚朴、枳壳、半夏、陈皮、砂仁理气燥湿；姜黄活血化瘀；干姜与黄芩、黄连、半夏同用，辛开苦降，除中满，祛湿热；少佐人参、白术、甘草健脾益气，补虚护脾，使水去热清而不伤正，深得治臌胀之旨。湿热壅盛者，去人参、干姜、甘草，加栀子、虎杖。茵陈蒿汤中，茵陈清热利湿，栀子清利三焦湿热，大黄泄降肠中瘀热。如腹部胀急殊甚，大便干结，可用舟车丸行气逐水，方中甘遂、大戟、芫花攻逐腹水；大黄、黑丑荡涤泻下，使水从二便分消；青皮、陈皮、槟榔、木香理气利湿；方中轻粉一味走而不守，逐水通便。舟车丸作用峻烈，每用3～6g，应视病情与服药反应调整服用剂量，不可过用。

4. 瘀结水留证

证候：腹大坚满，按之不陷而硬，青筋怒张，胁腹刺痛拒按，面色晦暗，头颈胸臂等处可见红点赤缕，唇色紫褐，大便色黑，肌肤甲错，口干不欲饮水，舌质紫暗或边有瘀斑，脉细涩。

治法：活血化瘀，行气利水。

方药：调营饮加减。

方中川芎、赤芍、大黄、莪术、延胡索、当归活血化瘀利气；瞿麦、槟榔、葶苈子、赤茯苓、桑白皮、大腹皮、陈皮行气利水；官桂、细辛温经通阳；甘草调和诸药。大便色黑者可加参三七、侧柏叶；积块甚者加穿山甲（代）、水蛭；瘀痰互结者，加白芥子、半夏等；水停过多，胀满过甚者，可用十枣汤以攻逐水饮。

5. 阳虚水盛证

证候：腹大胀满，形如蛙腹，撑胀不甚，朝宽暮急，面色苍黄，胸脘满闷，食少便溏，畏寒肢冷，尿少腿肿，舌淡胖、边有齿痕，苔厚腻水滑，脉沉弱。

治法：温补脾肾，化气行水。

方药：附子理苓汤或济生肾气丸加减。

偏于脾阳虚者可用附子理苓汤；偏于肾阳虚者用济生肾气丸，或与附子理中丸交替使用。前方由附子理中丸合五苓散组成；附子理中丸方用附子、干姜温中散寒；党参、白术、甘草补气健脾除湿；五苓散中猪苓、茯苓、泽泻淡渗利尿；白术苦温健脾燥湿；桂枝辛温通阳化气。济生肾气丸中附子、肉桂温补肾阳，化气行水；熟地黄、山茱萸、山药、牛膝滋肾填精；茯苓、泽泻、车前子利尿消肿；牡丹皮活血化瘀。食少腹胀，食后尤甚，可加黄芪、山药、薏苡仁、白扁豆；畏寒神疲，面色青灰，脉弱无力者，酌加仙灵脾、巴戟天、仙茅；腹筋暴露者，稍加赤芍、泽兰、三棱、莪术等。

6. 阴虚水停证

证候：腹大坚满，甚则腹部青筋暴露，形体反见消瘦，面色晦暗，口燥咽干，心烦失眠，齿鼻时或衄血，小便短少，舌红绛少津，脉弦细数。

治法：滋肾柔肝，养阴利水。

方药：六味地黄丸合一贯煎加减。

六味地黄丸中熟地黄、山茱萸、山药滋养肝肾，茯苓、泽泻、牡丹皮淡渗利湿。一贯煎中生地黄、沙参、麦冬、枸杞滋养肝肾，当归、川楝子养血活血疏肝。偏肾阴虚以六味地黄丸为主，合用膈下逐瘀汤；偏肝阴虚以一贯煎为主，合用膈下逐瘀汤。膈下逐瘀汤中五灵脂、赤芍、桃仁、红花、牡丹皮活血化瘀，川芎、乌药、延胡索、香附、枳壳行气活血，甘草调和诸药。若津伤口干，加石斛、天花粉、芦根、知母；午后发热，酌加银柴胡、鳖甲、地骨皮、白薇、青蒿；齿鼻出血加栀子、芦根、藕节炭；肌肤发黄加茵陈、黄柏；若兼面赤颧红者，可加龟甲、鳖甲、牡蛎等。

7. 臌胀出血证

证候：轻者齿鼻出血，重者病势突变，大量吐血或便血，脘腹胀满，胃脘不适，吐血鲜红或大便油黑，舌红苔黄，脉弦数。

治法：清胃泻火，化瘀止血。

方药：泻心汤合十灰散。

泻心汤中大黄、黄连、黄芩大苦大寒，清胃泻火；十灰散凉血化瘀止血。酌加参三七化瘀止血；若出血过多，气随血脱，汗出肢冷，可急用独参汤以扶正救脱。还应中西医结合抢救治疗。

8. 臌胀神昏证

证候：神志昏迷，高热烦躁，怒目狂叫，或手足抽搐，口臭便秘，尿短赤，舌红苔黄，脉弦数。

治法：清心开窍。

方药：安宫牛黄丸、紫雪丹、至宝丹或用醒脑静注射液。

上方皆为清心开窍之剂，皆适用于上述高热、神昏、抽风诸症，然也各有侧重。热势尤盛，内陷心包者，选用安宫牛黄丸；痰热内闭，昏迷较深者，选用至宝丹；抽搐痉厥较甚者，选用紫雪丹。可用醒脑静注射液静脉滴注，每日 1～2 次，连续 1～2 周。若症见神情淡漠呆滞，口中秽气，舌淡苔浊腻，脉弦细者，当治以化浊开窍，选用苏合香丸、玉枢丹等。若病情进一步恶化，症见昏睡不醒，汗出肢冷，双手撮空，不时抖动，脉微欲绝，此乃气阴耗竭，元气将绝的脱证，可依据病情急用生脉注射液静脉滴注及参附牡蛎汤急煎，敛阴固脱。并应中西医结合方法积极抢救。

【临证备要】

臌胀为临床四大疑难重症之一，历代医家十分重视。其临床表现以腹胀大膨隆、皮色苍黄、脉络暴露为特征。臌胀的病变部位在肝、脾、肾，基本病机是肝、脾、肾三脏功能失调，气滞、血瘀、水停于腹中。临床上注意与水肿和肠覃鉴别。辨证要点在虚实及气滞、血瘀、水停的主次。本病的病机特点为本虚标实，虚实并见，故其治疗宜谨守病机，以攻补兼施为原则。实证为主则着重祛邪，合理选用行气、化瘀、健脾利水之剂，若腹水严重，也可酌情暂行攻逐，同时辅以补虚；虚证为主则侧重在扶正补虚，分别施以健脾温肾、滋养肝肾等法，扶正重点在脾，同时兼以祛邪。还应注意"至虚有盛候，大实有羸状"的特点，切实做到补虚不忘实、泄实不忘虚，切忌一味攻伐，导致正气不支，邪恋不去，出现危象。

1. 关于逐水法的应用　臌胀患者病程较短，正气尚未过度消耗，而腹胀殊甚，腹水不退，尿少便秘，脉实有力者，可遵照《素问·阴阳应象大论》"中满者，泻之于内"的原则，酌情使用逐水之法，以缓其苦急，主要适用于水热蕴结和水湿困脾证。常用逐水方药如牵牛子粉、十枣汤等。临床使用需注意中病即止、严密观察。臌胀日久，正虚体弱，或发热，黄疸日渐加深，或有消化道溃疡，曾并发消化道出血，或见出血倾向者，均不宜使用。

2. 注意祛邪与扶正药物的配合　本病患者腹胀腹大，气、血、水壅塞，治疗每用祛邪消胀诸法。若邪实而正虚，在使用行气、活血、利水、攻逐等法时，又常需配合扶正药物。临证还可根据病情采用先攻后补，或先补后攻，或攻补兼施等方法，扶助正气，调理脾胃，减少副作用，增强疗效。

3. 臌胀"阳虚易治，阴虚难调" 水为阴邪，得阳则化，故阳虚患者使用温阳利水药物，腹水较易消退。若是阴虚型臌胀，温阳易伤阴，滋阴又助湿，治疗颇为棘手。临证可选用甘寒淡渗之品，如沙参、麦冬、楮实子、干地黄、芦根、白茅根、猪苓、茯苓、泽泻、车前草等，以达到滋阴生津而不黏腻助湿的效果。此外，在滋阴药中少佐温化之品（如小量桂枝或附子），既有助于通阳化气，又可防止滋腻太过。

【中医特色疗法】

1. 气滞湿阻证

（1）中药敷脐疗法：选用疏肝理气、运脾利湿的中药，如莱菔子 10g，汉防己 10g，地龙 5g，砂仁 5g。上药共同粉碎为细末，取适量，醋调成丸，敷脐上，用纱布覆盖，胶布固定，4～6 小时取下，每日 1 次。

（2）针刺疗法：选穴肝俞、脾俞、胃俞、阴陵泉、足三里、阳陵泉、支沟等。操作：背俞穴选用 1 寸毫针，余穴选用 1.5 寸毫针，平补平泻。每日 1 次，10 次为 1 个疗程。

（3）饮食疗法：饮食宜清淡，忌生冷油腻之品。宜食疏肝理气、运脾利湿之品，如玫瑰花、绿萼梅、赤小豆、薏苡仁、冬瓜皮等，选 1～2 味，煎水或煮粥，每次饮适量。

2. 寒湿困脾证

（1）隔姜灸：选穴神阙、水分、水道、关元、天枢。生姜切成厚 0.2～0.3cm、直径 3cm 的姜片，中间扎细孔，将艾炷放置姜片上，置上述穴位施灸，每日 1 次，每次 5 壮，7 日为 1 个疗程。

（2）针刺疗法：选穴肝俞、脾俞、胃俞、阴陵泉、足三里。背俞穴选用 1 寸毫针，余穴选用 1.5 寸毫针，平补平泻。每日 1 次，10 次为 1 个疗程。

（3）饮食疗法：饮食宜温软，忌生冷油腻之品。宜食温中健脾、行气利水之品，如干姜、山药、薏苡仁、白扁豆、大枣等，选 1～2 味煮粥。

3. 湿热蕴结证

（1）中药敷脐疗法：选用清热利湿、攻下逐水中药，如芒硝粉 1.5g，甘遂末 0.5g，冰片粉 0.5g。上药混合均匀后，取适量，醋调成丸，敷脐上，用纱布覆盖，胶布固定，4～6 小时取下，每日 1 次。

（2）针刺疗法：选穴肝俞、脾俞、胃俞、阴陵泉、足三里、合谷、三阴交。背俞穴选用 1 寸毫针，余穴选用 1.5 寸毫针，平补平泻。每日 1 次，10 次为 1 个疗程。

（3）饮食疗法：饮食宜甘寒，忌辛辣油腻之品。宜食清热利湿、攻下逐水之品，如茵陈、西瓜皮、马齿苋、蒲公英、白茅根、赤小豆、玉米须、藕、冬瓜等，选 1～2 味，水煎代茶饮。

4. 瘀结水留证

（1）针刺疗法：选穴肝俞、脾俞、胃俞、阴陵泉、足三里、三阴交、膈俞。背俞穴选用 1 寸毫针，余穴选用 1.5 寸毫针，平补平泻。每日 1 次，10 次为 1 个疗程。

（2）饮食疗法：饮食宜甘温，忌辛辣油腻之品。宜食活血化瘀、行气利水之品，如月季花、玫瑰花、薏苡仁、赤小豆等，选 1～2 味，水煎代茶饮。

5. 阳虚水盛证

（1）中药敷脐疗法：选用温补脾肾、化气利水的中药，如芒硝粉 1.5g，甘遂末 0.5g，麝香 0.03g。葱白 3 棵捣糊，与上药混合均匀后，取适量，敷脐上，用纱布覆盖，胶布固定，4～6 小时取下，每日 1 次。

（2）针刺疗法：选穴肝俞、脾俞、胃俞、阴陵泉、足三里、肾俞、命门。背俞穴选用 1 寸毫针，余穴选用 1.5 寸毫针，平补平泻。每日 1 次，10 次为 1 个疗程。

（3）饮食疗法：饮食宜温热，忌生冷油腻之品。宜食温补脾肾、化气利水之品，如核桃肉、韭菜根、山药、干姜、大枣等，选 1～2 味煮粥服；或羊奶适量饮用；或鲤鱼赤小豆汤服用：鲤鱼 500g（去鳞及内脏），赤小豆 30g。

6. 阴虚水停证

（1）针刺疗法：选穴肝俞、脾俞、胃俞、阴陵泉、足三里、三阴交、太溪。背俞穴选用 1 寸毫针，余穴选用 1.5 寸毫针，平补平泻。每日 1 次，10 次为 1 个疗程。

（2）饮食疗法：饮食宜甘凉，忌辛辣油腻之品。宜食滋肾柔肝、养阴利水之品，如山药、枸杞子适量煮粥服，或白茅根水煎代茶饮，或生地黄汁适量饮用。

【经验方及医院制剂】

一、经验方

1. 本科协定处方——李伟老中医一号验方加减

方药：法半夏 15g，干姜 3g，炙甘草 6g，党参 15g，白蔻 9g，丹参 15g，麸炒枳实 15g，焦内金 21g，吴茱萸 3g，麸炒白术 15g，茯苓 30g，泽泻 40g，车前子 30g，冬瓜皮 30g，炒薏苡仁 30g，甘草 6g。

功效：疏肝理气，健脾利湿。

煎服法：上药浸药 30 分钟，加水没过药面 2~3cm，先武火煮沸后，改用文火煎煮 30 分钟，至药液剩余 150mL，倒出（此为头煎）；再次加水刚好没过药面，先武后文再次煎煮药物，至药液剩余 150mL，倒出（此为二煎）；将头煎和二煎药液混合后分早晚两次饭后温服。

2. 一贯煎合四君子汤合二至丸加味（国医大师周仲瑛经验方）

方药：炙鳖甲 12g（先煎），北沙参 10g，大麦 10g，枸杞子 10g，大生地 12g，丹参 12g，茵陈 12g，老鹳草 15g，炙女贞子 10g，墨旱莲 10g，太子参 10g，焦白术 10g，茯苓 10g，制香附 10g，广郁金 10g，青皮、陈皮各 6g，白茅根 15g，楮实子 10g，炙鸡内金 10g，炙甘草 3g。

功效：滋阴清热，凉血化瘀。

主治：肝硬化、脾大，属肝肾阴虚者。症见胁肋胀痛，腹胀不和，口稍干，尿黄，舌质暗红，苔薄黄腻，脉小弦滑。

3. 楮实子汤 1 号（名老中医李今垣经验方）

方药：楮实子 30g，车前子 30g（单包），苘麻子 30g，茯苓 30g，冬瓜皮 30g，猪苓 30g，泽泻 30g，防己 15g，郁李仁 30g，茵陈 30g，大腹皮 30g，椒目 15g，木香 15g。

4. 楮实子汤 2 号

方药：楮实子 30g，苘麻子 30g，大腹皮 30g，猪苓 30g，泽泻 30g，半边莲 15g，沙参 30g，玉竹 15g，郁李仁 30g，椒目 15g，茵陈 30g，木香 15g，冬瓜皮 30g。

功效：两方既为利水峻药，亦有滋阴之功，使腹水的治疗更加安全有效。李教授治疗臌胀既有攻下利水之法，又有固本培元之方。在腹水逐渐消解之后，回归根本，培固正气，调理患者肝脏功能。

5. 磨平饮加减

方药：三棱、莪术各 15g，木鳖子 10g，水红花子 30g，水蛭 15g，桃仁、红花各 15g，急性子 30g，丹参 30g，牡丹皮 20g，木香 15g，茵陈 20g，猪苓 15g。

功效：养肝护肝，固本培元，此方治疗臌胀及恢复肝脏功能较理想。

二、医院制剂

1. 参甲养肝饮合剂

主要成分：太子参、丹参、生鳖甲、生牡蛎、泽泻、麦芽、鸡内金、白茅根、茯苓、车前子、薏苡仁等十七味。

功能主治：养阴利水、健脾通调、活血理气。主治臌胀及各种慢性肝病症见腹胀食少、纳呆乏力。

用法用量：口服，每次 40～80mL，每日 2～3 次。或遵医嘱。

2. 柴参护肝散

主要成分：川贝母、红参、柴胡、陈皮、滑石粉、白术、半夏、竹茹、黄芩、川芎、香附、石斛等二十四味。

功能主治：疏肝化瘀、养阴解毒。用于急慢性乙型肝炎，肝硬化等。

用法用量：冲服，每次 1 袋，每日 1 次，或遵医嘱。

不良反应：忌食辛辣、油腻食物；忌烟酒及对肝脏有损害的药物。

【其他疗法】

1. 中药灌肠　中药灌肠可以改善肠道环境，减少肠源性毒素的产生与吸收，促进腹水吸收。一般以健脾调肠、化湿解毒为主，也可配合通利泻水药物。中药灌肠可选用大承气汤加减。大黄 20g，芒硝 20g，枳实 10g，厚朴 10g，赤芍 15g，蒲公英 30g，茵陈 30g。上药加入 600mL 水煎煮，浓煎取汁 300mL，分 2 次使用。患者取侧卧屈膝位，臀部抬高 10cm，使用液状石蜡润滑灌肠管及肛周皮肤，将灌肠管从肛门轻轻插入直肠，深度 15～20cm，治疗药物温度以 37～40℃ 为宜，液面距肛门 40～60cm，将药液缓慢灌入，在肠道内保留 1～2 小时。

2. 中药熏洗　护肝散、安神散或甘遂散，煎液熏洗双足，每日 1 次。高敏体质、常伴有皮肤过敏情况的患者慎用。

3. 耳穴压丸　取穴胆、肝、脾、胃、阴陵泉、三阴交，隔日一换，两耳交替或同时贴用，嘱患者每日按压 2～3 组，每组每穴按压 10 次，以疏肝通络、清热利湿。

4. 西医治疗

（1）处理原则：主要对症处理、保护肝细胞、抗肝纤维化，终末期可考虑肝移植。

（2）药物治疗：抗病毒治疗；抗肝纤维化药物；保护肝细胞和促进肝细胞再生；补充维生素类；控制水和钠盐的摄入，予利尿剂如安体舒通、速尿等；补充白蛋白；必要时放腹水治疗。

【中成药辨证应用】

1. 五苓胶囊　温阳化气，利湿行水。用法：3 粒，口服，每日 2 次。

2. 强肝胶囊　清热利湿，补脾养血，益气解郁。用于慢性肝炎、早期肝硬化、脂肪肝、中毒性肝炎等。用法：5 粒，口服，每日 2 次。

3. 四磨汤口服液　顺气降逆，消积止痛。用法：2 支，口服，每日 3 次。

4. 健胃消食口服液　健胃消食。用法：1 支，口服，每日 2 次。

5. 扶正化瘀片　活血祛瘀，益精养肝。用法：4 片，口服，每日 3 次。

6. 复方鳖甲软肝片　软坚散结，化瘀解毒，益气养血。用法：4 片，口服，每日 3 次。

7. 安络化纤丸　健脾养肝，凉血活血，软坚散结。用法：6g，口服，每日 2 次。

【中医调护】

一、病情观察

1. 观察患者心、肺、肾、肝等主要脏器的功能情况，注意血压、脉搏、呼吸、体温变化，观察尿的颜色、量、比重等情况变化。

2. 如疼痛时，协助患者采取舒适体位，观察疼痛的部位、性质及程度，遵医嘱予止痛药。腹胀严重者，嘱患者勿用力咳嗽、排便，以免增加腹压。静脉穿刺拔针时延长按压时间，严格执行无菌操作。

3. 抽放腹水时注意观察并记录腹水的量、颜色、性质等，遵医嘱送检。观察抽放腹水后患者病情变化，防止肝昏迷、出血等并发症。

二、生活起居护理

1. 病室安静、舒适，脾肾阳虚者宜住向阳病房，注意保暖，防止外感。

2. 病情轻者适当活动，病情重者卧床休息，保持舒适体位，轻度腹水尽量平卧，以增加肝肾血流量，大量腹水者取半卧位，使横膈下降，以减轻呼吸困难。

3. 疑似传染性疾病时，执行消化道隔离。

4. 加强皮肤护理，保持皮肤清洁，避免抓搔和擦伤，卧床者防止压疮。

5. 重症患者遵医嘱记录出入量，提供安静的环境，治疗、护理工作尽量集中进行，以减少不必要的刺激。

三、饮食护理

1. 鼓励患者进食高蛋白、高热量、含丰富维生素的食物，纠正水、电解质失衡，给予清淡、易消化、低脂、低盐的流质或半流质饮食。避免暴饮暴食，忌食油腻辛辣等刺激性食物，忌烟酒。根据腹水的程度控制24小时入量在800～1500mL。如伴随低钠血症等电解质紊乱，需根据病情调整饮食。

2. 肝性脑病或高血氨时禁食高蛋白食物，如鸡蛋、牛奶、瘦肉、鱼虾等，而在肝性脑病缓解后由少量开始逐渐增加蛋白质的摄入，长期利尿的患者多食含钾高的食物如柑橘、香蕉、蘑菇等。

3. 气滞湿阻者多食理气健脾之品，如白萝卜、柑橘、佛手等。寒湿困脾者可食健脾利水之品，如鲫鱼、鲤鱼、赤小豆、薏苡仁、山药、扁豆等。肝肾阳虚者饮食可多食瘦肉、牛奶、甲鱼、木耳、鸡蛋、山药、枸杞等。湿热蕴结者饮食以清热利湿为宜，可食冬瓜、黄花菜、赤小豆及新鲜果蔬等。

四、情志护理

中医认为情志活动与脏腑气机密切相关，由于病程长，易产生焦虑、恐惧等负面情绪。若合并腹胀、周身乏力、反酸、呕吐等症，可加重患者焦虑、悲观情绪。向家属及患者进行疾病知识宣教，根据患者情况讲解疾病的原因，关心体贴患者，建立良好护患关系，消除易怒、烦躁、忧虑、消极心理。介绍成功病例，解除患者的忧虑恐惧，使之积极坚持治疗。

五、用药护理

1. 中药汤剂宜温服，寒湿困脾者趁热服，湿热蕴结者温凉服。观察用药后的反应。

2. 服攻下逐水药物前向患者解释用药的方法、作用、用药后的反应及注意事项。

六、健康教育

1. 节饮食，宜清淡、低盐、营养丰富、易消化的食物，忌生冷寒凉、辛辣油腻、煎炸粗硬食物。

2. 畅情志，调节情志、怡情养性、安心休养，不宜过劳。

3. 慎起居，避风寒，适冷暖，防止正虚邪袭。若感受外邪应及时治疗。

4. 远房帏，怡性释怀，修身养性，安心静养。

5. 治疗原发病，积极治疗病毒性肝炎、肝硬化、肝癌等原发病。

【治未病原则及措施】

1. 心理健康，调畅情志，保持心情舒畅 慢性肝病患者病程长、病情重，患者往往伴有情绪低落、悲观失望，长时间承受较大心理压力可能会导致肝病患者病情复发或加剧。因此，患者保持积极乐观的精神状态，有利于疾病的康复。

2. 生活起居有规律，保证充足睡眠，保持大便通畅 疾病恢复期应注意休息，可适当做一些慢节奏的体育活动，增强体质，但应避免劳累，防止感染。

（周口市中医院肝胆脾胃病科：郭海军，何汶忠，郝娟，刘卫勤）

肝　瘟

肝瘟最早见于陈梦雷的《古今图书集成·医部全录·卷三百·瘟疫门》："肝温方……治肝脏腑温病，阴阳毒，先寒后热，颈筋挛牵，面目赤黄，身重直强。""治肝脏腑温病"说明病位在肝，属于温病，并具有一定的传染性，与病毒性肝炎相符。肝瘟用于病毒性肝炎的中医病名是1984年由胡志坚（原内蒙古自治区中蒙医研究所所长）首先提出的，当时并未引起足够重视。1995年，北京召开的第一次《中医内科疾病名称标准化方案》工作会议上重新提出把病毒性肝炎中医病名命为肝瘟，并在同年4月长春举行的第二次会议上得以确定。向才顺在沿用这一病名的基础上，对肝瘟病进行了分期、分型及证型，就分期来看，他把病毒性肝炎分为5期，即急性病毒性肝炎为"肝瘟新感"，慢性和迁延性状态为"肝瘟延缓"，肝脾肿大或肝硬化为"肝瘟癥积"，肝硬化腹水为"肝瘟后臌胀"，乙肝病毒携带期为"肝瘟伏邪"。

【病因病机】

有疫毒感染或药毒病史，或长期、大量饮酒史，或胁痛、积证久不愈者。肝瘟的形成虽有上述种种因素，但其基本病理变化总属肝、脾、肾受损，气滞、血瘀、水停腹中。病变脏器主要在肝，每涉于胆，胆如郁结，则发生黄疸。但肝之郁毒不化，每侵及脾胃，使中焦之升降运化失常，则呈湿热蕴结之象，土壅而木更郁，其邪毒亦更不易排泄。故湿不化而毒亦不化，久则中气虚弱，生化之源受阻，肝亦随之失养，气血失其疏和，毒益蕴结不化矣。正邪之间，时盛时衰，故迁延反复难愈。在慢性病程中，由于肝络失养，气血阻滞，肝阴暗耗，郁毒残留，虽不见脾胃之证，阴伤尤难骤复，病久必累及肾之阴阳。肾之阴阳虚衰，脾失温煦，肝失滋养，胃纵能纳，而脾失常运，肝之气血由阻滞而渐至经脉瘀结，癥积乃成，肤现血缕，衄血时作。肾虚日久，冲任失调，气血不能上荣于面，而脏气外露，面色晦滞，决渎随之失职，癖积胀满继见，至此脏败之象毕现。

【诊断要点】

1. 以身目、小便色黄，或迅速加深，重度乏力、纳差为特征。本病常有酒食不节、情志内伤、虫毒感染或黄疸、胁痛、癥积等病史。

2. 黄疸持续不退，色泽鲜亮或晦暗，或有呕恶、腹胀、腹痛、尿少等，或有神昏、出血等。

3. 有疫毒感染或药毒病史，或长期、大量饮酒史，或胁痛、积证久不愈者。

4. 相关检查：临床上，检测肝功能指标可以判断是否属各类肝炎，检测血清中的甲、乙、丙、丁、戊型肝炎的病毒指标，有助于肝炎的诊断和分型。B 型超声检查及 CT、MRI 可以评估肝炎的严重程度。

【鉴别诊断】

黄疸发病与感受外邪、饮食劳倦或病后有关；其病机为湿滞脾胃，肝胆失疏，胆汁外溢；其主症为身黄，目黄，小便黄。肝瘟发病亦有黄疸证候，但其病因主要为感受疫毒所致。肝瘟除了并发黄疸外，还会并发胁痛、神昏、血证等。

【辨证论治】

1. 湿热瘀黄证

证候：起病急骤，身目俱黄，黄色鲜明，口干口苦，口渴但饮水不多，鼻齿衄血，或皮肤瘀斑，胁下痞块，小便短赤，大便不调或秘结，舌质红或紫暗，或舌见瘀斑瘀点，舌下脉增粗延长，舌苔黄腻，脉实有力。

治法：祛湿解毒、凉血化瘀。

方药：凉血解毒化瘀方或赤丹退黄方加减。

2. 脾虚瘀黄证

证候：身目俱黄，黄色鲜明或晦暗，尿黄，乏力，纳呆，腹胀便溏或饮冷则泻，恶心呕吐，口干不欲饮或口苦，头身困重，肝掌，蜘蛛痣，或有胁下痞块，舌质淡和（或）胖或暗红，舌边齿痕，舌见瘀斑瘀点，舌下脉增粗延长，苔白或白腻、白滑等，脉弦，或弦滑，或沉迟。

治法：健脾温阳，解毒化瘀。

方药：温阳解毒化瘀汤加减。

3. 寒湿困脾证

证候：病程长，病势缓，黄色晦暗，或如烟熏，脘闷腹胀，纳少乏力，神疲畏寒，口淡不渴，舌淡、苔白腻，脉沉迟或细缓。

治则：温阳化湿，补脾益肾。

方药：茵陈术附汤加减。

【临证备要】

1. 此类疾病一年四季都可发生，男女老少皆可患病，而且大多发病急骤，发展迅速，变化较多，病情较重，病死率较高。

2. 该病具有较强的传染性，发病后，如不及时采取有效的预防措施，可在人群中传播蔓延，甚至造成大流行，严重危害着人类的生命健康。随着医学的发展，不少对人类具有严重危害的温病已被消灭，或发病率大大降低，但还有许多温病，仍未能有效得到控制，同时也不断有新的病种出现，危害着人类的生命健康，因此及时而有效地预防和治疗这类疾病，仍然是当前医学界的一项重要任务。

3. 积极治疗并发症。肝瘟如若不及时进行治疗，还有可能会引起神昏、血证等并发症。所以积极治疗并发症，可以有效遏制疾病进展，以免对身体造成更大的伤害甚至死亡。

【中医特色疗法】

以下中医医疗技术适用于所有证型。

一、中药膏剂穴位贴敷

适用于肝衰竭并发腹水者。上消化道出血、合并肝癌及脐部 8cm×8cm

内有皮肤破损者禁用。将甘遂、地龙、砂仁、麝香等药物研末备用，用时以蜂蜜调制成膏状，摊于敷料中间，外敷脐部，每日一贴，每次 4～6 小时。高敏体质、常有皮肤过敏情况的患者须慎用。

二、中药熏洗

护肝散、安神散或甘遂散，煎液熏洗双足，每日 1 次。高敏体质、常有皮肤过敏情况的患者慎用。

三、耳穴压丸

取穴胆、肝、脾、胃、阴陵泉、三阴交，隔日一换，两耳交替或同时贴用，嘱患者每日按压 2～3 组，每组每穴按压 10 次，以疏肝通络、清热利湿。

【其他疗法】

1. 处理原则主要对症处理、保护肝细胞、抗肝纤维化，终末期可考虑肝移植。

2. 药物治疗抗病毒治疗；必要时行免疫抑制剂治疗；予抗肝纤维化药物；保护肝细胞和促进肝细胞再生；补充维生素类；控制水和钠盐的摄入，予利尿剂如安体舒通、速尿等；补充白蛋白。

【经验方及医院制剂】

1. 本科协定处方——李伟老中医一号验方加减

方药：法半夏 15g，干姜 3g，炙甘草 6g，党参 15g，白蔻 9g，丹参 15g，麸炒枳实 15g，焦内金 21g，吴茱萸 3g，麸炒白术 15g，茯苓 30g，泽泻 40g，生牡蛎 21g，黄连 6g，黄芩 6g。

功效：疏肝理气，健脾利湿。

煎服法：上药浸药 30 分钟，加水没过药面 2～3cm，先武火煮沸后，改用文火煎煮 30 分钟，至药液剩余 150mL，倒出（此为头煎）；再次加水刚好没过药面，先武后文再次煎煮药物，至药液剩余 150mL，倒出（此为二煎）；将头煎和二煎药液混合后分早晚两次饭后温服。

2. 参甲养肝饮合剂

主要成分：太子参、丹参、生鳖甲、生牡蛎、泽泻、麦芽、鸡内金、白茅根、茯苓、车前子、薏苡仁等十七味。

功能主治：养阴利水、健脾通调、活血理气。主治臌胀及各种慢性肝病症见腹胀食少、纳呆乏力。

用法用量：口服，每次 40～80mL，每日 2～3 次。或遵医嘱。

【中成药辨证应用】

1. 疏肝宁注射液 清热解毒，利湿退黄，益气扶正，保肝护肝。用法：10mL，静脉滴注，每日 1 次。

2. 肝爽颗粒 疏肝健脾，消热散瘀，保肝护肝，软坚散结。用法：1 袋，口服，每日 3 次。

3. 强肝胶囊 清热利湿，补脾养血，益气解郁。用法：5 粒，口服，每日 2 次。

【中医调护】

一、病情观察

1. 观察患者有无情绪异常，睡眠规律有无改变。

2. 观察瞳孔、皮肤、小便颜色深浅变化。

3. 观察有无出血现象，如鼻孔、牙龈有无出血，皮肤有无瘀点、瘀斑，观察呕吐物、排泄物的颜色、性质、量的变化，如有异常，及时通知医生。

二、生活起居护理

1. 保持病室整洁安静，空气流通，执行消化道隔离。

2. 急性期绝对卧床，保证充足的睡眠，待症状好转，逐渐增加活动量，以不疲劳为度。

3. 保持口腔及皮肤清洁。

4. 病情严重者, 协助患者做好各项生活护理。

三、饮食护理

1. 湿热瘀黄证者宜食清淡, 清热利湿、润肠通便之品, 如西瓜、香蕉、绿豆、冬瓜、木耳等各种新鲜果蔬。忌辛辣、肥甘厚味、助热生湿之品。

2. 脾虚瘀黄证者宜食甘淡, 养血、活血、健脾之品, 如阿胶、薏米、山药、百合、银耳等。忌辛辣、温燥动火之品。

3. 寒湿困脾证者宜食温热, 如乳、蛋类、虾、燕麦、薏米、核桃、红枣。忌生冷、寒凉、滑利、易胀气之品。

四、情志护理

1. 调畅情志, 鼓励患者树立战胜疾病的信心, 避免不良情绪刺激, 积极配合治疗。

2. 病情稳定后, 进行体育锻炼, 如气功、太极拳、八段锦、五禽戏等。

五、用药护理

1. 遵医嘱按时按量服药, 勿随意增减药量或自行停药。

2. 中药宜在饭前或饭后半小时服用。

六、健康教育

1. 正确对待疾病, 保持乐观情绪。

2. 加强营养, 适当增加蛋白质摄入, 但避免长期高热量、高脂肪饮食, 忌暴饮暴食, 戒烟酒。

3. 恢复期患者应生活规律, 劳逸结合。

4. 不滥用药物, 以免加重肝损害。

5. 患者的食具用具和洗漱用品应专用, 家中密切接触者可行预防接种。

【治未病原则及措施】

1. 未病先防, 既病防变, 瘥后防复, 因人制宜。

2. 起居有常, 不妄作劳, 顺应四时变化, 以免正气损伤, 体质虚弱,邪气乘袭。

3. 在饮食方面，低盐饮食，宜食疏肝理气、运脾利湿之品，适当优质蛋白食物为主。忌生冷、油腻、辛辣，避免不洁食物，注意饮食节制，勿过食辛热甘肥食物，应戒酒类饮料。

4. 保持环境通风、温暖、舒适，保持床单平整、干燥、清洁，注意皮肤、口腔、二阴的清洁护理。

5. 定期体检，不适及时就诊。

（周口市中医院肝病科：何汶忠，郝娟，赵红）

积 聚

积聚是腹内结块,或痛或胀的病证。分别言之,积属有形,结块固定不移,痛有定处,病在血分,是为脏病;聚属无形,包块聚散无常,痛无定处,病在气分,是为腑病。因积与聚关系密切,故两者往往一并论述。《内经》首先提出积聚的病名,并对其形成和治疗原则进行了探讨。

现代医学中,凡多种原因引起的肝脾大、增生型肠结核、腹腔肿瘤等,多属"积"之范畴;胃肠功能紊乱、不完全性肠梗阻等原因所致的包块,则与"聚"关系密切。

【病因病机】

积聚的发生,多因情志失调,饮食所伤,寒邪内犯,及他病之后,肝脾受损,脏腑失和,气机阻滞,瘀血内结而成。

1. 情志失调 肝气不疏,脏腑失和,脉络受阻,血行不畅,气滞血瘀,日积月累,可形成积聚。如《金匮翼·积聚统论》篇说:"凡忧思郁怒,久不能解者,多成此疾。"

2. 饮食所伤 酒食不节,饥饱失宜,或恣食肥厚生冷,脾胃受损,运化失健,水谷精微不布,食滞湿浊凝聚成痰,或食滞、虫积与痰气交阻,气机壅结,则成聚证。如痰浊气血搏结,气滞血阻,脉络瘀塞,日久则可形成积证。《景岳全书·痢疾论》说:"饮食之滞,留蓄于中,或结聚成块,或胀满硬痛,不化不行,有所阻隔者,乃为之积。"

3. 感受寒邪 寒邪侵袭,脾阳不运,湿痰内聚,阻滞气机,气血瘀滞,积聚乃成。如《灵枢·百病始生》篇说:"积之始生,得寒乃生。"亦有外感寒邪,复因情志内伤,气因寒遏,脉络不畅,阴血凝聚而成积。如《灵枢·百病始生》篇说:"卒然外中于寒,若内伤于忧怒,则气上逆,气上逆则六俞不通,温气不行,凝血蕴裹而不散,津液涩渗,著而不去,而积皆成矣。"

4. 病后所致　黄疸、胁痛病后，湿浊留恋，气血蕴结；或久疟不愈，湿痰凝滞，脉络痹阻；或感染虫毒（血吸虫等），肝脾不和，气血凝滞；或久泻、久痢之后，脾气虚弱，营血运行涩滞，均可导致积聚的形成。

总之，本病病位主要在于肝脾。肝主疏泄，司藏血；脾主运化，司统血。如肝气不畅，脾运失职，肝脾失调，气血涩滞，壅塞不通，形成腹内结块，导致积聚。本病初起，气滞血瘀，邪气壅实，正气未虚，病理性质多属实；积聚日久，病势较深，正气耗伤，可转为虚实夹杂之证。病至后期，气血衰少，体质羸弱，则往往转以正虚为主。

【诊断要点】

1. 腹腔内有可扪及的包块。

2. 常有腹部胀闷或疼痛不适等症状。

3. 常有情志失调、饮食不节、感受寒邪或黄疸、胁痛、虫毒、久疟、久泻、久痢等病史。

4. 相关检查：瘕聚多属空腔脏器胃肠的炎症、痉挛、梗阻等病变。依据病史、症状、体征大致可做出诊断，必要时可配合腹部 X 线片、B 超等检查，癥积多为肝脾大、腹腔肿瘤、增生型肠结核，必须结合 B 超、CT、MRI、X 线片、病理组织活检及有关血液检查，以明确诊断。如积块日趋肿大，坚硬不平，应排除恶性病变。

【鉴别诊断】

1. 积聚与痞满　痞满是指脘腹部痞塞胀满，系自觉症状，而无块状物可扪及。积聚则是腹内结块，或痛或胀，不仅有自觉症状，而且有结块可扪及。

2. 癥积与瘕聚　癥就是积，癥积指腹内结块有形可征，固定不移，痛有定处，病属血分，多为脏病，形成的时间较长，病情一般较重；瘕即是聚，瘕聚是指腹内结块聚散无常，痛无定处，病在气分，多为腑病，病史较短，病情一般较轻。《难经·五十五难》说："故积者，五脏所生；聚者，六腑所成也。积者，阴气也，其始发有常处，其痛不离其部，上下有所终始，左右有所穷处；聚者，阳气也，其始发无根本，上下无所留止，其痛无常处，谓之聚。故以是别知积聚也。"

【辨证论治】

一、聚证

1. 肝气郁结证

证候：腹中结块柔软，时聚时散，攻窜胀痛，脘胁胀闷不适，苔薄，脉弦等。

治法：疏肝解郁，行气散结。

方药：逍遥散、木香顺气散加减。

柴胡、当归、白芍、甘草、生姜、薄荷疏肝解郁；香附、青皮、枳壳、郁金、台乌药行气散结。如胀痛甚者，加川楝子、延胡索、木香理气止痛；如兼瘀象者，加延胡索、莪术活血化瘀；如寒湿中阻，腹胀，舌苔白腻者，可加苍术、厚朴、陈皮、砂仁、桂心等温化药物。

2. 食滞痰阻证

证候：腹胀或痛，腹部时有条索状物聚起，按之胀痛更甚，便秘，纳呆，舌苔腻，脉弦滑等。

治法：理气化痰，导滞散结。

方药：六磨汤加减。

大黄、槟榔、枳实导滞通便；沉香、木香、乌药行气化痰，使痰食滞结下行，气机畅通，则瘕聚自消。若因蛔虫结聚，阻于肠道所致者，可加入鹤虱、雷丸、使君子等驱蛔药物；若痰湿较重，兼有食滞，腑气虽通，苔腻不化者，可用平胃散加山楂、六曲。

二、积证

1. 气滞血阻证

证候：腹部结块质软不坚，固定不移，胀痛不适，舌苔薄，脉弦。

治法：理气消积，活血散瘀。

方药：柴胡疏肝散合失笑散加减。

柴胡、青皮、川楝子行气止痛；丹参、延胡索、蒲黄、五灵脂活血散瘀。诸药合用，有流通气血、止痛消积的功用。若兼烦热口干、舌红、脉细弦者，加牡丹皮、山栀、赤芍、黄芩等凉血清热；如腹中冷痛，畏寒喜温，舌苔白，脉缓，可加肉桂、吴茱萸、全当归等温经祛寒散结。

2. 瘀血内结证

证候：腹部积块明显，质地较硬，固定不移，隐痛或刺痛，形体消瘦，纳谷减少，面色晦暗黧黑，面颈胸臂或有血痣赤缕，女子可见月事不下，舌质紫或有瘀斑瘀点，脉细涩等。

治法：祛瘀软坚，佐以扶正健脾。

方药：膈下逐瘀汤合六君子汤加减。

当归、川芎、桃仁、三棱、莪术、石见穿活血化瘀消积；香附、乌药、陈皮行气止痛；人参、白术、黄精、甘草健脾扶正。如积块疼痛，加五灵脂、延胡索、佛手片活血行气止痛；如痰瘀互结，舌苔白腻者，可加白芥子、半夏、苍术等化痰散结药物。

3. 正虚瘀结证

证候：久病体弱，积块坚硬，隐痛或剧痛，饮食大减，肌肉瘦削，神倦乏力，面色萎黄或黧黑，甚则面肢浮肿，舌质淡紫，或光剥无苔，脉细数或弦细。

治法：补益气血，活血化瘀。

方药：八珍汤合化积丸加减。

人参、白术、茯苓、甘草补气；当归、白芍、地黄、川芎益血；三棱、莪术、阿魏、瓦楞子、五灵脂活血化瘀消癥；香附、槟榔行气以活血。若阴伤较甚，头晕目眩，舌光无苔，脉象细数者，可加生地黄、北沙参、枸杞、石斛；牙龈出血，鼻衄，酌加山栀子、牡丹皮、白茅根、茜草、三七等凉血化瘀止血；若畏寒肢肿，淡白，脉沉细者，加黄芪、附子、肉桂、泽泻等以温阳益气，利水消肿。

【临证备要】

1. 积聚按初、中、末三个阶段，可分为气滞血阻、瘀血内结、正虚瘀结三个证型，但在临床中，各个证型往往兼有郁热、湿热、寒湿、痰浊等病理表现，其中兼郁热、湿热者尤为多见。至于正气亏虚者，亦有偏重阴虚、血虚、气虚、阳虚的不同，临证应根据邪气兼夹与阴阳气血亏虚的差异，相应地调整治法方药。

2. 积聚除按气血虚实辨证外，尚须根据结块部位、脏腑所属综合考虑，结合现代医学检查手段明确积聚的性质，对治疗和预后有重要意义。如癥积系病毒性肝炎所致肝脾大者，在辨证论治的基础上可选加具有抗病毒、护肝降酶、调节免疫、抗纤维化等作用的药物；如恶性肿瘤宜加入扶正固本、调节免疫功能以及实验筛选和临床证实有一定抗肿瘤作用的药物。

3. 积聚治疗上始终要注意顾护正气，攻伐药物不可过用。聚证以实证居多，但如反复发作，脾气易损，此时需用香砂六君子汤加减，以培脾运中。积证系日积月累而成，其消亦缓，切不可急功近利。如过用、久用攻伐之品，易于损正伤胃；过用破血逐瘀之品，易于损络出血；过用香燥理气之品，则易耗气伤阴积热，加重病情。要把握好攻与补的关系及主次轻重，《医宗必读·积聚》提出的"屡攻屡补，以平为期"的原则深受医家重视。

【中医特色疗法】

一、中药保留灌肠

1. 方药　大承气汤加减。大黄 20g，芒硝 20g，枳实 10g，厚朴 10g，赤芍 15g，蒲公英 30g，茵陈 30g 等。

2. 禁忌证　①严重的心力衰竭；②严重的水、电解质、酸碱平衡紊乱；③近期有消化道溃疡、出血；④肠道感染、肿瘤及肠道有手术史及大小便失禁；⑤难以控制的高血压；⑥严重痔疮；⑦青光眼。

3. 操作　上药加入 600mL 水煎煮，浓煎取汁 300mL，分 2 次使用。患者取侧卧屈膝位，臀部抬高 10cm，使用液状石蜡润滑灌肠管及肛周皮肤，将灌肠管从肛门轻轻插入直肠，深度 15～20cm，治疗药物温度以 37～40℃为宜，液面距肛门 40～60cm，将药液缓慢灌入，在肠道内保留 1～2 小时。

4. 注意事项　操作过程中观察患者的心率和血压变化。由于注入药液流速快、容量大，部分患者可能出现腹痛、腹胀、腹泻等症状，甚至腰痛、头晕、头痛等；可能损伤肠道黏膜，发生破裂出血；原有痔疮加重或出血；患者过于紧张引起肠痉挛。

二、中药熏洗

护肝散、安神散或甘遂散，双足，每日 1 次。高敏体质、常有皮肤过敏情况的患者慎用。

三、耳穴压丸

取穴胆、肝、脾、胃、阴陵泉、三阴交，隔日一换，两耳交替或同时贴用，嘱患者每日按压 2～3 组，每组每穴按压 10 次，以疏肝通络、清热利湿。

四、穴位贴敷

本科自制中药一号方敷脐，以疏肝理气、活血化瘀、清热利湿。

方药：半夏、黄连、黄芩、炙甘草、干姜、党参、白豆蔻、丹参、茯苓、泽泻、牡蛎、吴茱萸、枳实等。

上药打粉，每次取 1g，加醋调成膏状，摊于敷料中间，每日一贴，每次 4～6 小时。高敏体质、常有皮肤过敏情况的患者须慎用。

【经验方及医院制剂】

1. 本科协定处方李伟老中医一号验方加减

方药：法半夏 15g，干姜 3g，炙甘草 6g，党参 15g，白蔻 9g，丹参 15g，麸炒枳实 15g，焦内金 21g，吴茱萸 3g，麸炒白术 15g，茯苓 30g，泽泻 40g，生牡蛎 21g，黄连 6g，黄芩 6g，鳖甲 6g。

功效：疏肝理气，健脾利湿。

煎服法：上药浸药 30 分钟，加水没过药面 2～3cm，先武火煮沸后，改用文火煎煮 30 分钟，至药液剩余 150mL，倒出（此为头煎）；再次加水刚好没过药面，先武后文再次煎煮药物，至药液剩余 150mL，倒出（此为二煎）；将头煎和二煎药液混合后分早晚两次饭后温服。

2. 软肝丸

主要成分：黄芪（炙）、枸杞子、何首乌、白术（炒）、鳖甲（制）、当归、土鳖虫、姜黄、刘寄奴、牡蛎。

功能主治：柔肝保肝、抗肝纤维形成。适用于早期肝硬化。

用法用量：口服，每次 6g，每日 2～3 次，或遵医嘱。

禁忌：出血患者忌用。

注意事项：服药期间忌食生冷硬物；有消化道出血史者宜捣碎服。

【其他疗法】

1. 处理原则　主要对症处理、保护肝细胞、抗肝纤维化等。

2. 药物治疗　抗病毒治疗；抗肝纤维化药物；保护肝细胞和促进肝细胞再生；补充维生素类；控制水和钠盐的摄入，予利尿剂如安体舒通、速尿等；补充白蛋白；必要时放腹水治疗。

3. 其他　必要时可行介入治疗。

【中成药辨证应用】

1. 肝爽颗粒　疏肝健脾，消热散瘀，保肝护肝，软坚散结。用法：1 袋，口服，每日 3 次。

2. 复方斑蝥胶囊　破血消瘀，攻毒蚀疮。用法：3 粒，口服，每日 2 次。

3. 华蟾素胶囊　解毒，消肿，止痛。用法：2 粒，口服，每日 3 次。

4. 扶正化瘀片　活血祛瘀，益精养肝。用法：4 片，口服，每日 3 次。

5. 槐耳颗粒　扶正固本，活血消癥。用法：1 袋，口服，每日 3 次。

6. 复方苦参注射液　清热利湿，凉血解毒，散结止痛。用法：20mL 盐水稀释后静脉滴注，每日 1 次。

7. 艾迪注射液　清热解毒，消瘀散结。用法：50mL，静脉滴注，每日 1 次。

【中医调护】

一、病情观察

1. 观察疼痛的部位、性质、程度、发作的时间、伴随症状以及与气候、饮食、情志、劳倦的关系，避免疼痛的诱发因素。

2. 密切观察患者神志、意识、呼吸、腹部形态及尿量等变化，如有异常及时通知医师。

二、生活起居护理

1. 保持病室整洁，空气清新，起居有常，避免劳累，保证充足的睡眠。

2. 对于长期卧床和重症行动不便患者，应加强皮肤护理，防止皮肤破溃。

3. 积极治疗原发疾病，戒酒，纠正不良生活习惯。

三、饮食护理

1. 肝气郁结证者饮食宜疏肝理气、健脾解郁之品，如丝瓜、白萝卜、生姜、橘皮粥等。

2. 食滞痰阻证者饮食宜理气化痰、导滞散结之品，如韭菜、山楂、白萝卜、佛手瓜、橘子、大蒜等。

3. 气滞血阻证者饮食宜理气消积、活血散瘀之品，如山楂、白萝卜、木耳等。

4. 瘀血内结证饮食宜活血化瘀、扶正健脾之品，如山楂、木耳、陈皮、薏仁粥等。

5. 正虚瘀结证饮食宜补益气血、活血化瘀之品，如山药薏仁粥、银耳枸杞粥等。

6. 积聚兼有气血损伤者，宜进食营养丰富、易于消化吸收的食物，以补养气血，促进康复。

四、情志护理

1. 指导患者自我调控情志的方法，避免易引起烦恼、易怒的环境。

2. 加强与患者的交流，鼓励其抒发心中的郁闷和不快，缓解和改善不良情绪。

3. 多向患者介绍有关疾病知识及治疗成功经验，增强患者信心，鼓励患者积极面对疾病。

五、用药护理

1. 合并食管静脉曲张者，中药汤剂宜凉服。

2. 在医师指导下用药，避免加重肝脏负担和肝功能损害。

3. 观察用药后的效果和反应，做好记录。

六、健康教育

1. 注意劳逸结合，适当锻炼，增强体质。

2. 学会自我调节情绪，保持情绪舒畅，有助于气血流通，而使积聚消散，这是预防积聚的重要措施。

3. 重视原发病的治疗，严格遵医嘱服药，不得擅自增减药量。

4. 饮食宜清淡，忌暴饮暴食或肥甘厚腻之品，戒烟酒。

【治未病原则及措施】

1. 未病先防，既病防变，瘥后防复，因人制宜。

2. 起居有常，不妄作劳，顺应四时变化，以免正气损伤，体质虚弱，邪气乘袭。

3. 在饮食方面，要讲究卫生，避免不洁食物，注意饮食节制，勿过食辛热甘肥食物，应戒酒类饮料。

4. 注意个人卫生及自我防护，规范洗手，勤换、勤洗、勤晒衣服、被褥，保持室内空气流通。在血吸虫流行区域，要杀灭钉螺，整治疫水，做好防护工作，避免感受虫毒。

5. 黄疸、疟疾、久泻、久痢等患者病情缓解后，要继续清理湿热余邪，疏畅气血，调肝运脾，防止邪气残留，气血瘀结成积。

（周口市中医院肝病科：何汶忠，郝娟，赵红）

肝 厥

肝厥是指浊毒痰火内盛，不得外泄而熏蒸、蒙闭清窍，在肝病症状基础上，出现以神志昏蒙为主要表现的肝及脑的厥病。其主要症状有情志举止失常、嗜睡、言语不清，次要症状有幻觉、恐惧、狂躁。本病一般急性起病，发病前多有诱因，常有先兆症状（轻度的性格改变和举止失常），如欣快激动或淡漠少言，衣冠不整或随地便溺，发作时可有谵语，不能完成简单的计算和智力构图。

肝厥是临床的常见病证，相当于西医学所说的肝昏迷（肝性脑病、肝脑综合征），常见于肝瘟、肝热病、肝着、肝积及肝癌后期，均可参考本节辨证论治。

【病因病机】

肝厥的病因极为复杂，主要认为是感受湿热疫毒、蛊毒之邪，或酒食不节等，但主要是因心和脑受扰而发病。本病病位以心、脑为主，波及肝肾，气机逆乱是其主要病机。中医认为心藏神，心主神明，人体的精神、意识、思维活动都与心有关；即神志、活动为心所司。脑为元神之府，是清窍所居之处。清阳出上窍，凡脏腑清阳之气，均含于此而出于五官。历代文献对此病的发病机理有不同的认识，但总体而言多属湿、痰、瘀诸邪相互胶着，互为因果，上蒙清窍，元神失养所致。肝厥发病多是由于人体肝病日久，正气亏虚，日久耗伤气血，复感湿热秽浊之邪，侵犯中焦，胶着不化，造成脏腑气机逆乱，津血精液代谢障碍，继而聚湿成痰，聚血成瘀，湿痰瘀诸邪交杂，互为因果，充斥三焦，而致清窍不升、秽浊不降所致，甚则日久化热为风为火，上扰神明，元神不宁，气血不相续接而致昏厥。病属虚实夹杂，病机错综复杂，病势危急。

【诊断要点】

1. 临床表现主要有情志举止失常、嗜睡、言语不清，次要症状有幻觉、恐惧、狂躁。

2. 常有先兆症状，如轻度的性格改变和举止失常、欣快激动或淡漠少言、衣冠不整或随地便溺，可有谵语，不能完成简单的计算和智力构图，可有扑翼样震颤。

3. 有慢性肝病和（或）广泛门体侧支循环形成的基础。

4. 相关检查：临床上，患者的神经系统功能，如定向力、计算力、扑翼样震颤等检查较重要。血液检查，注意血氨的升高、内毒素血症、电解质紊乱、酸碱失衡、肝功能变化等。头颅 CT 或 MRI 主要用于排除脑血管意外、颅内占位等，腹部 CT 或 MRI 有助于诊断肝硬化或门静脉-体循环分流。重者可通过脑电图检查检测出典型的脑电图改变。

【鉴别诊断】

1. 肝厥与中风　中风以老年人为多见，素体常有肝阳亢盛。中脏腑者，突然昏仆，并伴有口眼㖞斜、偏瘫等症，神昏时间较长，苏醒后有失语等后遗症。

2. 肝厥与痫证　痫证常有先天因素，以青少年为多见。痫证之病情重者，亦为突然昏仆、不省人事，但发作时间短暂，且发作时常伴有抽搐、口吐涎沫、双目上视、小便失禁等。常反复发作，每次症状均相类似，苏醒缓解后可如常人。

【辨证论治】

治疗上，应以通腑开窍为法，有效地阻止痰、瘀、毒等浊气上阻脑窍，恢复脑窍清灵、清气上升、浊气下降、元神复司其职的生理状态。

1. 痰浊内蕴，气滞血瘀证

证候：夜寐不安，欣快激动或淡漠少言，衣冠不整或随地便溺，多梦，健忘，便秘，头晕，胸胁脘腹胀闷窜痛，偶有刺痛，或胁下痞块，发热，口渴不欲饮。舌暗淡或有斑点，苔白腻，脉弦滑或涩。

治法：化痰祛浊，理气化瘀。

方药：导痰汤加减。半夏、胆南星、陈皮、茯苓、枳实、甘草、赤芍、川芎、枳实等。

中成药：苏合香丸等。

2. 浊气上逆，内扰神明证

证候：嗜睡或夜寐不安，幻觉、恐惧、狂躁，口臭，烦热，呃逆，嗳气，呕吐，口干口苦，脘闷，纳呆，腹胀，小便黄赤，大便秘结。舌边尖红，苔黄腻，脉弦数。

治法：和胃理气，降浊醒神。

方药：解毒化瘀颗粒加减。茵陈、赤芍、白花蛇舌草、大黄（后下）、郁金、石菖蒲、苏子等。

中成药：安宫牛黄丸、紫雪丹等。

【临证备要】

中医学对肝厥的诊治，尚未形成统一规范化的诊疗方案标准，多数中医工作者通过中医四诊进行辨病辨证，从中医理论的整体观与辨证论治思想切入进行辨证施治，取得较好的疗效。临证时遵循应兼顾因人、因时、因地制宜，可事半功倍。临床应用中医药治疗肝性脑病已取得了良好的效果，但仍存在诸多不足。肝性脑病患者常伴有轻重不同程度的意识障碍和认知能力下降，依从性差，口服给药每难以奏效。针对因患者意识障碍而影响治疗效果的情况，急则治标，可以选择针灸以开窍醒神，待患者意识恢复后，再予以中药口服及保留灌肠治疗。

【中医特色疗法】

一、中药保留灌肠

1. 方药　大承气汤加减。大黄20g，芒硝20g，枳实10g，厚朴10g，赤芍15g，蒲公英30g，茵陈30g等。

2. 禁忌证　①严重的心力衰竭；②严重的水、电解质、酸碱平衡紊乱；③近期有消化道溃疡、出血；④肠道感染、肿瘤及肠道有手术史及大小便失禁；⑤难以控制的高血压；⑥严重痔疮；⑦青光眼。

3. 操作　上药加入 600mL 水煎煮，浓煎取汁 300mL，分 2 次使用。患者取侧卧屈膝位，臀部抬高 10cm，使用液状石蜡润滑灌肠管及肛周皮肤，将灌肠管从肛门轻轻插入直肠，深度 15～20cm，治疗药物温度以 37～40℃为宜，液面距肛门 40～60cm，将药液缓慢灌入，在肠道内保留 1～2 小时。

4. 注意事项　操作过程中观察患者的心率和血压变化；由于注入药液流速快、容量大，部分患者可能出现腹痛、腹胀、腹泻等症状，甚至腰痛、头晕、头痛等；可能损伤肠道黏膜，发生破裂出血；原有痔疮加重或出血；患者过于紧张引起肠痉挛。

二、针灸治疗

根据病情，辨证取穴，并合理采用补泻手法。针刺反应严重者慎用。

主穴：四神聪、井穴。

辅穴：内关、合谷、太冲、十宣。

操作方法：采用微针，在选穴上进行直刺或斜刺 0.5～1.0 寸，待得气后留针 20 分钟，每日 1 次，7 日为 1 个疗程。

【经验方及医院制剂】

化瘀解毒灌肠液

主要成分：大黄、附子、牡蛎、蒲公英、地榆炭、丹参。

功能主治：活血化瘀、解毒降浊。适用于急慢性肾功能不全、尿毒症等。

用法用量：灌肠，每次 40～80mL，每日 2～3 次。或遵医嘱。

不良反应：灌肠后有轻微腹泻。

禁忌：孕妇禁用。

【其他疗法】

1. 处理原则　主要降血氨、对症处理、保护肝细胞、抗肝纤维化，终末期可考虑肝移植。

2. 药物治疗　降血氨治疗；抗病毒治疗；抗肝纤维化药物；保护肝细胞和促进肝细胞再生；补充维生素类；酸化肠道，必要时灌肠。

【中成药辨证应用】

1. 安宫牛黄丸　清热解毒，震惊开窍。用法：1 丸，口服，需要时。

2. 清开灵注射液　湿热解毒，化痰通络，醒神开窍。用法：每日 4mL，肌内注射；或每日 20～40mL，静脉滴注。

3. 醒脑静注射液　清热解毒，凉血活血，开窍醒脑。用法：2～4mL，肌内注射，每日 2～3 次，或 20mL，静脉滴注，每日 1 次。

【中医调护】

一、病情观察

1. 观察患者精神情志、举止等的变化。
2. 观察患者有无乏力，右上腹及肝区有无不适。

二、生活起居护理

1. 保持病室整洁、舒适、安静。
2. 保证充足的睡眠，适度运动。

三、饮食护理

1. 多吃新鲜的蔬菜水果和富含膳食纤维的食物，以及瘦肉、河鱼、豆制品等。避免辛辣刺激性食物。

2. 春季食疗可选择陈皮麦芽决明子茶、麦麸山楂糕等；夏季可选择茵陈苍术茶等；秋季可选择陈皮枸杞粟米粥等；冬季可选用木耳大枣羹、人参黄精扁豆粥等。

四、用药护理

遵医嘱按时按量服用药物，勿自行滥用药物。

五、情志护理

1. 鼓励患者树立战胜疾病的信心，避免焦虑、抑郁、恐惧等不良情绪，保持心情舒畅。

2. 鼓励病友相互之间的交流，提高认识，增强治疗信心。

六、健康指导

1. 让患者了解疾病的病因，建立健康的生活方式，改变各种不良生活习惯，行为习惯。

2. 让患者认识本病治疗的长期性和艰巨性，持之以恒，提高治疗的依从性。

3. 建立合理的饮食结构及习惯，戒烟酒，适度运动，保持大便通畅，必要时使用促排便药物。

【治未病原则及措施】

1. 未病先防，既病防变，瘥后防复。

2. 起居有常，不妄作劳，顺应四时变化，以免正气损伤，体质虚弱，邪气乘袭。

3. 在饮食方面，要讲究卫生，避免不洁食物，注意饮食节制，勿过食辛热甘肥食物，应戒酒类饮料，保持大便通畅。

4. 定期体检，不适及时就诊。

（周口市中医院肝病科：何汶忠，郝娟，赵红）

水　肿

　　水肿是指体内水液潴留，泛滥肌肤，以头面、眼睑、四肢、腹背，甚至全身浮肿为临床特征的一类病证。水肿在西医学中是多种疾病的一个症状，包括肾性水肿、心性水肿、肝性水肿、营养不良性水肿、功能性水肿、内分泌失调引起的水肿等。本节论及的水肿主要以肾性水肿为主，包括急慢性肾小球肾炎、肾病综合征、继发性肾小球肾炎等。肝性水肿，是以腹水为主症，属于臌胀范畴。心性水肿常以心悸、胸痛、气急为主症，应参考心悸、喘证等节，并可结合本节内容，辨证施治。其他水肿的辨治，可以参照本节内容辨治。

【病因病机】

　　人体水液的运行，有赖于气的推动，即有赖于脾气的生化转输，肺气的宣降通调，心气的推动，肾气的蒸化开合。这些脏腑功能正常，则三焦发挥决渎作用，膀胱气化畅行，小便通利，可维持正常的水液代谢。反之，若因外感风寒湿热之邪，水湿浸渍，疮毒浸淫，饮食劳倦，久病体虚等导致上述脏腑功能失调，三焦决渎失司，膀胱气化不利，体内水液潴留，泛滥肌肤，即可发为水肿。

　　1. 风邪外袭，肺失通调　风邪外袭，内舍于肺，肺失宣降通调，上则津液不能宣发外达以营养肌肤，下则不能通调水道而将津液的代谢废物变化为尿，以致风遏水阻，风水相搏，水液潴留体内，泛滥肌肤，发为水肿。

　　2. 湿毒浸淫，内归肺脾　肺主皮毛，脾主肌肉。痈疡疮毒生于肌肤，未能清解而内归肺脾，脾伤不能升津，肺伤失于宣降，以致水液潴留体内，泛滥肌肤，发为水肿。《济生方·水肿》谓："又有年少，血热生疮，变为肿满，烦渴，小便少，此为热肿。"

　　3. 水湿浸渍，脾气受困　脾喜燥而恶湿。久居湿地，或冒雨涉水，水湿之气内侵；或平素饮食不节，过食生冷，均可使脾为湿困，而失其运化之职，致水湿停聚不行，潴留体内，泛滥肌肤，发为水肿。

4. 湿热内盛，三焦壅滞 "三焦者，决渎之官，水道出焉。"湿热内侵，久羁不化；或湿郁化热，湿热内盛，使中焦脾胃失其升清降浊之能，三焦为之壅滞，水道不通，以致水液潴留体内，泛滥肌肤，发为水肿。

5. 饮食劳倦，伤及脾胃 饮食失调，或劳倦过度，或久病伤脾，脾气受损，运化失司，水液代谢失常，引起水液潴留体内，泛滥肌肤，而成水肿。

6. 肾气虚衰，气化失常 "肾者水脏，主津液。"生育不节，房劳过度，或久病伤肾，以致肾气虚衰，不能化气行水，遂使膀胱气化失常，开合不利，引起水液潴留体内，泛滥肌肤，而成水肿。

上述各种病因，有单一致病者，亦有兼杂而致病者，从而使病情趋于复杂。本病的病位在肺、脾、肾三脏，与心有密切关系。基本病机是肺失宣降通调，脾失转输，肾失开合，膀胱气化失常，导致体内水液潴留，泛滥肌肤。在发病机理上，肺、脾、肾三脏相互联系，相互影响，如肺脾之病水肿，久必及肾，导致肾虚而使水肿加重；肾阳虚衰，火不暖土，则脾阳亦虚，土不制水，则使水肿更甚；肾虚水泛，上逆犯肺，则肺气不降，失其宣降通调之功能，而加重水肿。因外邪、疮毒、湿热所致的水肿，病位多在肺脾；因内伤所致的水肿，病位多在脾肾。水肿的发病是以肾为本，以肺为标，而以脾为制水之脏。此外，瘀血阻滞，三焦水道不利，往往使水肿顽固难愈。

【诊断要点】

1. 水肿初起多从眼睑开始，继则延及头面、四肢、腹背，甚者肿遍全身，也有先从下肢足胫开始，然后及于全身者。轻者仅眼睑或足胫浮肿；重者全身皆肿，肿处按之凹陷，其凹陷或快或慢，皆可恢复。如肿势严重，可伴有胸腹水而见腹部膨隆，胸闷心悸，气喘不能平卧等症。

2. 可有乳蛾、心悸、疮毒、紫癜，感受外邪，以及久病体虚的病史。

3. 相关检查：尿常规、24 小时尿蛋白定量、血常规、血沉、血浆白蛋白、血尿素氮、肌酐、体液免疫、心电图、心功能测定、肾脏 B 超等实验室检查，有助于诊断和鉴别诊断。

【鉴别诊断】

水肿病是指表现为头面、眼睑、四肢、腹背甚至全身浮肿的一种病证，严重的水肿患者也可出现胸水和腹水；臌胀以腹水为主，但也可出现四肢甚至全身浮肿，因此本病需与臌胀病鉴别。臌胀的病因主要是酒食不节，情志所伤，久病黄疸、积证、血吸虫侵袭，劳倦过度，脾虚等。主要病机是肝脾肾三脏功能失调，气滞、血瘀、水停于腹中。临床上臌胀先出现腹部胀大，病情较重时才出现下肢浮肿，甚至全身浮肿，腹壁多有青筋暴露。

【辨证论治】

1. 风水泛滥证

证候：浮肿起于眼睑，继则四肢及全身皆肿，甚者眼睑浮肿，眼合不能开，来势迅速，多有恶寒发热、肢节酸痛、小便短少等症。偏于风热者，伴咽喉红肿疼痛，口渴，舌质红，脉浮滑数。偏于风寒者，兼恶寒无汗，头痛鼻塞，咳喘，舌苔薄白，脉浮滑或浮紧。如浮肿较甚，此型亦可见沉脉。

治法：疏风清热，宣肺行水。

方药：越婢加术汤。

方用麻黄宣散肺气，发汗解表，以去其在表之水气；生石膏解肌清热；白术、甘草、生姜、大枣健脾化湿，有崇土制水之意。可酌加浮萍、茯苓、泽泻，以助宣肺利小便消肿之功。

若属风热偏盛，可加连翘、桔梗、板蓝根、鲜白茅根以清热利咽，解毒散结，凉血止血；若风寒偏盛，去石膏，加苏叶、桂枝、防风，以助麻黄辛温解表之力；若咳喘较甚，可加杏仁、前胡，以降气定喘；若见汗出恶风，为卫气已虚，则用防己黄芪汤加减，以助卫解表。

2. 脾虚湿困证

证候：身肿，腰以下为甚，按之凹陷，不易恢复，脘腹胀闷，纳减便溏，食少，面色不华，神倦肢冷，小便短少，舌质淡，苔白腻或白滑，脉沉缓或沉弱。

治法：温阳健脾，化气利水。

方药：实脾饮。

方中干姜、附子、草果仁温阳散寒化气，白术、茯苓、炙甘草、生姜、大枣健脾益气，大腹皮、茯苓、木瓜利水去湿，木香、厚朴、大腹皮理气行水。

水湿过盛，腹胀大，小便短少，可加苍术、桂枝、猪苓、泽泻，以增化气利水之力。若症见身倦气短，气虚甚者，可加生黄芪、人参以健脾益气。

3. 阳虚水泛证

证候：面浮身肿，腰以下为甚，按之凹陷不起，心慌气促，腰部冷痛酸重，尿量减少，四肢厥冷，怯寒神疲，面色㿠白或灰滞，舌质淡胖，苔白，脉沉细或沉迟无力。

治法：温肾助阳，化气行水。

方药：真武汤加减。

本方为治疗脾肾阳虚，水湿泛溢的基础方。方中以附子为君药，辛甘性热，用之温肾助阳，以化气行水，兼暖脾土，以温运水湿。臣以茯苓利水渗湿，使水邪从小便去；白术健脾燥湿。佐以生姜之温散，既助附子温阳散寒，又合苓、术宣散水湿。白芍亦为佐药，其义有四：一者利小便以行水气，《本经》言其能"利小便"，《名医别录》亦谓之"去水气，利膀胱"；二者柔肝缓急以止腹痛；三者敛阴舒筋以解筋肉瞤动；四者可防止附子燥热伤阴，以利于久服缓治。

【临证备要】

凡水肿病程较短，或由营养障碍引起的浮肿，只要及时治疗，合理调养，预后一般较好。若病程较长，反复发作，正虚邪恋，则缠绵难愈。若肿势较甚，症见唇黑，缺盆平，脐突、足下平，背平，或见心悸，唇绀，气急喘促不能平卧，甚至尿闭、下血，均属病情危重。如久病正气衰竭，浊邪上泛，出现口有秽味、恶心呕吐；肝风内动，出现头痛、抽搐等症，预后多不良，每易出现脱证，应密切观察病情变化，及时处理。

【中医特色疗法】

一、中药塌渍

选用活血利水类中药（如意金黄散加减），均匀涂抹于双下肢及双足等治疗部位，每次外敷4～6小时，每日1次。

二、中药熏洗治疗

选用安神、活血、利水中药随证加减，加水煎煮至1000～2000mL，倒入沐足按摩器内，浸泡温度为41℃左右，时间30分钟，沐足同时按摩涌泉、三阴交、足三里等穴位，每日1次。

三、灸法

取穴中脘、气海、足三里、三阴交、肾俞、三焦俞、心俞以补益；取穴关元、中极、阴廉、肾俞、三焦俞以促进排尿。隔药饼（附子、肉桂、黄芪、当归、补骨脂、仙茅、大黄、干地龙等研粉制成）灸，取穴大椎、命门、肾俞、脾俞、中脘、中极、足三里、三阴交，以补益脾肾。

四、穴位贴敷

选用泻水饮或补肾类中药贴敷于神阙、涌泉、关元等穴位，4～6小时取下即可。

【经验方及医院制剂】

经验方

1. 消尿蛋白饮（邓铁涛经验方）

方药：黄芪15～30g，龟甲30g，怀山药15g，薏苡仁15g，玉米须30g，水煎服。

功效：健脾固肾，利湿化浊。

主治：慢性肾炎经治疗后症状基本消失，唯尿蛋白长期不除者。

2. 苏蝉六味地黄丸

方药：熟地黄 18g，山茱萸 9g，黄芪 15g，玉米须 12g，益母草 10g，泽泻 10g，山药 18g，秋蝉蜕 3g，紫苏叶 6g，牡丹皮 9g，桃仁 5 粒。

蛋白尿多者，可重用黄芪至 30g；白细胞多者，加马齿苋 24g；红细胞多者，可加血余炭、黑蒲黄各 10g（布包）。

主治：反复感冒，病情迁延，气血虚衰，面色不荣，脸浮肢肿，按之如泥，蛋白尿难消者。

【其他疗法】

一、食疗法

赤小豆鲫鱼汤：鲫鱼、黄芪、赤小豆、茯苓、冬瓜皮、陈皮、砂仁，共煮汤（不加盐）服食。连续服用数剂。

二、药浴法

1. 用生麻黄 30～60g，桂枝 30～60g，细辛 30～60g，红花 30～60g，羌活 30g，独活 30g，荆芥 30～50g，防己 30～50g，苍术 15～30g，白术15～30g。

热象显著者加薄荷 30g，柴胡 30～60g，柳枝 100g；血压高者加葛根 30g，菊花 30g。用大锅煮沸 20 分钟后，令患者洗浴，保持水温，以周身出汗为宜，每次 15～30 分钟，每日 1 剂，每日 1～2 次。疗程以水肿消退为准。

2. 吴茱萸 15～30g，茺蔚子 60g，益母草（坤草）60g，牛膝 30g。水煎 20 分钟，趁热熏洗双足，每次 30 分钟，每日 2 次，每剂可用 1～2 日。用于血压升高者。

【中成药辨证应用】

1. 肾炎宁胶囊

主要成分：生黄芪、怀山药、枸杞子等。

功效：益气养阴，健脾益肾，活血化瘀，清利湿热，止血尿，降蛋白，保护和改善肾脏功能。适用于慢性肾小球肾炎气阴两虚证。

用法：口服，每次 5 粒，每日 3 次。

2. 百令胶囊

主要成分：发酵虫草菌粉。

功能主治：补肺肾，益精气。用于肺肾两虚引起的面目浮肿，夜尿清长，慢性肾功能不全的辅助治疗。

用法：口服，每次 2g，每日 3 次。

3. 黄葵胶囊

主要成分：黄蜀葵花。

功效：清利湿热，解毒消肿。适用于慢性肾炎湿热证。

用法：口服，每次 5 粒，每日 3 次。

4. 金水宝胶囊

主要成分：人工虫草菌丝。

功效：补肺益肾。适用于慢性肾炎肺肾气虚的蛋白尿、血尿。

用法：口服，每次 3～4 粒，每日 3 次。

5. 肾康胶囊

主要成分：大黄、当归、虫草等。

功效：调补阴阳，利湿通络。适用于慢性肾炎蛋白尿。

用法：每次 5 粒，口服，每日 3 次。

6. 肾炎舒片

主要成分：苍术、茯苓、白茅根等。

功效：益肾健脾，利水消肿。适用于慢性肾炎脾肾阳虚证。

用法：口服，每次 6 片，每日 3 次。

7. 肾复康片

主要成分：土茯苓、生槐花、白茅根、益母草等。

功效：益肾化浊，通利三焦。适用于慢性肾炎急性发作。

用法：口服，每次 4～6 片，每日 3 次。

8. 雷公藤多苷片

主要成分：雷公藤提取物。

功效：抗炎、抑制细胞免疫及体液免疫。适用于肾病综合征、狼疮性及紫癜性肾炎、类风湿关节炎、各种变应性皮肤病等。

用法：1～1.5mg/（kg·d），每日最大用量不超过90mg，分3次口服。

9. 保肾康

主要成分：川芎提取物。

功效：活血化瘀。适用于各种原因所致肾小球疾病，如急、慢性肾小球肾炎、肾病综合征、早期肾衰竭。

用法：每次3～4片，口服，每日3次。

10. 肾炎康复片

主要成分：西洋参、山药、丹参、白花蛇舌草、生地黄、杜仲、土茯苓等。

功效：益气养阴，补肾健脾，清解余毒。主治气阴两虚，脾肾不足，毒热未清者。

用法：口服，每次5片，每日3次。

11. 黄芪注射液

主要成分：黄芪。

功效：益气升清。适用于慢性肾炎气虚证蛋白尿、血尿。

用法：每次20～40mL，每日1次，静脉滴注。

【中医调护】

一、病情观察

1. 观察水肿的部位、程度、消长规律，尿量及颜色，体温、血压、舌脉等变化。

2. 24小时尿量少于500mL或尿闭时，报告医师并配合处理。

3. 表情淡漠、疲乏无力、腹胀、呼吸深长、胸满气急、恶心呕吐时，报告医师并配合处理。

4. 出现吐白色泡沫、面白唇紫、冷汗肢厥、烦躁心悸时，报告医师并配合处理。

二、生活起居护理

1. 保证病室空气流通，避免交叉感染。

2. 做好个人卫生。

3. 对患者生活自理能力程度进行评估，采用中低强度的有氧耐力运动项目，如步行、慢跑、骑车等。

4. 指导患者进行中医养生功的锻炼，如八段锦、太极拳等。

三、饮食护理

给予优质低蛋白、低磷高钙、低脂饮食，热量与糖类的摄入要满足机体生理代谢的需要，限制钾、水分和盐分的摄入，戒烟酒。

1. 风水相搏、浮肿尿少时，给予中药煎水代茶饮，芹菜汁饮，以清热利水。食疗方：马齿苋粥。

2. 脾虚湿困者，饮食宜健脾利水利湿，可多食薏苡仁、鲫鱼、黄豆等补脾利湿之品。食疗方：干姜粥。

3. 阳虚水泛者，饮食宜健脾利水利湿，如薏苡仁、鲫鱼、冬瓜等，适当限制水的摄入量，食疗方：薏苡仁粥。

四、情志护理

1. 多运用语言与患者沟通，引导患者化郁为畅，疏泄情志。

2. 鼓励患者采用一些自我放松的方法，如听音乐、做放松操等。

3. 鼓励病友间相互交流体会。

五、用药护理

1. 风水泛滥者中药宜偏热服，服药后安卧盖被，饮热粥或姜糖水后安卧，以助汗出。

2. 若伴恶心呕吐者，在服药前生姜擦舌，或少量频服。

3. 服攻下逐水药者，中药应频服，注意药量、方法、时间的准确，并观察用药后反应。

六、健康教育

1. 起居有常，注意保暖，随气候变化增减衣服，减少去公共场所，防止外邪侵袭。

2. 动静相宜，适当参加体育锻炼，增强体质。劳逸适度，节制房事，勿妊娠，戒恼怒，以保护元气。

3. 严格遵医嘱用药，定期复查肾功能、电解质，学会记录每日尿量、血压、体重，发现异常及时到医院诊治。

4. 加强饮食调摄，限制水钠摄入，饮食偏淡，忌食海腥、辛辣、油腻之品，严防腹泻。

5. 积极治疗心悸、臌胀、癃闭等原发病，出现眼睑浮肿、少尿、血尿等及时来院就诊。

6. 注意口腔，皮肤清洁，严防感染。

【治未病原则及措施】

本病者应吃无盐饮食，待肿势渐退后，逐步改为低盐，最后恢复普通饮食。忌食辛辣、烟酒等刺激性食物。若因营养障碍致肿者，不必过于强调忌盐，而应适量进食富于营养之蛋白质类饮食。此外，尚须注意摄生，不宜过度疲劳，尤应节制房事，以防损伤真元，起居有时，预防外感，加强护理，避免褥疮。

（周口市中医院肾病科：王秉新，朱健南，张英杰，刘秋艳，韩红珍)

肾 衰

肾衰是指由肾病日久，致肾气衰竭，气化失司，湿浊尿毒不得下泄，以少尿甚或无尿，或以精神萎靡、面色无华、口有尿味等为常见症状的疾病。相当于现代医学的慢性肾衰竭，慢性肾衰竭是指各种肾脏疾病引起的缓慢进行性肾功能损害，最后导致尿毒症和肾功能完全丧失，引起一系列临床症状和生化、内分泌等代谢紊乱组成的临床综合征。从原发病起病到肾功能不全的开始，间隔时间可为数年到十余年。慢性肾衰竭是肾功能不全的严重阶段。

【病因病机】

水肿、癃闭、淋证等病证，在反复感邪、饮食劳倦等因素作用下，或失治误治，使其反复发作，迁延不愈，以致脾肾阴阳衰惫，气化不行，湿浊毒邪内蕴，气不化水，肾关不开，则小便不通；湿浊毒邪上逆犯胃，则呕吐。脾肾阴阳衰惫是本，湿浊毒邪内蕴是标，故本病病理表现为本虚标实。在本病病变过程中，湿浊内阻中焦，脾胃升降失司，可致腹泻或便秘；湿浊毒邪外溢肌肤，可致皮肤瘙痒，或有霜样析出；湿浊毒邪上熏，可致口中臭秽，或有尿味，舌苔厚腻；湿浊上蒙清窍，可致昏睡或神志不清。随人体禀赋素质的差异，湿浊毒邪在体内又有寒化和热化的不同，寒化则表现为寒浊上犯的证候，热化则表现为湿热内蕴的证候。随着病情的发展，正虚不复，可由虚致损。由于阴阳互根，阳损可以及阴。又因五脏相关，肾病可以累及他脏。肾病及肝，肝肾阴虚，虚风内动，可致手足搐搦，甚至抽搐；肾病及心，邪陷心包，可致胸闷心悸，或心前区痛，甚则神志昏迷；肾病及肺，可致咳喘，胸闷，气短难续，不能平卧。

综上所述，肾衰病的病机往往表现为本虚标实，寒热错杂，病位以肾为主，肾、脾、胃、心、肝、肺同病，其基本病机为脾肾阴阳衰惫，气化不利，湿浊毒邪上逆。由于标实与本虚之间可以互相影响，使病情不断恶化，因而最终可因正不胜邪，发生内闭外脱、阴竭阳亡的极危之候。

【诊断要点】

1. 具有少尿甚或无尿，或精神萎靡、面色无华、口有尿味等常见症状。

2. 有水肿、淋证、癃闭等肾病病史。

3. 结合肾功能、B 超等检查，有助于明确诊断。

4. 鉴别诊断：需与癃闭相鉴别，癃闭主要是指以排尿困难，全日总尿量明显减少，甚则小便闭塞不通，点滴全无为主症的一类病证。肾衰病常小便量少或无尿，可与恶心、纳差并见。二者皆有小便量少或无尿，故需鉴别。癃闭一般无呕吐症状，而肾衰病多有恶心纳差、呕吐、尿中氨味等症状，结合辅助检查结果不难鉴别。

【辨证论治】

1. 脾肾阳虚证

证候：畏寒肢冷，倦怠乏力，气短懒言，食少纳呆，腰酸膝软，腰部冷痛，脘腹胀满，大便溏，夜尿清长。舌淡有齿痕，脉沉弱。

治法：温补脾肾，化湿降浊。

方药：实脾饮合肾气丸加减。

方用附子、干姜温阳散寒，人参、甘草、大枣补脾益气，反佐大黄苦寒降浊，吴茱萸温胃散寒又具下气降浊之功，生姜温胃散寒、和胃止呕。若嗜睡，神志昏迷，可加菖蒲、远志、郁金芳化开窍，甚则可用苏合香丸以芳香开窍。

2. 肝肾阴虚证

证候：小便量极少，呕恶频作，面部烘热，牙宣鼻衄，头晕头痛，目眩，腰酸膝软，舌暗红有裂纹，苔黄腻或焦黑而干，脉弦细数。

治法：滋补肝肾，平肝息风。

方药：六味地黄汤合二至丸加减。

六味地黄丸合羚角钩藤汤。前方用熟地黄、山茱萸、山药滋补，茯苓、泽泻渗湿降浊，牡丹皮引血中之浊下行。后方用中女贞子，甘苦而凉，善能滋补肝肾之阴；墨旱莲甘酸而寒，补养肝肾之阴，又凉血止血。二药性皆平和，补养肝肾，而不滋腻，故成平补肝肾之剂。一方加桑椹干，则增益滋阴之力，合而用之，共成滋补肝肾之功。

3. 肾阳衰微证

证候：面色㿠白，神气怯弱，畏寒肢冷，腰膝酸软无力，腹大胀满，面浮肢肿，尿量减少或反多。舌淡胖，苔薄白，脉沉细或弱。

治法：温补肾阳，化气利水。

方药：济生肾气丸合真武汤加减。

肾为水火之脏，根据阴阳互根原理，善补阳者，必于阴中求阳，则阳得阴助而生化无穷，故用六味地黄丸以滋补肾阴；用附子、肉桂温补肾阳，两药配合，则补水中之火，温肾中之阳气；用白术、茯苓、泽泻、车前子通利小便；生姜温散水寒之气；白芍开阴结、利小便，牛膝引药下行，直趋下焦，强壮腰膝。若心悸，唇绀，脉虚或结或代，乃水邪上犯，心阳被遏，瘀血内阻，宜重用附子再加桂枝、炙甘草、丹参、泽兰，以温阳化瘀；若先见心悸，气短神疲，形寒肢冷，自汗，舌紫暗，脉虚数或结或代等心阳虚衰证候，后见水肿诸症，则应以真武汤为主，加人参、桂枝、丹参、泽兰等，以温补心肾之阳，化瘀利水。若见喘促，呼多吸少，汗出，脉虚浮而数，是水邪凌肺，肾不纳气，宜重用人参、蛤蚧、五味子、山茱萸、牡蛎、龙骨，以防喘脱之变。

【临证备要】

1. 合理运用中药保留灌肠 中药保留灌肠是中医治疗关格的重要方法，临床常用的灌肠中药归纳起来有以下几类：①通腑泄浊类：大黄、芒硝。②重镇安神类：牡蛎、龙骨。③温阳类：肉桂、附子。④清热解毒、燥湿化浊类：蒲公英、山栀、土茯苓、六月雪、槐米、白花蛇舌草、石韦等。⑤活血化瘀类：丹参、桃仁、红花、益母草、川芎、赤芍等。此外，还可配以益气药人参、黄芪，行气药莱菔子等。如临床常用的降浊灌肠方，即由生大黄、生牡蛎、六月雪各30g，浓煎120mL，高位保留灌肠，2～3小时，用300～500mL清水清洁灌肠，每日1次，连续10日为1个疗程。休息5日后，可继续下一疗程。

2. 大黄的应用　中医认为大黄为苦寒泻下之品，其荡涤肠胃，峻下力猛，走而不守，有斩关夺门之力，号为"将军"。肾衰病由于脾肾衰败，气化无权，两便失司，临床上不仅可见尿闭，亦可出现大便秘结，应用大黄通腑泄浊，使邪有出路，对于缓解病情十分必要。大黄为寒下之品，适宜于里热实证。但肾衰病多系正虚邪实之证，因此常扶正与攻下并用，扶正的目的是为了顾护正气，如果一意攻下，往往正虚不支，正随邪脱。正虚有气虚、血虚、阳虚、阴虚之分，所以扶正攻下可以益气、养血、温阳、养阴诸法与攻下并用。凡阳虚便秘者，常配温阳益气之药，常用方有温脾汤、大黄附子汤等。凡阴血亏虚便秘者，宜采用增水行舟、滋阴养血攻下法，常用方为增液承气汤、四物汤、麦味地黄汤等。另外，在运用大黄导泻时，当中病即止，大便宜每日 2～3 次软便为佳，不可令腹泻无度，否则会更伤胃气，使病情恶化。大黄的用量因人而异，可由 3g 增至 15g。大黄生用、后下，制大黄同煎，也有讲究。一般而言，老人、小儿、体质极弱者，应选制大黄同煎，作用缓和而持久；如是大便燥结较甚，则应选生大黄后下，方能达到通腑泄浊的作用。

【中医特色疗法】

1. 结肠透析　选用泄浊排毒类中药，随证加减，加水 500mL，煎取 200mL。每次取 30mL，加生理盐水 100mL，调节温度为 38～42℃ 保留灌肠，嘱患者保留 1 小时，每日 1 次，3 周为 1 个疗程。

2. 大肠水疗　应用结肠治疗仪及微机系统，在专科护士的操作下，用软管从肛门进入 7～10cm，注入净化的温水，对整个肠道进行分段清洗，并配合结肠按摩，再根据中医辨证分型注入 37～39℃ 的对症结肠洗液 250mL，嘱患者保留 1～2 小时，每 3 日 1 次，7 次为 1 个疗程。

3. 外敷疗法　选用活血、利水、消肿类中药加入敷药专用袋内，将准备好的敷药专用袋贴敷于肢体等治疗部位，每次外敷 6～8 小时，每日 1 次。

4. 中药熏洗沐足　选用安神、活血中药随证加减，加水煎煮至 1000～2000mL，倒入沐足按摩器内，浸泡温度为 41℃ 左右，时间 30 分钟，沐足同时按摩涌泉、三阴交、足三里等穴位，每日 1 次，3 周为 1 个疗程。

5. 灸法　选取气海、关元、神阙、足三里等穴位随证加减，可使用艾灸箱，每次 20～30 分钟，每日 1 次。或隔药饼（附子、肉桂、黄芪、当归、补骨脂、仙茅、大黄、干地龙等研粉制成）灸，取穴大椎、命门、肾俞、脾俞、中脘、中极、足三里、三阴交，以补益脾肾。

6. 穴位贴敷　选用泻水饮或补肾类中药贴敷于神阙、涌泉、关元等穴位，4～6 小时取下即可。

7. 运动康复　配合太极拳、八段锦等调养生息。

【经验方及医院制剂】

一、经验方

1. 补肾泄浊方　生黄芪 30g，白术 10g，茯苓 15g，山茱萸 15g，菟丝子 15g，川续断 15g，杜仲 15g，怀牛膝 15g，川萆薢 10g，石菖蒲 10g，制苍术 12g，六月雪 30g，丝瓜络 20g，玉米须 20g，凤尾草 30g。本方以扶正祛邪为基本治疗原则，以补肾健脾泄浊为基本治法。全方补泻兼施，共奏补益脾肾之功。

2. 扶正化浊通络方　黄芪、土茯苓各 30g，山萸肉、生地黄、山药、丹参、大黄（后下）各 15g，泽泻、牡丹皮、巴戟天、槐花、红花、地龙各 10g。本方是治疗慢性肾衰竭的经验方，由黄芪、土茯苓、山萸肉、生地等 13 味中药组成，诸药配伍，共奏扶正健脾益肾、化浊活血通络之功。

二、医院制剂

1. 化瘀解毒灌肠液
方药：大黄、附子、牡蛎、蒲公英、地榆炭、丹参。
功效主治：活血化瘀，解毒降浊。适用于急慢性肾功能不全、尿毒症等。
用法用量：灌肠，每次 40～80mL，每日 2～3 次。或遵医嘱。

2. 互济交通胶囊
方药：生大黄、大黄炭、黄连、肉桂。
功效主治：清热降火，解毒。用于慢性肾衰竭、糖尿病肾病、便秘等。

用法用量：口服，每次 3～5 粒，每日 3 次。或遵医嘱。

【其他疗法】

必要时进行血液透析治疗。

【中成药辨证应用】

1. 尿毒清颗粒

主要成分：黄芪、党参、制何首乌、生大黄、白术、茯苓、车前草、姜半夏、川芎、丹参等。

功效：具有健脾利湿、通腑降浊、活血化瘀等功能，适用于慢性肾衰竭，氮质血症期和尿毒症早期，中医辨证属脾虚湿浊和脾虚血瘀症者。

用法：口服，每次 1 包，每日 3 次。

2. 海昆肾喜胶囊

主要成分：褐藻多糖硫酸酯。

功效：具有化浊排毒功能。用于慢性肾衰竭（代偿期、失代偿期和尿毒症早期）。

用法：口服，每次 2 粒，每日 3 次；2 个月为 1 个疗程。餐后 1 小时服用。

3. 百令胶囊

主要成分：发酵虫草菌粉。

功效：补肺肾，益精气。用于肺肾两虚引起的面目浮肿，夜尿清长，慢性肾功能不全的辅助治疗。

用法用量：口服，每次 2g，每日 3 次。

4. 金水宝胶囊

主要成分：发酵虫草菌粉。

功效：补益肺肾，秘精益气。用于肺肾两虚，精气不足，神疲乏力，不寐健忘，腰膝酸软，慢性肾功能不全见上述证候者。

用法用量：口服，每次 0.99g，每日 3 次。

5. 保肾片

主要成分：制何首乌、菟丝子、太子参、泽泻、牛膝等。

功效：具有维护肾元，培补肾气，调运脾胃，淡渗利水，和络泄浊，改善肾功能，推迟进入透析期作用。适用于各种原因引起的慢性肾衰竭，各期均适用，尤其对于早、中期及气阴两虚证疗效明显。

用法：口服，每次 4～6 片，每日 3 次。

6. 肾衰宁片

主要成分：太子参、黄连、半夏（制）、陈皮、茯苓、大黄、丹参、牛膝、红花、甘草。

功效：益气健脾，活血化瘀，通腑泄浊。用于脾失运化，瘀浊阻滞，升降失调所引起的腰痛疲倦，面色萎黄，恶心呕吐，食欲不振，小便不利，大便黏滞及多种原因引起的慢性肾功能不全见上述证候者。

用法：口服，每次 4～6 片，每日 3～4 次。

【中医调护】

一、病情观察

1. 严密观察患者神志、呼吸、血压、口中气味、水肿、二便、舌脉，以及皮肤瘙痒等变化。

2. 24 小时尿量少于 400mL 时，报告医师，并配合处理。

3. 恶心呕吐、腹泻，甚至吐血、便血时，报告医师，并配合处理。

4. 表情淡漠、头痛嗜睡、烦躁不安、精神恍惚，或神昏谵语、呼吸急促或深而慢时，报告医师并配合处理。

二、生活起居护理

1. 病室安静、整洁、舒适，阳光充足，勿潮湿寒冷，床铺平整、干燥，环境清新通风。

2. 卧床休息，病情严重者取半卧位。

3. 观察小便的量、色、质、次数及伴随症状，必要时记录 24 小时尿量。

4. 定期测血压、体重，并监测各项理化检查的变化。

三、饮食护理

施行持续性饮食营养管理，记录出入量，增加优质蛋白摄入。

1. 脾肾阳虚证 宜食温阳的食品，如肉桂、羊肉等。食疗方：羊骨粥等。

2. 肝肾阴虚证 宜食补益肝肾、滋阴清热的食品，如红枣、枸杞子、山药、扁豆、薏苡仁等。食疗方：红枣山药粥。

3. 肾阳衰微证 宜食红枣、山药等。食疗方：红枣煲鸡粥。

四、情志护理

1. 多与患者沟通，引导患者化郁为畅，疏泄情志。

2. 鼓励患者采用一些自我放松的方法，如听音乐、放松操等。

3. 鼓励病友间相互交流体会。

4. 加强肾脏替代治疗的宣教，缓解患者心理压力。

五、用药护理

1. 中药汤剂宜浓煎，少量频服。

2. 应用中药灌肠治疗时，灌肠前指导患者排尿排便，灌肠时嘱患者取右侧卧位，并做深呼吸以放松腹肌，减轻腹压，灌肠后采取平卧位，药液在肠道保留时间不少于1小时。

六、健康教育

1. 积极治疗原发病，增强抵抗力，减少感染的发生，避免使用损伤肾脏的食物和药物。

2. 水肿高血压者限水、限盐。

3. 向患者及家属详细讲解食物选择的范围、烹调方法、进食量等，并根据肾功能检查结果，合理安排饮食。

4. 注意保暖，避免风寒侵袭，预防继发感染，做好口腔及皮肤护理。

5. 按时服药，定期门诊复查。

6. 喘闷不得卧时，及时来院诊治。

【治未病原则及措施】

1. 注意冷热，预防感冒。饮食调理对于本病有重要意义。

2. 肾衰病患者应绝对卧床休息，以减轻体力的消耗；注意口腔卫生，勤漱口；保持皮肤清洁；注意饮食调摄，忌冷食、牛羊肉及海鲜等发物；消除紧张情绪，树立战胜疾病的信心。

（周口市中医院肾病科：王秉新，朱健南，张英杰，刘秋艳，韩红珍）

消渴肾病

消渴肾病，为继发于"消渴"的肾脏疾病，包括"消渴"继发的"水肿""肾劳""关格"等，与古代文献中的"肾消"密切相关，相当于现代医学的糖尿病肾脏疾病。其早期症状不突出，仅表现为尿蛋白排泄率增加；中期能够表现为尿多浊沫、水肿等，化验肾功能指标尚正常，尿常规检查出现蛋白；晚期肾功能损害不断加重，失代偿期可表现为乏力、腰腿酸痛、夜尿频多、水肿、食欲减退、面色无华、爪甲色淡等，甚至可表现为恶心呕吐、大小便不通，出现多器官、多系统损害，酸碱平衡失调，水电解质紊乱，终成中医"关格"危候。

【病因病机】

本病是由于消渴日久迁延不愈而致。先天禀赋不足，久病体虚，或用药不当，失治误治等原因所致。

1. 正虚为本，虚致浊瘀　《内经》曰："五脏皆柔弱者，善病消瘅。"加之消渴日久，日久耗气而致气阴两虚，肾气不固，精微外泄，可见尿频、尿多、尿浊。

2. 失治误治，损致浊瘀　随着病情发展或治疗不当，肾元进一步受损，生理情况下，精气的蒸腾气化靠"胃游溢精气""脾散精""肺通调水道""小肠分清别浊"，用药不当、失治误治，脏腑功能紊乱，以致气血津液代谢障碍，形成湿、浊。瘀、毒等病理产物，损伤肾络，发为本病。

3. 肝郁致病，郁致浊瘀　肝主条达，肝主疏泄，肝郁则气滞，亦会影响气血津液的运行，痰浊瘀血等病理产物由内而生，损伤肾络，加之《内经》曰："肝肾同源。"肝之疏泄影响肾之固摄，可见尿频、尿多等症。

综上，"三因归一"，病位在肾，正虚为本，湿浊瘀毒为标。

【诊断要点】

临床上凡消渴病患者，出现泡沫尿（尿白蛋白排泄率、尿蛋白定量异常增高），或出现水肿、眩晕（高血压）、肾功能损害，或伴有视瞻昏渺（糖尿病视网膜病变），都应考虑到消渴病肾病（糖尿病肾病）。同时应注意排除淋证和肾风、肾水、支饮、心悸、眩晕等病证（泌尿系感染和多种原发性、继发性肾脏疾病以及心功能衰竭、高血压病）引起的尿蛋白增高、肾功能损伤的原因。临床诊断依据如下。

1. 有明确糖尿病病史。

2. 尿白蛋白：尿白蛋白/肌酐比值（ACR）≥3mg/mmol（30mg/g）或尿白蛋白排泄率（AER）≥30mg/24h（20μg/分钟）。因尿白蛋白排泄受影响因素较多，需在3～6个月内复查，3次结果中至少2次超过临界值，并且排除影响因素如24小时内剧烈运动、感染、发热、充血性心力衰竭、明显高血糖、怀孕、明显高血压、尿路感染，可做出诊断。

3. 糖尿病视网膜病变。

4. 排除其他原因引起的肾损害。

5. eGFR（CKD-EPI 公式）>30mL/（min·1.73m^2）。

【鉴别诊断】

本病应与臌胀相鉴别，二者可见肢体水肿，腹部膨隆。臌胀的主症先有单腹胀大，面色苍黄，腹壁青筋暴露，四肢多不肿，反见瘦削，后期或伴见轻度肢体浮肿。而本病则头面或下肢先肿，继及全身，面色㿠白，腹壁亦无青筋暴露，故可鉴别。

【辨证论治】

1. 肺脾气虚证

证候：气短乏力，动则气促，自汗，易外感，纳差便溏。舌胖有齿痕，苔薄白，脉弱。

治法：健脾益肺。

方药：玉屏风散、参苓白术散加减。黄芪、党参、白术、山药、茯苓、白扁豆、熟地黄、黄精、炙甘草等。

2. 脾肾两虚证

证候：面色萎黄，气短懒言，乏力困倦，腰膝酸软，脘腹胀满，大便稀溏，夜尿清长。舌淡有齿痕，苔薄白，脉沉弱。

治法：补气滋阴。

方药：参芪地黄汤加减。太子参、黄芪、茯苓、生地黄、山萸肉、牡丹皮、山药、泽泻、白术等。

3. 肝肾阴虚证

证候：形体消瘦，潮热汗出，或盗汗，五心烦热或手足心热，咽干口渴，目睛干涩，大便干结，腰膝酸软，眩晕耳鸣。舌瘦红少苔，或有裂纹，脉细数。

治法：滋补肝肾证。

方药：一贯煎合六味地黄丸加减。生地黄、沙参、当归、枸杞、麦冬、山萸肉、山药、女贞子、墨旱莲、牡丹皮、泽泻等。

4. 脾肾两虚证

证候：面色萎黄，气短懒言，乏力困倦，腰膝酸软，脘腹胀满，大便稀溏，夜尿清长。舌淡有齿痕，苔薄白，脉沉弱。

治法：健脾益肾。

方药：理中汤合右归丸加减。熟地黄、山药、山萸肉、枸杞子、制附子、肉桂、党参、白术、茯苓等。

【临证备要】

1. 糖尿病的早期诊断和治疗对预后关系重大。糖尿病在出现微量白蛋白尿之前，严格控制血糖，即有可能延缓微量白蛋白尿。出现微量白蛋白尿之后，严格控制血糖、血压、血脂及蛋白质的摄入，配合 ACEI 或 ARB治疗，避免使用肾毒药物，仍可有效延缓肾脏疾病的进展。

2. 在糖尿病的治疗中，自始至终应以降糖为首要任务。强化降糖可能可以延缓糖尿病肾病的发生和进展，但应严密监测，避免低血糖的发生。

3. 中药辨证治疗能辅助西药降低血糖，又能减少降糖药物的剂量。对于轻症的糖尿病，在控制饮食基础上，使用中药治疗能达到一定的治疗效果。糖尿病早期多为肝肾阴虚型，可予滋养肝肾，如知柏地黄丸加减；若伴高血压者，多为阴虚阳亢型，可予杞菊地黄丸或镇肝息风汤。蛋白尿增加伴下肢浮肿时，多为气阴两虚，可予生脉散加减。水肿加重，伴氮质血症时，多为阴阳两虚，可予金匮肾气丸加减。但糖尿病肾病本身为肝肾阴虚、气血不足之体，不宜过用温补，可选用平补致温阳之药，如菟丝子、杜仲、补骨脂等，并特别注意选用生地黄、知母、地骨皮、天花粉等可治疗糖尿病的药物。

4. 糖尿病肾病以气阴两虚为主，但湿热和瘀血也是糖尿病肾病的主要病理因素，而且往往贯穿病程的始终。瘀血内停与湿热交阻每使病情加重，在辨证分型的基础上，酌加活血化瘀和清热利湿的药物，往往有助于病情的缓解。血管损害是糖尿病多种并发症的病理基础，如糖尿病肾病、糖尿病眼底病变、糖尿病脑血管病变、糖尿病心血管病变等，其中医病机以血脉涩滞、瘀血痹阻为核心，活血化瘀是防治糖尿病并发症的关键。对于消渴病的多种并发症，可以辨证施治为主，适当配伍活血化瘀药物或方剂，以期提高疗效。

5. 对本病的肾功能不全患者，在降糖、降压、严格饮食治疗及调整水电解质和酸碱平衡基础上，配合以大黄为主的中药辨证论治，对延缓肾功能进展有一定疗效。

【中医特色疗法】

一、针刺

1. 体针

功效：清热润燥，养阴生津。

取穴：相应背俞穴及足少阴、足太阴经穴为主，如胰俞、肺俞、脾俞、肾俞、三阴交、太溪。上消口渴多饮者加太渊、少府；中消多饥者加内庭、地机；下消多尿口干者加复溜、太冲；阴阳两虚者加关元、命门；合并视物模糊者加光明、头维、攒竹。其中胰俞为奇穴，位于第 8 胸椎棘突旁开1.5 寸，是治疗本病的经验效穴。肺俞培补肺阴。肾俞、太溪滋补肾阴。三阴交滋补肝肾。脾俞健脾而促进津液的化生。

操作：主穴用毫针补法或平补平泻法。配穴按虚补实泻法操作。

2. 耳针　选胰、胆、内分泌、肾、三焦、耳迷根、神门、心、肝、肺、屏尖、胃等穴。

二、灸法

取艾条点燃后，在穴位上方 10～30mm 处熏灸，一般每穴 10 分钟左右，至皮肤温热发红，而不至皮肤灼伤。可选择足三里、气海、关元、肺俞、脾俞、肾俞等，每日 1 次，3 周为 1 个疗程。

三、穴位贴敷

将中药研为细末，与醋、黄酒等液体调制成糊状，敷贴于穴位，以治疗疾病，此法可使药性通过皮毛腠理，循经络传至脏腑，以调节脏腑气血。推荐贴敷方药：生黄芪、丹参、酒大黄、苏叶、川芎、积雪草、淫羊藿、白芷。伴呕吐者加丁香、吴茱萸、厚朴、木香；便秘者加厚朴、莱菔子、苏子、生白术、木香、炒枳壳、决明子、晚蚕沙。穴位可选肾俞、天枢、足三里等。

四、穴位注射

选心俞、肺俞、脾俞、胃俞、肾俞、三焦俞或相应夹脊穴、曲池、足三里、三阴交、关元、太溪。每次选取 2～4 穴，使局部产生酸胀感即为得气，以当归或黄芪注射液，或以等渗盐水，或用小剂量的胰岛素，进行穴位注射，每穴注射药液为 0.5～2mL。

五、中药熏洗

选用安神、活血中药随证加减，加水煎煮至 1000～2000mL，倒入沐足按摩器内，浸泡温度为 41℃左右，时间 30 分钟，沐足同时按摩涌泉、三阴交、足三里等穴位。

六、中药灌肠

大便不畅、湿浊偏盛者可配合中药保留灌肠，促进血液及肠管周围组织向肠腔内分泌代谢产物，减轻氮质潴留。推荐灌肠方：熟大黄、丹参、地榆炭、煅龙骨等。将药液袋放入42℃温水中浸泡5分钟，患者左侧卧位，屈膝成80°角，润滑肛管后用灌肠器连接肛管，排气，夹管，嘱患者做排便动作，将肛管插入10～15cm。松开止水夹，缓缓灌入药液，灌入完毕，夹管，再次抽吸药液，如此反复，灌入全部药液以后再注入温开水5～10mL。抬高肛管末端，使管内药液全部灌入后夹管，用卫生纸包住肛管轻轻拔出，放入弯盘中，擦净肛门。

七、饮食疗法

可选用益气补虚、药食同源中药食疗调养，如黄芪、山药、白扁豆、瘦肉等；健脾益肾、药食同源中药食疗调养，如生黄芪、山药、黄精、枸杞等；滋阴培元中药食疗调养，如沙参、枸杞、玉竹、黑木耳、银耳、百合等。温补脾肾、药食同源中药食疗调养，如肉桂、韭菜、姜、羊肉等；淡渗利湿、药食同源中药食疗调养，如薏苡仁、玉米须、扁豆、水芹、冬瓜、鲫鱼等。忌生冷、油腻之品。

八、药茶疗法

可辨证选用中药代茶饮，如益气养阴之黄芪、玉米须、糯稻根等；行气解郁之玫瑰花、合欢花、玳玳花、陈皮等。忌生冷、油腻之品。

九、其他

可辨证选用经络导频治疗仪、红光照射等中医外治疗法。

【经验方及医院制剂】

经验方

芪蛭二黄汤

方药：黄芪、水蛭、大黄、黄连、玉米须、黄精、山茱萸、太子参、天花粉、麦冬、地骨皮、益母草。方中山茱萸、黄精滋补肝肾；黄芪、太子参、天花粉、麦冬益气养阴；水蛭、大黄、益母草、玉米须活血祛瘀利水；黄连、地骨皮清热除烦。

主治：适用于糖尿病肾病早期多属肝肾气阴两虚，湿瘀内阻。此期一般水肿不明显，多伴有高血压及视网膜病变。

功效：滋补肝肾，益气养阴，活血利水。

【中成药辨证应用】

1. 百令胶囊

主要成分：发酵虫草菌粉。

功效主治：补肺肾，益精气。用于肺肾两虚引起的面目浮肿，夜尿清长，慢性肾功能不全的辅助治疗。

现代药理：具有防治药物肾毒性所致的肾小管损伤，修复受损肾小管上皮细胞，抑制肾小球系膜细胞增殖的作用。

用法用量：一次 2g，每日 3 次，口服。

2. 金水宝胶囊

主要成分：发酵虫草菌粉。

功效主治：补益肺肾、秘精益气。用于肺肾两虚，精气不足，神疲乏力，不寐健忘，腰膝酸软，慢性肾功能不全见上述证候者。

现代药理：可有效改善肾病患者血管内皮功能、细胞因子水平，增强抗氧化能力；从而起到减少蛋白尿及改善肾功能的作用。

用法用量：一次 0.99g，每日 3 次，口服。

3. 黄葵胶囊

主要成分：黄蜀葵花。

功效主治：清利湿热，解毒消肿。用于慢性肾炎之湿热证，症见浮肿、腰痛、蛋白尿、血尿、舌苔黄腻。

现代药理：可减轻或消除肾小球免疫性反应的作用，明显降低尿蛋白的排泄量，并可以有效改善肾功能，升高血白蛋白。

用法用量：一次 2.5g，每日 3 次，口服。

4. 芪药消渴胶囊

主要成分：西洋参、黄芪、山药、生地黄、山茱萸、枸杞子、麦冬、知母、天花、五味子、五倍子、葛根。

功效主治：益气养阴，健脾补肾。用于 2 型糖尿病（属气阴不足、脾肾两虚证）的辅助治疗。见气短乏力、腰膝酸软、口干咽燥、小便数多；或自汗、手足心热、头眩耳鸣、肌肉消瘦、舌红少苔或舌淡体胖等。

现代药理：能有效降低尿蛋白，保护肾功能，延缓糖尿病肾病的进展。

用法用量：每次 2.4g，每日 3 次，口服。

5. 尿毒清颗粒

主要成分：大黄、黄芪、桑白皮、苦参、白术、茯苓、白芍、制何首乌、丹参、车前草等。

功效主治：通腑降浊、健脾利湿、活血化瘀。用于慢性肾衰竭氮质血症期和尿毒症早期，中医辨证属脾虚湿浊症和脾虚血瘀症者。

现代药理：可改善肾脏病理变化，稳定残存肾功能，保护细胞膜，清除氧自由基；降低血肌酐、尿素氮、稳定肾功能，延缓透析时间；对改善肾性贫血，提高血钙、降低血磷也有一定作用。

用法用量：每日 4 次，6、12、18 时各服用 5g，22 时服用 10g。

6. 海昆肾喜胶囊

主要成分：褐藻多糖硫酸酯。

功效主治：化浊排毒。用于慢性肾衰竭（代偿期、失代偿期和尿毒症早期）湿浊证，症见恶心、呕吐、纳差、腹胀、身重困倦、尿少、浮肿、苔厚腻。

现代药理：可改善内皮细胞功能，纠正 T 淋巴细胞亚群失衡，保护肾功能，明显缓解患者症状。

用法用量：每次 0.44g，每日 3 次，餐后 1 小时口服。

7. 津力达颗粒

主要成分：人参、黄精、麸炒苍术、苦参、麦冬、佩兰、黄连、知母、淫羊藿（炙）、丹参、粉葛、荔枝核、地黄、何首乌（制）、山茱萸、茯苓、地骨皮。

功效主治：益气养阴，健脾运津。用于 2 型糖尿病气阴两虚证，症见口渴多饮，消谷易饥，尿多，形体渐瘦，倦怠乏力，自汗盗汗，五心烦热，便秘。

用法用量：开水冲服，每次 1 袋，每日 3 次。8 周为 1 个疗程，或遵医嘱。

【中医调护】

一、病情观察

1. 观察患者神志、视力、血压、舌脉、皮肤等情况。

2. 患者突然出现心慌头晕、出虚汗、软弱无力等低血糖现象时，报告医师，并配合处理。

3. 出现头痛头晕、食欲不振、恶心呕吐、烦躁不安、呼出烂苹果气味时，报告医师，并配合处理。

4. 出现神昏、呼吸深快、血压下降、肢冷、脉微欲绝时，报告医师，并配合处理。

二、生活起居护理

1. 保证病室空气流通，避免交叉感染。

2. 做好个人卫生。

3. 对患者生活自理能力程度进行评估，定期监测血糖。采用中低强度的有氧耐力运动项目，如步行、慢跑、骑车等。

4. 指导患者进行中医养生功的锻炼，如八段锦、太极拳等。

5. 透析前进行健康教育。让患者充分了解透析的最佳时机、血液透析和腹膜透析方式的适应证、禁忌证、优缺点等。

三、饮食护理

加强个体化饮食管理，记录出入量。

1. 气阴两虚宜食益气养阴之品，如瘦肉、蛋类、鱼肉、山药等。

2. 肝肾阴虚可选用滋阴培元中药食疗调养，如枸杞、黑木耳、银耳、百合等。忌辛辣、生冷、油腻之品。

3. 脾肾两虚可选用健脾益肾、药食同源中药食疗调养，如生黄芪、山药、枸杞等。忌辛辣、生冷、油腻之品。

四、情志护理

1. 多与患者沟通，引导患者化郁为畅，疏泄情志。

2. 鼓励患者采用一些自我放松的方法，如听音乐、做放松操等。

3. 鼓励病友间相互交流体会。

4. 加强肾脏替代治疗的宣教，缓解患者心理压力。

五、用药护理

1. 严格遵医嘱服药。

2. 中药汤剂宜温服，服药时间宜在空腹或两餐之间。

3. 应用胰岛素的患者，嘱患者注射胰岛素后按医护人员交代的时间进餐。

4. 注意观察用药后的疗效和反应，并及时报告医生。

六、健康教育

1. 饮食有节，营养均衡，戒烟限酒。

2. 指导患者掌握自我监测血糖的方法和胰岛素注射技术。做好血糖监测日志。

3. 保持皮肤清洁干燥，勤洗澡更衣、修剪指甲；有皮肤瘙痒、疖肿等勿搔抓，以免皮肤感染；鞋袜要柔软宽松，足部要保暖。

4. 适量运动，如散步、打太极拳、练气功等。宜在饭后 1 小时开始，持续半个小时，以不疲劳为宜。重症患者应卧床休息。

5. 定期复查，随身携带糖尿病治疗保健卡及糖块，以备发生低血糖时可自救。

【治未病原则及措施】

1. 早期诊断和早期控制糖尿病是防止糖尿病肾病发生的基础。

2. 持久而良好地控制血糖达标，是防止糖尿病肾病发生发展的关键。

3. 定期监测、及时发现微量蛋白尿，有助于早期诊断和逆转糖尿病肾病。

4. 积极控制高血压是保护肾脏并阻止糖尿病肾病发展的重要因素。

5. 科学饮食贯穿糖尿病肾病防治的始终。

（周口市中医院肾病科：朱健南，张英杰，刘秋艳，韩红珍）

淋　证

　　淋证是指因饮食劳倦、湿热侵袭而致的以肾虚、膀胱湿热、气化失司为主要病机，以小便频急、滴沥不尽、尿道涩痛、小腹拘急、痛引腰腹为主要临床表现的一类病证。淋证为临床常见病，中医药治疗类属淋证的尿路结石和肾盂肾炎均有较好的疗效。西医学的泌尿系感染、泌尿系结石、急慢性前列腺炎、尿道综合征、乳糜尿等，当临床表现为淋证时，可参考本节内容辨证论治。

【病因病机】

　　1. 膀胱湿热　多食辛热肥甘之品，或嗜酒过度，酿成湿热，下注膀胱，或下阴不洁，湿热秽浊毒邪侵入膀胱，酿成湿热，或肝胆湿热下注，皆可使湿热蕴结下焦，膀胱气化不利，发为热淋；若灼伤脉络，迫血妄行，血随尿出，则发为血淋；若湿热久蕴，煎熬尿液，日积月累，结成砂石，则发为石淋；若湿热蕴结，膀胱气化不利，不能分清别浊，脂液随小便而出，则发为膏淋。

　　2. 肝郁气滞　恼怒伤肝，肝失疏泄，或气滞不畅，郁于下焦，致肝气郁结，膀胱气化不利，发为气淋。

　　3. 脾肾亏虚　久淋不愈，湿热耗伤正气，或劳累过度，房事不节，或年老、久病、体弱，皆可致脾肾亏虚。脾虚而中气不足，气虚下陷，则发为气淋；若肾虚而下元不固，肾失固摄，不能制约脂液，脂液下注，随尿而出，则发为膏淋；若肾虚而阴虚火旺，火热灼伤脉络，血随尿出，则发为血淋；病久伤正，遇劳即发者，则为劳淋。

　　总之，"诸淋者，由肾虚而膀胱热故也"。淋证的病位在肾与膀胱，且与肝脾有关。其病机主要是肾虚，膀胱湿热，气化失司。肾与膀胱相表里，肾气的盛衰直接影响膀胱的气化与开合。淋证日久不愈，热伤阴，湿伤阳，易致肾虚；肾虚日久，湿热秽浊邪毒容易侵入膀胱，引起淋证的反复发作。因此，肾虚与膀胱湿热在淋证的发生、发展及病机转化中具有重要的意义。

淋证有虚有实，初病多实，久病多虚，初病体弱及久病患者，亦可虚实并见。实证多在膀胱和肝，虚证多在肾和脾。

【诊断要点】

1. 具有淋证的小便频急、滴沥不尽、尿道涩痛、小腹拘急、痛引腰腹等基本临床特征。尚可有各种淋证各自的特征。

2. 病久或反复发作后，常伴有低热、腰痛、小腹坠胀、疲劳等症。

3. 多见于已婚女性，每因劳累过度，情志变化，感受外邪而诱发。

4. 结合有关检查，如尿常规、尿细菌培养、X线腹部摄片、肾盂造影、双肾及膀胱B超、膀胱镜等，可明确诊断。

【鉴别诊断】

1. 癃闭　癃闭以排尿困难，全日总尿量明显减少，点滴而出，甚则小便闭塞不通为临床特征。淋证以小便频急、滴沥不尽、尿道涩痛、小腹拘急、痛引腰腹为特征。其中小便短涩量少，排尿困难与癃闭相似，但癃闭排尿时不痛，每日小便总量远远低于正常，甚至无尿排出；而淋证排尿时疼痛，每日小便总量基本正常。

2. 尿血　血淋和尿血都有小便出血，尿色红赤，甚至尿出纯血等症状。其鉴别的要点是有无尿痛。尿血多无疼痛之感，虽亦间有轻微的胀痛或热痛，但终不若血淋的小便滴沥而疼痛难忍。《丹溪心法·淋》曰："痛者为血淋，不痛者为尿血。"故一般将痛者称为血淋，不痛者称为尿血。

3. 尿浊　淋证的小便浑浊需与尿浊相鉴别。尿浊虽然小便浑浊，白如泔浆，与膏淋相似，但排尿时尿出自如，无疼痛滞涩感，与淋证不同。以有无疼痛为鉴别要点。

【辨证论治】

1. 热淋证

证候：小便频急短涩，尿道灼热刺痛，尿色黄赤，少腹拘急胀痛，或有寒热，口苦，呕恶，或腰痛拒按，或有大便秘结，苔黄腻，脉滑数。

治法：清热解毒，利湿通淋。

方药：八正散。

木通、萹蓄、瞿麦、滑石利尿通淋，大黄、山栀、甘草梢清热解毒。若大便秘结、腹胀者，可重用生大黄，并加枳实以通腑泄热；若腹满便溏，则去大黄；若伴见寒热、口苦、呕恶者，可合用小柴胡汤以和解少阳；若湿热伤阴者，去大黄，加生地黄、牛膝、白茅根以养阴清热；若小腹胀满，加乌药、川楝子行气止痛；若热毒弥漫三焦，入营入血，又当急则治标，用黄连解毒汤合五味消毒饮，以清热泻火解毒；若头身疼痛，恶寒发热，鼻塞流涕，有表证者，加柴胡、金银花、连翘等宣透热邪。

2. 石淋证

证候：尿中时夹砂石，小便艰涩，或排尿时突然中断，尿道窘迫疼痛，少腹拘急，或腰腹绞痛难忍，痛引少腹，连及外阴，尿中带血，舌红，苔薄黄。若病久砂石不去，可伴见面色少华，精神委顿，少气乏力，舌淡边有齿印，脉细而弱；或腰腹隐痛，手足心热，舌红少苔，脉细数。

治法：清热利尿，通淋排石。

方药：石韦散。

方中石韦、冬葵子、瞿麦、滑石、车前子清热利尿，通淋排石。可加金钱草、海金沙、鸡内金等以加强排石消坚的作用。若腰腹绞痛者，可加芍药、甘草以缓急止痛；若见尿中带血，可加小蓟、生地黄、藕节以凉血止血；尿中有血条血块者，加川牛膝、赤芍、血竭以活血祛瘀；若兼有发热，可加蒲公英、黄柏、大黄以清热泻火。石淋日久，虚实并见，当标本兼治，气血亏虚者，宜二神散合八珍汤；阴液耗伤者，宜六味地黄丸合石韦散；肾阳不足者，宜金匮肾气丸合石韦散。

3. 气淋证

证候：实证表现为小便涩痛，淋漓不畅，小腹胀满疼痛，苔薄白，脉多沉弦。虚证表现为尿时涩滞，小腹坠胀，尿有余沥，面白不华，舌质淡，脉虚细无力。

治法：实证宜利气疏导，虚证宜补中益气。

方药：实证用沉香散，虚证用补中益气汤。

沉香散中沉香、橘皮利气，当归、白芍柔肝，甘草清热，石韦、冬葵子、滑石、王不留行利尿通淋。胸闷胁胀者，可加青皮、乌药、小茴香以疏肝理气；日久气滞血瘀者，可加红花、赤芍、川牛膝以活血化瘀。补中益气汤补中益气，以治中气不足、气虚下陷之气淋。若小便涩痛，服补益药后，反增小腹胀满，为兼湿热，可加车前草、白茅根、滑石以清热利湿；若兼血虚肾亏者，可用八珍汤倍茯苓加杜仲、枸杞、怀牛膝，以益气养血，脾肾双补。

4. 血淋证

证候：实证表现为小便热涩刺痛，尿色深红，或夹有血块，疼痛满急加剧，或见心烦，舌苔黄，脉滑数。虚证表现为尿色淡红，尿痛涩滞不明显，腰酸膝软，神疲乏力，舌淡红，脉细数。

治法：实证宜清热通淋，凉血止血；虚证宜滋阴清热，补虚止血。

方药：实证用小蓟饮子，虚证用知柏地黄丸。

小蓟饮子方中小蓟、生地黄、蒲黄、藕节清热凉血止血，小蓟可重用至 30g，生地黄以生者为宜；木通、淡竹叶通淋利小便，降心火；栀子清三焦湿热；滑石利尿通淋；当归引血归经；生甘草梢泻火而能达茎中以止痛。若热重出血多者，可加黄芩、白茅根，重用生地黄；若血多痛甚者，可另服参三七、琥珀粉，以化瘀通淋止血。知柏地黄丸滋阴清热以治血淋虚证，亦可加墨旱莲、阿胶、小蓟、地榆等以补虚止血。

5. 膏淋证

证候：实证表现为小便浑浊如米泔水，置之沉淀如絮状，上有浮油如脂，或夹有凝块，或混有血液，尿道热涩疼痛，舌红，苔黄腻，脉濡数。虚证表现为病久不已，反复发作，淋出如脂，小便涩痛反见减轻，但形体日渐消瘦，头昏无力，腰酸膝软，舌淡，苔腻，脉细弱无力。

治法：实证宜清热利湿，分清泄浊；虚证宜补虚固涩。

方药：实证用程氏萆薢分清饮，虚证用膏淋汤。

程氏萆薢分清饮中萆薢、菖蒲清利湿浊；黄柏、车前子清热利湿；白术、茯苓健脾除湿；莲子心、丹参清心活血通络，使清浊分，湿热去，络脉通，脂液重归其道；莲子心宜改用莲米，可加土茯苓、荠菜以加强清热利湿、分清泄浊之力；若小腹胀，尿涩不畅者，加乌药、青皮；小便夹血者，加小蓟、蒲黄、藕节、白茅根。膏淋汤中党参、山药补脾，地黄、芡实滋肾，白芍养阴，龙骨、牡蛎固摄脂液。若脾肾两虚，中气下陷，肾失固涩者，可用补中益气汤合七味都气丸益气升陷，滋肾固涩。

6. 劳淋证

证候：小便不甚赤涩，但淋沥不已，时作时止，遇劳即发，腰酸膝软，神疲乏力，舌质淡，脉细弱。

治法：健脾益肾。

方药：无比山药丸。

其中山药、茯苓、泽泻健脾利湿，熟地黄、山茱萸、巴戟天、菟丝子、杜仲、牛膝、五味子、肉苁蓉、赤石脂益肾固涩。若脾虚气陷，症见小腹坠胀，小便点滴而出者，可与补中益气汤同用，以益气升陷；若肾阴亏虚，症见面色潮红、五心烦热、舌红少苔、脉细数者，可与知柏地黄丸同用，以滋阴降火；若肾阳虚衰，症见面色少华、畏寒怯冷、四肢欠温、舌淡、苔薄白、脉沉细者，可合右归丸以温补肾阳，或用鹿角粉3g，分2次吞服。

【临证备要】

1. 辨轻重缓急，重标本虚实 淋证有轻重不同，轻者尿急、尿频、尿痛，但无恶寒、发热、腰痛等，治疗上清热利湿通淋，用药1周即可，若见发热、恶寒者，当加以清热解毒之品，且需服药2周以上，以免湿热留恋。体虚者感受湿热之邪，先去其邪，之后扶正。年老体虚甚者或淋证日久，须兼顾祛邪与扶正，不可一味苦寒清热，避免邪虽去而正亦伤，正伤而邪易侵，反复发作。老年人尤其注意补益脾肾，遵循肾虚而膀胱热的病机，攻补兼施，温清并用。

2. 淋证急发须通淋凉血，迁延日久重补肾化浊 淋证急性期多因湿热蕴结膀胱，治疗上以清热通淋为主，但热结血分，动血伤络，多见尿血，应加入凉血之品，凉血有助于泄热，生地榆、生槐角、大青叶为常用药物。其中地榆生用，凉血清热力专，直入下焦，凉血泄热而除疾；生槐角能入肝经血分，泄热为其特长。两药配伍治淋，有明显的解毒抗菌、消炎作用，能迅速改善尿频、尿急、尿痛等尿路刺激症状。淋证迁延日久，可致肾气虚弱，腰酸，小便淋沥不已，时作时止，补虚时须配合泄浊化瘀，病久阴阳俱虚，可用仙灵脾、肉苁蓉、菟丝子、生地黄、山药、山茱萸益肾固本，加薏苡仁、茯苓、丹参、败酱草、赤芍等泄浊化瘀。

【中医特色疗法】

一、针刺

1. 石淋 主穴选京门、肾俞、阳陵泉与阴陵泉、关元、三阴交，2 组主穴每日交替施针 1 次，每次留针 20～30 分钟，血尿重者配以血海、太冲；发热配以曲池、大椎。针刺第一组取俯卧位，第 2 组取仰卧位，进针得气后配以电脉冲刺激。所选穴位如京门、肾俞、关元、阳陵泉等，取其"经脉所过，主治所及"之理，从而达行气止痛之效；阴陵泉、三阴交具有利湿、行水通淋之效，诸穴位相互配合，其效益彰。

2. 热淋 取主穴膀胱俞、委中、阴陵泉、三阴交、下行间。配穴为热甚加曲池，尿血加血海，寒热往来加外关。针刺得气后用泻法，留针 30 分钟。

二、灸法

针对劳淋及其他类型淋证日久致虚者，可给予隔物灸法（隔姜灸、隔中药粉灸），乏力、纳差、便溏取神阙、气海、关元等穴，怕冷取督脉及夹脊穴。

三、穴位贴敷

针对病性属湿热淋证者，可选用清热利湿药，如萹蓄、瞿麦、滑石、大黄、山栀、甘草梢等，研粉，凡士林调和敷脐，以清热利湿通淋；针对病性属虚寒淋证患者，可选用补虚散寒固摄药，如熟地黄、山茱萸、巴戟天、菟丝子、杜仲、牛膝、五味子、肉苁蓉、赤石脂等，研粉敷脐，以补虚泄浊通淋。

四、穴位注射

针对病性属湿热淋证患者，可选用抗生素、鱼腥草注射液等，取穴为小肠俞、膀胱俞、中膂俞等；针对病性属虚寒淋证患者，可选用黄芪注射液等，选足三里、三阴交、会阳、上髎、次髎等穴。

五、中药熏洗

用野菊花、金银花、车前草各 30g，黄柏 15g，一起煎煮成汤，等冷却到 30℃时浸洗患处，洗后用相同比例的黄柏、枯矾加适量冰片，研磨成细末擦敷。

六、中药封包

选用具有活血逐瘀、利尿通淋的药物成分，通过远红外线、磁场共同作用，将治疗包中的中药活化物质转化为离子状态，透过皮肤，直接作用于患病部位，发挥清热利湿、化瘀泄浊、消肿止痛等作用。对于各种类型的淋证均有较好疗效，并且见效快、无毒副作用、疗效稳定。

【经验方及医院制剂】

一、经验方

1. 鲜车前草 50～100g，水煎服。用于热淋初起，湿热之邪不盛者。
2. 穿心莲、金钱草各 30g，水煎服。用于湿热内盛之淋证。
3. 竹叶 10g，茶叶 5g，沸水冲泡，每日冲饮。用于排尿不适反复发作，但尿检结果正常或轻微异常者。

二、医院制剂

1. 清利消炎丸

主要成分：黄芩、黄柏、栀子、泽泻、龙胆草、车前子、当归、瞿麦、萹蓄、滑石粉等十四味。

功能主治：清热燥湿、利尿通淋。主治尿频涩痛、赤热带下、阴肿阴痒、热淋沙淋、白带、耳鸣、胁痛、黄疸等症。

用法用量：口服，每次 6g，每日 2～3 次，或遵医嘱。

2. 化瘀通闭丸

主要成分：丹参、泽兰、赤芍、桃仁、红花、王不留行、败酱草、没药、乳香、川楝子等十四味。

功能主治：活血化瘀、清热通淋。适用于急慢性前列腺炎。

用法用量：口服，每次 6g，每日 2～3 次，或遵医嘱。

【其他疗法】

指压疗法：术者用右手拇指指压患者背部的压痛点，通过经络传导而对尿石症起到治疗作用，既可促进结石排出，又有立即止痛作用。

【中成药辨证应用】

1. 肾石通颗粒

主要成分：金钱草、王不留行（炒）、萹蓄、延胡索（醋制）、鸡内金（烫）、丹参、木香、瞿麦、牛膝、海金沙。

功能主治：清热利湿，活血止痛，化石排石。用于肾结石，肾盂结石，膀胱结石，输尿管结石。

用法：口服，每次 1 袋，每日 3 次。

2. 排石颗粒

主要成分：连钱草、盐车前子、木通、徐长卿、石韦、忍冬藤、滑石粉、瞿麦、苘麻子、甘草。

功能主治：清热利水，通淋排石。用于肾脏结石、输尿管结石、膀胱结石等病属下焦湿热证者。

用法：口服，每次 1 袋，每日 3 次。

3. 八正合剂

主要成分：车前草、通草、萹蓄、栀子、滑石等。

功能主治：具清热利湿通淋之功，适用于膀胱湿热证。

用法：口服，每次 20mL，每日 3 次。

4. 三金片

主要成分：重用金樱根为主药，辅以金刚刺、积雪草、金沙藤、羊开口。

功能主治：具有清热解毒、利湿通淋的功效。适用于膀胱湿热证。

用法：口服，每服 3 片，每日 3 次。

【中医调护】

一、病情观察

1. 观察排尿的次数、尿量、尿色及有无尿痛。
2. 排尿不畅或尿闭时，报告医师，并配合处理。
3. 腰腹绞痛，或伴恶心、呕吐、出冷汗时，报告医师，并配合处理。
4. 血尿多，或引起虚脱危象时，报告医师，并配合处理。
5. 高热、神昏时，报告医师，并配合处理。

二、生活起居护理

1. 鼓励发热患者多饮水，以通利湿热。
2. 做好外阴部清洁卫生。

三、饮食护理

1. 热淋、血淋、膏淋实证饮食宜偏凉、有滑利渗湿作用之品，以助膀胱气化，清利湿热。如菠菜、空心菜、芹菜、黄花菜、茭白、冬瓜等，并可选用莲藕、荸荠、菱角、雪梨、西瓜等水果。禁忌烟酒，辛辣刺激食品及肥甘厚味。

2. 气淋、膏淋之虚证饮食应以补益肝肾、易消化为原则，如牛奶、山药、枸杞子粥、胡桃粥、苡仁大枣粥、芡实茯苓粥、莲子桂圆粥等。禁忌生冷、油腻、硬固之品。

3. 石淋患者宜少食菠菜、土豆、动物内脏、草莓、蛋类等含钙磷较高的食物，有条件可做结石成分分析，针对结石性质给予相宜饮食。

四、情志护理

安慰患者、给予心理疏导，消除紧张、急躁或悲观情绪，使其积极配合治疗。

五、用药护理

中药汤剂宜温服，注意药后反应，并做好记录。

六、健康教育

1. 坚持按医嘱服用药物，切勿自行中断，以免复发。

2. 按时复诊，如有发病征象，及时就医，以免延误。

3. 起居有常，饮食有节，节制房事，保持心情舒畅。

4. 做好个人卫生，防止尿路感染。

5. 每日坚持多饮水，并限制含钙及草酸丰富的饮食。

6. 病情缓解后适当活动。石淋者应增加活动量，指导患者进行跳跃、拍打等活动。

【治未病原则及措施】

在疾病未发生之前，做好各种预防工作，以防止疾病的发生。疾病的发生，关系到邪正两个方面。邪气是导致疾病的重要条件，而正气不足是疾病发生的内在原因和根据。外邪通过内因而起作用。因此，一方面平素注重调养身体，以"有余泻之，不足补之"为原则，提高正气抗邪能力；另一方面要防止病邪的侵害，注意外阴清洁，不憋尿，防止秽浊之邪从下阴入侵。

(周口市中医院肾病科：王秉新，朱健南，张英杰，刘秋艳，韩红珍)

颤　病

颤证是指以头部或肢体摇动、颤抖为主要临床表现的一种病证。轻者仅有头摇或手足微颤，重者头部振摇大动，肢体颤动不止，甚则四肢拘急，生活不能自理。本病又称"振掉""颤振"。

【病因病机】

颤证主要是由于年迈体虚、情志郁怒、饮食失宜、劳逸失当等各种原因导致气血不足，肝风内动，筋脉失养，久则肾精亏损，筋脉失于濡润。本病的基本病机为肝风内动，筋脉失养。"肝主身之筋膜"，为风木之脏，肝风内动，筋脉不能任持自主，随风而动，牵动肢体及头颈颤抖摇动。其中又有肝阳化风、痰热动风、瘀血生风、血虚生风、阴虚风动等不同病机。

【诊断要点】

1. 中医诊断标准

（1）头部及肢体颤动、摇动，不能自制，甚者颤动不止，四肢强直。

（2）常伴动作笨拙，活动减少，多汗流涎，言语缓慢不清，烦躁不寐，善忘，神志呆滞等症状。

（3）多发生于中老年人，一般起病隐匿，逐渐加重，不能自行缓解，部分患者发病与情志有关，或继发于脑部病变。

2. 西医诊断标准　参照中华中医药学会神经病学分会《中国帕金森病的诊断标准》（2016 版）。

帕金森综合征诊断的确立是诊断帕金森病的先决条件。诊断帕金森综合征基于 3 个核心运动症状，即必备运动迟缓和至少存在静止性震颤或肌强直 2 项症状的 1 项，上述症状必须是显而易见的，且与其他干扰因素无关。

一旦患者被明确诊断存在帕金森综合征表现，可按照以下标准进行临床诊断。

（1）临床确诊的帕金森病需要具备：①不存在绝对排除标准；②至少存在 2 条支持标准；③没有警示征象。

（2）临床很可能的帕金森病需要具备：①不符合绝对排除标准；②如果出现警示征象则需要通过支持标准来抵消：如果出现 1 条警示征象，需要至少 1 条支持标准抵消；如果出现 2 条警示征象，需要至少 2 条支持标准抵消；如果出现 2 条以上警示征象，则诊断不能成立。

【鉴别诊断】

瘛疭即抽搐，多见于急性热病或某些慢性疾病急性发作，抽搐多呈持续性，有时伴短阵性间歇，手足屈伸牵引，部分患者可有发热神昏、两目上视等症状。

颤证是一种慢性疾病过程，以头颈、手足不自主颤动、振摇为主要症状，手足颤抖动作幅度小，频率快，而无肢体抽搐牵引和发热、神昏等症状，再结合病史分析，二者不难鉴别。

【辨证论治】

1. 风阳内动证

证候：肢体颤动粗大，不能自制，心情紧张时颤动加重，伴烦躁易怒，口苦咽干，眩晕耳鸣，面赤，流涎，或有肢体麻木，语声沉重迟缓，尿赤，大便干，舌红苔黄，脉弦。

治法：镇肝息风，舒筋止颤。

方药：天麻钩藤饮合镇肝息风汤加减。

天麻、钩藤、石决明、代赭石、生龙骨、生牡蛎镇肝息风止颤；生地黄、白芍、玄参、龟甲、天冬育阴清热，潜阳息风；怀牛膝、杜仲、桑寄生滋补肝肾；川楝子疏肝理气；黄芩、山栀清热泻火；夜交藤、茯神宁心安神。

2. 痰热风动证

证候：头摇不止，肢麻震颤，重则手不能持物，头晕目眩，胸脘痞闷，口苦口黏，甚则口吐痰涎，舌体胖大，有齿痕，舌质红，舌苔黄腻，脉弦滑数。

治法：清热化痰，平肝息风。

方药：导痰汤合羚角钩藤汤加减。

半夏、胆南星、竹茹、川贝母、黄芩清热化痰；羚羊角、桑叶、钩藤、菊花平肝潜阳，息风止颤；生地黄、白芍、甘草育阴清热，缓急止颤；橘红、茯苓、枳实健脾理气。

3. 气血亏虚证

证候：头摇肢颤，面色㿠白，表情淡漠，神疲乏力，言迟语缓，动则气短，心悸健忘，眩晕，纳呆。舌体胖大，舌质淡红，舌苔薄白，脉沉濡无力或沉细弱。

治法：益气养血，濡养筋脉。

方药：人参养荣汤加减。

熟地黄、当归、白芍、人参、白术、黄芪、茯苓、炙甘草健脾益气养血；肉桂助阳，鼓舞气血生长；五味子、远志养心安神；陈皮理气和胃；天麻、钩藤、珍珠母平肝息风止颤。

4. 阴虚风动证

证候：头摇肢颤，持物不稳，步履疾趋，筋脉拘急，肌肉瞤动，伴腰膝酸软，失眠心烦，头晕耳鸣，舌质红，舌苔薄白，或红绛无苔，脉象细数。

治法：滋补肝肾，育阴息风。

方药：大定风珠加减。

龟甲、鳖甲、生牡蛎、钩藤、鸡子黄、阿胶育阴潜阳，平肝息风；枸杞子、鹿角、熟地黄、生地黄、白芍、麦冬、麻仁补益肝肾，滋阴养血润燥。

5. 阳气虚衰证

证候：头摇肢颤，筋脉拘挛，畏寒肢冷，四肢麻木，心悸懒言，动则气短，自汗，小便清长或自遗，大便溏，舌质淡，舌苔薄白，脉沉细无力。

治法：补肾助阳，温煦筋脉。

方药：地黄饮子加减。

附子、肉桂、巴戟天益肾温阳；山萸肉、熟地黄补肾填精；党参、白术、茯苓、生姜补气健脾，祛痰除湿；白芍、甘草缓急止颤。

【临证备要】

1. 颤在筋脉，其病本在肝、脾、肾 肝风内动，筋脉失养是其基本病机。肝藏血主筋，脾为气血生化之源，主肌肉，肾藏精生髓，肝、脾、肾亏损，则阴精不足，筋脉失养而致肢体震颤，因此，养肝、健脾、益肾是治本之法。痰浊瘀血阻滞经脉，气血不畅，筋脉失养者，据"血行风自灭"之理，临证当用养血活血、化痰祛瘀通脉之品，对提高治疗效果具有重要意义。

2. 颤证属"风病"范畴 临床对各证型的治疗均可在辨证的基础上配合息风之法，而清热、平肝、滋阴、潜阳等也常与息风相伍。虫类药不但息风定颤，且有搜风通络之功。正如叶天士所言："久病邪正混处其间，草木不能见效，当以虫蚁疏通逐邪。"运用虫类药物，以焙研为末吞服为佳，入煎剂效逊。临床证明，羚羊角粉在颤证的治疗上有肯定的疗效，久颤不愈者可配合应用，但其价格较贵，临证可用山羊角代替。

3. 年高病久，治宜缓图 因老年体衰，脏腑气血失调，病理变化复杂，往往难以迅速收效，欲过分求速反易招致诸多变证，故治疗只宜缓缓图之，慎用耗伤气血阴阳等攻伐之品，可酌用填精补髓之品，如能减轻症状，控制发展，则应坚持治疗。

【中医特色疗法】

一、针刺

1. 体针

（1）气血亏虚证

取穴：肩髃、曲池、合谷、髀关、伏兔、足三里。

操作：平补平泻法，留针 30 分钟，每日 1 次，10 次为 1 个疗程，休息 3～5 日后进行下 1 个疗程。

（2）痰热风动证

取穴：百会、四神聪、风池、丰隆、阴陵泉、中脘、阳陵泉。

操作：采用平补平泻法，留针 30 分钟，每日 1 次，10 日为 1 个疗程。

（3）阳气虚衰证

取穴：关元、气海、三阴交、复溜、太溪、脾俞、肾俞。

操作：采用平补平泻法，留针 30 分钟，每日 1 次，10 日为 1 个疗程。

（4）风阳内动证

取穴：脾俞、肝俞、足三里、肾俞、太溪、关元。

操作：采用平补平泻法，留针 30 分钟，每日 1 次，10 日为 1 个疗程。

（5）阴虚风动证

取穴：三阴交、复溜、太溪、脾俞、肾俞。

操作：采用半补平泻法，留针 30 分钟，每日 1 次，10 日为 1 个疗程。

2. 耳针

取穴：辨证选取交感、皮质下、胃、心、肝、肾、脾、三焦等穴。

操作：每次选取 2～3 个穴位，轻刺激，或王不留行贴耳穴。

二、灸法

1. 气血亏虚证

取穴：足三里、血海、脾俞、三阴交。

方法：手持艾条对准穴位，每穴灸 3～5 分钟，每日 1 次，10 次为 1 个疗程。

2. 阴虚风动证

取穴：三阴交、阴陵泉、肾俞。

操作：每穴灸 3～5 分钟，每日 1 次，10 次为 1 个疗程。

3. 阳气虚衰证

取穴：气海、关元、脾俞、肾俞、命门。

操作：每穴灸 3～5 分钟，每日 1 次，10 次为 1 个疗程。

三、穴位贴敷

通便贴

功效：除满消痞，行气通腑，用于颤病气阴亏虚引起的大便秘结、腹部胀满等症。

取穴：神阙。

方药：大黄、枳实、芒硝、厚朴、生地黄、陈皮、当归等。

用法：2～7 日贴敷 1 次，3 次为 1 个疗程。

四、穴位注射

适用于气血亏虚证、阳气虚衰证引起的肢体抖动、震颤不止等症状。

功效：益气健脾，通络和营。

用法：维生素 B_1 注射液于双侧足三里、曲池穴位注射。隔日 1 次，2 周 1 个疗程。

五、中药熏洗

宁神散

功效：交通阴阳，养血安神。适用于颤病阴阳失衡引起的失眠、烦躁、焦虑等症。

方药：夜交藤、远志等。

六、中药封包

将中药包中的药物成分转化成离子状态，在磁场和远红外作用下，直接作用于患病部位，达到中药祛风除湿、强筋壮骨、疏通经络、活血化瘀等作用。临床可以用于缓解颤病引起的麻木、微弱无力等症状。

七、推拿疗法

按揉头面百会、印堂、太阳穴等穴各 2 分钟。捏拿上肢曲池、手三里、外关、合谷等穴，从肩部到腕部，反复 5～10 遍。用拳背点按腰部脊柱旁脾俞、肝俞、肾俞穴各 1 分钟。动作轻柔和缓，每日 1 次，10 次为 1 个疗程。

八、放血疗法

耳尖、大椎、委中、少商放血。疏风散热，散瘀通络，用于缓解颤病阴虚风动证、痰热风动证肢体颤抖症状。

【经验方及医院制剂】

一、经验方

止震解痉汤

功效：平肝息风，舒筋止颤。

方药：丹参、生首乌、白芍、全蝎、鸡血藤、珍珠母、天麻、钩藤、白芷、地龙、僵蚕、蜈蚣、木瓜、五味子等。

二、医院制剂

1. 化痰醒脑合剂

功效：清热化痰，醒脑开窍、活血通络。适应于痰热风动证患者。

方药：清半夏、川芎、陈皮、黄芩、茯苓、枳壳、竹茹、郁金、天竺黄、石菖蒲、泽泻、川牛膝、菊花等。

2. 益气通脉丸

功效：益气，活血，通络。适应于气血亏虚证患者。

方药：赤芍、川芎、当归、地龙、乌梢蛇、桃仁、红花等。

【其他疗法】

一、西医药物治疗

1. 复方左旋多巴（多巴丝肼、卡比双多巴） 左旋多巴是治疗帕金森病的标准用药，是帕金森病药物治疗中最有效的对症治疗药物。

2. 多巴胺受体激动剂（DAs） 有两种类型：麦角类 DAs 和非麦角类 DAs，其中麦角类由于可能引起瓣膜病变的严重不良反应，临床已不主张使用，而主要推崇采用非麦角类，并作为早发型患者病程初期的首选药物，包括普拉克索、罗匹尼罗、吡贝地尔、罗替高汀和阿扑吗啡。

3. 单胺氧化酶 B 型抑制剂（MAO-BI） 包括第一代 MAO-BI 司来吉兰常释片和口崩片及第二代 MAO-BI 雷沙吉兰，以及国内尚未上市的双通道阻滞剂沙芬酰胺、唑尼沙胺。

4. 儿茶酚-O-甲基转移酶抑制剂 主要有恩他卡朋、托卡朋和奥匹卡朋以及与复方左旋多巴组合的恩他卡朋双多巴片（为恩他卡朋/左旋多巴/卡比多巴复合制剂，按左旋多巴剂量不同分成 4 种剂型）。

5. 抗胆碱能药　国内有苯海索，主要适用于有震颤的患者，而对无震颤的患者不推荐应用。对 60 岁以上的患者尽可能不用或少用；若必须应用则应控制剂量。

6. 金刚烷胺　有两种剂型：常释片和缓释片。国内目前仅有前者，对少动、强直、震颤均有改善作用，对改善异动症有效。

二、手术治疗

帕金森病早期对药物治疗效果显著，但随着疾病的进展，药物疗效明显减退，或并发严重的症状波动或异动症，这时可以考虑手术治疗。手术方法主要有神经核毁损术和脑深部电刺激（DBS），DBS 因其相对无创、安全和可调控性而成为目前的主要手术选择。

三、康复与运动疗法

对帕金森病运动和非运动症状改善乃至对延缓病程的进展可能都有一定的帮助，特别是帕金森病患者多存在步态障碍、姿势平衡障碍、语言和（或）吞咽障碍等轴性症状，可以从康复和运动疗法中获益。临床上，可以根据不同的行动障碍进行相应的康复或运动训练，如健走、太极拳、瑜伽、舞蹈、有氧运动、抗阻训练等。

四、心理干预疗法

对帕金森病患者的神经-精神症状应予有效的心理干预治疗，与药物应用并重，以减轻身体症状，改善心理精神状态，达到更好的治疗效果。

【中成药辨证应用】

1. 风阳内动证　天智颗粒，口服，每次 1 袋，每日 3 次。

2. 痰热风动证　醒脑静注射液，静脉滴注，每次 10～20mL，每日 1 次。

3. 气血亏虚证　四物合剂，口服，每次 10～15mL，每日 3 次；或归脾丸口服，每次 8 丸，每日 3 次。

4. 阴虚风动证　左归丸或六味地黄丸，口服，每次 8 丸，每日 3 次；天智颗粒，口服，每次 1 袋，每日 3 次。

5. 阳气虚衰证　急症可选用参附注射液静脉滴注，每次 20～100mL，每日 1 次；缓症可用右归丸，口服，每次 9g，每日 3 次。

【中医调护】

一、病情观察

1. 观察患者震颤、运动、步态、面具脸、强直等症状，若出现震颤剧烈者，应医嘱给予镇静药。

2. 因震颤和不自主运动，出汗多，应观察有无皮肤破损或皮肤感染；中晚期患者因运动障碍，卧床时间增多，应预防压疮。

3. 排尿困难者应评估其有无尿潴留和尿路感染；顽固性便秘者应观察其排便的情况。

二、生活起居护理

1. 保持病室整洁、安静。重症者应卧床休息，每日协助其做被动运动，轻症者活动时注意安全，防跌倒。

2. 生活不能自理者，加强口腔、皮肤的护理。

3. 对于下肢行动不便者、起床困难者，应配备高位坐厕、床挡、走道扶手等必要的辅助设施；提供无须穿鞋带的鞋子、便于穿脱的衣服、粗柄牙刷、固定碗碟的防滑垫、大手柄餐具等；生活用品如毛巾、纸巾、便器、手杖等固定并放于伸手可及处。

4. 平衡差者需有专人护理，防止跌伤。上肢震颤未能控制时，应避免拿热水、热汤，以防烫伤。

三、饮食护理

1. 饮食宜清淡、富营养、低盐、低脂、含适量优质蛋白的易消化饮食，忌食辛辣刺激食品及肥甘厚腻之品，忌烟酒。

2. 多吃新鲜蔬菜、水果，血脉瘀滞者宜多食山楂、佛手等。

3. 肝肾阴虚者应多食动物内脏、黑豆、枸杞子等；同时还可多食瓜子、杏仁、芝麻等，多饮绿茶。因槟榔为拟胆碱能食物，禁食槟榔。

4. 进食或饮水时抬高床头，保持坐位或半坐位，注意力集中，避免打扰。

5. 对于流涎过多的患者可使用吸管，对于咀嚼或吞咽功能障碍的患者，应指导其食精细制作的小块食物或黏稠、不宜反流的食物，少量分次吞咽。

6. 避免吃坚硬、滑溜及圆形的食物，如果冻等；对于进食困难、饮水反呛的患者，要及时插胃管给予鼻饲，防止误吸。

四、情志护理

应多关心患者，多与患者交流。患者因早期动作迟钝、表情淡漠、流涎及病情进行性加重，产生恐惧、焦虑甚至绝望心理，要及时给予心理疏导，解除其不良情绪，使其保持情绪稳定，心情舒畅，气机调畅，配合治疗。

五、用药护理

1. 中药汤剂宜温服，观察用药后的效果及反应。

2. 复方左旋多巴制剂应在进餐前 1 小时服用，进餐时缓慢进食。让患者及家属熟悉长期服药过程中可能会出现"开关现象""剂末现象"和"异动症"的表现及应对方法。

3. 昏迷或吞咽困难者给予鼻饲饮食。

六、健康教育

1. 起居有常，注意调畅情志，避免思忧愁伤。

2. 颤证为慢性进行性加重的疾病，应帮助患者及家属掌握疾病相关知识和自我护理方法。

3. 督促患者遵医嘱正确服药，防止错服、漏服。

4. 坚持适当的运动，加强日常生活动作训练，如进食、洗漱、穿脱衣服等。早期患者鼓励加强肢体功能锻炼，进行康复治疗；卧床患者协助被动活动关节和按摩肢体，预防关节僵硬和肢体挛缩。

5. 加强守护，预防跌倒，外出时需人陪同；尤其是精神智能障碍者，其衣服口袋内要放置写有患者姓名、住址和联系电话的"安全卡片"，或佩戴手腕识别牌，以防走失。

【治未病原则及措施】

1. 预防颤证应起居有节，保持心情舒畅，劳逸适度，节制房事。

2. 饮食宜清淡而富有营养，忌暴饮暴食及嗜食肥甘厚味，戒除烟酒等不良嗜好。

3. 避免中毒、中风、颅脑损伤对预防颤证发生有重要意义。

（周口市中医院脑病科一病区：梁春鹏，郭秋红）

附：支持标准、绝对排除标准和警示征象

（一）支持标准

1. 患者对多巴胺能药物的治疗明确且显著有效。在初始治疗期间，患者的功能可恢复或接近至正常水平。在没有明确记录的情况下，初始治疗的显著应答可定义为以下两种情况：①药物剂量增加时症状显著改善，剂量减少时症状显著加重。以上改变可通过客观评分（治疗后 UPDRS-Ⅲ 评分改善超过 30%）或主观描述（由患者或看护者提供的可靠而显著的病情改变）来确定；②存在明确且显著的开/关期症状波动，并在某种程度上包括可预测的剂末现象。

2. 出现左旋多巴诱导的异动症。

3. 临床体检观察到单个肢体的静止性震颤（既往或本次检查）。

4. 以下辅助检测阳性有助于鉴别帕金森病与非典型性帕金森综合征：存在嗅觉减退或丧失，或头颅超声显示黑质异常高回声（>20mm^2），或心脏间碘苄胍闪烁显像法显示心脏去交感神经支配。

（二）绝对排除标准

出现下列任何 1 项即可排除帕金森病的诊断（但不应将有明确其他原因引起的症状算入其中，如外伤等）。

1. 存在明确的小脑性共济失调，或者小脑性眼动异常（持续的凝视诱发的眼震、巨大方波跳动、超节律扫视）。

2. 出现向下的垂直性核上性凝视麻痹，或者向下的垂直性扫视选择性减慢。

3. 在发病后 5 年内，患者被诊断为高度怀疑的行为变异型额颞叶痴呆或原发性进行性失语。

4. 发病 3 年后仍局限于下肢的帕金森样症状。

5. 多巴胺受体阻滞剂或多巴胺耗竭剂治疗诱导的帕金森综合征，其剂量和时程与药物性帕金森综合征相一致。

6. 尽管病情为中等严重程度（即根据 MDS-UPDRS，评定肌强直或运动迟缓的计分大于 2 分），但患者对高剂量（不少于 600mg/d）左旋多巴治疗缺乏显著的治疗应答。

7. 存在明确的皮质复合感觉丧失（如在主要感觉器官完整的情况下出现皮肤书写觉和实体辨别觉损害），以及存在明确的肢体观念运动性失用或进行性失语。

8. 分子神经影像学检查突触前多巴胺能系统功能正常。

9. 存在明确可导致帕金森综合征或疑似与患者症状相关的其他疾病，或者基于全面诊断评估，由专业医师判断其可能为其他综合征，而非帕金森病。

（三）警示征象

1. 发病后 5 年内出现快速进展的步态障碍，以至于需要经常使用轮椅。

2. 运动症状或体征在发病后 5 年内或 5 年以上完全不进展，除非这种病情的稳定是与治疗相关。

3. 发病后 5 年内出现球麻痹症状，表现为严重的发音困难、构音障碍或吞咽困难（需进食较软的食物，或通过鼻胃管、胃造瘘进食）。

4. 发病后 5 年内出现吸气性呼吸功能障碍，即在白天或夜间出现吸气性喘鸣或者频繁的吸气性叹息。

5. 发病后 5 年内出现严重的自主神经功能障碍，包括：直立性低血压，即在站起后 3 分钟内，收缩压下降至少 30mmHg（1mmHg＝0.133kPa）或舒张压下降至少 20mmHg，并排除脱水、药物或其他可能解释自主神经功能障碍的疾病；②发病后 5 年内出现严重的尿潴留或尿失禁（不包括女性长期存在的低容量压力性尿失禁），且不是简单的功能性尿失禁（如不能及时如厕）。对于男性患者，尿潴留必须不是由前列腺疾病所致，且伴发勃起障碍。

6. 发病后 3 年内由于平衡障碍导致反复（>1 次/年）跌倒。

7. 发病后 10 年内出现不成比例的颈部前倾或手足挛缩。

8. 发病后 5 年内不出现任何一种常见的非运动症状，包括嗅觉减退、睡眠障碍（睡眠维持性失眠、日间过度嗜睡、快动眼期睡眠行为障碍）、自主神经功能障碍（便秘、日间尿急、症状性直立性低血压）、精神障碍（抑郁、焦虑、幻觉）。

9. 出现其他原因不能解释的锥体束征。

10. 起病或病程中表现为双侧对称性的帕金森综合征症状，没有任何侧别优势，且客观体检亦未观察到明显的侧别性。

痫 病

痫病是由先天或后天因素使脏腑功能失调,气机逆乱,元神失控所导致的一种发作性神志异常性疾病,以突然意识丧失,甚则仆倒,不省人事,两目上视,口吐涎沫,强直抽搐,或口中怪叫,移时苏醒,醒后一如常人为主要临床表现,又称为"痫证""癫痫""羊痫风"等。发作前可有眩晕、胸闷等先兆,发作后常有疲倦乏力等症状。

【病因病机】

痫病的病因可分为先天因素和后天因素两大类。先天因素主要为先天禀赋不足或禀赋异常,后天因素包括情志失调、饮食不节、跌仆外伤或患他病致脑窍损伤等。先天或后天因素均可造成脏腑功能失调,偶遇诱因触动,则气机逆乱,元神失控而发病。先天或后天因素造成脏腑功能失调,脏气不平,阴阳失衡,致气机逆乱、风火痰瘀等邪闭塞清窍而发病,其基本病机为气机逆乱,元神失控。病理因素涉及风、火、痰、瘀等,其中尤以痰邪作祟最为重要,《医学纲目·癫痫》所云"癫痫者,痰邪逆上也"即是此意。积痰内伏,每由风火触动,痰瘀互结,上蒙清窍而发病。

【诊断要点】

1. 中医诊断标准

(1)任何年龄、性别均可发病,但多在儿童期、青春期或青年期发病,多有家族史或产伤史,或脑部外伤史,老年人可有中风史,每因惊恐、劳累、情志过极等诱发。

(2)典型大发作时突然昏倒,不省人事,两目上视,四肢抽搐,口吐涎沫,或有异常叫声等,醒后如常人;小发作时仅有突然呆木无知,两眼瞪视,呼之不应,或头部下垂,面色苍白,短时间即醒,恢复正常;局限性发作可见多种形式，如口、眼、手等局部抽搐而无突然昏倒，或凝视，或语言障碍，或无意识动作等，多数在数秒至数分钟即止。

（3）发作前可有眩晕、胸闷、叹息等先兆症状，发作后常伴疲乏无力。

（4）反复发作，发无定时，发作持续时间长短不等，多数在数秒至数分钟即止，少数持续数小时以上，苏醒后对发作时情况全然不知。

2. 西医诊断流程

（1）首先确定是否是癫痫：①通过详细询问病史，了解发作是否具有癫痫发作的共性，发作表现是否具有不同发作类型的特征；②脑电图检查是否有痫样放电的临床特征：棘波、尖波、棘-慢或尖-慢复合波。③排除其他非癫痫样发作性疾病，如假性发作、晕厥、偏头痛、短暂性脑缺血发作、过度换气综合征等。

（2）明确癫痫发作类型及是否是癫痫综合征。

（3）确定癫痫的病因。是特发性癫痫或是继发性癫痫？如果考虑继发性癫痫，可进一步完善头颅 CT、磁共振、同位素脑扫描或脑血管造影等检查。

【鉴别诊断】

1. 痫病与中风典型发作　痫病与中风均有突然仆倒、昏不知人等，但痫病有反复发作史，发时口吐涎沫，两目上视，四肢抽搐，或作怪叫声，可自行苏醒，无半身不遂、口舌㖞斜等症，而中风无口吐涎沫、两目上视或病作怪叫等症，醒后常有半身不遂等后遗症。

2. 痫病与厥证　厥证除见突然仆倒、昏不知人主症外，还有面色苍白、四肢厥冷，或见口噤、握拳、手指拘急，而无口吐涎沫、两目上视、四肢抽搐和病作怪叫等症，临床上不难区别。

3. 痫病与痉证　两者都具有四肢抽搐等症状，但痫病时发时止，兼有口吐涎沫、病作怪叫、醒后如常人，多无发热。而痉证多见持续发作，伴有角弓反张，身体强直，多不能自止，常伴发热，多有原发疾病的存在。

【辨证论治】

1. 风痰闭阻证

证候：发病前常有眩晕、头昏、胸闷、乏力、痰多，心情不悦。痫病发作呈多样性，或见突然跌倒，神志不清，抽搐吐涎，或伴尖叫与二便失禁，或短暂神志不清，双目发呆，茫然若失，谈话中断，持物落地，或精神恍惚而无抽搐，舌质红，苔白腻，脉多弦滑有力。

治法：涤痰息风，开窍定痫。

方药：定痫丸加减。

天麻、全蝎、僵蚕平肝息风镇痉；川贝母、胆南星、姜半夏、竹沥、石菖蒲涤痰开窍而降逆；琥珀、茯神、远志、辰砂镇心安神定痫；茯苓、陈皮健脾益气化痰；丹参理血化瘀通络。

2. 痰火扰神证

证候：发作时昏仆抽搐，吐涎或有吼叫，平时急躁易怒，心烦失眠，咯痰不爽，口苦咽干，便秘溲黄，病发后，症情加重，彻夜难眠，目赤，舌红，苔黄腻，脉弦滑而数。

治法：清热泻火，化痰开窍。

方药：龙胆泻肝汤合涤痰汤加减。

龙胆草、青黛、芦荟直入肝经而泻肝火；大黄、黄芩、栀子通泻上中下三焦之火；姜半夏、胆南星、木香、枳实理气涤痰；茯苓、橘红、人参健脾益气化痰；石菖蒲、麝香走窜，清心开窍；当归和血养肝。

3. 瘀阻脑络证

证候：平素头晕头痛，痛有定处，常伴单侧肢体抽搐，或一侧面部抽动，颜面口唇青紫。多继发于颅脑外伤、产伤、颅内感染性疾患后遗症等。或先天脑发育不全，舌质暗红或有瘀斑，舌苔薄白，脉涩，或弦。

治法：活血化瘀，息风通络。

方药：通窍活血汤加减。

赤芍、川芎、桃仁、红花活血化瘀；麝香、老葱通阳开窍，活血通络；僵蚕、地龙、全蝎息风定痫。

4. 心脾两虚证

证候：反复发痫，神疲乏力，心悸气短，失眠多梦，面色苍白，体瘦纳呆，大便溏薄，舌质淡，苔白腻，脉沉细而弱。

治法：补益气血，健脾宁心。

方药：六君子汤合归脾汤加减。

人参、茯苓、白术、炙甘草健脾益气助运；陈皮、姜半夏理气化痰降逆；当归、丹参、熟地黄养血和血；酸枣仁养心安神；远志、五味子敛心气，宁心神。

5. 心肾亏虚证

证候：痫病频发，神思恍惚，头晕目眩，两目干涩，面色晦暗，耳轮焦枯不泽，健忘失眠，腰膝酸软，大便干燥，舌质淡红，脉沉细而数。

治法：补益心肾，潜阳安神。

方药：左归丸合天王补心丹加减。

熟地黄、山药、山萸肉、菟丝子、枸杞子补益肝肾；鹿角胶、龟甲胶峻补精血；川牛膝补肾强腰；生牡蛎、鳖甲滋阴潜阳。

【临证备要】

1. 痫病的治疗遵循"间者并行，甚者独行"原则　发作时应急则治其标，采用益痰顺气法，顽痰胶固需辛温开导，痰热胶着须清化降火，其治疗着重在风、痰、火、虚四个字上。当控制本病发作的方药取效后，一般不应随意更改，否则易致反复。在痫病发作缓解后，应坚持标本并治，守法守方，持之以恒，服用3～5年再逐步减量，方能避免或减少发作。

2. 注意辛热开破法的应用　痰浊闭阻，气机逆乱是本病的主要病机，故治疗多以涤痰、行痰、豁痰为大法。然而痫病之痰，异于一般痰邪，具有深遏潜伏、胶固难化、随风气而聚散之特征，非一般祛痰与化痰药物所能涤除。辛热开破法是针对痫病顽痰难化这一特点而制定的治法，采用大辛大热的川乌、半夏、南星、白附子等具有振奋阳气、推动气化作用的药物，以开气机之闭塞，破痰邪之积聚，捣沉痼之胶结，从而促进顽痰消散，痫病缓解。

3. 注意芳香开窍药及虫类药的应用　芳香开窍类药物性多辛散走窜，

能通善开，不仅能醒神开窍，且气味芳香，有助于宣化痰浊，临证时应酌情选用，常用药有人工麝香、冰片、菖蒲、远志、人工牛黄、郁金等。虫类药具搜风通络、祛风止痉之功，其力非草本药所能代替，临床实践证明其具有良好减轻和控制发作的效果，在各类证候中均可在辨证基础上酌情使用，常用药有全蝎、蜈蚣、地龙、僵蚕、蝉蜕等。如另取研粉吞服，效果尤佳，每服 1~1.5g，每日 2 次，小儿剂量酌减。

4. 临床用药心得 癫痫之形成主要因于脑部外伤，常继发于脑肿瘤、脑组织中毒、先天性脑缺氧及其他类疾病。其主要病机为气滞血瘀，痰湿内阻。气血瘀阻于脑窍，痰湿内阻于脾胃。前者为本，后者为标。临床用药可用桃红四物活血化瘀以治其本，二陈、导痰渗湿化痰以治其标。癫痫之治疗当分清标本缓急。频繁发作，以治标为主，迅速控制病情，防止对大脑的损伤，以平肝息风、镇静安神、豁痰开窍定痫为治法。突然抽风惊厥，可先用针刺促其苏醒，后施以汤药。休止期予以健脾化痰、活血化瘀、祛痰通络、安神补心等法以治本。

【中医特色疗法】

一、针刺

1. 体针

（1）痰气郁滞证

取穴：百会、人中、太冲、丰隆、膻中。

操作：毫针刺，用泻法，每日 1 次或隔日 1 次，10 次为 1 个疗程。

（2）痰火扰神证

取穴：以任、督两脉和足阳明胃经、足厥阴肝经穴为主。

主穴：长强、鸠尾、阳陵泉、筋缩、丰隆、行间、足三里、通里。

配穴：发作时加水沟、颊车、素髎、神门、涌泉、内关，强刺激不留针。夜间发作加照海，白昼发作加申脉。

操作：毫针刺，用泻法，每日 1 次，每次留针 30 分钟，10 次为 1 个疗程。

（3）瘀阻脑络证

取穴：以督脉穴为主。

主穴：水沟、上星、太阳、风池、阳陵泉、筋缩、血海、膈俞、内关。

配穴：头痛者，在其局部以梅花针叩刺微出血。

操作：毫针刺，用泻法，或点刺出血，每日1次，每次留针30分钟，10次为1个疗程。

（4）气血两虚证

取穴：以足太阴脾经、足阳明胃经穴为主。

主穴：三阴交、中脘、足三里、心俞、脾俞、内关、阳陵泉、通里。

配穴：发作持续昏迷不醒者，可针补涌泉，灸气海、关元。

操作：毫针刺，用补法，并可加灸，每日1次，每次留针30分钟，10次为1个疗程。

（5）肝肾阴虚证

取穴：以足少阴肾经、足厥阴肝经穴为主。

主穴：肝俞、肾俞、三阴交、太溪、通里、鸠尾、阳陵泉、筋缩。

配穴：神疲面白，久而不复者，为阴精气血俱虚之象，加气海、足三里、百会。

操作：毫针刺，用补法，每日1次，每次留针30分钟，10次为1个疗程。

2. 耳针

取穴：辨证选取交感、皮质下、心、肝、肾、脾、三焦等穴。

操作：每次选取2～3个穴位，轻刺激，或王不留行贴耳穴。

二、灸法

取穴：脾俞、心俞、肾俞、足三里、丰隆、命门、气海。

方法：手持艾条对准穴位，每穴灸3～5分钟，每日1次，10次为1个疗程。

功效：补肾，健脾，养心。适用于心肾亏虚证、心脾两虚证患者。

三、穴位敷贴

自拟明心膏

功效：豁痰开窍。

方药：白芥子、石菖蒲、远志等。

操作：将上述药物研成细末，用凡士林调和制成糊状制剂，敷贴双下肢涌泉穴。适用于风痰闭阻证。

四、穴位注射

取穴：双侧足三里、手三里、三阴交等。

操作：每次选取 2 个腧穴，可选用丹参注射液等具有活血化瘀作用的中药注射液，将抽取的药液缓慢地注入所选腧穴中，每腧穴注入 0.5mL，隔日 1 次，10 次为 1 个疗程。适用于瘀血内阻患者。

五、中药熏洗（自拟豁痰定痫汤）

功效：平肝息风，定痉除痰，醒脑开窍。

操作：用豁痰定痫汤慢火水煎半小时后，取液 500mL，熏洗浸泡患部，水温控制在 30～42℃（根据患者情况而定），每日 1～2 次，每次 20～40 分钟。

方药：法半夏、胆南星、石菖蒲、天竺黄、僵蚕、乌梢蛇、白矾、郁金、甘草。

六、放血疗法

取穴：耳尖、十宣、人中放血。

功效：开窍醒神，促进患者神志恢复。

操作：常规消毒局部皮肤后点刺 2～3 针，挤出 5～10 滴血液。

七、药棒穴位按摩治疗

对于痫病合并饮水呛咳、言语不利患者，以药棒轻刺激患者软腭、舌根及咽后壁相关穴位，每次 3 分钟，并嘱患者做吞咽动作 5 次，每日 1～2 次，15 日为 1 个疗程，可改善患者言语及吞咽功能。

【经验方及医院制剂】

一、经验方

1. 自拟消痫散

功效：平肝息风，定痉除痰，醒脑开窍。

方药：法半夏 30g，胆南星 30g，僵蚕 30g，全蝎 15g，蜈蚣 3 条，白矾 6g，郁金 30g，石菖蒲 15g，甘草 10g。

用法：共研为末，每服 6g，每日 2 次。

2. 自拟定痫汤

功效：活血化瘀，息风通络，祛痰定痉。

方药：桃仁 10g，红花 10g，当归 15g，白芍 12g，生地 15g，川芎 15g，僵蚕 10g，全蝎 3g，蜈蚣 1 条，代赭石 15g，珍珠母 20g，郁金 10g，法半夏 10g，胆南星 10g，神曲 15g，石菖蒲 10g。

用法：急性发作期煎汤服用。休止期可炼蜜为丸，每丸 6g，每日 2 次。适用用于癫痫抽风反复发作患者。

二、医院制剂

化痰醒脑合剂

功效：清热化痰，醒脑开窍。

方药：清半夏、川芎、陈皮、黄芩、茯苓、枳壳、竹茹、郁金、天竺黄、石菖蒲、泽泻、川牛膝、菊花。

用法：每次 80mL，口服，每日 3 次，适用于痰火扰神患者。

【其他疗法】

1. 有明确病因者，应首先行针对病因治疗。如颅内占位，需行手术治疗；颅内感染者，行抗感染治疗。

2. 无明确病因或有明确病因不能根除者，依据发作类型行药物治疗。

（1）部分性发作和部分性继发性发作，可选用卡马西平、托吡酯、左乙拉西坦、奥卡西平、拉莫三嗪。

（2）全身强直-阵挛性发作可选用丙戊酸、托吡酯、拉莫三嗪、奥卡西平、加巴喷丁。

（3）强直性发作可选用卡马西平、托吡酯、拉莫三嗪、左乙拉西坦。

（4）阵挛性发作可选用丙戊酸、左乙拉西坦、托吡酯、奥卡西平；典型失神发作可选用丙戊酸、拉莫三嗪。

（5）非典型失神发作可选用乙琥胺、拉莫三嗪。

3. 关于癫痫持续状态的治疗，如持续癫痫发作超过 5 分钟，或癫痫反复发作 2 次以上，且发作间歇期意识没有完全恢复，首选苯二氮䓬类药物：地西泮 0.15～0.2mg/kg，静脉注射，最大 10mg，可重复 1 次；咪达唑仑 10mg 肌内注射；劳拉西泮 0.1mg/kg，静脉注射，最大 4mg，可重复 1 次。

【中成药辨证应用】

1. 风痰闭阻证　痫愈胶囊，口服，每次 5 粒，每日 3 次。

2. 痰火扰神证　醒脑静注射液，静脉滴注，每次 10～20mL，每日 1 次。

3. 瘀阻脑络证　香丹注射液、红花注射液、血塞通、血栓通注射液等具有活血化瘀作用的中药注射液静脉滴注。

4. 心脾两虚证　归脾丸，口服，每次 8～10 丸，每日 3 次。

5. 心肾亏虚证　天王补心丸，口服，每次 9g，每日 2 次；左归丸，口服，每次 9g，每日 2 次。

【中医调护】

一、病情观察

1. 观察发作时的症状表现，了解神昏、抽搐程度，发作的持续时间，有无吼叫声，瞳孔大小，痰涎壅塞状况，有无呼吸停止现象。

2. 观察抽搐部位、时间、次数；发作后有无口舌咬破、骨折或外伤现象。发现患者有痴呆、失神等发作先兆，应立即报告医师并配合处理。

二、生活起居护理

1. 保持病室整洁安静，光线宜暗，病室宜宽敞，尽量少陈设物品，床应设床挡。

2. 对发作期患者，避免惊叫及噪声，不宜受到强光刺激，夜晚发作者应有专人陪护。

3. 发作后及时安排患者卧床休息，消除噪声，拉好窗帘。生活有规律，切忌过劳，频繁发作者不宜单独外出活动。

三、饮食护理

饮食应富营养、宜消化，忌食辛辣、炙烤、肥甘之品。

1. 痰气瘀滞者，宜服疏利健脾化痰之品，如柑橘、金橘饼、山药、薏米等。

2. 肝肾阴虚者，宜多食滋补肝肾之品，如黑芝麻、桑椹、猪腰等。

3. 痰火扰神者，宜清热化痰开窍之品，如西瓜汁、梨汁、莲藕汁等。

四、情志护理

1. 患者可因长期患病而焦虑不安，恐惧，应多与患者沟通，及时疏导，解除患者的忧虑和悲观情绪，使其正确认识疾病，树立战胜疾病的信心。

2. 指导患者采用放松疗法，舒畅情志，调和气机，以利于疾病的恢复。

五、用药护理

1. 严格按照医嘱的剂量、时间和方法给药，主要观察药物的不良反应。

2. 气血两虚者服补益药，大多质重味厚，宜文火久煎，早晚温服。

3. 痰火扰神者，汤剂宜取汁凉服或微温服。

六、健康教育

1. 起居有常，劳逸适度，保证充足的睡眠，避免过劳。

2. 心情舒畅，乐观开朗，避免因情志过激，七情内伤而诱发疾病。

3. 减少诱发因素，避免各种不良刺激。

4. 向患者讲解坚持正规用药的必要性和重要性，不得随意停药或减量。

5. 患者应注意不宜从事高空、驾驶及水上工作，不单独出行，以免突然发病时发生危险。

6. 适度锻炼身体，如太极拳、太极剑、五禽戏、气功等运动，有益于身体健康，正气恢复，以增强抵抗力，减少发作。

【治未病原则及措施】

1. 加强孕妇保健，避免胎气受损。痫病发生多与母亲在孕期内受外邪干忤，以及七情、饮食、劳倦等失调有关，尤其在出生过程中，胎儿头部外伤也能导致痫病。因此，特别要注意母亲孕期卫生，加强孕妇自身保健，避免胎气受损。

2. 畅情志、调饮食，避免头颅外伤、颅内感染、中风等发生，积极治疗原发病。

（周口市中医院脑病科一病区：梁春鹏，郭秋红）

痴 呆

痴呆是由髓减脑消或痰瘀痹阻脑络,神机失用而导致的一种神志异常疾病,以呆傻愚笨、智能低下、善忘等为主要临床表现。轻者可见神情淡漠,寡言少语,反应迟钝,善忘;重则表现为终日不语,或闭门独居,或口中喃喃,言辞颠倒,行为失常,忽笑忽哭,或不欲食,数日不知饥饿等。本章所讨论以成人痴呆为主,西医学中阿尔茨海默病可参照此辨证治疗。阿尔茨海默病是一种起病隐袭、呈进行性发展的神经退行性疾病,临床特征主要为认知障碍、精神行为异常和社会生活功能减退。

【病因病机】

本病的发病多因先天不足,或后天失养,或年迈体虚,或久病不复,导致肾虚精少,髓海不足,元神失养,而渐致痴呆;或因久郁不解,或中风外伤,或外感热毒等,导致损伤脑络,脑气不通,神明不清,而突发痴呆。

1. 先天不足 《灵枢·经脉》云:"人始生,先成精,精成而脑髓生。"先天禀赋不足或遗传因素缺陷在痴呆发病中起着重要作用。禀赋不足,髓海不充,不能继年,延至成年,或因衰老,或因情志,或因饮食,或因劳逸等后天因素影响,而致髓海渐空,元神失养,发为痴呆。

2. 后天失养 《灵枢·五癃津液别》所谓:"五谷之津液,和合而为膏者,内渗入于骨空,补益脑髓。"清·陈士铎《辨证录·呆病门》云:"人有一时而成呆病者,全不起于忧郁……谁知是起居失节,胃气伤而痰迷之乎。"可见,起居失宜、饮食失节、劳逸失度,或久病不复,都可导致脾胃受损,既不能化生气血精微,充养脑髓,又会聚湿生痰,蒙蔽清窍,致神明不清而成痴呆。

3. 年老肾虚 《素问·上古天真论》云:"男不过尽八八,女不过尽七七,而天地之精气皆竭矣。"清·汪昂《医方集解·补养之剂》云:"人之与志皆藏于肾,肾精不足则志气衰,不能上通于心,故迷惑善忘也。"可见，人至老年，肾气日衰，精气欲竭，脑髓失充，元神失养，故发呆病。诚如陈士铎《辨证录·呆病门》所云："人有老年而健忘者，近事多不记忆，虽人述其前事，犹若茫然，此真健忘之极也，人以为心血之涸，谁知肾水之竭乎。"清·王清任《医林改错·脑髓说》更加明确指出："高年无记性者，脑髓渐空。"

4. 久郁不解 明·张介宾《景岳全书·杂病谟》发现情志所伤可致痴呆，如"痴呆证，凡平素无痰，而或以郁结，或以不遂，或以思虑，或以疑惑，或以惊恐，而渐致痴呆"。清·陈士铎《辨证录·呆病门》认为在情志致呆中，尤以久郁为甚，所谓"郁之既久而成呆"。一方面，木郁土衰，痰浊内生，痰蒙清窍，发为痴呆；另一方面，久郁化火，炼液成痰，迷蒙清窍，发为痴呆。

5. 中风外伤 中风后瘀血气滞而成痴呆者，乃瘀阻脑络，脑气不通，使脑气与脏气不相连接，神明不清所致。如清·吴鞠通《吴鞠通医案·中风》云："中风神呆不语，前能语时，自云头晕，左肢麻，口大歪。"此外，颅脑外伤或产道损伤或外感热毒，损伤脑络，使脑气与脏气不相连接，神明不清而发痴呆。

本病的发病机理主要有虚、痰、瘀等方面，且互为影响。一是髓海不充，脾肾亏虚，气血不足，导致髓海渐空，元神失养而致呆，即所谓"呆病成于虚"。二是木郁土衰，聚湿生痰，痰迷清窍而致呆，即所谓"呆病成于痰"。三是瘀血气滞，脑络瘀阻，脑气不通，脑气与脏气不相连接而成呆，即所谓"呆病成于瘀"。本病的病变部位在脑髓，与心、肝、脾、肾功能失调密切相关，其中以肾虚为本。脾肾亏虚，气血不足，精髓无源，或老年肾衰，精少髓减，使髓海渐空，元神失养而发痴呆。诚如清·王学权《重庆堂随笔·卷上》所言："盖脑为髓海，又名元神之府，水足髓充，则元神精湛而强记不忘矣。若火炎髓竭，元神渐昏，未老健忘，将成劳损也。"与此同时，痰浊、瘀血、火热等留滞于脑，损伤脑络，导致脑气与脏气不相连接，神明不清，故发痴呆。

本病的病机演变有虚实两端。初期多虚，证候表现为髓海不足、脾肾亏虚、气血不足，临床表现以智能缺损症状为主，少见情志异常症状，病情相对稳定，即平台期特征；中期虚实夹杂，证候表现为痰浊蒙窍、瘀血阻络、心肝火旺，一般智能缺损症状较重，常伴情志异常症状，病情明显波动，即波动期特征；后期因痰浊、瘀血、火热久蕴而生浊毒所致，正衰邪盛，但证候表现多以正气虚极和热毒内盛为主，病情明显恶化，临床表现为智能丧失殆尽，且兼神愦如寐，或知动失司，或形神失控，或虚极风动症状，即下滑期特征。

临床上，由虚转实，多为病情加重；由实转虚，常为病情趋缓；而极虚极实，则提示病情恶化。临床上肾虚几乎贯穿于疾病始终，而痰浊对肾虚、髓减、气虚、血瘀等具有叠加作用，所谓"痰气独盛，呆气最深"。其预后"有可愈者，有不可愈者，亦在乎胃气元气之强弱，待时而复，非可急也"。

【诊断】

1. 诊断要点

（1）以记忆力减弱为主：表现为记忆近事及远事能力减弱，判定认知人物、物品、时间、地点能力减退，计算力和识别空间位置结构的能力减弱，理解别人语言及有条理回答问题的能力障碍等。伴性情孤僻，表情淡漠，语言重复，自私狭隘，顽固固执，或无理由地欣快，易于激动或暴怒，道德伦理缺乏，不知羞耻等。

（2）起病隐匿，发展缓慢，渐进加重，病程一般较长。

（3）患者多为老年，常有中风、头晕、脑外伤等病史。

2. 疾病诊断

（1）中医诊断标准：参照国家"十三五"规划教材《中医内科学》痴呆诊断标准（2017 年版）。

①主诉智能缺损。

②存在一项或以上明显的智能缺损，如善忘（短期记忆或长期记忆减退）、失语（如找词困难、语言不连贯、错语）、失认（如不能辨认熟人或物体）、失用（如动作笨拙、系错纽扣）、执行不能（如反应迟钝，或完成任务困难）等。

③日常生活能力下降，部分受累甚至完全丧失。

④除外引起智能缺损的其他原因，如郁证、癫狂、谵妄等。

神经心理学检查、MRI 扫描或 PET 或脑脊液检查或基因测序等有助于本病的临床诊断和鉴别。

（2）西医诊断标准：参照中国阿尔茨海默病协会（ADC）制订的"阿尔茨海默病操作性诊断标准"（2020 年版）（表1）。

表 1　阿尔茨海默病操作性诊断标准

诊断标准		评估领域和分界值	调整值
核心特征	1. 早期显著的记忆减退，且逐渐进展病史	·病史：经询问、照料者报告或医生观察证实	6个月以上
	2. 存在早期显著的情景记忆损害和至少1个其他认知领域损害的客观证据	·记忆：DSR ≤10.5/56 分（年龄调整值）	年龄 50—64≤12.5 分 年龄 65—74≤9.5 分 年龄 75—84≤5.0 分
		或 HVLT≤15.5/36 分（年龄调整值）	年龄 50—64≤18.5 分 年龄 65—74≤15.5 分 年龄 75—84≤14.5 分
		·视空间：TMT-A≥98.5/150 秒（年龄调整值）	年龄 50—64≥80.5 分 年龄 65—74≥90.5 分 年龄 ≥75 ≥101.5 分
		·执行：TMT-B ≥188.5/300 秒（年龄调整值）	年龄 50~64≥150.5 分 年龄 65~74≥165.5 分 年龄 ≥75 ≥199.5 分
		·语言：BNT-30≤21.5/30 分（教育调整值）	教育≤9 年≤19.5 分 教育>9 年≤21.5 分
	3. 伴有或不伴有总体认知功能损害	·综合认知：mmSE≤26/30 分（教育调整值）	大学≤26/30 分 中学≤24/30 分 小学≤23/30 分 文盲≤22/30 分
	4. 工作或日常活动能力下降	·功能：ADL≥16/56 分	轻度≥16/56 分 中度≥25/56 分 重度≥30/56 分
支持特征	5. 具备或不具备 AD 病理证据或其他生物标志之一	·MRI 内侧颞叶萎缩（MTA≥1.5 分，年龄调整值）	年龄 50~64≥1.0 分 年龄 65~74≥1.5 分 年龄 75~84≥2.0 分
		或海马体积缩小（HV-MRI≤1.98cm^3，左右测定值）	左侧 HV≤2.28cm^3 右侧 HV≤2.63cm^3
		·PET 示 Aβ 沉积，额、颞、顶叶和纹状体最突出，或	
		·PET 示 FDG 代谢，颞顶叶联合区域最突出，或	
		·PET 示 tau 沉积，广泛的新皮质（顶叶、额叶）最突出，或	参考表 4 和 5
		·CSF 或 Plas−Aβ$_{42}$降低或 tau 增加或 tau/Aβ$_{1~42}$比值异常，或	
		·AD 常染色体显性突变（如 APP/PSEN1/ PSEN2）	

续表

诊断标准		评估领域和分界值	调整值
排除标准	6. 痴呆的其他病因或伴随病变（血管病变）	·其他病因：VaD 或 DLB 或 FTD/PPA，其他精神障碍或重度情感障碍	
		·可逆原因：代谢、激素、感染、中毒及药物滥用	

注释：AD：阿尔茨海默病；ADL：日常生活活动量表；ApoE：载脂蛋白 E；APP：淀粉样前体蛋白基因；BNT：波士顿命名测试；CDR：临床痴呆评定量表；CSF：欧脑脊液；DLB：路易体痴呆；DSR：延迟故事回忆；FDG-PET：使用［F-18F］-氟脱氧葡萄糖检测脑内葡萄糖代谢和血流量的变化；FTD：额颞叶痴呆；HV：海马体积；HVLT：霍普金斯词语学习测试；mmSE：简易精神状态检查；MRI：磁共振成像，结构 MRI 检测灰质、白质和脑脊液中的组织变化。这种技术对于由于神经元损失和萎缩引起的灰质体积变化特别敏感；MTA：内侧颞叶萎缩；Plasma：血浆；PPA：原发性进行性失语；PSEN：早老素基因；TMT：连线测试；VaD：血管性痴呆。

典型 AD 临床诊断应以病史和检查证实有早期显著的情景记忆损害且 MRI 显示内侧颞叶萎缩或海马萎缩为核心临床特征，并采用本土化诊断性参数，以减少因语言、文化和种族不同而产生的偏差。非典型 AD 不具备早期显著的情景记忆损害和内侧颞叶萎缩的特征，以此鉴别。虽然 AD 生物标志物检测有助于提高诊断的确证性水平，但检测技术及其分界值还缺乏本土化的统一标准。

3. 病程分期　采用阿尔茨海默病中医诊疗共识联合小组（JCG）制订的"阿尔茨海默病临床分期标准"（2017 年版），判断阿尔茨海默病早期（启动期）、中期（进展期）和晚期（恶化期），指导临床辨证施治（表 2）。

表 2　阿尔茨海默病临床分期标准［JGG 方案（2017）］

病期	序号	项目
早期（初始期）	1	具备记忆减退和（或）其他认知领域症状之一；忘失前后/混淆时空；不识熟人/难辨常物；欲言无词/指物难名；迟疑退缩/性格改变
	2	临床痴呆评定为轻度（CDR05-1.0）
	3	认知功能轻度损害（MMSF21-26）
	4	病程大约 6 年

病期	序号	项目
中期（进展期）	1	具备情绪、精神、行为症状之一急躁易怒/抑郁淡漠；妄闻妄见/妄思离奇；多梦早醒/无欲无语；迷路走失/言辞
	2	临床痴呆评定为中度（CDR2.0）
	3	认知功能中度损害（MMSE11-20）
	4	病程大约4年
晚期（恶化期）	1	具备较重的精神、行为和生理功能症状之一：神惫如寐（迷蒙昏睡/瘖寐颠例）；形神失控（激越攻击/操扰不宁）；知动失司（便溺失禁/肢体失用）；虚极风动（躯体蜷缩/肢颤痼疼）
	2	临床痴呆评定为重度（CDR3.0）
	3	认知功能重度损害（MMSE<10）
	4	病程大约3年

注释：ADL：日常生活活动量表；mmSE：简易精神状态检查；CDR：临床痴呆评定量表。在任何阶段，1+2或3或4即可判定。

【鉴别诊断】

1. 痴呆与郁证 痴呆的神志异常需与郁证中的脏躁一证相鉴别。脏躁多发于中青年女性，多在精神因素的刺激下呈间歇性发作，不发作时可如常人，且无智能、人格、情感方面的变化。而痴呆多见于中老年人，男女发病无明显差别，且病程迁延，其心神失常症状不能自行缓解，并伴有明显的记忆力、计算力减退甚至人格情感的变化。

2. 痴呆与癫证 癫证属于精神失常的疾患，以沉默寡言、情感淡漠、语无伦次、静而多喜为特征，以成年人多见。而痴呆则属智能活动障碍，是以神情呆滞、愚笨迟钝为主要临床表现的神志异常疾病，以老年人多见。另一方面，痴呆的部分症状可自制，治疗后有不同程度的恢复。重症痴呆患者与癫证在临床症状上有许多相似之处，临床难以区分。

3. 痴呆与健忘 健忘是指记忆力减退、遇事善忘为主症的一种病证。而痴呆则以神情呆滞，或神志恍惚，告知不晓为主要表现，其不知前事或问事不知等表现，与健忘之"善忘前事"有根本区别。痴呆根本不晓前事，而健忘则晓其事却易忘，且健忘不伴有智能减退、神情呆钝。健忘可以是痴呆的早期临床表现，这时可不予鉴别。由于外伤、药物所致健忘，一般经治疗后可恢复。

【辨证论治】

1. 髓海不足

证候：智能减退，计算力、记忆力、定向力、判断力明显减退，神情呆钝，词不达意，懒惰思卧，腰酸骨软，动作缓慢，步履艰难；脑转耳鸣；两日昏花，齿枯发焦；舌瘦色淡，苔薄白，脉沉细弱。

治法：补肾填精，益髓养神。

方药：七福饮加减。人参6g，熟地黄9g，当归9g，麸炒白术5g，炙甘草3g，酸枣仁6g，蜜远志5g。

本方常加鹿角胶、龟甲胶、阿胶、山萸肉、肉苁蓉、知母等，以增加七福饮滋补肝肾、填精益髓之力。

若心烦、溲赤、舌红少苔、脉细而弦数，可合用六味地黄丸或左归丸。若头晕、耳鸣、目眩或视物不清，加天麻、钩藤、珍珠母、煅牡蛎、菊花、生地黄、枸杞。若兼心烦溲赤，舌红少苔，脉细而弦数，乃肾精不足，水不制火而心火亢盛，可用丹参、莲子心等清泻心火。如舌质红、苔黄腻者，是痰热内蕴，可加用清心滚痰丸，待痰热化净，再投滋补之品。

2. 脾肾两虚

证候：表情呆滞，沉默寡言，记忆减退，失认失算，口齿含糊，词不达意，好忘多虑，疑惑惊恐；伴腰膝酸软，肌肉萎缩，食少纳呆，气短懒言，口涎外溢，或四肢不温，腹痛喜按，夜尿频多，鸡鸣泄泻，舌质淡白，舌体胖大，苔白，或舌红，苔少或无苔，脉沉细弱。

治法：补肾健脾，益气生精。

方药：还少丹加减。山药15g，牛膝15g，山茱萸10g，茯苓10g，五味子10g，肉苁蓉10g，石菖蒲10g，巴戟天10g，远志10g，杜仲10g，楮实子10g，小茴香10g，枸杞子5g，熟地黄5g。

若呃逆不食，口涎外溢，加炒白术、生黄芪、清半夏、炒麦芽；若夜尿频多，加菟丝子、蛇床子；若二便失禁，加益智仁、桑螵蛸。如见气短乏力较著，甚至肌肉萎缩，可配伍紫河车、阿胶、续断、杜仲、鸡血藤、何首乌、黄芪等，或合归脾汤加减以益气养血。若脾肾两虚，偏于阳虚者，出现四肢不温、形寒肢冷、五更泄泻等症，方用金匮肾气丸温补肾阳，再加紫河车、鹿角胶、龟甲胶等血肉有情之品，填精补髓。若伴有腰膝酸软、颧红盗汗、耳鸣如蝉、舌瘦质红、少苔、脉弦细数者，是为肝肾阴虚，可用知柏地黄丸合转呆定智汤加减。

3. 痰浊蒙窍

证候：表情呆钝，智力衰退，或哭笑无常，喃喃自语，迷惑善忘；或终日无语，呆若木鸡，夜寐早醒，睡眠倒错；痰多体胖，举动不经；伴不思饮食，脘腹胀痛，痞满不适，口多涎沫，头重如裹，舌质淡，苔白腻，脉滑。

治法：健脾化浊，豁痰开窍。

方药：洗心汤加减。人参30g，茯神30g，半夏15g，陈皮9g，神曲9g，甘草3g，附子3g，石菖蒲3g，酸枣仁30g。

本方常加郁金、制远志以增加化痰益智之力。

有热象，则减附子；若舌红苔黄腻，可加清心滚痰丸；若言语颠倒，歌笑不休，甚至反喜污秽，或喜食炭，可改用转呆丹。脾虚明显者，可加党参、黄芪、山药、砂仁等；若头重如裹，哭笑无常，喃喃自语，口多涎沫者，痰浊壅塞较著，重用陈皮、半夏，配伍胆南星、佩兰、白豆蔻、全瓜蒌等豁痰理气之品。若痰浊郁久化火，蒙蔽清窍，扰动心神，症见心烦躁动，言语颠倒，哭笑不休，甚至反喜污秽等，宜用涤痰汤化痰开窍，并加黄芩、黄连、竹沥以增强清化热痰之功。

4. 瘀血内阻

证候：反应迟钝，行走缓慢；妄思离奇，梦幻游离；偏瘫麻木，言謇足软；善忘易惊，行为古怪。伴肌肤甲错，口干不欲饮，面色晦暗，舌质暗或有瘀点瘀斑，脉细涩。

治法：活血化瘀，开窍健脑。

方药：通窍活血汤加减。赤芍3g，川芎3g，桃仁9g，红枣7个（去核），红花9g，老葱3根，鲜姜9g，麝香0.16g（包煎）。

通血络非虫蚁所不能，常加全蝎、蜈蚣之类以助通络化瘀之力；化络瘀非天麻、三七所不能，可加天麻、三七以助化瘀通络之力；病久气血不足，加当归、生地黄、党参、黄芪；久病血瘀化热，加钩藤、菊花、夏枯草、竹茹。酒精过敏者，减黄酒。如久病气血不足，加党参、黄芪、熟地黄、当归以补益气血；瘀血日久，瘀血不去，新血不生，血虚明显者，可加当归、鸡血藤、三七、何首乌以养血活血；瘀血日久，郁而化热，症见头痛、呕恶、口干苦、舌红苔黄等，加牡丹皮、生地黄、夏枯草、栀子等清热凉血，清泻肝火。

5. 心肝火旺

证候：急躁易怒，烦躁不安；妄闻妄见，喊叫异动；噩梦难寐，便干尿赤；善忘，言行颠倒，伴眩晕头痛，面红目赤，心烦失眠，口干咽燥，口臭生疮，尿黄便秘，舌红或绛苔黄，脉弦数。

治法：清热泻火，安神定志。

方药：天麻钩藤饮加减。天麻9g，钩藤12g，生石决明18g，山栀9g，黄芩9g，川牛膝12g，杜仲9g，益母草9g，桑寄生9g，夜交藤9g，朱茯神9g。

若失眠多梦，减杜仲、桑寄生，加莲子心、丹参、酸枣仁、合欢皮；若妄闻妄见、妄思妄行，减杜仲、桑寄生，加生地黄、山茱萸、牡丹皮、珍珠粉；若苔黄黏腻，加天竺黄、郁金、胆南星；若便秘，加酒大黄、枳实、厚朴；若烦躁不安，加黄连解毒汤或口服安宫牛黄丸。

6. 毒盛虚极

证候：迷蒙昏睡，无欲无语；便溺失禁，心身失用；激越攻击，谵语妄言；躯体蜷缩，肢颤痈痉；舌绛，脉数或沉。

治法：解毒通络、补肾固元。

方药：黄连解毒汤加遗忘双痉丹。黄连6g，黄芩6g，黄柏6g，栀子9g，人参18g，莲须12g，芡实18g，山药24g，麦冬18g，五味子6g，酸枣仁18g，远志6g，石菖蒲6g，当归18g，柏子仁6g，熟地黄6g，山茱萸18g。

若痰迷热闭，神惫如寐，加菖蒲、郁金、天竺黄，或合用至宝丹；若脾肾虚极，知动失司，合用还少丹；若火毒内盛，形神失控，合用安宫牛黄丸；若阴虚内热，虚极生风，合紫雪丹或生地黄、天麻、地龙、全蝎、蜈蚣等。

【临证备要】

1. 痴呆首重补肾　《灵枢·经脉》云：“人始生，先成精，精成而脑髓生。”肾藏精，精充髓，髓荣脑，“脑为髓之海”。《医学心悟》明确指出：“肾主智，肾虚则智不足。”年老肾衰，肾虚不能化精，髓海失充，造成髓少不能养脑，脑失滋养枯萎，萎则神机不用而发为痴呆。故肾虚是痴呆病的核心病机，治疗首应补肾。临证时根据肾阴阳之偏衰选择补肾药。但临床上不可因肾虚病机或见肾虚之候而猛投妄投补肾之品，应注意缓补而非峻补，或补中寓通，补而不腻，以免滋生痰浊。

2. 痴呆应重化瘀活血　痴呆病程长且病情缠绵难解，难以治愈，“怪病多痰，久病多瘀”，痰瘀在本病的发病机制中具有重要的作用。痰瘀既是病理产物，又是导致痴呆发生的致病因素，为病之标。痰瘀证贯穿本病始终，痰瘀不除，本病难愈。因而化痰活血是临床治疗本病的常用方法，如古方治疗此类疾病之癫狂梦醒汤（《医林改错》）中，既有活血化瘀药，又有化痰药。临床实践中常根据标本虚实轻重，将化痰活血法与补虚法联合应用。

3. 注重开窍醒神法及“风药”应用　由于痴呆病多有痰阻血瘀之病机，甚至痰浊瘀血夹风火上蒙清窍而致神机失灵，故临床常以芳香之品开窍醒神，以增强临床疗效。另外，临床多有用“风药”治疗本病的经验，一则脑居颠顶，为诸阳之会，唯风药辛宣，方可疏通经脉，升发清阳之气贯注于脑，以壮髓海；二则阳升气旺，有助于化痰逐瘀。

4. 重视情志因素　痴呆是精神神经类疾病，精神因素在发病中占重要地位。《景岳全书·癫狂痴呆》指出，痴呆由郁结、不遂、思虑等病因渐积而成。王永炎院士等认为，七情失调是形成本病的主要原因。因此在临床辨证用药的同时，还应注意患者的心理保健指导，并与智能训练等相结合，往往会提高临床疗效。

总之，补肾是阿尔茨海默病最基本的治疗原则，应贯穿于疾病的全程。由于证候演变具有一定的规律性，治疗的一般原则是分期辨证施治。分期辨证施治意指随证候演变而变化治法的序贯疗法：早期病情初始，常以补肾为主；中期痰瘀火并现，应化痰、祛瘀、泻火交替或并行；晚期因痰、瘀、火而化生毒浊，毒浊内盛而元气极虚，常在清热解毒基础上，补肾固元，以增加协同效应。

【中医特色疗法】

一、针刺

1. 体针

治则：补肾填精、健脑益智。肝肾亏虚、气血不足者针灸并用，补法；痰浊中阻、瘀血阻络者以针为主，平补平泻。

处方：百会、四神聪、太溪、大钟、悬钟、足三里。

加减：肝肾阴虚加肝俞、三阴交；气血虚弱加气海、膈俞；痰浊中阻加丰隆、中脘；瘀血阻络加膈俞、委中。

操作：各腧穴均常规针刺；四神聪刺向百会穴；百会针后加灸（重灸20分钟以上），使患者感到艾灸热力达到颅内和穴位深层。每日或隔日1次。

2. 头针　取顶中线、额中线、颞前线、颞后线。每次选2～3穴，毫针强刺激；亦可配电针，疏密波中强度刺激。

3. 耳针　取心、肝、肾、枕、脑点、神门、肾上腺。每次选用3～5穴，毫针浅刺、轻刺，留针30分钟；亦可用王不留行籽贴压。治疗前先用耳穴探测棒在耳穴上寻找阳性点，用75%乙醇消毒耳郭后，将王不留行籽的胶布固压于耳穴，给予施力加压，使患者有酸麻胀痛或发热感，并嘱患者定时按压，每日2～3次，每次3～5分钟。

二、灸法

选穴：脾俞、肾俞、足三里、丰隆、命门、气海。

方法：手持艾条对准穴位，每穴灸3～5分钟，每日1次，10次为1个疗程。

作用：补肾健脾，益气升清。适用于脾肾两虚证患者。

三、穴位敷贴

自拟明心膏

功效：豁痰开窍。

组成：白芥子、石菖蒲、远志等。

用法：将上述药物研成细末，用凡士林调和制成糊状制剂，敷贴双下肢涌泉穴。适用与痰浊蒙窍证。

四、穴位注射

选穴：双侧足三里、手三里、三阴交等。

操作方法：每次选取 2 个腧穴，可选用丹参注射液等具有活血化瘀作用的中药注射液，将抽取的药液缓慢地注入所选腧穴中，每腧穴注入 0.5mL，隔日 1 次，10 次为 1 个疗程。适用于瘀血内阻证患者。

五、中药熏洗

益气聪明汤

功效：益气升阳，聪耳明目。

用法：用益气聪明汤慢火水煎半小时后，取液 500mL，熏洗浸泡患部，水温控制在 30～42℃（根据患者情况而定），每日 1～2 次，每次 20～40 分钟。

药物组成：艾叶、黄芪、甘草、白芍、黄柏、人参叶、升麻、葛根、蔓荆子、菊花、益智仁。

六、放血疗法

选穴：耳尖、肝俞、心俞。

作用：开窍泄热，安神定志。

操作方法：常规消毒局部皮肤后点刺 2～3 针，挤出 5～10 滴血液。

【经验方及医院制剂】

一、经验方

1. 化痰醒脑方

功效：清热化痰，醒脑开窍，活血通络。

组成：清半夏 20g，川芎 20g，陈皮 10g，黄芩 9g，茯苓 15g，枳壳 15g，竹茹 15g，郁金 10g，天竺黄 10g，石菖蒲 20g，泽泻 10g，川牛膝 15g，菊花 15g。

2. 益髓健脑汤

功效：滋阴补肾，填精益髓。

组成：女贞子 30g，墨旱莲 20g，黄精 15g，怀牛膝 15g，枸杞子 15g，菟丝子 12g，淫羊藿 9g，小茴香 6g，生黄芪 60g，川芎 12g，赤芍 9g，桃仁 9g，红花 9g，鸡血藤 15g，三七（冲服）3g。

3. 开窍益智方

功效：益气补肾填精，活血化痰开窍。

组成：人参 6g，黄芪 15g，太子参 10g，生地黄 10g，熟地黄 10g，远志 10g，石菖蒲 10g，郁金 10g，茯苓 12g，肉苁蓉 10g，益智仁 12g，土鳖虫 10g，水蛭 6g，当归 10g。

二、医院制剂

化痰醒脑合剂

功效：化痰醒脑方可清热化痰，醒脑开窍。

组成：清半夏、川芎、陈皮、黄芩、茯苓、枳壳、竹茹、郁金、天竺黄、石菖蒲、泽泻、川牛膝、菊花。

用法：每次 80mL，口服，每日 3 次，适用于痰浊蒙窍证患者。

【其他疗法】

1. 诊疗规范　《阿尔茨海默病的诊疗规范（2020 年版）》指出阿尔茨海默病的治疗原则包括以下主要内容。

（1）尽早诊断，及时治疗，终身管理。

（2）现有的抗阿尔茨海默病药物虽不能逆转疾病，但可以延缓进展，应尽可能坚持长期治疗。

（3）针对痴呆伴发的精神行为症状，非药物干预为首选，抗痴呆治疗是基本，必要时可使用精神药物，但应定期评估疗效和副作用，避免长期使用。

（4）对照料者的健康教育、心理支持及实际帮助，可改善阿尔茨海默病患者的生活质量。

2. 西药治疗

（1）改善认知的药物

①胆碱酯酶抑制剂

多奈哌齐：通过竞争性和非竞争性抑制乙酰胆碱酯酶，从而提高神经元突触间隙的乙酰胆碱浓度。可每日单次给药。常见的副作用包括腹泻、恶心、睡眠障碍，较严重的副作用为心动过缓。多奈哌齐的推荐起始剂量是 5mg/d，对药物较敏感者，初始剂量可为 2.5mg/d，1 周后增加至 5mg/d，1 个月后剂量可增加至 10mg/d。如果能耐受，尽可能用 10mg/d 的剂量，使用期间应定期复查心电图。

卡巴拉汀：属氨基甲酸类，能同时抑制乙酰胆碱酯酶和丁酰胆碱酯酶。日剂量大于 6mg 时，其临床疗效较为肯定，但高剂量治疗时，不良反应也相应增多。卡巴拉汀亦有透皮贴剂。

②谷氨酸受体拮抗剂：美金刚作用于大脑中的谷氨酸-谷胺酰胺系统，为具有中等亲和力的非竞争性 N-甲基-D-天冬氨酸拮抗剂。用法为初始剂量 5mg，第 2 周加量至 10mg，第 3 周加量至 15mg，第 4 周加量至 20mg，每日 1 次，口服。对肾功能有损害的患者，美金刚剂量应酌减。对中度或中重度的阿尔茨海默病患者，使用 1 种胆碱酯酶抑制剂和美金刚联合治疗，可以获得更好的认知、日常生活能力和社会功能，改善精神行为症状。

3. 非药物与药物干预

（1）针对精神行为症状的非药物干预强调以人为本。采用非药物干预措施可促进和改善功能，促进社会活动和体力活动，增加智能刺激，减少认知问题、处理行为问题，解决家庭冲突和改善社会支持。面向患者的非药物干预方法有环境治疗、感官刺激治疗、行为干预、音乐治疗、舒缓治疗、香氛治疗、认可疗法、认知刺激治疗等多种形式。面向照料者的支持性干预同等重要。制定和实施非药物干预技术时尤其应注意个体化特点。

（2）针对精神行为症状的药物治疗

①抗精神病药：主要用于控制严重的幻觉、妄想和兴奋冲动症状。抗精神病药使用应遵循"小剂量起始，根据治疗反应以及不良反应缓慢增量，症状控制后缓慢减量至停药"的原则使用。常用的药物包括利培酮、奥氮平、喹硫平等。利培酮起始剂量 0.25~0.50mg/d，最大剂量 2mg/d，分 1~2 次给药；奥氮平 1.25~2.50mg/d，最大剂量 10mg/d，分 1~2 次给药；喹

硫平 12.5mg/d，最大剂量 200mg/d，分 1~3 次给药。对于高龄（通常为 85 岁以上）老人，可选择推荐剂量的 1/2 作为起始剂量。

②抗抑郁药：主要用于治疗抑郁、轻度激越和焦虑。常用的药物如曲唑酮（25~100mg）、舍曲林（25~100mg）、西酞普兰（10~20mg，要注意 QTc 间期）、米氮平（7.5~30mg）等。

③心境稳定剂：可缓解冲动和激越行为等症状。常用药物如丙戊酸钠（250~1000mg）。

4. 康复治疗

（1）康复伦理问题：应帮助患者本人及家属了解阿尔茨海默病诊断及含义，患者病情和所处阶段，为患者提供相关知识及康复治疗知识，有利于患者寻求有效的治疗并尽早安排今后的生活。随着疾病的进展，患者的决策权渐渐需要由家属、健康医护人员所掌握。在此过程中，应及时准确评估患者残存的认知和决策能力。在患者尚存较好的决策能力时，在充分遵循患者本人意愿的基础上，与家属充分讨论，协助患者制定并记录今后的生活计划。

（2）康复治疗方法：包括物理治疗、作业治疗、言语治疗、心理治疗、中医传统康复治疗、康复工程、娱乐治疗等。

①物理治疗：重点改善患者肢体功能，增强身体平衡协调性，增加外界信息量摄入，从而改善运动功能。

②作业治疗：着重提高患者日常生活能力和职业技能，改善认知功能，减轻行为异常。

③言语治疗、心理治疗、中医传统康复治疗、康复工程、娱乐治疗等。均可帮助减轻患者非认知性精神神经症状，提高日常生活能力和改善认知功能。

④具体治疗：如记忆功能训练、注意力和集中力训练、推理及解决问题能力的训练、失认症的训练、失用症的训练、运动训练、音乐疗法、心理治疗等。

⑤康复工程：对于具有严重认知功能障碍的部分患者，应用一些电子计算机及其辅助装置、电子耳蜗、助听器、机器人以及矫形器、辅助用具、轮椅等康复设备和器材，将极大改善患者认知功能，提高日常生活能力，

延缓社会功能的减退，更好地帮助患者回归社会、回归工作。

5. 慢病管理 随着阿尔茨海默病早期诊断和治疗，以及总体医疗保健水平的提高，患者的生存时间在逐渐延长。阿尔茨海默病的长程管理，既需要专科医生（精神科/神经科）的指导，也需要康复科医师、老年科医师、物理治疗师、作业治疗师、言语吞咽治疗师、假肢矫形师、心理治疗师的支持，更需要社区卫生人员、长期照护机构医护人员的密切配合。阿尔茨海默病患者在不同病期需要解决不同的问题，如语言及运动康复、针对吞咽困难的物理治疗、营养支持、排便训练等，不仅不同专业人员之间需要保持很好的沟通协调，不同机构间也应该做到医疗信息共享，以便为阿尔茨海默病患者提供连续服务。

【中成药辨证应用】

1. 痰浊蒙窍 化痰醒脑合剂，每次 80mL，口服，每日 3 次，适用于痰浊蒙窍证患者。

2. 瘀血内阻 香丹注射液、血栓通注射液等活血化瘀类中药注射液静脉滴注。血府逐瘀丸，口服，每次 6~12g，每日 2 次。

3. 脾肾两虚 香砂六君丸，口服，每次 9g，每日 3 次；右归丸，口服，每次 9g，每日 3 次。

4. 心肝火旺 龙胆泻肝丸，口服，每次 8 丸，每日 2 次。

5. 髓海不足 复方苁蓉益智胶囊，口服，每次 4 粒，每日 3 次。安神补脑液，每次 10mL，每日 2 次。

6. 肝阳上亢 可选用天智颗粒，冲服，每次 1 袋，每日 3 次。

7. 肾虚衰老 可选用清宫寿桃丸，口服，每次 50 粒，每日 2 次。

【中医调护】

一、病情观察

观察患者表情、思维、行为有无异常，有无词不达意、呆若木鸡、行为古怪等现象；有无急躁易怒/善忘等现象。

二、生活起居护理

1. 病室环境宜清洁安静，避免噪声，温湿度适宜。做好患者的生活护理，保持皮肤清洁。

2. 严重卧床的患者，要做好患者的基础护理，预防压疮、感染的发生。鼓励家属多陪伴。加强守护，防止跌倒、走失等意外的发生。

三、饮食护理

饮食宜清淡富营养，禁食肥甘厚味之品，戒烟酒。

1. 脾肾两虚多食健脾益肾之品，如山药、核桃等。

2. 瘀血内阻多食金针菇、黑木耳、山楂等。

3. 肾精亏虚多食黑芝麻、桑椹、枸杞等。

四、情志护理

1. 帮助患者正确认识和对待疾病，解除其情志异常。

2. 多与患者交流，避免孤独，做好患者的心理护理。避免不良刺激。

五、用药护理

中药汤剂宜按时按量服用。服药期间观察患者的疗效。

六、健康教育

1. 生活起居有规律，保证充足的休息和睡眠。

2. 轻症患者适当进行智能训练，多参加社会活动，保持适当体育锻炼。

3. 重症患者则应注意生活照顾，防止患者自伤或伤人，或长期卧床引发褥疮、感染等并发症。

4. 告知患者家属，定期检测血压、血糖的变化，定期复诊。

【治未病原则及措施】

在中医"治未病"理论的指导下，在阿尔茨海默病临床症状出现前，选用合适的措施来降低发病和延缓病情发展，对阿尔茨海默病的防治有着重要意义。

1. 未病先防 未病先防是指对正常人而言，在疾病发生之前，积极采取各种预防措施，增强人体对疾病的抵抗能力，降低疾病发生的可能。阿尔茨海默病是一种与机体衰老高度相关的神经退行性疾病，其发病率与衰老呈正相关。随着年龄的增长，脏腑渐衰，繁多的基础疾病也是阿尔茨海默病重要的发病因素。此阶段运用"治未病"理论是以降低阿尔茨海默病可控的发病因素为主，是防治工作的基础，贯穿始终。

（1）调畅情志，陶冶情操：《灵枢·天年》载"五十岁，肝气始衰，肝叶始薄"。随着年龄的增长，肝脏的疏泄功能减退，遇大喜、大悲、大怒等刺激，肝气郁结，痰浊、瘀血痹阻于脑络，均可导致阿尔茨海默病的发生。调畅情志，陶冶情操，保持积极的生活态度，对老年人预防阿尔茨海默病尤为重要。

（2）加强锻炼，改善体质：中医把人体的抗病能力称为"正气"。适当加强锻炼，可强身健体、增强体质，以使"正气充盛"，既是"正气内存，邪不可干"之理。已有研究证实，八段锦、太极拳、手指操等可以改善患者认知功能，若能在健康阶段即进行合理锻炼，选择适合中老年人的锻炼方法，坚持锻炼，注意劳逸结合，对阿尔茨海默病的防治有着重要意义。

（3）合理膳食、基础疾病定期监管：《素问·脏气法时论》中就有关于合理膳食的相关记载："五谷为养，五果为助，五畜为益，五菜为充。"肥胖、高血压、糖尿病、高血脂等基础疾病均为阿尔茨海默病的重要危险因素，因此合理膳食、稳控基础疾病为防治阿尔茨海默病的重要途径。

2. 欲病救萌 阿尔茨海默病在其临床症状出现之前会有较长时间的过渡期，即轻度认知功能障碍发生前期，此时间窗仅有极轻微的记忆力减退的主诉，一般的认知功能和生活能力保持完好，达不到痴呆的诊断标准。《素问·八正神明论》指出"上工救其萌芽"，即疾病虽尚未发生，却已出现一些早期临床表现，由于阿尔茨海默病目前尚无理想药物，且病程不可逆，早筛查、早诊断、早干预，防微杜渐，及时将疾病控制在欲发状态，对阿尔茨海默病的防治尤为重要。

（1）早筛查：运用简易精神状态检查（mini-Mental State Examination, mmSE）、日常生活能力量表（Activities of Daily Living Scale，ADL）、临床痴呆量表（Clinical Dementia Rating，CDR）等定期测试。

（2）早诊断：定期检测阿尔茨海默病早期生物标记物。

（3）早干预：可选用通窍活血化痰类、补肾充髓类、健脾养心类中药复方，以及具有改善记忆力、开窍醒脑功能的腧穴予以针灸治疗，如百会、神庭、印堂、四神聪等，配合认知功能康复训练，以防止认知功能减退。

此阶段的意义不仅仅是治疗早期认知功能障碍，同时也有助于延缓病情发展。

3. 既病防变 轻度认知功能障碍阶段是阿尔茨海默病早期表现，是介于痴呆和正常老化之间的过渡状态。有一半以上的轻度知功能障碍最终会发展成为阿尔茨海默病，每年会有10%～15%的轻度认知功能障碍会发展为阿尔茨海默病。既病防变，即发病初期，针对疾病发展过程中会出现的趋势予以对症治疗，以阻止或扭转病情的发展。《素问·八正神明论》即言明了此阶段的重要性："上工救其萌芽……不败而救之，故曰上工。下工救其已成，救其已败。""正气"与"邪气"的盛衰，直接影响着疾病的发展和转归。影响疾病传变的因素有很多，但最根本的是"正气"的盛衰，故"既病防变"的重点是提升机体的"正气"。

早期认知功能障碍最基本的病机是肝肾亏虚，精血不足，髓海不充，脑失所养，神明失用。由于其最主要的致病因素是虚、痰、瘀，故在众多分型标准中，肾虚证、痰浊证及血瘀证最为常见，故此三型可以为临床治疗提供指导。对此阶段的患者进行辨证施治，可选取能改善认知功能的中药复方，如补肾类、化痰开窍类、泻火解毒类、疏肝理气类等复方，以及可以改善认知功能的穴位针刺治疗，如百会、四神聪、水沟、肾俞、足三里、神门、内关、太溪等穴位。

此阶段的积极治疗，对延缓甚至是阻止病情往阿尔茨海默病方向发展有着重要意义。

表3　简易精神状态检查（mmSE）

项目	记录	评分
Ⅰ定向力（10分）		
今天是几号？		0 1
今年是哪一年？		0 1
现在是几月份？		0 1

项目	记录	评分
今天是星期几？		0 1
现在是什么季节？		0 1
您能告诉我这家医院的名字吗？		0 1
我们在第几层？		0 1
我们在哪个城市？		0 1
我们在哪个区？		0 1
我们在哪个国家？		0 1
Ⅱ 即刻回忆（3分） 请您重复一遍下列单词，每个单词允许有 1 秒钟思考，可测试 6 次		
皮球		0 1
国旗		0 1
树木		0 1
测试次数（　）		
Ⅲ 注意力和计算力（5分） 请您计算从 100 依次减 7，并将每减一个 7 后的答案告诉我，直到我说"停"为止共 5 次，对一系列减 7 评分		
100～7		0 1
−7		0 1
−7		0 1
−7		0 1
−7		0 1
Ⅳ 延迟回忆（3分） 你能回忆起我刚才说的单词吗？		
皮球		0 1
国旗		0 1
树木		0 1
Ⅴ 语言能力（9分）		
（出示手表）这是什么？	手表	0 1
（出示铅笔）这是什么？	铅笔	0 1
请跟我说"不，如果，而且，或者，但是"	复述	0 1
"请用您的右手拿起纸，	右手	0 1

续表

项目	记录	评分
将它对折,	对折	0 1
放在您的膝盖上。"	纸在膝盖上	0 1
"闭上您的眼睛"	闭眼睛	0 1
请写一个完整的句子。	写出句子	0 1
（出示五角形图案）请照这个样子画图。	画出五角形	0 1
总分：30 分（每项 1 分）		

下表由医生与患者、长期照料者交谈后填写。根据过去 4 周的情况，圈选最符合的选项。基线评估时，1～7 分为症状严重程度评分；随访评估时，1～7 分为与基线比较的症状改变，0＝无症状，1＝极大改善，2＝中度改善，3＝轻度改善，4＝无变化，5＝轻度恶化，6＝中度恶化，7＝重度恶化。以《肾虚证候量表》为例，其他参考文献 5。

表 4　阿尔茨海默病证候疗效量表（CGIC-S）

1. 肾虚证（基线）							
根据患者提供信息评估：	严重程度（1＝无，7＝最重）						
二便失禁	1	2	3	4	5	6	7
小便失禁	1	2	3	4	5	6	7
夜尿频多	1	2	3	4	5	6	7
腰膝酸软	1	2	3	4	5	6	7
性欲减退	1	2	3	4	5	6	7
耳鸣耳聋	1	2	3	4	5	6	7
根据照料者提供信息评估：							
二便失禁	1	2	3	4	5	6	7
小便失禁	1	2	3	4	5	6	7
夜尿频多	1	2	3	4	5	6	7
腰膝酸软	1	2	3	4	5	6	7
性欲减退	1	2	3	4	5	6	7
耳鸣耳聋	1	2	3	4	5	6	7

续表

医生评估:								
	尺脉沉	1	2	3	4	5	6	7
	总体印象	1	2	3	4	5	6	7
肾虚证（随访）								
根据患者提供信息评估:		病情改变（1=极大改善，4=无变化，7=重度恶化）						
	二便失禁	0	1	2	3	4	5	6	7
	小便失禁	0	1	2	3	4	5	6	7
	夜尿频多	0	1	2	3	4	5	6	7
	腰膝酸软	0	1	2	3	4	5	6	7
	性欲减退	0	1	2	3	4	5	6	7
	耳鸣耳聋	0	1	2	3	4	5	6	7
根据照料者提供信息评估:								
	二便失禁	0	1	2	3	4	5	6	7
	小便失禁	0	1	2	3	4	5	6	7
	夜尿频多	0	1	2	3	4	5	6	7
	腰膝酸软	0	1	2	3	4	5	6	7
	性欲减退	0	1	2	3	4	5	6	7
	耳鸣耳聋	0	1	2	3	4	5	6	7
医生评估:								
	尺脉沉	0	1	2	3	4	5	6	7
	总体印象改变		1	2	3	4	5	6	7

表5 基于临床医生面试的总体印象量表（CIBIC-plus）

1. 测试领域	访谈内容	记录
一般情况		
相关病史	近期相关的临床事件，患者的疾病，照料者或其他家庭成员，重大的社会或个人事件。临床状态中主要的波动	受试者:
		照料者:
观察/评估	外观-总体的清洁程度和卫生状况，穿着（正确选择与季节相应的服装、整洁、颜色/式样协调、系好扣子）	受试者:
		照料者:
2. 测试领域	访谈内容	记录

表6　心理/认知状态——如果使用，则为指定的结构性测试

觉醒/机警/注意力	意识模糊/意识清晰 兴奋性/反应性 意识状态 注意力分散	受试者： 照料者：
定向力	时间（日期，年份） 地点（城市，国家，诊所） 人物 是否知道与照料者之间的关系？	受试者： 照料者：
记忆力	记录个人信息 回忆 长期/远期/过去的事情	受试者： 照料者：
语言/言语	流畅性/表达性语言 理解力/可接受语言 命名 复述 遵循指令 （1步指令，2步指令）	受试者： 照料者：
运用能力	结构性能力 （如五边形，圆圈） 观念性运用 观念运动/模仿 可描述的/观察到的步态失调	受试者： 照料者：
判断/解决问题/洞察力	在一定的情形下受试者所需要的判断力（如在家里电功率的损失，被反锁在房子外面，等） 自我感知（如犯错误，不恰当的行为，较差的判断力） 试图纠正错误的行为（如关于判断力的错误）	受试者： 照料者：
1. 测试领域	访谈内容	记录
行为		
思维内容	恰当的组织性 与当前形势相关	受试者： 照料者：
幻觉/妄想/错觉	听觉的/视觉的 知觉错误 系统性的/形象的感知异常	受试者： 照料者：

	情绪化/情绪不稳定；罕见的/极不协调的不能控制；刺激/精力旺盛/淡漠/攻击性；敌意 抑郁	受试者：
行为/情绪	焦虑 恰当性 协同性	照料者：
	睡眠障碍 失眠（类型?） 夜间活动	受试者：
睡眠/食欲	睡眠增多，睡眠减少 食欲/体重改变 偏食 受试者是否意识到这些问题?	照料者：
	整体运动活动 姿势/步态 运动障碍	受试者：
神经/精神运动	罕见的运动行为/步距 日常活动模式 漫无目的的活动	照料者：
2. 测试领域	访谈内容	记录
日常生活能力		
	行走能力（步行，在房间内和/或房间外到处走动） 保持卫生/整理内务 大便/小便控制	受试者：
基本的和复杂的功能活动（工具性）	穿衣/选择衣服 自我进食，准备食物 做家务 个人兴趣爱好（如绘画、看电视） 打电话 受试者是否意识到这些问题?	照料者：
	参加： 人际关系 家庭活动（如家庭聚会） 户外活动（如拜访朋友、参加宴会） 社区活动（如宗教、日间中心） 观赏活动（如运动会、电影）	受试者：
社会功能	独立性 无助 受试者是否意识到这些活动?	照料者：

记录，注释，总结陈述：
其他来源的信息：
疾病的严重程度
鉴于您的临床经验，这个受试者目前的总体状况如何？

0＝未评价　　　　4＝中度

1＝正常　　　　　5＝中重度

2＝临界　　　　　6＝重度

3＝轻度　　　　　7＝极重度　　　　　　得分：

（与基线比较）总体印象量表疗效判断标准：

> 1 分＝显著改善
>
> 2 分＝中度改善
>
> 3 分＝轻度改善
>
> 4 分＝无变化
>
> 5 分＝轻度恶化
>
> 6 分＝中度恶化
>
> 7 分＝显著恶化

（周口市中医院康复病区：朱碧波；脑病科一病区：梁春鹏，郭秋红）

中　风

　　中风是由于气血逆乱，产生风、火、痰、瘀，导致脑脉痹阻或血溢于脑脉之外，而表现为突然昏仆、半身不遂、口舌㖞斜、言语謇涩或不语、偏身麻木为主要特征的一种病证。西医学所称缺血性和出血性脑血管病，可参考本病辨证论治。

【病因病机】

　　1. 积损正衰　"年四十而阴气自半，起居衰矣"。年老体弱，或久病气血亏损，脑脉失养。气虚则运血无力，血流不畅，而致脑脉瘀滞不通；阴血亏虚则阴不制阳，内风动越，夹痰浊、瘀血上扰清窍，突发本病。正如《景岳全书·非风》说："卒倒多由昏愦，本皆内伤积损颓败而然。"

　　2. 劳倦内伤　烦劳过度，伤耗阴精，阴虚而火旺，或阴不制阳易使阳气鸱张，引动风阳，内风旋动，则气火俱浮，或兼夹痰浊、瘀血上壅清窍脉络。

　　3. 脾失健运　过食肥甘醇酒，致使脾胃受伤，脾失运化，痰浊内生，郁久化热，痰热互结，壅滞经脉，上蒙清窍；或素体肝旺，气机郁结，克伐脾土，痰浊内生；或肝郁化火，炼津成痰，痰郁互结，夹风阳之邪，窜扰经脉，发为本病。此即《丹溪心法·中风》所谓："湿土生痰，痰生热，热生风也。"饮食不节，脾失健运，气血生化无源，气血精微衰少，脑脉失养，再加之情志过极、劳倦过度等诱因，使气血逆乱，脑之神明不用，而发为中风。

　　4. 情志过极　七情所伤，肝失条达，气机郁滞，血行不畅，瘀结脑脉；暴怒伤肝，则肝阳暴张，或心火暴盛，风火相扇，血随气逆，上冲犯脑。凡此种种，均易引起气血逆乱，上扰脑窍而发为中风。尤以暴怒引发本病者最为多见。

　　综观本病，由于患者脏腑功能失调，气血素虚或痰浊、瘀血内生，加之劳倦内伤、忧思恼怒、饮酒饱食、用力过度、气候骤变等诱因，而致瘀血阻滞、痰热内蕴，或阳化风动、血随气逆，导致脑脉痹阻或血溢脉外，引起昏仆不遂，发为中风。其病位在脑，与心、肾、肝、脾密切相关。其病机有虚（阴虚、气虚）、火（肝火、心火）、风（肝风）、痰（风痰、湿痰）、气（气逆）、血（血瘀）六端，此六端多在一定条件下相互影响，相互作用。病性多为本虚标实，上盛下虚。在本为肝肾阴虚，气血衰少；在标为风火相扇，痰湿壅盛，瘀血阻滞，气血逆乱。而其基本病机为气血逆乱，上犯于脑，脑之神明失用。

【诊断要点】

1. 疾病诊断

（1）中医诊断标准

①临床表现：神志昏蒙，半身不遂，口舌㖞斜，言语謇涩或语不达意，甚或不语，偏身麻木；或出现头痛，眩晕，瞳神变化，饮水发呛，目偏不瞬，步履不稳等。

②往往安静状态下急性起病，渐进加重，或有反复出现类似症状的病史。少部分患者可起病突然，病情发展迅速，伴有神志昏蒙。

③发病前多有诱因，常有先兆症状。可见眩晕，头痛，耳鸣，突然出现一过性言语不利或肢体麻木，视物昏花，每日内发作数次，或几日内多次复发。

④发病年龄多在 40 岁以上。

⑤具备以上临床表现，结合起病形式、诱因、先兆症状、年龄即可诊断中风病。结合影像学检查（头颅 CT 或 MRI）可明确缺血性中风的诊断。

（2）西医诊断标准

①急性起病。

②局灶性神经功能缺损，少数为全面神经功能缺损。

③症状和体征持续 24 小时以上。

④排除非血管性脑部病变。

⑤脑 CT 或 MRI 排除脑出血和其他病变，可发现缺血病灶。

2. 病类诊断

（1）中经络：中风病无意识障碍者。

（2）中脏腑：中风病有意识障碍者。

【鉴别诊断】

1. 口僻 俗称吊线风，主要症状是口眼㖞斜，多伴有耳后疼痛，因口眼㖞斜有时伴流涎、言语不清。多由正气不足，风邪入中脉络，气血痹阻所致，不同年龄均可罹患。中风病口舌㖞斜者多伴有肢体瘫痪或偏身麻木，病由气血逆乱，血随气逆，上扰脑窍而致脑髓神机受损，且以中老年人为多。

2. 痫病 与中风中脏腑均有卒然昏仆的见症。而痫病为发作性疾病，昏迷时四肢抽搐，口吐涎沫，双目上视，或作异常叫声，醒后一如常人，且肢体活动多正常，发病以青少年居多。

3. 厥证 神昏常伴有四肢逆冷，一般移时苏醒，醒后无半身不遂、口舌㖞斜、言语不利等症。

4. 痉病 以四肢抽搐，项背强直，甚至角弓反张为主症。病发亦可伴神昏，但无半身不遂、口舌㖞斜、言语不利等症状。

5. 痿病 痿病以手足软弱无力、筋脉弛缓不收、肌肉萎缩为主症，起病缓慢，起病时无突然昏倒、不省人事、口舌㖞斜、言语不利。以双下肢或四肢为多见，或见有患肢肌肉萎缩，或见筋惕肉瞤。中风病亦有见肢体肌肉萎缩者，多见于后遗症期由半身不遂而废用所致。

【临证备要】

1. 了解病史及先兆 中老年人平素体质虚衰，或素有形肥体丰，而常表现有眩晕、头痛，或一过性肢麻、口舌㖞斜、言语謇涩。多有气候骤变、烦劳过度、情志相激、跌仆努力等诱因。若急性起病，以半身不遂、口舌㖞斜、言语謇涩为首发症状者一般诊断不难。但若起病即见神志障碍者，则需深入了解病史和体检。

2. 辨中经络与中脏腑 临床按脑髓神机受损的程度与有无神志昏蒙，

分为中经络与中脏腑两大类型。两者根本区别在于中经络一般无神志改变，表现为不经昏仆而突然发生口眼㖞斜、言语不利、半身不遂；中脏腑则出现突然昏仆，不省人事，半身不遂、口舌㖞斜、舌强言謇或不语、偏身麻木、神志恍惚或迷蒙为主症，并常遗留后遗症。中经络者，病位较浅，病情较轻；中脏腑者，病位较深，病情较重。

3. 明辨病性 中风病性为本虚表实，急性期多以标实证候为主，根据临床表现注意辨别病性属火、风、痰、血的不同。平素性情急躁易怒，面红目赤，口干口苦，发病后甚或项背身热，躁扰不宁，大便秘结，小便黄赤，舌红苔黄则多属火热为患；若素有头痛、眩晕等症，突然出现半身不遂，甚或神昏、抽搐、肢体痉强拘急，属内风动越；素来形肥体丰，病后咯痰较多或神昏，喉中痰鸣，舌苔白腻，属痰浊壅盛为患；若素有头痛，痛势较剧，舌质紫暗，多属瘀血为患。恢复期及后遗症期，多表现为气阴不足，阳气虚衰。如肢体瘫痪，手足肿胀，口角流涎，气短自汗，多属气虚；若兼有畏寒肢冷，为阳气虚衰的表现；若兼有心烦少寐，口干咽干，手足心热，舌红少苔，多属阴虚内热。

4. 辨闭证、脱证 闭者，邪气内闭清窍，症见神昏、牙关紧闭、口噤不开、肢体痉强，属实证，根据有无热象，又有阳闭、阴闭之分。阳闭为痰热闭阻清窍，症见面赤身热，气粗口臭，躁扰不宁，舌苔黄腻，脉象弦滑而数；阴闭为湿痰内闭清窍，症见面白唇暗，静卧不烦，四肢不温，痰涎壅盛，舌苔白腻，脉象沉滑或缓。阳闭和阴闭可相互转化，当依据临床表现、舌象、脉象的变化综合判断。脱证是五脏真阳散脱于外，症见昏愦无知，目合口开，四肢松懈瘫软，手撒肢冷汗多，二便自遗，鼻息低微，为中风危候。另外，临床上尚有内闭清窍未开而外脱虚象已露，即所谓"内闭外脱"者，此时往往是疾病安危演变的关键时机，应引起高度重视。

5. 辨病势顺逆 临床注意辨察患者之"神"，尤其是神志和瞳孔的变化。中脏腑者，起病即现昏愦无知，多为实邪闭窍，病位深，病情重。如患者渐至神昏，瞳孔变化，甚至呕吐、头痛、项强者，说明正气渐衰，邪气日盛，病情加重。先中脏腑，如神志逐渐转清，半身不遂未再加重或有恢复者，病由重转轻，病势为顺，预后多好。若目不能视，或瞳孔大小不等，或突见呃逆频频，或突然昏愦、四肢抽搐不已，或背腹骤然灼热而四肢发凉及至手足厥逆，或见戴阳及呕血症，均属病势逆转，难以挽救。

【辨证论治】

一、中脏腑

1. 痰热内闭证

证候：意识障碍、半身不遂，口舌㖞斜，言语謇涩或不语，痰鸣辘辘，面白唇暗，肢体瘫软，手足不温，静卧不烦，二便自遗，舌质紫暗，苔白腻，脉沉滑缓。

治法：清热化痰，醒神开窍。

方药：羚羊角汤加减。羚羊角粉（代，冲）、生石决明（先煎）、夏枯草、菊花、龟甲（先煎）、生地黄、牡丹皮、白芍、天竺黄、胆南星等。或选用羚角钩藤汤和温胆汤加减。羚羊角粉（代，冲）、生地黄、钩藤（后下）、菊花、茯苓、白芍、赤芍、竹茹、川牛膝、川芎、牡丹皮、半夏、陈皮、栀子等。或具有同类功效的中成药（包括中药注射剂）。

2. 痰蒙清窍证

证候：意识障碍、半身不遂，口舌㖞斜，言语謇涩或不语，鼻鼾痰鸣，或肢体拘急，或躁扰不宁，或身热，或口臭，或抽搐，或呕血，舌质红、舌苔黄腻，脉弦滑数。

治法：燥湿化痰，醒神开窍。

方药：涤痰汤加减。制半夏、制天南星、陈皮、枳实、茯苓、人参、石菖蒲、竹茹、甘草、生姜等。或具有同类功效的中成药（包括中药注射剂）。

3. 元气败脱证

证候：昏愦不知，目合口开，四肢松懈瘫软，肢冷汗多，二便自遗，舌卷缩，舌质紫暗，苔白腻，脉微欲绝。

治法：益气回阳固脱。

方药：急予参附汤加减频频服用，方药为人参（另煎兑服）、附子（先煎半小时）等。或具有同类功效的中成药（包括中药注射剂）。

二、中经络

1. 风痰阻络证

证候：肢体偏瘫、麻木，头晕目眩，痰多而黏，舌质暗淡，舌苔薄白或白腻，脉弦滑。

治法：息风化痰通络。

方药：化痰通络方加减。法半夏、生白术、天麻、紫丹参、香附、酒大黄、胆南星等。半夏白术天麻汤合桃红四物汤加减。半夏、天麻、茯苓、橘红、丹参、当归、桃仁、红花、川芎等。或具有同类功效的中成药（包括中药注射剂）。

2. 痰热腑实证

证候：肢体偏瘫、麻木，或言语不利、饮水呛咳，伴腹胀、便干、便秘、头痛目眩，咯痰或痰多，舌质暗红，苔黄腻，脉弦滑或偏瘫侧弦滑而大。

治法：化痰通腑。

方药：星蒌承气汤加减。生大黄（后下）、芒硝（冲服）、胆南星、瓜蒌等。或可选用大承气汤加减。大黄（后下）、芒硝（冲服）、枳实、厚朴等。或具有同类功效的中成药（包括中药注射剂）。

3. 阴虚风动证

证候：肢体偏瘫、麻木，或言语不利、口角㖞斜，伴眩晕耳鸣，手足心热，咽干口燥，舌质红而体瘦，少苔或无苔，脉弦细数。

治法：滋阴息风。

方药：育阴通络汤加减。生地黄、山萸肉、钩藤（后下）、天麻、丹参、白芍等。或可选用镇肝熄风汤加减。生龙骨（先煎）、生牡蛎（先煎）、代赭石（先煎）、龟甲（先煎）、白芍、玄参、天冬、川牛膝、川楝子、茵陈、麦芽、川芎等。或具有同类功效的中成药（包括中药注射剂）。

部分患者在此基础上辨证属于肝阳上亢证，治疗宜平肝息风为主，天麻钩藤饮加减。天麻、钩藤（后下）、生石决明（先煎）、川牛膝、黄芩、山栀、夏枯草等。

4. 气虚血瘀证

证候：肢体偏瘫、麻木，或言语不利、口角㖞斜，伴面色㿠白，气短乏力，口角流涎，自汗出，心悸便溏，手足肿胀，舌质暗淡，舌苔白腻，有齿痕，脉沉细。

治法：益气活血。

方药：补阳还五汤加减。生黄芪、当归尾、桃仁、红花、赤芍、川芎、地龙等。或具有同类功效的中成药（包括中药注射剂）。

三、常见变证

1. 呃逆 呃声短促不连续，神昏烦躁，舌质红或红绛，苔黄燥或少苔，脉细数者，可用人参粳米汤加减（西洋参、粳米等）。呃声洪亮有力，口臭烦躁，甚至神昏谵语，便秘尿赤，腹胀，舌红，苔黄燥、起芒刺，脉滑数或弦滑而大者，选用大承气汤加减（生大黄后下，芒硝冲服，厚朴、枳实、沉香粉冲服等）。烦热症状减轻，仍呃声频频，可予平逆止呃汤治疗〔炒刀豆、青皮、枳壳、旋覆花（包）、制半夏、枇杷叶、莱菔子、鲜姜等〕。

2. 呕血 神志迷蒙，面红目赤，烦躁不安，便干尿赤，舌质红，苔薄黄，或少苔、无苔，脉弦数者，可予犀角地黄汤加减。水牛角（先煎）、生地黄、赤芍、牡丹皮等，或用云南白药或三七粉、生大黄粉等鼻饲。

【中医特色疗法】

一、针灸治疗

1. 醒脑开窍针法

（1）中经络

主穴Ⅰ：内关、水沟、三阴交。

主穴Ⅱ：内关、印堂、上星、百会、三阴交。

辅穴：极泉、尺泽、委中。

操作：主穴Ⅰ：先刺双侧内关，直刺0.5～1寸，施捻转提插的复式手法，施术1分钟；水沟在鼻中隔下向上斜刺0.3寸，施雀啄手法，以眼球湿润或流泪为度；三阴交沿胫骨内侧后缘进针1～1.5寸，针尖向后斜刺与皮肤呈45°角，施提插补法，至患侧下肢抽动3次为度。

主穴Ⅱ：先刺双侧内关，直刺0.5～1寸，施捻转提插的复式手法，施术1分钟；再刺印堂穴，向鼻根斜刺，进针0.3～0.5寸，采用轻雀啄手法；继刺上星，选3寸毫针，沿皮平刺透向百会，施用小幅度高频率捻转补法，捻转频率为120～160转/分钟，行手法1分钟；三阴交沿胫骨内侧后缘进针1～1.5寸，针尖向后斜刺与皮肤呈45°角，施提插补法，至患侧下肢抽动3次为度。主穴Ⅱ主要作为主穴Ⅰ的替换穴位施用，多用于中风恢复期。

（2）中脏腑（痰热内闭证、痰蒙清窍证）

取穴：内关、水沟、十二井穴。

操作：内关、水沟刺法同前；十二井穴以三棱针点刺出血。

（3）中脏腑（元气败脱证）

取穴：内关、水沟、气海、关元、神阙、太冲、内庭。

配穴：椎基底动脉供血不足，取风池、完骨、天柱。吞咽障碍，取风池、翳风、完骨，咽后壁点刺。语言謇涩，取上廉泉、金津、玉液点刺放血。手指握固，取合谷透二间、八邪。足内翻，取丘墟透照海。高血压，取人迎、合谷、太冲、曲池、足三里。血管性痴呆，取百会、四神聪、风池、四白、太冲。

操作：针灸结合，气海、关元、神阙可用灸法。

2. 传统针刺法

取穴：肩髃、曲池、手三里、外关、合谷、环跳、阳陵泉、足三里、丰隆、解溪、昆仑、太冲、太溪等。

操作：毫针刺，平补平泻。

3. 张力平衡针法

取穴：上肢屈肌侧，取极泉、尺泽、大陵；上肢伸肌侧，取肩髃、天井、阳池；下肢伸肌侧，取血海、梁丘、照海；下肢屈肌侧，取髀关、曲泉、解溪、申脉。

操作：每日针刺1次，14日为1个疗程。

4. 项针

操作：坐位，取项部双侧风池、翳明，刺入1～1.5寸，针尖稍向内下方，施以每分钟100转捻转手法各约15秒，留针30分钟，这期间行针3次后出针。再取颈部廉泉、外金津玉液，长针向舌根方向刺入1～1.5寸，吞咽、治呛、发音分别直刺刺入0.3寸，快速捻转行针15秒后出针，不留针。

5. 病灶头皮反射区围针

操作：CT片示病灶同侧头皮的垂直投射区的周边为针刺部位，毫针、围针平刺。配穴哑门、廉泉、通里穴，用平补平泻手法。

6. 其他针法

（1）"靳三针"针法

头针：颞三针，四神针。

体针：偏瘫侧肩峰下凹陷中及其前后方向各旁开约 2 寸处，曲池、外关、合谷、足三里、三阴交、太冲。

（2）"通督调神"针法

督脉穴位：水沟、神庭、百会、风府、至阳、腰阳关、命门等。

头皮针：顶颞前斜线（运动区）、顶颞后斜线（感觉区）等。

体针：参考传统针刺法。

（3）"贺氏三通"针法

强通法：十二井穴、水沟、百会等。

温通法：病势急者多用火针，病势缓者多用艾灸。

微通法：用于中风病恢复期。

（4）"头穴透刺法"针法

精神症状：神庭透上星、双曲差透五处、双本神。

失语：风府透哑门。

大小便障碍：四神聪透百会。

感觉障碍：络却透承灵、透悬厘。

（5）腹针与灸法

腹针：取中脘、下脘、气海、关元、滑肉门、外陵及上、下风湿点。

灸法：关元、神阙、气海，每次选 1～2 穴，每穴灸 10～15 分钟。

二、康复治疗

1. 循经治疗 根据肢体功能缺损程度和状态循经按摩，避免对痉挛组织肌肉群的强刺激。手法常用揉法、捏法，亦可配合其他手法如弹拨法、叩击法、擦法等。每日 1 次，10 次 1 个疗程。

2. 根据功能障碍分期治疗

（1）软瘫期：相当于 Brunnstrom 偏瘫功能分期 I 期。

①功能训练

运动治疗：尽早指导患者进行床上主动性活动训练和各关节被动活动训练。

作业治疗：配合运动治疗、物理因子治疗等手段提高患者躯干及肢体的肌力和肌张力，使其尽快从卧床期过渡到离床期，提高患者日常生活能力。

②推拿治疗：首选叩击法或拍法作用于患侧，叩击或拍打时手掌应尽量放柔软，慢拍快提，顺序从下到上，频率约 100 次/分钟，以皮肤发热潮红为度。若伴有患侧上肢肿胀，可选用轻柔的揉法和推法治疗，顺序从下到上，向心性施术。各关节特别是肩关节、腕关节不宜使用拔伸法、扳法、抖法，以免造成韧带、肌肉损伤，甚至引起关节脱位。

（2）痉挛期：相当于 Brunnstrom 偏瘫功能分期 Ⅱ-Ⅳ 期。

①功能训练

运动治疗：控制肌痉挛，良肢位的摆放；Bobath 技术中反射性抑制手法（RIP）、影响张力性姿势（TIP）手法、控制关键点等手法；Rood 技术感觉刺激，通过相应的感觉刺激抑制痉挛。

促进分离运动的出现：采用神经促通技术、运动再学习等训练进一步促进患侧肢体的分离运动。

治疗性训练：坐位平衡训练、站立位平衡训练、步行训练、上下楼梯训练等。

作业治疗：患侧上肢负重练习降低肌痉挛；日常生活活动能力训练，提高双上肢协调能力；取十二井穴施麦粒灸法以降低肌张力。

运动关节法：缓慢伸肘、伸腕和伸指关节后，屈肘、屈腕和屈指关节；缓慢屈髋、屈膝和背屈踝关节后伸髋、伸膝和跖屈踝关节，每处 1～2 分钟。

②推拿治疗：采用柔和的揉法、拿揉法、循经推法，缓解优势侧的肌痉挛。

（3）相对恢复期：相当于 Brunnstrom 偏瘫功能分期 Ⅴ-Ⅵ 期。

①功能训练：在继续训练患者肌力、耐力的基础上，以提高身体的协调性和日常生活活动能力为主要原则。训练内容有提高协调性、速度的作业治疗（训练活动与日常生活活动相结合，增加患侧上肢和手的使用量，减少废用对患侧上肢和手的影响）和增强肌力、耐力的运动治疗。

②推拿治疗：采用运动关节类手法及按揉法、拿法、搓法等以防止关节挛缩、解除功能锻炼或针灸后的肌疲劳、增强本体感觉的刺激，促进运动模式的改变。

③中药熏洗治疗（1 号方）

主治：肩-手综合征、偏瘫痉挛状态等。

操作：活血通络的中药（杜仲、红花、桑寄生、鸡血藤、虎杖、透骨

草、伸筋草、独活、秦艽、牛膝等，以上药物研碎成粉），每次用量 30～
50g，每次 15～30 分钟，水温宜在 37～40℃，以起到活血化瘀、舒筋通络
的作用，以改善肢体偏瘫、强直、麻木、肿胀等症状，每日 1 次，14 日为 1
个疗程。

④药棒穴位按摩治疗

主治：球麻痹患者（言语不利、饮水呛咳、吞咽困难）。

操作：以药棒（内含冰片等中药）轻刺激患者软腭、舌根及咽后腔相
关穴位，每次 20 分钟，并嘱患者做吞咽动作 5 次，每日 1～2 次，15 日为 1
个疗程。通过言语训练、吞咽功能障碍训练改善患者言语不利、言语謇涩，
嘱患者跟从训练者发声，以单音节词为主，并做反复的吞咽动作。

⑤放血疗法（十宣、足趾）：患者肢体麻木，给予十宣、足趾放血疗
法，反复消毒 3 次后，放血 1～2mL，放血后以无菌棉签压迫防止出血，每
日 1 次，15 日为 1 个疗程，起到调节神经、改善肢体麻木的作用。

⑥隔姜灸法

主治：肢体麻木酸痛、痿软无力、小便不利等症状。

操作：取直径 2～3cm、厚 0.2～0.3cm 的姜片，在其上用针点刺小孔若
干，放在施灸的部位，将艾炷放置在姜片上，从顶端点燃艾炷，待燃尽时
接续一个艾炷，一般灸 5～10 壮。每次 20 分钟，15 日为 1 个疗程（小便不
利者，灸关元、中极、气海以温阳利水；肢体不利者，下肢取风池、风府、
颈根、天宗、肝俞、胆俞、膈俞、肾俞、环跳、风市、伏兔、膝眼、足三
里；上肢取臂臑、尺泽、曲池、手三里、合谷等）。

⑦穴位贴敷治疗（神阙）：中风偏瘫患者，卧床活动减少，胃肠道蠕动
减少，或年龄偏大，多伴有便秘。以大黄、芒硝、厚朴等中药混合研碎成
粉，以油调和，适用于大便干结、排出不畅等症状，可促进胃肠蠕动，改
善大便排出不畅症状。选神阙、关元、气海、中极、天枢等穴位，贴敷保
留 5～6 小时，每日 2 次，15 日为 1 个疗程。

⑧中药灌肠技术：对脑血管病急性期，病情危重或不能服药，具有舌
苔黄腻、脉弦滑、便秘主证者，给予通腑醒脑合剂 200mL 灌肠，以加速患
者清醒，减少后遗症。

⑨中药塌渍：将中药加热后，热熨患处，借助药性及温度等物理作用，

使气血流通，达到治疗目的的一种方法，本法通过药性和温度作用，使腠理开阖，气血通调，舒筋活络，祛风除湿，达到治疗效果。

主治：中风偏瘫等原因导致的关节挛缩、僵硬、疼痛等。

操作：根据病情选择适当的方剂，将中草药置于布袋内，放入锅中加热煮沸或蒸 20 余分钟。把两块小毛巾、纱布趁热浸在药液内，轮流取出并拧半干，用自己的手腕掌侧测试其温度是否适当，必须不烫时才能敷于患部，上面再盖以棉垫，以免热气散失，大约每 5 分钟更换一次，总计20～30分钟。每日可敷 3～4 次。亦可将药袋从锅中取出，滤水片刻，然后将药袋放在治疗的部位上。

⑩穴位注射：将小剂量中西药物注入穴位内以治疗疾病的一种操作技术。本技术通过药物在穴位的吸收过程中产生对穴位的刺激，利用药物与腧穴的双重作用来达到治疗疾病的目的。本方法适用于多种慢性疾病。

主治：肢体麻木、瘫痪、关节疼痛等。

操作：患者取俯伏坐位。将维生素 B_1 注射液、0.9%氯化钠注射液混合配置成注射液，用 10mL 注射器抽取上液，采用长 5 号注射针头，在患肩肩前、肩髃、臑俞三处部位垂直进针，深刺可达肩关节囊所在的部位，每处注射剂量分别为 3～4mL，每日 1 次，10～15 次为 1 个疗程。

【经验方及医院制剂】

一、经验方

1. 补阳还五汤　生黄芪 125g，当归尾 6g，赤芍 5g，地龙 3g，川芎 3g，红花 3g，桃仁 3g（中风-气虚血瘀证）。

2. 化痰通络汤　法半夏 10g，橘红 10g，枳壳 10g，川芎 10g，红花 10g，远志 10g，石菖蒲 10g，茯神 15g，党参 15g，丹参 15g，炙甘草 10g（中风-风痰阻络证）。

二、医院制剂

益气通脉丸（中风-气虚血瘀证）

益气通脉丸作为院内制剂，临床应用多年来，有较好的稳定性及较少的毒副作用，治疗中风证属气虚血瘀型患者疗效确切，能明显改善中风病患者的临床症状。全方由黄芪、当归、川芎、桃仁、赤芍、红花、水蛭、地龙、陈皮、半夏、菖蒲、远志、桂枝、乌梢蛇等组成。黄芪大补脾胃之气，使气旺血行，祛瘀而不伤正，并助诸药之力为君药；当归甘、辛、温，归肝、心、脾经，养血活血，与川芎合用有上行颠顶、下达血海之功而为臣；桃仁、赤芍、红花、水蛭、地龙、陈皮、半夏、菖蒲、远志、桂枝、乌梢蛇等药共奏开窍化瘀、祛瘀生新之妙，为佐使药。诸药合用，有益气、活血、通络之功。如是则气虚补，瘀血化，络脉通，补不碍邪，泻不伤正，标本兼治，与中风之气虚血瘀证尤为相合。

【其他疗法】

1. 风痰阻络证

饮食疗法：适食月季花茶、山楂、橘皮、茯苓、黑木耳、海带、昆布、萝卜、玉米、芋头、炸全蝎、金橘、玫瑰花等。忌食羊肉、狗肉、桂圆、荔枝及酒类、油炸食品。

2. 痰热腑实证

饮食疗法：适食薏苡仁、莲子、山药、冬瓜、黄瓜、丝瓜、茯苓、黑木耳、苦苣、萝卜、荷叶、玉米、芋头、海带等。忌食羊肉、狗肉、桂圆、荔枝、酒类、花椒、大料、油炸等食品。

3. 阴虚风动证

饮食疗法：适食百合、黑芝麻、黑米、海参、鲤、鳖、鸡肉、鸭肉、瘦猪肉，多食山药、枸杞、芝麻、木耳等甘润滋阴食物，多喝清淡汤类。忌食羊肉、狗肉、桂圆、荔枝、酒类、花椒、大料、油炸等食品。勿嗜食辛辣。

4. 气虚血瘀证

饮食疗法：适食山药、薏苡仁、黄芪、莲子、白菜、冬瓜、丝瓜、木耳、赤小豆等。忌食生冷油腻、肥甘厚味。

【中成药辨证应用】

1. 脑栓通胶囊（中风-风痰瘀血证）、复方丹参片、血塞通、银杏叶片、曲克芦丁、灯盏花素、三七粉、脑心通颗粒、脉络宁等，适用于脑梗死急性期或恢复期。

2. 醒脑静注射液 20mL，加入 5% 葡萄糖注射液 250mL，静脉滴注，每日 1 次。适用于气血逆乱、脑脉瘀阻所致中风昏迷、偏瘫口㖞。

3. 川芎嗪注射液、银杏叶提取物、银杏达莫注射液、葛根素注射液、血塞通针适用于中风急性期，血瘀阻络证。

4. 银杏二萜内酯葡胺注射液，具有活血通络之功效，临床用于中风病-中经络-痰瘀阻络证的治疗，症见半身不遂、口舌㖞斜、言语謇涩、肢体麻木等。

5. 注射用丹参多酚酸，具有活血通络之功效。用于中风病中经络（轻中度脑梗死）恢复期瘀血阻络证，见半身不遂、口舌㖞斜、舌强言謇、偏身麻木等症状。

6. 脑血疏口服液（黄芪、水蛭、石菖蒲、牛膝、牡丹皮、大黄、川芎）具有益气、活血、化瘀的功效。用于气虚血瘀所致中风（脑出血急性期）。症见半身不遂，口眼㖞斜，舌强语謇，偏身麻木，气短乏力，舌暗，苔薄白或白腻，脉沉细或细数，出血性中风急性期及恢复早期见上述证候者。

【中医调护】

一、病情观察

1. 密切观察瞳孔、面色、呼吸、汗出、脉象之变化，如患者渐至神昏，瞳孔变化，甚至呕吐、头痛、项强者，说明正气渐衰，邪气日盛，病情加重。

2. 如神志逐渐转清，半身不遂未再加重或有恢复者，病由重转轻，病势为顺，预后多好。若目不能视，或瞳孔大小不等，或突见呃逆频频，或突然昏愦、四肢抽搐不已，或背腹骤然灼热而四肢发凉乃至手足厥逆，均属病情恶化。

3. 若见昏迷进行性加深，血压升高，脉搏慢而有力，或脉微欲绝，呼吸慢而不规则，或呼吸微弱，一侧瞳孔改变等症状时，为脑疝先兆，应立即报告医师，协助抢救。

4. 痰涎壅盛者，观察其呼吸情况，若出现烦躁不安，面白肢冷，喉中痰鸣，汗出淋漓者，应考虑气道阻塞。

5. 邪热炽盛而发热者，密切观察体温变化。

二、生活起居护理

1. 病室环境安静，光线柔和，温湿度适宜。

2. 起居有常，慎避外邪，保持大便通畅，养成定时排便的习惯，勿努挣。

3. 减少探视，急性期患者需卧床休息，注意患肢保暖。头稍垫高，有痰时应将头部偏向一侧，以利排痰，痰多不能自主咳嗽者给予翻身拍背，以利咳出，防止窒息。脱证者，头部平放，下肢稍抬高 15°～20°，有利于脑部静脉回流，减轻脑水肿。

4. 肢体强痉或躁扰不宁者，应加床挡并适当约束保护，防止跌仆。牙关紧闭者，应取下义齿，使用牙垫，防止舌损伤。

5. 卧床期间，加强生活护理及口腔、皮肤、眼睛、会阴护理，预防感染及压疮。注意保持肢体功能位，用沙袋或软枕辅助，防止关节挛缩。

三、饮食护理

饮食以清淡、低盐、易消化为原则，忌肥甘、辛辣食物，戒烟酒。

1. 中脏腑昏迷、吞咽困难者，可采用鼻饲。中脏腑昏迷者病初 48～72 小时宜禁食，病情稳定后可给予清淡、易消化的流质饮食，忌肥甘厚味等生湿助火之品。

2. 恢复期则以清热养阴、健脾和胃为主，给予清淡、易消化的半流质饮食。

3. 痰热腑实者，宜食清热化痰润燥为主，如萝卜、芹菜、黑木耳等。

4. 风痰阻络者，宜食祛风化痰通络之品，如黑豆、藕、香菇、桃、梨等。

5. 气虚血瘀者，宜食益气健脾通络之品，如山药薏苡仁粥、黄芪粥、莲子粥、木耳等。

6. 阴虚风动者，宜以养阴清热为主，如百合莲子薏苡仁粥、甲鱼汤、银耳汤等。

四、情志护理

1. 中风患者心火暴盛，应做好情志护理。关心尊重患者，多与患者沟通，及时给予心理疏导。避免暴怒、焦虑、恐惧等不良情绪刺激，使患者心平气和，情绪稳定。

2. 鼓励家属多陪伴患者，多给予情感支持。

3. 恢复期，要详细、耐心地讲解肢体及语言康复的重要性和方法，取得患者和家属的配合。鼓励病友间相互交流治疗体会，提高认知，增强治疗信心。

4. 中脏腑神志昏蒙者，应加强对家属的安慰和指导，介绍疾病相关知识，给予情感支持。

五、用药护理

1. 中药汤剂宜温服，少量频服。

2. 丸、片、丹剂型的药物研碎水调后口服或鼻饲，避免因吞咽不利而呛咳，造成误吸。

3. 遵医嘱正确使用降压药、脱水药，注意观察血压、尿量、神志等变化。

六、康复护理

1. 急性期过后应尽早进行偏瘫肢体和语言的康复训练，从被动锻炼开始，循序渐进，增加训练强度，并逐渐过渡到主动运动。

2. 对中风言语謇涩或失语患者，应指导患者语言训练，配合针灸、循经推拿、按摩、理疗等综合康复治疗护理方法。

七、预防并发症

1. 中风起病急剧，变化迅速，极易产生并发症，且对预后转归影响很大，应加强皮肤护理、勤翻身，保持衣物、床单干燥平整，以改善局部血液循环，防止压疮发生。

2. 鼓励患者咳痰，有效吸痰，保持呼吸道通畅，加强口腔护理，防止肺部感染、口腔感染等。

3. 昏迷患者予鼻饲，神志清醒者以流质为主，进食宜慢，以防窒息。

4. 注意会阴部卫生以防感染，导尿并保留尿管患者应积极进行膀胱冲洗，预防尿路感染。

八、健康教育

1. 起居有常，避免过劳，谨避外邪，以防复中。春阳升发之时，肝肾阴虚，肝阳上亢者易受气候骤然变化的影响而发病；而气虚血瘀者，则在立冬前后，骤然感寒而猝发中风。病情恢复后，可适当进行体育锻炼，使气机宣畅，血脉畅达。

2. 平素饮食宜清淡、易消化，忌食肥甘厚味、动风、辛辣刺激之品，戒烟酒。多食瓜果蔬菜，保持大便通畅。发生便秘时，切忌努挣，可适当服用缓泻剂以润肠通便。根据不同的体质特点进行饮食调护，可常食药粥药膳。

3. 保持心情舒畅，忌恼怒、忧思等不良情绪。保证睡眠，睡前可循经按摩督脉、心经，点按三阴交、百会、安眠穴等或按揉劳宫、涌泉穴以助睡眠。

4. 坚持康复训练，增强自理能力，早日回归社会。康复训练应循序渐进，肢体训练从被动运动过渡到主动运动，从卧床过渡到坐立行走。语言训练从手势、笔谈沟通，训练唇、舌运动，发展到单字、单词、单句、会话、朗读。

5. 积极治疗原发病，原有高血压、高血脂、糖尿病、冠心病等患者，坚持遵医嘱服药治疗。每日定时监测血压变化，出现手指麻木、头痛眩晕频发时，提示中风先兆，应及早诊治。

【治未病原则及措施】

1. "药不能停" 这是最重要的建议。对于有"高血压""糖尿病""高脂血症"者，基本药物要坚持服用，定期检测血压、血糖（特别是餐后

2 小时血糖），对于不达标者，找专业医生调整药物，定期到正规医院体检。

2. 合理膳食 "食物多样，谷类为主；吃动平衡，健康体重；多吃蔬果奶类大豆；适量吃鱼禽蛋瘦肉；少油少盐，控糖限酒"。对于"糖尿病"者，要坚持"糖尿病饮食"。

3. 适量运动 成年人每周应进行 150 分钟中等强度或 75 分钟高强度运动，或每日进行中等强度运动 30 分钟以上，每周 3～5 日。酌情量力运动，以大肌肉群参与的有氧耐力运动为主，如健走、慢跑、游泳、太极拳等运动，活动量一般应达到中等强度。防止过度劳累、用力过猛。不提倡天冷时过早锻炼，早晨室外气温较低，易引起血管收缩，是诱发心脑血管疾病的主因之一，最好在早晨太阳出来或 8～9 点以后再锻炼。

4. 戒烟、限酒 吸烟和二手烟暴露会导致癌症、心脑血管疾病、呼吸系统疾病等多种疾病，"低焦油卷烟""中草药卷烟"不能降低吸烟带来的危害。任何年龄戒烟均可获益，戒烟越早越好。少饮酒，不酗酒，尽可能饮用低度酒，成年男性饮用酒精量不超过 25g/日，成年女性饮用酒的酒精量不超过 15g/日，孕妇和儿童、青少年不应饮酒。

5. 保持心理平衡 避免过度紧张、愤怒、激动和忧郁等情绪，以免刺激心脑血管系统，同时不利于血压、血糖的预防和控制，易导致心脑血管疾病的发生。

6. 作息规律 按时休息，保证充足的睡眠，早睡早起。同时，生活要有规律，避免过度劳累。特别是年轻人，若仗着自己身体好，把熬夜加班当成家常便饭，就容易诱发心脑血管疾病等。目前脑卒中有年轻化趋势，更应关注"青年卒中"。

7. 讲究饮水卫生，每日适量饮水 最好的饮料是白开水，不喝或少喝含糖饮料。在温和气候条件下生活的轻体力活动的成年人每日最少饮水1200～1500mL，从事高温或强体力活动者，应适当增加饮水量。要主动饮水，不要等口渴了再喝水。

8. 定期体检 及早发现问题，及早生活干预，必要时药物干预，可明显减少疾病的发生或延缓进展，脑血管病关键在于预防。

（周口市中医院脑病科二病区：王俊峰，魏华）

眩 晕

眩晕由风阳上扰、痰瘀内阻等导致脑窍失养，脑髓不充，临床上以头晕、眼花为主症。高血压病、脑动脉硬化症、贫血、梅尼埃综合征等疾病出现上述临床表现者，可参考本病辨证论治。

【病因病机】

1. 情志内伤　素体阳盛，加之恼怒过度，肝阳上亢，阳升风动，发为眩晕；或因长期忧郁恼怒，气郁化火，使肝阴暗耗，肝阳上亢，阳升风动，上扰清窍，发为眩晕。

2. 饮食不节　损伤脾胃，脾胃虚弱，气血生化无源，清窍失养而作眩晕；或嗜酒肥甘，饥饱劳倦，伤于脾胃，健运失司，以致水谷不化精微，聚湿生痰，痰湿中阻，浊阴不降，引起眩晕。

3. 外伤　手术头部外伤或手术后，气滞血瘀，痹阻清窍，发为眩晕。

4. 体虚　久病、失血、劳倦过度。肾为先天之本，藏精生髓，若先天不足，肾精不充，或者年老肾亏，或久病伤肾，或房劳过度，导致肾精亏虚，不能生髓，而脑为髓之海，髓海不足，上下俱虚，而发生眩晕。或肾阴素亏，肝失所养，以致肝阴不足，阴不制阳，肝阳上亢，发为眩晕。大病久病或失血之后，虚而不复，或劳倦过度，气血衰少，气血两虚，气虚则清阳不展，血虚则脑失所养，皆能发生眩晕。

总之，本病病位在清窍，由气血亏虚、肾精不足致脑髓空虚，清窍失养，或肝阳上亢、痰火上逆、瘀血阻窍而扰动清窍发生眩晕，与肝、脾、肾三脏关系密切。眩晕的病性以虚者居多，故张景岳谓"虚者居其八九"，如肝肾阴虚、肝风内动，气血亏虚、清窍失养，肾精亏虚、脑髓失充。眩晕实证多由痰浊阻遏，升降失常，痰火气逆，上犯清窍，瘀血停着，痹阻清窍而成。眩晕的发病过程中，各种病因病机可以相互影响、相互转化，形成虚实夹杂；或阴损及阳，阴阳两虚。肝风、痰火上扰清窍，进一步发展可上蒙清窍，阻滞经络而形成中风；或突发气机逆乱，清窍暂闭或失养而引起晕厥。

【诊断要点】

1. 中医诊断标准

（1）头晕目眩，视物旋转，轻则闭目即止，重者如坐舟船，甚则仆倒。

（2）可伴恶心呕吐、眼球震颤、耳鸣耳聋、汗出、面色苍白等。

（3）起病较急，常反复发作，或渐进加重。

2. 西医诊断标准

（1）眩晕为发作性视物或自身旋转感、晃动感，不稳感，多因头位或（和）体位变动而诱发。

（2）眩晕同时或伴有其他脑干等一过性缺血的症状，如眼征（黑蒙、闪光、视物变形、复视等）、内耳疼痛、肢体麻木或无力，猝倒、昏厥等。

（3）有轻微脑干损害体征，如角膜和（或）咽部反射减退或消失，调节和（或）辐辏障碍，自发性或转颈压迫一侧椎动脉后诱发的眼震以及阳性的病理反射等。

（4）测血压，查血红蛋白、红细胞计数及心电图、电测听、脑干诱发电位、颈椎 X 线摄片、经颅多普勒超声等有助明确诊断。有条件者做头颅 CT、MRI 或 MRA 检查。

（5）耳科、肿瘤、脑外伤、血液病、急性脑梗死、脑出血等引起的眩晕除外。

【鉴别诊断】

1. 中风病 中风病以卒然昏仆，不省人事，伴有口舌㖞斜，半身不遂，失语；或不经昏仆，仅以㖞斜不遂为特征。中风昏仆与眩晕之仆倒相似，且眩晕可为中风病先兆，但眩晕患者无半身不遂、口舌㖞斜及舌强语謇等表现。

2. 厥证 厥证以突然昏仆，不省人事，或伴有四肢厥冷为特点，发作后一般在短时间内逐渐苏醒，醒后无偏瘫、失语、口舌㖞斜等后遗症。严重者也可一厥不醒而死亡。眩晕发作严重者也可有眩晕欲倒的表现，但一般无昏迷不省人事的表现。

3. 痫病 痫病以突然仆倒，昏不知人，口吐涎沫，两目上视，四肢抽搐，或口中如作猪羊叫声，移时苏醒，醒后一如常人为特点。痫病昏仆与眩晕甚者之仆倒相似，且其发前多有眩晕、乏力、胸闷等先兆，发作日久常有神疲乏力、眩晕时作等症状表现，故应与眩晕鉴别，其鉴别要点为痫病昏仆必有昏迷不省人事，且伴口吐涎沫、两目上视、抽搐、猪羊叫声等症状。

【辨证论治】

1. 风痰上扰

证候：头晕有旋转感或摇晃感、漂浮感，头重如裹，伴有恶心呕吐或恶心欲呕、呕吐痰涎，食少便溏，舌苔白或白腻，脉弦滑。

治法：祛风化痰，健脾和胃。

方药：半夏白术天麻汤加减。制半夏、白术、天麻、茯苓、生姜、橘红、大枣等。或具有同类功效的中成药（包括中药注射剂）。

2. 肝火上炎证

证候：头晕且痛，其势较剧，目赤口苦，胸胁胀痛，烦躁易怒，寐少多梦，小便黄，大便干结，舌红苔黄，脉弦数。

方药：天麻钩藤饮加减。天麻、钩藤、石决明、川牛膝、益母草、黄芩、栀子、杜仲、桑寄生、夜交藤、茯神等。或具有同类功效的中成药（包括中药注射剂）。

3. 气血亏虚证

证候：头晕目眩，动则加剧，遇劳则发，面色㿠白，爪甲不荣，神疲乏力，心悸少寐，纳差食少，便溏，舌淡苔薄白，脉细弱。

治法：补益气血，健运脾胃。

方药：八珍汤加减。人参（或党参）、黄芪、当归、炒白术、茯苓、川芎、熟地黄、生白芍、肉桂、枸杞子、怀牛膝、炙甘草等。或具有同类功效的中成药（包括中药注射剂）。

4. 痰瘀阻窍证

证候：眩晕而头重昏蒙，伴胸闷恶心，肢体麻木或刺痛，唇甲发绀，肌肤甲错，或皮肤如蚁行状，或头痛，舌质暗、有瘀斑，苔薄白，脉滑或涩。

治法：活血化痰，通络开窍。

方药：涤痰汤合通窍活血汤加减。胆南星、半夏、枳实、茯苓、陈皮、石菖蒲、竹茹、麝香（冲服，或白芷代）、丹参、赤芍、桃仁、川芎、红花、牛膝、葱白、生姜、大枣等。或具有同类功效的中成药（包括中药注射剂）。

5. 阴虚阳亢证

证候：头晕目涩，心烦失眠，多梦，面赤，耳鸣，盗汗，手足心热，口干，舌红少苔，脉细数或细弦。

治法：镇肝息风，滋阴潜阳。

方药：镇肝熄风汤加减。怀牛膝、代赭石、生龙骨、生牡蛎、生龟甲、生白芍、玄参、天冬、川楝子、生麦芽、茵陈、甘草等。或具有同类功效的中成药（包括中药注射剂）。

6. 肾精不足证

证候：头晕久发不已，听力减退，耳鸣，少寐健忘，神倦乏力，腰酸膝软，舌红，苔薄，脉弦细。

治法：补肾填精，充养脑髓。

方药：地黄饮子加减。熟地黄、巴戟天、山茱萸、肉苁蓉、石斛、制附子、五味子、肉桂、白茯苓、麦冬、石菖蒲、远志、生姜、大枣、薄荷等。或具有同类功效的中成药（包括中药注射剂）。

【临证备要】

1. 辨脏腑　眩晕病位虽在清窍，但与肝、脾、肾三脏功能失常关系密切。肝阴不足，肝郁化火，均可导致肝阳上亢，其眩晕兼见头胀痛、面潮红等症状。脾虚气血生化乏源，眩晕兼有纳呆、乏力、面色㿠白等；脾失健运，痰湿中阻，眩晕兼见纳呆、呕恶、头重、耳鸣等；肾精不足之眩晕，多兼腰酸腿软、耳鸣如蝉等。

2. 辨虚实　眩晕以虚证居多，夹痰夹火亦兼有之；一般新病多实，久病多虚，体壮者多实，体弱者多虚，呕恶、面赤、头胀痛者多实，体倦乏力、耳鸣如蝉者多虚；发作期多实，缓解期多虚。病久常虚中夹实，虚实夹杂。

3. 辨体质　面白而肥多为气虚多痰，面黑而瘦多为血虚有火。

4. 辨标本　眩晕以肝肾阴虚、气血不足为本，风、火、痰、瘀为标。其中阴虚多见咽干口燥，五心烦热，潮热盗汗，舌红少苔，脉弦细数；气血不足则见神疲倦怠，面色不华，爪甲不荣，纳差食少，舌淡嫩，脉细弱。标实又有风性主动，火性上炎，痰性黏滞，瘀性留滞之不同，要注意辨别。

【中医特色疗法】

一、针灸

1. 风痰上扰　取风池、足三里、中脘、丰隆等穴，用针刺或艾灸刺激穴位，以平补平泻手法为主，每次留针或艾灸 20～30 分钟，每日 1 次，连续治疗 10～14 日。

2. 肝火上炎　取太冲、曲池、足三里、中脘、丰隆等穴，用针刺刺激穴位，以泻法为主，留针 20～30 分钟，每日 1 次，连续治疗 10～14 日。

3. 气血亏虚　取脾俞、胃俞、足三里、百会等穴，用针刺或艾灸刺激穴位，以补法为主要，留针或艾灸 20～30 分钟，每日 1 次，连续治疗 10～14 日。

4. 痰瘀阻窍　取合谷、三阴交、血海、中脘、丰隆等穴，用针刺或艾灸刺激穴位，以泻法为主，留针或艾灸 20～30 分钟，每日 1 次，连续治疗 10～14 日。

5. 阴虚阳亢　取风池、肝俞、肾俞、行间、侠溪等穴，用针刺或艾灸刺激穴位，以平补平泻手法为主，留针或艾灸 20～30 分钟，每日 1 次，连续治疗 10～14 日。

6. 肾精不足　取百会、悬钟、肾俞、太溪等穴，用针刺或艾灸刺激穴位，以补法为主，留针或艾灸 20～30 分钟，每日 1 次，连续治疗 10～14 日。

二、推拿疗法

1. 风痰上扰

治则：祛痰利湿。

手法：枕后分推法；点按侧胸法；直推督脉；拿脾胃经；拿肩井。

2. 肝火上炎

治则：平肝清热。

手法：推桥弓法；点按侧胸腹法；大消气法；背部分推法；股内侧重压法。

3. 气血亏虚

治则：补益气血。

手法：督脉、足少阳经及相应背俞穴为主（百会、风池、肝俞、肾俞、足三里等），手指点穴。

4. 痰瘀阻窍

治则：化痰祛瘀。

手法：鸣天鼓；横摩腰骶；摩股内侧；揉三阴交。

5. 阴虚阳亢

治则：育阴潜阳。

手法：点按四神聪；膝周揉法；束腹法；揉血海、悬钟；横摩腰骶。

6. 肾精不足

治则：滋阴补阳。

手法：分推前额法；背部抓挤法；揉命门法；按下腹法；揉足三里；引气归原法。

三、开天门

1. 作用 疏风解表、明目，开窍醒脑。

2. 机理 主要是刺激末梢神经，使机体产生感应，疏通经络，促进血液循环，加强机体代谢功能，从而达到阴阳平衡，安全舒适，解除头晕、头懵、神经衰弱、乏力、失眠等。即使无病，通过按摩也可以增强体质，起到预防保健的作用。

3. 适应证 头晕、头懵、神经衰弱、乏力、失眠等。

4. 操作 ①推上星：印堂→上星 36 次；②推头维：印堂→头维 36 次；③抹眉：攒竹→丝空竹 36 次；④梳理太阳经：双手指端交替梳理头额 10～20 次；⑤叩印堂：36 次（中指端弯着叩）；⑥叩百会：36 次；⑦柔太阳：顺逆时针各 10 次；⑧揉翳风：顺逆时针各 10 次；⑨揉搓耳及上关、下关、完骨：15～20 次；⑩轻拍头部：前额→左太阳穴→前额→右太阳穴→前额→额顶（共 3 分钟）；⑪收功：按双侧风池及肩井穴，提拿颈部，拍打颈肩部。（此操作方法已制成教学视频）

四、穴位注射

1. 机理 穴位注射技术是将小剂量中西药物注入穴位内以治疗疾病的一种操作技术。本技术通过药物在穴位的吸收过程中产生对穴位的刺激，利用药物与腧穴的双重作用来达到治疗疾病的目的。本方法适用于多种慢性疾病。

2. 适应证 眩晕、恶心呕吐等。

3. 操作患者 取俯伏坐位。将阿托品（恶心呕吐者可选择甲氧氯普胺注射液）+0.9%氯化钠注射液，混合配置成注射液，用 10mL 注射器抽取上液，采用长 5 号注射针头，在患肩肩前、肩髃、臑俞三处部位垂直进针，深刺可达肩关节囊所在的部位，每处注射剂量分别为 3～4mL，每日 1 次，10～15 次为 1 个疗程。

五、耳穴针刺（埋豆）

1. 机理 耳针技术是用特定针具或丸状物（王不留行籽）在耳郭相应穴位实施刺激以诊治疾病的一种治疗技术。本技术依据中医学中耳郭与人体各部存在着一定联系的理论，以及望耳的形态、色泽可以辅助诊断疾病等原理，通过刺激耳部穴位来防治疾病。其治疗范围较广，临床上常用于治疗眩晕、恶心呕吐等及某些功能紊乱性病症。

2. 选穴 脑、额、枕、胆、神门耳区。

3. 操作 将王不留行籽贴敷以上穴位并给予反复刺激，每次刺激 1 分钟左右，每日刺激 5～10 次，每日 1 次，15 日为 1 个疗程。

六、刮痧

刮痧是在中医经络腧穴理论指导下，使用不同材质和形状的刮痧器械和介质，在体表进行相应的手法刮拭，以防治疾病的中医外治技术。刮痧技术具有疏通经络、改善血液循环、调整关节结构和功能等作用。按刮痧板接触体表部位将刮痧法分类如下。

1. 摩擦法 将刮痧板与皮肤直接紧贴，或隔衣布进行有规律的旋转移动，或直线式往返移动，使皮肤产生热感。此法适用于麻木、发凉或绵绵隐痛的部位，如肩胛内侧、腰部和腹部；也可用于刮痧前，使患者放松。

2. 梳刮法 使用刮痧板或刮痧梳从前额发际处及双侧太阳穴处向后发际处做有规律的单方向刮拭，如梳头状。此法适用于头痛、头晕、疲劳、失眠和精神紧张等病证。

3. 点压法（点穴法） 用刮痧板的边角直接点压穴位，力量逐渐加重，以患者能承受为度，保持数秒后快速抬起，重复操作 5～10 次。此法适用于肌肉丰满处的穴位，或刮痧力量不能深达，或不宜直接刮拭的骨骼关节凹陷部位，如环跳、委中、犊鼻、水沟和背部脊柱棘突之间等。

4. 按揉法 刮痧板在穴位处做点压按揉，点压后做往返或顺逆旋转。操作时刮痧板应紧贴皮肤不滑动，每分钟按揉 50～100 次。此法适用于太阳、曲池、足三里、内关、太冲、涌泉、三阴交等穴位。

5. 角刮法 使用角形刮痧板或让刮痧板的棱角接触皮肤，与体表成 45° 角，自上而下或由里向外刮拭。此法适用于四肢关节、脊柱两侧、骨骼之间和肩关节周围，如风池、内关、合谷、中府等穴位。

6. 边刮法 用刮痧板的长条棱边进行刮拭。此法适用于面积较大部位，如腹部、背部和下肢等。

七、中药熏洗治疗 2 号方（本科自制成方）

适应证：肝火上炎导致的眩晕、失眠等。

操作：平肝潜阳、宁心安神类中药（酸枣仁、红花、川芎、夜交藤、知母、丹参、合欢皮、栀子、远志、琥珀、朱砂等），每次用量 30～50g，每次 15～30 分钟，水温宜在 37～40℃，以起到平肝潜阳、宁心安神的作用，治疗眩晕、失眠，每日 1 次，14 日为 1 个疗程。

八、中药封包

适应证：颈性眩晕。

操作：用中药封包包裹颈部，调节适当频率，每次 15～20 分钟，每日 2 次，15 日为 1 个疗程，可舒筋通络，缓解颈部酸沉、头晕等症状。

九、食疗

1. 风痰上扰　宜食清淡，忌油腻辛辣食物。宜清热化痰醒脑之品，如荷叶、薏苡仁、山楂、白扁豆、薄荷、菊花、决明子等。可选菊花茶、决明子茶等。

2. 肝火上炎　宜食辛甘寒，忌食辛辣、油腻、温燥、动火之食物。宜平肝潜阳、清肝泻火之品，如槐花、决明子、菊花、芹菜、玉米须等。

3. 气血亏虚　宜食甘温，忌生冷、油腻之食物。宜补养气血、健运脾胃之品，如红枣、阿胶、桂圆、枸杞、茯苓、莲子、当归、白木耳、糯米等。可选红枣莲子粥等。

4. 痰瘀阻窍　宜食清淡，忌油腻肥甘食物。宜燥湿祛痰、健脾活血之品，如西洋参、山楂、薏苡仁、三七、丹参等。可选薏米党参粥、三七粉等。

5. 阴虚阳亢　宜食甘凉，忌食辛辣、油腻、温燥、动火之食物。宜平肝潜阳、滋养肝肾之品，如麦冬、百合、桑寄生、黑豆、山茱萸等。

6. 肾精不足　宜食甘温，忌生冷、寒凉之食物。宜滋补肝肾之品，如龟甲、枸杞、何首乌、桑椹、山药、黑豆等。可选甲鱼汤等。

【经验方及医院制剂】

一、经验方

化痰醒脑汤

适用于痰浊上蒙型眩晕病。

半夏、陈皮、茯苓、泽泻、枳壳、竹茹、黄芩、石菖蒲、郁金、天竺黄、菊花、川芎、川牛膝，此方为温胆汤合菖蒲郁金汤方化裁而成。共奏健脾祛痰开窍之功，使脾胃健运，痰浊祛除，气血上荣，清窍得养，则头晕、头重、失眠、倦怠乏力、精神不振、胸闷、恶心、纳呆等症状消失。

二、医院制剂

化痰醒脑合剂

每日2次，每次125mL，适用于痰浊上蒙型眩晕病。

化痰醒脑合剂为原周口市中医院副院长卢仁彬主任中医师依据临床经验所研制，为院内自制剂。该方由半夏、陈皮、茯苓、泽泻、枳壳、竹茹、黄芩、石菖蒲、郁金、天竺黄、菊花、川芎、川牛膝组成，此方为温胆汤合菖蒲郁金汤方化裁而成。方中陈皮、茯苓、泽泻以健脾淡渗利湿，半夏以燥湿化痰，陈皮、竹茹、枳壳和胃化湿，此药补脾则不生湿，燥湿渗湿则不生痰，理气降气则痰消解，可谓体用兼赅、标本两尽之药；石菖蒲开窍宁神、化湿和胃，用于湿浊蒙蔽清窍所致的神志昏乱；石菖蒲配郁金，芳香以醒脑开窍；天竺黄配石菖蒲，天竺黄以清为主，菖蒲以开为主，一清一开，相辅相佐，一寒一温，相互补充，疗效大增。全方共奏健脾祛痰开窍之功，使脾胃健运，痰浊祛除，气血上荣，清窍得养，则头晕、头重、失眠、倦怠乏力、精神不振、胸闷、恶心、纳呆等症状消失。

【其他疗法】

一、耳石复位治疗

"耳石症"又叫良性阵发性位置性眩晕（BPPV），其首选治疗是手法复位，可徒手或借助仪器完成，有经验的医生仅需数分钟即可完成治疗，有效率在80%以上。根据不同的眩晕类型，选用不同的复位方法，通过体位的连续变化，使脱落到半规管内的耳石颗粒回到原来的位置（即椭圆囊斑），并固定不动，则此次眩晕不再发作。临床最常用的耳石复位手法包括：Semont 管石解脱法、Harvey 管石解脱法和 Epley 管石复位法。

1. Semont 管石解脱法

操作步骤：检查者站在患者背后，扶住患者头部，助患者进行以下动作：①端坐，头向健侧旋转45°；②向患侧躺下；③坐起，令患者头部及身体从患侧向健侧180°快速翻转，头向下转45°；④端坐。

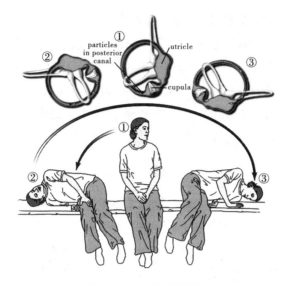

图 1　Semont 管石解脱法

2. Harvey 管石解脱法

操作步骤：①患者仰卧悬头；②头转向患侧 45°，患耳向下；③2 分钟后将头以每次 15°～20°的角度分次缓慢转向对侧，每转一次停留 30 秒，观察眼震，直到头部不能转动为止；④转身成健侧卧位，继续转头至与水平面呈 135°角，至此头部共转 180°；⑤嘱患者坐直，头部恢复起始位。

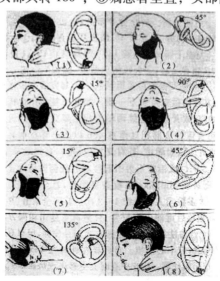

图 2　Harvey 管石解脱法

3. Epley 管石复位法　以左耳为患侧举例。

操作步骤：①患者坐于床上，头向左转 45°，置一枕头于身后（以仰卧位时，枕头正好在肩下为宜）；②快速仰卧，肩压于枕上，颈过仰，头置于床上（此体位，患耳正好位于下方），持续 30 秒；③头向右转 90°，持续 30 秒；④头和身体继续右转 90°，持续 30 秒；⑤坐起到床边。此套动作每日进行 3 次，直至位置性眩晕消失 24 小时以上为止。

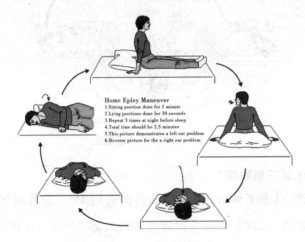

图 3　Epley 管石复位法

二、手法复位注意事项

1. 因眩晕不能耐受治疗者，可服用镇静剂或前庭抑制药后再行复位治疗；

2. 高血压或颈、背部疾病者，施手法需慎重；

3. 手法复位后至少 2 日内避免仰卧。

【中成药辨证应用】

1. 复方丹参滴丸　每次 10 粒，每日 3 次，适用于瘀血阻窍型眩晕病。

2. 杞菊地黄丸　每次 6g，每日 2 次，适用于肝肾阴虚型眩晕病。

3. 晕痛定胶囊　每次 2 粒，每日 3 次，适用于肝阳上扰型眩晕病。

4. 归脾丸　每次6~8丸，每日3次，适用于心脾两虚型眩晕病。

5. 其他　瘀血阻窍者，可酌情选用川芎嗪、血塞通、葛根素、天麻素、丹参酮、银杏达莫、丹参注射液治疗。

【中医调护】

一、病情观察

1. 注意观察眩晕发作的时间、程度、规律、诱发因素和伴随症状。

2. 监测血压、脉象变化，如出现剧烈头痛、呕吐、视物模糊、言语謇涩、肢体麻木、血压持续上升或胸闷、胸痛、冷汗等，应考虑中风、厥脱之危象，应立即卧床，迅速报告医师，及时救治。

二、生活起居护理

1. 病室环境应安静，光线柔和，温湿度适宜，避免强光和噪声刺激。

2. 眩晕发作时卧床休息，不宜过度疲劳，轻症者可闭目养神，减少头部的转侧活动。指导患者变换体位或蹲起、站立时应动作缓慢，避免头部动作幅度过大。床铺平稳，避免他人碰撞摇动，下床活动时要陪护在旁。病情缓解后可适当活动，劳逸结合。

3. 肝火上炎、肾精不足者居处宜凉爽；气血亏虚、瘀血阻窍者居处室温稍偏高，做好保暖工作，预防外感；痰瘀阻窍者居处宜干燥、温度适宜。

4. 保证充足睡眠。外出不宜乘坐高速车、船，避免登高或高空作业。

三、饮食护理

饮食宜清淡、高维生素、高钙、低脂、低盐、低胆固醇，防止暴饮暴食，忌过食肥甘，提倡戒烟限酒。

1. 肝火上炎证　饮食宜清淡，如山楂、紫菜、芹菜、海带、香菇等，禁食辛辣、油腻、黏滑及过咸之品。

2. 痰瘀阻窍证　少食肥甘厚腻、生冷荤腥。素体肥胖者适当控制饮食，高血压患者饮食不宜过饱，急性发作呕吐剧烈者暂时禁食，呕吐停止后可给予半流饮食。可配合食疗，如荷叶粥等。

3. 气血亏虚证　宜食富含营养、易于消化的食物为佳，如蛋类、奶类、红枣等，亦可配合黄芪粥、党参粥、莲子红枣粥。

4. 阴虚阳亢证　饮食宜清淡和富于营养、低盐，多吃新鲜蔬菜水果，如芹菜、萝卜、海带、雪梨等，忌食辛辣烟酒、动物内脏等。可配合菊花泡水代茶饮。

5. 肾精不足证　饮食宜富营养，如甲鱼、淡菜、银耳等，忌食煎炸炙烤及辛辣烟酒。日常可以用黑芝麻、核桃肉捣烂，加适当蜂蜜调服。肾精不足者宜多食补益类食物，如黑芝麻、核桃肉、红枣、山药等。

四、情志护理

1. 指导患者自我调控情志的方法，避免易引起烦恼、易怒的环境。

2. 加强与患者的交流，鼓励其抒发心中的郁闷和不快，缓解、改善不良情绪。

3. 肝火上炎者，情绪易激动，应指导患者移情怡性，减轻患者的精神压力。

4. 肾虚者，避免不必要的惊恐。

5. 眩晕较重，心烦焦虑者，减少探视人群，给患者提供安静的休养空间，鼓励患者听舒缓音乐，分散心烦焦虑感。

6. 多向患者介绍有关疾病知识及治疗成功经验，增强患者信心，鼓励患者积极面对疾病。

五、用药护理

1. 中药与西药的服药时间应间隔1～2小时，宜早晚温服，观察用药后反应。

2. 眩晕发作时暂停服用中药汤剂。呕吐严重者，可将药液浓缩，少量多次频服，或以姜汁数滴滴舌后以止呕。

3. 肝火上炎者汤药宜凉服。

4. 气血亏虚者宜温服，补益药宜早晚温服。

5. 遵医嘱服用调节血压的药物，密切观察患者血压变化情况。

六、健康教育

1. 注意劳逸结合，适当锻炼，增强体质。避免从事繁重的脑力和体力劳动，不宜从事高空作业的工作。因颈椎病引起眩晕者，不宜伏案过久，不宜睡卧高枕。平素避免做头部旋转动作，外出时不宜乘坐高速车、船。

2. 学会自我调节情绪，切忌忧思恼怒，以免诱发或加重眩晕症状。重视原发病的治疗，严格遵医嘱服药，不得擅自增减药量。

3. 饮食宜清淡，忌暴饮暴食或肥甘厚腻之品，戒烟酒。

4. 眩晕伴有恶心呕吐、出冷汗，头痛、肢体发麻、言语不利，胸闷、胸痛、心悸、全身乏力等症状时，应及时就诊，以防并发症或中风、厥脱等危重症。

【治未病原则及措施】

保持心情开朗愉悦，饮食有节，注意养生，保护阴精，有助于预防本病。患者的病室应保持安静、舒适，避免噪声，光线柔和。保证充足的睡眠，注意劳逸结合。保持心情愉快，增强战胜疾病的信心。饮食以清淡易消化为宜，多吃蔬菜、水果，忌烟酒、油腻、辛辣之品，少食海腥发物，虚证眩晕者可配合食疗，加强营养。眩晕发作时应卧床休息，闭目养神，少作或不作旋转、弯腰等动作，以免诱发或加重病情，重症患者要密切注意血压、呼吸、神志、脉搏等情况，以便及时处理。

（周口市中医院脑病科二病区：黎民，魏华）

头　痛

头痛是由于外感与内伤，致使脉络绌急或失养，清窍不利所引起的自觉头部疼痛为主的病证，西医学中的偏头痛，还有国际上新分类的周期性偏头痛、紧张性头痛、丛集性头痛等，可参考本病辨证论治。

【病因病机】

1. 感受外邪　多因起居不慎，坐卧当风，感受风寒湿热等，外邪上犯于头，清阳之气受阻，气血不畅，阻遏络道而发为头痛。外邪中以风邪为主，因风为阳邪，"伤于风者，上先受之"，"颠高之上，唯风可到"。但"风为百病之长"、六淫之首，常夹寒、湿、热邪上袭。若风夹寒，寒为阴邪伤阳，清阳受阻，寒凝血滞，络脉绌急而痛；若夹热邪，风热上炎，侵扰清窍，气血逆乱而痛；若夹湿邪，湿性黏滞，湿蒙清阳，头为"清阳之府"，清阳不布，气血不畅而疼痛。外邪所致头痛，其病机如《医碥·头痛》所说："六淫外邪，唯风、寒、湿三者最能郁遏阳气，火、暑、燥三者皆属热，受其热则汗泄，非有风寒湿袭之，不为害也。然热甚亦气壅脉满，而为痛矣。"

2. 情志郁怒　长期精神紧张忧郁，肝气郁结，肝失疏泄，络脉失于条达，拘急而头痛；或平素性情暴逆，恼怒太过，气郁化火，日久肝阴被耗，肝阳失敛而上亢，气壅脉满，清阳受扰而头痛。

3. 饮食不节　素嗜肥甘厚味，暴饮暴食，或劳伤脾胃，以致脾阳不振，脾不能运化转输水津，聚而痰湿内生，以致清阳不升，浊阴不降，清窍为痰湿所蒙；或痰阻脑脉，痰瘀痹阻，气血不畅，均可致脑失清阳、精血之充，脉络失养而痛。如丹溪所言"头痛多主于痰"。饮食伤脾，气血化生不足，气血不足以充盈脑海，亦为头痛之病因病机。

4. 内伤不足　先天禀赋不足，或劳欲伤肾，阴精耗损，或年老气血衰败，或久病不愈，产后、失血之后，营血亏损，气血不能上营于脑，髓海不充则可致头痛。此外，外伤跌扑，或久病入络则络行不畅，血瘀气滞，脉络失养而易致头痛。头为神明之府，"诸阳之会"，"脑为髓海"，五脏精华之血、六腑清阳之气皆能上注于头，即头与五脏六腑之阴精、阳气密切相关，凡能影响脏腑之精血、阳气的因素皆可成为头痛的病因，归纳起来不外外感与内伤两类。病位虽在头，但与肝、脾、肾密切相关。风、火、痰、瘀、虚为致病之主要因素。邪阻脉络，清窍不利；精血不足，脑失所养，为头痛之基本病机。

【临证备要】

1. 辨外感内伤　可根据起病方式、病程长短、疼痛性质等特点进行辨证。外感头痛，一般发病较急，病势较剧，多表现掣痛、跳痛、胀痛、重痛、痛无休止，每因外邪所致。内伤头痛，一般起病缓慢，痛势较缓，多表现隐痛、空痛、昏痛、痛势悠悠，遇劳则剧，时作时止。

2. 辨疼痛性质　辨疼痛性质有助于分析病因。掣痛、跳痛多为阳亢、火热所致；重痛多为痰湿；冷感而刺痛，为寒厥；刺痛固定，常为瘀血；痛而胀者，多为阳亢；隐痛绵绵或空痛者，多精血亏虚；痛而昏晕者，多气血不足。

3. 辨疼痛部位　辨疼痛部位有助于分析病因及脏腑经络。一般气血、肝肾阴虚者，多以全头作痛；阳亢者痛在枕部，多连颈肌；寒厥者痛在颠顶；肝火者痛在两颞。就经络而言，前部为阳明经，后部为太阳经，两侧为少阳经，颠顶为厥阴经。

4. 辨诱发因素　因劳倦而发，多为内伤，气血阴精不足；因气候变化而发，常为寒湿所致；因情志波动而加重，与肝火有关；因饮酒或暴食而加重，多为阳亢；外伤之后而痛，应属瘀血。

【诊断要点】

1. 以头痛为主症，可表现为前额、额颞、颠顶、顶枕部或全头部疼痛，头痛性质可为跳痛、刺痛、胀痛、昏痛、隐痛等。有突然发作，其痛如破而无休止者；也有反复发作，久治不愈，时痛时止者。头痛每次发作可持续数分钟、数小时、数天或数周不等。

2. 可进行相关检查，如应查血常规、测血压，必要时做脑脊液、脑电图检查，有条件时做经颅多普勒、颅脑 CT、MRI 及 DSA 检查，有助于排除器质性疾病。

【鉴别诊断】

1. 类中风 类中风多见于 45 岁以上者，眩晕反复发作，头痛突然加重时，常兼半身肢体活动不灵，或舌謇语涩。

2. 真头痛 真头痛多呈突然剧烈头痛，常表现为持续痛而阵发加重，甚至伴喷射样呕吐、肢厥、抽搐等。

【辨证论治】

一、外感头痛

1. 风寒证

证候：头痛起病较急，连及项背，恶风畏寒，遇风尤剧，口不渴，舌苔薄白，脉多浮紧。

治法：疏风散寒。

方药：祛风止痛口服液或川芎茶调散加减。川芎茶调散（川芎、荆芥、白芷、羌活、甘草、细辛、防风、薄荷）。

若头痛属风寒者，可重用川芎，并酌加苏叶、生姜等以加强祛风散寒之功；属风热者，去羌活、细辛，加蔓荆子、菊花以散风热。若头痛久而不愈者，可配全蝎、僵蚕、桃仁、红花等以搜风活血止痛。

2. 风热证

证候：头痛而胀，甚则头痛如裂，发热或恶风，口渴欲饮，面红目赤，舌红苔黄，脉浮数。

治法：疏风清热。

方药：芎芷石膏汤（川芎、白芷、石膏、藁本、羌活、菊花）。

苦痛者，加细辛；风盛目昏，加防风、荆芥穗；热盛，加栀子、连翘、黄芩、薄荷、甘草；大便秘，小便赤，加硝、黄攻之，自愈也。

3. 风湿证

证候：头痛头重如裹，肢体困重，胸闷纳呆，大便或溏，舌苔白腻，脉濡滑。

治法：祛风胜湿。

方药：羌活胜湿汤（羌活、独活、藁本、防风、甘草、蔓荆子、川芎）。

若湿邪较重，肢体酸楚甚者，可加苍术、细辛以助祛湿通络；郁久化热者，宜加黄芩、黄柏、知母等清里热。

二、内伤头痛

1. 肝阳证

证候：头胀痛，目眩，心烦易怒，胁痛，夜眠不宁，口苦，舌红苔薄黄，脉沉弦有力。

治法：平肝潜阳。

方药：天麻钩藤饮（天麻、钩藤、石决明、山栀、黄芩、桑寄生、川牛膝、夜交藤、益母草、杜仲、茯神）。

眩晕头痛剧者，可酌加羚羊角、龙骨、牡蛎等，以增强平肝潜阳息风之力；若肝火盛，口苦面赤，心烦易怒，加龙胆草、夏枯草，以加强清肝泻火之功；脉弦而细者，宜加生地黄、枸杞子、何首乌以滋补肝肾。

2. 肾虚证

证候：头痛而空，每兼眩晕，腰痛酸软，神疲乏力，遗精，带下，耳鸣少寐，舌红少苔，脉沉细无力。

治法：补肾养阴。

方药：大补元煎（人参、山药、熟地黄、杜仲、当归、山茱萸、枸杞、炙甘草）。

如元阳不足多寒者，于本方加附子、肉桂、炮姜之类随宜用之；如气分偏虚者，加黄芪、白术，如胃口多滞者，不必用；如血滞者，加川芎，去山茱萸；如滑泄者，加五味子、补骨脂之属。

3. 气血虚证

证候：头痛而晕，心悸不宁，遇劳则重，自汗，气短，畏风，神疲乏力，面色白，舌质淡，苔薄白，脉沉细而弱。

治法：气血双补。

方药：八珍汤（人参、白术、白茯苓、当归、川芎、白芍药、熟地黄、甘草）。

若以血虚为主，眩晕心悸明显者，可加大芍、地用量；以气虚为主，气短乏力明显者，可加大参、术用量；兼见不寐者，可加酸枣仁、五味子。

4. 痰浊证

证候：头痛昏蒙，胸脘满闷，呕恶痰涎，舌胖大、有齿痕，苔白腻，脉沉弦或沉滑。

治法：健脾化痰，降浊止痛。

方药：化痰醒脑合剂或半夏白术天麻汤。半夏白术天麻汤（黄柏、干姜、天麻、苍术、白茯苓、黄芪、泽泻、人参、白术、炒曲、半夏、大麦蘖面、橘皮）。

若湿痰偏盛，舌苔白滑者，加泽泻、桂枝以利湿化饮；若肝阳偏亢者，加钩藤、代赭石以潜阳息风。

5. 瘀血证

证候：头痛经久不愈，其痛如刺，固定不移，或头部有外伤史，舌紫或有瘀斑，瘀点，苔薄白，脉沉或涩。

治法：通窍、活络、化瘀。

方药：通窍活血汤（赤芍、川芎、桃仁、红枣、红花、老葱、鲜姜、麝香）。

若瘀痛入络，可加全蝎、穿山甲（代）、地龙、三棱、莪术等以破血通络止痛；气机郁滞较重，加川楝子、香附、青皮等以疏肝理气止痛；血瘀经闭、痛经者，加香附、益母草、泽兰等以活血调经止痛；胁下有痞块，属血瘀者，可酌加丹参、郁金、蟅虫、水蛭等以活血破瘀，消癥化滞。

【中医特色疗法】

一、针灸疗法

1. 肝阳上亢证

取穴：风池、太阳、百会、太冲、太溪。

操作：毫针刺，风池、太阳、百会用平补平泻，太冲、太溪行补法，每日 1 次，10 次为 1 个疗程。

2. 痰浊内阻证

取穴：风池、太阳、百会、率谷、头维、足三里、丰隆、阴陵泉。

操作：毫针刺，风池、太阳、百会、率谷、头维行平补平泻，足三里、丰隆、阴陵泉行泻法，每日 1 次，10 次为 1 个疗程。

3. 瘀血阻络证

取穴：风池、太阳、百会、阿是穴、膈俞、血海、三阴交。

操作：毫针刺，风池、太阳、百会、三阴交、膈俞用平补平泻，阿是穴、血海行泻法，每日 1 次，10 次为 1 个疗程。

4. 气血两虚证

取穴：风池、太阳、百会、气海、血海、足三里。

操作：毫针刺，风池、太阳、百会用平补平泻，气海、血海、足三里行补法，每日 1 次，10 次为 1 个疗程。

5. 肝肾亏虚证

取穴：太阳、百会、肾俞、肝俞、太冲、太溪。

操作：毫针刺，太阳、百会用平补平泻，肾俞、肝俞、太冲、太溪行补法，每日 1 次，10 次为 1 个疗程。

二、腕踝针技术

腕踝针是以针刺人体的腕部及踝部区域来治疗疾病的针刺操作技术。其理论依据为将脏腑与体表不同区域相关联，再将不同体表区域与腕踝部各个区域相对应，然后通过刺激腕踝部特定区域，达到治疗相应脏腑疾病的目的。临床上常用来治疗各种痛症、神经系统疾病及内科疾病。

1. 取穴方法

取穴原则：选取病症所在的同侧同区域穴进行治疗。具体取穴时，横膈线以上的病症选腕部穴点，横膈线以下的病症选踝部穴。如病症跨上下两分区时，则可同时取上、下穴点组方；如前正中线病症，可选上 1 和下 1 组方。

配穴方法：可根据病患部位的区域指向配穴。如偏瘫，可取上 5、下 4 进行配穴。对难以确定部位的区域跨向的疾病，如失眠、盗汗、全身瘙痒症等病症，可取左右两侧穴点加以组方，上述病症即可取两侧之上 1 穴。

2. 操作方法

进针：常规消毒，医生一手固定穴点上部，以拇、食指拉紧皮肤，另一手拇指在下，食、中指在上夹持针柄，针与皮肤呈30°，快速进入皮下。使针体循肢体纵轴沿真皮下行进，以针下有松软感为宜。如患者有酸、麻、胀、痛、沉等感觉，表明针体已深入筋膜下层，属进针过深，宜将针外退至浅表处。刚开始进针时，局部可稍感疼痛，待针刺入后疼痛应立即消失。为了保证针在皮下，针尖入皮肤后，放开持针手指，则针自然垂倒并贴近皮肤表面。进针方向以朝病端为原则，如病症在指或趾，针尖向下；在头胸或腰膝，针尖向上。针刺深度以露出针身2mm为宜，进后将针循纵线沿皮下平刺插入；但针上下1或6穴时，针体应与腕部或踝部的边缘平行。

留针：一般留针30分钟。疼痛性病症或某些慢性病可适当延长留针时间。

三、耳针治疗

用特定针具或丸状物在耳郭相应穴位实施刺激以诊治疾病的一种治疗技术。本技术依据中医学中耳郭与人体各部存在着一定联系的理论，以及望耳的形态、色泽可以辅助诊断疾病等原理，通过刺激耳部穴位来防治疾病。其治疗范围较广，临床上常用于治疗各种疼痛性疾病及某些功能紊乱性病症。

取穴：脑、额、枕、胆、神门、耳区。

操作：将王不留行籽贴敷以上穴位并给予反复刺激，每次刺激1分钟左右，每日刺激5～10次，每日1次，15日为1个疗程，可通络理气止痛。

四、穴位贴敷

选取足少阴肾经穴位、双侧涌泉穴，以吴茱萸颗粒（研碎后以醋调和），平肝潜阳，改善高血压状态。嘱夜间入睡时贴敷双侧涌泉穴，保留贴敷5小时，15日为1个疗程。

太阳穴在耳郭前面，前额两侧，外眼角延长线的上方，在两眉梢后凹陷处，为"经外奇穴"。川芎辛温香燥，走而不守，既能行散，上行可达颠顶，又入血分，下行可达血海，具活血祛瘀作用，适宜瘀血阻滞型头风头痛等症。以川芎粉研碎成粉，以油调和，选取双侧太阳穴，每日1次，保留贴敷 5 小时，15 日为 1 个疗程，以起到舒筋活络、祛瘀止痛等作用。

五、刮痧

刮痧是在中医经络腧穴理论指导下，使用不同材质和形状的刮痧器械和介质，在体表进行相应的手法刮拭，以防治疾病的中医外治技术。刮痧技术具有疏通经络、改善血液循环、调整关节结构和功能等作用。常用于外感性疾病和骨关节疼痛性疾病等。按刮痧板接触体表部位分类如下。

摩擦法：将刮痧板与皮肤直接紧贴，或隔衣布进行有规律的旋转移动，或直线式往返移动，使皮肤产生热感。此法适用于麻木、发凉或绵绵隐痛的部位，如肩胛内侧、腰部和腹部；也可用于刮痧前，使患者放松。

梳刮法：使用刮痧板或刮痧梳，从前额发际处及双侧太阳穴处向后发际处做有规律的单方向刮拭，如梳头状。此法适用于头痛、头晕、疲劳、失眠和精神紧张等病证。

点压法（点穴法）：用刮痧板的边角直接点压穴位，力量逐渐加重，以患者能承受为度，保持数秒后快速抬起，重复操作 5~10 次。此法适用于肌肉丰满处的穴位，或刮痧力量不能深达，或不宜直接刮拭的骨骼关节凹陷部位，如环跳、委中、犊鼻、水沟和背部脊柱棘突之间等。

按揉法：刮痧板在穴位处做点压按揉，点压后做往返或顺逆旋转。操作时刮痧板应紧贴皮肤不滑动，每分钟按揉 50~100 次。此法适用于太阳、曲池、足三里、内关、太冲、涌泉、三阴交等穴位。

角刮法：使用角形刮痧板或以刮痧板的棱角接触皮肤，与体表成 45°角，自上而下或由里向外刮拭。此法适用于四肢关节、脊柱两侧、骨骼之间和肩关节周围，如风池、内关、合谷、中府等穴位。

边刮法：用刮痧板的长条棱边进行刮拭。此法适用于面积较大部位，如腹部、背部和下肢等。

六、穴位推拿

经穴推拿技术是以按法、点法、推法等手法作用于经络腧穴，起到推动经气、调节脏腑功能的推拿医疗技术。本方法具有推动经气运行、调节脏腑功能的作用。适应的病证包括推拿科各种适应证，也用于保健按摩。操作步骤如下。

患者坐位或卧位。医者以一指禅推法或揉法操作于印堂、神庭、太阳、头维、百会。

医者以一指禅推法或揉法操作于眼眶及睛明、鱼腰、攒竹诸穴。

医者以拿法从头顶操作至枕部风池穴，反复3～4遍。

【经验方及医院制剂】

一、经验方

1. 川芎茶调散　川芎12g，荆芥（去梗）12g，白芷6g，羌活6g，甘草6g，细辛3g，防风（去芦）4.5g，薄荷12g。适用于风寒头痛。

2. 通窍活血汤　赤芍、川芎、桃仁、红枣、红花、老葱、鲜姜、麝香。适用于瘀血头痛。

二、医院制剂

祛风止痛口服液一次1支，每日3次，适用于风寒头痛。

【其他疗法】

高流量（面罩）吸氧：用于头痛急性发作期（如丛集性头痛）。

【中成药辨证应用】

1. 川芎茶调散　饭后清茶冲服，每次3～6g，每日2次，用于外感风邪所致的头痛，或有恶寒、发热、鼻塞。

2. 正天丸　饭后服用，每次6g，每日2～3次，用于外感风邪、瘀血阻络、血虚失养、肝阳上亢引起的偏头痛、紧张性头痛、神经性头痛、颈椎病型头痛、经前头痛。

3. 丹珍头痛胶囊　每次3～4粒，每日3次，适用于肝阳上亢，瘀血阻络所致的头痛，背痛颈酸，烦躁易怒。

4. 川芎嗪注射液　120～200mg，加入5%葡萄糖注射液250mL，静脉滴注，每日 1 次，适用于血瘀头痛。

5. 参脉注射液 40~60mL，加入 5% 葡萄糖注射液 250mL，静脉滴注，每日 1 次，适用于气阴两虚者。

6. 天麻注射液 1000mg，加入 5% 葡萄糖注射液 250mL，静脉滴注，每日 1 次，适用于肝阳证头痛。

【中医调护】

一、病情观察

1. 注意观察头痛的性质、发作时间、疼痛部位及发作规律、诱发因素、伴随症状。

2. 风寒头痛者，多头痛剧烈且痛连项背；风热者，头胀痛如裂；风湿者，头痛如裹；头胀痛兼见目眩者，多为肝阳上亢；瘀血头痛者，多为刺痛、钝痛，痛处固定不移；夹痰者，常见昏痛、胀痛；阴虚而致的头痛，其疼痛性质多表现为空痛、隐痛；气血亏虚头痛常头痛绵绵；肝肾阴虚的头痛则为头痛且空。头痛发有停时，多为内伤头痛。

3. 密切观察神志、瞳孔、血压、呼吸、脉搏、面色、四肢活动等变化，如有异常，应及时采取措施。

二、生活起居护理

1. 病室环境安静、整洁、空气新鲜、避免对流风。

2. 风寒头痛者，病室应温暖，恶风严重者可用屏风遮挡。

3. 风热头痛者室温不宜过高，光线应柔和。

4. 风湿头痛者病室应温暖、干燥。

5. 头痛重者需卧床休息，待疼痛缓解后方可下床活动。平时应保证睡眠充足，避免用脑过度，酌情进行体育锻炼，注意劳逸结合，养成起居规律的生活习惯。

三、饮食指导

1. 外感头痛者 应膳食清淡，慎用补虚之品。

2. 风寒头痛者 宜食有助于疏风散邪的食物，如姜、豆豉、芹菜、菊花等。

3. 风热头痛者　宜食具有清热泻火作用的食物，如绿豆、苦瓜、生梨等，忌食辛辣、香燥之品。

4. 风湿头痛者　宜食祛风除湿之品，如山药、鲤鱼、赤小豆等，忌生冷、油腻、甘甜之类助湿生痰之品。

5. 肝阳头痛者　饮食宜清淡甘寒之品，如绿豆、菠菜、冬瓜等，忌羊肉、狗肉、猪头肉等助火动风之品。

6. 气血亏虚者　饮食应注意营养，多食血肉有情滋补之品，如瘦肉、蛋类、奶类等以补养气血，忌食辛辣、生冷之品。

7. 肝肾阴虚者　宜多食补肾填精食物，如核桃、芝麻、黑豆、甲鱼等，忌辛辣、刺激、烟酒。

8. 痰浊头痛者　饮食宜选用化痰降浊之品，如柑橘、枇杷、萝卜、薏仁粥等，忌生冷、油腻、辛辣肥甘之品。

9. 瘀血头痛者　饮食宜祛瘀通络活血之品，如山楂、佛手、葱白，可煮粥食用。

四、情志护理

1. 情志变化可诱发或加重头痛，头痛患者常伴有恼怒、忧伤等负性情绪。指导患者消除不良情绪，保持心情舒畅，以积极的态度和行为配合治疗。

2. 血虚头痛者睡前应放松，避免不愉快的交谈和情绪激动，卧时枕头不宜过高。

3. 积极疏导患者，使其了解情志调摄对疾病的重要性。

五、用药护理

外感头痛多用疏散外邪的中药，汤药不宜久煎，以温热服为好，服药后稍加衣被，并适量服热饮料或热粥，助其微微汗出，以助药力。治疗内伤头痛的多为补益药，汤剂直久煎，以利于有效成分的析出，宜空腹服药。

六、健康教育

1. 起居有常，劳逸结合，睡眠充足。加强锻炼，改善体质，增强抗病能力。

2. 内伤头痛多因禀赋不足，肾精不足或饥饱劳倦，病后失养所致，故应注意休息，防止劳累，保证充足的睡眠，以利于正气的恢复。

3. 注意保持心情舒畅，使气血调畅，防止因情绪而诱发疾病。根据疾病性质和体质情况合理选择饮食。如突然头痛发作，应及时就诊。

【治未病原则及措施】

头痛的预防在于针对病因，如避免感受外邪，勿情志过激，慎劳倦、过食肥甘等以免引发头痛。头痛的急性发作期，应适当休息，不宜食用炸烤辛辣的厚味食品，以防生热助火，有碍治疗，同时限制烟酒。若患者精神紧张，情绪波动，可疏导劝慰以稳定情绪，适当保证环境安静，有助缓解头痛。

（周口市中医院脑病科二病区：王俊峰，魏华）

不　寐

失眠是由于情志、饮食内伤、久病及年迈、禀赋不足、心虚胆怯等病因，引起心神失养或心神不安，从而导致经常不能获得正常睡眠为特征的一类病证。主要表现为睡眠时间、深度的不足以及不能消除疲劳、恢复体力与精力，轻者入睡困难，或寐而不酣，时寐时醒，或醒后不能再寐，重则彻夜不寐。

【病因病机】

1. 情志所伤或情志不遂　肝气郁结，肝郁化火，邪火扰动心神，心神不安而不寐。或由五志过极，心火内炽，心神扰动而不寐。或由思虑太过，损伤心脾，心血暗耗，神不守舍，脾虚生化乏源，营血亏虚，不能奉养心神，即《类证治裁·不寐》曰："思虑伤脾，脾血亏损，经年不寐。"

2. 饮食不节，脾胃受损　宿食停滞，壅遏于中，胃气失和，阳气浮越于外而卧寐不安，如《张氏医通·不得卧》云："脉滑数有力不得卧者，中有宿滞痰火，此为胃不和则卧不安也。"或由过食肥甘厚味，酿生痰热，扰动心神而不眠。或由饮食不节，脾胃受伤，脾失健运，气血生化不足，心血不足，心失所养而失眠。

3. 久病、年迈　久病血虚、产后失血、年迈血少等，引起心血不足，心失所养，心神不安而不寐。正如《景岳全书·不寐》所说："无邪而不寐者，必营气之不足也，营主血，血虚则无以养心，心虚则神不守舍。"

4. 禀赋不足，心虚胆怯　素体阴盛，兼因房劳过度，肾阴耗伤，不能上奉于心，水火不济，心火独亢；或肝肾阴虚，肝阳偏亢，火盛神动，心肾失交而神志不宁。如《景岳全书·不寐》所说："真阴精血不足，阴阳不交，而神有不安其室耳。"亦有因心虚胆怯，暴受惊恐，神魂不安，以致夜不能寐或寐而不酣，如《杂病源流犀烛·不寐多寐源流》所说："有心胆惧怯，触事易惊，梦多不祥，虚烦不寐者。"

综上所述，失眠的病因虽多，但以情志、饮食或气血亏虚等内伤病因居多，由这些病因引起心、肝、胆、脾、胃、肾的气血失和，阴阳失调，其基本病机以心血虚、胆虚、脾虚、肾阴亏虚，进而导致心失所养，或由心火偏亢、肝郁、痰热、胃失和降，进而导致心神不安两方面为主。其病位在心，但与肝、胆、脾、胃、肾关系密切。失眠虚证多由心脾两虚，心虚胆怯，阴虚火旺，引起心神失养所致。失眠实证则多由心火炽盛，肝郁化火，痰热内扰，引起心神不安所致。但失眠久病可表现为虚实兼夹，或为瘀血所致，故清代王清任用血府逐瘀汤治疗。

【诊断要点】

1. 中医诊断　入睡困难，或睡而易醒，醒后不能再睡，重则彻夜难眠，连续 4 周以上；常伴有多梦、心烦、头昏头痛、心悸健忘、神疲乏力等症状；无妨碍睡眠的其他器质性病变和诱因。

2. 西医诊断　主诉或是入睡困难，或是难以维持睡眠，或是睡眠质量差。这种睡眠紊乱每周至少发生 3 次并持续 1 个月以上。日夜专注于失眠，过分担心失眠的后果。睡眠质和（或）量的不满意引起了明显的苦恼或影响了社会及职业功能。

【辨证论治】

1. 肝火扰心证

证候：突发失眠，性情急躁易怒，不易入睡或入睡后多梦惊醒，胸胁胀闷，善太息，口苦咽干，头晕头胀，目赤耳鸣，便秘溲赤，舌质红，苔黄，脉弦数。

治法：疏肝泻火。

方药：龙胆泻肝汤。龙胆草、黄芩、栀子、泽泻、车前子、当归、生地黄、醋柴胡、炙甘草、生龙骨、生牡蛎、磁石等。

2. 痰热扰心证

证候：失眠时作，噩梦纷纭，易惊易醒，头目昏沉，脘腹痞闷，口苦心烦，饮食少思，口黏痰多，舌质红，苔黄腻或滑腻，脉滑数。

治法：清化痰热。

方药：黄连温胆汤。清半夏、陈皮、竹茹、枳实、山栀子、黄连、茯苓、远志、柏子仁、甘草等。

3. 胃气失和证

证候：失眠多发生在饮食后，脘腹痞闷，食滞不化，嗳腐酸臭，大便臭秽，纳呆食少，舌质红，苔厚腻，脉弦或滑数。

治法：和胃降逆。

方药：保和丸合平胃散。神曲、山楂、莱菔子、半夏、茯苓、陈皮、厚朴、苍术、连翘、鸡内金、麦芽、谷芽等。

4. 瘀血内阻证

证候：失眠日久，躁扰不宁，胸不任物，胸任重物，夜多惊梦，夜不能睡，夜寐不安，面色青黄，或面部色斑，胸痛、头痛日久不愈，痛如针刺而有定处，或呃逆日久不止，或饮水即呛，干呕，或内热瞀闷，或心悸怔忡，或急躁善怒，或入暮潮热，舌质暗红、舌面有瘀点，唇暗或两目暗黑，脉涩或弦紧。

治法：活血化瘀。

方药：血府逐瘀汤。当归、生地黄、桃仁、红花、川芎、柴胡、桔梗、川牛膝、枳实、赤芍、甘草、牡丹皮、香附。

5. 心脾两虚证

证候：不易入睡，睡而不实，多眠易醒，醒后难以复寐，心悸健忘，神疲乏力，四肢倦怠，纳谷不香，面色萎黄，口淡无味，腹胀便溏，舌质淡，苔白，脉细弱。

治法：补益心脾。

方药：归脾汤加减。人参、白术、黄芪、当归、茯神、木香、远志、龙眼肉、酸枣仁、合欢皮、甘草等。

6. 心胆气虚证

证候：心悸胆怯，不易入睡，寐后易惊，遇事善惊，气短倦怠，自汗乏力，舌质淡，苔白，脉弦细。

治法：益气镇惊。

方药：安神定志丸合酸枣仁汤加减。人参、龙齿、茯神、石菖蒲、远志、川芎、合欢皮、知母、夜交藤、酸枣仁等。

7. 心肾不交证

证候：夜难入寐，甚则彻夜不眠，心中烦乱，头晕耳鸣，潮热盗汗，男子梦遗阳痿，女子月经不调，健忘，口舌生疮，大便干结，舌尖红、少苔，脉细。

治法：交通心肾。

方药：六味地黄丸合交泰丸。黄连、肉桂、生地黄、熟地黄、山萸肉、山药、牡丹皮、茯苓、泽泻等。

中成药：六味地黄丸等。

【临证备要】

1. 辨脏腑 失眠的主要病位在心，由于心神失养或不安，神不守舍而失眠，但与肝、胆、脾、胃、肾的阴阳气血失调相关。如急躁易怒而失眠，多为肝火内扰；遇事易惊，多梦易醒，多为心胆气虚；面色少华，肢倦神疲而失眠，多为脾虚不运，心神失养；嗳腐吞酸，脘腹胀满而失眠，多为胃腑宿食，心神被扰；胸闷，头重目眩，多为痰热内扰心神；心烦心悸，头晕健忘而失眠，多为阴虚火旺，心肾不交，心神不安等。

2. 辨虚实 失眠虚证，多属阴血不足，心失所养，临床特点为体质瘦弱，面色无华，神疲懒言，心悸健忘，多因脾失运化，肝失藏血，肾失藏精所致。实证为火盛扰心，临床特点为心烦易怒，口苦咽干，便秘溲赤，多因心火亢盛或肝郁化火所致。

【中医特色疗法】

一、针灸治疗

主穴：神门、内关、百会、四神聪。

配穴：肝火扰心者，加太冲、行间、风池；痰热扰心者，加太冲、丰隆；胃气失和者，加足三里、中脘、天枢；瘀血内阻者，加肝俞、膈俞、血海；心脾两虚者，加心俞、脾俞、三阴交；心胆气虚者，加心俞、胆俞；心肾不交者，加太溪、心俞、肾俞。

操作：用平补平泻法。

二、耳穴疗法

取穴：主要取神门、心、脾、肾、皮质下，配穴取枕、交感、内分泌、神经衰弱点。主穴配穴合用，随证加减。

操作：治疗前先用耳穴探测棒在耳上寻找阳性点，用75%酒精消毒耳郭后，用耳针或将粘有王不留行籽的胶布对准选定的耳穴，贴紧并加压，使患者有酸麻胀痛或发热感。失眠伴头晕头痛、急躁易怒者用重手法，年老体弱、倦怠纳差者用轻手法，嘱患者每日自行按压2～3次，每次每穴30秒。上述治疗隔日进行1次，5次为1个疗程。

三、穴位贴敷

用夜交藤15g，白芷12g，败酱草10g等。将上药粉碎，加入辅料，制成丸状。夜晚睡前，用医用胶布贴敷于太阳、神门、涌泉等穴。

四、推拿疗法

头部推拿：用双手拇指桡侧缘交替推印堂至神庭30次；用双手拇指螺纹面分推攒竹至太阳穴30次；用拇指螺纹面按摩百会、角孙、四神聪各30～50次；用拇指螺纹面按太阳穴前后各转15次；轻轻拿捏风池10次；由前向后用五指拿头顶，至后头部改为三指拿，顺势从上向下拿捏项肌3～5次；用双手大鱼际从前额正中线抹向两侧，在太阳穴处按揉3～5次，再推向耳后并顺势向下颈部，做3遍。

五、中药熏洗治疗2号方

用平肝潜阳、宁心安神类中药（酸枣仁、红花、川芎、夜交藤、知母、丹参、合欢皮、栀子、远志、琥珀、朱砂等），每次用量30～50g，每次15～30分钟，水温宜在37～40℃，以起到平肝潜阳、宁心安神的作用，以治疗失眠，每日1次，14日为1个疗程。

六、其他针法

可选用滚针疗法、热敏灸疗法、穴位埋线、浅针疗法等进行治疗。

1. 滚针疗法　滚针刺激背足太阳经脉循行的一、二线及督脉。背部足太阳膀胱经第一线从肺俞至肾俞，由上而下；第二线从大杼至志室，由上而下；督脉从命门至大椎，由下而上。偏实证型，治疗开始时即可用力稍重；偏虚证型，开始时可用力稍轻；滚动 15～20 分钟。注意事项：伴有恶性、消耗性疾病，背部治疗部位皮肤溃疡或疮疡患者不适用。

2. 热敏灸疗法　热敏穴位以头面部、腰背部及小腿内侧为高发区，多出现在百会、至阳、心俞、脾俞、胆俞、三阴交等区域。每次选取上述 2～3 组穴位。每次治疗以灸至感传消失为度，每日 1～2 次。10 次为 1 个疗程。疗程间休息 2～5 日，共 2～3 个疗程。

3. 穴位埋线　取心俞、内关、神门、足三里、三阴交、肝俞、脾俞、肾俞、安眠穴。每次取 3～5 个穴位。将"00"号羊肠线 1.5cm 装入 9 号一次性埋线针中，按基本操作方法埋入选定穴位中。半个月埋线一次，1 个月为 1 个疗程。

4. 浅针疗法　取印堂、太渊（双侧）、太溪（双侧）、大陵（双侧），用补法。若兼有外感或胃肠紊乱者，加合谷（双侧）、足三里（双侧），用泻法；兼喘咳，加期门（双侧）、足三里（双侧）、列缺（双侧），用补法；兼虚烦，惊悸者，加气海、三阴交（双侧），用补法；兼胁痛、易怒，加章门（双侧）、气冲（双侧），用泻法。每日 1 次，10 次为 1 个疗程，疗程间隔 1 星期。

【经验方及医院制剂】

1. 百合安眠汤百合 24g，炒枣仁 12g，龙骨 15g（先煎），柏子仁 10g，五味子 6g，制首乌 24g，熟地黄 15g，当归 10g，生黄芪 15g，远志 10g，龟甲 24g（先煎），陈皮 6g，冬葵子 10g。适用于神经衰弱导致的失眠。

2. 活血化瘀汤生地黄 30g，当归、枳实各 12g，丹参、合欢花各 15g，桃仁、红花各 9g，蝉蜕 6g。适用于顽固性失眠证属血瘀兼有痰浊者。

【其他疗法】

1. 中医心理疗法（低阻抗意念导入疗法）　在一个安静的环境中，让患者躺在一个舒适的床上，或者坐在椅子上，通过听音乐、放松诱导的语言或者针灸、按摩、点穴等任何一种患者可以接受的治疗手段，使患者进入一种放松的状态等。

（1）睡眠刺激适应技术：患者在复杂的心理病理条件下，各种情绪反应使患者对外界的刺激如光线、声音、温度、湿度等外在的睡眠条件刺激过于敏感，对睡眠环境的适应能力降低，从而诱发失眠。因此，在某种状态下，增强患者对睡眠环境的适应能力，便成为这种技术追求的目标。

主要操作要点：睡眠刺激适应诱导语，如"你已经进入了低阻抗状态，在这种状态中，外面的声音刺激慢慢地离你越来越远，你感到越来越放松，越来越安静，周围的各种干扰慢慢地离你飘然而去"等。

"刺激－惊醒－安静－再入睡"诱导过程：在一般的睡眠状态下，一个较重的声音刺激很快会使其清醒，破坏其睡眠状态，并且难以恢复睡眠状态，对于失眠症患者，这种刺激效应尤为明显。但在低阻抗状态下，这种情况则很容易改变。我们可以在低阻抗状态中，设计一个"刺激－惊醒－安静－再入睡"诱导过程，并且反复进行，最终使失眠患者完全适应睡眠过程中的环境刺激，降低了对睡眠条件的主观要求，增强了睡眠适应能力，改善了各种失眠症状。这个过程饮食以下程序。

①预备程序：在低阻抗状态中进入上述第一个程序，即给予"睡眠环境适应"的"诱导语"，让患者早有准备。这个程序可以进行2~3次。

②刺激程序：即在患者进入低阻抗状态，甚至入睡状态后，出其不意地在其耳边或身边给予一个巨大的声音刺激。这种刺激既以由重到轻，也可以由轻到重，关键看患者的承受能力与治疗者的控制能力。

③惊醒程序：患者在突如其来的巨大刺激中突然"惊醒"，表现为眼睛突然睁开，甚至出现全身"惊动"状态，有的完全进入清醒状态。

④安静程序：在患者清醒时，医生站在患者身边，用手掌盖在患者眼睛上方约10cm的地方，给患者以绝对的安全感，并迅速给予新的诱导："很好，你现在处在很安全的状态，请你轻轻地合上眼睛，你很快会再一次放松下来，保持原来的低阻抗状态，而且进入更深的入静状态。你很快就会睡下去的。"

⑤再入睡程序：在上述基础上，再一次进行诱导："你是安全的，你很快又再一次入睡了。而且睡得越来越沉，无论什么干扰都不会影响你的睡

眠了。"

以上是一个完整的"刺激-惊醒-安静-再入睡"诱导过程，这个过程也可以在一次完整的治疗过程中，反复进行多次。

（2）情绪-睡眠剥离技术：失眠虽与人的情绪密切相关，但不等于情绪一定会影响睡眠。也就是说，大多数人一般的情绪如思虑、兴奋或烦恼并不会影响睡眠。虽然在以前的事件发生过程中，当时的思虑、兴奋或焦虑烦恼曾经给你带来了失眠的症状，但那些事件毕竟已经过去，不会再影响到你现在的睡眠。即使你在白天遇到了各种烦恼的事件，有着各种不良的情绪，那也是正常的。只要你在睡眠前能够做到"先睡心，后睡眼"，理性排除各种情绪的干扰，使其"非理性"地断然认为失眠与情绪关系并不相关，这样对改善睡眠更为有益。情绪-睡眠剥离技术可以作为认知疗法通过对话的形式进行，但如果在低阻抗状态下进行导入性治疗效果更好。

（3）睡眠信心增强技术：当患者被诱导进入入静状态过程中，或进入入静状态以后，进行诱导："其实你的神经系统的功能是完全正常的，你看，现在你又很快进入了放松、安静和宁静的状态，说明你完全有能力排除一切烦恼的事物，安心睡眠的。"在上述"睡眠环境适应技术"的各种程序应用之后进行诱导："既然在睡眠过程中，如此巨大的刺激干扰下，你都能够很快入睡，那么你的神经系统的功能已经完全恢复正常了，你完全可以'先睡心，后睡眼'，你倒上床以后，会很快进入现在这种状态，很快会轻松入眠的。"以增强其睡眠信心。在低阻抗状态中，针对那些入静比较好甚至在入静中完全睡眠的患者，可以在诱导入静过程中或结束"收功"前进一步诱导："很好，你能在这样的环境中入静甚至入睡，你的神经系统的功能已经完全恢复正常了，你以后在家中自己的床上入睡时会睡得更好，下一次的治疗会在今天的治疗效果上增加更好的治疗效果"等等，以增强其睡眠信心。

2. 认知疗法　用认知理论改变患者对失眠认识的偏差，指出这种不正确的、不良的认知方式，分析其不现实和不合逻辑的方面，用较现实的或较强适应能力的认知方式取而代之，以消除或纠正其适应不良的情绪和行为。如对睡眠的认识和期望、对做梦的认识、对症状与失眠关系的认识等。

3. 行为疗法

（1）刺激控制法：仅在有睡意时上床，上床后（15～20分钟）仍然睡不着，应下床做些轻松的活动，直到有睡意时再上床。除了睡觉，不要把床作为他用，无论夜间睡了多长时间，每日早晨要按时起床。

（2）睡眠限制法：减少或限制无效睡眠。按照患者每晚的实际睡眠时间规定卧床时间，如果每日晚上睡眠时间是 4 个小时，那规定卧床时间 4.5～5小时，以提高睡眠的效率，如果连续 5 日的睡眠效率均达到90%，可将卧床时间增加 15 分钟。

（3）反意向控制法：适合入睡困难的患者。目的是消除可能影响入睡的操纵性焦虑。上床后，努力保持觉醒而不睡去。可以关掉卧室的灯，并尽可能地睁开眼睛，过程中不做任何影响睡眠的事情，例如听音乐、看电视或报纸。

4. 导引疗法

（1）三线放松法

第一条线：由头顶百会穴→面部→前颈部→胸部→腹部→两大腿前面→两小腿前面→两脚的脚背和脚趾放松。

第二条线：头顶百会穴→后枕部→后颈部→背部→腰部→臀部→两大腿后面→两小腿后面→两脚跟及脚心涌泉穴。

第三条线：头顶百会穴→两侧颞部→两侧颈部→两肩→两上臂→两前臂→两手，然后意守两手心劳宫穴片刻，再重复做。

（2）分段放松法：头部放松→颈部放松→肩与上肢放松→胸背放松→腹腰放松→大腿放松→小腿放松→足放松。一般反复做3～5遍即可。

（3）局部加强放松法：在整体放松后，通过意念的调节有侧重地放松身体的某一局部。例如，过于紧张、疼痛的部位或某一穴位，可在此局部或穴位加强放松数分钟，乃至半个小时。

（4）默念词句放松法：即通过默念词句来帮助放松。通过默念良好的词句，不但可以帮助排除杂念，放松入静，而且这些词句对大脑皮质还是一种良性刺激，通过第二信号系统，对患者能起很好的心理治疗作用。默念的词句可根据具体情况有针对性地选择，如有高血压或兴奋占优势的神经官能症患者，易焦虑紧张，可以默念"松、静"或"松静好"等。默念词句一般与呼吸配合，如吸气时默念"静"，呼气时默念"松"，同时随意念向下放松。

5. 音乐疗法 失眠患者可以应选择我国传统的乐曲、古典音乐和轻音乐为主，进行音乐治疗。听音乐的时间不宜太长，一般在 30～60 分钟，可选用一组在情调、节奏、旋律等方面和谐的乐曲或歌曲。音量不宜过大，应在 70～45dB。每日睡前 1 次，每次治疗 30～60 分钟。

【中成药辨证应用】

1. 血府逐瘀口服液　适用于瘀血内阻证引起的失眠。

2. 保和丸　适用于胃气失和证引起的失眠。

3. 龙胆泻肝丸　适用于肝火扰心证引起的失眠。

4. 归脾丸　适用于心脾两虚证引起的失眠，气虚甚则可用人参归脾丸。

5. 安神定志丸或酸枣仁胶囊　适用于心胆气虚证引起的失眠。

6. 六味地黄丸或乌灵胶囊　适用于心肾不交证引起的失眠。

【中医调护】

一、病情观察

1. 注意观察患者睡眠的状况，如睡眠的习惯、时间和形态，是否伴有眩晕、耳鸣、心悸、烦躁不安等症状。

2. 识别不寐的诱发因素，及时消除或缓解相关病因。

二、生活起居护理

1. 病室环境宜安静，避免噪声和强光的刺激，床铺软硬适度、清洁，创造良好的睡眠环境，并指导患者生活要有规律，保持良好的作息时间，按时就寝，适当参加体育锻炼以促进睡眠，避免睡前过度兴奋。

2. 心脾两虚者，应注意劳逸适度，避免思虑过度，鼓励其多参加体育活动；心肾不交、阴虚内热者，应注意休息，忌恼怒，节房事。

三、饮食护理

以清淡、易消化为原则，少食肥甘厚味、辛辣刺激之品，忌烟酒，睡前避免饮用咖啡、浓茶等。

1. 肝火扰心者　宜食用清肝泻火之品，如白萝卜、芹菜、菊花等。

2. 心脾两虚、心胆气虚者 宜食用补气养血安神之品，如莲子、大枣、酸枣仁、桂圆等。

3. 阴虚内热者 宜多食养阴生津之品，如百合、银耳、海参、淡菜、牡蛎等。

4. 痰热扰心者 宜食用清热化痰之品，如山药、海带、荸荠等。

四、情志护理

重视情志调摄对改善睡眠的作用，指导患者放松心情，鼓励患者学会自我情绪调节，保持心情舒畅，做到喜怒有节，避免过度兴奋、焦虑、惊恐等不良情绪。

五、用药护理

1. 安神药应于睡前服用，以利于改善睡眠状况，中药汤剂以温服为主，服药后观察睡眠的习惯、时间和形态，以及眩晕、耳鸣、心悸等伴发症状是否得到缓解。

2. 严格遵医嘱定时定量服药，避免长期依赖安眠药物。

六、健康教育

1. 帮助患者建立规律的作息制度，养成定时就寝的习惯，鼓励其参加适当的体力活动或体育锻炼，增强体质，促进睡眠。

2. 积极进行情志调整，克服过度的紧张、兴奋、焦虑、惊恐、愤怒等不良情绪，尽量以放松的、顺其自然的心态对待睡眠，保持精神舒畅。

3. 强调营造良好、安静的睡眠环境的重要性，居室光线要柔和，尽量减少噪声的刺激，床铺舒适，消除影响睡眠的不利因素。

【治未病原则及措施】

养成良好的生活习惯，如按时睡觉，不经常熬夜，睡前不饮浓茶、咖啡和抽烟等，保持心情愉快及加强体质锻炼等对失眠的防治有重要作用。

（周口市中医院脑病科二病区：黎民，魏华）

郁 病

郁病是由于情志不舒、气机郁滞所致，以心情抑郁、情绪不宁、胸部满闷、胁肋胀痛，或易怒易哭，或咽中如有异物梗塞等为主要临床表现的一类病证。郁有积、滞、结等含义。郁病由精神因素所引起，以气机郁滞为基本病变，是内科病证中最为常见的一种。据统计，类属郁病的病例，约占综合性医院内科门诊人数的 10% 左右。据有的医院抽样统计，内科住院病例中，有肝郁证表现者占 21% 左右。郁病采用中医药治疗疗效良好，尤其是结合精神治疗，更能收到显著的疗效。所以属于郁病范围的病证，求治于中医者甚多。

【病因病机】

1. 愤懑郁怒，肝气郁结 厌恶憎恨、愤懑恼怒等精神因素，均可使肝失条达，气机不畅，以致肝气郁结而成气郁，这是郁证的主要病机。因气为血帅，气行则血行，气滞则血瘀，气郁日久，影响及血，使血液运行不畅而形成血郁。若气郁日久化火，则发生肝火上炎的病变，而形成火郁。津液运行不畅，停聚于脏腑、经络，凝聚成痰，则形成痰郁。郁火耗伤阴血，则可导致肝阴不足。

2. 忧愁思虑，脾失健运 由于忧愁思虑，精神紧张，或长期伏案思索，使脾气郁结，或肝气郁结之后横逆侮脾，均可导致脾失健运，使脾的消磨水谷及运化水湿的功能受到影响。若脾不能消磨水谷，以致食积不消，则形成食郁。若不能运化水湿，水湿内停，则形成湿郁。水湿内聚，凝为痰浊，则形成痰郁。火热伤脾，饮食减少，气血生化乏源，则可导致心脾两虚。

3. 情志过极，心失所养 由于所愿不遂，精神紧张，家庭不睦，遭遇不幸，忧愁悲哀等精神因素，损伤心脾，使心失所养而发生一系列病变。若损伤心气，以致心气不足，则心悸、短气、自汗；耗伤心阴以致心阴亏虚，心火亢盛，则心烦、低热、面色潮红、脉细数；心失所养，心神失守，以致精神惑乱，则悲伤哭泣，哭笑无常。心的病变还可进一步影响到其他脏腑。正如《杂病源流犀烛·诸郁源流》说："诸郁，脏气病也，其原本于思虑过深，更兼脏气弱，故六郁之病生焉。"说明机体的"脏气弱"是郁病发病的内在因素。

综上所述，郁病的病因是情志内伤。其病机主要为肝失疏泄，脾失健运，心失所养及脏腑阴阳气血失调。郁病初起，病变以气滞为主，常兼血瘀、化火、痰结、食滞等，多属实证。病久则易由实转虚，随其影响的脏腑及损耗气血阴阳的不同，而形成心、脾、肝、肾亏虚的不同病变。

【诊断要点】

1. 以忧郁不畅，情绪不宁，胸胁胀满疼痛，或易怒易哭，或咽中如有炙脔为主症。多发于中青年女性。

2. 患者大多数有忧愁、焦虑、悲哀、恐惧、愤懑等情志内伤的病史。并且郁病病情的反复常与情志因素密切相关。

3. 各系统检查和实验室检查正常，除外器质性疾病。

【鉴别诊断】

1. 虚火喉痹 郁病中的梅核气应注意和虚火喉痹相鉴别。梅核气多见于中青年女性，因情志抑郁而起病，自觉咽中有物梗塞，但无咽痛及吞咽困难，咽中梗塞的感觉与情绪波动有关，在心情愉快、工作繁忙时，症状可减轻或消失，而当心情抑郁或注意力集中于咽部时，则梗塞感觉加重。虚火喉痹则以中青年男性发病较多，多因感冒、长期烟酒及嗜食辛辣食物而引发，咽部除有异物感外，尚觉咽干、灼热、咽痒。咽部症状与情绪无关，但过度辛劳或感受外邪则易加剧。

2. 噎膈 郁病中梅核气应当与噎膈相鉴别。梅核气的诊断要点如上所述，噎膈多见于中老年人，男性居多，梗塞的感觉主要在胸骨后的部位，吞咽困难的程度日渐加重，食管检查常有异常发现。

3. 癫病 郁病中的脏躁一证，需与癫病相鉴别。脏躁多发于中青年妇女，在精神因素的刺激下呈间歇性发作，发作时症状轻重常受暗示影响，在不发作时可如常人。而癫病则多发于青壮年，男女发病率无显著差别，病程迁延，心神失常的症状极少自行缓解。

【辨证论治】

1. 肝郁气滞证

证候：精神抑郁，胸胁作胀或脘痞，面色晦暗，嗳气频作，善太息，夜寐不安，月经不调；舌质淡，苔薄白，脉弦。

治法：疏肝和胃，理气解郁。

方药：柴胡疏肝散加减。柴胡、白芍、香附、枳壳、当归、陈皮、绿萼梅、百合、合欢花、徐长卿、佛手、川芎、甘草等。或具有同类功效的中成药（包括中药注射剂）。

针刺治疗：取百会、印堂、神门、内关、太冲、大陵、肝俞、期门等穴。针刺用泻法，肝俞平补平泻法，每日 1 次，每次留针 30 分钟，10 次为 1 个疗程。

五行音乐疗法：角调式乐曲构成了大地回春，万物萌生，生机盎然的旋律，曲调亲切爽朗，具有“木”之特性，可入肝疏肝；若患者有实证表现，亦可选用徵调而泄肝。每日治疗 1 次，每次 30 分钟，共治疗 20 次结束。

2. 肝郁脾虚证

证候：精神抑郁，胸胁胀满，多疑善虑，喜太息，纳呆，消瘦，稍事活动便觉倦怠，脘痞嗳气，大便时溏时干，或咽中不适；舌苔薄白，脉弦细或弦滑。

治法：疏肝健脾，化痰散结。

方药：逍遥散合半夏厚朴汤加减。柴胡、当归、白芍、炙甘草、法半夏、厚朴、茯苓、生姜、紫苏叶等。或具有同类功效的中成药（包括中药注射剂）。

针刺治疗：取期门、太冲、丰隆、脾俞、足三里、天突等穴。胸胁痞闷者，加内关。腹胀、便溏者，加上巨虚、天枢。针用补泻兼施法，每日 1 次，每次留针 30 分钟，10 次为 1 个疗程。

五行音乐疗法：角调式乐曲，有疏肝之功；配合宫调式乐曲，可入脾，以健脾气，助运化，两者合用以达到疏肝健脾、理气化痰之功。每日治疗1次，每次30分钟，共治疗20次结束。

3. 心脾两虚证

证候：善思多虑不解，胸闷心悸，神疲，失眠，健忘，面色萎黄，头晕，神疲倦怠，易自汗，纳谷不化，便溏；舌质淡苔白，脉细。

治法：健脾养心，补益气血。

方药：归脾汤加减。党参、茯苓、白术、黄芪、当归、远志、郁金、酸枣仁、木香、龙眼肉、大枣、甘草等。或具有同类功效的中成药（包括中药注射剂）。

针刺治疗：取神门、心俞、脾俞、三阴交、足三里、中脘、章门等穴。兼郁闷不舒者，加内关、太冲。针用补法，加灸心俞、脾俞、足三里，每日1次，每次留针30分钟，10次为1个疗程。

五行音乐疗法：宫调式乐曲，风格悠扬沉静，淳厚庄重，有如"土"般宽厚结实，可入脾以健脾养血；和（或）徵调式乐曲，入心养心。每日治疗1次，每次30分钟，共治疗20次结束。

4. 肾虚肝郁证

证候：情绪低落，烦躁兼兴趣索然，神思不聚，善忘，忧愁善感，胁肋胀痛，时有太息，腰酸背痛，性欲低下；舌红，苔薄黄，脉弦细或沉弦。

治法：益肾调气，解郁安神。

方药：颐脑解郁方加减。北刺五加、五味子、郁金、合欢皮、柴胡、栀子、白芍、甘草等。或具有同类功效的中成药（包括中药注射剂）。

针刺治疗：取太冲、期门、内关、膻中、关元、肾俞等穴。偏阳虚者，加志室、命门以温肾助阳，引火归原。偏阴虚者，加三阴交、太溪以滋补肾阴，培精固本。腰膝酸软者，加腰阳关。针用补泻兼施法，偏阳虚者加灸志室、命门，每日1次，每次留针30分钟，10次为1个疗程。

五行音乐疗法：羽调式乐曲，可入肾；角调式乐曲，具有"木"之特性，可入肝疏肝。两者合用以滋肾阴，疏肝郁。每日治疗1次，每次30分钟，共治疗20次结束。

5. 肝胆湿热证

证候：烦躁易怒，胸胁胀满，多梦，耳中轰鸣，头晕头胀，腹胀，口苦，咽有异物感，恶心，小便短赤；舌质红，舌苔黄腻，脉弦数或滑数。

治法：清肝利胆，宁心安神。

方药：龙胆泻肝汤加减。龙胆草、黄芩、栀子、川木通、泽泻、当归、生地黄、柴胡、甘草、车前子（包煎）、珍珠母（先煎）、龙齿（先煎）等。或具有同类功效的中成药（包括中药注射剂）。

针刺治疗：取行间、侠溪、三阴交、中极等穴。阴囊潮湿者，加阴陵泉。小腹灼热者，加曲泉。针用泻法，每日 1 次，每次留针 30 分钟，10 次为 1 个疗程。

五行音乐疗法：角调式乐曲，曲调亲切爽朗，有疏肝之功，可清热疏肝，祛湿解郁。每日治疗 1 次，每次 30 分钟，共治疗 20 次结束。

【临证备要】

1. 辨明受病脏腑与六郁的关系　郁病的发生主要为肝失疏泄，脾失健运，心失所养，应依据临床症状，辨明其受病脏腑侧重之差异。郁病以气郁为主要病变，但在治疗时应辨清楚六郁，一般说来，气郁、血郁、火郁主要关系于肝；食郁、湿郁、痰郁主要关系于脾；而虚证证型则与心的关系最为密切。

2. 辨别证候虚实　六郁病变，即气郁、血郁、化火、食积、湿滞、痰结均属实，而心、脾、肝的气血或阴精亏虚所导致的证候则属虚。

3. 郁病一般病程较长，用药不宜峻猛　在实证的治疗中，应注意理气而不耗气，活血而不破血，清热而不败胃，祛痰而不伤正；在虚证的治疗中，应注意补益心脾而不过燥，滋养肝肾而不过腻。正如《临证指南医案·郁》指出，治疗郁证"不重在攻补，而在乎用苦泄热而不损胃，用辛理气而不破气，用滑润濡燥涩而不滋腻气机，用宣通而不揠苗助长"。除药物治疗外，精神治疗对郁病有极为重要的作用。解除致病原因，使患者正确认识和对待自己的疾病，增强治愈疾病的信心，可以促进郁病好转、痊愈。

【中医特色疗法】

一、穴位刺激调控法

凡是由社会心理因素诱发的郁病（抑郁发作）均可采用穴位刺激调控法治疗。

采用低频穴位刺激仪，刺激频率为 40～50Hz，将导电粘胶贴片贴于双侧内关穴或劳宫穴，刺激强度的设定以患者能耐受的强度为宜。开始进行穴位刺激后，采用认知行为疗法，包括让患者回忆第一次患郁病时的经历，回忆重大的精神刺激或所经历生活事件，快速减轻患者因各种生活事件所带来的压力，改变患者由错误认知所带来的负面情绪，使郁病得以较快缓解。

二、穴位贴敷

取穴：神阙、足三里（双侧）、中脘、天枢（双侧）。

方药：肉桂、吴茱萸、当归、五味子、蜂蜜适量。

操作：将各方各药物打粉，装瓶备用，使用时按 0.5∶1∶1∶1 的比例混合，平铺切成 1cm×1cm×2mm 大小的药块，每次使用时取一小块粘于胶布，用干净棉签擦干净穴位皮肤表面，贴于穴位上。

三、针灸

百会与印堂，神庭与四神聪，组成两组处方，交替使用。在针刺的穴位上接 G6805-1 型电针治疗仪，输出波型为连续波 80～100 次/分，强度以患者能耐受为宜，每次通电 30 分钟。每日 1 次，每周 6 次，3 周为 1 个疗程。

四、耳针

取穴：心、肝、脾、肾、内分泌、交感、神门等。

操作：根据患者具体症状，将王不留行籽压于耳穴，用胶布固定，嘱患者定时按压，每日 3 次，每次 3～5 分钟。

五、理疗

患者情绪紧张，可使用脑波治疗仪进行辅助治疗，从而使患者缓解压力，消除紧张，减轻焦虑和抑郁情绪，消除疲劳，以提高患者的思维能力及社会适应能力。

六、静坐疗法

焦虑症状较明显、杂念较多者可采用静坐疗法治疗。

七、中医系统心理疗法

存在错误的认知、童年经历心理创伤的，可采用中医系统心理疗法。

八、饮食疗法

肝郁气滞证宜选用疏肝理气和中之品，如鸡蛋、橘皮、绿茶等；肝郁脾虚证宜选用疏肝解郁、健脾和胃之品，如术芍猪肚汤；心脾两虚证宜选用滋阴养血、安神宁心之品，如百合、龙眼肉等；肾虚肝郁证宜选用滋肾益脾、通络解郁之品，如杜仲黄精烧猪腰；肝胆湿热证宜选用清热利湿、疏肝健脾之品，如竹叶茯苓米仁汤。

【经验方及医院制剂】

1. 疏肝安神汤

治法：疏肝理气，宁心安神。

方药：柴胡 6g，炒酸枣仁 15g，当归 10g，白芍 10g，牡丹皮 6g，党参 10g，炒白术 10g，茯苓 10g，生姜 3g，薄荷（后下）6g，炙甘草 3g。

肝郁较甚者，加香附、郁金；血虚甚者，加熟地黄；肝郁化火者，加炒栀子；气郁阴虚者，加川楝子、北沙参、麦冬；肝郁血瘀者，加赤芍。

2. 清胆安神汤

治法：清胆化痰，宁心安神。

方药：法半夏 9g，茯苓 15g，竹茹 6g，陈皮 10g，枳壳 10g，炒酸枣仁 15g，栀子 3g，炙甘草 3g。

兼气虚者，加太子参；胁肋痛者，加郁金；心烦甚者，加黄连、麦冬；下焦湿热者，加黄柏；大便秘结者，加莱菔子、火麻仁。

【其他疗法】

无抽搐电休克（MECT）治疗：对中药、西药治疗效果均不佳，出现自杀或自伤行为者，可采用电抽搐（MECT）治疗。

【中成药辨证应用】

1. 疏肝解郁胶囊　适用于肝气郁结导致的轻度、中度的单向抑郁症患者，症见情绪低落、对外物的兴趣减退、入睡困难、多梦、容易紧张不安、烦躁易怒等。

2. 解郁安神颗粒　适用于肝气郁结、情绪郁闷引起的失眠、焦虑、心烦等症状。

3. 丹栀逍遥丸　适用于因肝郁内火而导致的胸闷胸痛、潮热面红、口干、急躁易怒。

4. 柴胡疏肝丸　适用于肝气郁结、不通畅导致的胸闷、食物不易消化、反酸呕吐。

【中医调护】

一、病情观察

1. 观察患者的精神、情绪、行为、情感、睡眠、饮食；平时与发作时的临床表现，寻找诱发因素，并加以避免。

2. 注意患者在有人与无人在场时，症状有无不同；观察患者有无胸闷、胁痛，有无吞咽梗阻、疼痛，男子有无遗精，女子有无月经不调等。

二、生活起居护理

1. 保持病室整洁安静、舒适，避免强光及噪声等不良刺激。

2. 适量运动，可陪伴患者多参加团体活动，不可使其单独活动。病房内不放置危险物品，做好药品的管理，防止患者一次性过量服药。注意个人卫生。

三、饮食护理

饮食宜清淡富有营养，禁食辛辣肥甘厚味之品。

1. 肝郁气滞证 宜多食鸡蛋、橘皮、绿茶等疏肝理气和中之品。

2. 肝郁脾虚证 宜多食术芍猪肚汤以疏肝解郁、健脾和胃。

3. 心脾两虚证 宜选用百合、龙眼肉等滋阴养血、安神宁心之品。

4. 肾虚肝郁证 宜选用杜仲、黄精、烧猪腰以滋肾益脾、通络解郁。

5. 肝胆湿热证 宜选用竹叶、茯苓等清热利湿、疏肝健脾之品。

四、情志护理

1. 稳定患者的情绪，对有消极言行者，应密切关注。防止意外的发生。

2. 鼓励患者倾诉内心的苦闷与烦恼，通过宣泄来排除不良情绪的困扰。给予患者心理疏导，指导其正确对待各种事物，保持乐观情绪。

五、用药护理

中药汤剂按时按量服用，勿私自停药。观察患者用药后精神、情绪等的变化。

六、健康教育

1. 起居有常，劳逸结合，保证充足的睡眠。

2. 适当参加体育锻炼，培养各种业余爱好，陶冶情操。多参加一些体育、文娱、社交活动。

3. 保持乐观的情绪，避免不良刺激。

4. 有自杀倾向的要加强守护，防止意外的发生。

【治未病原则及措施】

对郁病患者，应做好精神治疗，使患者能正确认识和对待疾病，增强治愈疾病的信心，并解除情志致病的原因，以促进郁病的完全治愈。

（周口市中医院脑病科二病区：王俊峰，魏华）

肥胖症

本症一般是指单纯性肥胖，因体内脂肪增加使体重超过标准体重20%，或体重指数 [BMI = 体重 （kg） /（身高^2）（m^2）] 大于 24 者，称为肥胖症。肥胖症是一种常见的代谢性疾病，一般分单纯性与继发性两大类。单纯性肥胖症，指无明显病因可寻者，是肥胖症中最常见的一种。又分为体质性肥胖和获得性肥胖两种，后者又称成年起病型肥胖，多起病于 25 岁之后，以四肢肥胖为主。中医减肥主要针对单纯性肥胖症，对获得性肥胖治疗效果为佳。

单纯性肥胖，对人类健康是一个威胁，它是多种严重危害人类健康疾病（如糖尿病、心脑血管疾病、高血压、高血脂等）的危险因子。近年来，随着物质生活的迅速提高，食物结构的改变和劳动强度的降低，我国单纯性肥胖症的发生率正日趋增高。肥胖症的防治有十分重要的临床意义。

肥胖是由先天禀赋、年老体弱，或长期饮食不节、劳逸失调，以及情志所伤等原因，损伤脾胃，脾胃运化失调，五脏失养，导致痰饮、水湿内停，或气滞血瘀的本虚标实证。本病证候多变，早期以脾虚不运为主，久病可由脾及肾，导致脾肾两虚，疾病过程中可见气滞、痰湿、瘀血相杂，导致病情复杂。临床以胃火炽盛、痰湿内生、气郁血瘀、脾虚不运、痰湿内生为主要证候。本病应注意早期预防，治疗应配合生活调理，以补虚泻实为主要治疗原则，注重调理脾胃，同时结合消导通腑、行气利水、行气化痰或痰瘀同治等法，以达到标本兼治。

【病因病机】

1. 肥胖 多因年老体弱、过食肥甘、缺乏运动、情志所伤、先天禀赋等导致湿浊痰瘀内聚，留着不行，形成肥胖。

（1）年老体弱：肥胖的发生与年龄有关。中年以后，人体的生理功能由盛转衰，脾的运化功能减退，又过食肥甘，运化不及，聚湿生痰，痰湿

476

壅结；或肾阳虚衰，不能化气行水，酿生水湿痰浊，故而肥胖。

（2）饮食不节：暴饮暴食之人，常胃热偏盛，腐化水谷功能亢旺。大量摄入肥甘厚味，久则致脾之运化功能受损。进一步发展。则导致超量水谷不能化为精微，遂变生膏脂，随郁气之流窜而停于筋膜腔隙，形成肥胖。

（3）劳逸失调：《素问·宣明五气》有"久卧伤气，久坐伤肉"之说。伤气则气虚，伤肉则脾虚、脾气虚弱，运化失司，水谷精微不能输布，水湿内停，形成肥胖。

（4）先天禀赋：阳热体质，胃热偏盛，食欲亢进，食量过大，脾运不及，可致膏脂痰湿堆积，形成肥胖。

（5）情志所伤：七情内伤，脏腑气机失调，水谷运化失司，水湿内停，痰湿聚积，亦成肥胖。

肥胖的基本病机是胃强脾弱，酿生痰湿，导致气郁、血瘀、内热壅塞。阳明阳盛，胃强者易于化热，胃热消灼，使水谷腐熟过旺。脾为太阴之土，喜燥恶润，易受湿阻，乃生痰之源。胃纳太过，壅滞脾土，一则酿生湿热，进而化生痰湿；二则损伤脾阳，脾失运化而生痰湿。痰湿阻碍气机而致气郁。痰湿、气郁均可壅郁生热。痰阻、气郁、内热可形成瘀血。

2. 病位　主要在脾与肌肉，与肾虚关系密切，亦与心肺的功能失调及肝失疏泄有关。本病为本虚标实之候。本虚多为脾肾气虚，或兼心肺气虚；标实为胃热、痰湿，痰湿常与气郁、瘀血水湿相兼为病，故痰瘀互结、痰气交阻、痰饮水肿者常见。

【诊断要点】

1. 根据身高、年龄及性别查表，或按下式推算标准体重。

标准体重（kg）＝身高（cm）－100，本法适用于身高155cm以下者。

标准体重（kg）＝［身高（cm）－100］×0.9，本法适用于身高155cm以上者。

超过标准体重20%为肥胖，超过10%为超重或过重。

2. 体重质量指数［BMI＝体重（kg）／（身高^2）（m^2）］如超过24，不论其性别，均属肥胖。世界卫生组织及英、美国家如男性>27、女性>25即诊断肥胖。

3. 采用特制皮肤皱褶卡钳测量皮肤皱褶厚度。肩胛下区皮肤皱褶厚度，男性为 9.1～14.3mm，平均 13.1mm；女性为 9～12mm，平均 11.5mm。如超过 14mm 可诊断肥胖。三角肌区，男性为 7.9～17.8mm，平均 12.3mm；女性为 13～25mm，平均 18.1mm，如男性超过 23mm、女性超过 30mm，即为肥胖。

【鉴别诊断】

1. 水肿 两者均形体肥胖甚则臃肿。肥胖多因饮食不节、缺乏运动、先天禀赋等原因引起，经治疗体重可减轻，但较慢。水肿多因风邪袭表、疮毒内犯、外感水湿、久病劳倦等导致，以颜面、四肢浮肿为主，严重者可见腹部胀满、全身皆肿。经治疗体重可迅速减轻并降至正常。

2. 黄胖 两者均有面部肥胖。肥胖多由于年老体弱、饮食不节、缺乏运动、情志所伤、先天禀赋等原因引起。黄胖则由肠道寄生虫与食积所致，以面部黄胖、肿大为特征。

【辨证论治】

1. 胃热火郁证

证候：肥胖多食，消谷善饥，可有大便不爽，甚或干结，尿黄，或有口干口苦，喜饮水；舌质红，苔黄，脉数。

治法：清胃泻火，佐以消导。

方药：白虎汤合小承气汤。

白虎汤由生石膏、知母、炙甘草、粳米组成；小承气汤由大黄、枳实、厚朴组成。前方清泄阳明胃腑郁热；后方通腑泄热，行气散结。

若消谷善饥较重、口苦、嘈杂，加黄连；若口干多饮较重，加天花粉、葛根；若热盛耗气，症见疲乏、少力，加太子参，甚者可用西洋参。

2. 痰湿内盛证

证候：形体肥胖，身体沉重，肢体困倦，脘痞胸满，可伴头晕，口干而不欲饮，大便黏滞不爽，嗜食肥甘醇酒，喜卧懒动；舌质淡胖或大，苔白腻或白滑，脉滑。

治法：化痰利湿，理气消脂。

方药：导痰汤合四苓散。

导痰汤由半夏、天南星、橘红、枳实、茯苓、炙甘草、生姜组成；四苓散由白术、茯苓、猪苓、泽泻组成。前方燥湿化痰和胃，理气开郁消痞；后方利水渗湿。

若湿邪偏盛，加苍术、薏苡仁、赤小豆、防己、车前子；痰湿化热，症见心烦少寐、纳少便秘、舌红苔黄、脉滑数，可酌加竹茹、川贝母、黄芩、黄连、瓜蒌仁等；痰湿郁久，痰阻气机，以致痰瘀交阻，伴见舌暗或有瘀斑者，可酌加当归、赤芍、川芎、桃仁、红花、丹参、泽兰等。

3. 气郁血瘀证

证候：肥胖懒动，喜太息，胸闷胁满，面晦唇暗，肢端色泽不鲜，甚或青紫，可伴便干、失眠，男子性欲下降甚至阳痿，女性月经不调、量少甚或闭经，经血色暗或有血块；舌质暗或有瘀斑瘀点，舌苔薄，脉弦或涩。

治法：理气解郁，活血化瘀。

方药：血府逐瘀汤。

本方由枳壳、柴胡、桃仁、当归、红花、川芎、牛膝、赤芍、生地黄、桔梗、甘草组成。

本证易于化热，若舌苔偏黄，可加栀子、知母；兼见便干难排者，加三棱、莪术、大黄；若兼失眠，加夜交藤、合欢皮；阳痿者，加水蛭、淫羊藿；月经稀少，加月季花、泽兰、益母草。

4. 脾虚不运证

证候：肥胖臃肿，神疲乏力，身体困重，脘腹痞闷，或有四肢轻度浮肿，晨轻暮重。劳累后更为明显，饮食如常或偏少，既往多有暴饮暴食史，小便不利，大便溏或便秘；舌质淡胖，边有齿印，苔薄白或白腻，脉濡细。

治法：健脾益气，渗利水湿。

方药：参苓白术散合防己黄芪汤。

参苓白术散由人参、白术、山药、茯苓、莲子、扁豆、薏苡仁、砂仁、桔梗、甘草、大枣组成；防己黄芪汤由防己、黄芪、白术、甘草、生姜、大枣组成。前方健脾益气渗湿；后方益气健脾利水。

若身体困重明显，加佩兰、广藿香；若浮肿明显，加泽泻、猪苓；若兼脘腹痞闷，加半夏，或合用平胃散。

5. 脾肾阳虚证

证候：形体肥胖，易于疲劳。可见四肢不温，甚或四肢厥冷，喜食热饮，小便清长；舌淡胖。舌苔薄白，脉沉细。

治法：补益脾肾，温阳化气。

方药：真武汤合苓桂术甘汤。

真武汤由炮附子、桂枝、白术、茯苓、生姜、白芍组成；苓桂术甘汤由茯苓、桂枝、白术、甘草组成。前方温阳利水；后方健脾利湿，助阳化饮。

若嗜热食而恶冷饮者，加炮姜；若气虚明显，乏力困倦者，加太子参、黄芪；若兼肢厥者，加干姜。

【临证备要】

1. 辨虚实 本病辨证虽有虚实之不同，但由于实邪停滞是导致体重增加的根本，故总体上是实多而虚少，早期以虚为主，病久可由虚致实，证见虚实夹杂。实主要在于胃热、痰湿、气郁、血瘀。虚主要是脾气亏虚，进而出现脾肾阳气不足。虚实相兼者，当同时有虚实两类证候，又当细辨其虚与实孰多孰少之不同。

2. 辨标本 本病之标主要是膏脂堆积，可同时兼有水湿、痰湿壅郁。而导致膏脂堆积的根本，多在于胃热消灼、脾虚失运、脾肾阳气不足等；痰湿、气郁、瘀血久留，也是导致膏脂堆积不化的原因。临床辨证须抓住标本关键，若以脾胃等脏腑功能失调为主，痰湿、瘀血症状不重时，视其标缓可先治其本，后治其标：若痰浊、气滞、血瘀作祟，阻滞气机，变生急证者，视其标急则先治其标，后治其本：标本并重者，可标本同治。

【中医特色疗法】

一、针刺

1. 体针 取内关、曲池、足三里、中脘、大横、梁门、关门、滑肉门、天枢、大巨、水道、归来、阿是穴等。胃热火郁者，加内庭、曲池、小海、二间、上巨虚；痰湿内盛者，加阴陵泉、地机；脾虚不运者，加阴陵泉、三阴交、脾俞；气郁血瘀者，加太冲、期门、膻中、支沟、三阴交；脾肾阳虚者，加三阴交、脾俞、肾俞、关元。采用毫针泻法。

2. 耳针 取外鼻（饥点）、胃、小肠、大肠、三焦、内分泌。胃热火郁加直肠、心；痰湿内盛加肺、脾；脾虚不运加脾、胆；气郁血瘀加肝、皮质下、内生殖器；脾肾两虚加脾、肾。每次选用7～9穴，针刺得气后，施以中等手法捻针2～3钟，留针30分钟，隔日1次，10次为1个疗程。也可采用埋针或压丸法，每周2次，每次选一侧耳，两侧交替。

3. 埋线 取中脘、水分、气海、关元、承满、太乙、外陵、水道、足三里、丰隆、阿是穴（局部肥胖部位）。采用一次性埋线针，可吸收性外科缝线及灭菌埋线包。选定穴区及操作者手部严格无菌消毒后，将可吸收性外科缝线放入埋线针内，以针心推动，垂直快速埋入穴位，将线埋在皮肤与肌肉之间为宜，一般为1.5～2.0cm深，稍做提插，待气至后拔针，用无菌棉签按压针孔片刻以防出血。每次依辨证选取15～18个穴位埋线，约每2周1次，6次1个疗程。

二、灸法

1. 隔姜灸 取阳池、三焦俞，配地机、命门、三阴交、大椎。每次选主穴、配穴各1个，取厚2mm、直径1cm的鲜姜片置于穴位上，上放高2cm、炷底直径0.8cm的艾炷。每次灸5～6壮，每日1次，30次为1个疗程。

2. 雀啄灸 取足三里、关元、丰隆、天枢，用艾条在穴位上施雀啄灸，每穴灸5～10分钟。以灸点皮肤红晕为度，每日1次，10次为1个疗程。

三、皮肤针

取阿是穴（局部肥胖部位），在皮下脂肪过度积蓄部位用皮肤针叩刺，以轻刺激或中等刺激为宜，叩刺后可加拔火罐。

四、电针

用于腰、腹、腿脂肪堆积部位。根据肥胖程度及部位，用4～10支2寸毫针斜刺，针身与皮肤呈30°角，针与针间距保持3cm左右。用重刺激泻法，使患者产生强烈针感后，接电针治疗仪。采用连续波，高频率（每秒70～90次），通电30分钟。本法适用于实证患者。尤其对腹部肥胖患者疗效佳。

五、刮痧加火罐

取穴中脘至中极，双侧天枢至水道。先刮中线，再刮侧线，均刮至出现痧痕为止。刮后在中脘、中极、天枢、水道、腹结拔罐10～15分钟，3～5日1次，10次为1个疗程。

六、推拿疗法

1. 普通按摩减肥法　患者仰卧，揉按前胸、腹部、双腿、臀部（配合应用减肥霜或减肥乳，效果更佳），每次10～15分钟，然后按压曲池、足三里、太溪、关元等穴位，疗程1个月，休息1周后可开始第2个疗程。

2. 穴位按摩减肥法

（1）按摩足太阳膀胱经上的背俞穴分布区域，以微热为度，重点按揉脾俞、肝俞、大肠俞、肾俞。横擦背部、肩胛骨之间，令热为度。横擦腰骶部，令热为度。在足厥阴肝经的足内侧，由上而下擦，或用毛刷刷。在足内踝上方三阴交处，用拇指按压刺激5次，每次10～30秒。在足少阴肾经足内侧处，由上而下推擦5遍。

（2）按摩全腹：以中脘、神阙两穴为中心，自上而下地作顺时针方向、急速不停顿地摩动。时间5～10分钟，每日1次，以肠鸣辘辘、矢气胀消为佳。

（3）浴中按摩：边沐浴，边在身体脂肪堆积处抚摩。按摩宜在空腹时为好，手法的轻重依按摩所在部位不同而异。适用于脾肾虚弱之中老年肥胖患者使用。

七、传统功法

现代运动活动项目包括健美操、瑜伽、舞蹈等；传统功法包括太极拳、八段锦、易筋经、五禽戏、六字诀等，相关临床研究论证了传统功法对单纯性肥胖患者的减肥降脂作用。

【经验方及医院制剂】

一、经验方

1. 清消饮 荷叶 12g，泽泻 15g，茯苓 15g，决明子 15g，薏苡仁 15g，防己 15g，生白术 12g，陈皮 10g，黄芪 15g。

2. 健脾豁痰汤 白术 10g，茯苓 30g，泽泻 18g，旱半夏 10g，橘红 10g，白蔻仁 8g，荷叶 30g，香附 10g，郁金 10g，栀子 10g，莲子心 5g，龙骨 10g，甘草 6g。

二、医院制剂

清利丸。

【其他疗法】

一、降脂减肥汤

夏枯草 6～10g，绞股蓝 10～30g，山楂 10～15g，制首乌 10～15g，荷叶 5～10g，玉米须 15～30g，厚朴 10g，枳实 10g，大腹皮 15～30g，大黄 6～18g，红花 3～10g，决明子 10～30g。

水煎服，每日 1 剂，分 2 次服，30 剂为 1 个疗程。可根据每个患者的具体症状和减肥疗效，调整药物剂量。

二、药膳

1. 柴胡降脂粥 柴胡 12g，白芍 12g，泽泻 22g，茯苓 30g，粳米 100g。每日 1 剂，早晚餐食用，具有疏肝解郁、降脂减肥之功。

2. 双耳泽泻粥 黑木耳 30g，银耳 30g，泽泻 30g，小米 120g。每日早晚餐食用，具有通脉降脂、减肥补血之功。

三、西医治疗

1. 以控制饮食量和增加体育锻炼为主 对于肥胖症，一般不提倡靠西药治疗。西药治疗肥胖症的适用范围：肥胖者 BMI>30，或 BMI>27 且有 1 种以上并发症。超重者 BMI 在 25～27，饮食与运动疗法无效或不能耐受饮食治疗，或糖耐量减低、血脂异常、高血压和呼吸睡眠暂停综合征等。

2. 常用减肥药 中枢神经系统代表药物有芬特明、西布曲明等。非中枢神经作用的减肥药有赛尼可，适用于 BMI>25 伴有高血压、血脂异常和 2 型糖尿病的肥胖者。

3. 手术治疗 当 BMI>35 以上，应用减肥药效果不明显时，可采取吸脂等手术治疗。

【中成药辨证应用】

1. 轻身降脂乐 由何首乌、夏枯草、冬瓜皮、陈皮等 16 味中药组成，具有养阴清热、清热利湿、润肠通便等作用，用于单纯性肥胖。

2. 防风通圣丸 由防风、荆芥穗、薄荷、大黄、芒硝、栀子等 17 味中药组成，用于腹部皮下脂肪充盈，即以脐部为中心的腹型肥胖。

【中医调护】

一、病情观察

肥胖者因代谢紊乱和多脏器功能障碍，产生气急、关节痛、浮肿及肌肉酸痛等躯体症状，心血管病、糖尿病等相关疾病风险可增加，因此需密切注意患者血糖、血压、血脂等情况。

二、生活起居护理

养成良好的生活方式，控制饮食，持之以恒，坚持运动锻炼，保持气血调畅。肥胖患者如能坚持锻炼，动静结合，亦可达到减肥的作用。

三、饮食护理

饮食治疗适合肥胖患者的各个阶段。养成良好的饮食习惯，忌多食和暴饮暴食。饮食宜清淡、低脂、低盐，忌肥甘醇酒厚味、辛香燥烈的高热量饮食，多食蔬菜、水果，适当补充蛋白质。脾虚不运者可选青鸭羹、白茯苓粥等；痰湿内盛者，可食鲜拌莴苣；重度肥胖患者，可选用加味赤小豆粥等。

四、情志护理

多数肥胖患者表现为心情不畅、自卑焦虑等。根据患者心理情绪，结合中医辨证分型，分别进行说理开导、节制郁怒或疏泄法等情志调护，减轻患者心理压力，减少"情志为病"的因素，使其配合治疗和护理，达到最佳效果。

五、用药护理

中药汤剂宜温热服用。对使用药物辅助减肥者，指导患者正确服用，并观察和处理药物不良反应。

六、健康教育

1. 起居有常，适当参加体育锻炼或体力劳动，制定活动计划，注意逐渐增加活动量，避免活动过度或过猛。

2. 坚持长期有规律运动，包括走路、跑步、游泳、打球、登山、打太极拳等。长期肥胖者，应在医生指导下进行。

3. 改变不良饮食行为，严格控制食物，宜清淡、低脂、低盐饮食，忌食肥甘厚味、辛香燥烈等高热量饮食。

【治未病原则及措施】

1. 合理膳食　饮食注意清淡，少食甜食及厚味，多以素食为主，不要减少饮食的总体积、总数量，忌睡前进食，戒酒并禁饮咖啡，夏季少食甜冷饮，必须配合运动减肥，利于脂肪的代谢消耗。

2. 有氧运动　有氧运动是较理想的减肥手段，如健美操、跳舞、跳绳、慢跑步、旅游爬山、做操等，每周至少要有 3 次，每次坚持 50～60 分钟中等强度的锻炼，中等量的锻炼 30 分钟可消耗 250～300cal 的热量。

3. 调摄生活　生活要有规律，切忌睡眠过多，并保持精神愉快。

4. 行为治疗　行为治疗可分戒瘾及减重两期。戒瘾期患者须戒除依赖的食物；减重期除了继续调控饮食结构外，还要配合规律的运动及作息。

（周口市中医院康复科：龚广峰，刘俊宏，李丹）

瘿 病

瘿病是由于情志内伤、饮食及水土失宜等因素引起的，以致气滞、痰凝、血瘀壅结颈前为基本病机，以颈前喉结两旁结块肿大为主要临床特征的一类疾病。瘿病一名，首见于《诸病源候论·瘿候》。在中医著作里，又有称为瘿、瘿气、瘿瘤、瘿囊、影袋等名称者。本病主要包括以颈前结块肿大为特征的病证。西医学中具有甲状腺肿大表现的一类疾病，如单纯性甲状腺肿大、甲状腺功能亢进、甲状腺肿瘤，以及慢性淋巴细胞性甲状腺炎等疾病，可参考本节辨证论治。

【病因病机】

1. 情志内伤　由于长期忿郁恼怒或忧思郁虑，使气机郁滞，肝气失于条达。津液的正常循行及输布均有赖气的统帅。气机郁滞，则津液易于凝聚成痰，气滞痰凝，壅结颈前，则形成瘿病。其消长常与情志有关。痰气凝滞日久，使气血的运行也受到障碍而产生血行瘀滞，则可致瘿肿较硬或有结节。

2. 饮食及水土失宜　饮食失调，或居住在高山地区，水土失宜，一则影响脾胃的功能，使脾失健运，不能运化水湿，聚而生痰；二则影响气血的正常运行，痰气瘀结颈前则发为瘿病。在古代瘿病的分类名称中即有泥瘿、土瘿之名。

3. 体质因素　妇女的经、孕、产、乳等生理特点与肝经气血有密切关系，遇有情志、饮食等致病因素，常引起气郁痰结、气滞血瘀及肝郁化火等病理变化，故女性易患瘿病。另外，素体阴虚之人，痰气郁结之后易于化火，更加伤阴，易使病情缠绵。

由上可知，气滞痰凝壅结颈前是瘿病的基本病理，日久引起血脉瘀阻，以致气、痰、瘀三者合而为患。部分病例，由于痰气郁结化火，火热耗伤阴津，而导致阴虚火旺的病理变化，其中尤以肝、心两脏阴虚火旺的病变更为突出。瘿病初起多实,病久则由实致虚,尤以阴虚、气虚为主,以致成为虚实夹杂之证。

【诊断要点】

1. 多见于女性,以离海较远的山区发病较多。

2. 颈前结块肿大,其块可随吞咽动作而上下移动,触之多柔软、光滑,病程日久则质地较硬,或可扪及结节。

3. 相关检查,如基础代谢率(BMR)、甲状腺摄碘率、血清总甲状腺素(T4)测定及血清总三碘甲状腺原氨酸(TT3)测定等试验,以及必要时作X线检查等,有助于鉴别瘿病的不同类型及了解病情的不同程度。

【鉴别诊断】

1. 瘰疬　一是患病的具体部位,二是肿块的性质。瘿病的肿块在颈部正前方,肿块一般较大。正如《外台秘要·瘿病》说:"瘿病喜当颈下,当中央不偏两旁也。"而瘰疬的患病部位是在颈项的两侧,肿块一般较小,每个约胡豆大,个数多少不等,如《外科正宗·瘰疬论》描述说:"瘰疬者,累累如贯珠,连结三五枚。"

2. 消渴病　瘿病中阴虚火旺的证型,常表现多食易饥的症状,应注意和消渴病相鉴别。消渴病以多饮、多食、多尿为主要临床表现,三消的症状常同时出现,尿中常有甜味,但颈部无肿块。瘿病的多食易饥虽类似中消,但不合并多饮、多尿而颈部有瘿肿为主要特征,且伴有比较明显的烦热、心悸、急躁易怒、眼突、脉数等症状。

【辨证论治】

1. 气郁痰阻证

证候:颈前正中肿大,质软不痛;颈部觉胀,胸闷,喜太息,或兼胸胁窜痛,病情的波动常与情志因素有关,苔薄白,脉弦。

治法:理气舒郁,化痰消瘿。

方药：四海舒郁丸加减。

方中以青木香、陈皮疏肝理气，昆布、海带、海藻、海螵蛸、海蛤壳化痰软坚，消瘿散结。

胸闷、胁痛者，加柴胡、郁金、香附理气解郁；咽颈不适加桔梗、牛蒡子、木蝴蝶、射干利咽消肿。

2. 痰结血瘀证

证候：颈前出现肿块，按之较硬或有结节，肿块经久未消，胸闷，纳差，苔薄白或白腻，脉弦或涩。

治法：理气活血，化痰消瘿。

方药：海藻玉壶汤加减。

方中以海藻、昆布、海带化痰软坚，消瘿散结；青皮、陈皮、半夏、贝母、连翘、甘草、理气化痰散结；当归、川芎养血活血，共同起到理气活血、化痰消瘿的作用。

结块较硬及有结节者，可酌加黄药子、三棱、莪术、露蜂房、山甲片、丹参等，以增强活血软坚、消瘿散结的作用；胸闷不舒加郁金、香附理气开郁；郁久化火而见烦热、舌红、苔黄、脉数者，加夏枯草、牡丹皮、玄参以清热泻火；纳差便溏者，加白术、茯苓、怀山药健脾益气。

3. 肝火炽盛证

证候：颈前轻度或中度肿大，一般柔软、光滑，烦热，容易出汗，性情急躁易怒，眼球突出，手指颤抖，面部烘热，口苦，舌质红，苔薄黄，脉弦数。

治法：清肝泻火。

方药：栀子清肝汤合藻药散加减。栀子清肝汤中，以柴胡、芍药疏肝解郁清热；茯苓、甘草、当归、川芎益脾养血活血；栀子、牡丹皮清泄肝火；配合牛蒡子散热利咽消肿。藻药散以海藻、黄药子消瘿散结，黄药子且有凉血降火的作用。

肝火亢盛，烦躁易怒，脉弦数者，可加龙胆草、夏枯草清肝泻火；风阳内盛，手指颤抖者，加石决明、钩藤、白蒺藜、牡蛎平肝息风；兼见胃热内盛而见多食易饥者，加生石膏、知母清泄胃热。

4. 心肝阴虚证

证候：瘿肿或大或小，质软，病起缓慢，心悸不宁，心烦少寐，易出汗，手指颤动，眼干，目眩，倦怠乏力，舌质红，舌体颤动，脉弦细数。

治法：滋养阴精，宁心柔肝。

方药：天王补心丹加减。方中以生地黄、玄参、麦冬、天冬养阴清热；人参、茯苓、五味子、当归益气生血；丹参、酸枣仁、柏子仁、远志养心安神。

肝阴亏虚、肝经不和而见胁痛隐隐者，可仿一贯煎加枸杞子、川楝子养肝疏肝；虚风内动，手指及舌体颤动者，加钩藤、白蒺藜、白芍药平肝息风；脾胃运化失调致大便稀溏，便次增加者，加白术、苡仁、怀山药、麦芽健运脾胃；肾阴亏虚而见耳鸣、腰酸膝软者，酌加龟甲、桑寄生、牛膝、菟丝子滋补肾阴；病久正气伤耗、精血不足而见消瘦乏力，妇女月经少或经闭，男子阳痿者，可酌加黄芪、山茱萸、熟地黄、枸杞子、制首乌等补益正气、滋养精血。

【临证备要】

1. 根据不同的病机施以相应的治法及用药 如火盛，宜清热泻火，药用牡丹皮、栀子、生石膏、黄连、黄芩、青黛、夏枯草、玄参等；如痰凝，宜化痰散结，药用海藻、昆布、浙贝母、海蛤壳、陈皮、半夏、茯苓、制南星、瓜蒌、生牡蛎等；如血瘀，宜活血软坚，药用当归、赤芍、川芎、桃仁、莪术、丹参、炮山甲（代）等。本病后期，多出现由实转虚，如阴伤，宜养阴生津，药用生地黄、玄参、麦冬、天冬、沙参、白芍、五味子、石斛等；如气虚，宜益气健脾。药用黄芪、党参、白术、茯苓、山药、黄精等；气阴两虚者，药用黄芪、太子参、麦冬、五味子、黄精、玉竹、女贞子等。

2. 不同疾病阶段用药有所不同 瘿病早期出现眼突者，证属肝火痰气凝结，应治以化痰散结，清肝明目，药用夏枯草、生牡蛎、菊花、青葙子、蒲公英、石决明等；后期出现眼突者，为脉络涩滞，瘀血内阻所致，应治以活血散瘀，益气养阴，药用丹参、赤芍、泽兰、生牡蛎、山慈菇、黄芪、枸杞子、谷精草等。

3. 谨慎应用含碘药物 许多消瘿散结的药物，如四海舒郁丸中的海带、海藻、海螵蛸、海蛤壳等含碘量都较高，临证时须注意，若患者确系碘缺乏引起的单纯性甲状腺肿大，此类药物可以大量使用，若属甲状腺功能亢进之症，则使用时需慎重。

4. 谨慎应用有毒药物 黄药子具有消瘿散结、凉血降火之功效，治疗痰结血瘀证和肝火旺盛证时可配合应用。但黄药子有小毒，长期服用对肝脏损害较大，必须慎用，用量一般不宜超过 10g。

【中医特色疗法】

一、针刺

1. 体针 取风池、瞳子髎、攒竹、丝竹空、太冲、肝俞、胆俞穴。

2. 耳针 取神门、肝、肾、心、内分泌穴。埋王不留行子于神门、肝、肾、心、内分泌等耳穴，用拇指按压至产生酸痛感即可，并嘱患者每日按压数次，每次贴压一侧耳穴，3 日后交替，一个月为 1 个疗程。可隔月一次，反复三至五个疗程，或用耳针轻刺激耳穴。

3. 埋针 取对太冲（双）、足三里（双）、丰隆（双）、肝俞（双）、脾俞（双）、胃俞（双）及肾俞（双）进行穴位埋线。

二、灸法

1. 体灸 取天突、大椎、风池、天府、膻中等穴，每穴灸 10～20 分钟，每日 1 次，连灸 6 日，以后隔日 1 次，2 周为 1 个疗程。

2. 灯心草灸 将灯心草浸茶油后点燃后待火焰稍变大，则垂直点触于穴位上，每次灸 1～15 壮，每 2 日灸 1 次，15 次为 1 个疗程，治疗 4 个疗程。

三、穴位贴敷

治法：以消瘿散结、活血化瘀为主。

方药：土鳖虫、穿破石、地龙、苏木、蒲公英、月季花、夏枯草、野菊花、穿山甲（代）等。

操作：上药与凡士林制成膏状保存，每次取 5～10g 平铺于纱布内，贴敷于颈部及眼周相关穴位（如承泣、丝竹空、四白、鱼腰、攒竹、睛明等）。

四、穴位注射

取穴：足三里（双）、丰隆（双）。

药物：用维生素 B_1、维生素 B_{12} 注射液，每穴注射 0.5mL。

操作：穴位常规消毒，选用 5mL 注射器，针尖垂直刺入足三里（双）、丰隆（双），上下提插 2～3 次，有酸胀感后，每穴注入维生素 B_1、维生素 B_{12}、注射液 0.5mL。每日 1 次，10～15 次为 1 个疗程。

五、中药熏蒸

通过智能型中药熏蒸汽自控治疗仪熏蒸双眼。药物可据证型选择活血化瘀类中药，可配合选用中药离子导入仪将药物导入。

六、中药封包

通过使用自制局部外用消瘿膏，配合远红外线、磁场共同作用，将治疗包中的中药活化物质转化为离子状态，透过皮肤，直接作用于患病部位，发挥活血软坚、消瘿散结、消肿止痛等作用。对于各种类型的瘿病均有较好疗效，并且见效快、无毒副作用、疗效稳定。

七、电脉冲疗法

部位为肿大甲状腺外侧、太阳、内关、神门穴。将电脉冲理疗仪（输出功率 25 伏）高频输出线的两端置于肿大甲状腺外侧，行强刺激；两组低频输出线，一组置于头部两侧太阳穴，行弱刺激；另一组置于内关、神门穴，行中等刺激。每次 30～40 分钟，每日 1 次，18 次为 1 个疗程，疗程间隔 7 日。

【经验方及医院制剂】

一、经验方

1. 甲状腺功能亢进：复方平瘿方

方药：玄参 12g，白芍 9g，丹皮 9g，生地 9g，茯苓 9g，当归 9g，山萸肉 9g，浙贝 9g，三棱 6g，莪术 6g，青陈皮各 9g，生龙牡各 15g，夏枯草 15g，瓦楞子 6g。

2. 寒证：疗瘿海藻方

方药：海藻 3g（洗），昆布 30g（洗），海蛤 30g（研），通草 30g，桂心 60g，上 5 味，下筛。酒服 3g，日 3 次。

3. 热证：消瘿汤

方药：玄参 15g，生牡蛎 30g（先煎），浙贝母 9g，夏枯草 15g，海浮石 12g，香附 12g，青皮 9g，当归 18g，海藻 24g，昆布 24，柴胡 9g，红花 12g，半夏 12g，水煎服，每日 1 剂。

4. 虚证：疗瘿方

方药：生地 12g，玄参 12g，麦冬 9g，生牡蛎 30g（先煎），生龟甲 15g（先煎），生鳖甲 15g（先煎），女贞子 12g，夏枯草 12g，海藻 12g，青葙子 12g，青礞石 30g（先煎），丹参 12g，水煎服，每日 1 剂。

5. 实证：内消瘿瘤汤

方药：土茯苓 30g，苦参 10g，天花粉 10g，皂角刺 10g，半夏 10g，陈皮 6g，桔梗 10g，夏枯草 10g，郁金 10g，柴胡 10g，甘草 6g。

二、医院制剂

1. 清肝消癖丸

主要成分：瓜蒌、浙贝母、当归、牡丹皮、赤芍、金银花、蒲公英、连翘、龙胆草、栀子等。

功能主治：疏肝解郁，调和气血，软坚消肿，化痰散结。适用于乳癖、瘰疬、皮肤痰核、瘿瘤乳岩初起。

用法：口服，每次 6g，每日 2～3 次，或遵医嘱。

2. 化瘀消癖丸

主要成分：全瓜蒌、浙贝母、桃仁、红花、三棱、莪术、丹参、当归、川芎、赤芍、生地黄等。

功能主治：活血止痛、消癖散结。适用于乳癖、瘰疬、皮肤痰核、瘿瘤、乳岩等症。

用法：口服，每次 6g，每日 2～3 次，或遵医嘱。

3. 温补消癖丸

主要成分：全瓜蒌、浙贝母、党参、地黄、黄芪、白术、茯苓、菟丝子、当归、赤芍等。

功能主治：疏肝解郁，调和气血，软坚消肿，化痰散结。适用于乳癖、瘰疬、皮肤痰核、瘿瘤乳岩初起。

用法：口服，每次 6g，每日 2～3 次，或遵医嘱。

【其他疗法】

食疗法

1. 孙思邈疗瘿方（《千金翼》）　海藻 50g，小麦面 50g。上 2 味，以陈醋 200mL 和面，曝令干，复渍，令醋尽，作散。酒服 3g，日 3 次。忌怒。

2. 甄立言疗气瘿方（《外台》卷二十三引《古今录验》）　羊靥 100 枚，暖汤浸去脂，炙；大枣 20 枚，作丸，如绿豆大，每服 3g。

【中成药辨证应用】

1. 小金丸

成分：人工麝香、木鳖子（去壳去油）、制草乌、枫香脂、醋乳香、醋没药、五灵脂（醋炒）、酒当归、地龙、香墨。

适应证：散结消肿，化瘀止痛。用于痰气凝滞所致的瘰疬、瘿瘤、乳岩、乳癖，症见肌肤或肌肤下肿块一处或数处，推之能动，或骨及骨关节肿大、皮色不变、肿硬作痛。

用法：打碎后口服。一次 1.2～3g，每日 2 次，小儿酌减。

2. 夏枯草胶囊

成分：夏枯草总皂苷。

适应证：清火明目，散结消肿。用于头痛眩晕，瘰疬，瘿瘤，乳痈肿痛，甲状腺肿大，淋巴结结核，乳腺增生症。

用法：口服，每次 2 粒，每日 2 次。

3. 消瘿五海丸

成分：夏枯草、海藻、海带、海螺（煅）、昆布、蛤壳（煅）、木香、川芎。

适应证：消瘿软坚，破瘀散结。用于淋巴腺结核，地方性甲状腺肿大。

用法：口服，每次 1 丸，每日 2 次，小儿酌减。

4. 内消瘰疬片

成分：夏枯草、浙贝母、海藻、豆豉、天花粉、连翘、熟大黄、玄明粉、煅蛤壳、大青盐、枳壳、桔梗、薄荷脑、地黄、当归、玄参、甘草。

适应证：化痰，软坚，散结。用于痰湿凝滞所致的瘰疬，症见皮下结块，不热不痛。

用法：口服，每次 4～8 片，每日 1～2 次。

5. 消瘰夏枯草膏

成分：夏枯草、浙贝母、昆布、玄参、僵蚕、桔梗、香附（制）、乌药、陈皮、当归、白芍、甘草、川芎、红花。

适应证：清火化痰，调气散结。用于瘰疬，瘿瘤。

用法：口服，每次 15g，每日 2 次。

【中医调护】

一、病情观察

1. 观察患者神志、血压、舌脉、胸憋、心悸等情况。

2. 观察肿块的皮肤色泽、大小、硬度，活动度、有无压痛、血管怒张、声音嘶哑、吞咽困难、气短、手足抽搐等情况。

二、生活起居护理

适寒温，顺应气候变化，尤其在季节交替之时，注意增减衣服，避免外邪入侵。

三、饮食护理

饮食宜清淡，富有营养，忌烟酒等。对于甲状腺功能亢进的患者，应进食高蛋白、高热量、高维生素食物，特别是偏于寒凉的食物，如苦瓜、油麦菜等。忌食含碘食物，如紫菜、海带等；忌生姜、羊肉、咖啡、浓茶等温热或刺激辛辣食物。对于甲状腺功能正常的患者，可以摄取适当的含碘食物。尽量少吃容易引起甲状腺肿大的食品，如甘蓝菜、花椰菜、大白菜、玉米、豆浆、芒果等；尽量饮用自来水，少用井水。对于伴有甲状腺功能减退的患者，不必戒食海产类，但要注意缺碘或碘过多都有可能产生低能症，尽量少吃冰冻的饮料或食品。

1. 气郁痰阻证 可用柴胡、菊花泡茶饮，可食百合、芦荟等。

2. 痰结血瘀证 可食凉拌猪肝，杏仁饮，蒲公英陈皮饮。

3. 肝火炽盛证 可食茵陈，凉拌苦瓜，菊花、石决明泡茶饮。

4. 心肝阴虚证 饮食清而富有营养，可用枸杞子、决明子泡茶饮。

四、情志护理

1. 教育患者保持心情愉快，遇事勿恼怒，避免情志刺激动五志之火。

2. 向患者宣传本病的有关知识，消除患者的忧虑、恐惧情绪，减轻患者思想顾虑。

3. 告知患者家属患者病情，使之正确认识患者的病情，从各方面关心、体贴患者，帮助患者。

五、用药护理

1. 了解用药类别、时间、途径、药量，观察用药后反应。

2. 遵医嘱按时按量服用甲状腺制剂。

六、健康教育

1. 积极治疗原发病，避免诱发因素。

2. 起居有常，避免过劳，注意增强体质，保健锻炼，要适量适度。

3. 指导患者饮食要有规律，一般采用高热量，富有糖类蛋白质和维生素的饮食，忌烟酒、辛辣、发物等。

4. 使患者了解坚持服药的重要性，定期门诊复查。

【治未病原则及措施】

1. 未病先防

（1）加强锻炼：人体正气的强弱是疾病发生与否的关键。我国传统体育健身项目如太极拳、太极剑、八段锦等，可通过调身、调心、调息的综合调节，疏通经络，调和气血，从而达到防治疾病、强身健体的目的，使"正气存内，邪不可干"，促使气机调畅，血脉流通，从而增强体质，预防疾病的发生。

（2）调畅情志：瘿病多以长期情志不畅为主要病因。甲状腺所在部位为足厥阴肝经所属，女子以肝为先天，肝体阴而用阳，由于女性经、孕、产、乳的生理变化，常致肝血肝阴不足，从而致肝失疏泄而发病，故女性较男性更易患瘿病。女性平时更要注意移情易性，保持心情舒畅。"恬淡虚无，真气从之，精神内守，病安从来"。

（3）低碘饮食：瘿病分布呈区域性，离海越近，居民尿碘排泄率越高，瘿病患病率也越高，高碘饮食可能是诱发瘿病发病的主要环境因素。有自身免疫性甲状腺疾病家族史者应避免摄入过量的碘。

（4）不妄作劳：部分瘿病患者发病前，确有劳累致体虚的病史。劳力过度则耗气，烦劳则阳气张，劳神过度易伤心脾，导致阴血暗耗，久之会导致脏腑功能失调而为病。可见，过劳乃健康的大敌。在当今匆忙的社会中，要维持生命之弦的弹性。

2. 已病防变，防止病情发展

（1）早期治疗：瘿病的治疗重在早期干预，预防该病的发生、发展及延缓其向桥本甲状腺功能减退症演变，防止其向甲状腺结节、甲状腺癌发展。

（2）辨体调治："治未病"还关注临床前期，关注体质的调整。瘿病是遗传和环境因素共同作用的结果，病情呈慢性进展，早期症状常不明显，易陷入无证可辨的局面，从调整体质的角度入手是防止其向疾病发展的重要环节。随着对体质学说的深入研究，今后可对有潜在瘿病病理体质的高危人群进行筛选，通过调理其体质，早期预防。

（3）辨证施治：瘿病临床证型多样，常虚实夹杂。肝郁气滞，肝郁脾虚，脾肾阳虚是比较常见的证型，临床当随证选方，随证加减用药。

3. 愈后防复，重视愈后调摄 瘿病愈后或病情稳定期，人体功能尚未完全恢复，要采用各种措施，预防其复发，防止出现新的并发症。而情志过激、劳累过度等是瘿病复发的常见诱因。心情舒畅则气机畅达，如此才能有利于疾病完全康复。

（周口市中医院肾病科：王秉新，朱健南，张英杰，刘秋艳，韩红珍）

肺 癌

肺癌是由于正气内虚,邪毒外侵，痰浊内聚，气滞血瘀，而致癌毒阻结于肺，肺失肃降，以咳嗽、咯血、胸痛、发热、气急为主要临床表现的恶性疾病。多属于中医学的"肺积""咳嗽""咳血""胸痛""息积"等范畴，类同于现代医学疾病中的原发性肺癌，病位在肺，与脾、肾等关系密切。

【病因病机】

肺癌之病因，总的来讲不外乎内因和外因，内因就是虚，所谓"风雨寒热不得虚，邪不能独伤人"，外因多为风，寒，暑，湿，燥，火六淫之邪气；凡体虚者被六淫之邪所侵，即可积久成病；中医认为情志过度变化会导致人体生理变化而生疾病。百病皆生于气，七情太过或不及，均能引起体内气血运行失常及脏腑功能失调，导致疾病；某些癌瘤的发生与发展多与情志不遂有关，当然肺癌也不例外。中医学还认为，外邪之所以侵入人体通常是全身属虚，局部属实的现象，因此，对肺癌的发病，主要是正气先虚，邪毒乘虚而入，影响肺脏的生理功能，肺气膹郁，宣降失司，津液输布不利，酿湿生痰，痰湿交阻，日久逐渐形成肺部肿瘤，此为因虚而得病，因虚而致实；虚是病之本，实为病之标；虚是全身性的，实为局部性的；从临床观察来看，肺虚以气虚、阴虚为多见，实者不外乎气滞，血瘀，痰凝，毒聚。

1. 气滞血瘀　气血是人体生理功能的一种表现，也是维持人体生命活动的重要物质基础，气在正常情况下，流畅无阻，升降出入，循环全身各部，如因某些原因引起的功能失调，可出现气郁、气滞、气聚，日久成疾。

2. 痰结湿聚　脾主运化，如脾胃虚弱，水湿不能运化，则水聚于内，水湿不化，津液不布，湿蕴于内，久成湿毒，湿毒泛滥，浸淫生疮，流汗流水，经久不愈，津液不化，与邪火熬灼，遂凝结为痰，此痰不是外感风寒所生之痰，痰之为物，随气升降，无处不到。

3. 邪毒郁热　外受毒邪入侵，日久均能化热化火；内伤七情，亦能生火，火热伤气，烧灼脏腑，是为邪热火毒，毒蕴于内，日久必发；癌瘤患者见郁热之证，表示肿瘤正在发展，属病进之象。

4. 脏腑失调，气血亏虚　历代医籍指出，脏腑功能失调与肿瘤发病有关。邪之所凑，其气必虚，脏腑功能失调亦以虚损为主。在恶性肿瘤病程中，由于病邪日久，耗精伤血，损及元气，面削形瘦，气血双亏。

【诊断要点】

1. 近期发生的呛咳、顽固性干咳持续数周不愈，或反复咯血痰，或不明原因的顽固性胸痛、气急、发热，或伴消瘦、疲乏等。

2. 年龄在 40 岁以上，多有长期吸烟史。

3. 痰脱落细胞学检查是肺癌客观诊断的重要方法之一，阳性率在 80% 左右。

4. 胸部 X 线、CT、纤维支气管镜、经皮肺穿刺活检术对肺癌的发现与诊断有重要意义。

5. 应与肺痨、肺痈、肺胀等病症相鉴别。

【辨证论治】

1. 气血瘀滞证

证候：咳嗽、胸闷气憋、胸痛有定处，如锥如刺，或咯血暗红，口唇紫暗，舌质暗或有瘀斑，苔薄，脉弦细或细涩。

治法：行气活血，理肺止咳。

方药：桃红四物汤合桑白皮汤加减。当归 15g，熟地 15g，川芎 9g，白芍 12g，桃仁 12g，红花 9g，桑白皮 12g，黄芩 9g，贝母 6g，瓜蒌 15g，杏仁 12g，苏子 12g，半夏 9g，厚朴 15g。

2. 痰湿蕴肺证

证候：咳嗽、咯痰、痰质黏稠、痰白或黄白相兼，气憋、胸闷痛，纳呆便溏，神疲乏力，舌质暗，苔白腻或黄厚腻，脉弦滑。

治法：行气祛痰，健脾燥湿。

方药：瓜蒌薤白半夏汤合六君子汤加减。瓜蒌实 30g，薤白 15g，半夏 12g，党参 12g，白术 12g，茯苓 12g，陈皮 12g，炙甘草 9g。

3. 阴虚毒热证

证候：咳嗽无痰或少痰，或痰中带血，甚则咯血不止，胸痛，心烦寐差，潮热盗汗，或热势壮盛，久稽不退，口渴，大便干结，舌质红，舌苔薄黄，脉弦细数或数大。

治法：养阴清热，解毒散结。

方药：沙参麦门冬汤合五味消毒饮。沙参 15g，玉竹 12g，麦冬 12g，桑叶 9g，扁豆 12g，天花粉 15g，生甘草 9g，金银花 12g，野菊花 12g，蒲公英 12g，紫花地丁 12g，天葵子 12g。

4. 气阴两虚证

证候：咳嗽痰少，或痰稀而黏，咳声低弱，气短喘促，神疲乏力，形体消瘦，恶风，自汗或盗汗，口干少饮，舌质红或淡，脉细弱。

治法：益气养阴。

方药：生脉散合清骨散加减。太子参 15g，麦冬 15g，五味子 9g，银柴胡 12g，胡黄连 12g，秦艽 15g，鳖甲 12g，地骨皮 12g，青蒿 15g，知母 15g，甘草 9g。

【临证备要】

肺癌是表现于局部的全身性疾病，故在治疗的过程中，不能仅仅局限于肿瘤的变化，更要注重生病的人，以上辨证论治内容仅为肺癌的诊治过程中，临床最为常见的证型，但临床中病机较为复杂，我们要辨证与辨病相结合，通过辨证，找到准确的病机，即所谓方从法出，法随证立。

1. 就诊于中医的患者，多已属中晚期，病必兼瘀血、顽痰及逆气为患，病情错综复杂，故轻淡之剂多难奏效，也不宜固守一方一药。

2. 治疗时，在辨证的基础上，要根据患者体质、病期、病程，扶正、消痰、化瘀、解毒、抗癌等多药并用，而有所偏重，且剂量也远大于常量，以期使病势得以扭转，患者生命得以延续。

3. 重视局部治疗和全身治疗相结合：肺癌为表现于局部的全身性疾病，

因此我们在治疗的过程中，不能仅考虑缩瘤，更要关注得病的人，更要关注全身治疗。局部治疗以化瘀散结，扶正祛邪为主。全身治疗根据病位、病性、分期辨证治疗。早期表现为邪实为主，正气尚可，可与邪气相抗争，此阶段主要矛盾表现为邪实，故治疗应以祛邪为主。疾病中期，经过积极的抗癌治疗，邪气已减大半，但此时正气已显不足之象，正气无法抗邪外出，此阶段主要矛盾表现为邪实正已虚，故治疗祛邪与扶正兼顾。疾病晚期，经过长时间的抗癌治疗，各种治疗方案对人体正气损伤很大，患者多表现为一派虚弱之象，此阶段主要矛盾表现为正虚为主，故治疗以顾护正气为主，兼以祛邪。

【中医特色疗法】

一、针刺

1. 体针 脾俞、胃俞、中脘、章门、气海、足三里等穴。肝胃不和加肝俞、太冲、行间；瘀血内阻加血海、膈俞、三阴交；胃热夹滞者加下脘、天枢、内庭；胃阴不足，加三阴交、太溪；脾胃阳虚，加关元、三阴交。以实证为主，用提插捻转泻法，而偏于虚证者则用提插捻转补法。虚实夹杂者，用平补平泻法。

2. 耳针 取穴胃、神门、脾、交感、腹等。每次选用 3～6 个穴，针刺后，行中强刺激，留针 20 分钟，每日 1 次，两耳交替，亦可在以上耳穴贴压王不留行籽，2 日更换 1 次。

3. 埋线 梁门透关门、上脘透中脘、脾俞透胃俞，按埋线法的操作常规，三组穴位轮流使用，每次治疗间隔 15 日。

二、艾灸法

取穴中脘、气海、关元、天枢、内关。方法：常用艾条悬灸，每穴 5～10 分钟，或用隔物灸法，每穴行隔姜灸 3～5 壮，每日 1 次，10 次为 1 个疗程，此外在腹部穴位行艾盒灸，此法热力颇足，艾灸范围广，灸后使腹内有明显的温热感，可每日施灸 1 次。此法对虚寒症状明显者，尤为适宜。

三、穴位贴敷

取穴神阙、天枢、上脘、中脘、足三里等穴位以健脾和胃、宽胸理气、改善食欲，每 12 小时更换 1 次，20 次为 1 个疗程。

1. 温中膏

方药：附子 30g，肉桂 15g，炮姜 15g，小茴香 15g，丁香 15g，木香 15g，吴茱萸 15g，香附 15g，姜半夏 12g，陈皮 12g，炙甘草 9g。

功效：温中散寒，和胃降逆。

制法：上药共研细末，用姜汁调和成软膏备用。

用法：先用冰片或麝香少许置于脐孔，将铜钱大小的药丸敷于上面，外加胶布固定，每日换药 1 次，10 日为 1 个疗程。

主治：化疗所致之恶心呕吐，证见：恶心呕吐、干呕、纳差、食少便溏，畏寒肢冷，舌质淡胖，边有齿痕，苔滑，脉沉细或细弱无力。

2. 逐水膏

方药：甘遂、大戟、芫花各等分。

制法：上药共研细末，用醋调和成软膏备用。

用法：先用冰片或麝香少许置于脐孔，将铜钱大小的药丸敷于上面，外加胶布固定，每日换药 1 次，10 日为 1 个疗程。

主治：各种恶性肿瘤所致的恶性胸腹水。

四、穴位注射

1. 甲氧氯普胺注射液 10mg 或华蟾素注射液 4mL，足三里穴位注射，每日 1～2 次以健脾和胃降逆。7 日为 1 个疗程。

2. 黄芪注射液 4mL 足三里穴位注射，每日 1 次以升白益气扶正，7 日为 1 个疗程。

五、中药熏洗

遵循中医理论，外治之法即内治之理，外治之药即内治之药，所异者法也。中药熏洗具有疏通经络、调和气血、化瘀通络、扶正祛邪的功能，给予双足熏洗，每日 1 次，20 日为 1 个疗程。

1. 温阳足浴散

功效：温阳补气，疏筋通络。

主治：所有肿瘤患者属气血虚弱、阳气不足者。

方药：肉桂 30g，桂枝 30g，细辛 15g，吴茱萸 15g，当归 30g，赤芍 30g，干姜 30g，川芎 30g，苍术 30g，黄柏 30g，牛膝 30g，薏苡仁 30g，苦参 30g，百部 30g。

制作及用法：上药烘干研末为散装袋，每袋 60g，置入沸水中，静置数分钟，待水温降至适度，浸泡双脚 15 分钟，每日 1 次。

2. 通痹散

功效：温阳通络，活血止痛。

主治：化疗所致手足麻木，凉痛。

方药：桃仁 30g，红花 30g，制川乌 15g，细辛 15g，当归 30g，黄芪 30g，桂枝 30g，川芎 30g，赤芍 30g，鸡血藤 30g。

制作及用法：上药烘干研末为散装袋，每袋 60g，置入沸水中，静置数分钟，待水温降至适度，分别浸泡双手、双脚 15 分钟，每日 1 次。

六、中药封包

对腹部穴位（上脘、中脘、下脘、关元、气海等穴位）的刺激，可调节患者的胃肠功能，改善患者腹部症状，3～5 穴/次，7～15 日为 1 个疗程。药用温中平胃散，以温中健脾调畅气机，适用于肿瘤所致腹胀不适或不通，纳差或纳呆面色萎黄，四肢乏力，便溏。

方药：制附子 30g，干姜 30g，肉桂 30g，炒苍术 30g，姜厚朴 60g，芒硝 30g，陈皮 30g，党参 30g，炙甘草 30g。

上诸药打碎为散，用食醋 100mL 调成膏，置入纱袋中，微波炉加热后，将药袋放入封包袋中，均匀平铺于中腹部，通电加热至 42℃，治疗时间为 30 分钟。

七、推拿疗法

推拿背部俞穴，可以减轻胸背部的癌性疼痛，揉按合谷、足三里、涌泉可以扶正固本，启膈降逆。

八、放化疗毒副反应防治

肺癌在进行放化疗、靶向治疗及免疫治疗过程中，会发生相应的毒副反应，中医在治疗这些毒副反应方面有其独到治疗，结合中医药治疗，可以很好地缓解患者的症状。

1. 放化疗所致的消化道毒副反应　根据辨证施治的原则，可酌情选用小半夏汤合平胃散、旋覆代赭汤、半夏泻心汤、理中汤等。

2. 化疗所致的手足麻木　黄芪桂枝五物汤、中药熏洗治疗等。

3. 靶向及免疫药物所致皮疹　消风散和八珍汤加减、养血润肤饮等。亦可用皮肤外洗方。

4. 放射性肺炎　千金苇茎汤合白头翁汤加减、麦门冬汤加减等。

5. 放射性食管炎　中医认为放射性损伤多是大热大毒，早期以热、毒、瘀为主要表现，日久则耗气动血，伤及肝肾，故重在预防，在放疗的同时可口服清热解毒、凉血散瘀的中药，清营汤合白头翁汤加减。

6. 放化疗所致的白细胞减少

（1）根据中医辨证可酌情选用：黄芪建中汤、当归补血汤、补中益气汤、阳和汤等加减应用。

（2）中医膏方：升白膏、生血膏、十全大补膏、琼玉膏等。

（3）督灸：是指在督脉的脊柱段上施以中药和隔姜灸，具有激发协调诸经，发挥温阳补气、调整虚实的功效，用于肺癌放化疗引起的白细胞、血小板减少以及晚期肺癌气虚者。

【经验方及医院制剂】

一、经验方：国家名老中医郁仁存教授治疗肺癌经验方

方药：紫草根 30g，山豆根 15g，草河车 15g，蚤休 15g，前胡 10g，马兜铃 15g，夏枯草 15g，海藻 15g，山海螺 30g，土贝母 20g。

阴虚毒热加南北沙参、生地黄、前胡、天麦冬、地骨皮、桃杏仁、贝母、炙鳖甲、全瓜蒌；痰湿蕴肺加陈皮、苍白术、云苓、党参、生薏米、半夏、制南星、前胡、桃杏仁；气血瘀滞加枳壳、桔梗、降香、紫草、瓜蒌、桃杏仁、茜草；肺肾两虚加生黄芪、太子参、白术、云苓、五味子、

补骨脂、炮姜、生晒参、仙茅。

二、医院制剂

1. 化积消癥胶囊

方药：白术、莪术、郁金、丹参、山慈菇、皂角刺、威灵仙、浙贝母、半枝莲、白花蛇舌草、守宫等。

功效：活血祛瘀，软坚散结，行气止痛。

主治：癥瘕积聚，内脏肿瘤属血瘀痰结、正气尚盛者。

用法用量：口服，每日3次，每次3～5粒，或遵医嘱。

规格：0.45g。

禁忌：禁食寒凉。

批准文号：豫药制字 Z20070011。

2. 苦参护肝胶囊

方药：苦参、黄芪、党参、柴胡、茯苓、泽泻、半夏、当归、白术、川芎、附子等。

功效：疏肝理气，健脾和胃。

主治：化疗所致的药物性肝炎、放射性肝损伤等。

用法用量：口服1日3次，每次6粒，或遵医嘱。

规格：0.3g。

禁忌：忌食生冷、油腻之品。

批准文号：豫药制字 Z05160058。

3. 清金合剂

方药：苦杏仁、川贝母、地龙、桔梗、鱼腥草、黄芩、蒲公英、前胡、橘红、桑白皮、蝉蜕等。

功效：清热化痰，宣肺止咳。

主治：用于风热犯肺所致之咳嗽、咽痒、咯痰黄或痰黏难咯者；多适用于肿瘤所致之阻塞性肺炎、放射性肺炎等。

用法用量：口服，每日3次，每次40～80mL，或遵医嘱。

规格：250mL/瓶。

禁忌：禁食辛辣。

批准文号：豫药制字 Z05160067。

【其他疗法】

1. 手术治疗 对于有手术指征的早期患者，若无手术禁忌证仍以手术为主。

2. 同步放化疗 分期较晚，无手术指征、不能耐受手术或不愿手术者，可考虑同步放化疗。

3. 靶向药物治疗 对于无手术机会的敏感基因突变患者，可以给予靶向药物治疗。

4. 微创治疗 对于咳血患者可以行支气管动脉栓塞术及支气管动脉化疗药物灌注术；对于不愿手术的部分患者可行立体定向放射治疗、微波消融术及放射粒子植入术。

5. 免疫治疗 免疫治疗是一种新型可能根治肿瘤的治疗模式，一旦有效，预后非常好。

6. 粒子置入术 对于晚期患者，粒子置入术也是临床常用恶性肿瘤治疗方案。

【中成药辨证应用】

可酌情选用六君子丸、洋参丸、蛇胆川贝液、生脉饮、康莱特胶囊、紫金龙片，酌情选用生脉注射液、参麦注射液、康莱特注射液、康艾注射液、艾迪注射液等。

【中医调护】

一、病情观察

1. 观察患者咳嗽、咳痰的情况，及痰的色、质、量，结合情况教会有效咳嗽、咯痰的方法，必要时给予扣背或雾化吸入治疗。

2. 咯血者，记录咯血的色、质、量。

3. 疼痛者，及时给予疼痛评估，遵医嘱按时用药，做好心理护理。

4. 胸闷、气喘者，指导患者卧床休息，观察患者缺氧程度。

二、生活起居护理

1. 避免汗出受凉，勿汗出当风。
2. 保证充分的休息，咯血者绝对卧床休息。
3. 经常做深呼吸，尽量把呼吸放慢。
4. 戒烟酒，注意避免被动吸烟。

三、饮食护理

饮食宜清淡，富营养、多样化，多补充鱼、蛋、奶、瘦肉、新鲜蔬菜和水果；化疗患者鼓励多饮水以减轻毒副作用。

1. 气血瘀滞证　进食行气活血，化瘀解毒之品，如山楂、桃仁、大白菜、芹菜、白萝卜、生姜、大蒜等。食疗方：白萝卜丝汤。

2. 痰湿蕴肺证　进食清肺化痰的食品，如生梨、白萝卜、荸荠等，咯血者可吃海带、荠菜、菠菜等。食疗方：炝拌荸荠海带丝。

3. 阴虚毒热证　进食滋阴润肺的食品，如蜂蜜、核桃、百合、银耳、秋梨、葡萄、萝卜、莲子、芝麻等。食疗方：核桃雪梨汤。

4. 气阴两虚证　进食益气养阴的食品，如莲子、桂圆、瘦肉、蛋类、鱼肉、山药等。食疗方：皮蛋瘦肉粥、桂圆山药羹。

术后患者饮食宜补气养血为主，选用瘦肉、蛋、奶、鱼等食品；放疗时饮食宜滋阴养血为主，选用新鲜蔬菜、水果，如菠菜、枇杷果、核桃仁、枸杞果等。化疗患者饮食多样化，并常食鲜鲫鱼、白木耳、香菇、燕窝、银杏等。

四、用药护理

1. 恶性肿瘤晚期疼痛者，及时进行疼痛评估，遵医嘱按时按量使用镇痛剂。观察疼痛的规律，尽可能在疼痛前给药。

2. 中药汤剂宜浓煎，少量多次热服，宜在饭后半小时服用。中西药同用时，一般应间隔1小时。

3. 化疗患者注意严防药物外渗，每次用药前先注射少量生理盐水，观察确保针头在血管内，建议使用中心静脉导管。

五、情志护理

1. 采用暗示疗法、认知疗法、移情调志法，帮助患者建立积极的情志状态。

2. 指导患者进行八段锦、简化太极拳锻炼。

3. 鼓励家属多陪伴患者，给予情感支持。

4. 病友间相互交流治疗体会，提高认识，增强治疗信心。

六、健康指导

1. 起居有常，适时锻炼，戒烟酒，保持良好的口腔卫生，坚持进行呼吸运动及有效的咳嗽。

2. 环境清洁，空气清新，避免出入公共场所或与上呼吸道感染者接触。

3. 周期性化疗患者，按医生要求定期到医院进行治疗，复查血象和肝功的变化等。

4. 经常测量体重，自查锁骨上淋巴结，及早发现有无转移，出现伤口疼痛、剧烈咳嗽及咯血等症状，或有进行性倦怠情形，及时到医院进行治疗。

【治未病原则及措施】

1. 预防为主，防治结合　肺癌为病，多迁延日久，开始阶段多表现为咳嗽，咳痰，多不重视，特别是烟民群体，更把肺癌的早期表现当做烟草刺激，故发现时多为中晚期，多已失去手术机会，治疗难度大，花费高、预后差；故肺癌之治，重在预防，具体防控措施如下。

（1）锻炼身体，增强抗病能力：正气内虚，脏腑阴阳失调，是罹患肺癌的主要基础。正如《医宗必读·积聚》所说："积之成者，正气不足，而后邪气踞之"。故适量运动，增强体质，为防癌要素之一。

（2）戒烟长寿：戒烟防止烟毒内侵，清代顾松园认为："烟为辛热之魁。"长期吸烟，热灼津液，阴液内耗，致肺阴不足，久则气阴亏虚，加之烟毒之气内蕴，羁留肺窍，阻塞气道，而致痰湿瘀血凝结，形成瘤块。因此戒烟可以明显降低肺癌的发生率，延长寿命。

（3）减少职业接触：邪毒侵肺肺为娇脏，易受邪毒侵袭，如工业废气、石棉、矿石粉尘、煤焦烟煤和放射性物质等，致使肺气肃降失司，肺气郁滞不宣，进而血瘀不行，毒瘀互结，久而形成肿块。

（4）认知肺癌的早期征兆：未病先防，已病防变。《难经·七十七难》："上工治未病，中工治已病者，何谓也？然：所谓治未病者，见肝之病，则知肝当传之于脾，故先实其脾气，无令得受肝之邪"，故对于有早期临床症状者，我们要积极筛查。

2. 积极在肿瘤治疗的各个阶段应用中医药进行干预治疗　中医药联合手术、放化疗、免疫治疗及靶向治疗等，可以明显缓解西医治疗过程中产生的毒副反应，达到抑制肿瘤细胞增殖、稳定肿瘤生长、减毒增效改善症状、预防肿瘤复发转移提高生活质量的作用。

（周口市中医院肿瘤科：张跃强，张倩倩，胡卫东，张俊杰，刘安家，陈泽慧，贾磊，周小敏）

食管癌

食管癌及食管胃交界处恶性肿瘤等属中医"噎膈"的范畴，发病原因较为复杂，中医认为主要是由于痰、气、瘀等病理产物结于食管，渐至食管狭窄、食管干涩而造成的以进食梗噎不顺，甚则食物不能下咽到胃，食入即吐为主要表现的一类病证；其病位在食管，病变脏腑关键在胃，与肝、脾、肾等有关。

【病因病机】

1. 情志不畅 《明医指掌》曰："（噎膈）多起于忧郁，忧郁则气结于胸膈而生痰，久则痰结成块，胶于上焦，道路窄狭，不能宽畅，饮或可下，食则难入，而病已成矣。"由此可见，忧思伤脾则气结，致津液不得输布，遂聚而成痰，痰气交阻于食管，渐生噎膈；或郁怒伤肝，肝郁则血不行，久积而成瘀，痰瘀互结，阻塞胃口，则食不得下。

2. 酒食所伤，癌从口入 进食粗、热、快，特别是长期饮用烈酒，进食酸菜、腌肉、熏肉等损伤食管脉络，日久而瘀，结而成块，妨碍饮食下行，以致进行性吞咽困难，饮食不入，气血生化乏源，久则变生诸证矣。

3. 先天禀赋有异，家族聚集发病 类似现代医学之遗传易感性，《黄帝内经》明确指出：人体秉性有刚柔、体格有强弱、属性有阴阳，强调了个体体质特征的遗传性。

总之，本病病理变化的主要因素是痰、气、瘀，发病规律往往从实证到虚证；一般说来，早期多为肝气郁结，或痰瘀气滞；中期多气滞血瘀；晚期则正气衰，其间夹杂饮食习惯及先天因素。

【诊断要点】

1. 症状特点

（1）噎：噎膈最早出现的症状，表现为进食的摩擦感、食物的滞留感。

（2）吐：食管进一步狭窄，多表现为进食固体食物或软食后呕吐。

（3）痛：肿瘤进一步发展，侵犯周围器官。

（4）梗：食管重度狭窄，几乎完全梗阻，汤水不下，泛吐黏涎。

（5）衰：因不能进食，体质迅速下降，出现营养衰竭。

2. 诊断标准

具备以下 1、2 项者即可确诊。对于无明显症状，体检发现食管脱落细胞学检查阳性者亦可确诊为噎膈早期。

（1）出现进食有梗噎感，久则饮食难下，甚则食入即吐，夹有痰涎，形体逐渐消瘦。

（2）上消化道钡餐造影可发现食管或贲门狭窄，食管脱落细胞学检查和胃镜下组织病理活检可确定病变部位及性质。

（3）本病应注意与反胃、梅核气相鉴别。

【辨证论治】

1. 痰气交阻证

证候：吞咽梗噎感或摩擦感，胸膈痞满，情志舒畅时可稍减轻，口干咽燥，舌质偏红，苔薄腻，脉弦滑。

治法：开郁化痰，润燥降气。

方药：启膈散合半夏厚朴汤加减。沙参 15g，丹参 15g，茯苓 12g，川贝母 6g，郁金 12g，砂仁 6g，姜半夏 15g，黄连 6g，苏子 15g，瓜蒌 30g，厚朴 15g，陈皮 12g。

2. 津亏热结证

证候：吞咽梗涩而痛，固体食物难入，汤水可下，形体逐渐消瘦，口干咽燥，大便干结，五心烦热，舌质红干，或带裂纹，脉弦细数。

治法：滋养津液，泻热散结。

方药：沙参麦门冬汤合调胃承气汤加减。沙参 15g，玉竹 15g，麦冬

15g，桑叶 12g，扁豆 12g，天花粉 15g，大黄 6g（后下），芒硝 15g，当归 12g，白芍 12，生地黄 12g，炙甘草 9g。

3. 瘀血阻膈证

证候：饮食难下，食入即吐，吐出物如赤豆汁，胸膈疼痛，肌肤枯燥，形体消瘦，舌质红有紫点、紫斑，脉细涩。

治法：滋阴养血，破结行瘀。

方药：通幽汤合小半夏汤加减。桃仁泥 15g，红花 12g，生地黄 12g，熟地黄 15g，当归身 12g，升麻 6g，姜半夏 15g，生姜 15g，三棱 12g，莪术 12g，炙甘草 12g。

4. 气虚阳微证

证候：水饮不下，泛吐多量黏液白沫，形瘦神衰，畏寒肢冷，面浮足肿，舌淡苔白，脉细弱。

治法：温补脾肾，益气回阳。

方药：吴茱萸汤合四逆汤加减。吴茱萸 15g，炮姜 12g，干姜 12g，红参 10g，姜半夏 12g，制附子 12g，水蛭 3g，陈皮 12g，三七粉 9g（冲服），壁虎 15g（焙干，研末，冲服），半枝莲 12g，炙甘草 9g。

【临证备要】

1. 以上仅为噎膈基本证型，临床上仍应遵守辨证施治原则，辨证析机，因机定证，法随证立，方从法出；遵守"观其脉证，知犯何逆，随证治之"的个体化原则。

2. 就诊于中医的患者，多已属中晚期，病必兼瘀血、顽痰及逆气为患，病情错综复杂，故轻淡之剂多难奏效，也不宜固守一方一药。

3. 治疗时，在辨证的基础上，要根据患者体质、病期、病程，扶正、消痰、化瘀、解毒、抗癌等多药并用，而有所偏重，且剂量也远大于常量，以期使病势得以扭转，患者生命得以延续。

4. 重视局部治疗和全身治疗相结合。局部治疗以祛腐生肌、解毒散结为主，全身治疗根据病位、病性、分期辨证治疗。早期以祛邪为主，中期祛邪扶正兼顾，晚期则以顾护正气为主，兼以祛邪。

【中医特色疗法】

一、针刺

1. 体针 取脾俞、胃俞、中脘、章门、气海、足三里等穴。肝胃不和加肝俞、太冲、行间；瘀血内阻加血海、膈俞、三阴交；胃热夹滞者加下脘、天枢、内庭；胃阴不足，加三阴交、太溪；脾胃阳虚，加关元、三阴交。以实证为主，用提插捻转泻法，而偏于虚证者则用提插捻转补法。虚实夹杂者，用平补平泻法。

2. 耳针 取胃、神门、脾、交感等穴，每次选用 3～6 个穴，针刺后，行中强刺激，留针 20 分钟，每日 1 次，两耳交替，亦可在以上耳穴贴压王不留行籽，2 日更换 1 次。

3. 埋线 取梁门透关门、上脘透中脘、脾俞透胃俞。按埋线法的操作常规，三组穴位轮流使用，每次治疗间隔 15 日。

二、艾灸法

取中脘、气海、关元、天枢、内关穴。常用艾条悬灸，每穴 5～10 分钟，或用隔物灸法，每穴行隔姜灸 3～5 壮，每日 1 次，10 次为 1 个疗程。此外在腹部穴位行艾盒灸，此法热力颇足，艾灸范围广，灸后使腹内有明显的温热感，可每日施灸 1 次。对虚寒症状明显者，尤为适宜。

三、穴位贴敷

取神阙、天枢、上脘、中脘、足三里等穴位，以健脾和胃、宽胸理气、改善食欲，每 12 小时更换 1 次，20 次为 1 个疗程。

1. 温中膏

方药：附子 30g，肉桂 15g，炮姜 15g，小茴香 15g，丁香 15g，木香 15g，吴茱萸 15g，香附 15g，姜半夏 12g，陈皮 12g，炙甘草 9g。

功效：温中散寒，和胃降逆。

制法：上药共研细末，用姜汁调和成软膏备用。

用法：先用冰片或麝香少许置于脐孔，将铜钱大小的药丸敷于上面，外加胶布固定，每日换药 1 次，10 日为 1 个疗程。

主治：化疗所致之恶心呕吐、干呕、纳差、食少便溏，畏寒肢冷，舌质淡胖，边有齿痕，苔滑，脉沉细或细弱无力。

2. 逐水膏

方药：甘遂、大戟、芫花各等分。

制法：上药共研细末，用醋调和成软膏备用。

用法：先用冰片或麝香少许置于脐孔，将铜钱大小的药丸敷于上面，外加胶布固定，每日换药 1 次，10 日为 1 个疗程。

主治：各种恶性肿瘤所致的恶性胸腹水。

四、穴位注射

1. 甲氧氯普胺注射液 10mg 或华蟾素注射液 4mL，足三里穴位注射，每日 1～2 次，以健脾和胃降逆。7 日为 1 个疗程。

2. 黄芪注射液 4mL，足三里穴位注射，每日 1 次，以升白益气扶正。7 日为 1 个疗程。

五、中药熏洗

遵循中医理论，外治之法即内治之理，外治之药即内治之药，所异者法也。中药熏洗具有疏通经络、调和气血、化瘀通络、扶正祛邪的功能，给予双足熏洗，每日 1 次，20 日为 1 个疗程。

1. 温阳足浴散

功效：温阳补气，疏筋通络。

主治：所有肿瘤患者属气血虚弱、阳气不足者。

方药：肉桂 30g，桂枝 30g，细辛 15g，吴茱萸 15g，当归 30g，赤芍 30g，干姜 30g，川芎 30g，苍术 30g，黄柏 30g，牛膝 30g，薏苡仁 30g，苦参 30g，百部 30g。

制作及用法：上药烘干研末为散装袋，每袋 60g，置入沸水中，静置数分钟，待水温降至适度，浸泡双脚 15 分钟，每日 1 次。

2. 通痹散

功效：温阳通络，活血止痛。

主治：化疗所致手足麻木，凉痛。

方药：桃仁 30g，红花 30g，制川乌 15g，细辛 15g，当归 30g，黄芪 30g，桂枝 30g，川芎 30g，赤芍 30g，鸡血藤 30g。

制作及用法：上药烘干研末为散装袋，每袋 60g，置入沸水中，静置数分钟，待水温降至适度，分别浸泡双手双脚 15 分钟，每日 1 次。

六、中药封包

对腹部穴位（上脘、中脘、下脘、关元、气海等穴位）的刺激，可调节患者的胃肠功能，改善患者的腹部症状，每次 3～5 穴，7～15 日为 1 个疗程。药用温中平胃散，以温中健脾，调畅气机，适用于肿瘤所致腹胀不适或不通，纳差或纳呆，面色萎黄，四肢乏力，便溏。

方药：制附子 30g，干姜 30g，肉桂 30g，炒苍术 30g，姜厚朴 60g，芒硝 30g，陈皮 30g，党参 30g，炙甘草 30g。

上诸药打碎为散，用食醋 100mL 调成膏，置入纱袋中，微波炉加热后，将药袋放入封包袋中，均匀平铺于中腹部，通电加热至 42℃，治疗时间为 30 分钟。

七、推拿疗法

推拿背部俞穴，可以减轻胸背部的癌性疼痛，揉按合谷、足三里、涌泉可以扶正固本，启膈降逆。

八、放化疗毒副反应防治

1. 放射性食管炎 中医认为，放射性损伤多是大热大毒，早期以热、毒、瘀为主要表现，日久则耗气动血，伤及肝肾，故重在预防，在放疗的同时可口服清热解毒、凉血散瘀的中药，清营汤合白头翁汤加减。

2. 放射性肺炎 千金苇茎汤合白头翁汤加减。

3. 放化疗所致的消化道毒副反应 根据辨证施治的原则，可酌情选用小半夏汤合平胃散、旋覆代赭汤、半夏泻心汤、理中汤等。

4. 放化疗所致的白细胞减少

（1）督灸：是在督脉的脊柱段上施以中药和隔姜灸，具有激发协调诸经、发挥温阳补气、调整虚实的功效，用于食管癌放化疗引起的白细胞、血小板减少以及晚期食管癌气虚阳虚者。

（2）中医膏方：升白膏、生血膏、十全大补膏、琼玉膏等。

（3）根据中医辨证，可酌情选用黄芪建中汤、当归补血汤、补中益气汤、阳和汤等加减应用。

【经验方及医院制剂】

一、经验方

1. 国家名老中医郁仁存教授治疗食管癌经验方

方药：旋覆花 10g，姜半夏 10g，玉竹 15g，北沙参 15g，威灵仙 10g，北豆根 9g，黄药子 6g，莪术 10g，苦参 10g，藤梨根 15g，夏枯草 15g，山慈菇 10g，天花粉 10g，天南星 6g，三七 6g，生黄芪 30g，党参 20g，厚朴 10g，炙甘草 10g。

临证加减：气痰互阻者加代赭石、莱菔子、郁金、瓜蒌、贝母、苏梗、刀豆子；血瘀痰滞者加急性子、木鳖子、赤芍、桃杏仁、半枝莲；气虚阳微者加黄芪、党参、当归、桂枝、生熟地。

2. 李修武教授经验方"虎七散"

方药：壁虎、三七粉两味配制而成。取壁虎 70 条，焙干研面，加三七粉 50g，拌匀，空腹每次服 3～4g，每日 2 次，黄酒或开水送服。

临证加减：瘀毒阻滞明显者，以蜈蚣、全蝎、土鳖虫、白花蛇、广木香、鸡内金各 30g，三七 15g，共为细末，每服 3g，每日 2 次，配合使用；食管梗阻、咽食不下者，配服开道散，以硼砂 60g，火硝 30g，硇砂 6g，沉香、冰片各 9g，礞石 15g，共研粉，每次 1g，含服，徐徐咽下，每小时 1 次，待黏沫吐尽，能进流质饮食后，改为 3 小时一次，连用 2 日后停用。

二、医院制剂

1. 化积消癥胶囊

方药：白术、莪术、郁金、丹参、山慈菇、皂角刺、威灵仙、浙贝母、半枝莲、白花蛇舌草、守宫等。

功效：活血祛瘀，软坚散结，行气止痛。

主治：癥瘕积聚，内脏肿瘤属血瘀痰结，正气尚盛者。

用法用量：口服，每日 3 次，每次 3～5 粒，或遵医嘱。

规格：0.45g。

禁忌：禁食寒凉。

批准文号：豫药制字 Z20070011。

2. 苦参护肝胶囊

方药：苦参、黄芪、党参、柴胡、茯苓、泽泻、半夏、当归、白术、川芎、附子等。

功效：疏肝理气，健脾和胃。

主治：化疗所致的药物性肝炎、放射性肝损伤等。

用法用量：口服，每日 3 次，每次 6 粒，或遵医嘱。

规格：0.3g。

禁忌：忌食生冷、油腻之品。

批准文号：豫药制字 Z05160058。

3. 清金合剂

方药：苦杏仁、川贝母、地龙、桔梗、鱼腥草、黄芩、蒲公英、前胡、橘红、桑白皮、蝉蜕等。

功效：清热化痰，宣肺止咳。

主治：用于风热犯肺所致之咳嗽、咽痒、咯痰黄或痰黏难咯者；多适用于肿瘤所致之阻塞性肺炎、放射性肺炎等。

用法用量：口服，每日 3 次，每次 40～80mL，或遵医嘱。

规格：250mL/瓶。

禁忌：禁食辛辣。

批准文号：豫药制字 Z05160067。

【其他疗法】

1. 手术治疗 对于有手术指征的早期患者，若无手术禁忌证，仍以手术为主。

2. 同步放化疗 分期较晚，无手术指征，不能耐受手术或不愿手术者，可考虑同步放化疗。

3. 食管动脉灌注化疗 对于复发或晚期食管癌患者，可使用食管动脉灌注化疗药物。

4. **置入与造瘘** 空肠营养管放置术、食管支架置入术及胃造瘘术。

5. **免疫及靶向药物治疗** 卡瑞利珠单抗及阿帕替尼等。

【中成药辨证应用】

气血两虚者可服用十全大补丸；中气不足、气虚下陷者可用补中益气丸；体质尚好伴疼痛者可用华蟾素胶囊；气虚较明显者可用参麦注射液；阴阳俱虚、病情危重者可选用参附注射液；肿瘤患者兼有情志不畅者可选用艾迪注射液、康艾注射液等。

【中医调护】

一、病情观察

1. 评估患者疼痛的程度、部位、性质，遵医嘱给予止痛药应用。

2. 观察患者吞咽情况，根据病情变更合理饮食方式。

3. 术后胸腔闭式引流者，观察引流液的量、色、质，及早发现并发症；术后 3 小时内出现引流液每小时超过 1000mL，色呈鲜红并有较多血凝块，同时伴有烦躁不安、血压下降、脉搏增快、尿少等，及时报告医生，并配合处理。

二、生活起居护理

1. 保持病室及周围环境清洁安静，吸烟者劝告戒烟，避免刺激。

2. 轻症者可适当活动，重症者卧床休息，定时巡视病房，协助患者做好生活护理。

3. 长期卧床者，注意皮肤清洁卫生，保持床单平整无皱褶。

4. 有呕吐者，观察患者呕吐物性质、颜色及量，做好口腔护理。

5. 术前训练患者有效咳嗽咯痰、主动排痰及腹式呼吸等方法；做好术前知识宣教。

三、饮食护理

饮食宜稀、软、烂，富含高热量、高蛋白、丰富维生素的半流质或流质，少食多餐，细嚼慢咽。忌食油腻、辛辣、硬固和粗纤维之品，戒烟酒。

1. 痰气交阻证 进食开郁化痰、润燥降气的食品，如杏仁、萝卜、梨、山药、黄芪等。食疗方：猪脂方。

2. 津亏热结证 进食滋养津液、泻热散结的食品，如银耳、山药、豆浆、麦冬等。食疗方：鹅血方、五汁饮。

3. 瘀血阻膈证 进食滋阴养血、散结行瘀的食品，如马齿苋、芹菜、苦瓜、金银花、牡丹皮等。食疗方：陈皮当归汤。

4. 气虚阳微证 进食温补脾肾、益气回阳的食品，如粳米、糯米、红枣、山药、卷心菜、香菇、茯苓等。食疗方：参芪干姜鸽肉汤。

四、用药护理

1. 化疗患者遵医嘱行中心静脉穿刺或植入静脉输液港，防止化疗药物外渗，并鼓励患者多饮水。

2. 晚期患者疼痛较甚者，及时进行疼痛评估，遵医嘱给予相应止痛，做到按需止痛或按规律预防性给药。

3. 中药汤剂宜少量多次温服，吞咽困难时遵医嘱予以鼻饲注入。丸、片剂应碾碎后用温水送服。

五、情志护理

1. 采用暗示疗法、认知疗法、移情调志法，帮助患者建立积极的情志状态。

2. 指导患者倾听舒缓音乐，抒发感情，缓解紧张焦虑的心态，达到调理气血阴阳的作用。

3. 指导患者进行八段锦、简化太极拳锻炼。

4. 鼓励家属多陪伴患者，给予情感支持。

5. 病友间相互交流治疗体会，提高认识，增强治疗信心。

六、健康指导

1. 饮食有度，忌食海腥发物和刺激性食物，多吃新鲜蔬菜，少食多餐。避免暴饮暴食，不吃过硬、霉变食物，戒烟酒。

2. 保持情绪稳定、开朗，避免思虑过度。

3. 起居规律，保证休息，避免劳累。可适当参加户外活动，建立健康的生活方式。

4. 定期复查，坚持中医治疗以巩固疗效。

【治未病原则及措施】

噎膈为病，多迁延日久，尤其中晚期，患者因不能进食而痛苦，且治疗难度大，花费高，预后差。所谓"不治已病治未病，不治已乱治未乱"，"善治者治皮毛……治五脏者半死半生也。"故噎膈之治，重在预防，具体防控措施如下。

1. 对高危人群的中医药干预

（1）代饮茶：冬凌草50～90g，沸水冲泡，加冰糖，代茶饮，连用2～3个月，可以治疗食管上皮不典型增生。

（2）六味地黄丸：1～2丸，每日早晚各1次，治疗食管上皮不典型增生。

（3）抗癌乙丸：夏枯草、黄药子、山豆根、草河车、败酱草、白鲜皮等，炼蜜为丸，每丸6g，每日早晚各1～2丸，可以治疗食管重度不典型增生。

（4）改变饮食习惯，不蹲食，不进烫食、粗食，少吃或不吃腌菜、熏肉，食物粗细搭配，提倡新鲜食物，多吃蔬菜水果。

2. 对各治疗阶段的中医药干预　中医药联合手术、放化疗可以达到抑制肿瘤细胞增殖、稳定肿瘤生长、减毒增效改善症状、预防肿瘤复发转移提高生活质量的作用。

3. 情志调摄　调整患者心态，使其正确面对生活中的一些问题，想得开、放得下，不过分执着，经常保持心情愉快，所谓"恬淡虚无，真气从之，精神内守，病安从来"，总之，一颗平安喜乐之心，胜似灵丹妙药。

（周口市中医院肿瘤科：张跃强，张倩倩，胡卫东，张俊杰，刘安家，陈泽慧，贾磊，周小敏）

胃　癌

胃癌是指起源于胃黏膜上皮细胞的恶性肿瘤,其发病部位包括贲门、胃体、幽门。胃癌是最常见的恶性肿瘤之一,起病隐匿,早期无明显症状,先有胃脘痛、食欲不振,逐渐出现脘腹痞胀加剧,进食后尤甚,饮食不下,停积于胃脘,终至上逆而呕,重者可有呕血、黑便等症状,相当于中医文献所载"胃反""反胃""翻胃""隔症""积案"等范畴。胃癌的发病脏腑在脾胃,与肝、肾两脏密切相关。

【病因病机】

1. 外感六淫　六淫外邪,从皮毛及脏腑,稽留不去,脏腑受损,阻滞气机,痰湿内生,瘀血留滞,脾胃升降失常,则成朝食暮吐,暮食朝吐。

2. 内伤七情　忧思伤脾,脾伤则气结;恼怒伤肝,肝火横逆犯胃;脾胃升降失和,受纳运化水谷失常,而引起进食噎塞难下,或食入良久反吐。

3. 饮食失调　饮食失当,或饥饱失调,或恣食肥甘厚腻,损伤脾胃,运化功能失常,饮食停留,终至尽吐而出。

4. 正气不足　素体虚弱,脾胃虚寒;或劳倦过度,久病脾胃受伤,均致中焦受纳运化无权,水谷留滞。

胃癌的病变在脾胃,与肝肾两脏密切相关,胃主受纳,脾主运化。若因六淫外侵,七情受困,或饮食所伤,或素体不足,均致脾胃运化失常。肝主疏泄,肝郁气滞,影响脾胃气机的升降;疾病日久,脾肾阳虚,无法腐熟水谷,均致饮食停留。而气滞血瘀,痰湿内阻,是本病的主要病理特点。

【诊断要点】

1. 发病特点　胃癌起病隐匿,早期常无任何症状,或仅有胃脘胀痛、食欲减退等表现，遇有下列情况之一者均应警惕胃癌的可能性，需作进一步检查：①原因不明的食欲不振、上腹不适、消瘦，特别是中年以上患者；②原因不明的呕血、黑便或大便隐血阳性者；③原有长期慢性胃病史，近期症状有明显加重者；④中年人既往无胃病史，短期内出现胃部症状者；⑤已确诊为胃溃疡、胃息肉、萎缩性胃炎的患者，应有计划地就医，伴有癌前病变者应定期复查；⑥多年前因胃良性疾患做胃大部切除，近期又出现消化道症状者。

2. 临床表现 胃癌多为缓慢起病，先有胃脘痛、吞酸、嘈杂、食欲不振、食后脘腹痞胀等；若迁延失治，逐渐出现脘腹痞胀加剧，进食后尤甚，饮食不下，停积于胃脘，终至上逆而呕，呕吐特点为朝食暮吐，暮食朝吐，呕吐完谷，或伴痰涎血缕，重者可有呕血、黑便，或便溏腹泻，腹痛渐增，日久上腹扪及包块，日渐消瘦，面色萎黄，倦怠乏力；末期脘腹胀大，如蛙腹，大肉尽脱。

3. 影像学诊断 胃镜、上消化道造影、CT 检查等。

4. 细胞学诊断 胃镜直视下活检或术中活检可明确病理诊断。

5. 鉴别 本病应注意与呕吐、痞证、嘈杂等相鉴别。

【辨证论治】

1. 肝胃不和证

证候：胃脘胀满或疼痛，窜及两胁，嗳气陈腐或呃逆，纳食少或呕吐反胃，舌质淡红，苔薄黄，脉弦。

治法：疏肝和胃，降逆止痛。

方药：柴胡疏肝散合旋覆代赭汤加减。柴胡 10g，白芍 15g，郁金 15g，旋覆花 10g，代赭石 10g，枳壳 15g，木香 6g，厚朴 15g，陈皮 6g，法半夏 10g，川楝子 10g，香附 15g，人参 15g，甘草 10g。

体质未虚者，可选半枝莲、重楼（蚤休）、徐长卿等以解毒抗癌；胀痛甚者，可加延胡索；嗳腐胀满者，加鸡内金、山楂、谷麦芽；胃中嘈杂、口干、舌红少苔者，可去木香、陈皮、半夏、厚朴，加砂仁、麦冬、石斛、佛手。

2. 痰湿结聚证

证候：脘腹满闷，食欲不振，腹部作胀，吞咽困难，泛吐黏痰，呕吐宿食，大便溏薄，苔白腻，脉弦滑。

治法：理气化痰，软坚散结。

方药：导痰汤加减。生半夏 10g，生天南星 10g，陈皮 6g，枳实 15g，茯苓 20g，海藻 15g，昆布 15g，生牡蛎 30g，象贝母 10g，黄药子 10g，木馒头 15g，山楂 15g。

脘痞腹胀者，加厚朴；舌淡便溏、喜热饮，属脾阳不振者，可加干姜、草豆蔻、苍术。

3. 气滞血瘀证

证候：胃脘刺痛拒按，痛有定处，或可扪及肿块，腹满不欲食，呕吐宿食，或如赤豆汁，或见黑便如柏油状，舌质紫暗或有瘀点，苔薄白，脉细涩。

治法：活血化瘀，理气止痛。

方药：膈下逐瘀汤加减。桃仁 15g，红花 15g，当归 15g，赤芍 15g，三棱 15g，莪术 15g，五灵脂 15g，香附 15g，陈皮 6g，延胡索 15g，山楂 15g，甘草 6g。

如中寒明显者，可加附子、肉桂、高良姜温中散寒，通络止痛，可加肿节风、徐长卿抗癌消积；瘀久损伤血络较甚，而见大量吐血、黑便者，则应去桃仁、三棱、莪术、赤芍等，加用仙鹤草、蒲黄、槐花、参三七等；胃痛甚者，加降香、九香虫、三七粉冲服；呕吐甚者，加半夏、生姜；胃中灼热者，加蒲公英、栀子、白花蛇舌草。

4. 脾肾两虚证

证候：胃脘隐痛，喜温喜按，朝食暮吐，暮食朝吐，宿谷不化，泛吐清水，面色萎黄，大便溏薄，神疲肢冷，舌质淡，舌边有齿印，苔薄白，脉沉缓或细弱。

治法：温中散寒，健脾暖胃。

方药：理中丸合六君子汤加减。党参 20g，白术 15g，附子 10g，生姜 15g，吴茱萸 10g，丁香 10g，法半夏 15g，陈皮 6g，白蔻仁 10g，藤梨根 15g，甘草 6g。

如脾肾阳虚，更见形寒肢冷者，可加肉桂、补骨脂、淫羊藿等；大便质软，数日一行者，可加肉苁蓉；恶心、呕吐甚者，加灶心土、代赭石。

【临证备要】

1. 局部治疗以祛腐生肌、解毒散结为主。
2. 全身治疗根据病位、病性、分期辨证治疗。
3. 早期以祛邪为主。
4. 中期祛邪扶正兼顾。
5. 晚期则以顾护正气为主，兼以祛邪。
6. 治疗时，在辨证的基础上，根据患者体质、病期、病程，可酌情选用常用抗胃癌中药，如冬凌草、天南星、龙葵、白英、喜树果、红豆杉、肿节风、藤梨根、重楼等。

【中医特色疗法】

一、针刺

取中脘、足三里、内关、公孙、丰隆、太冲。胃之募穴中脘与下合穴足三里相配，能健脾和胃，理气化痰；内关、公孙是八脉交会穴相配，能宽胸理气，开郁止痛；太冲肝经输穴、原穴，疏肝降逆气；丰隆为胃之络穴，功擅祛湿化痰。诸穴合之，共成健脾和胃、理气化痰、散结止痛之功。

二、中药熏洗

遵循中医理论：外治之法即内治之理，外治之药即内治之药，所异者法也。中药熏洗具有疏通经络、调和气血、化瘀通络、扶正祛邪的功能，给予双足熏洗，每日1次，20日为1个疗程。

1. 温阳足浴散

功效：温阳补气，疏筋通络。

主治：所有肿瘤患者属气血虚弱、阳气不足者。

方药：肉桂30g，桂枝30g，细辛15g，吴茱萸15g，当归30g，赤芍30g，干姜30g，川芎30g，苍术30g，黄柏30g，牛膝30g，薏苡仁30g，苦参30g，百部30g。

制作及用法：上药烘干研末为散装袋，每袋 60g，置入沸水中，静置数分钟，待水温降至适度，浸泡双脚 15 分钟，每日 1 次。

2. 通痹散

功效：温阳通络，活血止痛。

主治：化疗所致手足麻木，凉痛。

方药：桃仁 30g，红花 30g，制川乌 15g，细辛 15g，当归 30g，黄芪 30g，桂枝 30g，川芎 30g，赤芍 30g，鸡血藤 30g。

制作及用法：上药烘干研末为散装袋，每袋 60g，置入沸水中，静置数分钟，待水温降至适度，分别浸泡双手双脚 15 分钟，每日 1 次。

三、耳针

选脾、胃、肝、腹、耳中、神门、交感、皮质下中的 4～6 个反应点，留针 20～30 分钟，每日 1 次，10 日为 1 个疗程。或王不留行贴压，每日压按 5～6 次，留贴 3 日，间隔 1 日，可缓解胃癌腹痛、顽固性呃逆等。

四、灸法

取中脘、气海、关元、天枢、内关。常用艾条悬灸，每穴 5～10 分钟，或用隔物灸法，每穴行隔姜灸 3～5 壮，每日 1 次，10 次为 1 个疗程。此外在腹部穴位行艾盒灸，此法热力颇足，艾灸范围广，灸后使腹内有明显的温热感，可每日施灸 1 次。此法对虚寒症状明显者，尤为适宜。

五、穴位贴敷

取神阙、天枢、上脘、中脘等穴位以健脾和胃、宽胸理气、改善食欲；每 12 小时更换一次，20 日为 1 个疗程。

1. 温中膏

方药：附子 30g，肉桂 15g，炮姜 15g，小茴香 15g，丁香 15g，木香 15g，吴茱萸 15g，香附 15g，姜半夏 12g，陈皮 12g，炙甘草 9g。

功效：温中散寒，和胃降逆。

制法：上药共研细末，用姜汁调和成软膏备用。

用法：先用冰片或麝香少许置于脐孔，将铜钱大小的药丸敷于上面，外加胶布固定，每日换药 1 次，10 日为 1 个疗程。

主治：化疗所致之恶心呕吐、干呕、纳差、食少便溏，畏寒肢冷，舌质淡胖，边有齿痕，苔滑，脉沉细或细弱无力。

2. 逐水膏

方药：甘遂、大戟、芫花各等分。

制法：上药共研细末，用醋调和成软膏备用。

用法：先用冰片或麝香少许置于脐孔，将铜钱大小的药丸敷于上面，外加胶布固定，每日换药 1 次，10 日为 1 个疗程。

主治：各种恶性肿瘤所致的恶性胸腹水。

六、埋针

取足三里、内关、膈俞、血海以调和阴阳，增强体质。每日 1 次，20 日为 1 个疗程。

七、中药封包

对于腹部穴位（足三里、关元、气海、中脘等穴位）的刺激，可调节患者脏腑功能，改善患者症状，每次 3～5 穴，7～15 日为 1 个疗程。药用温中平胃散，以温中健脾，调畅气机，适用于肿瘤所致腹胀不适或不通，纳差或纳呆，面色萎黄，四肢乏力，便溏。

方药：制附子 30g，干姜 30g，肉桂 30g，炒苍术 30g，姜厚朴 60g，芒硝 30g，陈皮 30g，党参 30g，炙甘草 30g。

上诸药打碎为散，用食醋 100mL 调成膏，置入纱袋中，微波炉加热后，将药袋放入封包袋中，均匀平铺于中腹部，通电加热至 42℃，治疗时间为 30 分钟。

八、推拿疗法

胃癌呕吐者，可捏拿背部胃俞穴处肌肉 15～20 次，或按揉足三里、内关穴各 1 分钟；胃癌疼痛者，同时点按内关、足三里，先左侧，后右侧；双手拇指沿肋弓向两侧作分推法数次。取中脘、梁门；掌揉背腰部数次，取穴至阳、脾俞、胃俞、三焦俞；手掌揉搓小腿后侧承山穴一带数次，可祛寒暖胃，适用于寒证胃痛。

九、穴位注射

用维生素 B_6、维生素 B_1 各 2mL，取膈俞穴位注射、甲氧氯普胺注射液 10mg 足三里穴位注射，可治疗胃癌化疗后胃肠道反应及顽固性呃逆；取双侧足三里，穴位注射山莨菪碱（654-2）各 10mg，或者华蟾素注射液 4mL，每日 1~2 次，治疗顽固性呃逆，7 日为 1 个疗程。黄芪注射液 4mL，足三里穴位注射，每日 1 次，以升白益气扶正，7 日为 1 个疗程。

十、中医防治放化疗毒副反应

1. 放化疗所致的消化道毒副反应　根据辨证施治的原则，酌情选用小半夏汤合平胃散、旋覆代赭汤、半夏泻心汤、理中汤等。

2. 放化疗所致的白细胞减少

（1）督灸：是指督脉的脊柱段上施以中药和隔姜灸，具有激发协调诸经、发挥温阳补气、调整虚实的功效，用于胃癌化疗引起的白细胞、血小板减少以及晚期胃癌气虚阳虚者。

（2）中医膏方：升白膏、生血膏、十全大补膏、琼玉膏等。

（3）根据中医辨证可酌情选用黄芪建中汤、当归补血汤、补中益气汤、阳和汤等加减应用。

【经验方及医院制剂】

一、经验方

1. 国家名老中医郁仁存教授治疗胃癌经验方

方药：生黄芪 30g，党参 20g，炒白术 10g，茯苓 15g，北沙参 15g，枳壳 15g，厚朴 10g，莪术 10g，苦参 10g，八月札 15g，藤梨根 20g，延胡索 10g，蒲黄炭 10g，猪苓 15g，生薏苡仁 20g，女贞子 15g，三七 6g，黑附片 5g，阿胶 10g，砂仁 10g，焦三仙 30g。

临证加减：①肝胃不和：柴胡、郁金、枳壳、旋覆花、代赭石；②脾胃虚寒：人参、高良姜、娑罗子、肉豆蔻；③瘀毒内阻：生蒲黄、五灵脂、蛇蜕、血余炭、仙鹤草、蜂房、白屈菜、藕节；④气血双亏：当归、熟地黄、黄精、阿胶、仙灵脾、人参、紫河车。

2. 升血方

方药：炙黄芪 30g，太子参 30g，黄精 20g，鸡血藤 20g，女贞子 20g，枸杞子 15g，制何首乌 20g，菟丝子 15g，鹿角胶 10g，补骨脂 10g，阿胶珠 15g，紫河车 5g，当归 15g，熟地黄 20g，肉苁蓉 20g，三七 6g，炒白术 20g，焦三仙 30g。

临证加减：白细胞下降加附子、肉桂、干姜、淫羊藿；红细胞下降加炒白芍、莪术、龟甲胶、大枣；血小板下降加花生衣、皂矾、仙鹤草、紫草。

二、医院制剂

1. 化积消癥胶囊

方药：白术、莪术、郁金、丹参、山慈菇、皂角刺、威灵仙、浙贝母、半枝莲、白花蛇舌草、守宫等。

功效：活血祛瘀，软坚散结，行气止痛。

主治：癥瘕积聚，内脏肿瘤属血瘀痰结、正气尚盛者。

用法用量：口服，每日 3 次，每次 3～5 粒，或遵医嘱。

规格：0.45g。

禁忌：禁食寒凉。

批准文号：豫药制字 Z20070011。

2. 苦参护肝胶囊

方药：苦参、黄芪、党参、柴胡、茯苓、泽泻、半夏、当归、白术、川芎、附子等。

功效：疏肝理气，健脾和胃。

主治：化疗所致的药物性肝炎、放射性肝损伤等。

用法用量：口服，每日 3 次，每次 6 粒，或遵医嘱。

规格：0.3g。

禁忌：忌食生冷、油腻之品。

批准文号：豫药制字 Z05160058。

【其他疗法】

1. 对于有手术指征的早期患者，若无手术禁忌证仍以手术为主。

2. 对于分期较晚，无手术指征、不能耐受手术或不愿手术者，可考虑同步放化疗。

3. 有远处转移患者，选择化疗或者全身最佳支持治疗。

4. 鼻肠营养管放置术。

5. 免疫及靶向药物治疗等。

【中成药辨证应用】

可酌情选用小金丹、西黄丸、平消胶囊、华蟾素胶囊、复方斑蝥胶囊、芪珍胶囊、参麦注射液、参附注射液、艾迪注射液、消癌平注射液、华蟾素注射液、复方苦参注射液、鸦胆子油乳注射液等。

【中医调护】

一、病情观察

1. 观察疼痛的性质、部位、程度、持续时间、诱发因素及伴随症状，总结疼痛发作规律。出现疼痛加剧，伴呕吐、寒热，或出现厥脱先兆症状时应立即报告医师，采取应急处理措施。

2. 观察反酸、嗳气的频率、程度、伴随症状及与饮食的关系。

3. 观察腹胀的部位、性质、程度、时间、诱发因素、排便、排气情况及伴随症状。

二、生活起居

1. 病室保持清洁、安静，避免噪声，温湿度适宜。

2. 做好安全评估，防呕吐窒息、昏厥摔伤、自杀倾向等意外。

3. 指导患者注意保暖，避免腹部受凉。

三、饮食护理

1. 脾肾两虚证 宜食温补脾肾的食品，如羊肉、桂圆、肉桂、生姜等。

2. 痰湿结聚证 宜食清热除湿的食品，如荸荠、马齿苋、赤小豆等。

3. 气滞血瘀证 宜食活血祛瘀的食品，如桃仁、山楂、大枣、赤小豆等。忌粗糙、坚硬、油炸、厚味之品，忌食生冷性寒之物。

4. 肝胃不和证 宜食疏肝和胃的食品，如山楂、山药、萝卜、生姜、桂花等。

指导患者戒烟酒，宜食健脾养胃的食品，如山药、红枣等。根据食滞轻重控制饮食，避免进食过饱。

便秘者，指导患者进食富含膳食纤维的食物，如蔬菜、水果、粗粮等。

腹胀者，指导患者进食增加肠动力的食物，如苹果、番茄、白萝卜等，避免产气食物的摄入。

吞酸、嗳气者，应避免产酸的食物，如山楂、梅子、菠萝等。

四、情志护理

1. 指导患者采用移情相制疗法，转移其注意力。

2. 对于患者焦虑或抑郁的情绪变化，可采用暗示疗法或顺情从欲法。

3. 指导患者和家属掌握缓解疼痛的简单方法，以减轻身体痛苦和精神压力，多陪伴患者，给予患者安慰、精神支持。

4. 鼓励病友间多交流疾病防治经验，提高认识，增强治疗信心。

五、用药护理

1. 中药汤剂宜温服，中药与西药的服药时间应间隔1~2小时，宜早晚温服，观察用药后反应。

2. 遵医嘱使用黏膜保护剂与抑酸剂。黏膜保护剂应在餐前半小时服用，以起保护作用；抑酸剂应在餐后1小时服用，以中和高胃酸；抗菌药应在餐后服用，减少抗菌素对胃黏膜的刺激。

3. 应用化疗药物时，要注意观察用药后的不良反应，如有异常，及时与医生联系，定期复查血常规。

六、健康教育

1. 保持心情舒畅，生活规律。

2. 饮食要有规律，术后 1 个月内应少食多餐，选择易消化、无刺激性、少渣、高营养软食，以后视身体情况而逐渐正常进餐。应戒烟、戒酒。

3. 出院后 1 个月内仍需休息，但可自理生活，2 个月后参加轻体力劳动，3 个月后可根据自己的恢复情况从事轻体力工作。

4. 遵医嘱定期复查、定期化疗。

【治未病原则及措施】

1. 预防为主，防治结合　恶性肿瘤，多迁延日久，尤其中晚期，患者因不能进食而痛苦，且治疗难度大，花费高，预后差；所谓"不治已病治未病，不治已乱治未乱"，"善治者治皮毛……治五脏者半死半生也"，故癌病之治，重在预防，具体防控措施如下。

（1）定期体检，不适及时就诊：尤其是有胃癌家族史和癌前病变的人群，因为胃癌在早期，出现的症状并不是很典型，很容易和一般胃病混淆，从而耽误最佳的治疗时机，定期体检可以帮助我们早期发现，早期诊断。

（2）戒烟戒酒，避免不良饮食和生活习惯：吸烟者胃癌的发病危险性提高 1.5～3 倍，近端胃癌，特别是胃、食管连接处的肿瘤可能与吸烟有关。酒精会损伤胃黏膜，长期的黏膜受损及修复过程会诱发胃癌。同时还要养成良好的生活习惯，按时进餐，不食过烫、过冷、过辣、变质食物，少吃或不吃油炸、腌熏食品，细嚼慢咽，戒除烟酒；多食新鲜瓜果蔬菜、豆类，适当配置一定数量的粗杂粮。

（3）中医食疗预防胃癌的方法：①首乌粥：何首乌 50g，大枣 20 枚，粳米 100g。大枣去核洗净，首乌水煎取汁，入粳米同煮为粥即可。每日 1 剂，早晚服用。②梨根粥：藤梨根 125g，瘦猪肉 100g，大米 100g。藤梨根洗净，水煎取汁，猪肉切小块，与大米同煮为粥即可。食肉喝粥，每日 1 剂，早晚服食，7～14 日为 1 个疗程。③薏苡仁粥：将薏苡仁 20g，糯米（或粳米）30g，白糖半匙。薏苡仁、糯米洗净，置锅内放冷水 2 大碗，中火煮半小时，离火温食，每日 1 次（喜甜食者加糖，喜淡食者配菜吃）。

2. 情志调摄 调整心态，正确面对生活中的一些问题，想得开、放得下，不过分执着，经常保持心情愉快，所谓"恬淡虚无，真气从之，精神内守，病安从来"，总之，一颗平安喜乐之心，胜似灵丹妙药。

3. 积极在肿瘤治疗的各个阶段应用中医药进行干预治疗 中医药联合手术、放化疗可以达到抑制肿瘤细胞增殖、稳定肿瘤生长、减毒增效、改善症状、预防肿瘤复发转移、提高生活质量的作用。

（周口市中医院肿瘤科：张跃强，张倩倩，胡卫东，张俊杰，刘安家，陈泽慧，贾磊，周小敏）

胰腺癌

胰腺癌是消化系统常见的恶性肿瘤,通常指胰腺本身的癌肿。在古代中医典籍的描述中,类似于"心积""伏梁""积聚""腹痛""黄疸"等疾病。中医认为气机不畅、脾湿困郁是本病首要病因,正气虚弱、脏腑失调是发病的内在条件。脾胃乃人体"后天之本",为水谷运化、阴阳升降之枢;脾胃受损而运化失调,升降不和,以致湿浊内生,邪毒留滞,积而成癌,正所谓"邪之所凑,其气必虚"。《儒门事亲》记载:"盖五积者……皆抑郁不伸而受其邪","木郁达之,火郁发之,土郁夺之,金郁泄之,水郁折之",主张从郁治之。胰腺癌总的病因病机系脾胃虚弱、肝气郁结致气滞、血瘀、湿热为患,久而结成坚块。胰头癌以湿热表现为多,胰体、胰尾癌则多见脾虚气滞之证。

【病因病机】

1. 正虚湿盛 先天禀赋不足或后天失养,脏腑功能减弱,尤其是肝脾功能虚弱,气血运行不畅,瘀滞而为肿块;或湿毒之邪乘虚而侵犯;或感受外邪或饮食不节,损伤脾胃,湿浊内生,聚湿生痰,凝成肿块。

2. 情志失调 情志不遂,肝失疏泄,导致气机不畅,血行受阻,气血凝结,日久而为癌肿。

3. 饮食因素 酒食无度,嗜食膏粱厚味,伤及脾胃,运化失司,酿湿生热,蕴毒日久,则成肿块。

【诊断要点】

一、临床表现

1. 主要症状

(1)体重减轻:常见症状之一,为中年以上患者有原因不明的进行性体重下降以及明显的消瘦，特别是伴有上腹痛或腰背痛者（发生率达 65%～90%）。胰腺癌患者的消瘦特征为发展速度快，常常 1 个月内体重减轻 10kg 以上。消瘦的原因除肿瘤的直接消耗作用外，还与脾胃运化功能失调，人体消化吸收不良等因素有关。

（2）腹痛：另一常见症状，50%～80%的患者为首发症状，而病程中出现疼痛者占 75%～90%。其疼痛特点：部位多在上中腹或左、右上腹部，或伴有腰背部放射痛（占 15%～60%），胰头癌疼痛多在上腹偏右，而胰体尾癌疼痛多偏左，且放射至腰背部较胰头癌多见。胰腺癌疼痛多为钝痛、钻痛、绞痛，并进行性加剧，应用止痛剂难以奏效；胰头癌疼痛在进食后加剧，而胰体尾癌疼痛与进食及肠蠕动无关；疼痛夜间加重，平卧或脊柱伸展时加重，尤以胰体尾癌明显。

（3）黄疸：胰头癌的黄疸多为持续性、进行性，胰体及胰尾癌少有黄疸，部分患者常以黄疸为首发症状，虽然黄疸可作为胰腺癌的首发症状，但不一定是早期表现，黄疸出现的时间一般与患者胆、胰管的解剖关系、肿瘤所在的部位、生物学特性等因素有关。如果肿瘤临近胆管，又有胆管浸润的特征，黄疸的出现则较早；以往多强调胰腺癌黄疸的特征为进行性加重的无痛性黄疸，但近年来的观察发现，一部分胰腺癌患者的黄疸可有波动，甚至在应用激素治疗后可有暂时性减退；同时还发现大多数黄疸患者伴有不同程度的腹痛，而仅有 25%左右的患者为无痛性黄疸。胰腺癌患者的黄疸属梗阻性黄疸，由癌肿阻塞或压迫胆总管下端所致；当胆道内压力超过 343Pa 时，毛细胆管可发生破裂，胆汁通过血管及周围淋巴管进入血液而出现黄疸。

（4）消化不良：食欲不振、厌油、恶心、呕吐、腹泻或便秘都存在，呕血、黑便亦可出现。

（5）发热：可有间歇性或持续性低热，并发胆道感染则常有寒战、高热。

（6）腹部包块：胰头癌有半数可触及无压痛的胀大的胆囊。胆石阻塞胆总管时，胆囊多因慢性炎症而缩小，而胰头癌致阻塞性黄疸时则胆囊胀大。

2. 其他症状

（1）腹水：晚期患者可因腹膜转移、门静脉血栓形成或癌肿转移压迫门静脉而产生腹水，其性质可为血性或浆液性。另外，偶见有胰腺癌继发假性胰腺囊肿破裂引起腹水，此时腹水中的胰酶增高。

（2）下肢红肿：中、晚期胰体尾癌患者可并发血栓性静脉炎，常发于下肢，表现为局部红、肿、痛等可扪及条索状硬块；偶可发生门静脉血栓性静脉炎，出现门脉高压。

（3）症状性糖尿病：在一些患者中，症状性糖尿病可能在出现上述各种症状之前2～3个月出现；也会出现原来控制较好的糖尿病无特殊原因突然加重。临床上常因满足于发现糖尿病而延误诊断。对此，应予以警惕。

（4）胆囊肿大：胰腺癌出现肝外阻塞性黄疸时，有时可扪及肿大的胆囊。按照所谓 Courvoisier 法则，无痛性黄疸如同时发现胆囊肿大，乃是胰腺癌的特征，与胆石症作鉴别诊断具有重要的意义。但实际上，胰腺癌伴有黄疸的患者能触及肿大胆囊者不到半数，兼有无痛性黄疸者及胆囊肿大者更少，因而，不能因未及肿大胆囊而排除胰腺癌的存在。

二、诊断

1. 病史及体征　胰腺癌早期无特征性症状，临床诊断常较困难。凡40岁以上，尤其是男性患者，近期有上述临床表现的一项或多项时，特别是消化不良症状伴 CEA 阳性与谷氨酰转肽酶活性增高者；近期出现糖尿病或糖耐量试验异常者，应考虑胰腺癌的可能。

2. 辅助检查

（1）影像学检查

①B 超检查是理想的首选检查：B 超具有安全、简便、经济、无损伤、无痛苦等优点，B 超对胰头癌的诊断阳性率高达约80%，对于胰体胰尾癌略差，约70%。

②电子计算机体层扫描（CT）检查：在 B 超发现可疑病灶后，可采用 CT 进一步检查，CT 既可以直接观察病灶，又可以了解肿瘤浸润程度和转移程度，判断肿瘤分期，实用价值较大。

③磁共振成像术（MR）：在胰腺癌诊断中亦有上述优势，但并不比 CT 优越。

④胃肠道 X 线钡餐检查：在胰腺癌的诊断中，这是一种间接的方法，不能直接显示肿瘤，只能通过肠道的形态和位置以及黏膜的改变来判断，

具有较大的局限性，早期仅对胰头癌意义较大，其余部位意义不大。

⑤内腔镜超声显像（EUS）：EUS 可清晰显示出胰头、体、胰尾及周围的组织血管等，在小胰腺癌诊断中具较大的价值。目前，EUS 已可以诊断出小于 1cm 的小胰腺癌。

⑥内腔镜逆行胰胆管造影（ERCP）：多在 B 超、CT 检查后仍可疑时才考虑 ERCP 检查。由于 ERCP 可引起急性胰腺炎等严重并发症（27%），一般不作为胰腺癌首选检查方法。

⑦血管造影：胰腺癌在血管造影检查中表现为缺血性占位病变，其范围与肿瘤大小基本一致。本法多用于鉴别诊断。

（2）活体组织检查：超声或 CT 引导下细针穿刺活检有助于确诊。

（3）肿瘤标记物检查：①糖链抗原：CA19-9。许多报道认为 CA19-9 在胰腺癌患者诊断的阳性率达 85% 以上，特异性则稍差，为 70% 左右。②癌胚抗原（CEA）：特异性不高，多用于预后判断。

总之，B 超可作为理想首选检查，CT 检查可进一步肯定；另外 ERCP 及血管造影也有肯定诊断的价值。血清学和免疫学有关生化免疫指标可供选择，如 CEA、CA19-9 等，但它们的敏感性及特异性不高。

【鉴别诊断】

1. 肝胆胃肠病变　胰腺癌应与黄疸型肝炎、胆石症、原发性肝癌、胃癌、胃溃疡、十二指肠溃疡等疾病鉴别。

2. 慢性胰腺炎　易与胰腺癌混淆，也难以与早期胰腺癌鉴别，如 X 线腹部平片或 B 超和 CT 发现胰腺部位的钙化点，则对慢性胰腺炎的诊断有帮助。

【辨证论治】

1. 脾虚气滞证

证候：上腹部不适或疼痛按之不舒，面色萎黄，纳呆，消瘦，便溏，口干不多饮，舌质淡，苔薄或薄腻，脉细或细弦。

治法：健脾理气。

方药：香砂六君子汤（《局方》）加减。党参 30g，白术 15g，茯苓 30g，木香 10g，砂仁 10g，柴胡 12g，陈皮 10g，法半夏 12g，八月札 30g，生薏苡仁 30g。每日 1 剂，水煎服。

疼痛较甚可加延胡索、徐长卿，尿少肢肿可加车前草、木瓜，乏力气短较甚可加黄芪，食欲不振者可加山楂、枳实。

2. 湿热蕴结证

证候：上腹部胀满不适或胀痛，发热缠绵，口渴而不喜饮，或见黄疸，小便黄赤，口苦口臭便味重，心中懊恼，舌红，苔黄或腻，脉滑数或弦数。

治法：清热化湿。

方药：三仁汤（《温病条辨》）合茵陈五苓散（《金匮要略》）加减。生薏苡仁 30g，白蔻仁 10g，杏仁 10g，绵茵陈 30g，山栀 10g，白术 15g，猪苓 15g，桂枝 10g，茯苓 15g，泽泻 30g，莪术 15g。每日 1 剂，水煎，温服，每日 2 次。

疼痛较甚可加延胡索、青皮；腹胀较甚者可加厚朴、大腹皮；发热甚者可加知母、黄柏；黄疸较甚可加丹参，并加重茵陈用量。

3. 气滞湿阻证

主证：上腹部胀满不适或胀痛，腹部肿块明显，胸闷气短，纳食减少，或大便溏薄，肢体乏力，甚至面浮足肿，舌淡，苔白腻，脉细或细弦。

治法：理气化湿。

方药：二陈汤（《局方》）合平胃散（《局方》）加减。苍术 10g，厚朴 10g，陈皮 10g，法半夏 15g，胆南星 15g，薏苡仁 30g，猪苓 30g，茯苓 30g，泽泻 30g。每日 1 剂，水煎服。

面浮足肿明显可加车前子、木瓜；腹部肿块硬实、疼痛可加三棱、莪术；疼痛明显可加木香、青皮。

4. 阴津不足证

证候：上腹部胀满不适或胀痛，低热，午后潮红，盗汗，口干喜饮，便干难解，舌质红，无苔或少苔，脉细数。

治法：养阴清热。

方药：青蒿鳖甲汤（《温病条辨》）合增液汤（《温病条辨》加减。沙参 15g，麦冬 15g，生地黄 15g，玄参 15g，青蒿 15g，鳖甲 10g，知母 10g，丹皮 10g，甘草 6g。每日 1 剂，水煎服。

腹部肿块坚实可加三棱、莪术；大便秘结严重可加大黄、芒硝；黄疸者可加茵陈、溪黄草；腹胀明显者，加大腹皮、厚朴；兼血虚者，加白芍、首乌。

【临证备要】

重视局部治疗和全身治疗相结合。局部治疗以温中健脾、解毒散结为主。全身治疗根据病位、病性，分期辨证治疗。早期以祛邪为主，中期祛邪扶正兼顾，晚期则以顾护正气为主，兼以祛邪。治疗时，在辨证的基础上，根据患者体质、病期、病程，可酌情选用常用抗胰腺癌中药，如半枝莲、白花蛇舌草、苦参、蒲公英、重楼等。

【中医特色疗法】

一、针刺疗法

1. 胰腺癌腹痛

主穴：足三里、中脘、内关、中渚、天突、章门、涌泉。

配穴：纳呆、恶心呕吐者加脾俞、胃俞。

操作：若虚证为主，则用毫针刺，补法，可加灸，每日1次；若实证为主或虚实夹杂者，则用毫针刺，泻法或平补平泻，每日1次。

2. 胰腺癌黄疸

主穴：至阳、腕骨、足三里、中渚、大陵。

配穴：胆囊穴、胆俞、阳陵泉。

操作：毫针刺，用泻法，每日1次，2周为1个疗程。

3. 升白细胞

主穴：足三里、三阴交、血海、膈俞。

配穴：太冲、太溪，行多补少泻手法。

操作：每日或隔日针刺1次，6次为1个疗程，一般治疗1~3个疗程。

4. 止吐

取穴：内关、曲池、足三里。

操作：提插捻转，留针15~30分钟。在放化疗开始前进行，隔日1次。

二、灸法

取神阙穴,采用温和灸,每次 30 分钟,每日 1 次,10 次为 1 个疗程,治疗胰腺癌腹胀;也可取艾绒,隔姜灸大椎、膈俞、脾俞、胃俞、肾俞等穴。每日 1 次,连续用 7 日,用于胰腺癌化疗、放疗期间白细胞减少患者。

三、穴位贴敷

取穴神阙、天枢、上脘、中脘等穴位以健脾和胃、改善食欲;每 12 小时更换 1 次,20 日为 1 个疗程。

1. 温中膏

方药:附子 30g,肉桂 15g,炮姜 15g,小茴香 15g,丁香 15g,木香 15g,吴茱萸 15g,香附 15g,姜半夏 12g,陈皮 12g,炙甘草 9g。

功效:温中散寒,和胃降逆。

制法:上药共研细末,用姜汁调和成软膏备用。

用法:先用冰片或麝香少许置于脐孔,将铜钱大小的药丸敷于上面,外加胶布固定,每日换药 1 次,10 日为 1 个疗程。

主治:化疗所致之恶心呕吐,证见恶心呕吐、干呕、纳差、食少便溏,畏寒肢冷,舌质淡胖,边有齿痕,苔滑,脉沉细或细弱无力。

2. 逐水膏

方药:甘遂,大戟,芫花各等分。

制法:上药共研细末,用醋调和成软膏备用。

用法:先用冰片或麝香少许置于脐孔,将铜钱大小的药丸敷于上面,外加胶布固定,每日换药 1 次,10 日为 1 个疗程。

主治:各种恶性肿瘤所致的恶性胸腹水。

3. 消胀贴

方药:大黄 12g,厚朴 24g,炒枳实 15g,芒硝 20g,炒莱菔子 30g,干姜 12g,甘遂 6g。

制法:上药共研细末,用姜汁调和成软膏备用。

用法:先用冰片或麝香少许置于脐孔,将铜钱大小的药丸敷于上面,外加胶布固定,每日换药 1 次,10 日为 1 个疗程。

主治:各种恶性肿瘤所致的胃肠功能不良以及肝癌所致腹胀、腹水,症见腹胀不适，或腹胀如鼓，腹壁青筋暴露，或蛙状腹者皆可用。

四、埋针

取穴足三里、内关、膈俞、血海，以调和阴阳，增强体质。每日 1 次，20 日为 1 个疗程。

五、中药封包

对腹部穴位（足三里、关元、气海、中脘等穴位）进行刺激，可调节脏腑功能，改善症状，每次 3～5 穴，7～15 日为 1 个疗程。药用温中平胃散，可温中健脾，调畅气机。主治肿瘤所致腹胀不适或不通，纳差或纳呆，面色萎黄，四肢乏力，便溏。

方药：制附子 30g，干姜 30g，肉桂 30g，炒苍术 30g，姜厚朴 60g，芒硝 30g，陈皮 30g，党参 30g，炙甘草 30g。

六、穴位注射

1. 取足三里，以甲氧氯普胺注射液 10mg 或地塞米松 5mg 穴位注射，每日 1 次，连用 3～5 次。用于胰腺癌化疗后白细胞减少症；取足三里，以甲氧氯普胺注射液 10mg 穴位注射，每日 1 次，连用 5～7 次。用于胰腺癌放化疗引起的恶心、呕吐等症。

2. 取双侧足三里，穴位注射山莨菪碱（654-2）各 10mg，或者华蟾素注射液 4mL，每日 1～2 次，治疗顽固性呃逆，7 日为 1 个疗程；黄芪注射液 4mL，足三里穴位注射，每日 1 次，以升白益气扶正，7 日为 1 个疗程。

七、中药熏洗

遵循中医理论，外治之法即内治之理，外治之药即内治之药，所异者法也。中药熏洗具有疏通经络、调和气血、化瘀通络、扶正祛邪的功能，给予双足熏洗，每日 1 次，20 日为 1 个疗程。

1. 温阳足浴散

功效：温阳补气，疏筋通络。

主治：所有肿瘤患者属气血虚弱、阳气不足者。

方药：肉桂 30g，桂枝 30g，细辛 15g，吴茱萸 15g，当归 30g，赤芍 30g，干姜 30g，川芎 30g，苍术 30g，黄柏 30g，牛膝 30g，薏苡仁 30g，苦参 30g，百部 30g。

用法：上药烘干研末为散装袋，每袋 60g，置入沸水中，静置数分钟，待水温降至适度，浸泡双脚 15 分钟，每日 1 次。

2. 通痹散

功效：温阳通络，活血止痛。

主治：化疗所致手足麻木、凉痛。

方药：桃仁 30g，红花 30g，制川乌 15g，细辛 15g，当归 30g，黄芪 30g，桂枝 30g，川芎 30g，赤芍 30g，鸡血藤 30g。

用法：上药烘干研末为散装袋，每袋 60g，置入沸水中，静置数分钟，待水温降至适度，分别浸泡双手双脚 15 分钟，每日 1 次。

八、中医防治放化疗毒副反应

1. 放射性肠炎　放疗后出现急性肠黏膜炎，临床表现为大便次数增加、腹痛、腹泻，严重者有血便。后期的放射并发症如肠的纤维化、肠粘连、肠营养吸收不良，较严重的会出现肠穿孔。宜在放疗前后配合服用养阴清热中药或中成药，以保护肠黏膜，减轻放疗对正常黏膜的损伤。常用五汁饮（梨汁、荸荠汁、鲜苇根汁、麦冬汁、藕汁），以清六腑之热，滋五脏之阴，对放疗后期胃肠津伤甚是适宜。或者用地榆煎（地榆 20g，白及、黄柏、甘草各 15g，青黛 10g，煎汤 100mL）保留灌肠，每日 1 次，20 日为 1 个疗程。

2. 放化疗所致的消化道毒副反应　根据辨证施治的原则，可酌情选用小半夏汤合平胃散、旋覆代赭汤、半夏泻心汤、理中汤等。

3. 放化疗所致的白细胞减少

（1）督灸：是指在督脉的脊柱段上施以中药和隔姜灸，具有激发协调诸经、发挥温阳补气、调整虚实的功效，用于胰腺癌放化疗引起的白细胞、血小板减少以及晚期胰腺癌气虚、阳虚者。

（2）中医膏方：升白膏、生血膏、十全大补膏、琼玉膏等。

（3）根据中医辨证可酌情选用黄芪建中汤、当归补血汤、补中益气汤、阳和汤等加减应用。

【经验方及医院制剂】

一、经验方

1. 胰腺癌术后方

方药：肿节风 20g，半枝莲 15g，当归、熟地黄、茯苓各 12g，川芎、白芍、白术、陈皮、木香各 10g，人参（蒸兑）10g，炙甘草 5g，大枣 2 枚，生姜 3 片。水煎服，每日 1 剂，分 2 次温服。具健脾益气、活血化瘀、抗肿瘤作用。

2. 胰腺癌放疗后方

方药：红藤、赤芍各 20g，太子参、天冬、牡丹皮各 15g，茯苓 12g，柴胡、山药、陈皮、法半夏、广木香各 10g，甘草 5g。水煎服，每日 1 剂，分 2 次服。具有疏肝健脾、活血化瘀作用。

3. 胰腺癌化疗期间方（活血化瘀汤）

方药：丹参、桃仁、白花蛇舌草各 20g，三棱、莪术、王不留行、山豆根、鳖甲、炙穿山甲（代）、八月札、焦山楂各 15g。水煎服，每日 1 剂，用至化疗结束。具有软坚散结、活血化瘀、解毒抗癌作用。

4. 胰腺癌化疗期间方Ⅱ（健脾和胃汤）

方药：代赭石（先煎）、生薏苡仁各 30g，生黄芪、鸡血藤各 15g，旋覆花（包煎）、陈皮、法半夏、太子参各 12g，焦三仙、鸡内金、茯苓、白术、菟丝子、女贞子各 10g。水煎服，每日 1 剂，用至化疗结束后各 1 周，具有健脾益气、和胃降逆、补益肝肾作用。

5. 升血方

方药：炙黄芪 30g，太子参 30g，黄精 20g，鸡血藤 20g，女贞子 20g，枸杞子 15g，制何首乌 20g，菟丝子 15g，鹿角胶 10g，补骨脂 10g，阿胶珠 15g，紫河车 5g，当归 15g，熟地黄 20g，肉苁蓉 20g，三七 6g，炒白术 20g，焦三仙 30g。

6. 临床辨证加减用药

白细胞下降：附子、肉桂、干姜、淫羊藿。

红细胞下降：炒白芍、莪术、龟甲胶、大枣。

血小板下降：花生衣、皂矾、仙鹤草、紫草。

二、医院制剂

1. 化积消癥胶囊

方药：白术、莪术、郁金、丹参、山慈菇、皂角刺、威灵仙、浙贝母、半枝莲、白花蛇舌草、守宫等。

功效：活血化瘀，软坚散结，行气止痛。

主治：癥瘕积聚，内脏肿瘤属血瘀痰结、正气尚盛者。

用法用量：口服，每日 3 次，每次 3～5 粒，或遵医嘱。

规格：0.45g。

禁忌：禁食寒凉。

批准文号：豫药制字 Z20070011。

2. 苦参护肝胶囊

方药：苦参、黄芪、党参、柴胡、茯苓、泽泻、半夏、当归、白术、川芎、附子等。

功效：疏肝理气，健脾和胃。

主治：化疗所致的药物性肝炎、放射性肝损伤等。

用法用量：口服，每日 3 次，每次 6 粒，或遵医嘱。

规格：0.3g。

禁忌：忌食生冷、油腻之品。

批准文号：豫药制字 Z05160058。

【其他疗法】

1. 对于有手术指征的早期患者，若无手术禁忌证仍以手术为主。

2. 分期较晚，无手术指征、不能耐受手术或不愿手术者，可考虑同步放化疗。

3. 有远处转移患者，选择化疗或者全身最佳支持治疗。

4. 免疫及靶向药物治疗等。

【中成药辨证应用】

可酌情选用平消胶囊、西黄丸、华蟾素胶囊、复方斑蝥胶囊、芪珍胶囊、参麦注射液、参附注射液、艾迪注射液、消癌平注射液、华蟾素注射液、康艾注射液、复方苦参注射液、鸦胆子油乳注射液等。

【中医调护】

一、病情观察

1. 观察疼痛的性质、部位、程度、持续时间、诱发因素及伴随症状，总结疼痛发作规律。

2. 注意观察患者有无进行性体重减轻以及明显的消瘦、黄疸、消化不良、发热、腹部包块等情况。

3. 有腹水时，定时测量腹围。

二、生活起居护理

1. 应注意顺应四时气候的变化，生活起居有节，生活环境良好，避免噪声。

2. 可结合打太极拳、练气功、听音乐等活动，劳逸结合，保持身体内环境的平衡，有利于提高自身的免疫力。

3. 保持心情舒畅，劳逸结合。

三、饮食护理

饮食宜清淡、宜消化、富营养为宜，防止暴饮暴食，忌辛辣刺激、肥甘厚味之品，禁烟酒。

1. 脾虚气滞 多食滋补脾胃的食物，如山药、莲藕、莲子、鱼肉等食物。食疗方：山药银耳羹。

2. 湿热蕴结 多食清利湿热的食品，如莲子、茯苓、红小豆、蚕豆、绿豆、兔肉、鸭肉、卷心菜、莲藕、空心菜等。食疗方：红枣莲子粥。

3. 气滞湿阻 宜食健脾益气的食物，如莲子、太子参、山楂、龙眼肉、红枣、核桃等。食疗方：核桃莲子露。

4. 阴津不足 宜食滋补阴津的食物，如鸭肉、鲫鱼、猪蹄、鸭梨、鲜藕、荸荠、牛奶、葡萄、苹果、山竹、大米粥、银耳等。食疗方：鲫鱼豆腐汤。

5. 术后患者 应服用补益气血、健脾和胃之品，如山药、枸杞、淡菜、无花果、牛奶、菱角粉粥、陈皮粥等。少食不易消化之食品，多吃富含纤维和维生素的食品，注意保证大便通畅。

四、情志护理

1. 给予患者足够的关怀与安慰，不要过度劳心伤神，做好自我心理放松。

2. 向患者讲解胰腺癌的科学知识，使患者正确对待疾病，乐观面对人生，以增强自身的免疫力，积极配合各项治疗。

3. 针对患者焦虑或抑郁的情绪变化，可采用暗示疗法或顺情从欲法。

4. 鼓励病友间多交流疾病防治经验，提高认识，增强治疗信心。

五、用药护理

1. 中药与西药的服药时间应间隔 1～2 小时，宜早晚温服，观察用药后反应。

2. 中药汤剂宜温服，呕吐严重者，可将药液浓缩，少量多次频服，或穴位按摩内关、合谷等穴。

3. 应用化疗药物时，要注意观察用药后的不良反应。

六、健康指导

1. 戒烟戒酒，避免不良饮食，培养良好的生活习惯：戒烟限酒，减肥，适当增加运动，控制自身体重增长，培养良好的生活习惯；同时，要减少精细食物的摄入，多吃粗纤维食物，减少红肉和加工肉的摄入，多吃水果、蔬菜。

2. 调整心态，正确面对生活中的一些问题，经常保持心情愉快。

3. 鼓励坚持治疗，定期随访，发现异常情况及时就诊。

4. 每 3～6 个月复查 1 次，如出现发热、进行性消瘦、乏力、贫血等应及时诊断与处理。

【治未病原则及措施】

1. 预防为主，防治结合　恶性肿瘤，多迁延日久，尤其中晚期，患者因不能进食而痛苦，且治疗难度大，花费高，预后差；所谓"不治已病治未病，不治已乱治未乱"，"善治者治皮毛……治五脏者半死半生也。"故癌病之治，重在预防，具体防控措施如下。

（1）定期体检，早癌筛查：凡40岁以上，尤其男性，进行B超筛查是早期诊断的重要措施。定期体检可以帮助我们早期发现，早期诊断。

（2）戒烟戒酒，避免不良饮食、培养良好的生活习惯：戒烟限酒，减肥，适当增加运动，控制自身体重增长，培养良好的生活习惯；同时，要减少精细食物的摄入，多吃粗纤维食物，减少红肉和加工肉的摄入，多吃水果、蔬菜。

（3）情志调摄：调整心态，正确面对生活中的一些问题，想得开、放得下，不过分执着，经常保持心情愉快，所谓"恬淡虚无，真气从之，精神内守，病安从来"，总之，一颗平安喜乐之心，胜似灵丹妙药。

2. 积极在肿瘤治疗的各个阶段应用中医药进行干预治疗　中医药联合手术、放化疗可以达到抑制肿瘤细胞增殖、稳定肿瘤生长、减毒增效、改善症状、预防肿瘤复发转移、提高生活质量的作用。术后和放、化疗后的患者，津、气、血不足，按患者身体状况的不同，本着辨证用药的治疗原则，适当给予补中益气汤、生脉饮、复方阿胶浆等补益类中成药，有助于患者的康复。康复期患者可多食用红枣汤、莲心粥等食品，以养胃、生津、补血，从而加快体质的恢复。

（周口市中医院肿瘤科：张跃强，张倩倩，胡卫东，张俊杰，刘安家，陈泽慧，贾磊，周小敏）

肝　癌

肝癌，临床以右胁肿硬疼痛、消瘦、食欲不振、乏力，或有黄疸或昏迷等为主要表现，多属于中医学的"肝积""癥瘕""积聚""臌胀"和"黄疸"等范畴。病因病机多为脏腑气血亏虚为本，气、血、湿、热、瘀、毒互结为标，毒瘀互结，渐积而成，其病位在肝，与脾、胆、胃关系密切。

【病因病机】

中医学认为，肝癌属于中医"肝积""癥瘕""积聚""臌胀"和"黄疸"等范畴，多表现为肝脾同病、气滞血瘀、湿热毒邪内蕴之证，晚期多表现为阴液枯竭、瘀毒互结、水湿内停之候。脏腑气血虚亏，加之七情内伤，情志抑郁；脾虚湿聚，痰瘀凝结；六淫邪毒入侵，邪凝毒结等，可使气、血、湿、热、瘀、毒互结而成肝癌。据《医宗必读·积聚》指出，"积之成也，正气不足，而后邪气踞之"，说明正气虚弱，邪气乘袭，蕴结于肝，形成痞块，渐至肝癌。故中医认为肝癌的发生与感受湿热邪毒或长期饮食不节、嗜酒过度以及七情内伤等引起机体阴阳失衡有关。感受邪毒、饮食损伤、脾气虚弱和肝气抑郁是肝癌的主要病因，而正气亏虚和脏腑失调则是发病的内在条件。

1. **情志因素**　肝为肝脏，性喜条达而恶抑郁，因情志不舒，喜怒失常，忧愁和暴怒等情绪变化，导致肝气郁结，气机不畅，血为气之母，气为血之帅，气行则血行，气滞则血瘀，久之无形之邪渐成有形之结块。

2. **外邪入侵**　由于外受寒气、湿邪、湿热及虚邪等侵袭人体，加之饮食不洁（节），脾胃损伤，脾为运化之官，脾之功能受损，则运化无权，水湿内聚，久而成积。水湿困脾，脾阳为湿所困，湿郁化热，蒸郁而生黄疸，聚于脏腑，致使气滞血瘀，或气血失调，或肝肾阴虚，日久而成。

3. **正气虚弱**　正气虚弱是肝癌发生的重要因素，正虚由于程度和阶段不同，可能有显露和隐蔽的两种情况存在，再加上外感六淫疫疠（如乙肝和肝寄生虫）、饮食失调（如黄曲霉素、酒精性肝病和营养不良）、七情内伤（如精神创伤）、脏腑虚损（主要可能是脾虚）、气血失和等因素而引发肝癌。与肝癌有关的病机是内有脏腑气虚血亏，脾虚湿困，气滞血瘀；外有六淫邪毒入侵，虚邪中人，邪凝毒结，日久成积所致。

【诊断要点】

1. 以右胁疼痛，上腹部肿块呈进行性增大，质地坚硬而拒按，形体消瘦，纳呆乏力为主症。

2. 具有较长时间食欲减退、乏力、胁痛病史或黄疸病史，且病情进展迅速。

3. 综合超声、CT、MRI、肝穿刺活检术、肿瘤标志物（AFP）、乙肝五项、八项检测、血生化及免疫检查等有助于明确诊断。

4. 应注意与黄疸、胁痛、臌胀等病症相鉴别。

【辨证论治】

1. 肝气郁结证

证候：右胁部胀痛，胸闷不舒，善太息，纳呆食少，时有腹泻，右胁下肿块，舌苔薄腻，脉弦。

治法：疏肝健脾，活血化瘀。

方药：柴胡疏肝散加减。柴胡 15g，芍药 12g，川芎 9g，香附 12g，枳壳 12g，陈皮 12g，当归 15g，甘草 9g。

2. 气滞血瘀证

证候：胁下痞块巨大，胁痛引背，拒按，入夜更甚，脘腹胀满，食欲不振，大便溏薄或秘结，倦怠乏力，舌质紫暗有瘀点瘀斑，脉沉细或弦涩。

治法：行气活血，化瘀消积。

方药：桂枝茯苓丸合复元活血汤加减。当归 15g，柴胡 12g，瓜蒌根 15g，红花 12g，桂枝 12g，茯苓 12g，赤芍 12g，牡丹皮 12g，大黄 6g，桃仁 12g，炮山甲（代）6g，甘草 9g。

3. 湿热聚毒证

证候：心烦易怒，身黄目黄，口干口苦，食少，腹胀满，胁肋刺痛，溲赤便干，舌质紫暗，苔黄腻，脉弦数或滑数。

治法：清热利胆，泻火解毒。

方药：茵陈蒿汤合大柴胡汤加减。茵陈30g，栀子12g，柴胡15g，黄芩12g，赤芍12g，枳实12g，青蒿15g，生姜12g，金钱草15g，大黄6g，滑石15g，大枣12g。

4. 肝阴亏虚证

症状：右胁疼痛，五心烦热，头晕目眩，食少腹胀大，青筋暴露，甚则呕血、便血、皮下出血，舌红少苔，脉细而数。

治法：养血柔肝，凉血解毒。

方药：一贯煎合四逆散加减。北沙参15g，麦冬12g，当归12g，生地炭12g，枸杞子12g，川楝子12g，赤白芍各12g，地榆12g，延胡索12g，柴胡12g，枳壳12g，桂枝12g，炙甘草12g。

在辨证用药基础上可选用半枝莲、肿节风、当归、猪苓、茯苓、三棱、山楂、蟾蜍、夏枯草等药物。

【临证备要】

肝癌是表现于局部的全身性疾病，故在治疗的过程中，不能仅仅局限于肿瘤的变化，更要注重生病的人，以上辨证论治内容仅为肝癌的诊治过程中临床最为常见的证型。但临床中病机较为复杂，我们要通过辨证论治与辨病论治相结合，通过辨证，找到准确的病机，即所谓方从法出，法随证立。

1. 治疗时，在辨证的基础上，要根据患者体质、病期、病程，扶正、消痰、化瘀、解毒、抗癌等多药并用，各有所偏重，且剂量也远大于常量，以期使病势得以扭转，患者生命得以延续。

2. 就诊于中医的患者，多已属中晚期，病必兼瘀血、顽痰及逆气为患，病情错综复杂，故轻淡之剂多难奏效，也不宜固守一方一药。

3. 肝为风木之脏，喜条达而恶抑郁，其气易逆易亢，其性刚强，故被喻为"将军之官"，肝体阴用阳，为风木之脏，其气主升主动，喜条达而恶抑郁，也忌过亢。肝体阴柔，其用阳刚，阴阳和调，刚柔相济，则肝的功能正常。故肝癌的治疗要特别重视调理情志及滋阴柔肝药物的应用。

4. 重视局部治疗和全身治疗相结合。肝癌为表现于局部的全身性疾病，因此我们在治疗的过程中，不能仅考虑肿瘤局部的治疗与干预，更要关注得病的人，更要关注全身治疗；局部治疗以化瘀散结、扶正祛邪为主。全身治疗根据病位、病性、分期辨证治疗。早期表现为邪实为主，正气尚可，可与邪气相抗争，此阶段主要矛盾表现为邪实，故治疗应以祛邪为主；疾病中期，经过积极的抗癌治疗，邪气已减大半，但此时正气已显不足之象，正气无法抗邪外出，此阶段主要矛盾表现为邪实正已虚，故治疗宜祛邪与扶正兼顾；肝癌晚期，经过长时间的抗癌治疗，各种治疗方案对人体正气损伤很大，患者多表现为一派虚弱之象，此阶段主要矛盾以正虚为主，故治疗以顾护正气为主，兼以祛邪。

【中医特色疗法】

一、针刺

1. 体针　取脾俞、胃俞、中脘、章门、气海、足三里等穴。肝胃不和加肝俞、太冲、行间；瘀血内阻加血海、膈俞、三阴交；胃热夹滞者加下脘、天枢、内庭；胃阴不足，加三阴交、太溪；脾胃阳虚，加关元、三阴交。以实证为主，用提插捻转泻法，而偏于虚证者则用提插捻转补法。虚实夹杂者用平补平泻法。

2. 耳针　取胃、神门、脾、交感、肝等穴。每次选用3～6个穴，针刺后，行中强刺激，留针20分钟，每日1次，两耳交替，亦可在以上耳穴贴压王不留行籽，2日更换1次。

3. 埋线　梁门透关门、上脘透中脘、脾俞透胃俞。按埋线法的操作常规，三组穴位轮流使用，每次治疗间隔15日。

二、艾灸法

取中脘、气海、关元、天枢、内关。常用艾条悬灸，每穴5～10分钟，或用隔物灸法，每穴行隔姜灸 3~5 壮，每日 1 次，10 次为 1 个疗程。此外在腹部穴位行艾盒灸，此法热力颇足，艾灸范围广，灸后使腹内有明显的温热感，可每日施灸 1 次。此法对虚寒症状明显者，尤为适宜。

三、穴位贴敷

取神阙、天枢、上脘、中脘、足三里等穴位以健脾和胃、宽胸理气、改善食欲，每 12 小时更换 1 次，20 次为 1 个疗程。

1. 温中膏

方药：附子 30g，肉桂 15g，炮姜 15g，小茴香 15g，丁香 15g，木香 15g，吴茱萸 15g，香附 15g，姜半夏 12g，陈皮 12g，炙甘草 9g。

功效：温中散寒，和胃降逆。

制法：上药共研细末，用姜汁调和成软膏备用。

用法：先用冰片或麝香少许置于脐孔，将铜钱大小的药丸敷于上面，外加胶布固定，每日换药 1 次，10 日为 1 个疗程。

主治：化疗所致之恶心呕吐、干呕、纳差、食少便溏，畏寒肢冷，舌质淡胖，边有齿痕，苔滑，脉沉细或细弱无力。

2. 逐水膏

方药：甘遂、大戟、芫花各等分。

制法：上药共研细末，用醋调和成软膏备用。

用法：先用冰片或麝香少许置于脐孔，将铜钱大小的药丸敷于上面，外加胶布固定，每日换药 1 次，10 日为 1 个疗程。

主治：各种恶性肿瘤所致的恶性胸腹水。

四、穴位注射

1. 甲氧氯普胺注射液 10mg 或华蟾素注射液 4mL，足三里穴位注射，每日 1~2 次以健脾和胃降逆，7 日为 1 个疗程。

2. 黄芪注射液 4mL，足三里穴位注射，每日 1 次，以升白益气扶正，7 日为 1 个疗程。

五、中药熏洗

遵循中医理论，外治之法即内治之理，外治之药即内治之药，所异者法也。中药熏洗具有疏通经络、调和气血、化瘀通络、扶正祛邪的功能，给予双足熏洗，每日 1 次，20 日为 1 个疗程。

1. 温阳足浴散

功效：温阳补气，疏筋通络。

主治：所有肿瘤患者属气血虚弱、阳气不足者。

方药：肉桂 30g，桂枝 30g，细辛 15g，吴茱萸 15g，当归 30g，赤芍 30g，干姜 30g，川芎 30g，苍术 30g，黄柏 30g，牛膝 30g，薏苡仁 30g，苦参 30g，百部 30g。

制作及用法：上药烘干研末为散装袋，每袋 60g，置入沸水中，静置数分钟，待水温降至适度，浸泡双脚 15 分钟，每日 1 次。

2. 通痹散

功效：温阳通络，活血止痛。

主治：化疗所致手足麻木，凉痛。

方药：桃仁 30g，红花 30g，制川乌 15g，细辛 15g，当归 30g，黄芪 30g，桂枝 30g，川芎 30g，赤芍 30g，鸡血藤 30g。

制作及用法：上药烘干研末为散装袋，每袋 60g，置入沸水中，静置数分钟，待水温降至适度，分别浸泡双手双脚 15 分钟，每日 1 次。

六、中药封包

腹部穴位（上脘、中脘、下脘、关元、气海等穴位）的刺激，调节患者的胃肠功能，改善患者腹部症状，3～5 次，7～15 日为 1 个疗程。药用温中平胃散，以温中健脾、调畅气机，适用于肿瘤所致腹胀不适或不通，纳差或纳果，面色萎黄，四肢乏力，便溏。

方药：制附子 30g，干姜 30g，肉桂 30g，炒苍术 30g，姜厚朴 60g，芒硝 30g，陈皮 30g，党参 30g，炙甘草 30g。

上诸药打碎为散，用食醋 100mL 调成膏，置入纱袋中，微波炉加热后，将药袋放入封包袋中，均匀平铺于中腹部，通电加热至 42℃，治疗时间为 30 分钟。

七、推拿疗法

推拿背部俞穴，可以减轻胸背部的癌性疼痛，揉按合谷、足三里、涌泉可以扶正固本、启膈降逆。

八、中医防治放化疗毒副反应

1. 放化疗所致的消化道毒副反应 根据辨证施治的原则，可酌情选用小半夏汤合平胃散、旋覆代赭汤、半夏泻心汤、理中汤等。

2. 化疗所致的手足麻木 黄芪桂枝五物汤、中药熏洗治疗等。

3. 靶向及免疫药物所致皮疹 消风散和八珍汤加减、养血润肤饮等。亦可用皮肤外洗方。

4. 放化疗所致的白细胞减少

（1）中医膏方：升白膏、生血膏、十全大补膏、琼玉膏等。

（2）督灸：是指在督脉的脊柱段上施以中药和隔姜灸，具有激发协调诸经、发挥温阳补气、调整虚实的功效，用于化疗引起的白细胞、血小板减少以及晚期肝癌气虚者。

（3）根据中医辨证可酌情选用：黄芪建中汤、当归补血汤、补中益气汤、阳和汤等加减应用。

【经验方及医院制剂】

一、经验方

国家名老中医郁仁存教授治疗食管癌经验方

方药：醋柴胡 10g，郁金 10g，八月札 15g，虎杖 10g，姜黄 10g，金钱草 15g，茵陈 15g，莪术 10g，佛手 15g，三七 6g，仙鹤草 30g，土白芍 15g，山茱萸 15g，鳖甲 15g，生黄芪 30g，党参 20g，炒白术 15g，猪苓 15g，茯苓 15g，炙甘草 10g，砂仁 10g。

肝气郁结加当归、香附、沙苑子、青皮；气滞血瘀加降香、延胡索、三棱、莪术、赤白芍、炮山甲（代）、土鳖虫、生牡蛎、白屈菜、当归；湿热结毒加虎杖、姜黄、栀子、牡丹皮、蒲公英、白英、龙葵、蛇莓、半枝莲、厚朴、大腹皮；肝阴亏损加生地黄、白芍、当归、女贞子、墨旱莲、牡丹皮、青蒿、生山药、沙参、半边莲。

二、医院制剂

1. 化积消癥胶囊

方药：白术、莪术、郁金、丹参、山慈菇、皂角刺、威灵仙、浙贝母、半枝莲、白花蛇舌草、守宫等。

功效：活血祛瘀，软坚散结，行气止痛。

主治：癥瘕积聚，内脏肿瘤属血瘀痰结、正气尚盛者。

用法用量：口服，每日3次，每次3～5粒，或遵医嘱。

规格：0.45g。

禁忌：禁食寒凉。

批准文号：豫药制字Z20070011。

2. 苦参护肝胶囊

方药：苦参、黄芪、党参、柴胡、茯苓、泽泻、半夏、当归、白术、川芎、附子等。

功效：疏肝理气，健脾和胃。

主治：化疗所致的药物性肝炎、放射性肝损伤等。

用法用量：口服，每日3次，每次6粒，或遵医嘱。

规格：0.3g。

禁忌：忌食生冷、油腻之品。

批准文号：豫药制字Z05160058。

3. 清金合剂

方药：苦杏仁、川贝母、地龙、桔梗、鱼腥草、黄芩、蒲公英、前胡、橘红、桑白皮、蝉蜕等。

功效：清热化痰，宣肺止咳。

主治：用于风热犯肺所致之咳嗽、咽痒、咯痰黄或痰黏难咯者；多适用于肿瘤所致之阻塞性肺炎、放射性肺炎等。

用法用量：口服，每日3次，每次40～80mL，或遵医嘱。

规格：250mL/瓶。

禁忌：禁食辛辣。

批准文号：豫药制字Z05160067。

【其他疗法】

1. 手术治疗 对于有手术指征的早期患者，若无手术禁忌证仍以手术为主。

2. 微创治疗 对于身体条件较差，不能耐受手术或不愿手术者，可考虑经皮肝动脉化疗栓塞术、微波消融术、射频消融术、放射粒子置入术；经皮经肝胆管引流术等。

3. 靶向药物治疗 对于复发或晚期肝癌患者可使用靶向药物索拉菲尼、阿帕替尼、仑伐替尼、安罗替尼等。

4. 免疫治疗 免疫治疗是一种新型可能根治肿瘤的治疗模式，一旦有效，预后非常好。

5. 粒子置入术 对于晚期患者，粒子置入术也是临床常用恶性肿瘤治疗方案。

6. 免疫联合靶向药物 常用方案为卡瑞利珠单抗联合仑伐替尼或安罗替尼。

【中成药辨证应用】

可酌情选用香砂六君子丸、鳖甲软肝丸、参一胶囊、华蟾素胶囊、复方斑蝥胶囊等药物治疗。疼痛剧烈者加入川芎嗪注射液、乌头碱注射液及华蟾素注射液、康艾注射液、艾迪注射液、复方苦参注射液等对症治疗。

【中医调护】

一、病情观察

1. 根据病情观察上腹部、右季肋部、自发痛、压痛的规律性。

2. 并注意观察生命体征及意识状态。

3. 如有门静脉高压所致的大出血、肝昏迷，应及时与医师联系并积极抢救。

4. 如行动脉造影后应压迫止血并观察穿刺部位有无渗血，每30～60分钟测血压和脉搏 1 次，并观察注意有无血肿和血栓形成，每小时观察足背动脉搏动的情况，化疗期间应密切观察药物的副作用。

二、生活起居护理

1. 病室环境清洁，舒适安静，温湿度适宜。

2. 重症患者卧床休养，因腹胀致呼吸困难者取半卧位，轻者可适当活动。

3. 有腹水者定时测量腹围、体重；保持衣裤鞋袜宽松，防止皮肤破损。

4. 长期卧床和重症行动不便者，应加强皮肤护理，防止压疮。

5. 密切观察患者神志、意识、腹部形态、尿量、呼吸、气味等变化，如有异常及时通知医师，并配合处理。

三、饮食护理

饮食宜营养丰富，质宜细软，少食多餐，忌油腻，如有邪陷（肝昏迷）之象，则食宜清淡，以蔬菜为主，少食或忌食鱼、肉、禽、蛋之类，以免血氨升高。

1. 肝气郁结证　进食疏肝健脾、活血化瘀的食品，如丝瓜、萝卜、荔枝、金橘等。食疗方：山楂煮水鱼。

2. 气滞血瘀证　进食行气活血、化瘀消积的食品，如柑橘、山楂、桃仁、红花、玫瑰花等。食疗方：郁金、甘草、绿茶、蜂蜜等加水同煮，每日 1 剂，少量多饮。

3. 湿热聚毒证　进食清热利胆、泻火解毒的食品，如荸荠汁、新鲜蔬菜等。食疗方：鲤鱼赤小豆冬瓜汤。

4. 肝阴亏虚证　进食养血柔肝、凉血解毒的食品，如猕猴桃、鸡蛋、桂圆、豆制品、菠菜等。

四、用药护理

1. 中药汤剂浓煎温服，温热蕴结者温凉服，寒湿困脾者趁热服用。

2. 化疗患者应观察药物毒副反应，出现口腔溃疡可用盐水或硼酸水漱口，遵医嘱定期复查白细胞，若低于 4×10^9/L，应暂停化疗。

3. 动脉灌注化疗者，注意观察疼痛部位、性质、持续时间、呕吐、穿刺部位皮肤及体温变化。

4. 腹腔局部化疗患者应注意观察药物副作用，定时测量腹围、体重。

5. 肝区疼痛者，及时进行疼痛评估，遵医嘱给予止痛药。

五、情志护理

1. 采用暗示疗法、认知疗法、移情调志法，帮助患者建立积极的情志状态。

2. 指导患者倾听舒缓音乐，抒发感情，缓解紧张焦虑的心态，达到调理气血阴阳的作用。

3. 指导患者进行八段锦、简化太极拳锻炼。

4. 鼓励家属多陪伴患者，给予情感支持。

5. 病友间相互交流治疗体会，提高认识，增强治疗信心。

六、健康指导

1. 起居有常，劳逸适度，注意个人卫生，保持环境清洁，通风良好。

2. 解除患者思想负担，鼓励轻症患者积极参加文娱活动。

3. 预防并积极治疗原发病。

4. 戒烟酒，向患者讲明长期饮酒过度可能加重肝脏负担，告诫患者不食霉变、腌制食物。

5. 加强饮食调护，有水肿者不可食咸肉、泡菜等；有肝硬化者禁食硬、热、刺激性食物。

【治未病原则及措施】

由于肝脏独特的供血系统，其在临床中症状不突出，多表现为纳差、乏力、上腹部不适，多数可能被误认为胃病，未予以重视，确诊时肝癌大多已到晚期，治疗难度大，花费高，预后差。朱震亨在《格致余论》中说："与其求疗于有病之后，不若摄养于无疾之先；盖疾成而后药者，徒劳而已，是故已病而不治，所以为医家之耻；未病而先治，所以明摄生之理。"故肝癌之治，重在预防，具体防控措施如下：

1. 养成良好的生活习惯

（1）避免接触黄曲霉素：古人云"病从口入"，肝癌的发生与饮食关系甚为密切。现代研究显示，黄曲霉素是导致肝癌的重要因素之一，通常存在于霉花生、霉瓜子、剩菜剩饭等霉变食品中，另外水源污染、毒品也会存在黄曲霉素，须避免接触。

（2）戒酒：酒精经过人体的代谢，最后成为甲醛、乙醛，对肝细胞的损伤是非常严重的，造成肝细胞的不断损伤和修复，有可能造成细胞 DNA 的突变，导致肝癌的发生。

（3）未病先防，既病防变：未病先防就是要有治未病的概念；既病防变就是已经感染乙肝病毒的情况下要做好治疗，防止病情向肝癌发展。《难经·七十七难》曰："上工治未病，中工治已病者，何谓也？然：所谓治未病者，见肝之病，则知肝当传之于脾，故先实其脾气，无令得受肝之邪。"

2. 注重情志调摄　肝为风木之脏，主升发，主疏泄，喜条达而恶抑郁，叶天士曰："肝为风木之脏，因有相火内寄，体阴用阳，其性刚，主动，主升，全赖肾水以涵之，血液以濡之，肺金清肃下降之令以平之，中宫敦阜之土气以培之，则刚劲之质，得为柔和之体，遂其条达畅茂之性，何病之有？"（《临证指南医案·卷一》）可见肝癌的发生与情志关系非常密切。

（周口市中医院肿瘤科：张跃强，张倩倩，胡卫东，张俊杰，刘安家，陈泽慧，贾磊，周小敏）

大肠癌

大肠癌包括结肠癌与直肠癌,是常见的消化道恶性肿瘤,以排便习惯与粪便性状改变、腹痛、肛门坠痛、里急后重,甚至腹内结块、消瘦为主要临床表现。近30年来,我国的大肠癌发病率不断上升。根据其发病及临床特征分析,中医古籍中有关大肠癌的论述散见于"肠积""积聚""癥瘕""肠蕈""肠风""脏毒""下痢""锁肛痔"等病证中。其病位在大肠,病变脏腑与脾、肾等有关。

【病因病机】

1. 正气亏虚 因年老体弱、久病导致五脏虚衰(尤以脾肾虚弱为主),"精气夺则虚",复感外邪,邪毒留滞肠道而为本病。

2. 情志失调 忧思郁怒,胃肠失和,气机不畅,气滞血瘀,久则成块,或情志不畅,肝气郁结,侵脘犯胃,致运化失司,湿热邪毒蕴结肠道,日久而成本病。

3. 先天禀赋有异,家族聚集发病 类似现代医学之遗传易感性。《黄帝内经》明确指出:人体秉性有刚柔、体格有强弱、属性有阴阳,强调了个体体质特征的遗传性。

4. 外邪因素 久坐湿地,寒温失节,湿邪浸淫肠道;外邪损伤脾胃,升降失司,气机不畅,气滞血瘀,结于肠道,与外邪相搏结,发而为本病。

5. 饮食因素 酒食无度,嗜食膏粱厚味,伤及脾胃,运化失司,酿湿生热,乘虚下注,搏结于肠,蕴毒日久,则成肿块。

【诊断要点】

1. 临床表现

(1)胃肠功能紊乱:纳呆、腹胀、便秘、腹泻或腹泻与便秘交替出现等。

（2）出血症状：血从肛门而出，或随大便夹杂而下，或下纯血，为结肠癌的主要症状。一般分为鲜血便、柏油样便和隐血便。《灵枢·百病始生》称"后血"；《伤寒论》称"圊血"；《金匮要略》称"下血"，并依下血与排便之先后，提出"远血"和"近血"的名称，以先便后血为远血，先血后便为近血，以此分别出血之部位。

（3）梗阻症状：主要表现为腹痛、便秘、腹胀、肠鸣、呕吐、肠蠕动亢进，有时可以见到肠型。其中以左半结肠梗阻更常见。

（4）腹部肿块：肿瘤本身或者转移浸润可出现腹部包块，不完全性梗阻也常可触及腹部肿物。

2. 直肠指检　多可扪及距肛门 8cm 以内的直肠内不规则肿块，有时指套可有血染或脓血，约 95% 的直肠癌可于指检时发现，对早期诊断直肠癌有重要的临床意义。

3. 影像学诊断　电子结直肠镜、钡剂检查、CT、磁共振检查等。

4. 细胞学诊断　肠镜直视下活检或术中活检可明确病理诊断。

5. 鉴别　本病应注意与痢疾、肠风痔瘘等相鉴别。

【辨证论治】

1. 湿热郁毒证

证候：腹部阵痛，便中带血或黏液脓血便，里急后重，或大便干稀不调，肛门灼热，或有发热、恶心、胸闷、口干、小便黄等症，舌质红，苔黄腻，脉滑数。

治法：清利湿热，解毒消肿。

方药：槐角地榆丸加减。槐角（炒）10g，白芍（酒炒）15g，枳壳10g，荆芥 10g，地榆炭 15g，椿皮（炒）15g，栀子（炒）15g，黄芩 15g，生地黄 10g，白头翁 15g，败酱草 15g，薏苡仁 30g。

若腹痛、里急后重明显者，加用木香、台乌药理气止痛；下痢赤白者，可加罂粟壳、木棉花收涩止痢；便血不止者，加用仙鹤草、山栀炭凉血止血。

2. 气滞血瘀证

证候：便下血色紫暗，里急后重，腹胀痛或刺痛，或痛有定处；精神抑郁或急躁，胸胁胀痛时作，局部肿块坚硬如石，疼痛拒按，舌质暗，边有瘀斑，脉涩。

治法：理气活血，祛瘀散结。

方药：桃红四物汤合失笑散加减。桃仁9g，红花6g，当归10g，川芎8g，赤芍12g，熟地黄15g，蒲黄6g，五灵脂6g，红藤30g，败酱草15g。

如兼见肝郁气滞明显者，加用柴胡、枳壳行气消滞；如肿块明显者，加用土鳖虫、半枝莲活血消肿；如瘀血明显者，加用三七、莪术活血祛瘀。

3. 脾肾亏虚证

证候：腹痛喜温喜按，或腹内结块，下利清谷或五更泄泻，或见大便带血，面色苍白，少气无力，畏寒肢冷，腰酸膝冷，苔薄白，舌质淡胖或有齿印，舌苔薄白，脉沉迟或沉细。

治法：健脾温肾，固涩止泻。

方药：四君子汤合四神丸加减。炒党参15g，炒白术15g，茯苓20g，炙甘草6g，肉豆蔻6g，补骨脂10g，五味子10g，吴茱萸10g，生薏苡仁30g。

如久泻不止，可加石榴皮、五倍子、罂粟壳益气固脱；便下赤白，出血多者，可加用槐花、地榆、大黄炭等凉血止血；如夹有湿毒内阻者，可加苦参、黄连等清热燥湿。

4. 气血两虚证

证候：形体瘦削，大肉尽脱，面色苍白，唇甲无华，甚则肢体浮肿，气短乏力，卧床不起，腹痛隐隐，大便溏薄，或脱肛下坠，或腹胀便秘，头晕心悸，舌质淡，苔薄白，脉细数。

治法：补气养血，健脾固涩。

方药：八珍汤加减。党参12g，熟地黄12g，白芍15g，川芎12g，白术12g，茯苓15g，甘草9g，当归12g，薏苡仁30g，灶心土15g，丹参12g。

如兼热象者，可加黄芩、牡丹皮清热解毒；兼有瘀血者，可加三七活血祛瘀止痛；兼湿热内阻者，可加苦参、川黄连清热燥湿；贫血明显者，加何首乌、鸡血藤滋阴补血。

【临证备要】

重视局部治疗和全身治疗相结合：局部治疗以祛腐生肌、解毒散结为主；全身治疗根据病位、病性、分期辨证治疗。早期以祛邪为主，中期祛邪扶正兼顾，晚期则以顾护正气为主，兼以祛邪。治疗时，在辨证的基础上，根据患者体质、病期、病程，可酌情选用常见的抗大肠癌中药，如野葡萄根、半枝莲、白花蛇舌草、苦参、蒲公英、藤梨根、重楼等。

【中医特色疗法】

一、针刺疗法

1. 止痛 取双侧内关、足三里、三阴交等，进针后提插捻转，得气为宜，留针 15 分钟，每日 1 次，15 次为 1 个疗程。

2. 升白细胞 主穴为足三里、三阴交、血海、膈俞，配穴为太冲、太溪，行多补少泻手法。每日或隔日针刺 1 次，6 次为 1 个疗程，一般治疗 1～3 个疗程。

3. 止吐 取内关、曲池、足三里，提插捻转，留针 15～30 分钟。在放化疗开始前进行，隔日 1 次。

二、中药熏洗治疗

1. 熏洗方（《古今民间妙方》） 蛇床子 30g，苦参 30g，薄荷 10g。加水 1000mL，煮沸后加大黄 10g，再煎 2 分钟后取汁，将雄黄 10g、芒硝 10g 放入盆中，将药液倒入盆内搅拌，乘热熏蒸肛门处，待水变温则改坐浴肛门，每晚 1 次，3 个月为 1 个疗程。

2. 直肠癌熏洗方 雄黄 10g，芒硝 10g。先将蛇床子、苦参、薄荷加水 1000mL，煮沸后加入大黄，煎 2 分钟；再将雄黄、芒硝放入盆中，然后将药液倒入盆内，搅拌，趁热熏蒸肛门处，待药液变温后坐浴，每晚 1 次，3 个月为 1 个疗程。

3. 龙马酱矾煎 苦参 10g，五倍子 30g，龙葵 30g，马齿苋 40g，败酱草 30g，黄柏 15g，土茯苓 30g，山豆根 20g，黄药子 30g，枯矾 3g，漏芦 30g，冰片（后下）少许。以上中药煎透后倒入高颈痰盂中，患者直接坐于痰盂之上进行熏蒸，至没有蒸汽后将药液过滤出，倒入坐盆中坐浴，每日 1 剂，早、晚各 1 次，每次 30 分钟，连续使用 1 个月，女性临经期停用。适用于直肠癌手术和（或）放疗后出现黏液（脓）血便及排便不尽感，里急后重者。

三、耳针

耳穴选内分泌、肾、交感、食管、贲门为主，配肾俞、脾俞，每日按摩 3～4 次，每贴 7 日。

四、灸法

取神阙穴，采用温和灸，每次 30 分钟，每日 1 次，10 次为 1 个疗程，治疗直肠癌术后腹胀。也有将艾绒隔姜，灸大椎、膈俞、脾俞、胃俞、肾俞等穴。每日 1 次，连续用 7 日。用于直肠癌化疗、放疗期间白细胞减少患者。

五、穴位贴敷

取神阙、天枢、上脘、中脘等穴位以健脾和胃、改善食欲；每 12 小时更换 1 次，20 日为 1 个疗程。

1. 温中膏

方药：附子 30g，肉桂 15g，炮姜 15g，小茴香 15g，丁香 15g，木香 15g，吴茱萸 15g，香附 15g，姜半夏 12g，陈皮 12g，炙甘草 9g。

功效：温中散寒，和胃降逆。

制法：上药共研细末，用姜汁调和成软膏备用。

用法：先用冰片或麝香少许置于脐孔，将铜钱大小的药丸敷于上面，外加胶布固定，每日换药 1 次，10 日为 1 个疗程。

主治：化疗所致之恶心呕吐，见恶心呕吐、干呕、纳差，食少便溏，畏寒肢冷，舌质淡胖，边有齿痕，苔滑，脉沉细或细弱无力。

2. 逐水膏

方药：甘遂、大戟、芫花各等分。

制法：上药共研细末，用醋调和成软膏备用。

用法：先用冰片或麝香少许置于脐孔，将铜钱大小的药丸敷于上面，外加胶布固定，每日换药 1 次，10 日为 1 个疗程。

主治：各种恶性肿瘤所致的恶性胸腹水。

六、埋针

取足三里、内关、膈俞、血海以调和阴阳，增强体质。每日 1 次，20 日为 1 个疗程。

七、中药封包

对腹部穴位（足三里、关元、气海、中脘等穴位）的刺激，可调节患者脏腑功能，改善患者症状，每次 3～5 穴，7～15 日为 1 个疗程。药用温中平胃散，以温中健脾、调畅气机，适用于肿瘤所致腹胀不适或不通，纳差或纳呆，面色萎黄，四肢乏力，便溏。

方药：制附子 30g，干姜 30g，肉桂 30g，炒苍术 30g，姜厚朴 60g，芒硝 30g，陈皮 30g，党参 30g，炙甘草 30g。

上诸药打碎为散，用食醋 100mL 调成膏，置入纱袋中，微波炉加热后，将药袋放入封包袋中，均匀平铺于中腹部，通电加热至 42℃，治疗时间为 30 分钟。

八、中药保留灌肠

1. 王氏乌梅汤　黄柏 15g，紫草 15g，苦参 30g，虎杖 15g，藤梨根 30g，乌梅 10g。按中药常规煎法，浓煎成 100mL，每日 1 次，睡前保留灌肠，用于治疗晚期大肠癌。

2. 肠炎灵煎剂　槐米 30g，三七 20g，红藤 20g，金银花 30g，秦皮 10g，黄芩 10g，白及 20g，炮姜炭 10g，鸡血藤 30g。先将白及煎成胶状，再将其他药物和白及浓煎成 150mL，每日 1 剂，分 2 次用，保留灌肠 2 小时以上，10 日为 1 个疗程。适用于直肠癌放疗后引起的放射性直肠炎。

九、穴位注射

取足三里，以甲氧氯普胺注射液 10mg 或地塞米松 5mg 穴位注射，每日 1 次，连用 3～5 次。用于直肠癌化疗后白细胞减少症。

取足三里，以甲氧氯普胺注射液 10mg 穴位注射，每日 1 次，连用 5～7 次。用于直肠癌放化疗引起的恶心、呕吐等症。

取丰隆、内关、足三里、三阴交，并以 20%～50% 胎盘注射液，分别注入足三里、大椎穴，每日或隔日 1 次，连续治疗 15 日为 1 个疗程，休息 3～5 日再行下 1 个疗程。适用于直肠癌晚期疼痛者。

取双侧足三里，穴位注射山莨菪碱（654-2）各 10mg，或者华蟾素注射液 4mL，每日 1～2 次，治疗顽固性呃逆，7 日为 1 个疗程。

黄芪注射液 4mL 足三里穴位注射，每日 1 次，以升白益气扶正，7 日为 1 个疗程。

十、中医防治放化疗毒副反应

1. 放疗后出现急性肠黏膜炎 临床表现为大便次数增加、腹痛、腹泻，严重者有血便，直肠癌放疗时会出现膀胱刺激征，如尿频、尿急。后期的放射并发症有肠的纤维化、肠粘连、肠营养吸收不良，较严重的会出现肠穿孔。宜在放疗前后配合服用养阴清热中药或中成药，以保护肠黏膜，减轻放疗对正常黏膜的损伤。常用五汁饮（梨汁、荸荠汁、鲜苇根汁、麦冬汁、藕汁），以清六腑之热，滋五脏之阴，对放疗后期胃肠津伤甚是适宜。或者用地榆煎：地榆 20g，白及、黄柏、甘草各 15g，青黛 10g，煎汤 100mL，保留灌肠，每日 1 次，20 日为 1 个疗程。

2. 放化疗所致的消化道毒副反应 根据辨证施治的原则，可酌情选用小半夏汤合平胃散、旋覆代赭汤、半夏泻心汤、理中汤等。

3. 放化疗所致的白细胞减少

（1）督灸：是指督脉的脊柱段上施以中药和隔姜灸，具有激发协调诸经、发挥温阳补气、调整虚实的功效，用于大肠癌放化疗引起的白细胞、血小板减少，以及晚期大肠癌证属气虚、阳虚者。

（2）中医膏方：升白膏、生血膏、十全大补膏、琼玉膏等。

（3）根据中医辨证可酌情选用黄芪建中汤、当归补血汤、补中益气汤、阳和汤等加减应用。

【经验方及医院制剂】

一、经验方

1. 国家名老中医郁仁存教授治疗大肠癌经验方

方药：生黄芪 30g，党参 30g，苍术 15g，炒白术 10g，炒薏苡仁 20g，茯苓 15g，土白芍 15g，莪术 10g，败酱草 15g，红藤 15g，地榆炭 15g，皂角刺 5g，苦参 10g，藤梨根 15g，八月札 15g，厚朴 10g，枳壳 15g，诃子 10g，白扁豆 20g，三七 6g，焦三仙 30g。

脾虚湿热加生薏苡仁、黄柏、白英、龙葵、白头翁、延胡索、川楝子、黄连；湿热瘀毒加三棱、莪术、川楝子、木香、黄连、马齿苋、白英、儿茶；脾肾寒湿加补骨脂、吴茱萸、肉蔻、五味子、干姜、老鹳草、石榴皮。

2. 升血方

方药：炙黄芪 30g，太子参 30g，黄精 20g，鸡血藤 20g，女贞子 20g，枸杞子 15g，制何首乌 20g，菟丝子 15g，鹿角胶 10g，补骨脂 10g，阿胶珠 15g，紫河车 5g，当归 15g，熟地 20g，肉苁蓉 20g，三七 6g，炒白术 20g，焦三仙 30g。

白细胞下降者加附子、肉桂、干姜、淫羊藿；红细胞下降者加炒白芍、莪术、龟甲胶、大枣；血小板下降加花生衣、皂矾、仙鹤草、紫草。

二、医院制剂

1. 化积消癥胶囊

方药：白术、莪术、郁金、丹参、山慈菇、皂角刺、威灵仙、浙贝母、半枝莲、白花蛇舌草、守宫等。

功效：活血祛瘀，软坚散结，行气止痛。

主治：癥瘕积聚、内脏肿瘤属血瘀痰结、正气尚盛者。

用法用量：口服，每日 3 次，每次 3～5 粒，或遵医嘱。

规格：0.45g。

禁忌：禁食寒凉。

批准文号：豫药制字 Z20070011。

2. 苦参护肝胶囊

方药：苦参、黄芪、党参、柴胡、茯苓、泽泻、半夏、当归、白术、川芎、附子等。

功效：疏肝理气，健脾和胃。

主治：化疗所致的药物性肝炎、放射性肝损伤等。

用法用量：口服，每日3次，每次6粒，或遵医嘱。

规格：0.3g。

禁忌：忌食生冷、油腻之品。

批准文号：豫药制字 Z05160058。

【其他疗法】

1. 对于有手术指征的早期患者，若无手术禁忌证仍以手术治疗为主。

2. 分期较晚，无手术指征、不能耐受手术或不愿手术者，可考虑化疗。

3. 有远处转移患者，选择化疗或者全身最佳支持治疗。

4. 免疫及靶向药物治疗等。

【中成药辨证应用】

可酌情选用平消胶囊、西黄丸、华蟾素胶囊、复方斑蝥胶囊、芪珍胶囊、参麦注射液、参附注射液、艾迪注射液、消癌平注射液、华蟾素注射液、康艾注射液、复方苦参注射液、鸦胆子油乳注射液等。

【中医调护】

一、病情观察

1. 观察病情，如面色、神志、脉搏、血压、大便性质、量、色、次数。

2. 腹部有无扪及肿块，肿块大小、部位、硬度、活动度，有无局部压痛等。

3. 晚期患者全身衰竭，形体消瘦，长期卧床应定时协助翻身，预防压疮。

二、生活起居护理

1. 病室环境清洁、舒适、安静，保持室内空气新鲜，避免强光和噪声刺激。

2. 不宜持重，更不能过度用力，且要注意大便的通畅，养成良好的排便习惯。

3. 便秘严重的患者，应当使用缓泻剂，注意肛门部位的清洁工作，每日大便之后必须要清洁肛门。

4. 人工造口的患者，与患者交谈时要热情，帮助患者正视并参与造口的护理，指导患者正确使用人工肛门袋。

三、饮食护理

1. 湿热郁毒 饮食宜行气化湿、清利湿热，如薏苡仁、白萝卜、柑橘等，少食肥甘厚味、生冷油腻之品，忌辛辣，避免暴饮暴食，禁烟酒。

2. 气滞血瘀 进食行气活血、化瘀消积的食品，如柑橘、山楂、桃仁、月季花、玫瑰花。食疗方：郁金、甘草、绿茶、蜂蜜等加水同煮，每日 1 剂，少量多饮。

3. 脾肾亏虚 给予健脾温肾、化气行水之品，如毛桃、怀山药瘦肉汤，清蒸田鸡等。

4. 气血两虚 既要注意适当补充营养、热量，给高蛋白、高维生素食物，又要调理脾胃功能，振奋胃气，恢复化血之源，强化后天之本。食物选择：牛奶、鸡蛋，多食用新鲜蔬菜、水果，补充蛋白质和多种维生素。

恶心者，宜食促进消化、增加胃肠蠕动的食品，如生白萝卜捣汁饮用；呕吐者，进食止呕和胃的食品，如频服姜汤（生姜汁 1 汤匙，蜂蜜 2 汤匙，加开水 3 汤匙调匀）。

化疗期间，宜食促进消化、健脾开胃、补益气血的食品，如萝卜、香菇、陈皮、菠菜、桂圆、金针菇等禁食辛辣及油炸的食品。

放疗期间，宜食生津养阴、清凉甘润的食品，如藕汁、雪梨汁、萝卜汁、绿豆汤、冬瓜汤、竹笋、西瓜、橙子、蜂蜜、甲鱼等。

四、情志护理

1. 医护人员要委婉地讲解有关大肠癌的科学知识，帮助患者认识疾病，树立信心，使患者成为治疗中坚定的合作者。

2. 鼓励病友间相互交流，增强战胜疾病的信心。

3. 指导患者使用转移注意力的方法，如阅读、倾听（音乐、广播）、写作、绘画、练书法等。

4. 鼓励家属多与患者交谈，多陪伴，尽量满足其提出的合理要求。

五、用药护理

1. 中药与西药的服药时间应间隔 1～2 小时，宜早晚温服，观察用药后反应。

2. 中药汤剂宜温服，呕吐严重者，可将药液浓缩，少量多次频服，或以姜汁数滴滴舌后以止呕。

3. 应用化疗药物时，要注意观察有无恶心、呕吐、耳鸣、心慌、神疲乏力等反应，如出现，要做好相应护理及必要的记录，严重者及时报告医生。

六、健康指导

1. 饮食多食蔬菜、水果、海带、紫菜，这些食物有清热润肠通便的作用。注意饮食卫生，避免肠道感染及腹泻。

2. 活动术后 1 个月可在室内活动锻炼，自理生活；2 个月后可散步，打简化太极拳等体育活动，避免急剧弯腰、打滚等剧烈活动；3 个月后，可逐渐恢复日常工作和活动。

3. 监测病情变化术后定期化疗，定期复查血常规、肝肾功等，出现腹痛、腹胀、大便异常、食欲下降、贫血或消瘦等应及时就医。

【治未病原则及措施】

预防为主，防治结合。恶性肿瘤多迁延日久，尤其中晚期，患者因不能进食而痛苦，且治疗难度大，花费高，预后差；所谓"不治已病治未病，不治已乱治未乱"，"善治者治皮毛……治五脏者半死半生也"。故癌病之治，重在预防，具体防控措施如下。

1. 定期体检，早癌筛查　对高危人群进行结肠镜筛查是早期诊断的重要措施。高危人群可以包括遗传因素、癌前病变、定期粪隐血试验阳性人群。定期体检可以帮助我们早期发现、早期诊断。

2. 戒烟戒酒，避免不良饮食、培养良好的生活习惯　有数据显示，每日饮酒达45g，患大肠癌的风险增加至1.41倍，吸烟则提高患大肠癌的风险1.2倍，肥胖者患大肠癌概率是正常体重人的1.45倍。因此应注意戒烟限酒，减肥，适当增加运动，控制自身体重增长，培养良好的生活习惯；同时，要减少精细食物的摄入，多吃粗纤维食物，减少红肉和加工肉的摄入，多吃水果、蔬菜，避免便秘，做到每日排一次大便，减少大便在体内停留的时间，也可以减少结直肠癌的发生。

3. 情志调摄　调整心态，正确面对生活中的一些问题，想得开、放得下，不过分执着，经常保持心情愉快，所谓"恬淡虚无，真气从之，精神内守，病安从来"。总之，一颗平安喜乐之心，胜似灵丹妙药。

4. 积极在肿瘤治疗的各个阶段应用中医药进行干预治疗　中医药联合手术、放化疗可以达到抑制肿瘤细胞增殖、稳定肿瘤生长、减毒增效、改善症状、预防肿瘤复发转移、提高生活质量的作用。术后和放化疗后的患者，津、气、血不足，按患者身体状况的不同，本着辨证用药的治疗原则，适当给予补中益气汤、生脉饮、复方阿胶浆等补益类中成药，有助于患者的康复。康复期患者，可多食用红枣汤、莲心粥等食品，以养胃、生津、补血，从而加快体质的恢复。

（周口市中医院肿瘤科：张跃强，张倩倩，胡卫东，张俊杰，

刘安家，陈泽慧，贾磊，周小敏）

甲状腺癌

甲状腺癌是指发生在甲状腺腺体的恶性肿瘤,根据古代中医典籍描述,本病属于中医石瘿范畴,历代医家一致认为水土因素,情志内伤是导致本病发生的重要因素。《吕氏春秋·尽数》谓:"轻水所,多秃与瘿人。"说明本病与地理环境有关。

【病因病机】

中医古籍中有对甲状腺癌病因的描述,如"石(瘿)与泥(瘿)则因山水饮食而得之",又曰"瘿者,由忧患气结所生",由此可见,古人对本病病因的认识一是水土,二是忧患。同现代医学中认识的高原碘缺乏地区甲状腺肿瘤发病率高的观点相一致。此外,中医学更注重精神因素,认为忧患等情志内伤,以致肝脾气逆,脏腑失和,痰浊内生,气郁痰浊积久淤滞而成毒,故气滞、痰浊、瘀毒等痼结于颈而成本病。中医学提出本病与山水(碘缺乏地区)相关,也强调了"动气增患"的观点。故在治疗时要注重理气解郁、化痰软坚、化瘀解毒等治法。

【诊断要点】

1. 临床表现　甲状腺癌的症状因其不同的病理类型和生物学特性而表现各异,局部体征也不尽相同,发病初期多无明显症状,只是在甲状腺组织内出现一质硬而高低不平的肿块。

(1)颈部胀满疼痛:甲状腺癌初期,可出现颈部胀满,或无症状;中晚期随着肿块的增大,局部压迫,侵犯邻近组织,可出现颈部疼痛。从中医的辨证角度分析,多数为肝郁气滞、瘀血内结所致。

(2)颈部肿块:初起肿瘤生长缓慢,多为单发,少数为多发或双侧,质较硬不规则,边界不清,活动性差。①滤泡状癌:病程长,肿块生长缓慢，直径一般为数厘米或更长，多为单发，少数为多发或双侧，实性质韧，边界不清；②髓样癌：发展缓慢，病程较长，肿块多局限于一侧腺叶，偶见多发，有家族倾向性；③未分化癌：发展迅速，肿块可于短期内突然增大，形成双侧弥漫性甲状腺巨大肿块，固定，广泛侵犯邻近组织。

（3）全身消瘦：多因饮食减少，营养摄入不足，加之肿瘤的慢性消耗所致。多数为中晚期患者，常常出现形体消瘦，倦怠乏力。

（4）颈部淋巴结肿大：晚期甲状腺癌可出现颈部淋巴结肿大，伴有耳、枕及肩部放射性疼痛。部分甲状腺癌以颈部淋巴结肿大为首诊症状。

（5）压迫症状：压迫气管可引起呼吸困难，咳嗽；压迫或侵犯食管可致吞咽困难；压迫声带或侵犯喉返神经可引起声音嘶哑。这些都是比较危重的症状，须引起重视。

2. 诊断

（1）病理诊断：甲状腺组织病理活检证实为甲状腺癌者，皆可确诊。

（2）临床诊断：甲状腺癌患者常因发现颈前有肿物或结节而来就诊，也有少数患者是由医生进行检查时发现的；还有个别患者所患的甲状腺癌恶性程度较高，首先表现为转移癌而见肿大的颈淋巴结，原发甲状腺癌反而未被患者察觉。一般说来，甲状腺单发结节较多发结节或结节性甲状腺肿更有可能为恶性。患者有下列表现者应考虑甲状腺癌。

①在地方性甲状腺肿非流行区，14 岁以下儿童的甲状腺单个结节，其中 10%～50% 属恶性肿瘤。儿童期头颈部曾接受过放射治疗的患者，出现甲状腺单个结节。

②成年男性甲状腺内的单发结节，或多年存在的甲状腺结节，短期内明显增大。

③查体表现结节质地坚硬，固定不规则，或伴同侧颈部淋巴结肿大。

④颈部拍片示甲状腺内的钙化阴影为云雾状或颗粒状，边界不规则。

⑤B 超检查呈实性或囊实性，内部回声不均匀，边界不清楚、不规则；或囊性肿物抽出液为暗红色，这是甲状腺乳头状腺癌转移灶的一种特征。

【辨证论治】

1. 肝郁痰凝证

证候：颈部出现肿块质硬，随吞咽而上下活动受限，伴有胸胁胀痛，颈部胀满发憋或咯吐痰涎，舌质淡红，苔薄白腻，脉弦滑。

治法：理气消瘿，化痰散结。

方药：海藻玉壶汤（《医宗金鉴》）。海藻 15g，昆布 15g，海带 20g，半夏 12g，陈皮 6g，青皮 10g，连翘 10g，象贝母 8g，当归 10g，川芎 6g，独活 10g，甘草 6g。每日 1 剂，水煎服。

肿块较硬者，加黄药子、三棱、莪术、露蜂房、穿山甲（代）加强活血软坚之力；胸胁胀痛加柴胡、郁金、延胡索加强理气开郁止痛之力。

2. 气滞血瘀证

证候：颈前肿物坚硬如石，固定不移，胸闷气憋，呼吸、吞咽困难，颈部刺痛，入夜尤甚，舌质紫暗或有瘀斑，苔薄白，脉弦涩。

治法：理气化痰，行瘀散结。

方药：通气散坚丸（《中西医肿瘤诊疗大全》）加减。当归 15g，川芎 10g，白术 10g，海藻 15g，丹参 30g，白英 20g，胆南星 10g，穿山甲（代）10g，夏枯草 20g，干蟾皮 3g，龙葵 30g。每日 1 剂，水煎服。

气郁化火，症见心烦易怒，口干口苦者，加牡丹皮、山栀子以清肝泻火；瘀血不去，新血不生，而致血虚，症见头晕目眩者，加鸡血藤、枸杞子、龙眼肉以活血养血。

3. 毒热蕴结证

证候：颈部肿块凹凸不平，发展迅速，灼热作痛，连及头颈，声音嘶哑，呼吸、吞咽不适咳吐黄痰，大便干结，小便短赤，舌质绛，苔黄燥，脉弦数。

治法：清热解毒，散结消瘿。

方药：清肝芦荟丸（《中西医肿瘤诊疗大全》）。黛蛤散 30g，芦荟 10g，青皮 10g，牙皂 10g，草河车 20g，山豆根 6g，鱼腥草 20g，白花蛇舌草 20g，瓜蒌 20g，天花粉 20g，野菊花 20g。每日 1～2 剂，水煎服。

毒热炽盛，大便干结不通者，加桃仁、玄参、何首乌润肠通便；火毒伤阴，症见口干多饮，小便短赤者，加墨旱莲、石斛、沙参、麦冬。

4. 心肾阴虚证

证候：颈部肿块，伴有局部疼痛，心悸气短，全身乏力，自汗盗汗，精神萎靡，头晕目眩，腰膝酸软，舌质暗淡，苔薄，脉沉细。

治法：养心益肾，化痰散结。

方药：生脉散（《备急千金要方》）合二至丸（《医方集解》）加味。党参 15g，麦冬 10g，五味子 10g，黄精 15g，黄芪 20g，女贞子 20g，墨旱莲 10g，煅牡蛎 15g，仙灵脾 10g，海藻 10g，黄药子 10g，山慈菇 15g。每日 2 剂，早晚各服 1 剂，水煎服。

阴虚明显，口干口渴，苔少者，加玉竹、鲜墨旱莲、芦根；疼痛剧烈者，加延胡索、两面针、川楝子以止痛行血。

【临证备要】

1. 甲状腺癌一经病理确诊，应积极手术切除，中医辨证治疗可作为术前、术后的辅助治疗。

2. 以上仅为石瘿瘤基本证型，临床上仍应遵守辨证施治原则，辨证析机、因机定证、法随证立、方从法出。遵守"观其脉证，知犯何逆，随证治之"的个体化原则。

3. 对于早期的甲状腺结节，可积极采用中医治疗，在辨证上常为肝郁痰凝血瘀，方以四逆散合桂枝茯苓丸加减。

4. 治疗时，在辨证的基础上，要根据患者体质、病期、病程，扶正、消痰、化瘀、解毒、抗癌等多药并用，而有所偏重，且剂量也远大于常量，以期使病势得以扭转，患者生命得以延续。

【中医特色疗法】

一、针刺

1. 体针 取脾俞、胃俞、中脘、章门、气海、足三里等穴。肝胃不和加肝俞、太冲、行间；瘀血内阻加血海、膈俞、三阴交；胃热夹滞者加下脘、天枢、内庭；胃阴不足，加三阴交、太溪；脾胃阳虚，加关元、三阴交。以实证为主，用提插捻转泻法，偏于虚证者则用提插捻转补法。虚实夹杂者，用平补平泻法。

2. 耳针　取胃、神门、脾、交感、腹等穴。每次选用3~6个穴，针刺后，行中强刺激，留针20分钟，每日1次，两耳交替，亦可在以上耳穴贴压王不留行籽，2日更换1次。

3. 埋线　取梁门透关门、上脘透中脘、脾俞透胃俞，按埋线法的操作常规，3组穴位轮流使用，每次治疗间隔15日。

二、艾灸法

取中脘、气海、关元、天枢、内关等穴。常用艾条悬灸，每穴5~10分钟，或用隔物灸法，每穴行隔姜灸3~5壮，每日1次，10次为1个疗程。此外在腹部穴位行艾盒灸，此法热力颇足，艾灸范围广，灸后使腹内有明显的温热感，可每日施灸1次。此法对虚寒症状明显者，尤为适宜。

三、穴位贴敷

取神阙、天枢、上脘、中脘、足三里等穴位以健脾和胃、宽胸理气、改善食欲，每12小时更换1次，20次为1个疗程。

四、穴位注射

1. 甲氧氯普胺注射液10mg或华蟾素注射液4mL，足三里穴位注射，每日1~2次，以健脾和胃降逆，10~15日为1个疗程。

2. 黄芪注射液4mL，足三里穴位注射，每日1次，以升白益气扶正，10~15日为1个疗程。

五、中药熏洗

遵循中医理论，外治之法即内治之理，外治之药即内治之药，所异者法也。中药熏洗具有疏通经络、调和气血、化瘀通络、扶正祛邪的功能，给予双足熏洗，每日1次，20~30日为1个疗程。

【经验方及医院制剂】

一、经验方：国家名老中医郁仁存教授治疗甲状腺癌经验方

方药：板蓝根 15g，黄药子 15g，北豆根 6g，射干 9g，橘核 10g，昆布 30g，生牡蛎 15g，马勃 3g，穿山甲（代）10g，王不留行 12g，紫苏梗 9g，夏枯草 15g，草河车 15g，土贝母 10g，白药子 15g，天葵子 12g。

肝郁痰湿加柴胡、郁金、海藻、青陈皮；阴虚加生地黄、玄参、沙参、麦冬、女贞子、墨旱莲；气血双亏加炙黄芪、生晒参、茯苓、白术、当归。

二、医院制剂

1. 化积消癥胶囊

方药：白术、莪术、郁金、丹参、山慈菇、皂角刺、威灵仙、浙贝母、半枝莲、白花蛇舌草、守宫等。

功效：活血祛瘀，软坚散结，行气止痛。

主治：癥瘕积聚，或内脏肿瘤属血瘀痰结、正气尚盛者。

用法用量：口服，每日 3 次，每次 3～5 粒，或遵医嘱。

规格：0.45g。

禁忌：禁食寒凉。

批准文号：豫药制字 Z20070011。

2. 苦参护肝胶囊

方药：苦参、黄芪、党参、柴胡、茯苓、泽泻、半夏、当归、白术、川芎、附子等。

功效：疏肝理气，健脾和胃。

主治：化疗所致的药物性肝炎、放射性肝损伤等。

用法用量：口服，每日 3 次，每次 6 粒，或遵医嘱。

规格：0.3g。

禁忌：忌食生冷、油腻之品。

批准文号：豫药制字 Z05160058

3. 清金合剂

方药：苦杏仁、川贝母、地龙、桔梗、鱼腥草、黄芩、蒲公英、前胡、

橘红、桑白皮、蝉蜕等。

功效：清热化痰，宣肺止咳。

主治：用于风热犯肺所致之咳嗽、咽痒、咯痰黄或痰黏难咯者；多适用于肿瘤所致之阻塞性肺炎、放射性肺炎等。

用法用量：口服，每日 3 次，每次 40～80mL，或遵医嘱。

【其他疗法】

甲状腺癌的治疗以外科手术为主，包括原发肿瘤和颈部淋巴结转移癌的手术切除，辅以内分泌治疗；对于手术切除不彻底或有骨等远处转移者，可采用内、外照射治疗及化学药物治疗，各期均宜配合中药治疗。

【中成药辨证应用】

可酌情选用玉枢丹、十全大补丸、补中益气丸、华蟾素胶囊、复方斑蝥胶囊、芪珍胶囊、西黄胶囊、参脉注射液、参附注射液、艾迪注射液、消癌平注射液、华蟾素注射液、康艾注射液、复方苦参注射液、鸦胆子油乳注射液等。

【中医调护】

一、病情观察

1. 观察肿块的皮肤色泽、大小、硬度、活动度、有无压痛、血管怒张、声音嘶哑、吞咽困难、气短、手足抽搐等情况。

2. 术后密切观察患者生命体征的变化及伤口敷料、引流管的情况，保证引流管负压引流通畅，观察引流液的色、质、量。

二、生活起居护理

1. 病室环境清洁、舒适、安静，保持室内空气新鲜，根据患者病证性质，保持室内温湿度适宜，根据病种病情安排病室。

2. 术后患者保持口腔清洁，每日漱口 2 次，鼓励和协助患者进行深呼吸和有效咳嗽，及时排出痰液，必要时行超声雾化吸入，每日2次，以保持呼吸道通畅，促进口咽部血液循环，减轻咽部肿痛，预防感染。

三、饮食指导

1. 肝郁痰凝证　进食一些理气消瘿、化痰散结之品，如海藻、海带、当归等。

2. 气滞血瘀证　进食如山楂、桃仁、大白菜、芹菜、白萝卜、生姜、大蒜等。食疗方：白萝卜丝汤。

3. 毒热蕴结证　多食一些新鲜的水果、西瓜、米粥等；不宜吃辛辣燥热的发物，如狗肉、羊肉、大蒜，戒烟酒。

4. 心肾阴虚证　饮食以养心益肾、化痰散结为主，如梨汁、萝卜汁、藕汁、甲鱼、芦笋等。

甲状腺癌术后患者饮食宜以健脾益气为主，选用白术、党参、北黄芪、怀山药、云茯苓等食品，不宜吃海带和加碘的食盐。

甲状腺癌患者放疗时阴血损伤，饮食宜补益气血为主，选用白木耳、鲜鱼、香菇、燕窝等。

四、情志护理

1. 鼓励患者主动抒发心中的不良情绪，保持心态稳定。

2. 鼓励病友间相互交流，增强战胜疾病的信心。

3. 指导患者使用转移注意力的方法，如阅读、倾听（音乐、广播）、写作、绘画、练书法等。

4. 鼓励家属多与患者交谈，多陪伴，帮助患者树立战胜癌肿的信心，保持乐观情绪，精神畅达则生机旺盛，对甲状腺癌的康复起着积极的作用。

五、用药护理

1. 甲状腺全切除者应遵医嘱坚持服用甲状腺素制剂，以预防肿瘤复发。

2. 遵医嘱准确给药，服药的时间、温度和方法依病情而定，注意观察服药后的效果及反应，并向患者做好相关知识的宣教。

六、健康指导

1. 术前一周戒烟，预防受凉感冒，以减少呼吸道分泌物，防止术后频繁咳嗽，诱发伤口出血；指导患者练习术中头颈过伸体位，即仰卧，颈后垫以卷枕抬高 10°～20°，尽量暴露颈部 30 分钟左右，并逐渐延长时间到 1～2 小时，以耐受手术时的体位。

2. 拆线后练习颈部活动直至出院后 3 个月，防止瘢痕收缩。颈淋巴结清扫术者，在切口愈合后即应开始肩关节和颈部的功能锻炼，并随时保持患侧上肢高于健侧的体位，以防肩下垂。

3. 教会患者颈部自行体检的方法，复诊颈部、肺部和甲状腺功能等，若发现结节、肿块或异常反应要及时就诊。

4. 定期复查，一般开始时可 2～3 个月一次，病情稳定后，可半年复查一次，发现病情变化，及时就医。

【治未病原则及措施】

1. **道法自然，平衡阴阳**　中医"治未病"的根本目的在于维护阴阳平衡，守之则健，失此即病。《黄帝内经》中曾提到"阴阳者，天地之道也，万物之纲纪，变化之父母，生杀之本始，神明之府也"，这是中医理论的根本立足点。中医学非常重视天人相应、适应四时、顺乎自然的养生保健原则。这一点在《黄帝内经》中也有论述："智者之养生也，必顺四时而适寒暑，和喜怒而安居处，节阴阳而调刚柔。如是，则僻邪不至，长生久视""以自然之道，养自然之身。"

2. **精神内守，病安从来**　中医养生"治未病"强调养心守神，不论导引还是太极拳，其关键在于收心、守神而能入静，进入一种"宠辱皆忘"的恬淡境界。中医"治未病"的根本应从"守神"做起。只要做到心情愉快、乐观豁达，气血自然调和，则大有益于健康。《黄帝内经》中就有"恬淡虚无，真气从之，精神内守，病安从来"之说。

3. **饮食调理，以资气血**　这是"治未病"的上策。《黄帝内经》曾说"阴之所生，本在五味；阴之五官，伤在五味"。食物可以致病，也可以治病。一方面饮食以适量为宜，不可饥饱不均；另一方面要合理地调节饮食品种，使人体能获取所需要的各种营养成分，不可饮食偏嗜；药食同源，一般以食养为先，高明的医生能用食物治愈疾病，解人忧愁，因此调摄饮食是防病祛病、延年益寿的上策，是最高水平的"治未病"之术。"药王"孙思邈在《备急千金要方》中专设食疗篇，说"食能排邪而安脏腑，悦神爽志以资气血，若能用食平疴，释情遣疾者，可谓良工"。

4. 强身健体，动静相宜 平时经常进行体育运动，可以促进血脉流通，气机调畅，从而增强体质，预防疾病的发生。《吕氏春秋》认为："凡人三百六十节、九窍、五脏、六腑、肌肤，欲其比也：血脉，欲其通也；筋骨，欲其固也；心志，欲其和也；精气，欲其行也。若此，则病无所居，而恶无所由生也。病之留，恶之生也，精气郁也。"也就是说，人的精气血脉以通利流畅为贵，如果郁而不畅，各种疾病就会因此产生；包括适当的运动，脑力、体力劳动以及社交等。有关运动，在《黄帝内经》中有"和于术数"以及"不妄作劳"两个原则，也就是提醒人们适当地选择和运用锻炼身体的方法，要遵守常规，应考虑季节、时间、年龄、体力及有无疾病等诸多因素，做到量力而行并注意调节。

5. 增强正气，规避邪气 "气"即元气，是构成机体、维持生命活动的最基本物质，是生命的原动力，具有抵御、驱除邪气，防止疾病发生，促进恢复健康的功能。正气不足是疾病发生的内在基础，邪气侵犯是疾病发生的重要条件。因此，预防疾病的发生要从内养正气、外防邪气两个方面着手。《黄帝内经》有"邪气发病"一说，因此要想防止疾病发生，就必须规避邪气。措施是顺四时避六淫。

6. 早期诊治，防病传变 疾病发生后，各有自己的传变规律，应该根据其规律采取阻截措施。《黄帝内经》指出，外邪侵犯机体具有由表及里、由浅入深的发展趋势，因而主张治浅治轻。《黄帝内经》中"定其血气，各守其乡"的原则，其宗旨就是防止疾病传变。实际上，临床上对一切疾病的治疗，都是越早越好，《黄帝内经》有"上工求其萌芽"的说法，同时《黄帝内经》也告诫人们"病久则传化，上下不并，良医弗为"，提醒人们有病要尽早治疗。

（周口市中医院肿瘤科：张跃强，张倩倩，胡卫东，张俊杰，刘安家，陈泽慧，贾磊，周小敏）

乳腺癌

乳腺恶性肿瘤属中医"乳岩"的范畴，发病原因较为复杂，中医认为主要是由于冲任失调、忧郁伤肝、思虑伤脾、肝气郁结致肝肾阴虚，毒聚为痰浊滞结，瘀毒郁积，聚结成块。临床以乳房无痛性肿块、乳头溢液、乳头内陷、糜烂等为主要表现的一类病证。其病位在乳房，与肝、胆、脾、胃、肾关系密切。

【病因病机】

1. 正虚邪犯 正虚邪犯，乳络空虚，风寒之邪乘虚而入，经络阻滞，致气滞血瘀，聚于乳中而结块。《诸病源候论·妇人杂病诸候·石痈候》曰："有下于乳者，其经虚，为风寒气客之，则血涩结成痈肿，但结核如石，谓之石痈。"本虚是发病之根本。

2. 冲任失调 中医认为"冲为血海、任主胞胎"。冲任之脉起于气街（胞内），与胃经相连，循经上入乳房，隶属于肝肾。《外科正宗》谓："忧郁伤肝，思虑伤脾，积想在心，所愿不得者，致经络宿涩，聚结成核。"清代《张氏医通》谓："乳岩属肝脾二经久郁，气血亏损。"肝气郁结致肝肾阴虚，冲任失调，气滞血凝，结聚于乳。

3. 情志内伤 七情内伤，气血紊乱，经络瘀涩，结滞乳中。明代《医学正传》谓："此症多生于忧郁积忿中年妇女。"元代《格致余论》谓："若不得志于夫，不得于舅姑，忧怒抑郁，朝夕积累，脾气消阻，肝气积逆，遂成隐核……名曰乳岩。"清代《医碥》谓："女子心性偏执善怒者，则发而为痈，沉郁者则渐而成岩。"

4. 邪毒蕴结 风寒湿邪、饮食积滞、气郁痰浊，积久化火，成毒生瘀，结于乳中坚核。《诸病源候论》谓："有下于乳者，其经虚，为风寒气客之，则血涩结……无大热，但结核结石。"明《景岳全书》曰："乳岩，肿痛热甚热毒有余者，宜以连翘金贝煎先治之。"由于足阳明胃经行贯乳中，如脾虚纳差，运化失司，则乳汁减少；过食厚味，可生乳痛或乳内结块。

中医经络学说认为乳头属足厥阴肝经，乳房属足阳明胃经，外属足少阳胆经。其病机特点是内虚与毒聚并存，内虚是冲任失调、忧郁伤肝、思虑伤脾、肝气郁结致肝肾阴虚，毒聚为痰浊凝结、瘀毒郁积、聚结成块。

【诊断要点】

1. 典型症状及体征

（1）乳房肿块：是乳腺癌最典型的症状，常常是乳腺癌的首发症状。表现为乳房触及较硬、形状不规则、边缘不清楚的肿块，大多不伴有疼痛，少数可能出现疼痛。

（2）乳头溢液：是乳腺癌常见的症状，表现为乳头自发地流出或可以挤出颜色清亮甚至有血的液体。

（3）乳头回缩：表现为乳头向内缩回。

（4）乳房疼痛：可能出现乳房的疼痛，可能有一种拉扯感。

（5）皮肤改变：可表现为局部皮肤凹陷，形成类似于酒窝的样子，称为"酒窝征"；或皮肤表面破溃形成溃疡；皮肤表面也可能出现橘子皮一样的改变，称为"橘皮征"；甚至可能在乳房肿块周围皮肤形成多个散在分布的硬结，常为乳腺癌晚期的表现。

（6）乳头乳晕区域皮肤改变：是湿疹样乳腺癌（属于乳腺癌的一种，以乳房皮肤湿疹为典型表现）的常见症状。乳头乳晕区域的皮肤可能出现湿疹、皮肤变红、粗糙、有烧灼感，甚至有脱屑、结痂等。

（7）其他部位肿块：可能在腋窝、锁骨上下摸到肿物。

2. 诊断标准　具备以下 3 项者即可确诊。对于肿块较小，经病理证实无淋巴结转移，且影像学无远处转移，即为乳岩早期。

（1）临床表现：早期多无明显自觉症状，常常是无意中发现患乳内有单发的小肿块，坚硬如石，凹凸不平，与周围分界不清，不红、不热、不痛，渐渐增大，可肿如堆粟，或似覆碗；随着病灶向四周扩展，可引起乳房外形的改变，因"皮核相亲"，可使肿块表面的皮肤凹陷，乳房抬高，乳头内缩。肿块接近皮肤时，可影响血液回流，导致局部水肿，毛孔深陷，状如橘皮；晚期局部溃烂，边缘不整，或深如岩穴，或凸如泛莲，时流污浊血水，痛无休止；当侵及胸部肌肉时，则肿块固定于胸壁而不易被推动；当病变发生转移时，可在患侧腋窝、锁骨下、锁骨上摸到肿块，坚硬如石，凹凸不平。

（2）影像学诊断：包括乳腺超声、钼靶及磁共振等有典型的影像学表现。

（3）细胞学、病理学诊断：可采取乳头溢液、糜烂部位刮片或印片、细针吸取活检涂片进行细胞学检查。活组织取材的病理学检查方法可明确诊断。

（4）本病应注意与乳癖、乳核相鉴别。

【辨证论治】

1. 冲任失调证

证候：乳房内肿块，质地硬韧，粘连，表面不光滑，五心烦热，午后潮热，盗汗，口干，腰膝酸软，兼有月经不调，舌质红，苔少有裂纹，脉细或数无力。

治法：调理冲任，滋阴软坚。

方药：知柏地黄汤加减。熟地黄 24g，山茱萸 12g，知母 12g，怀山药 30g，鳖甲 12g，土贝母 10g，白花蛇舌草 30g，山慈菇 15g，蛇六谷 15g，莪术 6g，蜂房 6g，牛膝 10g。

2. 肝郁气滞证

证候：乳房结块，皮色不变，两胁胀痛，或经前乳房作胀，经来不畅，郁闷寡言，心烦易怒，口苦咽干，舌苔薄白或微黄，或舌边瘀点，脉弦或弦滑。

治法：疏肝理气，化痰散结。

方药：逍遥散加减。柴胡 10g，川楝子 15g，当归 15g，白芍 15g，白术 15g，茯苓 20g，瓜蒌 15g，夏枯草 15g，浙贝母 15g，山慈菇 15g，郁金 10g，甘草 6g。

3. 湿毒蕴结证

证候：乳房结块迅速增肿大，隐隐作痛，或结肿溃破，甚则溃烂翻花，流水臭秽，痛引胸胁，烦热眠差，口干苦，大便干结，苔薄白或厚腻，舌质红，脉弦数或滑数。

治法：清热解毒，化瘀消肿。

方药：五味消毒饮加减。金银花 30g，蒲公英 15g，紫花地丁 15g，紫背天葵 15g，桃仁 10g，红花 10g，露蜂房 6g，皂角刺 10g。

4. 气血两虚证

证候：乳中结块，与胸壁粘连，推之不动，乳房遍生疙瘩，头晕目眩，神疲气短。舌苔少，舌质淡或淡胖，脉虚弱。

治法：健脾益气，化痰软坚。

方药：人参养荣汤加减。黄芪 20g，人参 30g，白术 15g，茯苓 15g，熟地黄 15g，当归 15g，川芎 10g，远志 10g，陈皮 10g，白芍 15g，炙甘草 6g。

5. 临床辨证加减用药

（1）失眠：加酸枣仁、柏子仁、夜交藤养心安神；盗汗者，加煅龙牡、浮小麦收敛止汗。

（2）火盛便秘：加牡丹皮、山栀子、大黄等清泻肝胆；乳房胀痛明显者，加王不留行化瘀止痛。

（3）湿毒蕴结：火结便秘者，加大黄、厚朴、枳实等通腑泻热；热入营血可加牡丹皮、生地黄、赤芍；晚期乳癌见消瘦乏力，面色不华，脉虚数者，可加黄芪、白术、当归。

（4）气血两虚：若气虚卫表不固，自汗，易感冒者，重用黄芪，加防风、浮小麦益气固表止汗；脾虚湿盛便溏者，当归减量，加薏苡仁、炒扁豆健脾祛湿。

【临证备要】

1. 以上仅为乳癌基本证型，临床上仍应遵守辨证施治原则，辨证析机，因机定证，法随证立，方从法出；遵守"观其脉证、知犯何逆，随证治之"的个体化原则。

2. 就诊于中医的患者，多属中晚期，病情错综复杂，故轻淡之剂多难奏效，也不宜固守一方一药。

3. 治疗时，在辨证的基础上，要根据患者体质、病期、病程，扶正、消痰、化瘀、解毒、抗癌等多药并用，而有所偏重，且剂量也远大于常量，以期使病势得以扭转，患者生命得以延续。

【中医特色疗法】

一、针刺

1. 体针 膻中、三阴交、丰隆、中脘、气海、足三里等穴。冲任失调加肝俞、肾俞、关元；肝郁气滞加肝俞、太冲；热毒蕴结加内庭、行间点刺放血；气血两虚加灸脾俞、膈俞、足三里；以实证为主，用提插捻转泻法，而偏于虚证者则用提插捻转补法。虚实夹杂者，用平补平泻法。

2. 耳针 取穴胃、神门、脾、交感等，每次选用3～6个穴，针刺后，行中强刺激，留针20分钟，每日1次，两耳交替，亦可在以上耳穴贴压王不留行籽，2日更换1次。

二、艾灸法

取穴中脘、气海、关元、天枢、内关。常用艾条悬灸，每穴5～10分钟，或用隔物灸法，每穴行隔姜灸3～5壮，每日1次，10次为1个疗程。此外在腹部穴位行艾盒灸，此法热力颇足，艾灸范围广，灸后使腹内有明显的温热感，可每日施灸1次。此法对虚寒症状明显者，尤为适宜。

三、穴位贴敷

取穴神阙、天枢、上脘、中脘、足三里等穴位以健脾和胃、宽胸理气、改善食欲，每12小时更换1次，20次为1个疗程。

1. 温中膏

方药：附子30g，肉桂15g，炮姜15g，小茴香15g，丁香15g，木香15g，吴茱萸15g，香附15g，姜半夏12g，陈皮12g，炙甘草9g。

功效：温中散寒，和胃降逆。

制法：上药共研细末，用姜汁调和成软膏备用。

用法：先用冰片或麝香少许置于脐孔，将铜钱大小的药丸敷于上面，外加胶布固定，每日换药1次，10日为1个疗程。

主治：化疗所致之恶心呕吐，症见恶心呕吐、干呕、纳差、食少便溏，畏寒肢冷，舌质淡胖，边有齿痕，苔滑，脉沉细或细弱无力。

2. 逐水膏

方药：甘遂、大戟、芫花各等分。

制法：上药共研细末，用醋调和成软膏备用。

用法：先用冰片或麝香少许置于脐孔，将铜钱大小的药丸敷于上面，外加胶布固定，每日换药 1 次，10 日为 1 个疗程。

主治：各种恶性肿瘤所致的恶性胸腹水。

四、穴位注射

1. 维生素 B_1 注射液 100mg，双侧内关穴位注射，每日 1～2 次，以健脾和胃降逆，7 日为 1 个疗程。

2. 黄芪注射液 4mL，足三里穴位注射，每日 1 次，以升白益气扶正。7 日为 1 个疗程。

五、中药熏洗

遵循中医理论，外治之法即内治之理，外治之药即内治之药，所异者法也。中药熏洗具有疏通经络、调和气血、化瘀通络、扶正祛邪的功能，给予双足熏洗，每日 1 次，20 日为 1 个疗程。

1. 温阳足浴散

功效：温阳补气，疏筋通络。

主治：所有肿瘤患者属气血虚弱、阳气不足者。

方药：肉桂 30g，桂枝 30g，细辛 15g，吴茱萸 15g，当归 30g，赤芍 30g，干姜 30g，川芎 30g，苍术 30g，黄柏 30g，牛膝 30g，薏苡仁 30g，苦参 30g，百部 30g。

制作及用法：上药烘干研末为散装袋，每袋 60g，置入沸水中，静置数分钟，待水温降至适度，浸泡双脚 15 分钟，每日 1 次。

2. 通痹散

功效：温阳通络，活血止痛。

主治：化疗所致手足麻木，凉痛。

方药：桃仁 30g，红花 30g，制川乌 15g，细辛 15g，当归 30g，黄芪

30g，桂枝 30g，川芎 30g，赤芍 30g，鸡血藤 30g。

制作及用法：上药烘干研末为散装袋，每袋 60g，置入沸水中，静置数分钟，待水温降至适度，分别浸泡双手双脚 15 分钟，每日 1 次。

六、中药封包

对腹部穴位（上脘、中脘、下脘、关元、气海等穴位）的刺激，调节患者的胃肠功能，改善患者腹部症状，每日 1～2 次，7～15 日为 1 个疗程。药用温中平胃散，以温中健脾，调畅气机，适用于肿瘤所致腹胀不适或不通，纳差或纳呆面色萎黄，四肢乏力，便溏。

方药：制附子 30g，干姜 30g，肉桂 30g，炒苍术 30g，姜厚朴 60g，芒硝 30g，陈皮 30g，党参 30g，炙甘草 30g。

七、中医防治急症、兼症及放化疗毒副反应

1. 乳癌术后皮瓣坏死　糜烂皮肤灰白暗滞，腐肉色暗，放疗及化疗药外渗溃疡久不愈合，系局部气血瘀滞，经脉受损，复受邪热感染，在扶正祛邪辨证治疗基础上加活血化瘀、清化湿毒之品，当归 12g，桃仁 9g，红花 9g，赤芍 9g，半枝莲 15g，白花蛇舌草 30g 等。

放射后改变：放射性肺炎见胸闷气短、咳嗽痰多者，加北沙参、天冬、麦冬、玄参等；放射性皮炎（溃疡）多阴虚，酌加石斛 12g，生地黄 18g，天花粉 18g；化疗药血管外渗溃疡多瘀毒，酌加三七 9g，土茯苓 30g；溃疡创面脓腐未净，外用红油膏、九一丹；创腐脱净，创周瘀滞、紫暗，外用冲和膏、生肌散。

2. 乳腺癌术后上肢水肿　患者上肢水肿，上臂肘旁肿胀，肿甚可连及手背、手指，指间关节板滞，皮肤麻木，可致患者痛苦不堪，影响胃纳及睡眠，此系术后上臂淋巴回流受阻。亦与经络血脉瘀滞有关。加通经活络、利湿消肿之品，如桑枝、赤芍、当归、红花、益母草、桃仁、羌活、忍冬藤、茯苓皮、丝瓜络等。若因腋部淋巴肿大引起的上肢水肿，拟加化痰软坚消肿之品，如莪术、土鳖虫、桃仁、丹参、大贝母、山慈菇、夏枯草、猫爪草等，并适当配合中医按摩治疗。首先按摩淋巴水肿肢体附近的正常功能的淋巴管，以改善淋巴静脉回流，然后反复按摩水肿肢体，从远心端到近心端方向按摩。

3. 放化疗所致的消化道毒副反应 根据辨证施治的原则，可酌情选用小半夏汤合平胃散，旋覆代赭汤、半夏泻心汤、理中汤等。

4. 放化疗所致的白细胞减少

（1）督灸：是指在督脉的脊柱段上施以中药和隔姜灸，具有激发协调诸经，发挥温阳补气、调整虚实的功效，用于乳腺癌放化疗引起的白细胞、血小板减少以及晚期乳腺癌气虚阳虚者。

（2）中医膏方：升白膏、生血膏、十全大补膏、琼玉膏等。

（3）根据中医辨证可酌情选用黄芪建中汤、当归补血汤、补中益气汤、阳和汤等加减应用。

【经验方及医院制剂】

一、经验方

国家名老中医郁仁存教授治疗乳腺癌经验方

方药：夏枯草 15g，山慈菇 10g，土贝母 10g，瓜蒌 15g，紫草 15g，莪术 10g，蒲公英 15g，败酱草 15g，郁金 10g，苦参 10g，生黄芪 30g，女贞子 15g，猪苓 10g，茯苓 10g，生薏苡仁 20g，墨旱莲 15g，淫羊藿 15g，肉苁蓉 15g，炒酸枣仁 30g，焦三仙 30g。

肝郁气滞加柴胡、青皮、橘叶；冲任失调加香附、川楝子、当归、白芍、枸杞子、生山药；毒热蕴结加猫爪草、刘寄奴、蜂房、玄参、芙蓉叶。

二、医院制剂

1. 化积消癥胶囊

方药：白术、莪术、郁金、丹参、山慈菇、皂角刺、威灵仙、浙贝母、半枝莲、白花蛇舌草、守宫等。

功效：活血祛瘀，软坚散结，行气止痛。

主治：癥瘕积聚，内脏肿瘤属血瘀痰结、正气尚盛者。

用法用量：口服，每日 3 次，每次 3~5 粒，或遵医嘱。

规格：0.45g。

禁忌：禁食寒凉。

批准文号：豫药制字 Z20070011。

2. 苦参护肝胶囊

方药：苦参、黄芪、党参、柴胡、茯苓、泽泻、半夏、当归、白术、川芎、附子等。

功效：疏肝理气，健脾和胃。

主治：化疗所致的药物性肝炎、放射性肝损伤等。

用法用量：口服，每日3次，每次6粒，或遵医嘱。

规格：0.3g。

禁忌：忌食生冷、油腻之品。

批准文号：豫药制字Z05160058。

3. 清金合剂

方药：苦杏仁、川贝母、地龙、桔梗、鱼腥草、黄芩、蒲公英、前胡、橘红、桑白皮、蝉蜕等。

功效：清热化痰，宣肺止咳。

主治：用于风热犯肺所致之咳嗽、咽痒、咯痰黄或痰黏难咯者；多适用于肿瘤所致之阻塞性肺炎、放射性肺炎等。

用法用量：口服，每日3次，每次40～80mL，或遵医嘱。

规格：250mL/瓶。

禁忌：禁食辛辣。

批准文号：豫药制字Z05160067。

【其他疗法】

1. 早期患者根据疾病分期、分子分型主要以手术、（新）辅助化疗，放疗、靶向治疗及内分泌治疗为主。

2. 晚期患者综合评估后以减轻患者痛苦、延长生命为主。多采用解救化疗（联合）、靶向治疗、内分泌治疗、姑息性放疗等方案。

【中成药辨证应用】

可酌情选用华蟾素（片）胶囊、芪珍胶囊、西黄胶囊、平消胶囊、参脉注射液、参附注射液、艾迪注射液、消癌平注射液、复方苦参注射液、鸦胆子油乳注射液等。

【中医调护】

一、病情观察

1. 注意观察乳房肿块大小，皮肤色泽，皮肤温度，疼痛程度。

2. 术后观察手术部位刀口情况，引流管的引流情况和患侧上肢的功能锻炼情况。

二、生活起居护理

1. 定期对健侧乳房进行自我检查，乳房切除的患者建议佩戴义乳。

2. 适当锻炼，开展如太极拳、气功、八段锦、伸展运动等。

三、饮食护理

1. 肝郁气滞证宜食疏肝理气、化痰散结的食品，如陈皮、丝瓜、李子、海带、紫菜等。食疗方：海带汤。

2. 冲任失调证宜食调理冲任、补益肝肾的食品，如红枣、甲鱼、桑椹、黑木耳等。食疗方：红杞鲫鱼汤。

3. 湿热蕴结证宜食清热解毒、活血化瘀的食品，如莲藕、苦瓜、葡萄、柠檬、大白菜、茄子、香菇等。食疗方：菱角汤或菱角薏米粥。

4. 气血两虚证宜食益气养血、健脾补肾的食品，如龙眼肉、大枣、茯苓、山药、黑芝麻等，多食瘦肉、牛奶及蛋类等。食疗方：小米大枣粥。

恶心者，宜食促进消化、增加胃肠蠕动的食品，如用生白萝卜捣汁饮用；呕吐者，进食止呕和胃的食品，如频服姜汤（生姜汁 1 汤匙，蜂蜜 2 汤匙，加开水 3 汤匙调匀）。

化疗期间，宜食促进消化、健脾开胃、补益气血的食品，如萝卜、香菇、陈皮、菠菜、桂圆、金针菇等。禁食辛辣及油炸的食品。

放疗期间，宜食生津养阴、清凉甘润的食品，如藕汁、雪梨汁、萝卜汁、绿豆汤、冬瓜汤、竹笋、西瓜、橙子、蜂蜜、甲鱼等。

四、情志调理

1. 鼓励患者主动抒发心中的不良情绪，保持心态稳定。

2. 鼓励病友间相互交流，增强战胜疾病的信心。

3. 指导患者使用转移注意力的方法，如阅读、倾听（音乐、广播）、写作、绘画、练书法等。

4. 鼓励家属多与患者交谈，多陪伴。

五、用药护理

1. 中药与西药的服药时间应间隔 1～2 小时，宜早晚温服，观察用药后反应。

2. 中药汤剂宜温服，呕吐严重者，可将药液浓缩，少量多次频服，或以姜汁数滴滴舌后以止呕。

3. 应用化疗药物时，要注意观察用药后的不良反应。

六、健康指导

1. 注意休息，坚持锻炼，如进行散步、打太极拳等。注意患肢的旋转、后伸、轻度扩胸运动等，避免疲劳，循序渐进。

2. 定期复查，遵医嘱化疗或放疗，一般术后 6 个月复查，每个月 1 次，6 个月至 5 年内，每 3～6 个月复查 1 次；5 年后复查，每年 1 次。如有不适，随时就诊。

3. 对有生育要求的患者，术后 5 年内避免妊娠，因妊娠会使乳腺癌复发或对侧乳房发生癌肿的概率增高。

4. 教会患者自我检查乳房的方法，以便能及时发现是否有乳腺癌复发或转移的表现。

脱去上衣，在明亮的光线下，面对镜子做双侧乳房视诊：双臂下垂，观察两边乳房的弧形轮廓有无改变，是否在同一高度，乳房、乳头、乳晕皮肤有无脱皮或糜烂，乳头是否提高或回缩。

【治未病原则及措施】

1. 预防为主，防治结合 中医学从古至今都极其重视疾病的预防，早在《黄帝内经》就已有"未病先防，既病防变"思想的阐述。而西医经过大量研究后发现，乳腺癌的发生与主要危险因素密切相关，如年龄、家族史、既往乳腺病史、雌激素的影响、基因突变、电离辐射、月经史、生育哺乳史、不良精神刺激、饮食因素等。乳腺癌癌前病变患者要保持心情的舒畅，《黄帝内经》有云："恬淡虚无，真气从之，精神内守，病安从来。"起居有常，饮食有节，劳逸结合，适当进行体育锻炼，配合中医药辨证施治，从而达到防止乳腺癌癌前病变向乳腺癌转变，甚至达到逆转乳腺癌癌前病变的目的。具体防控措施如下。

（1）积极开展卫生宣传教育工作，普及防癌知识。推广女性自我乳房检查法，应在月经来潮后7～14日作检查，通过观察、触摸、按压三步自我检查双侧乳房及腋窝，如发现乳房有肿块，或乳头孔有溢液或腋窝淋巴结时，宜及早就医。定期开展防癌普查，每年1次，普查对象一般以35岁以上的妇女为宜，每年应进行一次B超检查或钼靶检查，必要时可进行乳腺MRI检查。

（2）情志调摄：中医认为情志精神与乳腺癌的发病关系密切。患者宜做到起居有常，饮食有节，虚无恬淡，精神内收，避免过分的七情过度，避免长期焦虑、紧张、抑郁、压力等负面情绪的刺激。坚持体育锻炼（如打太极拳）可以达到强身健体，预防乳腺癌发生的效果。

（3）对高危人群的中医药干预：可服用中药柴胡疏肝散、逍遥丸、小金丸等疏肝解郁，化痰散结，软坚散结，预防癌前病变。

（4）积极在肿瘤治疗的各个阶段应用中医药进行干预治疗：中医药联合手术、放化疗、靶向治疗可以达到抑制肿瘤细胞增殖、稳定肿瘤生长、减毒增效改善症状、预防肿瘤复发转移、提高生活质量的作用。

2. 重视局部治疗和全身治疗相结合 局部治疗以祛腐生肌、解毒散结为主，全身治疗根据病位、病性、分期辨证治疗，早期以祛邪为主，中期祛邪扶正兼顾，晚期则以顾护正气为主，兼以祛邪。

（周口市中医院肿瘤科：张跃强，张倩倩，胡卫东，张俊杰，刘安家，陈泽慧，贾磊，周小敏）

卵巢癌

卵巢癌是指发生于卵巢组织的恶性肿瘤。在中医古籍中，卵巢癌属于"癥瘕""积聚""肠覃"等范畴。卵巢癌的病因病机，不外为内、外之因共同作用，外因多为六淫不时之气及毒邪内侵；内因常因情志变化致冲任、脏腑气血功能失调，邪毒内生。总之，卵巢癌的发生与冲任及脏腑气血功能失调有关，其病位在卵巢。

【病因病机】

1. 气滞血瘀 情志不节，多怒久郁，气机不畅，或感受外邪，如寒邪致癖等，《灵枢·水胀》云："寒气客于肠外，与卫气相搏，气不得营，因有所系，癖而内生，恶气乃起，息肉乃生。"或久病不愈，脏腑之气虚弱，则气机不畅；若气塞不通，血壅不流，日久必有血瘀，气滞血瘀，蕴结于冲任，积久成癥。

2. 痰湿内阻 元代朱丹溪提出，肿瘤的发生与痰有关，"痰之为物，随气升降，无处不至……凡有块者，多为痰也"，如寒温失调、饮食不节、情志久郁，均可损伤脾胃功能，致水湿不运，聚而生痰，痰阻冲任，日久生积。

3. 热毒内结 情志抑郁，郁而化火；或感受外来毒热之邪，毒热夹气、夹血，久之气、血、瘀、毒、热等蕴结冲任而生癥疾。

4. 脏腑经脉失调 张景岳云："凡脾肾不足及虚弱失调之人，多有积聚之病。"此为脾虚致病。《素问·骨空论》云："任脉为病……女子带下瘕聚。"此为任脉失调致病。

总之，气滞血瘀为基本病机，外感邪毒、寒温失调、内伤饮食、情志抑郁为致病因素，脏腑经脉气血阴阳失调、正气虚损则是致病基础，在疾病早期多以实证居多，中期虚实夹杂，晚期多以虚证为主，本病发生与肝脾（胃）肾诸脏腑关系密切。

【诊断要点】

1. 临床表现 卵巢癌早期可无明显临床表现，常发生于 40—60 岁的女性。临床在绝经期前后，出现不明原因的胃肠道症状、消瘦、下腹疼痛或不适、腹部包块、不规则阴道出血等，应引起重视。体检时触及盆腔不规则包块，呈实性或囊性，且相对固定时，应怀疑卵巢癌的可能，应进一步检查。

2. 辅助检查

（1）细胞学检查可结合病情采用不同方法取材检查。常用的方法有以下几项。

①阴道后穹隆吸液涂片检查：阳性率仅为 3% 左右，检查方便，可重复，无损伤，如能排除子宫、输卵管癌，则可成为卵巢恶性肿瘤诊断的指标之一。

②子宫直肠窝穿刺吸液或冲洗液检查：无炎症、粘连、瘢痕者可进行。

③腹水检查：可经腹壁或经阴道后穹隆穿刺取液，取腹水 200mL 送检，癌细胞发现率可达 93%。如出现间皮细胞、砂粒体或黏液卡红染色阳性，亦为恶性肿瘤的特征。

④纯化腹水脱落细胞学检查：用 20pm 尼龙网孔滤器，滤去腹水中的单一细胞与小细胞，留取大细胞块，用免疫细胞化学分析，癌细胞阳性率可达 90.6%～97.5%。

⑤组织细胞学检查：肿瘤贴近腹壁或阴道前或后穹隆部者，可用细针穿刺抽吸肿瘤组织液体进行病理细胞学或组织学检查，诊断正确率高达 85%～90%。

（2）肿瘤标志物检查：糖类抗原 CA125、人绒毛膜促性腺激素（hCG）测定、癌胚抗原 CEA。

（3）影像检查：如 B 超、CT、磁共振 MRI。

（4）组织学病理诊断：是卵巢癌明确诊断的唯一标准。剖腹探查手术和腹腔镜下手术是明确诊断和治疗的主要方法。腹水细胞学、影像学和肿瘤标志物都不能作为明确诊断的依据，明确诊断需靠组织病理学。

3. 鉴别 本病应注意与盆腹腔结核、盆腔炎性包块、卵巢转移性癌相鉴别。

【辨证论治】

1. 气滞血瘀证

证候：少腹包块，坚硬固定，腹胀痛或刺痛，夜晚痛甚，面色无华，肌肤甲错，形体消瘦，舌质紫暗有瘀斑、瘀点，脉细涩或弦细。

治法：行气活血，软坚消癥。

方药：蓬莪术散（《太平圣惠方》）加减。当归 15g，枳壳 15g，桃仁 15g，鳖甲 15g，桂心 10g，三棱 10g，木香 10g，柴胡 10g，琥珀 10g，生大黄 10g，赤芍 9g，槟榔 3～4 片，莪术 12g。

腹胀痛重者，加川楝子 10g，延胡索 10g，水红花子 15g；血虚阴伤者，加三七 9g，党参 15g，何首乌 20g，熟地黄 15g；腹胀、腹大如鼓者，加大腹皮 12g，川楝子 9g，车前草 20g。

2. 痰湿凝聚证

证候：少腹胀满膨隆，或可触及包块，口渴少饮，面虚浮肿，身倦无力，溲黄便干，舌质暗淡或红，舌苔白腻，脉滑。

治法：健脾利湿，化痰软坚。

方药：导痰汤（《济生方》）加减。党参 20g，茯苓 15g，枳壳 15g，三棱 15g，莪术 15g，陈皮 10g，胆南星 10g，生半夏 9g，苍术 12g，香附 6g，生姜 3 片。

少腹包块坚硬者加鳖甲 15g，穿山甲（代）15g，乳香 6g，没药 6g，山慈菇 10g，夏枯草 15g；身倦乏力重者，加白术 15g，黄芪 15g；大便干硬秘结者，加生大黄 10g，麻子仁 15g，白芍 15g。

3. 湿热毒结证

证候：身重困倦，腹胀满有块，少腹疼痛较剧，口干苦不欲饮，大便干燥，尿黄灼热，五色带下，舌质暗，苔厚腻或黄腻，脉弦滑或滑数。

治法：清热利湿，解毒散结。

方药：自拟除湿解毒散结汤。败酱草 15g，鳖甲 15g，川楝子 15g，龙葵 10g，车前草 12g，瞿麦 12g，黄芩 12g，白花蛇舌草 20g，半枝莲 20g，蒲公英 20g，大腹皮 12g。

毒热盛者加金银花、半边莲各 15g，白花蛇舌草、蒲公英各加至 30g；腹水者加茯苓 20g，猪苓 25g，泽泻 15g。

4. 气血亏虚证

证候：腹痛绵绵，或有少腹包块，伴消瘦乏力，面白神倦，心悸气短，动则汗出，纳果，口干不多饮，舌质淡红，脉沉细弱，虚大无根。

治法：补气养血，滋补肝肾。

方药：人参养荣汤（《局方》）加减。人参 15g，川芎 15g，白术 15g，黄芪 20g，白芍 20g，熟地黄 10g，陈皮 10g，五味子 10g，茯苓 10g，远志 10g，甘草 5g，大枣 30g。

食少纳呆者加焦山楂 15g，炒麦芽 15g；阴道出血不止者减川芎，加三七 15g，阿胶 15g。

【中医特色疗法】

一、针灸疗法

1. 体针　取脾俞、胃俞、中脘、章门、气海、足三里等穴。肝胃不和加肝俞、太冲、行间；瘀血内阻加血海、膈俞、三阴交；胃热夹滞者加下脘、天枢、内庭；胃阴不足，加三阴交、太溪；脾胃阳虚，加关元、三阴交。以实证为主，用提插捻转泻法，而偏于虚证者则用提插捻转补法，虚实夹杂者用平补平泻法。

2. 耳针　取穴胃、神门、脾、交感、腹等。每次选用 3～6 个穴，针刺后，行中强刺激，留针 20 分钟，每日 1 次，两耳交替，亦可在以上耳穴贴压王不留行籽，2 日更换 1 次。

3. 埋线　取穴梁门透关门、上脘透中脘、脾俞透胃俞。按埋线法的操作常规，三组穴位轮流使用，每次治疗间隔 15 日。

二、艾灸法

取穴中脘、气海、关元、天枢、内关。常用艾条悬灸，每穴 5～10 分钟，或用隔物灸法，每穴行隔姜灸 3～5 壮，每日 1 次，10 次为 1 个疗程。此外在腹部穴位行艾盒灸，此法热力颇足，艾灸范围广，灸后使腹内有明显的温热感，可每日施灸 1 次。此法对虚寒症状明显者尤为适宜。

三、穴位贴敷

取神阙、天枢、上脘、中脘、足三里等穴位以健脾和胃、宽胸理气、改善食欲，每 12 小时更换 1 次，20 次为 1 个疗程。

1. 温中膏

方药：附子 30g，肉桂 15g，炮姜 15g，小茴香 15g，丁香 15g，木香 15g，吴茱萸 15g，香附 15g，姜半夏 12g，陈皮 12g，炙甘草 9g。

功效：温中散寒，和胃降逆。

制法：上药共研细末，用姜汁调和成软膏备用。

用法：先用冰片或麝香少许置于脐孔，将铜钱大小的药丸敷于上面，外加胶布固定，每日换药 1 次，10 日为 1 个疗程。

主治：化疗所致之恶心呕吐。见恶心呕吐、干呕、纳差、食少便溏，畏寒肢冷，舌质淡胖，边有齿痕，苔滑，脉沉细或细弱无力。

2. 逐水膏

方药：甘遂、大戟、芫花各等分。

制法：上药共研细末，用醋调和成软膏备用。

用法：先用冰片或麝香少许置于脐孔，将铜钱大小的药丸敷于上面，外加胶布固定，每日换药 1 次，10 日为 1 个疗程。

主治：各种恶性肿瘤所致的恶性胸腹水。

四、中药熏洗治疗

遵循中医理论，外治之法即内治之理，外治之药即内治之药，所异者法也。中药熏洗具有疏通经络、调和气血、化瘀通络、扶正祛邪的功能，给予双足熏洗，每日 1 次，20 日为 1 个疗程。

1. 温阳足浴散

功效：温阳补气，疏筋通络。

主治：所有肿瘤患者属气血虚弱、阳气不足者。

方药：肉桂 30g，桂枝 30g，细辛 15g，吴茱萸 15g，当归 30g，赤芍 30g，干姜 30g，川芎 30g，苍术 30g，黄柏 30g，牛膝 30g，薏苡仁 30g，苦参 30g，百部 30g。

制作及用法：上药烘干研末为散装袋，每袋 60g，置入沸水中，静置数分钟，待水温降至适度，浸泡双脚 15 分钟，每日 1 次。

2. 通痹散

功效：温阳通络，活血止痛。

主治：化疗所致手足麻木，凉痛。

方药：桃仁 30g，红花 30g，制川乌 15g，细辛 15g，当归 30g，黄芪 30g，桂枝 30g，川芎 30g，赤芍 30g，鸡血藤 30g。

制作及用法：上药烘干研末为散装袋，每袋 60g，置入沸水中，静置数分钟，待水温降至适度，分别浸泡双手双脚 15 分钟，每日 1 次。

五、埋针

取穴足三里、内关、膈俞、血海，以调和阴阳，增强体质，每日 1 次，20 日为 1 个疗程。

六、中药封包

对腹部穴位（足三里、关元、气海、中脘等穴位）进行刺激，可调节患者的脏腑功能，改善患者症状，每次 3～5 穴，7～15 日为 1 个疗程。

七、推拿疗法

推拿背部俞穴，可以减轻胸背部的癌性疼痛，揉按合谷、足三里、涌泉可以扶正固本，启膈降逆。

八、穴位注射

甲氧氯普胺注射液 10mg 或者华蟾素注射液 4mL，足三里穴位注射，每日 1～2 次，以健脾和胃降逆，7 日为 1 个疗程；黄芪注射液 4mL，足三里穴位注射，每日 1 次，以升白益气扶正，7 日为 1 个疗程。

九、中医防治化疗毒副反应（化疗所致的白细胞减少）

1. 督灸 是指在督脉的脊柱段上施以中药和隔姜灸，具有激发协调诸经、发挥温阳补气、调整虚实的功效，用于卵巢癌化疗引起的白细胞、血小板减少。

2. 中医膏方 升白膏、生血膏、十全大补膏、琼玉膏等。

3. 其他 根据中医辨证可酌情选用黄芪建中汤、当归补血汤、补中益气汤、阳和汤等加减应用。

【其他疗法】

1. 手术治疗 手术在卵巢恶性肿瘤的初始治疗中有重要意义，手术目的包括切除肿瘤、明确诊断、准确分期、判断预后和指导治疗。

2. 化疗 化疗是卵巢上皮癌治疗的主要手段，在卵巢癌的辅助治疗、复发治疗中占有重要的地位。

3. 放疗 目前放疗仅用于部分复发卵巢癌的姑息治疗。对于肿瘤局部，例如仅有腹膜后或纵隔淋巴结转移，但手术难以切除，且化疗效果不佳，可考虑调强放射治疗。

4. 靶向药物和抗血管生成药物 二磷酸腺苷核糖多聚酶（PARP）抑制剂，如奥拉帕利、尼拉帕尼和路卡帕尼，贝伐珠单抗。

【中成药辨证应用】

1. 中成药 可酌情选用玉枢丹、十全大补丸、补中益气丸、华蟾素胶囊、复方斑蝥胶囊、芪珍胶囊、西黄胶囊等。

2. 中药针剂 参脉注射液、参附注射液、艾迪注射液、消癌平注射液、华蟾素注射液、康艾注射液、复方苦参注射液、鸦胆子油乳注射液等。

【饮食调护】

一、病情观察

1. 观察患者腹痛、腹胀情况。

2. 伴有腹水的患者要测量患者的腹围。

3. 化疗期间严密观察有无过敏反应、厌食、恶心、呕吐、腹泻、便秘、脱发以及白细胞降低引起的感染等。

4. 放疗期间观察患者照射野皮肤有无放射性皮肤反应、放射性膀胱炎、放射性肠炎以及血象情况。

5. 动态观察患者的情绪变化，以防意外发生。

二、生活起居护理

1. 注意起居有常，病室环境温湿度适宜，适当运动，不能过劳，保持体力，饮食应营养丰富，注意随天气变化增减衣服。

2. 适当的性生活对身心健康有益，过度则对患者有害。但是，在化疗期间及手术后不能进行性生活，要待身体状态基本恢复后，方可开始。

3. 晚期患者应避免性生活。

三、饮食护理

1. 气滞血瘀 进食行气活血、化瘀消积的食品，如柑橘、山楂粥、木耳、月季花、玫瑰花等。食疗方：郁金、甘草、绿茶、蜂蜜等加水同煮，每日1剂，少量多饮。

2. 痰湿凝聚 可用化痰利湿、降逆止呕散口服及足浴，遵医嘱用降逆止呕散，生姜汁调匀，神阙穴位贴敷，选取薏苡仁30g与粳米煮粥服用。

3. 湿热毒结 进食清热利胆、泻火解毒的食品，如藕汁、山楂、枸杞、新鲜蔬菜等，食疗方：鲤鱼赤小豆冬瓜汤。

4. 气血亏虚 既要注意适当补充营养、热量，给高蛋白、高维生素食物，又要调理脾胃功能，振奋胃气，恢复化血之源，强化后天之本。食物选择，如牛奶、鸡蛋，多食用新鲜蔬菜、水果，补充蛋白质和多种维生素，忌食母猪肉。

恶心者，宜食促进消化、增加胃肠蠕动的食品，如生白萝卜捣汁饮用；呕吐者，进食止呕和胃的食品，如频服姜汤（生姜汁1汤匙，蜂蜜2汤匙，加开水3汤匙调匀）。

化疗期间，宜食促进消化、健脾开胃、补益气血的食品，如萝卜、香菇、陈皮、菠菜、桂圆、金针菇等禁食辛辣及油炸的食品。

放疗期间，宜食生津养阴、清凉甘润的食品，如藕汁、雪梨汁、萝卜汁、绿豆汤、冬瓜汤、竹笋、西瓜、橙子、蜂蜜、甲鱼等。

四、情志护理

1. 保持健康的心理状态和乐观的情绪，有利于正常内分泌的调节活动，有助于提高卵巢癌疗效。

2. 鼓励病友间相互交流，增强战胜疾病的信心。

3. 指导患者使用转移注意力的方法，如阅读、倾听（音乐、广播）、写作、绘画、练书法等。

4. 鼓励家属多与患者交谈，多陪伴，纠正悲观失望、消极等心理状态，启发激励患者树立战胜疾病的信心。

五、用药护理

1. 中药与西药的服药时间应间隔 1～2 小时，宜早晚温服，观察用药后反应。

2. 中药汤剂宜温服，呕吐严重者，可将药液浓缩，少量多次频服，或以姜汁数滴滴舌后以止呕。

3. 应用化疗药物时，要注意观察用药后的不良反应。

六、健康指导

1. 日常生活中尽可能避免高胆固醇饮食；食用富含蛋白和维生素 A 的食物，多食新鲜的蔬菜水果、杂粮等。

2. 起居有时，适当进行锻炼，如做气功锻炼，调整身心。

3. 注意个人卫生，特别是会阴部的清洁，预防感染。

4. 定期复查，如有异常，及时来院就诊。

【治未病原则及措施】

1. 生活调理　注意起居有时，生活环境适宜，适当运动，不能过劳。尤其在长期的治疗中，应注意休息，保持体力，饮食应营养丰富，注意随天气变化增减衣服，避免被细菌、病毒等感染。

2. 饮食调理　卵巢癌患者的饮食调理是非常重要的。手术治疗后，临床多见气血两虚，脾阳不振，既有营养物质缺乏，又有机体功能障碍。因而在饮食调治上，既要注意适当补充营养、热量，给予高蛋白、高维生素食物，又要调理脾胃功能，振奋胃气，恢复化血之源，强化后天之本。食物选择方面除了牛奶、鸡蛋，一般患者要多食用新鲜蔬菜、水果，补充蛋白质和多种维生素，忌食母猪肉，常用的还有药膳调理。

（1）长春肉：长春花 50g，猪肉 200g，油、盐、葱、姜、蒜、胡椒粉、味精各适量。猪肉洗净切块，长春花（布包）加水适量，煎煮取汁。炒锅烧热，入油少许，下猪肉爆炒，加酱油、葱、姜、胡椒粉，对入长春花汁，煮至肉熟时加盐、味精。每日 1 次，佐餐食用。此方载于《饮食防癌手册》，适用于卵巢癌的辅助治疗。

（2）葵花楂肉：葵花托盘 60g，山楂 30g，鱼肉 60g，调料适量。三味洗净，葵花托盘切块，鱼肉切片。先用水煮葵花托盘，去渣取汁。用此汁煮山楂和鱼肉，烂熟时加调料即成。每日 1 剂，食肉喝汤。此方载于《肿瘤康复指南》，适用于卵巢癌术后辅助治疗。

（3）葵花肉：向阳葵花托盘 2 只，枸杞子 30 粒，核桃肉 10 枚，猪肉 30g，调料适量。诸味洗净，猪肉切片。将枸杞子、核桃肉、猪肉（切片）摆放于葵花托盘上，加调料，入蒸锅蒸熟。每日 1 次，连汤食用。此方载于《乾坤一草医》，适用于卵巢癌腰膝痿软者。

（4）马兰头炒石耳：马兰头 60g，石耳 10g，鸡丝 30g，火腿丝 30g，食油、味精、盐、姜丝适量。诸味洗净，炒锅加食油烧热，先下鸡丝、火腿丝、姜丝略炒，加马兰头、石耳翻炒，加味精、盐，拌匀即成。此方载于《抗癌食谱》，适用于卵巢癌身热出血者。

（5）香椿鱼丝：香椿 50g，鱼肉 60g，食油、味精、盐、酱油、淀粉、料酒。鱼肉洗净切丝，香椿洗净切段。炒锅倒入食油烧热，将鱼肉下锅中翻炒，加香椿、料酒、酱油、盐、味精，用水淀粉勾芡，淋上熟植物油，翻炒即成。每日 1 次，连服 7 日。此方载于《抗癌食谱》，适用于卵巢癌体虚出血者。

（6）水蛭散：生水蛭 30g，生山药 250g，红糖适量。生水蛭晒干，研细末；生山药研细末。每日 2 次，每次用山药细末 20g，冷水调匀，煮成稀粥，加红糖，送服水蛭粉 1～2g。此方载于《医学衷中参西录》，适用于卵巢癌体虚者。

3. 精神调理 保持健康的心理状态和乐观的情绪，有利于正常内分泌的调节活动，有助于提高卵巢癌疗效。实践证明，凡精神乐观，治疗信心较足，与医生配合较好的患者，疗效较佳，反之则较差。纠正悲观失望、消极等心理状态，启发激励患者树立战胜疾病的信心，会取得较好的效果。

（周口市中医院肿瘤科：张跃强，张倩倩，胡卫东，张俊杰，
刘安家，陈泽慧，贾磊，周小敏）

宫颈癌

子宫颈癌是妇女常见的恶性肿瘤,在古代文献描述中,类似于"五色带下""带下""崩漏""癥瘕"等疾病。本病的发病由脾湿、肝郁、肾虚,脏腑功能亏损,致冲任失调,督带失约而成。《黄帝内经》云:"任脉为病……女子带下瘕聚。"盖冲任失调,督脉失司,带脉不固,因而带下。因肝郁气滞,或脾虚湿盛,或肾虚不固,皆可导致本病的发生。临证时,应明辨虚实,分清脏腑,或疏肝理气,或健脾祛湿,或补肾固涩,或清利湿热,切忌犯虚虚实实之戒。

【病因病机】

1. 一般多因经行、产后,损伤冲任,血室正开,胞脉空虚,风寒湿毒乘虚而入,瘀阻于胞宫。

2. 女子以肝为先天,由于女性的生理特点等因素,容易出现情绪波动,当所愿不遂或长期忧思过度,内伤七情,肝气郁结,脾虚湿困,气滞、瘀血互结,流注下焦而致病。

3. 下元虚寒,女子年近七七,天癸将竭,阴阳失调或房事不节,多产多育,损伤肾气,以致胞脉气血运行受阻,瘀毒内结,而成恶证。

【诊断要点】

1. 临床表现 宫颈癌早期,常常无明显的症状表现,较典型的症状有阴道出血、白带增多,晚期患者因癌瘤的扩散而出现相应的症状。

(1)阴道出血:为接触性出血,多见于性生活或妇科检查以后,《景岳全书·妇人规》谓:"凡妇人交接即出血者。"出血量可多可少,早期出血量一般较少,晚期病灶较大时,可表现为出血量多,甚至大出血,年轻患者也有表现为经期延长、周期缩短、经量增多等,绝经后妇女表现为绝经后出血等。

（2）白带增多：白带呈白色或血性，稀薄似水样，也有为黏液、米泔样，味腥臭；晚期可继发感染，白带呈脓性伴恶臭。《傅青主女科》谓："带下而色黄者……其气腥秽……乃任脉之湿热也。"

2. 妇科检查　进行双合诊及三合诊检查。须包括宫颈、宫体、宫旁组织、阴道和穹隆部等部位。

（1）宫颈：光滑或呈糜烂状。癌灶也可呈菜花状、结节状，溃疡或空洞形成，宫管形癌症（宫颈腺癌）宫颈可呈桶状，但宫颈表面也可光滑或轻度糜烂，未见明显癌灶。菜花状癌组织质脆，触之易出血。表面覆盖有灰色坏死组织。

（2）宫体：一般大小正常，若癌灶侵犯子宫，宫体可能增大、固定。

（3）宫旁组织：癌肿浸润主韧带、宫骶韧带，可使其增厚，呈结节状、质硬、不规则，形成团块直达盆壁、固定。

（4）阴道和穹隆部：癌灶侵犯阴道及阴道穹隆部，检查时肉眼可见癌灶组织增厚质硬，缺乏弹性等。

3. 兼证或危重证候

（1）阴道出血：阴道出血量可多可少，血色鲜红或暗红、淡红，或紫暗，或夹有血块。出血量多时，可致虚脱，休克；长期少量出血可有贫血表现。

（2）小便失常：可为尿频、尿急、血尿等，因癌瘤压迫输尿管所致。严重者可导致输尿管梗阻、积水，最后导致尿毒症等。

（3）大便异常：表现为大便秘结，里急后重，黏液便血，可伴有肛门坠胀、疼痛等，因癌瘤侵犯盆腔结缔组织、压迫直肠所致。

（4）疼痛：出现骨盆疼痛、下肢疼痛并行走不利，因癌灶侵犯盆腔结缔组织、骨盆壁、压迫坐骨神经等而出现。

4. 诊断

（1）阴道细胞学检查：用"小脚板舌"取子宫颈外口鳞柱状上皮交界处1周，取材涂片，立即固定于95%乙醇内15分钟，取出后采用巴氏染色法染色，进行阴道脱落细胞检查。

（2）碘试验：当宫颈细胞涂片异常或临床为可疑癌而又无阴道镜时，借助碘试验可发现异常部位。目前，常用的碘溶液是 Lugol's 溶液或2%碘液。细胞不着色者，为碘试验阳性。

（3）阴道镜检查：主要用于检查子宫颈癌及癌前病变。阴道镜检查时主要观察血管形态、毛细血管间距、上皮表面、病变界限等，在异常部位进行定位活检即可明显提高诊断的准确性。

（4）宫颈活组织检查和宫颈管内膜刮取术：这是确诊宫颈癌及癌前病变最可靠和不可缺少的方法，一般选择宫颈外口鳞柱状上皮交界处的 3、6、9、12 点处取 4 点活检，或在碘试验、阴道镜检查下观察到的可疑部位，取活组织进行病理检查。

（5）宫颈锥切术：当宫颈刮片多次检查为阳性，而宫颈活检为阴性或活检为原位癌，临床不能排除浸润癌时，可行宫颈锥切术，以明确诊断。

（6）其他检查：根据患者具体情况，要确定宫颈癌患者的临床分期时，有时还须进行胸部 X 线检查、静脉肾盂造影、肾图、膀胱镜及直肠镜等辅助检查。

【辨证论治】

宫颈癌的辨证施治须将局部及全身症状表现进行综合分析，有机地结合起来，依据病邪盛衰，脏腑虚实来治疗。

1. 肝郁气滞证

证候：胸胁胀满，心烦易怒，少腹胀痛，口苦咽干，小便黄短，大便干结，舌苔薄，脉弦。伴有接触性出血，色鲜无块，带下色黄。病程偏于早期。

治法：疏肝理气，凉血解毒。

方药：逍遥散（《局方》）加减。柴胡 15g，当归 9g，白芍 15g，白术 15g，茯苓 25g，炙甘草 12g，牡丹皮 6g，栀子 9g。每日 1 剂，水煎服。

血色鲜红、热象明显者，可加半枝莲 30g，白花蛇舌草 30g，白茅根 30g，生地黄 20g。

2. 湿热瘀毒证

证候：带下赤白或赤色，或如米泔，气味腥臭，阴道流血量多色瘀，少腹坠痛，腰胁隐痛或刺痛，小便短赤，大便秘结，舌暗，苔黄或腻，脉弦数或滑数。本型多见于宫颈癌局部坏死溃疡、继发感染者。

治法：清热利湿，解毒化瘀。

方药：龙胆泻肝汤（《医方集解》）加减。龙胆草 9g，黄芩 12g，栀子 12g，泽泻 15g，木通 12g，车前子 12g，当归 6g，生地黄 12g，柴胡 9g，生甘草 6g。

疼痛出血明显者，加用仙鹤草、土茯苓、莪术等凉血祛瘀。

3. 肝肾阴虚证

证候：头晕耳鸣，目眩口干，腰膝酸软，手足心热，夜寐不安，便秘尿赤。阴道流血量多色红，带下色黄，或如块状。舌红、苔少，脉弦细。

治法：滋养肝肾，解毒育阴。

方药：知柏地黄丸（《小儿药证直诀》）加减。熟地黄 20g，山茱萸 15g，山药 20g，泽泻 15g，牡丹皮 12g，茯苓 25g，知母 12g，黄柏 12g。

热象明显者，加用草河车、山慈菇等凉血解毒。

4. 脾肾阳虚证

证候：神疲乏力，腰膝酸软，小便坠胀，纳呆倦怠，白带清稀而多，阴道流血量多色淡，大便先干后溏，舌质胖，苔白润，脉细弱。

治法：健脾温肾，补中益气。

方药：右归丸（《景岳全书》）加减。熟地黄 24g，山药 12g，山茱萸 12g，枸杞子 12g，肉桂、当归、菟丝子各 12g，鹿角胶 12g，杜仲 12g，制附子 9g。

脾虚甚者，加用人参补气健脾。带下多者，可加用补骨脂、煅龙骨，牡蛎温肾固涩止带。

5. 各型辨症加减用药

白带过多不止：内服汤剂加生龙骨、牡蛎各 25g，苍术 20g，海螵蛸 30g。

流血不止：人参 3g，田七 6g，或用云南白药 2g 冲服。汤剂中加入仙鹤草 30g，小蓟炭 20g，地榆炭 9g，阿胶 9g，益母草 20g，生黄芪 15g，花椒 3g。

腹痛不止：白芍 20g，甘草 6g，白屈菜 30g，延胡索 12g，干蟾皮 9g。

【临证备要】

1. 标本兼治，攻补兼施，坚持全身与局部治疗相结合的原则。全身治疗以辨证论治为主，若正虚邪实，寒热并存，一方面要补虚扶正，调理后天之本；一方面则要化瘀通络、化痰软坚、除湿解毒、清利浊热、抗癌消瘤等以攻邪。对中期体质较好者，可先攻后补，或攻补兼施，对晚期体质较差者，大多宜补，或补中寓攻。

2. 中医药在配合手术及放、化学疗法时能起到独特的作用，同时配合局部外治法，可以延长生命，提高生存质量。

【中医特色疗法】

一、针灸

1. 宫颈癌 取穴气海、子宫、蠡沟、三阴交。如宫颈疼痛者，加太冲、太溪；带下多者，加丰隆、地机；尿频、尿血者，加中极。针刺，以平补平泻手法为主，留针 15～20 分钟，每日 1 次，针刺 10～12 次为 1 个疗程。

2. 宫颈癌放疗后引起的放射性直肠炎 取穴合谷、天枢、上巨虚、足三里。里急后重者，加气海；黏液便者，加阳陵泉、三阴交；血便者，加下巨虚。针刺，平补平泻，得气后留针 20 分钟，每日 1 次。

3. 宫颈癌放疗后白细胞降低 取穴大椎、足三里、血海、关元。针刺，平补平泻，得气后留针 20 分钟，每日 1 次。

二、外治

局部外用中药是中医药治疗本病的一大特色，可直接作用于肿瘤局部，使肿瘤凝固、坏死、溶解、脱落，还可缓解宫颈水肿，减少或控制出血，抑制局部感染，促进肿瘤溃烂面愈合，便于手术操作。因此外治法可用于保守治疗和改善放疗患者临床症状，减轻痛苦，同时也可作宫颈癌的术前准备用药。中药外治具有疗效高，毒副作用少，能保持患者生理与生育功能，患者容易接受，方法简便易行等特点，临床上有广阔的前景。

1. 麝胆栓 麝香、枯矾、雄黄、猪胆汁、冰片、硼砂、青黛、白花蛇舌草、茵陈、黄柏、百部、蓖麻油等，制成栓剂，阴道给药，每晚 1 粒，10 次为 1 个疗程，具有清热解毒、软坚化腐、收敛生肌、止痛止血之功能，适用于宫颈癌患者。

2. 南星半夏散 生天南星 60g，生半夏、明矾各 30g，山豆根 155g，蜈蚣 10 条，共研极细末，以上为 1 个疗程（10 日）剂量。具体用法：将上药焙干研末，平分 20 份，每次 1 份，纳入病变部位，每日早晚各换 1 次。具有燥湿化痰、攻毒散结的功效，适用于宫颈癌患者。

3. 掌叶半夏 以掌叶半夏制成口服片内服，制成栓剂及棒剂外用，口服每日约生药 60g，外用每栓含生药 50g，棒剂含生药 5～7.5g。栓剂贴敷宫颈，棒剂塞颈管，每日 1 次。具有解毒消肿的功效，适用于宫颈癌患者。

4. 治癌散（沈阳中国医科大学附属第一医院肿瘤科）

方药：碘仿 40g，枯矾 20g，砒石、硇砂各 10g，冰片适量。

制法：以上诸药研成细末，用甘油明胶或可可豆脂为基质做成含 15%～20%的治癌散、栓剂。

【经验方及医院制剂】

一、经验方

1. 诃子、硼砂各 15g，乌梅、黄连各 6g，麝香 0.12g，白花蛇舌草、半枝莲各 60g，土茯苓、贯众、薏苡仁、山药各 30g，紫草根、金银花、丹参各 15g，当归 12g，青皮 9g。各药共研细末，过筛，最后加入麝香，制成外用散剂，即得。用水煎煮，制成煎剂。散剂供外用，先将阴道宫颈清洗干净后，将药粉撒布于癌灶处，隔日换药 1 次；煎剂口服，每日 1 剂，煎两次，分服。本方源于原湖北中医学院附院，功能理气活血、抗癌解毒，适用于宫颈癌。

2. 鲫鱼粉 30g，生穿山甲（代）10g，冰片、芒硝各 3g，朱砂 6g。将药共研细末，混匀，上于子宫颈糜烂外，隔日冲洗换药 1 次。本方源于《癌症治验录》，功能去腐生新，适用于宫颈癌中期。

3. 海螵蛸（乌贼骨）24g，象皮 15g，冰片 3g，麝香适量。将药共研细末，混匀，上于宫颈糜烂处，隔日冲洗换药 1 次。本方源于《癌症治验录》，功能生肌，对宫颈癌后期有效。

4. 醋制莪术、醋制三棱各 10g。浓煎 200mL，分 2 次服。本方破血消积，对宫颈癌有效。

二、医院制剂

1. 化积消癥胶囊

方药：白术、莪术、郁金、丹参、山慈菇、皂角刺、威灵仙、浙贝母、半枝莲、白花蛇舌草、守宫等。

功效：活血祛瘀，软坚散结，行气止痛。

主治：癥瘕积聚，内脏肿瘤属血瘀痰结、正气尚盛者。

用法用量：口服，每日 3 次，每次 3～5 粒，或遵医嘱。

规格：0.45g。

禁忌：禁食寒凉。

批准文号：豫药制字 Z20070011。

2. 苦参护肝胶囊

方药：苦参、黄芪、党参、柴胡、茯苓、泽泻、半夏、当归、白术、川芎、附子等。

功效：疏肝理气，健脾和胃。

主治：化疗所致的药物性肝炎、放射性肝损伤等。

用法用量：口服，每日 3 次，每次 6 粒，或遵医嘱。

规格：0.3g。

禁忌：忌食生冷、油腻之品。

批准文号：豫药制字 Z05160058。

3. 清金合剂

方药：苦杏仁、川贝母、地龙、桔梗、鱼腥草、黄芩、蒲公英、前胡、橘红、桑白皮、蝉蜕等。

功效：清热化痰，宣肺止咳。

主治：用于风热犯肺所致之咳嗽、咽痒、咯痰黄或痰黏难咯者；多适用于肿瘤所致之阻塞性肺炎、放射性肺炎等。

用法用量：口服，每日 3 次，每次 40～80mL，或遵医嘱。

规格：250mL/瓶。

禁忌：禁食辛辣。

批准文号：豫药制字 Z05160067。

【其他疗法】

1. 手术治疗 对于有手术指征的早期患者，若无手术禁忌证仍以手术为主，结合术后病理加或不加术后放化疗。

2. 同步放化疗 早期肿瘤大于 4cm，或中晚期，无手术指征、不能耐受手术或不愿手术者，可考虑同步放化疗。

3. 宫颈动脉栓塞化疗 对于出血量大的患者，可先进行栓塞化疗止血。

4. 免疫及靶向药物治疗 卡瑞利珠单抗及阿帕替尼等。

【中成药辨证应用】

可酌情选用玉枢丹、十全大补丸、补中益气丸、华蟾素胶囊、复方斑蝥胶囊、芪珍胶囊、西黄胶囊、参脉注射液、参附注射液、艾迪注射液、消癌平注射液、华蟾素注射液、康艾注射液、复方苦参注射液、鸦胆子油乳注射液等。

【中医调护】

一、病情观察

1. 严密观察患者的生命体征、神志、舌苔及阴道流血的质、色、量、血块等。若阴道流血增多，应立即报告医生。

2. 观察疼痛的性质、部位、程度、持续时间及伴随症状，遵医嘱予止痛剂后观察用药反应。

二、生活起居护理

1. 保持病室整洁，光线色调柔和，无异味刺激。

2. 按时作息，保证充足的睡眠。

3. 勤更换内衣裤，保持会阴部清洁。

三、饮食护理

1. 湿热瘀毒型 清热利湿，化瘀解毒，药用四妙丸加味。宜进清热祛湿、软坚散结之品，如冬瓜、扁豆、绿豆等。食疗方：赤小豆冬瓜煲鲫鱼汤。

2. 肝肾阴虚型 滋补肝肾，解毒散结，药用六味地黄丸加味。饮食宜滋补肝肾之品，如枸杞、桑椹、黑豆等。食疗方：山药薏米甲鱼汤。

3. 肝郁气滞型 疏肝理气，解毒散结，饮食宜疏肝解郁、理气之品，如陈皮、玫瑰花等。食疗方：青皮玫瑰花饮。

4. 脾肾阳虚型 健脾温肾，补中益气，药用参苓白术散加减。饮食宜健脾补肾之品，如山药、猪肾等。食疗方：鱼鳔薏米菱角粥。

化疗患者饮食选择易消化、富营养的食物为主，如蔬菜、水果、山药、小米粥、百合、牛奶等；少食多餐，每日 4～6 餐；避免进食易产气、油腻或辛辣的食物；呕吐后不要立即进食；休息片刻后进清淡的流食或半流食；频繁呕吐时；宜进食水果和富含电解质的饮料，以补充水分和钾离子。

四、情志护理

1. 指导患者倾听柔和音乐，抒发情感，缓解紧张焦虑的心态，达到调理气血阴阳的作用。

2. 给予患者精神安慰，调畅情志，消除其紧张、忧郁、恐惧等心理，使其保持心情舒畅。

3. 通过家属、亲友及已治愈患者的鼓励和帮助，使患者增强信心、保持乐观情绪。

五、用药护理

1. 中药与西药的服药时间应间隔 1～2 小时，宜早晚温服，观察用药后反应。

2. 中药汤剂宜温服，呕吐严重者，可将药液浓缩，少量多次频服，或以姜汁数滴滴舌后以止呕。

3. 应用化疗药物时，要注意观察用药后的不良反应。

六、健康指导

1. 保持心情舒畅，让家属在心理上给予支持，并鼓励患者定期按时治疗。

2. 注意保暖，避免受凉，避免去人多的公共场所，防交叉感染（必要时戴口罩）。

3. 告知患者宫颈癌治疗达根治效果后，完全可以恢复正常性生活，无须长期禁房事。

4. 异常情况时，如尿频或突发性血尿、大便伴脓血、下腹坠痛，要立即告知医生，避免重体力劳动，禁止辛辣饮食，注意营养。

5. 注意个人卫生，避免逆行感染。

【治未病原则及措施】

1. 温暖子宫，未病先防。研究显示，HPV 感染合并宫颈炎患者中所占比例最高为阳虚体质。临床上阳虚体质者常表现为面色少华，平素畏寒，四肢不温，喜温喜暖，甚至神疲乏力，腰膝酸软，五更泄泻，舌质淡，苔白，脉沉迟，性格多偏沉静、内向，若病起则多从寒化，易感外邪或寒从中生。那么，如何调理呢？调理时应注重顾护阳气，多以温肾助阳健脾为原则，药物方面可选理中汤等温中祛寒健脾；或配合关元、命门、足三里等穴位，施以温和灸；饮食方面以温补脾肾阳气为主，可适量多吃性属温热的食物，如榴莲、桂圆、板栗、大枣、核桃、羊肉、牛肉和韭菜等，少食寒凉生冷食物，如西瓜、枇杷、绿茶、凉拌菜、冻饮等。

2. 情志方面宜保持积极向上的心态，正确对待生活中的不利事件，及时调节自己的消极情绪，宜欣赏激昂、高亢、豪迈的音乐。起居方面注意保暖，适当远离空调，拒绝熬夜，因子夜是养阳的最佳时机；多在阳光充足的环境下参加户外活动，尤其在春夏两季，以顺应自然界阳气生发之势。建议进行一些强度低、有节奏、持续时间较长、比较温和的运动，如慢跑、太极拳、瑜伽等。

（周口市中医院肿瘤科：张跃强，张倩倩，胡卫东，张俊杰，刘安家，陈泽慧，贾磊，周小敏）

前列腺癌

前列腺癌是发生于前列腺腺体的恶性肿瘤,中医学虽无前列腺这一器官名称,但将其功能概括于肾、膀胱、三焦等脏腑。前列腺癌在古代中医典籍描述中,类似于尿血、癃闭、劳淋、积聚等疾病。好发于老年男性,发病高峰在70—90岁,亚洲、非洲人群相对发病率较低,欧美人群发病率较高,占北欧各国男性肿瘤发病率的第一位。

过食五味、情志抑郁、外感湿热是前列腺癌的主要病因,而肾脏亏虚是发病的内在条件。古人有谓"肥人多痰湿",过食五味,痰湿内蕴,加之外感湿热,致"热入于胞,热气大盛,故结涩,令小便不通",又加之情志不畅,肝气郁结,"劳伤而生客热,血渗于胞故也",加之"胞络虚损,冷热不调,风邪客之,搏于气血,变而息肉也",所以本病多发于西方国家;在我国发病率不断上升,与饮食结构改变有关,但能否发病则主要决定于正气,尤其是肾气的盛衰,故《景岳全书》有"凡脾肾不足及虚弱失调之人,多有积聚之病",《医宗必读》亦谓"积之所成,正气不足,而后邪气踞之"。

【病因病机】

1. 年老体弱或房劳过度,肾元亏虚,气化失司开阖不利。

2. 过度劳累,饮食不节,以致脾虚而清气不升,浊阴难降。

3. 七情内伤,肝郁气滞,疏泄不及,以致三焦水液运化失常。

4. 嗜酒辛辣,湿热蕴积,下注膀胱,致使气化不利。

5. 败精停留不去,瘀血阻塞水道,日久湿热邪气与瘀血交阻,凝滞成积块,压迫尿道而出现排尿困难等癃闭之症。

【诊断要点】

1. 临床表现 前列腺癌早期多无症状，凡50岁以上男性，排尿如有不适，即应就诊检查。只有当肿瘤增大至阻塞尿路时，才会出现排尿困难，小便淋沥，进而有排尿费力、尿线变细、尿潴留、尿失禁等，其时多已属晚期，常伴腰骶部疼痛、下肢浮肿、贫血、骨痛、骨折、食欲不振、乏力等，最常见的四大主症为小便淋沥、排尿困难、前列腺硬结、会阴部疼痛。

（1）前列腺癌的主症

①小便淋沥：前列腺癌初起时表现为尿流变细或缓慢，继而为尿频尿急，或尿流中断、淋漓不尽、尿道涩痛。张仲景《金匮要略》认为"淋之为病，小便如粟状，小腹弦急，痛引脐中"，主要是肿瘤不断增大至阻塞尿路时，出现膀胱颈梗阻症状，不易与前列腺增生症相鉴别，且前列腺癌绝大多数伴有一定的良性前列腺增生症，两者无因果关系。雄激素的长期作用刺激前列腺上皮的发育与维持，并且是恶变的基础，中医认为本病因肾虚或者湿热痰浊移于膀胱所致。

②排尿困难：排尿困难是指排尿无力，排尿不尽，甚至尿失禁。由于本病病程一般为数月至数年，患者对排尿困难已不断适应，对病前排尿正常和病后排尿困难二者在感觉上的差异已很模糊，故除非到了相当严重程度，患者多不能准确提供病史。故应注意提醒患者，仔细回忆从何时开始排尿须费点力气，便是排尿困难的开始，应及时就医检查。本症也见于前列腺增生症，不易鉴别。中医辨证为三焦水道不通所致，即"膀胱者，州都之官，津液藏焉，气化则能出矣"，而"膀胱不利为癃，不约为遗溺"，多因湿热蕴结或气滞血瘀引起三焦水路不通。

③会阴部疼痛：会阴部疼痛可为酸沉感、胀满感，或下坠感、清冷感、针刺感，痛势可急可缓，总因经络不通，气血瘀滞所致，肾主水，司命门，会阴部与任、督二脉有关，肝经布胁肋，络阴器，抵少腹，故多因气血瘀滞肝经，脉络不通，不通则为痛。

④前列腺硬结：早期须在肛门指检中方能扪及，初起多为后叶或腺体边缘的硬结，常坚硬如石，大小不一，表面异常突起，中央沟消失，发展到晚期，可侵及精囊、膀胱三角、直肠前壁，此时前列腺多固定，盆底为

一片癌肿浸润区，称为"冰冻盆腔"，乃为"血淋者，小腹硬，茎中痛欲死"，为肾气亏虚，毒邪瘀滞于阴部所致。

（2）兼变证

①生骨性破坏：以盆骨、腰椎、股骨和肋骨多见，可表现为腰痛、下肢疼痛，甚至病理性骨折或者瘫痪，X线多表现为多发性边缘模糊的结节状或雪片状致密阴影，病灶扩大融合则成为大片状硬化灶，全身同位素扫描有助于早期诊断，前列腺特异性抗原（PSA）多超过20ng/mL。

②尿毒症：为晚期前列腺癌的表现，多见尿少甚或无尿，饮食不进，呕吐不止，大便秘结，或循衣摸床，撮空理线，生化检查可见血清尿素氮及肌酐明显升高等。

③下肢肿胀：亦为晚期前列腺癌的表现之一，轻则双下肢稍肿，甚则肿至大腿根部，质地坚实，按之深陷不起，类似象皮腿，多为淋巴静脉回流受阻所致。

④其他：尚有高血钙症和肌无力综合征。高钙血症又称异位PTH分泌综合征。症状主要有肌无力、恶心、呕吐、食欲不振、活动减少、腱反射消失、共济失调、紧张性木僵、昏睡、多尿等，血清钙可高于14mg/dL，血磷常下降；而肌无力综合征又称肌无力-肌病综合征，主要表现为四肢近端无力或易疲劳，以下肢为甚，特别是骨盆带肌群及大腿肌群，早期出现步行和站立困难，其他如复视、眼睑下垂、吞咽困难和构音障碍，主动活动数秒后，肌力可暂时改善，无肌萎缩，四肢腱反射减弱或消失，对肌电图很敏感，肌电图和肌肉活检可明确诊断，中医治疗依其症状归属于相应脏腑而进行辨证论治。

2. 诊断

（1）临床症状：尿流变细，进行性排尿困难，尿程延长，尿痛，尿血，尿潴留，会阴部，尾骶部疼痛等。

（2）直肠指检：腺体增大，坚硬结节，高低不平，中央沟消失，甚至可侵及肠壁、阴囊，可及条索状且向双侧骨盆伸展的肿块。

（3）穿刺活检：近年多采用B超引导下经直肠前列腺细针抽吸活检。

（4）影像学：CT及MRI对前列腺癌Ⅲ期以上诊断阳性率可达95%左右，并可判断周围浸润程度及盆腔淋巴结转移情况。

（5）前列腺特异性抗原（PSA）的测定：一般认为超过10ng/mL已有

诊断意义，其值与前列腺癌分期分级均有关；另外前列腺特异性抗原指数（PSAI）、前列腺特异性抗原密度（PSAD）及血清游离 PSA 与血清总 PSA 测定（F/T），均有助于与前列腺增生症鉴别。

【辨证论治】

1. 湿热蕴结证

证候：小便不畅，尿线变细，小便滴沥不通或成癃闭，偶有血尿，口苦口干，时有发热起伏，会阴部胀痛，拒按，舌质红，苔黄腻，脉滑数。

治法：清热利湿，通淋散结。

方药：八正散（《局方》）。瞿麦 30g，萹蓄 30g，泽泻 10g，车前子（包煎）15g，滑石 30g，栀子 10g，灯心草 6g，大黄 6g，木通 6g，生甘草 6g。每日 1 剂，早晚各服 1 次，水煎服。

尿血明显者加大蓟、小蓟、地榆、白茅根凉血止血；大便秘结者加重大黄，另加芒硝；毒热壅盛，尿痛较明显，发热较高者，加白花蛇舌草、龙葵。

2. 气滞血瘀证

证候：小便点滴而下，或时而通畅，时而阻塞不通，少腹胀满疼痛，伴腰背、会阴疼痛，行动艰难，烦躁不安，舌质紫暗或有瘀点，脉涩或细数。

治法：活血化瘀，祛痛散结。

方药：桃仁红花煎（《素庵医案》）。桃仁 9g，红花 9g，生地黄 9g，赤芍 9g，当归 9g，川芎 6g，制香附 9g，丹参 9g，青皮 6g，穿山甲（代）9g，延胡索 9g。

本型多属正盛邪实期，须辨证准确方能用本方。

伴右胁疼痛者加柴胡、郁金；会阴部痛甚者加制马钱子 0.9g；口舌生疮者合导赤散；口黏无味，咳吐白痰者，加半夏、桔梗；下肢肿甚者加白术、泽泻。

3. 肾阳亏虚证

证候：小便不通或点滴不爽，排尿乏力，神疲怯弱，腰膝冷痛，下肢酸软，畏寒肢冷，喜温喜按，大便溏泻，尿流渐细，舌淡，苔润，脉沉细。

治法：温补肾阳，渗利水湿。

方药：真武汤（《伤寒论》）加味。制附子 15g，白术 15g，茯苓 15g，白芍 10g，生姜 3g，龙葵 15g，白英 15g。

尿血多者加黄芪益气摄血；脾虚纳差者加党参、白术；大便溏泻明显者加党参、山药。

4. 气阴两虚证

证候：尿流变细，排出无力或点滴不通，面色无华，贫血消瘦，倦怠乏力，心悸怔忡，动则气促，头晕眼花，饮食减退，身疼腰痛，潮热盗汗，舌红，苔少或无苔，脉细数。

治法：益气健脾，养阴滋肾。

方药：生脉散（《内外伤辨惑论》）加味。太子参 15g，麦冬 12g，五味子 6g，制何首乌 12g，枸杞子 12g，生黄芪 15g，炙鳖甲 9g，炙龟甲 9g，白英 10g，蛇莓 10g。

眩晕、耳鸣者加杭菊、女贞子；伴津亏便结者加玄参、决明子、肉苁蓉；血虚甚者加熟地黄、阿胶。

【临证备要】

中老年人肾气减半，肺脾渐虚，正气本虚，外邪侵袭是前列腺癌发病的基本特点。治病求本，针对前列腺癌正气内虚的病机特点，治疗用药需重视调补先后天之本。肾为先天之本，为真阴真阳所寄之处，是生命之根、脏腑阴阳之本。脾为后天之本，主运化水谷，而非水谷无以成形体之壮，且脾为气血津液生化之源，先后天之本功能失调均会累及他脏。用药得宜，"四两拨千斤"，"平淡之极，乃为神奇"。临床因不注意调补，常导致补而致壅，阻滞气化，欲补反损，不可不慎。况且病至劳损，气血阴阳严重虚衰，诸方面失去协调维系，此时纯补阳则阴消，益阴则阳脱，补气则上浮，养血则生滞，变证蜂起，只有寓调于补，调和补益中见其疗效。

前列腺在脏腑之中当属男子奇恒之腑，具有既藏（分泌、储存）又泄（排泄）的特点，兼具脏腑特性，其病有实有虚，故治法上多以攻补兼施。临证治疗前列腺癌遵循"就其近而引导之"的祛邪原则，下法是祛邪最速之法，应因势利导，予邪（毒、瘀、湿）出路。《儒门事亲·凡在下者皆可下式》云："陈莝去而肠胃洁，癥瘕尽而荣卫昌，不补之中，有真补者存焉。"现世医家多慑于下法峻猛的声名，临床常避之不用，唯恐戕害正气。前列腺癌湿、毒、瘀内结，气机阻滞，表里上下不通，升降乖戾，下法可使气机畅通，郁闭得解，湿、毒、瘀得化，表里上下自和。"下法即是补法"，"凡大积大聚，大病大秘，大涸大坚，下药即是补药"。临床应用根据病情轻重、体质强弱等灵活使用。临证宜轻法频下，务求邪去而正安，频下的前提是轻法，而不是连续猛攻，制剂宜轻，因势利导，"衰其大半而止"，临证须谨慎用药，注意中病即止，不可不知。

【中医特色疗法】

一、针灸治疗

1. 前列腺癌，证属胃气亏虚者，取穴三焦俞、肾俞、阴谷、气海、委阳。用平补平泻手法，每日针刺 1 次，2 周为 1 个疗程。尿血者加血海、三阴交。

2. 前列腺癌，证属湿热蕴结者，取穴三阴交、阴陵泉、膀胱俞、中极。用泻法，每日 1 次，10 日为 1 个疗程。

二、前列腺癌外治疗法

因为前列腺位置特殊，既不在内，也不在外，周围正常组织较多，外治法难以直达病所，外治法主要能够缓解尿潴留。

1. 大葱白矾散（《现代中医药应用与研究大系》） 大葱白 9cm，白矾 15g。以上 2 味，共捣烂如膏状，贴肚脐上，每日换 1 次，贴至尿通为度，此方能软坚通尿，适用于前列腺癌小便不通、点滴难下。

2. 蚯蚓田螺散（《现代中医药应用与研究大系》） 白颈蚯蚓 5 条，小田螺 5 个，荜澄茄 15g。以上三味共捣烂，拌米饭为丸，敷脐上，此药能温肾散寒、行气利水，对前列腺癌癃闭、尿塞不通、少腹胀痛难忍者有效。

3. 甘遂敷脐 甘遂 2g，研为细末，用醋调膏，纱布包裹，外敷脐部，以通为度。

4. 取嚏 取皂角末 0.5g，吹鼻取嚏，具有开肺气、举中气而通下焦的功效，是一种简单有效的通利小便的方法。

5. 穴位贴敷 冰片 1g，白胡椒 8 粒，分别研末。洗净脐部，常规消毒，先把冰片放入脐孔，再用白胡椒末填满，外盖塑料薄膜，以胶布密封。7～10 日换药一次，5 次为 1 个疗程，每疗程间隔 7 日。适用于小便不利或滴沥不畅。

三、中药灌肠

地锦草、蒲公英、紫花地丁各 30g，白茅根、石韦各 20g，皂角刺 12g，炮山甲（代）10g。煎成 1500mL 药液，待温度到 40℃ 时，保留灌肠，每日 1 次。适用于尿频尿急尿痛。

四、中药熏洗

白芷、萆薢各 30g，甘草 6g。共煎汤一盆，坐浴时用手按摩小腹至外阴，以有温热感为度。每次坐浴 30 分钟，每日 1 次。适用于尿痛，排尿困难，腰骶部隐痛者。

【经验方及医院制剂】

一、经验方

1. 参芪蓉仙汤

方药：生黄芪 15g，潞党参、仙灵脾各 12g，甜苁蓉、巴戟天各 6g，枸杞子、制首乌各 12g，穿山甲（代）15g，牛膝 12g，制大黄 6g，炒黄柏 10g，知母 6g，土茯苓 15g，重楼（七叶一枝花）12g，白花蛇舌草 15g，杭白芍 12g，炙甘草 6g。血尿加重者加小蓟、墨旱莲、生地黄、阿胶等补虚止血；小便不畅，加沉香、郁金、台乌药等；小便疼痛加重者，加延胡索、王不留行、三棱、莪术等；小便黄浊、下焦湿热，加车前子、萹蓄、瞿麦、金钱草、滑石、萆薢等。

用法：每日 1 剂，水煎服，日服 2 次。

功效：益气补肾，行气散结。

主治：前列腺癌。

2. 王足明经验方-温阳化气利水

方药：桂枝 10g，泽泻 10g，白术 10g，茯苓 12g，猪苓 10g，橘核 10g，

川楝子 10g，杏仁 10g，滑石（包）15g，小茴香 6g。

二、医院制剂

化积消癥胶囊

方药：白术、莪术、郁金、丹参、山慈菇、皂角刺、威灵仙、浙贝母、半枝莲、白花蛇舌草、守宫等。

功效：活血祛瘀，软坚散结，行气止痛。

主治：癥瘕积聚，内脏肿瘤属血瘀痰结，正气尚盛者。

用法用量：口服，每日 3 次，每次 3～5 粒，或遵医嘱。

规格：0.45g。

禁忌：禁食寒凉。

批准文号：豫药制字 Z20070011。

【其他疗法】

1. 手术治疗　对于有手术指征的早期患者，若无手术禁忌证仍以手术为主。

2. 放射治疗　适用于各期患者，早期患者根治性放射治疗，疗效不亚于手术，对于晚期患者，放疗也可用于转移灶的治疗。

3. 内分泌治疗　适用于转移性前列腺癌，和不能耐受手术的局部早期及进展期前列腺癌，以及手术及根治性放疗的辅助治疗。

4. 化疗　用于对内分泌治疗抵抗的转移性前列腺癌。

5. 其他　冷冻治疗、核素治疗以及免疫和靶向治疗等。

【中成药辨证应用】

可酌情选用西黄胶囊、消癌平片、知柏地黄丸、金匮肾气丸、金水宝胶囊、百令胶囊、参芪十一味颗粒、复方苦参注射液、榄香烯乳注射液、艾迪注射液、华蟾素注射液、参麦注射液、参芪扶正注射液、黄芪注射液、黄芪多糖注射液等。

【中医调护】

一、病情观察

1. 观察是否出现排尿困难、小便淋沥，进而有排尿费力、尿线变细、尿潴留、尿失禁等；消瘦尿失禁患者观察皮肤情况，并加强护理。

2. 晚期患者观察是否伴有腰骶部疼痛、下肢浮肿、贫血、骨痛、食欲不振、乏力等。

3. 有骨转移患者注意安全护理，防止发生骨折。

二、生活起居护理

1. 调补脾肾，多喝水，不憋尿。

2. 劳逸结合，避免久坐，适度进行体育锻炼，通过大腿、臀部、腹部的运动使前列腺得到按摩，促进血液循环和淋巴循环。

三、饮食护理

1. 湿热下注型 可选用蛇舌草薏苡仁粥、车前子韭菜核桃薏苡仁粥或槐树菌汤。

2. 肝肾阴虚型 可选用五味药（怀山药、山萸肉、女贞子、龟甲、槐蕈）煮瘦肉或五味煎（生地黄、墨旱莲、怀山药、白花蛇舌草、紫河车）蔗糖饮。

3. 气血两虚型 可选用当归、黄芪、生姜炖羊肉或黄芪、党参等。

根据情况给予高蛋白、高维生素、适当热量、低脂、易消化的食物，不能进食者，遵医嘱静脉补充营养。

四、情志护理

1. 保持心情舒畅，避免七情过极。

2. 解释前列腺治疗的方式及注意事项等，鼓励患者表达自身感受。

3. 鼓励患者家属及朋友给予患者关心和支持。

五、用药护理

1. 中药与西药的服药时间应间隔 1～2 小时，宜早晚温服，观察用药后反应。

2. 中药汤剂宜温服，呕吐严重者，可将药液浓缩，少量多次频服，或以姜汁数滴滴舌后以止呕。

3. 应用化疗药物时，要注意观察用药后的不良反应。

4. 采用内分泌治疗的患者，严格按照医嘱要求周期进行来院治疗。

六、定期复查

PSA、DRE（直肠指检）等检测：两年内，1～3 个月 1 次；两年后，3～6个月 1 次；5 年后，每年 1 次。

【治未病原则及措施】

《黄帝内经》云："邪之所凑，其气必虚""正气存内，邪不可干。"从脏腑辨证来看，前列腺癌患者多属本体正气亏虚，外邪入侵的结果，基于此病机，预防上当以扶正培本为主。

1. 适度锻炼。适度进行体育锻炼，通过大腿、臀部、腹部的运动使前列腺得到按摩，促进血液循环和淋巴循环，保健作用十分显著。每日慢跑，仰卧起坐，以及练习太极拳、八段锦、五禽戏等，可提高抗病能力，防止前列腺炎发生。

2. 切忌过劳。锻炼、工作、劳动都要适度，过劳则伤中气，中气不足会造成排尿无力而易引发尿潴留。

3. 男性朋友平时要避免久坐，不要长时间骑车和开车，坐位可使血液循环变慢，造成前列腺部位慢性充血瘀血，引起前列腺炎。

4. 男性朋友平时应该避免不洁性交，防止细菌感染。还可以经常做腹部按摩和提肛运动。

5. 热水坐浴。此法简单易行，水温应在 45℃ 左右，每次 10～15 分钟，隔日或每周两三次。此法有利于前列腺炎症的消退，使淤积的前列腺液排出，加速血液循环，同时有利于肠道气体排出，防止便秘，使夜尿明显减少。定期接受前列腺检查包括肛门指诊及一系列专业诊断。发现病情应及早处置，以便提高治愈率。

6. 脂肪摄入过多会增加体内雄激素水平，使前列腺受到更多雄激素的刺激。生活中要戒烟、酒、咖啡，忌霉变、油煎、肥腻的食物，增加蔬菜水果的摄入。忌辛辣刺激食物和含有激素类的食物，如辣椒、花椒、蒜、姜、桂皮等及热性的羊肉、动物肾脏及鞭等。限制糖和盐的摄入。平时可以多吃一些生南瓜子、牡蛎肉、西红柿、苹果等含锌量比较多的食物，多喝水，不憋尿。

(周口市中医院肿瘤科：张跃强，张倩倩，胡卫东，张俊杰，刘安家，陈泽慧，贾磊，周小敏)

痿 病

痿证是指肢体筋脉弛缓,软弱无力,不能随意运动,或伴有肌肉萎缩的一种病证。临床以下肢痿弱较为常见,亦称"痿躄"。"痿"是指机体痿弱不用,躄是指下肢软弱无力,不能步履之意。

【病因病机】

1. 病因 痿证形成的原因颇为复杂。外感温热毒邪,内伤情志、饮食劳倦、先天不足、房事不节、跌打损伤,以及接触神经毒性药物等,均可致使五脏受损,精津不足,气血亏耗,肌肉筋脉失养,而发为痿证。

2. 病机 痿证病变部位在筋脉肌肉,但根本在于五脏虚损。肺主皮毛,脾主肌肉,肝主筋,肾主骨,心主血脉,五脏病变,皆能致痿。上述各种致病因素,耗伤五脏精气,致使精血津液亏损。而五脏受损,功能失调,生化乏源,又加重了精血津液的不足,筋脉肌肉因之失养而弛纵,不能束骨而利关节,以致肌肉软弱无力,消瘦枯萎,发为痿证。

【诊断要点】

1. 中医诊断标准

（1）肢体筋脉弛缓不收,下肢或上肢,一侧或双侧,软弱无力,甚则瘫痪,部分患者伴有肌肉萎缩。

（2）由于肌肉痿软无力,可有睑废、视歧、声嘶低喑、抬头无力等症状,甚则影响呼吸、吞咽。

（3）部分患者发病前有感冒、腹泻病史,有的患者有神经毒性药物接触史或家族遗传史。

2. 西医诊断标准 参照中华中医药学会神经病学分会《中国重症肌无力诊断和治疗指南（2020版）》诊断标准。

临床表现：全身骨骼肌均可受累，表现为波动性无力和易疲劳性，症状呈"晨轻暮重"，活动后加重、休息后可减轻。眼外肌最易受累，表现为对称性或非对称性上睑下垂和（或）双眼复视。

诊断依据：在具有典型重症肌无力临床特征（波动性肌无力）的基础上，满足以下3点中的任意一点即可做出诊断，包括药理学检查（甲硫酸新斯的明试验）、电生理学特征（重复神经电刺激、单纤维肌电图）以及血清抗 AChR 等抗体检测。同时需排除其他疾病。

【鉴别诊断】

1. 痿证与偏枯 偏枯亦称半身不遂，是中风症状，病见一侧上下肢偏废不用，常伴有语言謇涩、口眼㖞斜，久则患肢肌肉枯瘦，其瘫痪是由于中风而致，二者临床不难鉴别。

2. 痿证与痹证 痹证后期，由于肢体关节疼痛，不能运动，肢体长期废用，亦有类似痿证之瘦削枯萎者。但痿证肢体关节一般不痛，痹证则均有疼痛，其病因病机、治法也不相同，应予鉴别。

【辨证论治】

1. 肺热津伤证

证候：发病急，病起发热，或热后突然出现肢体软弱无力，可较快发生肌肉瘦削，皮肤干燥，心烦口渴，咳呛少痰，咽干不利，小便黄赤或热痛，大便干燥。舌质红，苔黄，脉细数。

治法：清热润燥，养阴生津。

方药：清燥救肺汤加减。北沙参、西洋参、麦冬、生甘草甘润生津养阴；阿胶、胡麻仁养阴血以润燥；生石膏、桑叶、苦杏仁、炙枇杷叶清热宣肺。

身热未退，高热，口渴有汗，可重用生石膏，加金银花、连翘、知母以清气分之热，解毒祛邪；咳嗽痰多，加瓜蒌、桑白皮、川贝母宣肺清热化痰；咳呛少痰，咽喉干燥，加桑白皮、天花粉、芦根以润肺清热。身热已退，兼见食欲减退、口干咽干较甚，此胃阴亦伤，宜用益胃汤加石斛、薏苡仁、山药、麦芽。

2. 湿热浸淫证

证候：起病较缓，逐渐出现肢体困重，痿软无力，尤以下肢或两足痿弱为甚，兼见微肿，手足麻木，扪及微热，喜凉恶热，或有发热，胸脘痞闷，小便赤涩热痛。舌质红，舌苔黄腻，脉濡数或滑数。

治法：清热利湿，通利经脉。

方药：加味二妙散加减。苍术、黄柏清热燥湿；萆薢、防己、薏苡仁渗湿分利；蚕沙、木瓜、牛膝利湿，通经活络；龟甲滋阴益肾强骨。

湿邪偏盛，胸脘痞闷，肢重且肿，加厚朴、茯苓、枳壳、陈皮以理气化湿；夏令季节，加藿香、佩兰香化浊，健脾祛湿；热邪偏盛，身热肢重，小便赤涩热痛，加忍冬藤、连翘、蒲公英、赤小豆清热解毒利湿；湿热伤阴，兼见两足焮热，心烦口干，舌质红或中剥，脉细数，可去苍术，重用龟甲，加玄参、山药、生地黄；若病史较久，兼有瘀血阻滞者，肌肉顽痹不仁，关节活动不利或有痛感，舌质紫暗，脉涩，加丹参、鸡血藤、赤芍、当归、桃仁。

3. 脾胃虚弱证

证候：起病缓慢，肢体软弱无力逐渐加重，神疲肢倦，肌肉萎缩，少气懒言，纳呆便溏，面色㿠白或萎黄无华，面浮。舌淡苔薄白，脉细弱。

治法：补中益气，健脾升清。

方药：参苓白术散合补中益气汤加减。人参、白术、山药、扁豆、莲肉、甘草、大枣补脾益气；黄芪、当归益气养血；薏苡仁、茯苓、砂仁、陈皮健脾理气化湿；升麻、柴胡升举清阳；神曲消食行滞。

脾胃虚者，易兼夹食积不运，当健脾助运，导其食滞，酌佐谷麦芽、山楂、神曲；气血虚甚者，重用黄芪、党参、当归，加阿胶；气血不足兼有血瘀，唇舌紫黯，脉兼涩象者，加丹参、川芎、川牛膝；肥人痰多或脾虚湿盛，可用六君子汤加减。

4. 肝肾亏损证

证候：起病缓慢，渐见肢体痿软无力，尤以下肢明显，腰膝酸软，不能久立，甚至步履全废，腿胫大肉渐脱，或伴有眩晕耳鸣，舌咽干燥，遗精或遗尿，或妇女月经不调。舌红少苔，脉细数。

治法：补益肝肾，滋阴清热。

方药：虎潜丸。虎骨（用狗骨代）、牛膝壮筋骨利关节；熟地黄、龟甲、知母、黄柏填精补髓，滋阴补肾，清虚热；锁阳温肾益精；当归、白芍药养血柔肝；陈皮、干姜理气温中和胃，既防苦寒败胃，又使滋补而不滞。

5. 脉络瘀阻证

证候：久病体虚，四肢痿弱，肌肉瘦削，手足麻本不仁，四肢青筋显露，可伴有肌肉活动时隐痛不适。舌痿不能伸缩，舌质暗淡或有瘀点，瘀斑，脉细涩。

治法：益气养营，活血行瘀。

方药：圣愈汤合补阳还五汤加减。人参、黄芪益气；当归、川芎、熟地黄、白芍养血和血；川牛膝、地龙、桃仁、红花、鸡血藤活血化瘀通脉。

【临证备要】

1. 祛邪不可伤正，补益防止助邪 本病多属五脏内伤，精血受损，阴虚火旺。临床一般虚证居多，或虚实错杂，实证、寒证较少。因此，补虚要分清气虚还是阴虚，气虚治阳明，阴虚补肝肾。临证又有夹湿、夹热、夹痰、夹瘀者，治疗时还当配合利湿、清热、化痰、祛瘀等法。此外，本病常有湿热、痰湿为患，用苦寒、燥湿、辛温等药物时要注意祛邪勿伤正，时时注意护阴，补虚扶正时亦当防止恋邪助邪。

2. 重视调畅气血 痿证日久，坐卧少动，气血亏虚，运行不畅，因此，在治疗时，可酌情配合养血活血通脉之品，即如吴师机所言："气血流通即是补。"若元气亏损，气虚血滞成痿，又当补气化瘀。若因情欲太过而成痿者，必以调理气机为法，盖气化正常，气机畅顺，百脉皆通，其病可愈。

3. "治痿者独取阳明" 主要是指采用补益脾胃的方法治疗痿证。肺之津液来源于脾胃，肝肾的精血亦有赖于脾胃的生化，所以胃津不足者，宜养阴益胃；脾胃虚弱者，应益气健脾。脾胃功能健旺，饮食得增，气血津液充足，脏腑功能旺盛，筋脉得以濡养，有利于痿证恢复。其次，"独取阳明"尚包括祛除邪气，调理脾胃。如《灵枢·根结》指出："故痿疾者取之阳明，视有余不足，无所止息者，真气稽留，邪气居之也。"《症因脉治·痿证论》指出："今言独取阳明者，以痿证及阳明实热致病耳……清除积热，则二便如常，脾胃清和，输化水谷，生精养血，主润宗筋，而利机关。"可见清阳明之热亦属"独取阳明"之范畴。

对于"治痿独取阳明"，临床可从以下三方面来理解：一是不论选方用药，针灸取穴，都应重视补益脾胃。二是"独取阳明"尚包括清胃火、祛湿热、以调理脾胃。三是临证时要重视辨证施治。

4. 配合针灸治疗 《素问·痿论》言："各补其荥而通其俞，调其虚实，和其逆顺。"这是针刺治疗痿证的一个重要原则，为历代医家所重视。对痿证的治疗除内服药物外，还应配合针灸、推拿、气功等综合疗法，并应加强肢体活动，有助于提高疗效。

【中医特色疗法】

一、针刺

取穴：上肢瘫痪取颈部夹脊穴（颈4-颈7）；下肢瘫痪取腰部夹脊穴（胸12-腰5）。湿热浸淫证取少商、列缺、尺泽、合谷、曲池、足三里、阴陵泉、环跳、风市、丰隆等；脾胃虚弱证取脾俞、胃俞、血海、气海、关元、足三里、肩髃、阳溪、手三里、伏兔、阳陵泉、悬钟、解溪、曲池、阴陵泉等；肝肾亏虚证取肾俞、肝俞、太溪、太冲、悬钟、三阴交、曲池、肩贞、阳陵泉、丘墟、环跳等。

操作：用脉冲电针仪，选取疏波，以肌肉出现节律性收缩为好。每次30分钟，每日1~2次，10次为1个疗程，休息3日。

二、灸法

以艾条或艾炷施灸，上肢选用肩髃、曲池、合谷等，下肢选髀关、梁丘、足三里、解溪等。若肺热者，可配尺泽、肺俞；湿热者，可配阴陵泉、脾俞；肝肾亏虚者，可配肾俞、肝俞；气虚者，可配气海、关元；瘀血者，可配血海。

三、穴位贴敷（自拟治痿方）

功效：疏通经络，益气养营，用于治疗脉络瘀阻证引起的四肢痿弱、手足麻木不仁等症。

取穴：脾俞、肾俞、足三里、丰隆、膈俞、阿是穴。

方药：红花、威灵仙、羌活、黄芪、独活、川芎、当归等。

用法：2～7 日贴敷 1 次，3 次为 1 个疗程。

四、穴位注射

适用于脾胃虚弱证引起的神疲肢倦、肌肉萎缩、麻木不仁诸症。用维生素 B_1 注射液于双侧足三里、曲池穴位注射。隔日 1 次，2 周为 1 个疗程。

五、中药熏洗

活血化瘀散

功效：活血化瘀，疏经通络。适用于瘀血阻络引起的手足麻木不仁、痿软无力症。

方药：酒川芎 15g，赤芍 15g，桑枝 15g，路路通 30g，红花 30g，威灵仙 15g。

六、中药封包

将中药包中的药物成分转化成离子状态，在磁场和远红外作用下，直接作用于患病部位，达到中药祛风除湿、强筋壮骨、疏通经络、活血化瘀等作用。临床可以用于缓解痿证引起的麻木、微弱无力等症状。

七、推拿疗法

根据患者病情，给予床上良肢位摆放、关节被动活动、兴奋性促进手法、等张等长肌力训练，促进肢体功能康复。

八、放血疗法

十宣穴联合脚趾指尖放血。可散瘀通络，用于改善痿证瘀血阻络，气血不通之肢体麻木症状。

九、拔罐疗法

通过其温热机械刺激及负压吸引作用，刺激体表的穴位及经筋皮部，祛除经络中的各种致病的邪气，使气血畅通，筋脉关节得以濡养。可适用于痿证湿热浸淫证、脉络瘀阻证，具有祛湿邪、化瘀血作用。

【经验方及医院制剂】

一、经验方及临床用药心得

周口市名中医衡向阳主任认为，"治痿独取阳明"其意有二：一是补益后天，即益胃养阴、健脾益气之法；二是在针灸取穴时，往往取足阳明胃经穴位，以达到强筋健骨之功效。

肺之津液来源于脾胃，肝肾的精血有赖于脾胃的生化，若脾胃虚弱，受纳运化功能失常，津液精血生化之源不足，肌肉筋脉失养，则肢体痿软不用。若脾胃健旺，饮食渐增，气血津液充足，脏腑功能转旺，筋脉得以濡养，有利于痿病的恢复。同时"取"有去阳明之热邪之意，因此类患者往往脾虚夹杂湿热或寒湿不化，故在补虚同时兼以化湿为法。因此，衡向阳主任临证治疗此病时，常以参苓白术散合补中益气汤化裁，共奏健脾益气、芳香化湿之效。

方中黄芪的应用是关键，应该重用 30～100g，甚至 120g，以大补中气。主张用生黄芪，生者补气之功更胜一筹。在脾胃亏虚型中，多与大剂量的党参、白术和甘草合用，可增强补中益气之功。但若患者兼有腹胀、苔厚腻、脉弦者，黄芪则不可用。另外，补中益气之时，不忘升举阳气，除应用升麻、柴胡外，常选用桔梗、葛根等药，取其升清作用，特别在外感已解而余邪未清，伴有咽痛之时，往往伍用桔梗甘草汤而取效。

二、医院制剂

益气通脉丸

功效主治：益气，活血，通络。重用补气药与活血药相配伍，使气旺血行以治本，祛瘀通络以治标，制成丸剂，以图缓释，具有行气不壅滞、活血不伤正的特点，可以用于痿病之气虚血瘀、脉络瘀阻证。

用法用量：每次6g，每日3次。

【其他疗法】

1. 急性加重期治疗　对于病情快速进展、危及生命的情况，如肌无力危象、严重的球麻痹所致吞咽困难、肌无力患者胸腺切除术前和围手术期治疗，可予以静脉注射免疫球蛋白（IVIG）与血浆置换（PE），可使绝大部分患者的病情得到快速缓解。

2. 药物治疗

（1）胆碱酯酶抑制剂：溴吡斯的明应当作为重症肌无力患者初始治疗的首选药物，一般成年人服用溴吡斯的明首次剂量为60mg，口服，每日3～4次。

（2）免疫抑制剂治疗：包括糖皮质激素和其他口服非激素类免疫抑制剂，如硫唑嘌呤、他克莫司、吗替麦考酚酯、环孢素、氨甲蝶呤。

（3）手术治疗：对于合并胸腺瘤的重症肌无力患者应尽早行胸腺切除手术。

【中成药辨证应用】

1. 肺热津伤证　清燥润肺合剂，口服，每次10～15mL，每日3次。

2. 湿热浸淫证　二妙丸，每次6～9g，每日2次。

3. 脾胃虚弱证　补中益气丸或参苓白术散。

4. 肝肾亏虚证　六味地黄丸或右归丸、左归丸等。

5. 脉络瘀阻证　复方血栓通胶囊，每次3粒，每日3次。

【中医调护】

一、病情观察

1. 观察痿软发生的部位、肌肉萎缩的程度、皮肤的感觉、肢体活动等情况。

2. 如患者出现呼吸变浅、微弱，甚至呼吸骤停等危象时，立即抢救，报告医师，并配合处理。

二、生活起居护理

1. 重症患者卧床休息，保持床平整、干燥。生活不能自理者，协助做好生活护理。

2. 对瘫痪者，应注意患肢保暖，保持肢体功能体位，防止肢体挛缩和关节僵硬，有利于日后功能恢复。

3. 由于肌肤麻木，知觉障碍，在日常生活与护理中，应避免冻伤或烫伤。

4. 痿证患者常因肌肉无力，影响肢体功能活动，坐卧少动，气血运行不畅，加重肌肉萎缩等症状。因此，应提倡患者进行适当锻炼，对生活自理者，可打太极拳，做五禽戏。病情较重者，可经常用手轻轻拍打患肢，以促进肢体气血运行，有利于康复。

三、饮食护理

1. 饮食以清淡、高营养、多纤维食物为宜，忌食辛辣、肥甘、醇酒之品。

2. 肺热伤津者，多食新鲜水果。

3. 脾胃亏虚者，可食益气健脾之品。

四、情志护理

1. 关心患者，使之正确对待疾病，坚强面对人生。

2. 劝导家属重视患者，经常探视，创造温馨氛围，增强其治病信心。

五、用药护理

中药汤剂宜按时按量服用。服药期间观察患者的疗效。

六、健康教育

1. 饮食有节，调养脾胃，起居有常，不妄劳作。

2. 舒畅情志，保持乐观情绪。

3. 坚持服药和定期复查，发现异常及时就医。

4. 对早期患者鼓励加强肢体功能锻炼。重症患者协助其每日多做被动活动，或进行按摩，防止肌肉萎缩。

【治未病原则及措施】

1. 痿证的发生常与居住湿地、感受温热湿邪有关，因此，避居湿地，防御外邪侵袭，有助于痿证的预防和康复。

2. 起居有常。按时睡眠，按时起床，不要熬夜，要劳逸结合。

3. 避风寒、防感冒。伤风感冒不仅会促使疾病复发或加重，还会进一步降低机体对疾病的抵抗力。

4. 饮食要有节。痿证的病机与脾气亏虚关系密切，故调节饮食更为重要，不能过饥或过饱，饮食要有规律、有节度，同时各种营养要调配恰当，不能偏食。

5. 注意适量运动，锻炼身体增强体质。

6. 注意精神饮食调养。《素问·痿论》说："思想无穷，所愿不得，意淫于外，入房太甚，宗筋弛纵，发为筋痿。"因此，注意精神调养，清心寡欲，避免过劳，生活规律，饮食宜清淡、富有营养，忌油腻辛辣，对痿证的预防和康复具重要意义。

（周口市中医院脑一科：梁春鹏，郭秋红）

阴阳毒

本病是因素体虚弱,真阴不足,热毒内盛,痹阻脉络而导致的以蝶形红斑或盘状红斑为主要临床特征,伴有发热、脱发、关节疼痛等症状,常可出现五脏六腑俱损的风湿病。相当于西医的系统性红斑狼疮。

【病因病机】

中医认为阴阳毒是一种多系统、多脏器损害的疾病,病变范围可涉及中医温病、内伤杂病和皮肤外科等范畴,其病因病机可归纳为内因和外因两方面。

1. 内因 素体禀赋不足,肾精亏损,或七情内伤,劳累以致阴阳失衡,气血失和,进而血运不畅,气滞血瘀。这是形成本病的内在基础。

2. 外因 感受外邪,外受热毒之邪侵袭是导致本病发生的外部条件。肝肾亏虚常导致脏腑气血阴阳不足,在感受外来邪毒后,一方面可外伤腠理肌肤,蚀于筋骨而出现红斑和肌肉关节病变。另一方面可内攻五脏六腑,影响脏腑功能,水谷精微运化失常,主要表现为由病初的阴液亏耗、阴虚内热而逐渐发展至阴损及阳、阴阳两虚,最终可因阳虚水泛甚至阴阳离决而危及生命。

本病急性期多以邪热炽盛,肌肤痹阻为主;慢性期或缓解期,则多以邪退正虚,肌肤内脏瘀滞为主。

【诊断要点】

表 7　2019 年分类标准

项目		分值
临床表现		
全身表现	发热>38.3℃	2

续表

项目		分值
皮肤表现	非瘢痕性脱发	2
	口腔溃疡	2
	亚急性皮疹或盘状红斑狼疮	4
	急性皮肤狼疮	6
关节表现	≧2 个关节滑膜炎（关节肿胀或积液）。 或≧2 个关节压痛和晨僵≧30 分钟	6
浆膜炎	胸腔积液或心包积液	5
	急性心包炎	6
肾脏	蛋白尿>0.5g/d 或同等意义的次蛋白尿/肌酐比	4
	肾活检Ⅱ/Ⅴ型 LN	8
	肾活检Ⅲ/Ⅴ型 LN	10
血液系统	白细胞减少（<4×10⁹/L）	3
	血小板减少（<100×10⁹/L）	4
	自身免疫性溶血	4
神经系统	谵妄	2
	神经病样症状	3
	癫痫发作	5
免疫学表现		
抗磷脂抗体	抗心磷脂抗体阳性；或抗 β2GP1 抗体阳性；或狼疮抗凝物阳性	2
补体	C3 或 C4 降低	3
	C3 和 C4 降低	4
SLE 特异性抗体	抗 dsDNA 抗体阳性；或抗 Sm 抗体阳性	6

诊断：在 ANA≥1∶80 的基础上，总评分≥10 分

（每一项记录中最高得分，其中至少包含一项临床标准，除外其他可能的诊断）

【鉴别诊断】

与肌痹相鉴别，两者都有乏力、皮肤红斑的表现。而肌痹病变在肌肉，

还可见肌肉酸痛、痿软无力、手软难握、足软难履，较少出现脏腑损害广泛、病情危重的症状。

【辨证论治】

一、轻型

1. 风湿热痹证

证候：关节红肿热痛，四肢肌肉酸痛或困重，舌质红，苔黄腻，脉滑或滑数。

治法：祛风化湿，清热通络。

方药：白虎加桂枝汤加减。石膏、桂枝、炒白芍、知母、生薏苡仁、羌活、独活、秦艽、威灵仙、木瓜、细辛、豨莶草等。

2. 阴虚内热证

证候：持续低热，盗汗，面颧潮红，局部斑疹暗褐，口干咽燥，腰膝酸软，脱发，眼睛干涩或视物模糊，月经不调或闭经，舌质红，苔少或光剥，脉细或细数。

治法：滋阴清热，解毒祛瘀。

方药：青蒿鳖甲汤加减。青蒿、炙鳖甲（先煎）、生地黄、知母、地骨皮、牡丹皮、白花蛇舌草、赤芍、佛手片、甘草等。

3. 气血亏虚证

证候：神疲乏力，心悸，气短，自汗，头晕眼花，舌质淡红，苔薄白，脉细弱。

治法：益气养血。

方药：归脾汤加减。炒黄芪、太子参、当归、白芍、丹参、白术、茯苓、远志、龙眼肉、酸枣仁、炙甘草等。

二、重型

1. 热毒炽盛证

证候：高热，斑疹鲜红，面赤，烦躁，甚或谵语神昏，关节肌肉酸痛，小便黄赤，大便秘结，舌质红，苔黄燥，脉滑数或洪数。

治法：清热解毒，凉血消斑。

方药：犀角地黄汤加减。水牛角（先煎）、生地黄、赤芍、牡丹皮、玄参、蒲公英、金银花等。

2. 饮邪凌心证

证候：胸闷，气短，心悸怔忡，心烦神疲，面晦唇紫，肢端怕凉隐痛，重者喘促不宁，下垂性凹陷性水肿，舌质暗红，苔灰腻，脉细数或细涩结代。

治法：利水宁心，益气行血。

方药：木防己汤合丹参饮加减。生石膏、桂枝、生黄芪、汉防己、杏仁、苍术、丹参、檀香、砂仁、炙甘草等。

3. 痰瘀郁肺证

证候：胸闷，咳嗽气喘，咯痰黏稠，心烦失眠，咽干口燥，舌质暗红，苔黄腻，脉滑数。

治法：宣肺化痰，祛瘀平喘。

方药：麻杏石甘汤合千金苇茎汤加减。炙麻黄、杏仁、石膏、炙甘草、苇茎、生薏苡仁、桃仁、冬瓜仁、野荞麦根、瓜蒌皮、鱼腥草等。

4. 肝郁血瘀证

证候：胁肋胀痛或刺痛；胸膈痞满、腹胀、纳差；或胁下有癥块、黄疸，或伴泛恶、嗳气，女性月经不调甚至闭经，舌质紫暗有瘀斑，脉弦细或细涩。

治法：疏肝解郁，活血化瘀。

方药：四逆散合茵陈蒿汤加减。茵陈蒿、栀子、制大黄、柴胡、枳实、白芍、茯苓、郁金等。

5. 脾肾阳虚证

证候：面目四肢浮肿，面色无华，畏寒肢冷，腹满，纳呆，腰酸，尿浊，尿少或小便清长，舌质淡红，边有齿痕，或舌体嫩胖，苔薄白，脉沉细。

治法：温肾健脾，化气行水。

方药：真武汤合金匮肾气丸加减。淡附片、茯苓、炒白术、生白芍、桂枝、生姜、熟地黄、山药、山茱肉、泽泻等。

6. 风痰内动证

证候：眩晕头痛，目糊体倦，面部麻木，重者突然昏仆，抽搐吐涎，舌质暗苔白腻，脉弦滑。

治法：涤痰息风，开窍通络。

方药：定痫丸合止痉散加减。天麻、川贝母、姜半夏、茯苓、陈胆南星、石菖蒲、全蝎、蜈蚣、僵蚕、琥珀粉（吞服）、灯心草、陈皮、远志、丹参、麦冬、竹沥、姜汁等。

【临证备要】

综上所述，本病病位广泛，可累及全身多个脏腑。本病内因为先天禀赋不足，正气亏损或因七情内伤；或因房事不慎，导致气血阴阳失去平衡。外因为热毒之邪，由外及里，燔灼阴血，瘀阻经络，累及五味，伤及脏腑。总之，本病阴阳交错，症情变化多端，有正虚邪实，虚实夹杂，上热下寒，上实下虚，内热外寒，水火不济，气血失和，阴阳失衡的复杂证候。病性为本虚标实，病机关键以气血阴阳失调为本，热毒之邪为患为标，病情错综复杂。治法以调理阴阳、益气养阴、调补肝肾以治其本，祛邪疏风、清热解毒、凉血化瘀以治其标，扶正与祛邪兼顾，标本内外并治。若治疗及时，症状多能控制和缓解，若失治误治，或不遵医嘱，延误病情，出现五脏六腑俱损，则难治，预后较差，甚则危及生命。

【中医特色疗法】

一、针灸疗法

伴发月经不调者，可选气海、关元、三阴交等，也可辨证取穴，温灸或针刺疗法，每日1次，每次10～20分钟。

二、中药熏洗技术

对于并发关节肿痛者，选用活血化痰通络类中药，煎煮后，先熏后泡，洗患处关节，每日1次，每次15～30分钟。

三、中药灌肠

根据辨证论治相应中药煎煮药液50～100mL，导入直肠，保留1～6小时自行排出。

四、超声中药透入

对于并发关节肿痛者，选用活血化痰通络类中药，使用超声药物导入设备治疗患处关节，每日 1 次，每次 10～20 分钟。

五、中药封包

给予红花、当归、伸筋草、透骨草、半夏等药物进行中药封包治疗，达到止痛、消肿、恢复关节功能等作用。

六、针刀疗法

对于关节局部有压痛，或有触及结节者，根据病情选用针刀疗法治疗，根据受累关节，选用合适的压痛点或结节处，进行经筋的松解，起到活血化瘀、通络止痛的作用。治疗后可适量活动，改善关节的功能。

【经验方及医院制剂】

1. 郁痹汤
组成：柴胡、桂枝、白芍、五味子、郁金、川楝子、丹参、延胡索。
功效：行气解郁，通络止痛，用于肝郁内热、气血瘀滞之证。
用法：每日 1 剂，每日 3 次，水煎服。

2. 毒痹汤
组成：青蒿、白花蛇舌草、天花粉、水牛角粉、玄参、徐长卿、郁金、穿山龙。
功效：清热解毒，凉血散瘀，用于热毒炽盛之证。
用法：每日 1 剂，每日 3 次，水煎服。

【其他疗法】

一、食疗

1. 绿豆、黑大豆、赤豆，量随意。煎汤，以喝汤为主，豆可吃可不吃。

治面部红斑。

2. 柿霜（为柿饼上的粉霜），每日吞服 3g，同日时外敷患处。治口腔溃疡。

3. 黑芝麻、核桃肉、何首乌等量，同炒香，研粉，拌糖。用开水调成糊状，每日 250～500mL。治脱发。

二、西药治疗

根据病情轻重及脏器受累情况，使用非甾体抗炎药、抗疟药、免疫球蛋白及不同种类、不同剂量的免疫抑制剂，部分轻度及中重度活动患者需联用糖皮质激素，难治性重症患者可考虑生物制剂，注意预防药物副作用及对合并症的治疗。针对感染、发热、贫血等并发症，可对症处理。

【中成药辨证应用】

若兼有风寒湿出现关节肿痛者，可给予金骨莲胶囊、正清风痛宁片等；若风湿热瘀、毒邪阻滞者，给予雷公藤片等；若兼瘀血闭阻者，给予瘀血痹片、活血应痛丸等；若肝肾亏虚者，可给予尪痹片、散风活络丸等。

【中医调护】

1. 一般护理　安排在避免阳光直射的房间，窗帘遮挡。房间温湿度适宜，定期通风。饮食宜清淡易消化，避免光敏性食物。

2. 专科护理

（1）高热：监测体温变化，遵医嘱给予物理或药物降温，嘱患者多饮水，满足患者生理需要，增加舒适感。

（2）皮肤、黏膜：保持皮肤清洁、口腔卫生。疑有口腔霉菌感染者可予中药、碳酸氢钠漱口及制霉菌素涂口腔。皮肤损害者应避免光照，不用化妆品，温水清洁皮肤。

（3）肾脏损害：给予低盐及低蛋优蛋饮食。了解水肿情况，每日监测体重及腹围，记录 24 小时出入量。

（4）血液系统损害：嘱患者注意个人卫生，必要时予保护性隔离，预防感染，避免外伤，注意观察有无出血。

（5）中枢神经受累：应注意观察精神、性格改变，有无头痛、呕吐、四肢麻木。注意护理安全，专人护理，加床挡，必要时加约束带。

【治未病原则及措施】

尽一切努力避免挑起机体的免疫反应，是预防自身免疫性疾病的关键。做到保持乐观的情绪，坚持锻炼身体，勿劳累，勿受凉，避免诱发因素，如阳光直射、预防感染、避免滥用药物等。

（周口市中医院风湿科：卢全立，李朝阳，马庆立）

痹 症

本病西学病名为痛风,属中医"痹证""历节"范畴。人体肌表、经络因感受风、寒、湿、热、饮食等引起的以肢体关节及肌肉酸痛、麻木、重着、屈伸不利,甚或关节肿大灼热等为主症的一类病证。急性痛风性关节炎发病前没有任何先兆。轻度外伤,暴食高嘌呤食物或过度饮酒,手术、疲劳、情绪紧张、内科急症(如感染、血管阻塞)均可诱发痛风急性发作。常在夜间发作的急性单关节或多关节疼痛通常是首发症状。疼痛进行性加重,呈剧痛。体征类似于急性感染,有肿胀、局部发热、红及明显触痛等。

【病因病机】

中医认为本病的发生,可分为外因和内因两个方面。

1. 外因 风、寒、湿、热之邪侵袭人体,痹阻经络。

(1)风寒湿邪侵袭人体:居处或劳动环境寒冷潮湿,或涉水淋雨,或长期水下作业,或气候剧变等原因以致风寒湿邪侵袭人体而发病。

(2)风湿热邪侵袭人体:外感风热,与湿相并,导致风湿热合邪为患;或风寒湿邪侵袭人体,郁而化热,痹阻经络、关节而发病。

2. 内因 正气不足或劳倦过度。

(1)劳逸不当:劳倦过度,耗伤正气,或汗出当风,外邪乘虚而入,以致经络阻滞,气血运行不畅而成痹证。

(2)体质亏虚:素体虚弱,或病后等气血不足,腠理空虚,卫气不固外邪乘虚而入。痹证日久不愈,血脉瘀阻,津聚痰凝。由经络及脏腑,导致脏腑痹。

总之,本病主要病机为外邪阻滞经络,气血运行不畅,以致关节、肌肉疼痛、麻木、重着、屈伸不利而形成痹证,由于感受外邪的性质不同,或有偏胜,临床表现亦不同,风邪偏胜者为行痹,风邪善行而数变,故关节疼痛游走不定;寒邪偏胜者为痛痹,寒主收引,其性凝滞,故关节疼痛有定位；湿邪偏胜者为着痹，湿性重着黏腻，故关节肌肉麻木重着肿胀；热偏胜者为热痹，经络蓄热，故见关节红肿灼热，痛不可近。痹证初起属实证，久则正虚邪实，虚实夹杂。

痹证容易出现下述三种病理变化：一是痹证日久不愈，气血津液运行不畅，血脉瘀阻，津液凝聚，以致瘀血痰浊痹阻经络，出现关节肿大，关节周围瘀斑、结节，屈伸不利等证。二是病久气血耗伤，呈现气血双亏或肝肾亏损的证候。三是痹证不愈，由经络及脏腑，出现脏腑痹。

【诊断要点】

1. 多以多个趾指关节，卒然红肿疼痛，逐渐疼痛剧如虎咬，昼轻夜甚，反复发作。可伴发热、头痛等症。

2. 多见于中老年男子，可有痛风家族史。常因劳累、暴饮暴食、吃高嘌呤食品、饮酒及外感风寒等诱发。

3. 初起可单关节发病，以第一跖趾关节多见。继则足踝、跟、手指和其他小关节，出现红肿热痛，甚则关节腔可有渗液。反复发作后，可伴有关节四周及耳郭、耳轮及趾、指骨间出现"块瘰"（痛风石）。

【鉴别诊断】

痹证需与痿证相鉴别。痹证是由风、寒、湿、热之邪侵袭肌腠经络，痹阻筋脉关节而致；痿证则以邪热伤阴，五脏精血亏损，经脉肌肉失养为患。鉴别要点首先在于痛与不痛。痹证以关节疼痛为主，而痿证则为肢体痿弱不用，一般无疼痛症状。其次要观察肢体的活动障碍，痿证是无力运动，痹证是因痛而影响活动。再者，部分痿证病初即有肌肉萎缩，而痹证则是由于疼痛甚或关节僵直不能活动，日久废而不用导致肌肉萎缩。

【辨证论治】

1. 湿热痹阻证
治法：清热利湿，通络止痛。

方药：四妙散加减。炒苍术、川黄柏、川牛膝、薏苡仁、茵陈、虎杖、土茯苓、萆薢、秦皮、金钱草、车前草等。

2. 脾虚湿阻证

证候：无症状期，或仅有稍微的关节症状，或高尿酸血症，或见身困乏怠，头昏头晕，腰膝酸痛，纳食减少，脘腹胀闷，舌质淡胖或舌尖红，苔白或黄厚腻，脉细或弦滑等。

治法：健脾利湿，益气通络。

方药：四君子汤加减。党参、苍术、茯苓、砂仁、半夏、陈皮、薏苡仁、土茯苓、萆薢、车前草、金钱草、甘草等。

3. 寒湿痹阻证

证候：关节疼痛，肿胀不甚，局部不热，痛有定处，屈伸不利，或见皮下结节或痛风石，肌肤麻痹不仁，舌苔薄白或白腻，脉弦或濡缓。

治法：温经散寒，除湿通络。

方药：乌头汤加减。乌头、蜀椒、细辛、芍药、甘草、秦艽、附子、桂心、干姜、防风、茯苓、当归、独活、大枣等。

4. 痰瘀痹阻证

证候：关节疼痛反复发作，日久不愈，时轻时重，或呈刺痛，固定不移，关节肿大，甚至强直畸形，屈伸不利，皮下结节，或皮色紫暗，脉弦或沉涩。

治法：活血化瘀，化痰散结。

方药：二陈汤合桂枝茯苓丸加减。陈皮、法半夏、茯苓、甘草、桂枝、牡丹皮、桃仁、炒白芥子、土茯苓、萆薢、车前草、金钱草等。

5. 肝肾阴虚证

证候：病久屡发，关节痛如被杖，局部关节变形，昼轻夜重，肌肤麻木不仁，步履艰难，筋脉拘急，屈伸不利，头晕耳鸣，颧红口干。舌红少苔，脉弦细或细数。

治法：补益肝肾，舒筋通络。

方药：知柏地黄丸加减。知母、黄柏、熟地黄、山茱萸、山药、茯苓、泽泻、牡丹皮、补骨脂、骨碎补、穿山龙、土茯苓、萆薢、白芍。

【临证备要】

1. 谨慎应用有毒药物　治疗顽固性痹痛，常选择具有毒性的药物如川乌、草乌、马钱子、雷公藤等，往往获得显效。但在运用时，应注意以下几点：①注意炮制法。如雷公藤须去皮，马钱子一般不入煎剂，川草乌应制用，先煎1小时以上减毒。②要严格掌握用量。药量应根据病情、体质而定，一般应由小量递增。如制川草乌初用3～5g，无反应者，可增加至6～12g；马钱子单用散剂，每日0.3～0.6g；雷公藤可从5g递增至15g。③为防止中毒，可加甘草同煎。④注意药后反应，如有唇舌发麻、恶心、头晕、心悸，脉迟有歇止者，为中毒反应，应立即停药，并予解毒处理。

2. 治疗痹证要动静结合　痹证不论急性、慢性，在内服药物的同时，要适当配合外治疗法，内外结合。慢性患者病位局限于少数关节，尤当结合外治，如煎汤熏洗、药物外敷、针灸、推拿、按摩等多种疗法综合应用，以提高疗效。发作期，症情较重，又有心脏受累者，宜以静卧休息为主。病情缓解后，可逐步增加活动。恢复期，宜以动为主，加强关节功能锻炼，使经络气血流通，体质增强，有助于关节功能的恢复。

【中医特色疗法】

一、针刺

功效：泄化浊瘀，清热利湿，化痰通络，补益肝肾。

取穴：阿是穴、足三里、阴陵泉、筑宾、支沟、内庭、陷谷、三阴交；肘关节肿痛者加曲池、合谷；腕关节肿痛者加合谷、阳池、外关；膝关节肿痛者加血海、膝眼、阳陵泉；踝关节肿痛者加昆仑、解溪；第1足跖趾关节肿痛者加太冲。

操作：受累关节局部皮肤常规消毒后，用长度适宜的毫针对局部病变处（阿是穴）行围刺法，其余主穴和配穴等穴位常规消毒后，取长度适宜的毫针直刺，采用小幅度的捻转提插泻法，留针30分钟，并隔10分钟加强手法1次，每日1次，1周为1个疗程，可酌情应用1～2个疗程。

二、中药外敷

选用如意金黄散调匀外敷，每隔 6～12 小时换药 1 次。

三、中药熏药或熏洗

用忍冬藤 40g，桑枝 40g，红花 20g，乳香 20g，没药 20g，海桐皮 30g，黄柏 30g。加水 2000mL，煎煮 30 分钟，熏洗关节部位，每日 1～2 次。或辨证选用中药熏药或熏洗治法，如湿热痹阻证，酌情选用清热利湿、通络止痛药物；脾虚湿阻证，酌情选用健脾利湿、益气通络药物；痰瘀痹阻证，酌情选用活血化瘀、化痰散结药物。

四、刺络放血法

三棱针刺络放血：有活血祛瘀、通络止痛的功效，多在痛风急性发作时采用。取阿是穴，放血 1～2mL，每周 2～3 次。

五、穴位注射

用柴胡注射液或复方当归注射液，每穴位可注射 1～2mL，取穴同体针，每日 1 次，穴位轮流注射。

六、离子导入法

将金银花液放在病变处，做直流电离子导入，适用于热证。

【经验方及医院制剂】

一、经验方

三海痛风汤

方药：海风藤 22g，海桐皮 12g，海藻 30g，羌、独活各 12g，秦艽 12g。

用法：水煎服，每日 1 剂；并加服豨莶丸（中成药）每次 10g，温开水送服。

主治：痛风急性关节炎期，症见拇趾及跖趾关节红、肿、热、痛，突然发作，痛风急性关节炎期，症见拇趾及跖趾关节红、肿、热、痛，突然发作，痛势急迫，局部按之痛甚，活动受限。

二、医院制剂

清痹丸

方药：雷公藤、生甘草、熟大黄、秦艽、忍冬藤、青风藤、木鳖子、皂角刺、牛蒡子、白花蛇舌草、白鲜皮、败酱草、苦参、生地黄、山慈菇、泽泻。

功效主治：祛风湿、通脉络。主治痛风性关节炎、风湿性关节炎、类风湿关节炎而有热象者。

用法用量：口服，每次 6g，每日 2～3 次，或遵医嘱。

【中成药辨证应用】

1. **湿热痹阻证**　湿热痹片、痛风定胶囊、通滞苏润江胶囊等。
2. **脾虚湿阻证**　补中益气丸、香砂六君丸等。
3. **痰瘀痹阻证**　三七止痛片、血塞通胶囊等。
4. **肝肾阴虚证**　知柏地黄丸、益肾蠲痹丸等。

根据病情选择具有清热作用（如痰热清注射液、炎琥宁注射液等）或活血化瘀作用（例如丹参注射液、血塞通注射液、川芎嗪注射液等）中药注射液静脉滴注。

【中医调护】

一、病情观察

1. 观察痹痛的部位、性质、时间，以及与气候变化的关系。
2. 观察皮肤、汗出、体温、舌脉及伴随症状等变化。

二、生活起居护理

1. 恶寒发热、关节红肿疼痛、屈伸不利者，宜卧床休息，病情稳定后可适当下床活动。

2. 脊柱变形者宜睡硬板床，保持衣被清洁干燥，出汗多时及时擦干，更换衣单。

3. 生活不能自理的卧床患者，要经常帮助其活动肢体，适时更换卧位，受压部位用软垫保护，防止发生压疮。

三、饮食护理

1. 饮食宜高营养、高维生素，清淡可口，易于消化。

2. 风、寒、湿痹者，应进食温热性食物，适当饮用药酒，忌食生冷。

3. 热痹者，宜食清淡之品，忌食辛辣、肥甘、醇酒等食物，鼓励多饮水。

四、情志护理

1. 病程缠绵，行动不便，患者常心情抑郁。要关心患者，给予心理安慰，减轻其痛苦，使其积极配合治疗与护理。

2. 劝说家属给予患者家庭温暖及生活照顾，使其心情舒畅。

五、用药护理

1. 风寒湿痹者，中药汤剂宜热服。

2. 热痹者，汤剂宜偏凉服。

3. 注意服药后的效果及反应，出现唇舌手足发麻、恶心、心慌等症状时，及时报告医师。

4. 用药酒治疗时注意有无酒精过敏反应。

六、健康教育

1. 注意防风寒、防潮湿，出汗时切忌当风，被褥常洗常晒，保持干燥清洁。

2. 需继续服药者，应告知其特殊药物的煎煮法，并注意药后反应，如有不适，及时诊治。

3. 均衡饮食，肥胖者需指导患者减轻体重，以减轻关节负荷。

4. 痛风性关节炎患者应减少摄入嘌呤类的食物。

5. 根据病情和体质，适当活动。

【治未病原则及措施】

1. 痛风的预防要避免受冷、过度疲劳、感染、外科手术、进餐过饱、饮酒等诱发因素。

2. 控制摄入含嘌呤的食品。患者以肥胖者居多，因此必须控制饮食，降低体重。痛风可预防，要适当限制蛋白质的摄入，以减轻肾脏排泄蛋白质代谢产物的负担。

3. 脂肪具有阻碍肾脏排尿酸的作用，故痛风的预防应限制饮食中的脂肪摄入。

4. 尽量多饮水。必须使每日尿量至少保持在 2000mL 以上，以利尿酸的排泄，保护肾脏。在炎热的夏季，尿量往往较少，故痛风的预防更应注意多饮水。

5. 妥善处理诱发因素。禁用或少用影响尿酸排泄的药物，如青霉素、四环素、大剂量噻嗪类及氨苯蝶啶等利尿剂、维生素 B_1 和维生素 B_2、胰岛素及小剂量阿司匹林（每日低于 2g）等。

（周口市中医院肾病科：朱健南，张英杰，刘秋艳，韩红珍）

燥痹

燥痹是由燥邪损伤气血津液而致阴津耗损、气血亏虚，使清窍失于濡润，肢体失于荣养，瘀血痹阻，脉络不通，导致口干、眼干，甚则肢体疼痛、肌肤枯涩、脏器损害的病证。相当于西医干燥综合征。

【病因病机】

1. 病因 分外燥、内燥两种，本病以内燥为多。燥邪之致病最有季节性，秋分以后，燥金主事，人经夏月炎蒸，液为汗耗，脏腑枯涸，致使水竭津枯，易于感燥，或岁运正当燥金司天，亦易感邪，此为外燥；人身素体之阴液不足，或久病劳伤、术后、产后，阴精受损，加之年高体弱或失治误治等，均可导致津伤液燥，诸窍失却濡养而生内燥，阴虚液亏，精血不足，清窍失于濡润，病久瘀血阻络，血脉不通．累及皮肤黏膜、肌肉关节，深至脏腑而成本病。

（1）先天不足：本病多有先天禀赋不足，阴精亏损。或素体阴虚，津液亏少；或久病劳伤，均可导致阴津亏虚，清窍失养，而发为本病。女子体阴而用阳，40岁以上女子天癸渐竭，精血亏虚，阴液不足，多因阴虚内热而伤津耗液，导致口眼清窍失养，经脉气血痹阻而多发本病。

（2）后天因素：或为情志所伤，劳倦过度；或为久病失养，精血内夺；或为年高之人天癸将竭；或为误治、失治，如误用汗、吐、下法，或过服辛温升散之剂，或亡血失精等，皆可导致阴液不足，正气耗损，而发为本病。

（3）六淫外邪：六淫中，风、暑、燥、火四邪称之为阳邪，阳热亢盛，则消灼津液，又风寒伤人能化热，风热伤人能化燥，热则耗液，燥则伤津。病初起在经在表。络脉痹阻则关节肌肉疼痛，津液干涸则口眼干燥。病久入里必损及五脏六腑。

2. 病机 燥从上降，肺金先受，故多肺家见症，见干咳、胸满、气逆或牵引胸臆作痛，不能转侧，喘急呕吐，鼻干唇燥，舌燥少津，咽干咽痛，皮肤皲裂，寒热身痛等；肺主一身之气，感邪气滞则机关不利，肌肉关节尽痛，一身痛极；肺燥不能运布水精，中宫水液难以四布，可外溢为关节肿；燥秉乾金肃杀之气，金火同宫，万物枯萎，故古人有"火就燥"之说，气分燥热，化火迫血，故可见肌肤瘀斑瘀点。

本病的基本病机为素体虚弱，阴津亏虚。其病位在口、眼、鼻、咽等清窍，可累及全身，与肺、脾、肝、肾密切相关，甚则可累及心、胃，以及皮肤黏膜、肌肉关节。性质属本虚标实。肺、脾、肝、肾阴虚为主，火热燥气为标。本病既可初在口、眼等清窍，继而累及四肢肌肉关节筋骨，继则内舍脏腑；也可以首先出现肌肉关节症状及脏腑损害，而后出现口眼干燥征象。

【诊断要点】

1. 多有禀赋不足，阴液失充，或外燥侵袭，或燥烈药物毒害等病史，以中青年罹患机会较多，女性多见；一年四季皆可发病，但以秋冬季多见。

2. 以肢体关节疼痛，甚则变形，肌肤枯涩干燥，口干少津、眼干少泪、咽干、阴道干涩等孔窍干燥等为特征。病变部位广。

3. 可伴有五心烦热，少汗、气短乏力、心悸，或齿燥脆，声音嘶哑，皮下瘀斑结节，颧红盗汗，咳嗽少痰，胃脘隐痛，头晕心烦等。

4. 实验室及影像学等检查有助于诊断。如干燥综合征可出现以下几项。

（1）裂隙检查示浅表性角膜炎，角膜内小血管形成，伴有云翳或溃疡。

（2）口腔查舌系带唾液缺如，按摩唾液腺无分泌，腮腺肿大。

（3）抗 SSA 抗体、抗 SSB 抗体、ANA、RF 阳性，ESR、IgG、IgM 增高。

（4）下唇小唾液腺活组织检查 2 级以上。

【鉴别诊断】

与燥病相鉴别。两者都是由燥邪而致病，都具有皮肤干燥皲裂、口眼干燥、舌干少津、大便干结、毛发不荣等津液亏耗、孔窍干燥之表现。但燥痹另外还有肢体关节疼痛的风湿病表现，而燥病却不一定有肢体关节症状。从广义的燥病来讲，应包括燥痹在内，因此燥痹只是具有肢体关节疼痛的一种燥病。

【辨证论治】

1. 阴虚津亏证

证候：口干、眼干、鼻干、咽干、干咳少痰、吞咽干涩、头晕耳鸣、五心烦热、腰膝酸软、夜尿频数。舌红少苔或裂纹，脉细数。

治法：滋养阴液，生津润燥。

方药：沙参麦冬汤合六味地黄丸加减。沙参、麦冬、五味子、玉竹、生地黄、山萸肉、白芍、茯苓、牡丹皮、当归、石斛、甘草等。

2. 气阴两虚证

证候：口干、眼干、神疲乏力、心悸气短、食少纳呆、大便溏泄。舌淡少苔，脉细弱。

治法：益气养阴，生津润燥。

方药：生脉饮合沙参麦冬汤加减。西洋参、麦冬、五味子、生黄芪、当归、沙参、麦冬、白芍、茯苓、炒白术、石斛、甘草等。

3. 阴虚血瘀证

证候：口干、眼干、关节肿痛、肌肤甲错、肢体瘀斑瘀点、肢端变白变紫交替、皮下脉络隐隐。舌质暗或瘀斑、苔少或无苔、脉细涩。

治法：活血通络，滋阴润燥。

方药：四物汤合沙参麦冬汤加减。地黄、当归、白芍、川芎、沙参、麦冬、丹参、三七、益母草、赤芍、鸡血藤、牛膝、甘草等。

4. 阴虚热毒证

证候：口干、眼干、咽干、咽痛、牙龈肿痛、鼻干鼻衄、目赤多眵、发颐或瘰疬、身热或低热羁留、大便干结、小便黄赤。舌质干红或有裂纹，苔少或黄燥苔，脉弦细数。

治法：清热解毒，润燥护阴。

方药：养阴清肺汤加减。生地黄、沙参、麦冬、玄参、贝母、桔梗、赤芍、白花蛇舌草、黄芩、金银花、甘草等。

【临证备要】

燥痹治疗，首当辨其虚实，根据病情，探究病因，进行辨证论治，或滋阴生津、或益气生津、或清热养阴、或解毒化瘀等，标本兼治，使津液充足，气机调畅，孔窍得濡，肢体得养，从而燥痹自除。若用药恰当，治疗及时，则预后较好；若病情过延，出现脏腑器质性病变，治疗较难，预后较差。其病程较长，易反复发作。

【中医特色疗法】

一、针刺治疗

选穴：三阴交、睛明、攒竹、迎香、四白等。
操作：毫针刺，补法，每日1次，10次为1个疗程。

二、中药雾化

主要应用于眼部雾化。
处方：选用滋阴润燥、清热解毒类中药，如谷精草、菊花、石斛、玄参、金银花等。
具体操作方法：将中药煎煮过滤，放入无菌容器内，每次取20mL，加入雾化器内，距眼部2～3cm，进行眼部雾化，每次20分钟，每日1～2次。

三、中药含漱

选用滋阴润燥、清热解毒类中药，如麦冬、蒲公英、薄荷等。上药水煎、去渣，每日漱口3次。

四、中药外敷

1. 涌泉穴外敷吴茱萸粉末，用醋或茶水调成糊状，睡前敷涌泉穴，次日晨取下。

2. 口腔溃疡外敷选用黏膜溃疡粉，用棉签蘸少许粉末，涂在患处，每日3次，有消肿止痛功效，促进溃疡处的愈合。

3. 发颐选用金黄膏或以新癀片研末外敷。金黄膏每次 3～5g，均匀涂抹，每日 3 次；新癀片研末，过 200 目筛，并以黄酒调后外敷，每日 2 次。

五、药物熏蒸

中药熏蒸是以热药蒸汽为治疗因子的化学、物理综合疗法，适用于本病合并关节肿痛等症状的患者。

处方用药：选用辨证论治的中药方剂。

操作方法：将中药放在中药熏蒸机里，加水煮沸后，温度控制在 40～45℃为宜，选择治疗部位，注意控制好温度、避免烫伤，熏蒸时间 20～30分钟。

六、中药泡洗技术

根据辨证论治的中药方剂随证加减，煎煮后使用中医泡脚桶洗按足部，每次 15～30 分钟，水温宜低于 42℃，浸泡数分钟后，再逐渐加水至踝关节以上，水温不宜过高，防止烫伤皮肤。

七、中药离子导入技术

本方法适用于合并关节肿痛的患者。

处方用药：选用辨证论治的中药方剂。

操作方法：将药物煎煮液分为 200mL 每袋，用纱布蘸取药物后，外敷于患处，通过药物离子导入设备，将药物通过低中频电流导入肿痛关节，温度控制在 37℃左右，避免水温太高或电流过大，引起皮肤烫伤或患者不适。

【经验方及医院制剂】

经验方

1. 燥痹汤

组成：天花粉、葛根、生地黄、白芍、五味子、玄参、徐长卿、秦艽、穿山龙。

功效：滋阴润燥，益气通络，用于阴虚津亏之证。

用法：每日 1 剂，每日 3 次，水煎服。

2. 竹叶黄芩汤

组成：竹叶、黄芩、茯苓、生姜、石膏、知母、大黄、忍冬藤、秦艽。

功效：清热生津，通络止痛，用于燥热津伤之证。

用法：每日 1 剂，每日 3 次，水煎服。

【其他疗法】

1. 食疗

（1）生山药 30g，研细末，每早空腹开水送下，晚上临睡前取蜂蜜 60mL，开水送服。

（2）梨汁、荸荠汁、鲜芦根汁、藕汁（或甘蔗汁）、麦冬汁各适量。和匀，代茶频饮。

（3）莲子心。开水沏，浓淡适宜，每日 2～3 次。可预防口干舌燥。

（4）蜂蜜 5mL，米醋 10mL。开水冲服，每日早晚各 1 次。

2. 膏方

方药：沙参、麦冬、天冬、生地黄、山萸肉、石斛、百合、玉竹、五味子、当归、白芍等。

兼气虚者，加西洋参、黄精、黄芪、茯苓、白术等；血瘀明显者，加丹参、鸡血藤、三七、红花、益母草等；兼热毒者，加黄芩、金银花、连翘、菊花、赤芍、生薏苡仁等。上方一料，另加阿胶、龟甲胶、蜂蜜等收膏，每日 2 次，每次 10mL，如法每年冬季长服 2～3 个月。

3. 眼保健操 眼干患者，可每日做眼保健操一次。操作步骤为依次按揉攒竹穴、睛明穴、四白穴、太阳穴，然后轮刮眼眶。

4. 西药治疗 口干燥症和干燥性角结膜炎可给予人工涎液、人工泪液等，如效果较差，可给予改善外分泌腺体功能的药物，如毛果芸香碱等；合并肌肉、关节疼痛者，可给予非甾体抗炎药；有系统损害者，需规范应用糖皮质激素、免疫调节及免疫抑制剂等药物；同时积极控制危险因素和合并症，如间质性肺病、肾小管酸中毒等；如常规治疗效果不佳的患者，可给予生物制剂，如利妥昔单抗（美罗华）等；如出现恶性淋巴瘤者，应积极、及时地进行联合化疗。

【中成药辨证应用】

若兼有风寒湿，出现关节肿痛者，可给予金骨莲胶囊、正清风痛宁片等；若兼瘀血闭阻者，给予瘀血痹片、活血应痛丸等；若肺胃热盛者，可给予清火栀麦片等。

【中医调护】

1. 饮食起居调摄 本病患者饮食应偏于甘凉滋润，忌食肥甘厚味及辛辣之品，禁饮酒、避风寒、慎劳累。宜进食生津润燥的食品，如雪梨、荸荠、西瓜、甘蔗、苹果、百合、桑椹、木耳、藕、酸奶、鸡蛋等。兼气虚者，加山药、大枣、胡萝卜、莲子等；兼血瘀者，加葡萄、柠檬、山楂、洋葱、芹菜等；兼热毒者，加苦瓜、苦菊、薄荷、芥兰、甘蓝等。

2. 情志调摄 帮助患者消除悲观心理和精神负担，增强战胜疾病的信心。

3. 局部调摄

（1）口腔护理：注意口腔卫生，定期做口腔检查，防止口腔感染。

（2）眼部护理：注意用眼卫生，避免强光刺激，改善周围环境（雾化、加湿等），缓解眼干症状，减轻角膜损伤。

（3）皮肤护理：注意个人卫生，保持皮肤清洁，防止继发感染。

【治未病原则及措施】

1. 避免可能导致疾病的因素，如风暑燥火等；生活规律，劳逸结合；加强身体锻炼，提高免疫力；注意卫生，预防感染。

2. 本病为系统性疾病，可累及各个器官系统，应早期诊断，早期正规治疗，避免病情进一步发展。

3. 本病预后相对较好，虽有多系统损害，但经恰当治疗，多可以缓解。

（周口市中医院风湿科：卢全立，李朝阳，马庆立）

浊瘀痹

本病是以痰浊、瘀血闭阻为主，导致肢体关节红肿热痛等症状，甚则关节畸形、累及内脏为主要表现的风湿病。相当于西医痛风性关节炎。

【病因病机】

中医认为，形成本病的主要原因在于先天性脾肾功能失调。脾之运化功能减低，则痰浊内生；肾司二便功能失调，则湿浊排泄缓慢量少，以致痰浊内聚，此时感受风寒湿热之邪、劳倦过度、七情所伤，或酗酒食伤，或关节外伤等，则加重并促使痰浊流注关节、肌肉、骨骼，气血运行不畅而形成痹痛，亦即浊瘀痹。故此，本病的病因，可分为内因、外因和诱因三个方面。

1. 内因 主要是先天禀赋不足和正气亏虚。禀赋不足，肝肾亏损，精血不足则筋骨经脉失养，或肾司二便功能失调，湿浊内聚，流注关节、肌肉，闭阻经脉，均可形成痹痛；禀赋不足，阴阳失衡，则累及其他脏腑，主要累及于脾，使之运化失调，尤其对厚味、酒食运化不及，致痰浊内生，凝滞于关节，或化源不足，气血无以充养关节经脉，亦可导致痹病。正气亏虚，可为素体虚弱，亦可由其他疾病内耗，产后气血不足，或劳倦、饮食、情志所伤，或过服某些化学药品，内伤元气所致。正气亏虚，一则筋骨经脉失养，二则无力抵御外邪。以上内因，再遇外因和诱因相加，则经脉闭阻，气血运行不畅而发为本病。

2. 外因 主要是感受风、寒、湿、热之邪。由于居处卑湿，劳作环境湿冷，或水中作业，或冒雨涉水，或阴雨、暑湿天气缠绵，或汗出当风、汗出入水中等原因，在正气不足，卫外不固之时，风寒湿邪，或风湿之邪，或寒湿之邪，或风湿热邪，或湿热之邪，即可入侵人体经脉，留着于肢体、筋骨、关节之间，闭阻不通，发为本病。由于感邪不同，或邪气偏胜而形成不同的、相应的痹证。此外，风寒湿邪所致的痹证久痹不愈，郁久化热，亦可转化为风湿热痹或湿热痹证。

3. 诱因 主要是在正虚邪侵或邪滞经脉之时，复加过度劳累，七情所伤，内耗正气；或饮食不节，酗酒厚味，损伤脾胃，内生痰浊愈甚；或复感外伤，或手术，或关节损伤等，均可加重经脉痹阻，气血运行不畅而诱发本病。

本病的病机主要是先天不足，正气亏虚，经脉失养；或湿浊排泄缓少，流滞经脉；或脾运失司，痰浊凝滞关节；或感受外邪，邪痹经脉，气血运行不畅。均致关节、筋骨、肌肉疼痛、肿胀、红热、麻木、重着，屈伸不利而形成本病。久病不愈则血脉瘀阻，津液凝聚，痰浊瘀血闭阻经络而关节肿大、畸形、僵硬，关节周围瘀斑、结节，并且内损脏腑，可并发有关脏腑病证，则病情复杂而严重。其病位初期表现在肢体、关节之经脉，继则侵蚀筋骨，内损脏腑。其实，本病在出现症状之前，即有先天肝肾不足和脾运失司，不可忽略。本病的性质是本虚标实，以肝肾亏虚、脾运失调为本，后及他脏，以风寒湿热、痰浊、瘀血闭阻经脉为标。

【诊断要点】

1. 多以单个趾指关节卒然红肿疼痛，逐渐疼痛，剧如虎咬，昼轻夜甚，反复发作为主，可伴发热、头痛等症。

2. 多见于中老年男子，可有家族史。常因劳累、暴饮暴食、吃高嘌呤食物、饮酒及外感风寒等诱发。反复发作后可出现"块瘰"（痛风石）。

3. 辅助检查，实验室检查急性期可见尿酸、C-反应蛋白、血沉增高；影像学检查中关节彩超、双源 CT 脏器三维成像可见痛风石沉积；关节穿刺抽液可见尿酸盐结晶；关节破坏者严重者，X 线可见典型的骨质改变，呈类圆形穿凿样或虫噬样缺损。

【鉴别诊断】

与经筋痹相鉴别，二者皆可表现足部疼痛。经筋痹疼痛多发生在关节周围，经筋走行之上，疼痛范围局限，病变部位有明确的压痛点，多固定不移，按压可有明显经筋痹阳性体征，如压痛、结节、条索、团块及局部弹响声。浊瘀痹可见受累关节肿痛，多次复发可见皮下痛风结节。

【辨证论治】

一、急性发作期

1. 湿热蕴结证

证候：发病急骤，局部关节红肿热痛，疼痛剧烈，病及一个或多个关节，多兼有发热、恶风、口渴、烦闷不安或头痛汗出，小便短黄，舌红苔黄，或黄腻，脉弦滑数。

治法：清热利湿，通络止痛。

方药：三妙散合当归拈痛汤加减。炒苍术、川黄柏、川牛膝、独活、全当归、川芎、虎杖、防风、土茯苓、萆薢、泽泻、牡丹皮等。

2. 寒湿痹阻证

证候：关节疼痛，肿胀不甚，局部不热，得温则舒，痛有定处，屈伸不利，或见皮下结节或痛风石，肌肤麻木不仁，舌苔薄白或白腻，脉弦或濡缓。

治法：温经散寒，除湿通络。

方药：乌头汤加减。制川乌、炙麻黄、生黄芪、生白芍、苍术、羌活、当归、土茯苓、萆薢等。

二、间歇期

脾虚湿阻证

证候：无症状期，或仅有轻微的关节症状，或高尿酸血症，或见身困倦怠，头昏头晕，腰膝酸痛，纳食减少，脘腹胀闷，舌质淡胖或舌尖红，苔白或黄厚腻，脉细或弦滑等。

治法：健脾利湿，益气通络。

方药：防己黄芪汤加减。黄芪、防己、桂枝、当归、白术、淫羊藿、薏苡仁、土茯苓、萆薢、甘草等。

三、慢性痛风石病变期

1. 痰浊瘀阻证

证候：关节疼痛反复发作，日久不愈，时轻时重，或呈刺痛，固定不移，关节肿大，甚至强直畸形，屈伸不利，痛风结石，或皮色紫暗，舌质衬紫或紫，苔厚腻，脉弦或沉涩。

治法：活血化瘀，化痰泄浊。

方药：桃红四物汤合当归拈痛汤加减。全当归、川芎、赤芍、桃仁、茵陈、威灵仙、海风藤、猪苓、金钱草、土茯苓、萆薢等。

2. 脾肾两虚证

证候：病久屡发，神疲乏力，脘痞纳少，腰膝酸软，关节痛如被杖，局部关节变形，屈伸不利，昼轻夜重，或在指尖、跖趾、耳郭等处有痛风结石，舌质淡紫，苔薄白或白腻，脉细濡或沉或兼涩。

治法：泄浊化瘀，调益脾肾。

方药：四君子汤和六味地黄丸加减。党参、白术、茯苓、熟地黄、山茱萸、泽泻、土茯苓、川萆薢、补骨脂、骨碎补、白芍等。

【临证备要】

本病常取中西医结合治疗。临床上治疗本病应辨证和辨病相结合，方可收到较好的效果。以辨证用药为主，配合现代药物学研究证实的具有促进尿酸排泄作用的药物，如黄柏、生牡蛎、茯苓、泽泻、车前子、地龙、秦艽、山慈菇等药。急性期以秋水仙碱为主，配合清热通络的中药治疗，常用方为白虎加桂枝汤化裁。慢性期根据患者肾功能情况，在选用丙磺舒或别嘌醇的同时，结合辨证选方遣药，既可减少西药的用量，还可减少其副作用。临床研究证实，中西医结合治疗比单纯用西药、单纯用中药者，效率有明显提高。

【中医特色疗法】

一、体针

选曲池、合谷、足三里、三阴交、太冲、中脘、天枢、气海、肾俞、气海俞、大肠俞、中空等穴，随症加减，急性期发作期用泻法，缓解期用平补平泻，均留针 30 分钟，每日或隔日 1 次。

二、拔罐

急性发作期，局部毫针密集点刺后，拔罐，每次留罐 5 分钟。

三、中医外科清创

适用于痛风结石较大、局部破溃者，局部清创，剥除痛风结石，并予生肌膏外敷包扎。

四、中药外敷

湿热蕴结证者，选用清热除湿、宣痹通络之品，如芙黄膏或如意金黄膏，涂敷红肿疼痛关节，每日 2 次，每次 3～4 小时；寒湿痹阻证者，选用祛风散寒除湿、温经通络药物，如乌头汤，制成散剂，黄酒调匀，外敷患处，每日 2 次，每次 3～4 小时。

五、中药泡洗技术

根据患者证候特点选用对症中药或随症加减，煎煮后熏洗患处，每日 1～2次，每次 15～30 分钟。

【经验方及医院制剂】

一、急性期

止痛风方

组成：白花蛇舌草、木鳖子仁、虎杖、豨莶草、穿山龙、海桐皮、炒栀子、寻骨风、墨旱莲。

功效：清热凉血，散结消肿，通络止痛。用于痛风发作期。

用法：每日 1 剂，每日 3 次，水煎服。

二、缓解期

防痛风方

组成：墨旱莲、五味子、薏苡仁、伸筋草、金钱草、山楂、鸡内金、威灵仙、豨莶草。

功效：清热祛湿，化石散结。用于痛风缓解期。

用法：每日1剂，每日3次，水煎服。

【其他疗法】

一、饮食疗法

1. 防风薏米粥 防风10g，薏米10g，水煮，每日1次，连服1周。其功效是清热除痹，主治湿热痹阻型痛风。

2. 赤小豆粥 赤小豆30g，白米15g，白糖适量。先煮赤小豆至熟，再加入白米做粥，加糖适量。功效清热利湿，主治湿热痹阻型痛风。

3. 桃仁粥 桃仁15g，粳米160g，先将桃仁捣烂如泥，加水研汁，去渣，用粳米煮为稀粥，即可用。功效是活血化瘀、通络止痛，主治瘀血痰浊瘀阻型痛风。

二、西医治疗

1. 急性发作期给予非甾体抗炎药及秋水仙碱，不能耐受者可给予中小剂量的糖皮质激素。

2. 间歇期和慢性期常用的降尿酸药物主要有抑制尿酸生成药、促进尿酸排泄药、新型降尿酸药及碱性药物，如合并肾脏病变，积极对症处理肾脏疾病。

3. 必要时可选择剔除痛风石，对残毁关节进行矫形等手术治疗，以提高生活质量。

【中成药辨证应用】

寒湿痹阻者可给予金骨莲胶囊、正清风痛宁片等；痰浊瘀阻者给予瘀血痹片、小金丸等。

【中医调护】

1. 饮食调理 忌膏粱厚味，禁酒限烟，限制食盐和脂肪的摄入，饮食控制不仅包括对食物种类的选择，还应注意量和热量的控制。

2. 生活调理 劳逸结合，注意保暖和避寒，鞋袜宽松，积极减肥，减轻体重。

3. 情志调理 避免过度劳累、紧张与激动，保持心情舒畅，情绪平和。

4. 健康教育 避免使用抑制尿酸排出的药物，定期检测血尿酸值，以便调整用药和防治尿酸性结石。

【治未病原则及措施】

1. 注意饮食控制 患者应采用低热能膳食，避免高嘌呤食物，以保持理想体重。严格戒饮各种酒类，多饮水，保持尿量。

2. 避免促使尿酸盐结晶的诱因 避免受凉受潮、过度疲劳、精神紧张，穿鞋要舒适，防止关节损伤，慎用影响尿酸排泄的药物，如利尿剂、小剂量阿司匹林等。对有典型关节炎发作表现，具有家族史的中老年男性，应考虑本病，以便做到早期诊断。

3. 必要时手术 对巨大的痛风结石，如有穿破的危险，或在关节邻近，影响关节功能者，应考虑手术切除。对已穿破形成窦道者，可将尿酸盐结晶刮除，等肉芽组织形成后再植皮。如关节已有严重破坏者，必要时可作关节融合。

4. 防治伴发疾病 同时治疗伴发的高血压病、高脂血症、糖尿病、冠心病、脑血管病等。

（周口市中医院风湿科：卢全立，李朝阳，马庆立）

骨 痹

骨痹属于五体痹之一。凡由六淫之邪侵扰人体筋骨关节，闭阻经脉气血，出现肢体沉重、关节剧痛，甚至发生肢体拘挛屈曲，或强直畸形者，谓之骨痹。西医骨关节病属于中医骨痹范畴，它是一种以关节软骨的变性、破坏及骨质增生为特征的慢性关节病。

【病因病机】

1. 肾元亏虚，肝血不足 肾为先天之本，主骨，充髓。肾气盛，肾精足，则机体发育健壮，骨骼的外形及内部结构正常强健。肝为藏血之脏，肝血足则筋脉强劲，束骨而利关节，静可以保护诸骨，充养骨髓；动可以约束诸骨，免致过度活动，防止脱位。然人过半百，正气渐衰，脏腑虚亏，肝肾精血不足；肾元亏虚，肝血不足，骨骼的发育会出现异常，骨骼发育不良，关节先天畸形，稍经劳累或外伤，便致气血瘀滞，产生疾患。更兼筋肉不坚，荣养乏源，既无力保护骨骼，充养骨髓，又不能约束诸骨，防止脱位，一经频繁活动，磨损严重，易致关节过早过快地发生退行性变。

2. 外力损伤 外力损伤是根据受力的大小和方向产生，也与关节的构造有关。关节在正常状态下，可以在一定时间内承担一定强度的力而不受损伤，但超过一定的强度或时间，则必然引起损伤。一时性超强度的外力包括扭伤、挫伤、撞伤、跌伤等；长时间承受非超强度的外力则为劳损，通常由于姿势不正确，特定状态的持续紧张等。当这些外力作用于关节以后，可以引起受力最集中的局部发生气血逆乱，严重的导致筋损骨伤，血流不循常道而溢于脉外，形成瘀血凝滞，必然引起关节结构的损伤，失去滋养，久而久之，则出现退行性病变。

3. 外感风寒湿邪 风寒湿是自然界的正常气候变化。在气候发生剧变而防御功能下降的情况下，这种气候变化可以侵犯脊柱、关节等，成为致病因素。再者老年体弱，气血不足，卫外不固，腠理不密，风寒湿邪更易乘虚内侵,闭阻经络。风寒湿邪可以三种或两种同时入侵而发病,也可以单独为害。如感受风寒,居住潮湿之地,冒雨涉水,均可以引起颈项酸直、肢体疼痛酸麻、腰臀胀痛等,这是因为外邪经肌表经络,客于脊柱、关节及其周围筋骨,导致脊柱、关节的全部或某一局部发生气机运行阻滞。或由风邪束于肌表,或由寒邪收引血脉,或由湿邪浸淫经络,气不能贯通,血不能畅行,乃生成邪瘀痹阻之证。在发病过程中,邪气也常常相互影响,并可以在一定条件下相互转化。如寒邪入里,可能转化为热,湿邪日久也常可寒化或热化。风寒湿邪致病常与季节有关,如春季多风、长夏多湿、冬季多寒。必须指出,外邪致病往往是在肝肾不足、先天亏虚等情况下,脊柱、关节外观结构不良,或有内在筋骨不坚,而后感外邪,阻滞气血,使之运行不畅,从而成为发病原因。

4. 脾之功能不足 脾为后天之本,主肌肉、四肢,主运化。脾虚运化失司,痰湿内生,湿痰瘀阻经络,经脉不通,亦可导致关节病变。

【诊断要点】

1. 初起多见腰腿、腰脊、膝关节等隐隐作痛,屈伸、俯仰、转侧不利,轻微活动稍缓解,气候变化加重,反复缠绵不愈。

2. 起病隐袭,发病缓慢,多见于中老年。

3. 局部关节可轻度肿胀,活动时关节常有卡拉声或摩擦声。严重者可见肌肉萎缩,关节畸形,腰弯背驼。

4. X线摄片检查示骨质疏松,关节面不规则,关节间隙狭窄,软骨下骨硬化,以及边缘唇样改变,骨赘形成。

5. 查 RF、血沉、ASO 等,与风湿痹、尪痹、痛风相鉴别。

【鉴别诊断】

与肌痹相鉴别,两者可有肢体疼痛、活动不利等症状。但骨痹的病位主要在筋骨、关节,肌力正常;而肌痹的病位主要在肌肉,肌力明显减退。骨痹容易发生关节僵硬、畸形;肌痹则只有肌肉萎缩而没有关节僵硬或畸形。

【辨证论治】

1. 肝肾亏虚证

证候：关节疼痛、肿胀，时轻时重，屈伸不利，或伴关节弹响，腰膝酸软，日久关节变形。或关节冷痛，畏寒喜暖，四肢不温，小便频数；或五心烦热、午后潮热，盗汗，咽干口燥，舌淡胖，苔白或白腻，脉沉细或沉弦；或舌红少苔，脉细数或弦细数。

治法：补益肝肾，强筋健骨。

方药：独活寄生汤加减。独活、桑寄生、怀牛膝、杜仲、党参、当归、白芍、生地黄、防风、秦艽、川芎、桂枝、细辛、骨碎补、淫羊藿、狗脊、大枣、甘草等。

肝肾阴虚甚者，可用左归丸加减，山茱萸、山药、熟地黄、牛膝、枸杞子、菟丝子、鹿角胶等。肝肾阳虚甚者，可用右归丸加减，熟地黄、附子、肉桂、山药、山茱萸、菟丝子、鹿角胶、枸杞子、当归、杜仲等。

2. 寒湿痹阻证

证候：肢体、关节酸痛，或关节局部肿胀，屈伸不利，局部畏寒，皮色不红，触之不热，得热痛减，遇寒痛增，活动时疼痛加重。或伴腰膝酸软，四肢乏力；或纳食欠佳，大便溏薄，小便清长。舌苔薄白或白滑，脉弦紧或弦缓。

治法：温经散寒，除湿通络。

方药：乌头汤合桂枝附子汤加减。制附子、黄芪、桂枝、白芍、细辛、川芎、防风、秦艽、海桐皮、海风藤、独活、怀牛膝、生姜、大枣、甘草等。

3. 湿热阻络证

证候：关节红肿热痛，活动不利，拒按，局部触之灼热。发热，口渴，烦闷不安；或伴腰膝酸软，四肢乏力，大便干结，小便黄。舌质红，苔黄腻，脉濡数或滑数。

治法：清热利湿，活络止痛。

方药：四妙丸加减。黄柏、苍术、薏苡仁、牛膝、知母、忍冬藤、络石藤、豨莶草、独活、透骨草、甘草等。

4. 痰瘀互结证

证候：曾有外伤史，或痹痛日久，关节刺痛、掣痛，或疼痛较剧，入夜尤甚，痛有定处。或伴肢体麻木，不可屈伸，反复发作，骨关节僵硬变形，关节及周围可见瘀色。舌质紫暗或有瘀点、瘀斑，苔白腻或黄腻，脉细涩。

治法：化痰祛瘀，活血通络。

方药：身痛逐瘀汤合二陈汤加减。桃仁、红花、川芎、秦艽、羌活、独活、没药、当归、五灵脂、怀牛膝、地龙、陈皮、法半夏、茯苓、甘草等。

5. 气血两虚证

证候：关节酸沉，隐隐作痛，屈伸不利，肢体麻木、四肢乏力。或伴形体虚弱，面色无华，汗出畏寒，时感心悸，纳呆，尿多便溏。舌淡，苔薄白，脉沉细或沉细而缓。

治法：益气养血，舒筋和络。

方药：补中益气汤加减。黄芪、党参、白术、陈皮、炙升麻、柴胡、当归、桂枝、白芍、细辛、川芎、独活、透骨草、淫羊藿、怀牛膝、巴戟天、大枣、甘草等。

【临证备要】

骨痹的病位主要在骨，可涉及筋肉、关节，与肝、脾、肾等脏腑关系密切。病因多为感受外邪、肝肾亏虚和痰浊瘀血，其主要病机为经脉气血闭阻，筋骨失养。病性有虚实和虚实夹杂之分。实多为寒、湿、热、痰浊、瘀血等，虚多为肝肾亏虚。因此骨痹的治疗，实证以祛邪为主，虚证以扶正通络为主。祛邪常用散寒除湿、清热利湿、化痰通络等治法；扶正常用滋补肝肾等法。骨痹初期若能够得到及时正确治疗，一般预后较好。若病久不愈或失治误治，出现畸形僵直，往往难以逆转而容易致残，预后较差。此外，骨痹如果迁延日久，可发为肾痹。

【中医特色疗法】

一、针法

根据病情选取最舒适的体位，辨证循经取穴，或局部取血海、犊鼻、肾俞等10～20穴，随证施法，留针30分钟，每日1次，14日为1个疗程。

二、灸法

根据病情选取合适的体位，选取血海、犊鼻、肾俞、足三里等穴位随证加减，可使用艾灸盒，每次5～15分钟，每日1次，14日为1个疗程。

三、中药离子导入

以制川乌、制草乌、透骨草、伸筋草等药物为处方，用50度左右白酒浸泡45日，制成中药药液，将药液均匀涂抹于纱布衬垫，然后将纱布衬垫置于病变关节，经直流电感应电疗机离子导入治疗患处，每日1次，14日为1个疗程。

四、药罐

用3～5个火罐拔患处，每次留罐10～15分钟，每日1次，14日为1个疗程。

五、中药穴位贴敷

以白芥子、延胡索等药物为处方，粉碎研末后加姜汁调匀，做在专用贴敷膜上。根据病情选取双肾俞、关元、中脘等5～6个穴位。穴位局部常规消毒，取药贴于相应穴位，1～2小时取下，每日1次，14日为1个疗程。

六、针刀治疗

选取病变关节周围压痛点为治疗点，常规消毒铺巾，用2%利多卡因局部麻醉，选择长短、大小相适应的针刀快速进入皮下，先做纵行剥离，再做横向摆动，术毕取刀后，用纱布压迫止血后，以输液贴覆盖术口48小时。

5～7 日 1 次，2 次为 1 个疗程。

七、推拿治疗

选择合适体位，先采用轻柔的擦、按、拿、一指禅推等手法治疗，以舒筋通络；然后使用旋转复位扳法、斜扳法、拔伸松动等手法理筋整复；再局部选穴，使用一指禅推、按、揉等手法治疗；最后根据病变部位，使用拿法或拍法或擦法等不同的结束手法。每次 10～15 分钟，每日 1 次，10 次为 1 个疗程。

八、穴位注射治疗

以当归注射液或鹿瓜多肽注射液等药物，根据病情选取双肾俞、双足三里等 2 个穴位进行注射，每日或隔日 1 次，5～7 次为 1 个疗程。

【经验方及医院制剂】

骨疣汤

组成：续断、骨碎补、杜仲、川牛膝、怀牛膝、千年健、寻骨风、延胡索。

功效：滋补肝肾、活血通络，用于肝肾亏虚之证。

用法：水煎服，每日 1 剂，每日 3 次。

【其他疗法】

1. 食疗

猪蹄子方：猪蹄子 2 只，松罗茶（或红茶）24g，花椒 24g，生姜 10g，陈皮 10g。加水煮至猪蹄子烂熟为止，吃蹄子，并服汤药，隔日 1 剂。适用于骨痹之肝肾亏虚证。（山东中医学院附属医院方）

2. 运动康复　参考《骨关节炎的康复治疗》专家共识，康复治疗应个体化，可根据患者年龄、性别、体重、病变部位及程度选择慢走、水疗、股四头肌等长收缩训练、抬腿训练股四头肌、静蹲训练等合适的康复方法。

3. 膏方治疗　骨关节炎常在气候变化或劳累后易复发加重，对活动期病情控制后进入缓解期的骨关节炎患者，可采用补益肝肾、益气温阳的膏方作为后续治疗，增强患者体质，控制病情复发。

4. 西医治疗

（1）控制症状的药物：根据患者情况，可考虑给予口服、注射及外用非甾体抗炎药，关节肿痛较甚时，可口服阿片类药物及关节腔注射长期糖皮质激素，如对于单纯应用止痛剂疗效不佳的膝关节骨关节炎患者，可关节腔内注射透明质酸类制剂。

（2）改善病情的药物及软骨保护剂：此类药物一般起效较慢，需治疗数周才见效，故亦称骨关节炎慢作用药，常用的药物有氨基葡萄糖、双醋瑞因、硫酸软骨素等。

（3）如内科规范治疗无明显疗效，病变严重及关节功能明显障碍的患者，可考虑外科治疗，以校正畸形和改善关节功能。

【中成药辨证应用】

1. **肝肾亏虚证**　壮骨止痛胶囊、仙灵骨葆胶囊、金乌骨通胶囊等。
2. **寒湿痹阻证**　金骨莲胶囊、正清风痛宁片等。
3. **湿热阻络证**　四妙丸等。
4. **痰瘀互结证**　瘀血痹片、活血应痛丸等。
5. **气血两虚证**　痹祺胶囊、仙灵骨葆胶囊等。

【中医调护】

1. 急性发作期应让患者多休息，热敷及维持关节在功能位置，以增进舒适度，并预防关节挛缩畸形。

2. 避风寒，适当进行功能锻炼，教导患者在日常活动时的注意事项及正确姿势以保护关节，避免关节进一步受损。

【治未病原则及措施】

注意减肥，预防关节损伤，预防职业性关节慢性劳损，做到早期诊断，早期治疗。适当进行医疗体操，以维持或改善关节运动范围，增加肌力，从而间接地减轻关节负荷、改善患者运动能力。

（周口市中医院风湿科：卢全立，李朝阳，马庆立）

尪 痹

尪痹由风寒湿等邪气客于关节，气血痹阻，导致以小关节疼痛、肿胀、晨僵为特点的疾病，重者可累及脏腑。相当于西医的类风湿关节炎。现代医学认为，类风湿关节炎是一种病因不明的自身免疫性疾病，多见于中年女性，我国人群本病患病率为 0.32%～0.36%。主要表现为对称性、慢性、进行性多关节炎。关节滑膜的慢性炎症、增生形成血管翳，侵犯关节软骨、软骨下骨、韧带和肌腱等，造成关节软骨、骨和关节囊破坏，最终导致关节畸形和功能丧失。

【病因病机】

尪痹是因先天禀赋不足，或因劳力过度，或因患者体虚，以致营卫气血不足，正气亏虚。如居处潮湿阴冷，冒雨涉水，或劳后当风取冷，或汗后冷水淋浴等，内虚湿邪由体表侵入，流走于关节、经络、肌肉之间，与气血相搏结，以致气血运行不畅，发生痹证，甚至导致关节变形，丧失劳动能力。由风寒湿邪客于关节，气血痹阻，导致以小关节疼痛、肿胀、晨僵为特点的疾病。

1. 正气不足　正气不足是尪痹的内在因素和病变的基础。体虚腠理空疏，营卫不固，为感邪创造了条件，故《诸病源候论·风病·风湿痹候》说："由血气虚，则受风湿。"《济生方·痹》也说："皆因体虚，腠理空疏，受风寒湿气而成痹也。"正气不足，无力驱邪外出，病邪稽留而病势缠绵。

2. 外邪入侵

（1）外邪有风寒湿邪和风湿热邪两大类。外感风寒湿邪，多因居处潮湿，涉水冒雨，或睡卧当风，或冒雾露，气候变化，冷热交错等原因，以致风寒湿邪乘虚侵袭人体。正如《素问·痹论》说："风寒湿三气杂至，合而为痹也。"感受风湿热邪，可因工作于湿热环境所致，如农田作业，野外施工，处于天暑地蒸之中，或处于较高湿度、温度的作坊、车间、实验室里，风湿热之邪乘虚而入。亦可因阳热之体、阴虚之躯，素有内热，复感风寒湿邪，邪从热化，或因风寒湿郁久化热，而为风湿热之邪。

（2）风、寒、湿、热之邪往往相互为虐，方能成病。风为阳邪，开发腠理，又具穿透之力，寒借此力内犯，风又借寒凝之积，使邪附病位，而成伤人致病之基。湿邪借风邪的疏泄之力，寒邪的收引之能，而入侵筋骨肌肉，风寒又借湿邪之性，黏着、胶固于肢体而不去。风、热均为阳邪，风胜则化热，热胜则生风，狼狈相因，开泄腠理而让湿入，又因湿而胶固不解。

（3）风、寒、湿、热病邪留注肌肉、筋骨、关节，造成经络壅塞，气血运行不畅，肢体筋脉拘急、失养，为本病的基本病机。但风寒湿热病邪为患，各有侧重，风邪甚者，病邪流窜，病变游走不定；寒邪甚者，肃杀阳气，疼痛剧烈；湿邪甚者，黏着凝固，病变沉着不移；热邪甚者，煎灼阴液，热痛而红肿。

（4）初病属实，日久不愈，气血津液运行不畅之病变日甚，血脉瘀阻，津液凝聚，痰瘀互结，闭阻经络，深入骨骱，出现皮肤瘀斑、关节肿胀畸形等症，甚至深入脏腑，出现脏腑痹的证候。

【诊断要点】

尪痹乃由风寒湿等邪气客于关节，气血痹阻，导致以小关节疼痛、肿胀、晨僵为特点的疾病。

1. 发病特点　本病不分年龄、性别，但青壮年和体力劳动者、运动员以及体育爱好者易于罹患。同时，发病的轻重与寒冷、潮湿、劳累以及天气变化、节气等有关。

2. 临床表现　突然或缓慢地自觉肢体关节肌肉疼痛、屈伸不利为本病的症状学特征。或游走不定，恶风寒；或痛剧，遇寒则甚，得热则缓；或重着而痛，手足笨重，活动不灵，肌肉麻木不仁；或肢体关节疼痛，痛处焮红灼热，筋脉拘急；或关节剧痛，肿大变形，也有绵绵而痛，麻木尤甚，伴心悸、乏力者。

3. 舌苔脉象　舌质红，苔多白滑，脉象多见沉紧、沉弦、沉缓、涩、沉细。

4. 其他 类风湿因子（RF）、抗环瓜氨酸肽（CCP）抗体、C-反应蛋白（CRP）和血沉（ESR）可升高，X线可见骨质侵蚀或受累关节及其邻近部位有明确的骨质脱钙。

【鉴别诊断】

应与痿病相鉴别，二者严重者均可出现肌肉废用而渐萎缩。其鉴别的要点是看有无疼痛。痿病以肌肉软弱无力或萎缩为临床特征，并无疼痛，因肌肉软弱无力而行动艰难，甚至瘫软于床榻；尪痹以肢体肌肉关节疼痛、酸楚、麻木为临床特征，因疼痛或关节变形而行动艰难，因行动艰难，肌肉少用而渐瘦，但不至瘫痪。临床上也有既有肢体肌肉萎弱无力，又伴有肌肉关节疼痛者，是为痿痹并病，可按其病因病机特点，辨其孰轻孰重，进行辨证论治。

【辨证论治】

1. 风湿痹阻

证候：肢体关节疼痛、重着，或有肿胀，痛处游走不定，关节屈伸不利，舌质淡红，苔白腻，脉濡或滑。

治法：祛风除湿，通络止痛。

方药：羌活胜湿汤加减。羌活12g，独活12g，防风12g，蔓荆子10g，川芎12g，秦艽10g，桂枝10g，青风藤10g，炙甘草6g。

2. 寒湿痹阻

证候：肢体关节冷痛，局部肿胀，屈伸不利，关节拘急，局部畏寒，得寒痛剧，得热痛减，皮色不红，舌胖，舌质淡暗，苔白腻或白滑，脉弦缓或沉紧。

治法：温经散寒，祛湿通络。

方药：乌头汤合防己黄芪汤加减。制附片10g，桂枝12g，赤芍12g，生黄芪15g，白术12g，当归12g，生薏苡仁15g，羌活15g，防己10g，生甘草9g。

3. 湿热痹阻

证候：关节肿痛，触之灼热或有热感，口渴不欲饮，烦闷不安，或有发热，舌质红，苔黄腻，脉濡数或滑数。

治法：清热除湿，活血通络。

方药：宣痹汤合三妙散加减。生薏苡仁 15g，防己 10g，滑石粉 10g，连翘 12g，苍术 10g，黄柏 9g，金银花 12g，萆薢 10g，羌活 12g，赤芍 12g，青风藤 10g。

4. 痰瘀痹阻

证候：关节肿痛日久不消，晨僵，屈伸不利，关节周围或皮下结节，舌暗紫，苔白厚或厚腻，脉沉细涩或沉滑。

治法：活血行瘀，化痰通络。

方药：小活络丹加减。炙乳香 10g，炙没药 10g，地龙 12g，制天南星 12g，白芥子 9g，当归 12g，赤芍 12g，川芎 12g。

5. 气血两虚

证候：关节肌肉酸痛无力，活动后加剧，或肢体麻木，筋惕肉瞤，肌肉萎缩，关节变形；少气乏力，自汗，心悸，头晕目眩，面黄少华，舌淡苔薄白，脉细弱。

治法：益气养血，活络祛邪。

方药：八珍汤合蠲痹汤加减。当归 12g，川芎 12g，白芍 12g，熟地黄 15g，生黄芪 15g，白术 12g，茯苓 15g，炙甘草 6g，羌活 12g，独活 12g，桂枝 12g，秦艽 12g，海风藤 10g，桑枝 10g，木香 10g，乳香 10g。

6. 肝肾不足

证候：关节肌肉疼痛，肿大或僵硬变形，屈伸不利，腰膝酸软无力，关节发凉，畏寒喜暖，舌红，苔薄白，脉沉弱。

治法：补益肝肾，蠲痹通络。

方药：独活寄生汤加减。独活 12g，桑寄生 15g，炒杜仲 10g，怀牛膝 12g，细辛 6g，茯苓 15g，当归 12g，川芎 12g，白芍 12g，生地黄 12g，熟地黄 12g，补骨脂 10g，鸡血藤 12g，乌梢蛇 10g，蜈蚣 6g，地龙 10g，生甘草 6g。

【临证备要】

尪痹是正气不足，感受风寒湿热外邪，阻滞经络，痹阻气血，引起肌肉、筋骨、关节等部位酸痛、麻木、重着、肿胀、屈伸不利或关节肿大、变形为临床表现的病证，随着病程的发展，可形成痰瘀痹阻，气血耗伤，甚至内传脏腑。辨证应分清虚实及病邪的偏胜。其病机是邪气阻滞，故祛邪活络、缓急止痛为治疗大法，但祛风、散寒、除湿、清热应互相配合，又有主次，并视病情佐以养血祛风、温阳散寒、健脾化湿及凉血清热之法，以增强祛邪活络之力；病程日久应辅以补益气血、补养肝肾、祛痰、化瘀等治法，虚实兼顾，标本并治。

【中医特色疗法】

一、针刺治疗

对于关节疼痛者，可辨证选用针灸治疗。

主穴：①行痹：合谷、血海、外关；②痛痹：合谷、足三里、曲池；③着痹：足三里、阴陵泉、丰隆；④热痹：大椎、曲池。

根据病机，可在主穴基础上根据疼痛部位进行选穴，肩部选肩髃、肩髎、肩贞，肘部选尺泽、曲泽、少海，手指选阳溪、阳池、八邪，膝部选犊鼻、内膝眼、阳陵泉，踝部选申脉、照海、丘墟、昆仑，足趾选太溪、八风、昆仑。

针刺方法：寒湿偏重者，以针为主，针灸并用。热邪偏盛者，则应浅刺、疾刺或刺络放血。久病肝肾亏虚者，使用补法。

1. 火针刺法 中粗火针，速刺法，深度3～5分，不留针。亦可患处局部火针点刺，余穴毫针刺法，补法为主，热痹用泻法。行痹浅刺，痛痹深刺，留针30分钟，其中，大椎直刺0.8～1寸。

2. 皮肤针法 用皮肤针重叩脊背两侧和关节病痛部位，使出血少许并加拔火罐。

3. 电针疗法 针刺得气后，接通电针仪，用连续波刺激10～20分钟。

4. 穴位注射 选用当归、防风、威灵仙注射液，在病痛部位选穴，每穴注入 0.5～1mL。注意勿注入关节腔内，每隔 1～3 小时注射 1 次。也可选取肾俞、大杼、三阴交、足三里为主穴。根据患者关节肿痛的部位不同，再选取其他的配穴。如腕关节肿痛可选取阳溪、大陵，指关节肿痛可选取八邪，肘关节痛可选取曲泽，肩关节痛可选取肩髃，膝关节痛可选取膝眼，髋关节痛可选取风市。用一次性 5mL 注射器抽取 2mL 的维生素 B_1、维生素 B_{12} 注射液，选定穴位后，常规消毒穴位的局部皮肤，一般每个穴位一般注射 2mL 药液。

二、艾灸疗法

取穴：足三里、关元、肾俞、压痛点（阿是穴）。具有散寒除湿、温经通络、活血化瘀、通痹止痛、补虚培本以及防病保健等作用，作为一种温热疗法。

操作：点燃艾条，放入温灸盒内，对准腧穴部位固定后进行施灸，以局部皮肤红晕，有微微烫感为佳，小心切勿烫伤，每次 20～30 分钟，每日 1 次，连续灸一星期为 1 个疗程。

三、中药硬膏热贴敷治疗

视病情采用院内制剂千金壮骨止痛散、千金活血止痛散、千金散寒止痛散，放入加热至 45～50℃ 的艾草泥，拌成膏状，沿督脉周围涂抹，以强壮补虚，祛邪扶正，促进气血流畅，缓解疼痛，每次 40 分钟，每日 1 次，15 次为 1 个疗程。

四、中药熏洗

红花、白芷、忍冬藤、鸡血藤为基础方，辨证加药，水煎取 1000mL，熏洗半个小时。

五、中药泡洗

二草二皮汤加减。伸筋草 60g，透骨草 60g，五加皮 60g，海桐皮 60g。根据患者证候特点进行加减，依据患者受累关节，煎煮药液适量，每次

15～30分钟，水温宜低于 42℃，浸泡数分钟，水温不宜过高，防止烫伤皮肤。

六、穴位贴敷

根据天人相应及中医的整体理念，选用特定穴位，进行三伏贴、三九贴或春秋分贴敷。常用白芥子、莪芰等作为基本处方，粉碎研末后加姜汁调匀，铺在专用贴敷膜上。

取穴：肝、脾、肾、命门等穴位。

操作：患者取坐位，穴位局部常规消毒后，取药贴于相应穴位，一般贴敷 4～6 小时可取下，注意关注皮肤反应，出现皮肤过敏者需及时取下，必要时请皮肤科专科大夫协助处理。

七、中药封包

取红花、当归、伸筋草、透骨草、半夏等药物进行中药封包治疗，达到止痛、消肿、恢复关节功能等作用。

八、针刀疗法

对于关节局部有压痛或有触及结节者，根据病情选用针刀疗法治疗，以减轻疼痛，改善关节功能。

操作：常规无菌消毒操作，根据受累关节，选用合适的压痛点或结节处，进行经筋的松解，起到活血化瘀、通络止痛的效果。治疗后可适量活动，改善关节的功能。

九、康复训练

1. 关节康复训练 有关节功能障碍者，操作时主要根据对受累关节的功能测试结果及影响活动的因素确定，常选用持续被动运动（CPM）模式和等张模式。患者每日至少锻炼 30 分钟，注意应在四肢关节不引起疼痛的范围内，每日至少 1 次，1 周可休息 1～2 日。

2. 骨质疏松康复训练 伴发骨质疏松症患者，可使用骨质疏松治疗康复系统进行治疗。

十、物理治疗

1. 短波治疗 采用英国产 Megapulse Senior 265 型短波治疗仪,关节对置法,微热量,每次 20 分钟,每日 1 次。

2. 红外线疗法 以波长 $0.76\sim343\mu m$ 的辐射线照射人体、防治疾病的一种方法。由于它的主要生物学效应为温热效应,故又称热辐射。红外线疗法可以改善局部的血液循环,促进渗出液的吸收,具有消肿止痛作用,故常在急性炎症消退后应用。

3. 直流电离子导入疗法 采用衬垫法,用与作用电极面积相同的滤纸或纱布,以药液浸润后,放在治疗部位的皮肤上,其上面再放衬垫和铅片,每次治疗 20 分钟,每日 1 次,2～15 次为 1 个疗程。

4. 低频脉冲电治疗 采用国产 KD-2 型经皮神经电刺激仪,电极对置于关节痛点,频率为 70～100Hz,脉宽小于 0.2ms,治疗强度以患者有舒适的麻颤感而不产生肌肉收缩为度,每次 20 分钟,每日 1 次。

【经验方及医院制剂】

一、经验方

1. 益肾蠲痹丸 熟地黄、仙灵脾、鹿衔草、淡苁蓉、当归、蜂房、蕲蛇、地鳖虫、僵蚕、蜣螂、穿山甲(代)、全蝎、蜈蚣、地龙、甘草。共研细末,丸如绿豆大,每次 6g,每日 2 次,20 日为 1 个疗程。

2. 良种纯蚂蚁(山蚁)制剂(粉剂、胶囊、口服液、蜜丸) 每次 5g,每日 3 次,3 个月为 1 个疗程。

3. 马钱子丸 马钱子、白花蛇、制川乌、制草乌、当归、杜仲、苏叶、木瓜、桂枝、牛膝、延胡索、胆南星、地龙、蜈蚣。

4. 热痹汤 忍冬藤、青风藤、秦艽、栀子、柴胡、郁金、合欢皮。功效:清热通络、祛风除湿。用于热痹。

5. 久痹汤 黄芪、白术、薏苡仁、杜仲、鹿角胶、桂枝、白芍、千年健、穿山龙。功效:益气温阳、通络止痛。用于病久肝肾亏虚之症。

6. 阳虚痹汤 淡附片、干姜、鹿角胶、杜仲、续断、丹参、寻骨风、五加皮。功效：温阳益气、祛风散寒止痛。用于阳虚痹阻之证。

二、医院制剂

1. 清痹丸　祛风湿、通脉络。主治类风湿关节炎而有热象者。

2. 温痹丸　补肝肾、养气血、散风寒、通络脉。主治类风湿关节炎所致的关节肌肉冷痛肿胀，麻木，屈伸不利。

【其他疗法】

1. 食疗

（1）风寒湿痹证：可予具有祛风散寒、除湿通痹作用的药物和食物，调制成粥饭、菜肴、汤羹、茶酒等，如川乌寄生粥、辣椒粥、桂皮木瓜煨猪蹄、麻黄桂枝鸡、川乌鹌鹑汤、肉苁蓉狗肉羹、狗脊乌龙茶、复方蕲蛇酒、附子八物酒等。

（2）湿热痹阻证：宜食用清热除湿、活血通络的食品，如薏苡仁、红豆、黄瓜、苦瓜、冬瓜、丝瓜、绿豆芽、绿豆等。食疗方：丝瓜绿豆汤、冬瓜薏苡汤。应避免食用羊肉及辛辣之物。

（3）痰瘀痹阻证：可予具有活血行瘀、化痰通络除痹作用的药物和食物。食疗方：川芎苍术粳米粥、丝瓜米仁粥、茄子炖乌蛇、牛膝萝卜烧肉、红花冬瓜海带汤、当归兔肉汤、虎杖牛膝茶、苍术蚂蚁酒等。

（4）肝肾不足证：宜食补益肝肾的食品，如甲鱼、山药、枸杞子、芝麻、黑豆等。食疗方：山药芝麻糊、枸杞鸭汤等。若伴有气血亏虚者，宜食补益气血的食品，如大枣、薏苡仁、山药、阿胶、鸡肉、牛肉、乌骨鸡、黑芝麻等。食疗方：大枣山药粥、乌鸡汤。

2. 心理治疗　尪痹患者大多数存在一定心理障碍，对治疗丧失了信心，医务人员要深入了解患者心理，用临床中治疗成功的实例来说服、开导患者，解除患者疑虑，疏泄其内心的烦恼和苦闷，树立战胜疾病的信心。给患者说明本病具有病程长且易反复发作的特点，让患者有"打持久战"的决心和勇气。让患者认识到，社会在进步，医学在发展，只要医患密切合作，一定会获得更好的治疗效果。帮助患者从被动地服从治疗里解脱出来，主动地接受现实，在医生的指导下"自我治疗"。

3. 一般治疗 适当休息，加强营养。发热、关节肿痛等全身症状明显者应卧床休息。加强锻炼，预防关节畸形。过度休息和限制活动可导致关节失用，甚至促进关节僵直。所以，待病情改变后应逐渐增加活动。

4. 西医治疗 根据病情选用改善病情抗风湿药物（DMARDs）、非甾体抗炎药（NSAIDs）、激素、生物制剂等进行治疗。若出现关节腔积液者，可根据病情选用复方倍他米松行关节腔注射；如膝关节中-重度滑膜炎合并积液，内科保守治疗效果不佳者，可选择超微创针刀镜手术；RA 晚期关节严重畸形者，可行关节置换术治疗。

（1）非甾体抗炎药（NSAIDs） NSAIDs 通过抑制环加氧酶（COX）活性，减少前列腺素合成，而具有抗炎、止痛、退热及减轻关节肿胀的作用，是临床最常用的治疗类风湿关节炎（RA）药物，可以缓解患者的关节肿痛，改善全身症状。具体有布洛芬、洛索洛芬、双氯芬酸、依托度酸、吡罗昔康、尼美舒利等。

（2）改善病情抗风湿药（DMARDs） DMARDs 发挥作用慢，需 1～6 个月。其不具备明显的止痛和抗炎作用，但可延缓或控制病情的进展。具体有氨甲蝶呤、柳氮磺吡啶、来氟米特、环孢素 A、环磷酰胺等。

（3）生物制剂该类药物包括 TNF-α 拮抗剂、白细胞介素（IL-1）和IL-6 拮抗剂、抗 CD20 单抗等。与传统 DMARDs 相比，该类药物起效快、抑制骨破坏的作用明显、耐受性好。具体包括依那西普、英夫利西单抗、托珠单抗、利妥昔单抗等。

（4）糖皮质激素类药物迅速改善关节肿痛和全身症状。对于重症 RA 伴有心、肺或神经系统等受累的患者，可给予短效激素，其剂量依病情严重程度而定。针对关节病变，如需使用，通常为小剂量激素（泼尼松 ≤7.5mg/d），仅适用于少数 RA 患者。具体包括泼尼松、甲泼尼龙等。关节腔注射激素有利于减轻关节炎症状，但过于频繁的关节腔穿刺可能增加感染风险，并可发生类固醇警惕性关节炎。

（5）酪氨酸蛋白激酶抑制剂可减弱多种细胞因子和生长因子受体的信号传导。可单药治疗，也可与氨甲蝶呤合用，与其他非生物 DMARD 联用，用于氨甲蝶呤反应不充分的中度至重度活动性 RA 患者。具体包括托法替布、巴瑞替尼。

（6）植物药制剂该类药物包括雷公藤多苷、白芍总苷、青藤碱等。其中，雷公藤多苷祛风解毒、除湿消肿、舒筋通络，有抗炎及抑制细胞免疫和体液免疫等作用。用于风湿热瘀、毒邪阻滞所致的类风湿关节炎、肾病综合征、白塞综合征、麻风反应、自身免疫性肝炎等。

【中成药辨证应用】

1. 风湿痹阻证　中成药复方夏天无片、疏风活络片、木瓜丸、祛风止痛片、骨龙胶囊等。

2. 寒湿痹阻证　中成药寒湿痹颗粒（片、胶囊）、风湿骨痛丸、通痹片、复方雪莲胶囊、独一味胶囊等。

3. 湿热痹阻证　中成药四妙丸、湿热痹颗粒（片、胶囊）、当归拈痛丸、豨桐胶囊、新癀片等。

4. 痰瘀痹阻证　中成药盘龙七片、祖师麻片、大活络丹、小活络丹等。

5. 气血两虚证　中成药痹祺胶囊等。

6. 肝肾不足证　中成药尪痹颗粒（片、胶囊）、独活寄生合剂、益肾蠲痹丸等。

气血运行不畅，脉络痹阻，是本病的重要病理环节，贯穿疾病始终。除上诉 6 种常见证型外，瘀血阻络常与 RA 的其他证型兼见，故 RA 之不同证型、不同病理阶段，均应配合活血化瘀之品，可随证选用身痛逐瘀汤加减或瘀血痹片（胶囊）。根据病情，亦可选用雷公藤多苷片、伤痛宁片、散痛舒胶囊、正清风痛宁、昆明山海棠片等中成药。

各证候均可选用具有调整骨代谢作用的中药注射液进行静脉注射，例如注射用鹿瓜多肽等。根据病情，可选用具有活血化瘀作用的中药注射液进行静脉滴注，例如丹参类注射液、血塞通注射液、川芎嗪注射液等。

【中医调护】

一、病情观察

1. 观察痹痛的部位，性质、时间与气候变化的关系。

2. 观察皮肤汗出、体温、脉搏及伴随症状等变化。

二、生活起居护理

1. 居室环境宜温暖向阳、通风、干燥，避免寒冷刺激。

2. 急性期宜卧床休息，病情稳定后可适当下床活动及功能锻炼。

3. 保持衣被清洁干燥，出汗多时及时擦干汗液，更换床单。

三、饮食护理

1. 风寒湿痹 宜食温经散寒、祛湿通络的食品，如牛肉、山药、枣、红糖、红小豆等。食疗方：红枣山药粥、黄酒烧牛肉等。

2. 湿热痹阻 宜食清热祛湿的食品，如薏苡仁、红豆、黄瓜、苦瓜、冬瓜、丝瓜、绿豆芽、绿豆等。食疗方：丝瓜绿豆汤、冬瓜薏仁汤。

3. 痰瘀痹阻 宜食活血化瘀的食品，如山楂、桃仁、陈皮、薏苡仁、绿豆等。食疗方：薏苡仁桃仁汤、山芋薏仁粥等。

4. 肝肾不足 宜食补益肝肾的食品，如甲鱼、山药、枸杞子、鸭肉、鹅肉、芝麻、黑豆等。食疗方：山药芝麻糊、枸杞鸭汤等。

四、情志护理

1. 多与患者沟通，了解其心理状态，及时给予心理疏导。同时鼓励患者与他人多交流。

2. 鼓励家属多陪伴患者，给予情感支持。

五、用药护理

1. 风寒湿痹者，中药汤剂宜热服。

2. 热痹者，汤剂宜温服。

3. 注意服药后的效果及反应。

4. 用药酒治疗时，注意有无酒精过敏现象。

六、健康指导

1. 改善生活及工作环境，避免久处湿地，保持室内干燥，温湿度适宜，阳光充足，避免风寒湿邪侵入人体。

2. 平时应加强体育锻炼，注意调护正气，减少感邪机会。

3. 积极防治外感疾病。

【治未病原则及措施】

本病是因正气不足，感受外在的风寒湿热之邪而成，因此，平时应注意调摄，增强体质和加强病后调摄护理，便显得格外重要。预防方面，锻炼身体，增强机体御邪能力；创造条件，改善阴冷潮湿等不良的工作、生活环境，避免外邪入侵；一旦受寒、冒雨等应及时治疗，如服用姜汤、午时茶等以祛邪等措施都有助于预防痹病的发生。

病后调摄护理方面，更需做好防寒保暖等预防工作；应保护病变肢体，提防跌扑等以免受伤；视病情，适当对患处进行热熨、冷敷等，可配合针灸、推拿等进行治疗；鼓励和帮助患者对病变肢体进行功能锻炼，有助尪痹康复。

痹证初发，应积极诊治，防止病邪传变。病邪入脏，病情较重者，应卧床休息。行走不便者，应防止跌仆，以免发生骨折。长期卧床者，既要保持患者肢体的功能位，有利于关节功能恢复、还要经常变换体位，防止褥疮发生。久病患者，往往情绪低落，容易出现焦虑心理和消化功能低下，因此，保持患者乐观心境和摄入富于营养、易于消化的饮食，有利于疾病的康复。

（周口市中医院康复科：龚广峰，侯盼盼，李丹　风湿科：卢全立，李朝阳，马庆立）

面　瘫

面瘫(面神经炎）是指口角向一侧㖞斜，目不能闭合等。中医称面瘫病，亦名口㖞、口㖞僻，俗称吊线风，与现代医学的特发性面神经麻痹（面神经炎）较为符合。《灵枢·经筋》谓："卒口僻，急者目不合，热则筋纵，目不开，颊筋有寒，则急引颊移口；有热则筋弛纵缓不胜收，故僻。"张介宾《类经·疾病类六十九》注："僻，㖞斜也。"隋·巢元方等《诸病源候论·风口㖞候》云："风邪入于足阳明手太阳之经，遇寒则筋急引颊，故使口㖞僻，言语不正，而目不能平视。"

【病因病机】

面瘫主要是指面部脉络受损或痹阻所致，以口眼㖞斜为主要特征的疾病，多由正气不足，脉络空虚风邪乘虚而入中经络，或气血痹阻，或痰浊阻滞经络，筋脉松弛而发病。是一种常见病、多发病。

西医观点认为，面瘫由感染、特发性（常称 Bell 麻痹）、肿瘤性、神经源性等多种原因造成面部神经痉挛麻痹，导致面部肌肉完全瘫痪者，出现前额皱纹消失、眼裂扩大、鼻唇沟平坦、口角下垂，露齿时口角向健侧偏歪等症。本病好发于成年人，以单侧患病多见。

【诊断要点】

1. 中医诊断标准

（1）起病突然，春秋为多，常有受寒史或有一侧面颊、耳内、耳后完骨处的疼痛或发热。

（2）一侧面部板滞，麻木，流泪，额纹消失，鼻唇沟变浅，眼不能闭合，口角向健侧牵拉。

（3）一侧不能作闭眼、鼓腮、露齿等动作。

（4）肌电图可表现为异常。

2. 西医诊断标准

（1）病史：起病急，常有受凉吹风史，或有病毒感染史。

（2）表现：一侧面部表情肌突然瘫痪、病侧额纹消失，眼裂不能闭合，鼻唇沟变浅，口角下垂，鼓腮，吹口哨时漏气，食物易滞留于病侧齿颊间，可伴病侧舌前 2/3 味觉丧失、听觉过敏、多泪等。

（3）脑 CT、MRI 检查正常。

3. 疾病分期

（1）急性期：发病 15 日以内。

（2）恢复期：发病 16 日至 6 个月（发病半个月至面肌连带运动出现）。

（3）联动期和痉挛期：发病 6 个月以上（面肌连带运动出现以后）。

4. 证候诊断

（1）风寒袭络证：突然口眼㖞斜，眼睑闭合不全，兼见面部有受寒史，舌淡苔薄白，脉浮紧。

（2）风热袭络证：突然口眼㖞斜，眼睑闭合不全，继发于感冒发热，或咽部感染史，舌红苔黄腻，脉浮数。

（3）风痰阻络证：突然口眼㖞斜，眼睑闭合不全，或面部抽搐，颜面麻木作胀，伴头重如蒙、胸闷或呕吐痰涎，舌胖大，苔白腻，脉弦滑。

（4）气虚血瘀证：口眼㖞斜，眼睑闭合不全，日久不愈，面肌时有抽搐，舌淡紫，苔薄白，脉细涩或细弱。

【鉴别诊断】

1. 中医鉴别诊断

中风病：可有口舌㖞斜，同时伴突然昏仆，半身不遂，言语謇涩，偏身麻木。

面痛病：面部如刀割，火灼状疼痛，不能触碰。而无口角㖞斜，不能闭目等症。

2. 西医鉴别诊断

周围性面瘫与中枢性面瘫的鉴别：瘫痪明显者一目了然，极轻者鉴别困难。周围性面瘫者一侧面部表情运动不明显，而中枢性面瘫者哭笑时并不表现瘫痪，并且合并其他中枢神经系统症状。

三叉神经痛：主要表现为患侧面部对疼痛敏感，常在无明显诱因下突然出现疼痛，有明显的"扳机点"，无口角㖞斜，与之可鉴别。

【辨证论治】

1. 风寒袭络

证候：突然口眼㖞斜，患侧面部表情、动作消失，口角流涎，示齿不能，耳后疼痛，外耳有疱疹，病侧流泪，舌质淡红，苔薄白，脉浮紧。

治法：祛风散寒，温经通络。

方药：麻黄附子细辛汤加减。炙麻黄、熟附子、细辛、荆芥、防风、白芷、藁本、桂枝、甘草等。

2. 风热袭络

证候：突然口眼㖞斜，面部松弛无力，或咽喉疼痛，或见耳鸣，舌质红，苔薄黄，脉浮滑或浮数。

治法：疏风清热，活血通络。

方药：大秦艽汤加减。秦艽、当归、蝉蜕、白芍、金银花、连翘、防风，板蓝根、地龙、生地黄、生石膏等。

3. 风痰阻络

证候：突然口眼㖞斜，眼睑闭合不全，或面部抽搐，颜面麻木作胀，伴头重如蒙、胸闷或呕吐痰涎，舌质胖大，苔白腻，脉弦滑。

治法：祛风化痰，通络止痉。

方药：牵正散加减。白附子、白芥子、僵蚕、全蝎、防风、白芷、天麻、胆南星、陈皮等。

4. 气虚血瘀

证候：口眼㖞斜日久，面肌松弛，眼睑无力，少气懒言，舌质淡嫩，舌苔薄白，脉细无力。

治法：益气活血，通络止痉。

方药：补阳还五汤加减。黄芪、党参、鸡血藤、当归、川芎、赤芍、桃仁、红花、地龙、全蝎、僵蚕。

【临证备要】

临床上根据起病急骤，或有面部受凉、风吹病史，部分患者起病后有耳后疼痛，颜面部不舒及口眼㖞斜等特征性表现，诊断多不困难，但应注意与中风病面瘫的鉴别。从病因上分析，本病多因感受风邪所致，而中风则多为肝风内动所致。就症状特点分析，中风除面瘫之外，多同时有肢体偏瘫，甚或有神志昏迷之症，而本病则以口眼㖞斜为主，既无偏瘫，也不会发生神昏之变。就预后状态而言，面瘫虽发病急，但若及时治疗，大多于1～2个月可以恢复正常，中风病的面瘫、肢瘫，有的患者可以恢复正常，然确有不少患者尽管经过系统的中医、西医治疗，仍然遗留有不同程度的后遗症，此与单纯的面瘫有着明显的区别。

面瘫的辨证急性期以邪实为主，故立法以疏风散寒、活血通络为主，牵正散为古今常用的代表方剂。少数患者如有发热、咽部红肿、大便秘结等风热表现者，则需在牵正散的基础上加金银花、连翘、大青叶、板蓝根、蒲公英、葛根、栀子等，以疏风清热解毒。恢复期患者辨证上多属正气不足，邪气残留，故治疗上应以扶正为主，兼以祛邪，常以益气药为主，佐以活血之品，并酌加半夏、天南星等祛痰之品。病程日久，缠绵不愈者，可加全蝎、蜈蚣、乌梢蛇等搜风通络之品，以提高疗效。

【中医特色疗法】

一、体针

1. 急性期

治法：祛风祛邪，通经活络。

操作：第一周循经取穴，取四肢和头部外周的百会、风府、风池、太冲、合谷等穴位。针刺0.8～1寸，百会平补平泻，风府、风池、合谷泻法，太冲补法，留针30分钟。第二周循经取穴，取头部及面部外周的百会、风府、风池、太冲、合谷（健侧或双侧）等，刺法同前。取神庭、太阳、下关、翳风、巨髎等，针刺0.8～1寸，平补平泻手法，留针30分钟。

随证配穴：舌前 2/3 味觉丧失加廉泉；听觉过敏加听宫。亦可采用阳明经筋排刺，即按照阳明经筋循行路线，每隔 0.5 寸 1 针，排列成两排（针8～10针），留针 30 分钟。

2. 恢复期

治法：活血化瘀，培补脾胃，荣肌养筋。

操作：采用循经取穴，配用局部面部外周穴位，如百会、风府、风池、太冲、合谷，刺法同前。神庭、太阳、下关、翳风、足三里、内庭，针刺0.8～1 寸。神庭、太阳、下关、翳风采用平补平泻手法，足三里、内庭采用补法，留针 30 分钟。面部局部三线法取穴，从神庭、印堂、水沟至承浆，这些穴位在人体面部正中线上，称为中线；阳白、鱼腰、承泣、四白、巨髎、地仓在面部旁侧线上，称为旁线；太阳、下关、颊车在面部侧面的一条线上，称为侧线。始终以三条基本线上的穴位为主穴。

随证配穴：眼睑闭合不全取攒竹、鱼尾穴，鼻翼运动障碍取迎香穴，颊肌运动障碍取夹承浆穴。针刺 0.5～1.5 寸，采用平补平泻、间断快速小幅度捻转手法，200 转/分，捻针 2 分钟，间隔留针 8 分钟，重复 3 次，留针 30 分钟。亦可采用阳明经筋排刺，即按照阳明经筋循行路线，每隔 0.5寸 1 针，排列成两排（针8～10针），留针 30 分钟。

3. 联动期和痉挛期

治法：培补肝肾，活血化瘀，舒筋养肌，息风止痉。

操作：采用循经取穴，配用面部局部三线法取穴针灸治疗。百会、风府、风池、太冲、合谷，刺法同前。神庭、太阳、下关、翳风、足三里、内庭，针刺 0.8～1 寸。神庭、太阳、下关、翳风采用平补平泻手法，足三里、内庭采用补法。若面肌跳动，选行间、阳陵泉，采用泻法；若面肌萎缩，则选用脾俞、三阴交穴针灸治疗，采用补法，留针 30 分钟。若出现倒错或联动，可以采用缪刺法（即在针刺患侧的同时配合刺健侧），根据倒错或联动部位选用太阳、下关、阳白、鱼腰、承泣、四白、巨髎、地仓、颊车等穴，还可配合艾灸或温针灸、热敏灸治疗。

随证配穴：风寒袭络证加风池、列缺；风热袭络证加大椎、曲池；风痰阻络证加足三里、丰隆；气虚血瘀证加足三里、膈俞。

二、电针

适用于面肌痿软瘫痪者。一般选取阳白-太阳、下关-巨髎、颊车-地仓三对穴位。阴极在外周，阳极在中心部。波形为连续波，频率1～2Hz，输出强度以面部肌肉轻微收缩为度。电针时间约30分钟。

三、灸法

适用于风寒袭络证者，选取太阳、下关、翳风、承浆、阳白、鱼腰、承泣、四白、地仓、颊车、印堂、巨髎、夹承浆等面部穴位，采用温和灸、回旋灸、雀啄灸、温针灸或者热敏灸等方法。每次施灸约20分钟。

四、拔罐

适用于风寒袭络证各期患者。选取患侧的阳白、下关、巨髎、地仓、颊车等穴位。采用闪火法，于每穴位区域以火罐交替吸拔，不断反复，持续5分钟左右，以患侧面部穴位处皮肤潮红为度。每日闪罐1次，每周治疗3～5次，疗程以病情而定。

五、穴位贴敷

马钱子粉0.3～0.5g，撒于风湿止痛膏上，贴敷患处，或交替贴敷于下关、颊车、地仓、太阳、阳白、翳风等穴，每2～3日1次。或选太阳、阳白、颧髎、地仓、颊车。将白附子研细末，加冰片少许做面饼，贴敷于穴位，每日1次。

六、耳穴压豆

主穴：面颊、肝、口、眼、皮质下。

配穴：肾上腺、脾、枕、额。

操作：主穴配穴各选2～3穴，用王不留行籽贴压，嘱患者每日自行压耳穴3次，3～5日换压另一侧耳穴。注意用力适度，防止损伤耳郭皮肤。

七、火针疗法

主穴：阿是穴。

配穴：阳白、四白、地仓、颊车、牵正、合谷。

操作：细火针，速刺法，点刺不留针。面部穴位进针 1～2 分，合谷 2～3分。取阿是穴、阳白、四白、地仓、颊车，均属局部取穴，以疏通局部经络气血，濡润筋肉；牵正为经外奇穴，顾名思义，可治疗口眼㖞斜；合谷善治头面诸疾，《四总穴歌》云："面口合谷收。"面部疾患多取合谷，有祛风解表、和营通络之效。

八、点刺放血

主穴：太阳、下关、阳白、地仓、迎香、风池、颊车，均为患侧点刺出血。

配穴：风池、列缺（风邪外袭）、足三里、合谷（气血双亏）。祛风散邪或补益气血。

【经验方及医院制剂】

一、经验方

葛根汤

药物组成：葛根、麻黄、桂枝、生姜、芍药、炙甘草、大枣。

功用主治：发汗解毒，升津舒筋。适用于外感风寒证，在桂枝汤基础上调用，可调和阴阳，改善人体面部的气血运行作用。特别是对面瘫后口眼㖞斜、面肌瘫痪有一定改善。

用法用量：水煎服 100mL，每日 1 剂，早晚分服。

二、院内制剂

1. 益气通脉丸

药物组成：黄芪、当归、红花、水蛭、川牛膝、半夏、茯苓、赤芍、川芎、全蝎、乌梢蛇等十八味。

功用主治：益气活血，疏风通络。适用于脑梗死、半身不遂、肢体麻木等。

用法用量：口服，每次 6g，每日 2～3 次。

2. 龙马散

药物组成：地龙、乌梢蛇、土鳖虫、全蝎、蜈蚣、当归、红花、牛膝、黄芪。

功用主治：活血化瘀，祛风止痉。用于血瘀气滞风动所致的各种症状。

用法用量：沸水冲服或者煮沸 1～2 分钟后口服，每次 1 包，每日 3 次。

【其他疗法】

西医治疗早期以改善局部血液循环、消除面神经的炎症和水肿为主，后期以促进神经功能恢复为其主要治疗原则。

1. 急性期激素治疗　地塞米松 10～15mg，每日 1 次，静脉滴注，7 日后逐渐减量；口服泼尼松每日 30mg，顿服，连续 5 日后在 7～10 日内逐渐减量。

2. 抗病毒治疗　0.9% 生理盐水 250mL+阿昔洛韦 0.5g，每日 1 次，静脉滴注，5～7 日为 1 个疗程，连用 1 个疗程；有疱疹者，加阿昔洛韦软膏局部外用，5～7 日为 1 个疗程，连用 1～2 个疗程。

3. 神经营养代谢药物的应用　甲钴胺 5mg，每日 3 次，口服，或和维生素 B_1 100mg，肌内注射。

4. 理疗　急性期可在茎乳口附近行超短波透热疗法，红外线照射或局部热敷，以改善局部血液循环，减轻神经水肿。

5. 护眼　患者长期不能闭眼，使角膜暴露、干燥，容易感染，可戴眼罩防护，或用左氧氟沙星眼药水保护角膜。

【中成药辨证应用】

1. 风寒袭络　可选用川芎茶调颗粒，疏风散寒，治疗外感风邪所致的面瘫。

2. 风热袭络　可选用抗病毒口服液或抗病毒滴丸，疏风清热，凉血祛湿，解毒通络，治疗外感邪毒所致的面瘫。

3. 风痰阻络　可选用大活络丸或华佗再造丸，活血化瘀，除湿豁痰，舒筋活络，治疗风痰湿邪所致的面瘫。

4. 气虚血瘀　可选用益气养血口服液、四物片，益气养血，补血活血，治疗气虚血瘀所致的面瘫。

【中医调护】

一、生活起居护理

1. 患者住院期间，护理人员应该调节好病房内的温度和湿度，气温下降时，应该做好患者的保暖工作。

2. 避免用冷水洗脸，避免面部受寒，做好面部的保暖工作，并且每日用湿毛巾对面部进行外敷，需要注意的是，一定要控制好时间，洗脸时间不能过长或者过短，一般在 10～15 分钟，也可以运用中药透骨草、防风、荆芥等水煎，取液浸湿毛巾后外敷。天热时，叮嘱患者切勿吹空调或者电扇；天冷时，叮嘱患者注意戴口罩。

3. 指导患者自行对面部穴位进行按摩，包括下关、太阳、颊车、迎香、风池、承浆、合谷、地仓、三阴交以及足三里等穴位，按摩的过程中一定要控制好力度，并且在面部肌肉松弛的情况下，应该鼓励患者对着镜子做闭眼、抬眉、吹口哨、皱眉、鼓腮、耸鼻以及示齿等动作。此外，还应该注意保护眼睛，由于患者的眼睑无法闭合或者闭合不全，长期暴露角膜容易诱发眼内感染，所以保护眼睛尤为重要，叮嘱患者尽量减少用眼，少看电视、看书、上网或者看报，并且严格按照医嘱要求，给予患者眼药水滴眼治疗。

二、饮食护理

1. 风寒袭络证　宜食辛温祛风散寒的食品，如大豆、葱白、生姜等。忌食凉性食物及生冷瓜果等食品。

2. 风热袭络证　宜食疏风清热的食品，如丝瓜、冬瓜、黄瓜、赤小豆等。忌辛辣燥热的食品。

3. 风痰阻络证　宜食通阳泄浊的食品，如海参、海蜇、荸荠、白萝卜、百合、桃仁、蘑菇、柚子等。忌食肥甘厚味的食品。

4. 气虚血瘀证　宜食益气活血的食品，如桃仁等。忌食辛香行窜、滋腻补血的食品。

三、情志护理

1. 面瘫患者易致紧张和悲观情绪。要注意关心、尊重患者，疏导其紧张情绪，鼓励家属多陪伴患者，建立良好的社会支持系统，共同帮助患者正视疾病。

2. 指导患者倾听舒心的音乐或喜悦的相声节目，抒发情感，排解悲观情绪，达到调理气血阴阳的作用。

3. 鼓励病友间相互交流治疗体会，提高认知，调摄情志，增强信心。

四、用药护理

中药汤剂宜温服，每日 1 剂，分 3 次于饭前服用；遵医嘱服用药物，如服用泼尼松者要严格按医嘱执行。不得随意增减药量，并注意观察有无胃肠道反应等副作用。避免在服药期间行创伤性大、刺激性强的治疗，出现咽部感染时，遵医嘱口服抗生素治疗。

五、健康指导

1. 做好面部保暖，居家时可用热毛巾敷，每日 5～6 次，每次 10 分钟。尽量不外出，若必须外出时要戴口罩，以防受凉。

2. 减少眼睛的使用频率，特别是减少电子产品的使用，让眼睛得到充分的休息。

3. 做好口腔护理，每日早晚用生理盐水漱口，保持口腔清洁。

4. 饮食宜松软、清淡、易消化为宜，将食物放在健侧舌后方，细嚼慢咽，少量多餐。进食后可用生理盐水漱口，保持口腔清洁。

【治未病原则及措施】

1. 适当锻炼　在早晨、傍晚较凉爽的时候，根据自身的情况选择一些适宜的体育项目，如散步、体操、打太极拳、跳舞等，长期坚持下去，会使体质循序得到提高，对风寒的易感性和抗御能力也会大大增强。

2. 注意休息　在面瘫的预防和治疗期间都应该注意休息，保证睡眠充足，少看电视、电脑，避免各种精神刺激和过度疲劳，以利疾病的康复。

3. 膳食合理　少吃油腻滞胃、不易消化的食品。要多吃一些蔬菜和水果，如桃、葡萄、苦瓜、茄子、青椒、韭菜，来维持足够的维生素摄入。另外还要吃一些米面、粗粮类食物，以保持机体足够的能量供给，增强抗病能力。

4. 远离风寒　空调、风扇是最常见的致病因素，因此不要图一时之快，直吹久吹。再有，在乘车、户外乘凉、洗浴、饮酒后也应注意不要让风直吹头面部，尤其是年老体弱、病后及患有高血压、关节炎等慢性疾病者，更应该多加注意。

一旦发病，要及时去正规医院治疗，以免错过好的治疗时机。

勿用冷水洗脸，每晚睡前用热水泡脚 10～20 分钟，进行足底按摩。

（周口市中医院康复科：龚广峰，王曼曼，李丹）

大偻

大偻是因禀赋不足，素体虚弱，肝肾精血不足，肾督亏虚，风寒湿热之邪乘虚深侵肾督，筋脉失调，骨质受损。凡症见腰骶胯疼痛，僵直不舒，继而沿脊柱由下而上，渐及胸椎、颈椎（少数可见由上而下者），或见生理曲度消失，僵硬如柱，俯仰不能；或见腰弯、背突、颈重；或见关节肿痛、屈伸不利等临床表现。本病的西医诊断为强直性脊柱炎（ankylosing spondylitis，AS）。

【病因病机】

本病其本在肾，肾为先天之本，主骨生髓，督脉贯脊属肾，总督一身之阳，若肾气充足则督脉盛，骨骼坚强，邪不可侵；反之，先天禀赋不足或后天失调养，导致肾虚督空，外邪乘虚而入，直中伏脊之脉，气血凝滞，筋骨不利，拘萎不用，渐致"尻以代踵，脊以代头"之状。病位在肝、肾、督脉和足太阳经。肾虚督空为本病内在基础，感受外邪，内外合邪是本病的外在条件。总之，其病因病机应从以下几个方面来认识。

1. 先天不足　先天禀赋不足，阴阳失调，肾气亏虚，外邪乘虚而入，"邪入于阴则痹"。若兼房事不节，相火妄动，水亏于下，火炎于上，阴火消烁，真阴愈亏；病久阴血暗耗，阴损及阳，时有外感风寒湿邪，寒湿深侵肝肾，筋骨失荣。《灵枢·决气》说："两神相搏，合而成形，常先身生，是谓精。""生之来，谓之精。"肾之精气，是天癸，肾气化生的物质基础，肾之先天精气不足，后天之精气必因之虚衰。《素问·评热病论》说："邪之所凑，其气必虚。"本病的发病与西医强调该病与遗传因素有关相一致。临床上，强直性脊柱炎的患者中40%左右的人有家族史。

肾亏自虚或因先天禀赋不足，或因后天失养，肾不藏精，精血亏虚，肾阳不足，邪气杂至督脉夹脊而行，贯背属肾，总督一身之阳气，为阳气之海。《素问·骨空论》说："督脉者……贯脊属肾，夹脊抵腰中……督脉为病，脊强反折。"督脉空疏，则必失于温煦化生之能，脊柱失于护卫温养，寒凝滞涩，活动不利，强直疼痛。肾精虚，则骨髓生化失源，不能荣养骨骼，则易生本病。

2. 痰浊瘀血，肾督亏虚 《素问·逆调论》中说："肾者水也，而生于骨，肾不生则髓不能满，故寒甚至骨也……病名曰骨痹，是人当挛节也。"《素问·脉要精微论》指出："腰者肾之府，转摇不能，肾将惫矣。"说明肾虚会使人腰部活动困难。肾主骨生髓，肾气不足，寒湿内盛，兼受寒湿之邪乘虚内侵，内外合邪，使气血运行不畅，不通则痛。因脊柱乃一身之骨，主骨的生长发育，又全赖骨髓的滋养，而骨髓乃肾中精气所化生，故肾中精气充足，骨髓充盈，则骨骼发育正常，坚固有力；肾中精气不足，骨髓空虚，则骨质疏松，酸软无力。督脉"循背而行于身后，为阳脉之总督，督之为病，脊强而厥"，督脉"贯脊属肾"，其为病"脊强反折"，肾虚寒湿深侵，肾气不足，督脉失养，脊骨受损而致本病。阳气不足，水液代谢失常，气血失于正常运行，而致体内痰浊内生，瘀血停留。张景岳说："至虚之处，便是容邪之所。"痰、瘀、湿、浊着于督脉，随于经络，流注脊柱，充塞关节，深入骨髓，由浅入深，从轻到重，经至脊柱强直，转侧不能。《类证治裁》说："久痹，必有湿痰，败血，瘀滞经络。"即是此意。

3. 外感邪气 风寒湿邪由腠理而入，经输不利，营卫失和，气血阻滞脉络，经脉痹阻，不通则为病。如《素问·痹论》云："所谓痹者，各以其时，重感于风寒湿之气也。"指出了风寒湿邪是本病病因。《济生方·痹》曰："皆因体虚，腠理空疏，受风寒湿气而成痹也。"说明痹证也可由体虚而感受外邪所致。风、寒、暑、湿、燥、火六淫外感，通常是引发痹证的主要因素。邪气先侵入外表卫分，继而进入经络、血脉、筋骨，出现肿痛、僵硬，久而不愈，内舍脏腑，先为四肢，后累及脊柱，本病多位于足太阳经所过之处。太阳穴上，寒水主之，风寒湿气袭人，与太阳寒水，同气相求，寒凝经脉，故病头痛、目似脱、颈如拔、脊背痛、腰似折、髀不可屈等。临床上有一部分患者起病与感受寒湿有关。

4. 腰部外伤 腰部外伤，致瘀血内停，恶血不去，再有喜怒不节、饮食不适、寒湿无度等诱因相交结于筋骨，不通则痛，致肾督之脉亏虚，至虚之处易留邪，邪气流注，交结不去，督脉为之闭阴，终至肾督瘀而成骨痹，背以代头，尻以代足，龟背乃成。

本病的基本病机是禀赋不足，素体虚弱，肝肾精血不足，肾督亏虚，风寒湿之邪乘虚深侵肾督，筋脉失调，骨质受损。其性质为本虚标实，肾督虚为本，风寒湿为标，寒湿之邪深侵肾督，督脉受病，又可累及全身多个脏腑。

【诊断要点】

1. 常见于 16—40 岁的青壮年，以男性多见。

2. 凡两骶髂关节、腰背部反复疼痛为主，腰骶胯疼痛，僵直不舒，继而沿脊柱由下而上渐及胸椎、颈椎（少数可见由上而下者），或见生理弯度消失，僵硬如柱，俯仰不能；或见腰弯、背突、颈重、肩随、形体羸；或见关节肿痛、屈伸不利等临床表现，甚还可见"尻以代踵，脊以代头"之征象，均可诊为大偻。

3. 早、中期患者脊柱活动功能不同程度受限，晚期患者脊柱出现驼背固定，胸廓活动减少或消失。

4. 实验室检查，C-反应蛋白（CRP）和血沉（ESR）可升高，人类白细胞抗原 B27（HLA-B27）可为阳性，血沉多增快，RF 多阴性。

5. 影像学检查，骶髂关节 MRI、CT、X 线可见骨质破坏，MRI 可见骨质水肿。

【辨证论治】

一、发作期

证候：脊柱不能弯曲活动，活动受限，骶髂部位剧痛难忍，以致生活不能自理，并可见面赤心烦、口干舌燥、大便干结、小便黄赤等，或见有发热恶寒、舌苔薄黄腻、脉象弦数。实验室检查可见红细胞沉降率增快，白细胞计数增多。

治法：清热祛风除湿，佐以活血化痰、和营通络。

方药：白虎桂枝汤合宣痹汤加减。生石膏 60g，知母 12g，桂枝 9g，生麻黄 12g，滑石 15g，连翘 12g，薏苡仁 30g，山栀子 9g，延胡索 30g，防己 9g，青风藤 30g，西河柳 30g，忍冬藤 30g，土茯苓 30g，莪术 15g，皂角刺

15g，蚕沙 30g（包），乌梢蛇 30g，生甘草 9g。

二、缓慢进展期

1. 督亏血瘀

证候：腰部不舒适，隐痛，疼痛部位不固定，常累及骶髂关节及下肢，且疼痛自下而上发展，出现胸背痛，胸廓扩张运动受限。这种疼痛休息后不能缓解，晨起时尤感僵硬不适，活动后疼痛僵硬症状减轻，可伴有面色白、四肢不温、少气疲力、消瘦、舌淡、脉沉细，或伴有心烦失眠、口燥咽干、面色潮红、手足心热、舌红少苔、脉弦细数等。

治法：培补肝肾，活血通络。

方药：独活寄生汤合桃红饮加减。独活 12g，桑寄生 15g，防风 9g，秦艽 9g，桂枝 12g，牛膝 15g，杜仲 15g，党参 15g，白芍 15g，生黄芪 30g，莪术 30g，红花 9g，当归 15g，川芎 15g，猪苓 30g，茯苓 15g，生地黄 15g，全蝎 9g，白芥子 15g，皂角刺 15g，制南星 15g，蚕沙（包煎）30g，乌梢蛇 30g，甘草 9g。

2. 肾虚督寒

证候：腰骶、脊背、臀疼痛，僵硬不舒，牵及膝腿痛或酸软无力，畏寒喜暖，得热则舒，俯仰受限，活动不利，甚则腰脊僵直或后凸变形，行走坐卧不能，或见男子阴囊寒冷，女子白带寒滑，舌暗红，苔薄白或白厚，脉多沉弦或沉弦细。

治法：补肾强督，祛寒除湿。

方药：桂枝附子汤合独活寄生汤加减。狗脊、熟地黄、制附片、鹿角霜、骨碎补、杜仲、桂枝、白芍、知母、独活、羌活、续断、防风、威灵仙、川牛膝、炙山甲（代）等。

3. 肾虚湿热

证候：腰骶、脊背、臀酸痛、沉重、僵硬不适、身热不扬、绵绵不解、汗出心烦、口苦黏腻或口干不欲饮，或见脘闷纳呆、大便溏软，或黏滞不爽，小便黄赤，或伴见关节红肿、灼热焮痛，或有积液，屈伸活动受限，舌质偏红，苔腻或黄腻或垢腻，脉沉滑、弦滑或弦细数。

治法：补肾强督，清热利湿。

方药：四妙汤合桂枝芍药知母汤加减。狗脊、苍术、炒黄柏、牛膝、薏苡仁、忍冬藤、桑枝、络石藤、白蔻仁、藿香、防风、防己、萆薢、泽泻、桑寄生、炙山甲（代）等。

4. 肝脾虚衰，肾督亏损，痰瘀交阻（中晚期）

证候：腰背疼痛、骶髂关节及足跟痛，并逐渐腰脊强直僵硬，最后可出现脊柱变形，腰弯背驼。由于腰脊难以屈伸，造成肌肉萎缩，形体消瘦，神疲乏力，动则短气，面色少华，头昏心悸，腰膝酸软，耳鸣，多尿，舌胖质暗淡苔薄，脉沉细。

治法：益肾强肝，健脾温督，祛痰活血，通络止痛。

方药：阳和汤合血府逐瘀汤加减。生黄芪 30g，熟地黄 15g，鹿角粉 6g（冲服），仙茅 15g，仙灵脾 15g，当归 15g，红花 9g，莪术 30g，川芎 15g，制南星 15g，白芥子 15g，晚蚕沙 15g，生麻黄 9g（后下），薏苡仁 30g，猪苓 30g，茯苓 30g，杜仲 15g，鸡血藤 30g，乌梢蛇 15g，延胡索 30g，肉桂 9g（后下），生甘草 9g。

同时口服蝎蜈胶囊，或全蝎 0.3g、蜈蚣 0.3g，研粉，每日分两次吞服。

【临证备要】

本病病位主要在肾，涉及筋骨、关节，与肝、脾、肾等脏腑关系密切。肾气亏虚、外邪侵袭、痰浊瘀血是本病的主要致病因素。其主要病机为肾虚邪滞，不荣不通。病性为本虚标实。标实多为寒湿、湿热、痰浊、瘀血；本虚多为阴阳失调，脏腑亏虚，以肾虚为主。本病治疗以补肾祛邪为原则。疾病初起，若积极治疗，不难治愈。但若施治不当，或迁延不愈，出现肢体关节畸形者，则不易治愈，预后较差。

【中医特色疗法】

一、针刺

针刺疗法通过对局部腧穴的刺激，疏通经络，激发经气，改善局部气血循环，缓解局部疼痛，调节全身脏腑功能，逐邪外出，化痰除瘀，通筋活络，以达治病防病的目的。

治法：取足太阳经、督脉穴为主，配足少阴肾经穴，并可配阿是穴

（即以痛为腧）。结合阎小萍教授提出的循经辨证方法，可以循经取穴。特别是注意交会穴的运用，可以达到一经、一穴主治多经、多穴的效果。例如，三阴交穴为足少阴肾经、足太阴脾经、足厥阴肝经的交会穴，取此穴可以调补此三经的气血。寒证、阳虚证，针用补法，宜深刺留针，加灸疗；阴虚者则单用针刺；热证，针用泻法、浅刺，热甚者，可在大椎穴叩刺放血。

处方：肾俞、腰阳关、夹脊、委中、昆仑、太溪、三阴交、阿是穴。

随症配穴：根据症状，寒湿明显者，刺风府，灸关元；肾虚明显者，刺命门、志室；疼痛走窜者，刺膈俞、血海；肌肤麻木、重着者，刺足三里、商丘、阳陵泉；关节发热者，刺大椎、曲池、风市；急性剧烈疼痛者，人中、委中三棱针刺血。

二、灸法

治法：辨无热证的强直性脊柱炎患者可使用灸疗。常采用艾炷灸 3～7 壮，或艾条灸 10～30 分钟，取任脉穴，温经散寒，培补下元。可配艾灸脊柱，或灸关节冷痛剧烈处腧穴或阿是穴，温散寒邪，疏经活血。

主方：取神阙（不可直接灸），隔姜灸或隔附子饼灸。隔姜灸有温中散寒、宣散发表的作用，可用于治疗外邪偏盛的风寒痹证。隔附子灸有温补肾阳、回阳救逆的作用，可用于治疗命门火衰的风寒痹证。或取关元、气海穴。

随证配伍：取穴法可参照针刺疗法。脾胃虚寒者可灸足三里，有强健脾胃作用。

督灸是在督脉循行部位施灸的治疗方法，融经络、腧穴、药物、艾灸作用于一体，通过督灸的综合作用激发、协调诸经，以运行气血、平衡阴阳，从而达治病目的。督灸治疗 AS 的优势在于切中 AS 患者先天禀赋不足、肾气亏虚的要害，充分利用艾灸的温通治疗效果，达到补肾壮阳、祛风散寒的治疗目的。

三、穴位贴敷

穴位贴敷疗法通过刺激体表腧穴相应的皮部，经过经络的传导和调整，纠正脏腑阴阳的偏盛或偏衰，"以通郁闭之气，以散瘀结之肿"，改善经络气血的运行，对五脏六腑的生理功能和病理状态产生良好的治疗和调整作用。

取穴：肾俞、膈俞、脾俞、阳陵泉各取其中一侧。

取化痰活血方处方药物，按 2∶2∶2∶2∶3（桃仁∶僵蚕∶胆南星∶白芥子∶赤芍）比例进行配药研磨，然后将其调制成膏状，敷于患者的穴位上，每周贴敷 1 次，每次贴敷 4 小时，贴敷 1 个月为 1 个疗程，共 5 个疗程，疗程结束后观察疗效。

四、中药硬膏热贴敷

辨证分析，依据患者症状、体征，将所用药物适量粉碎成粉末，密封干燥保存备用。治疗前取适量药粉，加入中药膏中搅匀，微波炉加热后均匀敷于膝关节患处，涂抹面积大于疼痛肿胀部位，药厚 0.5～1cm。根据所需温度，必要时使用红外线灯照射药膏 30 分钟，保留 1 小时后取下硬膏，每日 1 次，连续 21 日。

五、中药熏蒸

《黄帝内经》曰："其有邪者，渍形以为汗，邪可随汗解。"中药熏蒸疗法治疗 AS 可发挥散寒除湿作用，缓解关节疼痛、沉重症状。

中药熏蒸联合治疗，方剂由羌活、独活、桂枝、川芎、海风藤、徐长卿、冰片、姜黄、苏木、防风、桂枝及细辛等药物组成，使用智能汽疗仪对患者进行熏蒸。

上述中药配伍后，放置在熏箱中煮沸，其温度为 50～55℃，适宜标准为患者感觉到温热、不烫，室内温度控制在 37～42℃。患者平卧，当出现蒸汽后，对患者的腰背部予以熏蒸，每日熏蒸时间为 30 分钟。

六、拔罐、走罐、刮痧

能够活血化瘀、驱邪排毒，缓解疼痛及僵硬的症状。临床研究发现拔罐、走罐、刮痧通过刺激经络、穴位及病变部位，使体表组织充血、产生瘀斑等，从而改善脊背的血液循环，濡养组织皮毛，起到治疗作用，可快速缓解临床症状，改善患者体征。

七、药浴

药浴液中的药物离子通过皮肤黏膜的吸收、扩散、辐射等途径进入体内，避免了肝脏首过效应，减少了毒副作用。同时药浴液的温热效应能够提高组织的温度，舒张毛细血管，改善循环，使血液流动加速，且药物通过皮肤组织吸收后，可调节局部免疫状态，抑制和减少生物活性物质的释放。

1. 风寒湿痹证　当归 15g，川芎 30g，鸡血藤 40g，防风 100g，独活 100g，川续断 120g，狗脊 100g，巴戟天 100g，胡芦巴 100g，川牛膝 150g，桂枝 100g，赤芍 60g。水煎浴身，每日 1 次。

2. 热痹证　桑枝 500g，海桐皮 60g，豨莶草 100g，海风藤 100g，络石藤 200g，忍冬藤 60g，鸡血藤 60g。水煎浴身，注意水温不要超过 37℃。

八、推拿疗法

根据病情，可配合手法按摩治疗，取穴肾俞、腰阳关、夹脊、委中、昆仑、太溪、三阴交、阿是穴等穴位。

九、中药热敷与离子导入

适用于肾虚督寒证，选用祛风散寒除湿、温经通络外用药物（如寒痹外用方：川乌、桂枝、透骨草、乳香、没药、制延胡索），煎煮成 100mL，采用离子导入设备，将药液通过低中频电流导入疼痛部位，导入药物的温度控制在 37℃左右，每日 1 次，每次 30 分钟。

十、中药湿敷

适用于肾虚湿热证，酌情选用清热利湿外用药物（如热痹外用方：黄柏、知母、大黄、冰片、忍冬藤、紫花地丁），煎煮约 50mL，用敷布浸湿后缚于肿痛关节，也可加用场效应治疗设备包裹于外，促进药物透皮吸收，每日 1 次，每次 30 分钟。

十一、针刀疗法

局部关节、脊背疼痛者，根据病情可选用微创治疗（针刀疗法）。

操作：常规无菌消毒操作，根据受累关节、脊背，选用合适的压痛点或结节处，进行经筋的松解，起到活血化瘀、通络止痛的作用。治疗后可适当活动，改善关节及脊背的功能。

【经验方及医院制剂】

一、经验方

1. 益肾蠲痹丸

药物组成：熟地黄 150g，全当归 100g，鸡血藤 200g，仙灵脾 100g，鹿衔草 100g，淡苁蓉 10g，炙乌蛇 100g，炙全蝎 20g，炙蜈蚣 20g，炙蜂房 100g，炙僵蚕 100g，蜣螂虫 80g，广地龙 100g，地鳖虫 100g。

以上药共研细末，另以老鹳草 120g，徐长卿 120g，苍耳子 120g，寻骨风 120g，虎杖 120g，甘草 30g，诸药煎浓汁泛丸，如绿豆大，每服 6～8g，日服 2 次，食后服，妇女经期或妊娠忌服。阴虚咽干口燥者，另加生地黄 10g，麦冬 10g，石斛 10g，泡茶饮服。

功效：益肾壮督，蠲痹通络。

主治：主治身体顽痹，汗出怯冷，腰膝酸软，关节疼痛反复发作，经久不愈，筋挛骨松，关节僵硬变形，甚至尻以代踵，脊以代头，苔薄质淡，脉沉细软弱。

制剂与规格：丸剂，每袋 10g。

用法与用量：口服，每次 8g，疼痛剧烈者加至 12g，每日 3 次，饭后温开水送服。

注意事项：孕妇禁服。温热偏盛者慎用。

2. 督痹汤

药物组成：墨旱莲、牛膝、穿山龙、豨莶草、伸筋草、寻骨风、透骨草、狗脊、菝葜。

功效：补益肝肾、祛风除湿，用于肾虚督寒证。

二、医院制剂

清痹丸用于热证、温痹丸用于寒证。

【其他疗法】

1. 超短波疗法　是采用特定波长及频率的电磁波进行治疗的方法。

在超短波的作用下，小血管尤其深部毛细血管可持久性扩张，血管壁通透性增强，血流速度加快，有利于水肿的消散，代谢产物、炎症产物、致痛物质和细菌毒素的排泄和消除。超短波可抑制感觉神经的传导，因而能够解除 AS 早中期的疼痛，达到控制病情的效果。在中小剂量超短波的作用下，吞噬细胞数量增多、活性增强，白细胞干扰素效价升高，有利于炎症的控制和消散。

2. 蜡疗　是指将石蜡液化，置于患处治疗疾病的方法。

石蜡热容量大，导热系数低，保热时间长，可较长时间维持解筋舒肌的作用。早在《本草纲目》中便曾有记载蜡疗对风湿病变的治疗作用。

3. 西医治疗

（1）非甾体抗炎药（NSAIDs）：可迅速改善患者腰背部疼痛和晨僵，减轻关节肿痛并增加活动范围，对早期或晚期 AS 患者的症状治疗都是首选。针对患者的具体情况选用 1 种 NSAIDs 药物，不主张使用 2 种及以上 NSAIDs，因为多用 NSAIDs 不仅不会增加疗效，反而会增加药物不良反应，甚至带来严重后果。NSAIDs 不良反应中常见胃肠不适，少数可引起溃疡。要评估某个特定 NSAIDs 是否有效，应持续至少 2 周时间规则使用同样剂量。如 1 种药物治疗 2～4 周疗效不明显，应改用其他不同类别的 NSAIDs。

（2）生物制剂：抗肿瘤坏死因子（TNF）-α 拮抗剂。

对于持续高活动性的患者，如对 NSAIDs 反应不佳，应考虑 TNF-α 拮抗剂治疗。TNF-α 拮抗剂包括依那西普、英夫利西单抗和阿达木单抗。经过多项随机双盲安慰剂对照试验评估，其治疗 AS 总有效率达 50%～75%。依那西普推荐用法：成人每次 25mg，皮下注射，每周 2 次。

（3）柳氮磺吡啶可改善 AS 的关节疼痛、肿胀和发僵，降低血清 IgA 水平及其他活动性指标，特别适用于改善 AS 患者的外周关节炎。推荐柳氮磺吡啶从小剂量开始服用，每次 0.5g，每日 2 次；之后根据病情和药物反应逐步增加至每次 1g，每日 2 次；服药期间每 3～4 个月复查肝、肾功能。部分男性难治性患者应用沙利度胺，外周关节受累者可使用氨甲蝶呤和抗风湿植物药。

4. 手术治疗

（1）人工髋关节置换术：髋关节受累引起的关节间隙狭窄、强直和畸形是本病致残的主要原因。人工髋关节置换术是最佳选择，置换术后绝大多数患者的关节痛得到控制，部分患者可实现功能恢复正常或接近正常，90%的置入关节的寿命可达 10 年以上。

（2）脊柱截骨矫形术：重度后凸畸形影响行走功能和日常生活，可行脊柱截骨矫形术恢复脊柱矢状面平衡和正常视线，提高脊柱活动能力，降低腰背肌疲劳引起的疼痛。

【中成药辨证应用】

1. 寒湿痹冲剂

药物组成：附子、制川乌、生黄芪、桂枝、麻黄、白术、当归、白芍、威灵仙、木瓜、细辛、蜈蚣、炙甘草等。

功效：温阳祛寒逐湿。

主治：痹证之寒湿阻络证候。表现为肢体关节冷痛沉重，或肿胀，局部畏寒，皮色不红，触之不热，遇寒痛增，得热痛减，舌体胖，舌质淡暗，苔白腻或白滑，脉弦紧或弦缓或沉迟。

制剂与规格：冲剂。每袋 10g。

用法与用量：口服，每次 1～2 袋，每日 2～3 次，开水冲服。小儿酌减，或遵医嘱。

注意事项：孕妇慎服。

2. 湿热痹冲剂（片）

药物组成：防风、防己、地龙、萆薢、苍术、黄柏、薏苡仁、川牛膝、威灵仙、连翘、金银藤等。

功效：清热除湿，活血通络。

主治：痹证中湿热阻络证候。表现为肌肉关节疼痛，局部灼热红肿，得冷则舒，痛不可近，关节屈伸不利，甚则步履艰难不能活动，可涉及一个或多个关节。并多兼有发热、口渴、烦闷不安等全身症状，舌苔黄腻或黄燥，脉象滑数。

制剂与规格：冲剂，每袋 10g。片剂，每片 0.25g。

用法与用量：口服，每次 1～2 袋冲服，或 6 片，每日 3 次。小儿量酌减，或遵医嘱。

注意事项：忌辛辣油腻之物，孕妇慎用。

【中医调护】

一、病情观察

1. 注意观察腰背疼痛的程度以及伴随症状，观察脊柱、肢体活动情况。

2. 行骨盆牵引时，密切观察双下肢血液循环。肢端可因吊带缠绕过紧而压迫血管、神经，引起青紫、肿胀、发冷、麻木、运动障碍，足背动脉搏动减弱或摸不到。遇有上述情况，应立即报告医师，及时调整。

二、生活起居护理

1. 病室朝阳，定时通风，保持室内空气新鲜、干燥。睡硬板床，被褥轻暖干燥。

2. 活动期疼痛剧烈时应卧床休息，仰卧低枕，避免引起脊柱畸形的体位，如病变侵犯到上胸段及颈椎时，应停止使用枕头；已出现驼背但尚未骨性愈合者，仰卧时可在腰背部置一薄垫；如患者耐受性好，可加骨盆牵引，早晚俯卧 1 次；有条件者可每晚 30 分钟矿泉浴或热水浴，以减轻疼痛和消除肌肉痉挛。

三、饮食护理

胃肠道及泌尿系的感染常诱发或使病情加重。指导患者注意饮食卫生，多喝开水及乳制品，多吃青菜、水果、瘦肉、骨头汤等。忌烟、酒、辛辣刺激、生冷之品。

四、情志护理

患者由于病程长、反复发作、疗效慢，加之腰背部僵硬、关节活动受限，常使患者出现焦虑与悲观失望情绪，应关心和理解患者。

安慰和鼓励患者，使患者获得心理支持，树立战胜疾病的信心，配合治疗和护理。

五、用药护理

1. 口服非甾体抗炎药、控制病情进展药（柳氮磺吡啶、氨甲蝶呤）等、糖皮质激素、中药汤剂时，告知患者服药方法及注意事项，观察用药效果及不良反应。

2. 应用青藤碱期间应观察患者有无过敏反应及贫血、出血现象，如皮肤瘙痒、皮疹、紫癜等。对粒细胞降低者，采取保护性隔离措施，防止发生继发性感染。

3. 中药熏蒸护理应根据患者的耐受程度，调节适宜的温度（50～70℃），防止烫伤。患者治病心切，常要求延长治疗时间，要告知患者长时间熏蒸会引起头晕、心慌疲乏等症状，出汗过多会引起电解质紊乱、体质虚弱等。熏蒸过程中要询问患者有无不适感。熏蒸后协助患者擦干汗液，嘱患者在治疗后休息20～30分钟再回病房，防止感冒。多饮淡盐水及牛奶或糖盐水。

六、健康指导

1. 告知患者本病是慢性进行性关节病。教育患者正确认识本病，了解防治方法，保持乐观情绪，树立战胜疾病的信心。

2. 告知患者功能锻炼和药物治疗同等重要，教会患者自我护理的方法，使患者按要求进行治疗与锻炼，以减少关节功能障碍、延缓病程，尽可能参加正常的工作和学习。

3. 睡硬板床，低枕或不枕枕头。每日早晚各坚持30分钟仰卧位或俯卧位，保持脊柱生理曲度，防止畸形。

4. 进行用药指导，增强患者服药的依从性。

【治未病原则及措施】

1. 在日常生活、工作及学习中时刻注意保持正确的姿势和体位，纠正不良习惯对于预防畸形非常重要。站立及行走时尽量抬头、挺胸、收腹，必要时可训练背靠墙站立，以保持良好的身体姿态；坐位时宜使用直背硬靠椅，上身挺直收腹，尽可能向后靠紧椅背，髋、膝屈曲 90°，避免坐矮板凳或沙发，以免弯腰时间过久。

2. 卧位要求睡硬板床，定期定时仰卧位，低枕或不垫枕，忌用高枕，以使腰背处于自然伸展状态，为此，每日还应利用自身重力于晨起、睡前早晚各取一次俯卧位，时间 10～20 分钟，不宜过长，以免影响呼吸。

3. 看书、读报、写字时，视线应与书报保持平行高度，避免颈椎过久后仰或前倾。不可长时间采用同一种体位和姿势，应适当变换体位，并与散步、身体活动交替进行，以维持脊柱的正常生理曲度，防止因不良的姿势和体位加速加重畸形的形成。而脊柱生理曲度已经消失或已有强直者，除注意上述种种外，还可于平卧位时背部垫置一枕，以防或延缓脊柱后凸畸形的形成。

4. 加强身体锻炼，保持合理的生活规律，保持愉快的心情，以提高机体免疫功能。避免风寒湿邪的侵袭，预防感冒及感染。戒烟酒，注意维持正常的姿势和活动能力。

（周口市中医院康复科：龚广峰，肖释，李丹　风湿科：卢全立，李朝阳，马庆立）

青少年特发性脊柱侧凸

青少年特发性脊柱侧凸（AIS）是一种常见的青少年骨关节系统疾病，目前尚未有明确的病因，发病率逐年增高，临床表现为脊柱偏离正中线，双肩不等高，两侧腰凹不对称，长期性的腰背部疼痛伴活动受限，严重者可致胸廓畸形，影响心肺功能，甚至累及脊髓致瘫痪。有中医相关文献将AIS归属于"小儿龟背""筋骨病""特发性脊柱侧凸"的范畴。发病率约占脊柱侧凸的80%，女孩发病率占60%～80%，10～16岁儿童中有2%～3%可察觉到脊柱侧凸。

【病因病机】

1. 中医病因病机　中医认为，脊为督脉所藏，藏经会脉，诸筋所系。先天禀赋不足，肝肾亏虚，骨失充盈，筋失濡养，以致筋骨柔弱，形成脊僵节黏之证。或后天失调，姿势不良，或风寒湿邪侵袭，客于脊隙骨节，气血凝滞，节窍黏结，筋肌拘挛，脊僵筋弛，发为本病。《素问·阴阳应象大论》指出："肾主骨生髓，肝主筋""肝气不足，则筋无力，难以屈伸；肾之气不足，则发脱齿落骨枯。"

2. 西医病因病理

（1）遗传因素：特发性脊柱侧凸的流行病学调查表明，其发生存在着明显的遗传因素的影响。多数学者认为与常染色体主导和不完全性连锁以及多样性表达等有关。这似乎可以解释疾病分布的性别特征，Cobb角在20°左右的脊柱侧凸患者中，女、男比例基本相当；而>20°的脊柱侧凸患者中，女、男比例超过5∶1，严重侧凸的患者多为女孩。据统计，父母均有侧凸的，其子女患病的可能性是正常人的50倍。

（2）激素影响：流行病学调查显示，特发性脊柱侧凸女孩的身高常比同龄正常女孩高，这一现象提示脊柱侧凸可能与生长激素有关，但大量的研究认为，生长激素并不是脊柱畸形的真正病因。由于生长需要，包括生长激素在内的多种激素相互作用，因而生长的控制非常复杂。

（3）结缔组织发育异常：特发性脊柱侧凸的患者可以发现其结缔组织中有胶原和蛋白多糖的质与量的异常。这究竟是侧凸的原发因素还是继发因素，目前尚未有定论。

（4）神经平衡系统功能障碍：人体平衡系统的功能是控制作用于人体的各种重力和维持在各种不同状态下的平衡，在这个平衡系统反射弧中的某个反射环节上出现功能障碍，脊柱就有可能发生侧凸来调整或建立新的平衡。

（5）神经内分泌系统异常：许多学者研究发现，褪黑素在特发性脊柱侧凸形成过程中起重要作用。鸡摘除松果体后出现的脊柱侧凸模型是研究脊柱侧凸的经典动物模型之一。松果体的主要作用是分泌褪黑素（melato-nin），因而有学者推测血清褪黑素的降低可能是发生脊柱侧凸的重要始动因素，并与脊柱侧凸的进展相关。

（6）姿势因素：临床调查发现，脊柱侧凸与坐姿及写字姿势有关。正坐书写，脊柱侧凸的发生率较小。习惯于左侧书写，脊柱侧凸常发生于右侧；而习惯于右侧书写，脊柱侧凸常发生于左侧。

【诊断要点】

1. 中医诊断及分型

（1）症状：轻度的脊柱侧凸患者可以毫无症状，特别好发于青春期少女，胸背不易显露，畸形常被忽略。多数是在体检或换衣服时被发现。重度的脊柱侧凸患者有脊骨疼痛、易疲劳、运动后气短、呼吸困难、胸闷、心悸、下肢麻木等症状。

（2）体征：患者脊柱呈侧凸畸形（棘突连线偏高于中轴线）；脊柱两侧肌肉不对称；凹侧皮纹异常；两肩、而肩胛、两侧髂嵴不等高，严重者可现驼背畸形；Adam 前屈试验阳性。

（3）辨证分型

①肾气不足证：脊柱侧凸畸形，平时神疲乏力，气短、易劳累。舌质淡红，苔薄白，脉细弱。

②肾阳亏虚证：脊柱呈侧凸畸形，坐久后腰部隐隐作痛，酸软无力，

肢冷，喜暖。舌质淡，脉沉无力。

③脾肾阳虚证：脊柱呈侧凸畸形，坐久后腰部隐隐作痛，酸软无力，肢冷，喜暖，纳差，倦怠懒言，气短乏力，大便稀溏。舌质淡红，舌体胖大，脉沉无力。

2. 西医诊断标准及分型

（1）病史：患者发病年龄 10—18 岁，主诉多为肩背或腰部双侧不对称，隆起，可伴有腰背疼痛，可伴有心、肺功能受损。评价患者的健康状况及骨骼成熟程度，其母亲妊娠期的健康状况，妊娠初期 3 个月内有无服药史，怀孕分娩过程中有无并发症等；家族中其他人员脊柱畸形的情况。

（2）体格检查

①畸形情况描述：侧凸类型，双肩高度，剃刀背方向及高度（可使用 Scoliometer 测量顶椎区躯干旋转），胸廓外形，腰部对称情况，躯干偏移，C7～S1 距离，身高、坐高，脊柱活动度。

②病因查体：皮肤的色素病变，背部有无毛发及囊性物，各个关节的活动性，完整的神经系统查体，测量双下肢绝对长度及相对长度，骨盆倾斜情况。

（3）辅助检查

X 线检查：需要拍摄站立位脊柱正侧位全长像、卧位左右弯曲像。必要时加拍牵引像、支点弯曲像，腰骶部畸形拍 Ferguson 像。畸形部位脊柱 CT 及三维重建，预计手术内固定。

X 线测量：端椎、顶椎，应用 Cobb 法测量侧凸度数，测定椎体旋转度，Risser 征、TRC 测量。

有神经症状者可选择行神经传导速度、肌电图或其他神经电生理检查；必要时行脊髓造影、造影后 CT 或全脊柱 MRI 检查，以鉴别其他类型脊柱侧凸。

（4）诊断：AIS 即为病因不明的，发生于青少年时期的 Cobb 角>10°的，伴有或不伴有椎体旋转的脊柱侧凸。

Cobb 角的测量方法：取患者站立正位 X 线片，确定侧凸脊柱的上下两端椎体，头端椎体上缘的垂线与尾端椎体下缘的垂线的交角即为 Cobb 角。

（5）分型：根据脊柱侧凸顶点的多少划分为 3 型：1 个顶点为 Ⅰ 型，2 个顶点为 Ⅱ 型，3 个顶点为 Ⅲ 型。该分型方法符合临床上特发性脊柱侧凸的特点，也更符合脊柱侧凸的三维畸形特性。

【鉴别诊断】

1. 继发性脊柱侧凸　因骨盆倾斜或椎间盘突出、椎间盘炎、骨肿瘤、骨结核、癔症、代谢性骨病、感染性骨病、外伤等其他疾病刺激引起脊柱继发性侧凸，这种脊柱侧凸均能找到原发疾病，按原发疾病治疗，侧凸可改善或消失。

2. 先天性脊柱侧凸　因先天性骨或脊髓畸形导致的脊柱侧凸，此类侧凸自出生就出现，而且无有效治疗方法。

3. 神经肌肉性脊柱侧凸　由神经系统疾病引起的脊柱弯曲，常见的神经系统疾病包括脑瘫、脊柱裂、神经肌肉营养失调及脊髓损伤等。一般伴有神经系统检查的异常。

【辨证论治】

1. 肾气不足

证候：脊柱侧凸畸形，平时神疲乏力，气短、易劳累。舌质淡红，苔薄白，脉细弱。

治法：益气补肾。

方药：补骨脂丸（《普济本事方》）加减。

2. 肾阳亏虚

证候：脊柱呈侧凸畸形，坐久后腰部隐隐作痛，酸软无力，肢冷，喜暖。舌质淡，脉沉无力。

治法：补肾壮阳。

方药：右归丸（《景岳全书》）加减。

可选用中成药仙灵骨葆胶囊口服。

3. 脾肾阳虚

证候：脊柱呈侧凸畸形，坐久后腰部隐隐作痛，酸软无力，肢冷，喜暖，纳差，倦怠懒言，气短乏力，大便稀溏。舌质淡红，舌体胖大，脉沉无力。

治法：温补脾肾。

方药：右归丸（《景岳全书》）合附子理中丸（《伤寒论》）加减。

【临证备要】

1. 本病早发现、早确诊、早治疗是关键。推拿治疗对特发性脊柱侧凸Cobb 角<25°效果较好，<45°有一定疗效；对结构性脊柱侧凸疗效较差。

2. 平时注意坐姿和书写姿势很重要。已发生脊柱侧凸者更应纠正不良姿势。

3. 采用侧凸侧卧位，在侧凸节段下垫枕矫正侧凸，垫枕的高度视侧凸程度而定，坚持 3 个月，可起到矫正效果。

4. 对脊柱侧凸 Cobb 角>45°，且每年进展>5°者，建议手术治疗。

【中医特色疗法】

一、电针

患者俯卧于床上或取坐位，暴露皮肤，常规消毒后，取 0.30mm×75mm型号毫针（标准号：GB2024-94）于脊柱侧凸的凸侧及凹侧，取以顶椎为中心，向上、下各两椎体旁的华佗夹脊穴及阿是穴，采用断续波通电，强度以患者皮肤、肌肉出现抽动且可以耐受为准。使患者自感胀、酸、麻、重，留针 30 分钟，凹侧施以泻法，凸侧施以补法，加电针刺激。凹侧强刺激，凸侧弱刺激，隔日 1 次，10 次为 1 个疗程。

二、整脊手法

1. 推棘法 患者俯卧位，术者立于旁，双手拇指指腹抵于偏歪椎体棘突的凸侧并向下按压，先做轻柔缓和、富有弹性的推动，然后用瞬间冲力下压，同时快速拨动棘突，将其推向对侧，反复 2～3 遍；此法适用于棘突偏歪、椎体旋转。

2. 双掌叠按压脊法 术者一手掌根按压在脊柱后弓椎体的棘突上，另一手掌叠放其上。操作时，先放松患处软组织，然后双手同时用垂直向下的弹冲力按压后弓患椎棘突 2～3 次，可闻及弹响声或手下有动感。此法主要适用于调整脊柱排列，纠正脊柱后弓畸形。

3. 旋棘法 术者一手拇指抵住患者脊柱凸侧偏歪的棘突，另一手掌根部按于下面拇指背侧，双手协同用力，在下的拇指用瞬间冲力推动偏歪的棘突使其向对侧移动，同时在其上面的掌根亦随之发力拨动棘突，使其向对侧旋转，并使脊柱向凹侧推动，可闻及弹响声或手下感觉到受力椎体的移位，反复操作2～3遍。

4. 旋肋法 患者侧卧位，双臂自然放于体侧，术者右手拇指顺着肋骨的走向贴按于肋角，左手扶按于同侧肩前部起固定作用，操作时，由腰部带动双手协同发力，用瞬间的有节奏的弹性力将向后凸起的胸肋向下按压2～3次，往往在椎骨端可闻及来自肋椎关节的弹响声或手下有动感，由上到下依次压旋。此法适用于高肩胛、胸肋关节错位或高凸畸形。

5. 提肩压胛法 患者俯卧位，健侧手臂自然放于体侧，患侧上肢外展抬肩约120°。术者一手握持受术者患侧肩前或腋下方，向上及斜后方提肩，另一手掌按于其肩胛骨冈下窝稍内处。嘱受术者放松、自然呼吸，术者两手同时相对用力，一手将肩关节向上提起，一手缓缓用力将肩胛向下按压数秒保持不变，待感到手下阻力有松动感时，在扳机点位瞬间发力提肩胛2～3次，幅度由小到大。此法也可使患者呈侧卧位来操作。主要适用于高肩胛症、肋椎关节、胸肋关节高凸畸形。

6. 腰椎后伸扳法 患者俯卧位，医者立于患者左（右）侧，一手掌根部抵住患者侧凸的腰椎最高点向右下（左下）方向按压，一手托握其膝关节前上部缓缓向左（右）上方提起，至扳机点后两手协调向相反方向用力做瞬间扳动，手下有松动感或可闻及弹响声。

7. 腰椎斜扳法 患者取侧卧位，下腿伸直，上腿屈髋屈膝，将内踝放在下腿膝内侧上方，并将在上面的手放在身后，下面的手自然地放在身体前侧，术者站在其腰部前侧，用一手抵握住其肩前部向身后方向推转，一手按抵住髂翼最高点朝其腹侧方向推转，至"扳机点"时，双手瞬时、反向、同步发力，使腰椎快速越过此阻力点，旋转幅度再扩大5°～10°。

三、导引整脊

导引整脊采用合乎人体组织结构的姿势，结合轻缓柔和的特定动作，配合呼吸，使脊柱保持在正常的功能位置上合理运动，以达到筋骨顺畅、骨正筋柔的目的。导引整脊，既可松动、扳动和矫正脊柱的骨性结构，又可修复和增强骨及其周围软组织的功能，增强脊柱的稳定性和灵活性，减轻和消除脊柱及其相关疾病，恢复脊柱的正常功能和解剖位置。导引整脊与国外的 SEA 等疗法有着很大程度的相似之处，皆强调对正确姿势的记忆强化、缓慢动作配合呼吸训练。

四、牵引调曲法

根据脊柱侧凸类型，使用四维整脊治疗仪辨证行四维调曲法治疗，以调椎体旋转、侧凸，恢复脊柱生理曲度。胸椎单弧形行四维调曲法；腰椎单弧形和胸腰椎双弧形先行一维调曲法，3～7 日改行四维调曲法；如腰骶角异常，配合三维牵引调曲。

1. 一维调曲法 患者俯卧于四维整脊治疗仪上，将上端牵引带束于胸下部，下端牵引带束于髂骨上。然后根据病情、体重等来调整重量进行纵轴牵引。牵引时间为 30～40 分钟，牵引重量为 20～40kg，每日 1～2 次。

2. 四维调曲法 患者俯卧于四维整脊治疗仪上，将上半身用环套过腋下，双下肢牵引带束于膝关节上下端。后用升降板将下半身托起，胸腰段与上半身呈 25°～45°角，调整牵引仪，使双下肢缓慢逐渐升起，下肢与下半身呈悬吊状，再将托板放至离下肢约 30cm 处，以下腹部离开托板为宜。牵引时间为 20～30 分钟，以患者耐受为度，每日 1～2 次。

3. 三维调曲法 患者仰卧于四维整脊牵引床上，将双下肢牵引带束于膝关节上下端。调整治疗仪，使双下肢缓慢逐渐升起，随时观察患者变化。角度以下肢伸直，髋关节与躯干呈 90°角为标准。牵引时间为 20～30 分钟，以患者耐受为度。

【经验方及医院制剂】

补血温肾丸

主要成分：炙淫羊藿、仙茅、巴戟天、肉苁蓉、沙苑子、女贞子、枸杞子、菟丝子、山茱萸、当归、鹿角胶。

功能主治：补肾壮阳，益精补血。适用于肾阳虚所致的脊柱侧凸。

用法用量：口服，每次 6g，每日 2～3 次。

【其他疗法】

1. 手术治疗 是通过植骨融合内固定的方式来实现脊柱侧凸三维上的矫正，AIS 的类型和临床特点与手术方式密切相关。手术治疗适用于 Cobb 角较大的 AIS 患者，在临床应用中已经被反复证明，能够有效控制侧凸的进展，矫正脊柱畸形，改善患者外观形态，并能减少并发病和继发疾病的发生。

2. 支具治疗 目前支具主要分为两类：CTLSO 即颈胸腰骶矫形支具，此种支具把颈椎包含在固定范围内；Milwaukee 支具和 Boston 改良型 Milwaukee 支具；TLSO 即胸腰骶支具，此种支具上端固定至腋下为止，如 Boston 支具。Cobb 在 25°～40° 的 AIS 患者比较适合支具治疗。

3. 运动疗法 运动疗法包含很多方式，国内的主要包括矫形体操、肌肉锻炼、腰大肌康复疗法等，其中大部分运动疗法是在相对被动的训练上，也强调生活中尽量保持正确姿势，实施运动疗法进行治疗时患者的依从性就非常重要。国外的运动疗法有很多种，包括东欧 SSE、德国 SIR、意大利 SEAS、巴塞罗那 BSPTS、波兰的 DoboMed、FITs、法国的 Lyon 等。这些运动疗法当中有的强调增加稳定性，有的强调增加灵活性，有主动矫正，也有被动矫正，还有的则强调提高心肺功能，但是其基本原则大致相似，就是重视在三维角度上尽可能恢复身体的正确姿势，并通过训练增加肌肉力量，强化神经系统控制能力，让身体对正确姿势形成记忆并不断强化，以达到减缓侧凸发展，矫正侧凸脊柱的目的。

【中成药辨证应用】

1. 六味地黄丸 适用于肾阴虚所致的头晕耳鸣、腰膝酸软、遗精、盗汗等症。

2. 杞菊地黄丸 适用于肝肾阴虚所致的头晕目眩、耳鸣、视物模糊和迎风流泪等症。

3. 归芍地黄丸 适用于肝肾两亏所致的头晕目眩、耳鸣、咽干和腰腿酸痛等症。

4. 金匮肾气丸 适用于肾阳虚所致的腰膝酸软、肢冷畏寒和小便不畅等症。

5. 右归丸 适用于肾阳不足所致的疲乏、腰膝酸冷、畏冷、阳痿遗精、大便溏稀、小便频繁而清长等症。

【中医调护】

一、病情观察

患者裸露背部，自然站立，双目平视，手臂下垂，掌心向内。观察患者双肩是否等高；双肩胛下角是否在同一平面；两侧腰凹是否对称；两侧髂棘是否等高；棘突连线是否偏离中线。

二、生活起居护理

指导患者家属每日早上或晚上对患者进行捏脊，使患者保持俯卧状态，用拇指和食指从第7颈椎开始，一个一个椎体往下捏椎体的两旁，每次按摩过程中要反复进行10～20次。指导患者每日坚持做跨步压腿、扩胸运动和俯卧撑锻炼等有益于恢复的活动。

三、饮食护理

尊重患者饮食习惯，建议进食高蛋白、高维生素、高纤维、易消化饮食，忌辛辣、油腻、生冷、煎炸之食物，每日饮鲜牛奶250～500mL，全麻清醒后6～8小时无胃肠道反应者进流食。针对手术患者，宜食高维生素、清淡可口、易消化食物，逐渐增加饮食量，加强营养，以后根据患者食欲及习惯进食高蛋白食物，如牛奶、鸡蛋、水果、新鲜蔬菜等，注意饮食节制。

四、情志护理

1. 为了使患者积极主动乐观地配合治疗，要向其讲述功能锻炼对康复的重要性，为防止软组织粘连和组织纤维化，要尽早进行功能锻炼，使其积极配合。

2. 鼓励、安慰患者，使其调节情绪，树立信心战胜疾病。

五、健康指导

1. 加强营养，合理调配饮食。避风寒，防感冒。

2. 使用支具的患者，保持支具背心固定 3~6 个月，定期来院拍片复查。

3. 手术后患者，尽量减少脊柱活动，不做身前屈动作，禁止提取重物，防止内固定折断或脱钩。学生不可急于参加活动或上学，术后 4~6 个月根据病情而定。返校后禁止做剧烈体育运动或脊柱弯曲活动。

【治未病原则及措施】

该病的多发人群为中小学生，对本病的预防教育也以中小学生为主要群体。

1. 加强中小学生的健康教育　学校定期开展健康教育课。老师结合图片资料、视频资料或模型向学生讲解脊柱相关知识，让学生了解到脊柱在人体内的重要作用，脊柱发生侧凸的危害。让中小学生了解到脊柱侧凸或对体形产生影响，出现驼背、双腿长度不同、身体倾斜等状况。同时脊柱侧凸会出现腰痛、背痛等症状，影响学生参加体育活动。结合图片或视频，引起中小学生的关注和重视，然后再引导他们采取正确的姿势。

2. 加强中小学生姿势监测　在学校时，老师监督中小学生的姿势。正确的坐姿应为保持自然端坐位，头部略微向前倾，头和胸部保持自然曲线，避免过度前倾或过度后仰。若课堂上有发现学生身体过度前倾，将身体完全趴在书桌上，应及时予以引导改正。此外，在条件允许的情况下，尽量购置能够调节高度的书桌和椅子，以满足不同身高学生保持正确坐姿的需求。正确的站姿为两脚平站，挺胸收腹，身体直立，额头与下巴保持垂直，颈部保持生理幅度，骨盆保持平稳。

3. 家长加强对中小学生的身心发育监测　在心理层面，中小学生处于心理认知迅速发育的阶段，尤其是中学生，可能有较强的叛逆心理。因此，家长监测孩子的心理状态应掌握合适的度。在合适的时机给予孩子诚恳的指导，不要让孩子感到厌烦，尽量以理服人。若生活中发现学生有不正确的体位姿势，多以关心的口吻与孩子沟通，不要直接指责孩子。此外，在营养方面，多看保健书籍，保持合理膳食，在满足孩子身体发育的同时，控制孩子的体质量，以免体重增加过快加重脊柱的负担。

4. 体育运动干预 除在学校的体育运动外，家长应了解孩子的体育爱好，了解孩子喜欢的各项体育运动的注意事项，必要时向运动专家咨询。研究表明，游泳、登山等运动不仅能够预防姿势性脊柱侧凸，且对姿势性脊柱侧凸具有较好的纠正作用。

（周口市中医院康复科：龚广峰，肖释，李丹）

肠痈

肠痈是指发生于肠道的痈肿,属内痈范畴。该病可发生于任何年龄,以青壮年为多,男性多于女性,占外科住院患者的 10%～15%,发病率居外科急腹症的首位。肠痈之病名最早见于《素问·厥论》曰:"少阳厥逆……发肠痈不可治,惊者死。"《金匮要略》总结了肠痈辨证论治的基本规律,推出了大黄牡丹汤等有效方剂,至今仍为后世医家所应用。本病的临床特点是腹痛起始于胃或脐周,数小时后转移至右下腹,伴发热、黑心、呕吐,右下腹持续性疼痛并拒按。

本病相当于西医学的急、慢性阑尾炎。

【病因病机】

总由气机不畅,气滞血瘀,瘀久化热,积热腐肉而成。

1. 饮食不节 暴饮暴食,嗜食生冷、油腻,损伤脾胃,导致肠道功能失调,糟粕积滞,湿热内生,积结肠道而成痈。

2. 饱食后急剧奔走或跌仆损伤 致气血瘀滞,肠道运化失司,败血浊气壅遏而成痈。

3. 情志所伤 郁怒伤肝,肝失疏泄,忧思伤脾,气机不畅,肠内痞塞,食积痰凝,瘀化热而成痈。

4. 寒温不适 外邪侵入肠中,经络受阻,郁久化热成痈。

上述因素均可损伤肠胃,导致肠道传化失司,糟粕停滞,气滞血瘀,瘀久化热,热胜肉腐而成痈肿。

【诊断要点】

1. 转移性右下腹疼痛为主要症状,多伴有恶心、呕吐、便秘或腹泻等胃肠道症状及发热、头痛、头晕、身倦等全身症状,少数患者可有寒战、高热等。急性阑尾炎穿孔后可形成腹膜炎或阑尾周围脓肿。

2. 查体时可发现右下腹有明显局限性压痛，重者可有反跳痛、腹肌紧张，右下腹有时可触及肿块，结肠充气试验阳性。直肠指诊直肠右前壁有触痛。下肢阑尾穴有压痛。查体见右下腹有局限性固定压痛，有时可扣及索条状物。

3. 实验室检查，白细胞计数及中性粒细胞增高。

【鉴别诊断】

1. 胃、十二指肠溃疡穿孔　穿孔后溢液可沿升结肠旁沟流至右下腹部，似急性阑尾炎的转移性腹痛。患者多有溃疡病史，突发上腹剧痛，迅速蔓延至全腹，除右下腹压痛外，上腹仍具疼痛和压痛，腹肌板状强直，肠鸣音消失，可出现休克。多有肝浊音界消失，站立位 X 线透视或摄片可有腹腔游离气体。如诊断有困难，可行腹腔 CT 或诊断性腹腔穿刺。

2. 右侧输尿管结石腹痛　多在右下腹，为突发性绞痛，并向外生殖器部位放射，腹痛剧烈，但体征不明显。肾区叩痛，尿液检查有较多红细胞。B 型超声检查表现为特殊结石声影和肾积水等。X 线摄片约 90% 在输尿管走行部位可显示结石影。

3. 妇产科疾病

（1）异位妊娠：常有急性失血症状和下腹疼痛症状，有停经史及阴道不规则出血史，妇科检查阴道内有血液，阴道后穹隆穿刺有血等。

（2）卵巢滤泡或黄体囊肿破裂：临床表现与宫外孕相似，多在月经中、后期发病。

（3）卵巢囊肿扭转：腹痛突然而剧烈，盆腔检查可发现右侧囊性肿物。

（4）急性输卵管炎：腹部检查时压痛部位较阑尾炎为低，且左右两侧均有压痛，白带增多或有脓性分泌物，分泌物涂片检查可见革兰阴性双球菌。

此外，有时还须与急性胃肠炎、右侧肺炎和胸膜炎、急性胆囊炎、急性肠系膜淋巴结炎等疾病进行鉴别。

【辨证论治】

1. 瘀滞证

证候：转移性右下腹痛，呈持续性、进行性加剧，右下腹局限性压痛或拒按；伴恶心、纳差，可有轻度发热；苔白腻，脉弦滑或弦紧。

治法：行气活血，通腑泄热。

方药：大黄牡丹汤合红藤煎剂加减。常用大黄、芒硝、桃仁、牡丹皮、冬瓜仁、红藤、金银花、紫花地丁、连翘、乳香、没药、延胡索、甘草等。

2. 湿热证

证候：腹痛加剧，右下腹或全腹压痛、反跳痛，腹皮挛急；右下腹可摸及包块；壮热，纳呆，恶心呕吐，便秘或腹泻；舌红苔黄腻，脉弦数或滑数。

治法：通腑泄热，利湿解毒。

方药：复方大柴胡汤加减。常用柴胡、黄芩、川楝子、延胡索、白芍、生大黄（后下）、枳壳、木香、生甘草、蒲公英等。

3. 热毒证

证候：腹痛剧烈，全腹压痛、反跳痛，腹皮挛急；高热不退或恶寒发热，时时汗出，烦躁，恶心呕吐，腹胀，便秘或似痢不爽；舌红绛而干，苔黄厚干燥或黄糙，脉洪数或细数。

治法：通腑排脓，养阴清热。

方药：大黄牡丹汤合透脓散加减。常用大黄、芒硝、桃仁、牡丹皮、冬瓜仁、黄芪、赤芍、当归、皂角刺等。

【临证备要】

阑尾炎的基本病机是肠道传化不利，气滞、血瘀、湿热相互搏结于肠腑所致。其病位在大小肠，与肝、脾、胃关系密切。治疗法则应针对本病病机分用行气活血、清热解毒、通里攻下的治法，使气机调畅、瘀毒消除、湿热毒解而腑气通。

1. 通里攻下 贯穿本病治疗的始终肠胃痞塞，运化不通，贯穿阑尾炎发病的全过程，按本病病机之演变，发病初绕脐腹痛，主要为气滞；数小时后腹痛固定于右下腹即为血瘀阶段；继之瘀而化热，热蕴肠中，肉腐成脓，呈胃肠湿热或实热，若热毒炽盛，热结肠腑，则发生痞满、燥实之变证；严重者则出现热深厥深，甚至亡阴亡阳之变证。根据"六腑以通为用"和"痛随利减""通则不痛""痛则不通"的理论，通里攻下法应当贯穿本病治疗的全过程。但具体应用时，必须根据病邪之不同，虚实有别，轻重缓急，给予辨证施治，以祛除病邪，恢复脏腑生理功能。常用的通里攻下药有大黄、芒硝、番泻叶等，从而达到"六腑以通为用"的目的。据有关资料证实，具有通里攻下作用的多数中草药能够增强肠道运动，如大黄能刺激大肠增强蠕动，且对多数革兰阳性及某些阴性细菌有抑制作用；芒硝能在肠内引起高渗状态，机械性地促进肠蠕动，二者配合协调，刺激肠壁，促进肠管收缩、蠕动增强，使肠内容物及毒素排出体外，肠腔内压力降低，有利于阑尾穿孔处的愈合。本方应用生大黄以通攻下。

2. 重用清热解毒 《杂病源流犀烛·大肠病》指出："大肠痛，因七情饮食，或经行产后，瘀血留积，以至大肠实火兼热所生病也。"可见，化热是阑尾炎的主要病理环节，此阶段相当于化脓性阑尾炎、急性阑尾炎合并局限性腹及阑尾周围脓肿。临床上多湿、热症状兼见。湿重于热则热，口渴不欲饮，脘腹痞闷，便溏不爽，尿黄浊，舌质苔黄腻，脉弦滑数；热重于湿则高热，口渴而欲饮，便视流黄，舌质红，苔黄干，脉弦数或洪数。如热深不能外达，塞闭于内，则出现热深厥亦深的厥证。根据"热者寒之"的治则，阑尾炎的治疗离不开清热解毒法。具体运用时，根据病机的发展来选药。阑尾炎初期，虽然尚在气滞血瘀阶段，但为防止郁久化热之变，可佐以清热解毒，以切合早期炎症的特点。阑尾炎中期出现明显热毒症状，故以通里攻下、清热解毒为主，佐以行气活血，以控制邪毒及消灭邪毒在全身的反应。湿热交结则配合利湿之法，热腐成脓者应以清热化湿排脓。严重坏疽性阑尾炎或急性阑尾炎合并弥漫性腹膜炎，毒热深入营血，表现为高热、烦躁不安、神昏谵语、舌质红绛，须用清热解毒凉血之法。

3. 理气开郁 阑尾炎早期的病机为气机不利，通常是气滞，病在气为主。若气机不能调顺，气滞不散，可表现为腹痛、腹胀，窜动作痛，痛无定处。腑气不降，胃气上逆则出现恶心、呕吐等。理气开郁法是针对气滞而采用的治疗方法，临床使用时要根据证候属性、病变部位来决定。主要有疏畅气机、行气止痛、降气止呕、化滞散结等。气滞属热证者，要选用偏寒性的行气药物，如川楝子、枳实、柴胡等；气滞属寒证者，要选用偏温性的行气药，如木香、乌药、厚朴等；脐腹胀痛者用乌药、木香；小腹及脐下胀痛者，用沉香、乌药、川楝子。

4. 活血化瘀 王肯堂在《证治准绳·肠痈》中指出："瘀血流溢于肠外系膜之间，聚结为痈。"不论何种原因引起的阑尾炎，均首先导致肠道气滞血瘀，可以说，肠道气滞血瘀是阑尾炎的病理基础。临床上常表现为腹痛，痛有定处，痛处拒按或出现包块，舌质紫黯或有瘀斑，脉弦或涩。西医学认为，阑尾壁的血运障碍和管腔梗阻，既可以是发病条件，也可以是初期病理变化的结果。因此，针对本病的病机，应当配伍活血化瘀药物。

活血化瘀法在阑尾炎的治疗中有广泛的应用范围。①阑尾炎早期气滞血瘀为主，应行气活血。当病情发展到一定阶段出现瘀久化热时，活血化瘀药物应用剂量宜小，否则会促使炎症扩散。②阑尾炎恢复期的胃肠功能失调，应用行气活血法治疗效果满意。③阑尾炎所致的右下腹包块，应用活血化瘀法治疗，可使包块吸收消散。如阑尾炎初期多用赤芍、桃仁、生大黄、牡丹皮；脓肿或包块早期多重用红藤、败酱草；脓肿或包块局限，体温不高时，多以皂角刺为主；有条索状物时，多用三棱、莪术，或根据病情酌量配合熟附子以温中散寒，可提高破血散结作用；后期右下腹出现硬结时，可加用水蛭。实验研究证实，活血化瘀药能减少炎性肿胀，抑制炎性肉芽肿的形成，以减轻出血和坏死等病理害。

5. 佐以利湿排脓 饮食不节，或忧思郁怒，肝气横木乘脾土，均易损伤脾胃，导致水湿内生；或久处湿地，湿邪内侵。湿为阴邪，易困气机，郁久化热，热盛肉腐成脓。故在阑尾炎的病理发展过程中，常出现湿热相搏或热去湿留或大肠湿热证。临床上表现为大便次数增多，里急后重，胸闷不舒，胃纳不振，舌淡，苔腻，脉滑数或濡数。现代研究证实，阑尾常有化脓的病理改变。针对本病的病机，常需处以利湿排脓之剂。

【中医特色疗法】

1. 针刺 取穴阑尾、上巨虚、足三里，用泻法，每次30分钟，每日2次。

2. 中药封包　外用蒜硝黄醋糊剂（大蒜 60g，芒硝 30g，大黄粉 30g。先将大蒜、芒硝捣成糊状，继在右下腹最痛处皮肤上涂一层凡士林，然后涂上蒜硝糊；2 小时后去上药，再用醋将大黄粉调成糊状，外敷 6～8 小时。糊剂变干时，可加醋湿润，或在糊剂上置以塑料薄膜，以防快速变干），每日 1 次。

【经验方及医院制剂】

经验方

肠痈汤：通里攻下，清热解毒、行气活血

组成：金银花 30g，蒲公英 30g，红藤 30g，败酱草 30g，枳壳 9g，木香 9g，川楝子 9g，生大黄 9g（后入），牡丹皮 9g，赤芍 15g，生甘草 6g，桃仁 9g。

用法：水煎服，日 1 剂。

【其他疗法】

1. 外治疗法　无论脓已成或未成，均可选用金黄散、玉露散或双柏散，用水或蜜调成糊，外敷右下腹；或用消炎散加黄酒或醋调敷。

2. 灌肠　采用通里攻下、清热解毒等中药肛滴如大黄牡丹汤、复方大柴胡汤等煎剂 150～200mL，直肠内缓慢滴入（滴入管插入肛门 15cm 以内，药液 30 分钟左右滴完），使药液直达下段肠腔，加速吸收，以达到通腑泄热排毒的目的。

【中成药辨证应用】

1. 肿节风片　清热解毒，消肿散结。每次 3 片，每日 3 次。

2. 清热消炎宁片　清热解毒，消炎止痛，舒筋活络。每次 2 粒，每日 3 次。

3. 清热散结胶囊　消炎解毒，散结止痛。每次 5～8 粒，每日 3 次。

【中医调护】

一、病情观察

1. 观察疼痛的部位、性质、程度、持续时间，有无压痛、反跳痛，诱发及缓解因素，与饮食、体位、睡眠的关系。若疼痛剧烈、可能有穿孔或出现休克现象者，立即报告医生。典型腹痛发作始于上腹或脐周，数小时后转移并局限在右下腹。

2. 观察恶心、呕吐的频率、性质、次数及呕吐物的性状、颜色、气味和量，及时报告医生。

3. 观察大便的次数，大便性质、量、色和气味。

4. 观察腹胀的部位、性质、程度、时间、诱发因素及伴随症状。

5. 观察体温变化。

二、生活起居护理

1. 病室环境应安静整洁，光线柔和，温湿度适宜，瘀滞型、湿热型患者宜卧床休息，取半卧位。

2. 要养成良好的卫生习惯，晚饭不宜吃的过饱，也不宜吃刺激性和兴奋性食物。

三、饮食护理

1. 湿热蕴结证 宜食清热利湿的食品，如薏苡仁、黄瓜、芹菜、冬瓜等。

2. 气滞血瘀证 宜食理气、活血祛瘀的食品，如山楂、大枣等。

3. 热毒炽盛证 宜食清热泻火的食品，如冬瓜、苦瓜、菊花泡茶饮等。

饮食宜清淡，忌食辛辣、油腻、肥甘厚味之品，忌食生冷、刺激性食物，避免饮食不节及饮食后剧烈活动。

四、情志护理

1. 多与患者沟通，了解其心理状态，指导其保持乐观情绪。

2. 指导患者采用移情相制疗法，转移其注意力。针对患者焦虑或抑郁的情绪变化，可采用暗示疗法或顺情从欲法。

3. 鼓励家属多陪伴患者，给予患者心理支持。指导患者和家属了解本病的相关知识，掌握控制疼痛的简单方法，如深呼吸、全身肌肉放松、听音乐等。

4. 鼓励病友间多沟通，交流疾病防治经验，提高认识，增强治疗信心。

五、用药护理

1. 寒证、虚证中药宜温服，恶心呕吐者宜浓煎频服，湿热证者宜凉服。

2. 服用含有大黄成分的中成药后，要注意观察大便的次数及性质，尤其关注年老体弱的患者。

六、健康教育

1. 保持良好的饮食、卫生及生活习惯，保持心情舒畅，适量运动，避免着凉，睡眠充足。

2. 及时治疗胃肠道炎症，预防慢性阑尾炎急性发作。术后进半流质饮食，以后根据肠道功能逐渐转为少渣软食，直至普食。

3. 术后适度活动，活动可以促进肠道蠕动，防止肠粘连，同时加速血液循环，促进伤口愈合，一般出院后 2 周可恢复日常工作和生活，但 1 个月内应避免做令腹内压增高的剧烈活动，防止形成伤口疝。

4. 保持腹部伤口清洁干燥，术后 7 日拆线。一般无须复诊，但出现腹痛、腹胀、呕吐及几天不排便时，应及早到医院就诊。

5. 阑尾周围脓肿者，出院时告知患者 3 个月后再次住院行阑尾切除术。

【治未病原则及措施】

1. 避免饮食不节和食后剧烈运动，养成规律性排便习惯；驱除肠道内寄生虫，预防肠道感染。

2. 对初期、酿脓期肠痈（急性单纯性、轻度化脓性阑尾炎和阑尾周围脓肿），可根据食欲情况给清淡软食或半流食，并发腹膜炎者应根据病情给予流质饮食或禁食。

3. 除初期肠痈（急性单纯性阑尾炎）外，一般应卧床休息，对并发腹膜炎及阑尾周围脓肿的患者，应采取有效的半卧位，防止过早下床活动，以免病情反复。

4. 本病复发率很高。为了防止复发，一般主张在临床症状和体征消失后，继续坚持服用中药7～14日，可明显降低复发率。

（周口市中医院外科：李丽，孙宇昆）

疖　病

疖病是指多个疖在一定部位或散在身体各处反复发作的一种疾患。多见于青壮年，尤其是皮脂腺分泌旺盛、消渴病及体质虚弱之人，好发于头面、项后、背部、臀部等处，几个到数十个，此愈彼起，反复发作，缠绵经年，累月不愈。发于颈后发际处的称为发际疮；发于臀部的称为坐板疮。西医认为疖病是在高温、潮湿多汗、摩擦搔抓等因素影响下，金黄色葡萄球菌或白色葡萄球菌侵入皮肤而引起的毛囊周围脓肿。

【病因病机】

湿热内蕴，外感风热邪毒或暑湿之邪，内外两邪搏结，以致气血被毒邪壅滞于肌肤，导致经络阻塞，气血凝滞，或因阴虚内热，脾虚失司，以致气阴两虚，正虚邪恋，发为本病。

【诊断要点】

1. 发生在肌肤浅表部位、范围较小的急性化脓性疾病。

2. 其临床特点是色红、灼痛，突起根浅，肿势限局，范围多小于 3cm，易脓、易溃、易敛。

3. 好发于项后发际、背部、臀部。几个到几十个，反复发作，缠绵不愈。也可在身体各处散发疖肿，一处将愈，他处继发，或间隔周余、月余再发。患消渴病、习惯性便秘或营养不良者易患本病。

【鉴别诊断】

1. 痈　常为单发，初起无头，局部顶高色赤，表皮紧张光亮，肿势范围较大，6～9cm，初起即伴有明显的全身症状。

2. 颜面疔疮 初起有粟粒状脓头，根脚较深，状如钉丁，肿势散漫，肿胀范围显著大于疖。出脓时间较晚且有脓栓，大多数患者初起即有明显的全身症状。

3. 囊肿型痤疮 好发于面颊部和背部，初为坚实丘疹，挤之有豆渣样物质，反复挤压成大小不等的结节，常继发化脓感染，破溃流脓，形成窦道及瘢痕，病程较长，30 岁以后发病减少。

【辨证论治】

1. 热毒蕴结证

证候：好发于项后发际、背部、臀部。轻者疖肿只有一两个，多则可散发全身，或簇集，或此愈彼起；伴发热、口渴、溲赤、便秘；舌苔黄，脉数。

治法：清热解毒。

方药：五味消毒饮加减。常用金银花、野菊花、紫背天葵、紫花地丁、蒲公英。热毒，加黄连、栀子；大便秘结者，加生大黄；疖肿难化，加僵蚕、浙贝母。

2. 暑热浸淫证

证候：发于夏秋季节，以小儿及产妇多见。局部皮肤红肿结块，灼热疼痛，根脚很浅，范围局限；可伴发热、口干、便秘、溲赤等；舌苔薄腻，脉滑数。

治法：清暑化湿解毒。

方药：清暑汤加减。常用连翘、天花粉、赤芍、滑石、车前子、金银花、泽泻等。疖在头面部，加野菊花、防风；疖在身体下部，加黄柏、苍术；大便秘结者，加生大黄、枳实。

3. 体虚毒恋，阴虚内热证

证候：疖肿常此愈彼起，不断发生。或散发全身各处，或固定一处，疖肿较大，易转变成有头疖；常伴口干唇燥；舌质红，苔薄，脉细数。

治法：养阴清热解毒。

方药：仙方活命饮合增液汤加减。常用白芷、贝母、赤芍、当归、皂角刺、天花粉、乳香、没药、金银花、麦冬、玄参、五味子等。口干唇燥者，加芦根。

4. 体虚毒恋，脾胃虚弱证

证候：疖肿泛发全身各处，成脓、收口时间均较长，脓水稀薄；常伴面色萎黄，神疲乏力，纳少便溏；舌质淡或边有齿痕，苔薄，脉濡。

治法：健脾和胃，清化湿热。

方药：五神汤合参苓白术散加减。常用茯苓、车前子、金银花、紫花地丁、白扁豆、白术、茯苓、桔梗、人参、砂仁、山药、薏苡仁等。脓成溃迟，加皂角刺、川芎。

【临证备要】

疖病发病为内外邪毒相互搏结所致，内因为气虚、阴虚、痰湿、内热，外因为感受风热或暑湿之邪。气阴两虚为本，湿热蕴结为标，辨证须分清标本虚实，正邪盛衰，把握其本质，方能奏效。

1. 气阴两虚为本，扶正以祛邪 疖病的发生，大多热毒湿邪交蕴，搏结缠绵于肌肤而成，常伴有糖尿病、肾病等慢性消耗性疾病，局部皮肤抵抗力下降，以至于轻微的皮肤搔破或擦伤，都可导致疖病的发生，特点为多发且易反复，应用清热解毒利湿等祛邪的方法，虽能取效一时，却难以控制其复发。疖病的致病因素虽然是外来的葡萄球菌感染，但发病与否，则与局部皮肤抵抗力的是否下降密切相关。因此，本病与正虚而卫表不固有密切相关。

2. 湿热蕴蒸为标，祛邪以安正 疖病多由湿热邪毒蕴结肌肤所致，或因素体不足，脾气虚弱，失于健运，或因过食肥甘，以致痰湿内生；加之外感风热、暑湿或搔破染毒，内外邪气相合为患，湿热蕴结于肌肤而发病，湿邪致病多重着黏腻而难去，故缠绵难愈。

3. 兼顾血瘀、痰凝 疖病特点为缠绵日久，反复发作，或因阴津匮乏，或因痰湿壅塞，或因气虚无以鼓动，或因热搏结，均可致气滞血瘀、痰湿凝结，形成硬结，局部皮肤色暗或紫暗，肌肤失去光泽，故治疗除补气养阴、清热利湿解毒之外，应注意应用活血化瘀、祛痰散结之品。活血药常用当归、赤芍、生地黄、天花粉、山甲珠等凉血活血，既可活血化瘀通络，又可防止助热伤津；化痰药常用制天南星、浙贝母、夏枯草等以化痰通络散结。

4. 其他 重视外治法的应用。

【中医特色疗法】

初期：病邪侵入人体后，湿热邪毒蕴蒸，内外邪毒搏结，气血凝滞，经络阻塞，导致局部红肿疼痛明显，根脚尚浅，范围局限，肿势高突，以消散为主，用芫花洗方外洗，如意金黄散加蜂蜜适量调膏外敷，每日 1 次，或用紫金锭外涂，每日 3 次，可以清热解毒、消肿散结、祛风除湿，以促其炎症吸收消散，但芫花有毒，忌入口内；若肿块坚硬者，可于化毒散软膏中加五倍子粉 4.5g，蜈蚣粉 0.3g，调匀外敷。

中期（成脓期）：郁久化热，正不胜邪，热毒壅滞而不散，久则热胜肉腐，继之酿腐成脓。此期硬结处皮肤由红变淡，继之变白，患处疼痛较甚，宜用提脓祛腐、透脓托毒之药物，扶助正气，托毒外出，促其破溃；破溃脓水浸淫者，用马菊洗方熏洗，化毒散软膏外敷，每日 1 次。

后期（破溃期）：以拔毒祛腐、扶正生肌为主，换药时应注意创面引流通畅，使脓液畅泄，毒从外解，溃疡腐肉逐渐脱落后，用生肌收口之药物，助养新肉生长，促使创口早日愈合，若疖肿散发，其色暗红，脓水稀少，多伴有低热、口渴、乏力肢软、舌质红、舌苔薄、脉细数等。可用苎麻仁 250g，大枣 250g，将大枣洗净，放锅内煮熟去核，苎麻仁去皮，然后两药混合，放铁臼内捣成糊状，按疖肿大小，摊在病灶上，厚约 0.3cm，最后覆盖干净的塑料薄膜，用绷带固定，2～3 小时换药 1 次。

【经验方及医院制剂】

一、经验方

1. 内服

（1）气阴两虚：生黄芪、金银花、党参各 30g，当归、蒲公英各 15g，茯苓、赤芍、连翘、白芷、天花粉各 9g，苍术、山甲珠、皂角刺、黄芩、黄连、生甘草各 6g。水煎服，日 1 剂。

（2）湿热蕴结：防风、荆芥、山栀子、赤芍、生大黄、天花粉、黄芩、白术、滑石、连翘、当归各 9g，金银花 30g，白芷、皂角刺各 6g。水煎服，日 1 剂。

2. 外用

（1）芫花洗方：芫花 15g，川椒 15g，黄柏 30g。将药物共碾粗末，装纱布袋内，加水 2500mL，煮沸 30 分钟，用软毛巾蘸洗患部 20 分钟。

（2）马菊洗方：马齿苋 30g，野菊花 30g，生甘草 10g。水煎洗。

（3）化毒散软膏：乳香粉 4.5g，没药粉 4.5g，黄连粉 4.5g，赤芍粉 4.5g，天花粉 6g，生大黄粉 6g，生甘草粉 3g，珍珠粉 0.9g，牛黄粉 0.9g，冰片粉 0.45g，雄黄粉 4.5g，凡士林 30g。以上药物粉末混匀，与凡士林调制成膏。

二、医院制剂

拔毒膏外敷，每日一贴，直至脓熟破溃。

【其他疗法】

西医治疗病情较重者，应使用有效抗生素治疗。如有糖尿病者，必须口服降血糖药物或注射胰岛素以控制血糖。

【中成药辨证应用】

六应丸或六神丸，成人每次 10 粒，每日 3 次，吞服；儿童减半量；婴儿服 1/3 量。

【中医调护】

一、病情观察

1. 注意观察疖发作的时间、部位、规律、诱发因素和伴随症状。

2. 检查局部皮肤情况，如出现红、肿、硬结、破溃、流脓等情况，迅速报告医生，及时治疗。

二、生活起居护理

1. 病室环境、安静、整洁，温湿度适宜，勿潮湿寒冷，环境清新通风。

2. 保持床铺平整、干燥，患者所换的衣物、被褥等需在阳光下暴晒。注意个人卫生，勤洗澡，勤理发，勤修指甲，勤换衣服。保持皮肤清洁，穿棉质、柔软、透气的衣服。

3. 密切观察局部皮肤情况，皮肤瘙痒严重者避免过度搔抓，以免继发细菌感染。

4. 保证充足睡眠，加强营养，坚持有氧运动，如打太极、慢跑等，增强体质。

三、饮食护理

饮食宜清淡、高维生素、易消化，忌食辛辣刺激性食物，如辣椒，不要吃鱼腥、海鲜物，避免饮浓茶、咖啡等。提倡戒烟限酒。

1. 热毒蕴结证 宜食清淡食品，多食蔬菜和水果，多喝水。

2. 暑热浸淫证 少食辛辣助火之物及肥甘厚腻之品，患疖时忌食鱼腥发物，保持大便通畅。

3. 体虚毒恋，阴虚内热证 宜食滋补阴液以及甘凉滋润的食物，如糯米、藕、黑木耳、银耳、甘蔗、梨、山药、枸杞等。忌食辛辣刺激性、温热香燥、煎炸炒爆的物品；少食过分温热燥热的食物，如辣椒、大蒜、韭菜、花椒、桂皮、羊肉、狗肉等。

4. 体虚毒恋，脾胃虚弱证 宜食用红枣、山药粥、小米粥、莲子、玉米粥等。

四、情志护理

1. 进行心理疏导，耐心倾听患者的倾诉，避免不良情绪刺激。

2. 鼓励家属多陪伴患者，给予患者心理支持。

3. 多与患者介绍有关疾病知识及治疗成功经验，增强患者信心，鼓励患者积极面对疾病。

4. 告知患者情志因素对疾病的影响。

五、用药护理

1. 中药与西药的服药时间应间隔 1～2 小时，宜早晚温服，观察用药后反应。

2. 对皮肤破溃的患者，护理时应保持皮肤清洁，外涂药物时要密切观察皮肤情况。

六、健康教育

1. 注意劳逸结合，适当锻炼，增强体质。

2. 学会自我调节情绪，切忌忧思恼怒，以免诱发症状。严格遵医嘱服药，不得擅自增减药量。

3. 饮食宜清淡，忌辛辣刺激之品；忌暴饮暴食或肥甘厚腻之品；戒烟酒。保持大便通畅。

4. 密切观察皮肤情况，如出现红、肿、硬结、破溃、流脓等情况，应及时就诊。

【治未病原则及措施】

由于本病顽固，极易复发，即使经药物治疗后，皮损不再新发，仍须坚持服药 1～3 个月，以巩固疗效。疖病患者须忌食鱼腥发物，如海鲜、淡水虾蟹、竹笋、毛笋等，特别是治疗期间不应食用，一旦食用上述食物后常使病情反复。其他如辛辣刺激、肥甘之品也需适当节制。忌食猪头肉、羊肉、狗肉等。注意局部的治疗调护，经常保持局部皮肤的清洁，以防止复发。患消渴、习惯性便秘、营养不良者较易发本病，应酌情进行血糖、免疫功能、微量元素等方面的检测。

（周口市中医院外科：李丽，孙宇昆）

肉芽肿性乳腺炎

肉芽肿性乳腺炎是一类以肉芽肿为主要病理特征的乳腺慢性炎症。以乳腺小叶为中心，故叫肉芽肿性小叶性乳腺炎，是一种非干酪样坏死、局限于乳腺小叶、以肉芽肿为主要病理特征的慢性炎症性疾病，部分患者可伴有皮肤红斑，以下肢多见。中医学对本病尚未有明确记载。

【病因病机】

现代医学对肉芽肿性乳腺炎的病因不十分清楚，部分研究者推测系为服用雌激素、高泌乳血症、感染、创伤、化学刺激后引起的慢性肉芽肿反应。查不到病原体，可能是自身免疫性疾病。

【诊断要点】

1. 好发于育龄期女性，近期有妊娠生育史。

2. 初起以局部肿块为主要表现，多伴有疼痛，局部肤色不变，肤温不高，肿块质韧硬，边界不清，可伴有腋窝淋巴结肿大；肿块多为外周发病，可沿象限发展，部分进展迅速，可短时间内蔓延至乳晕区，甚至波及全乳。

3. 脓成不畅，坚肿难消，成脓后易侵袭皮肤，并形成多发复杂窦道。

4. 溃后以窦道、渗液为主要表现，易迁延不愈，反复溃脓。

5. 可有乳腺外表现，如结节性红斑、关节疼痛、发热、皮疹等。

6. 超声检查可见边界不清、形态不规则的低无回声病灶，成脓时内可见运动的细小点状回声（脓肿），不同病变间可出现相连续的条状低无回声窦道；病变区可延伸至皮下或乳房后间隙；病灶或边缘常可见较丰富的血流信号。

【鉴别诊断】

1. 乳腺癌　肉芽肿性乳腺炎结节或肿块多位于乳腺周边，常伴有触痛。而乳腺癌肿块位置不定，一旦出现不会缩小，且进展较快。肉芽肿性乳腺炎，彩色 B 超可见炎性组织血管走行自然；乳腺癌肿块内血管排列不规则、迂曲且粗细不一。肉芽肿性乳腺炎结节或肿块内动脉 RI 常小于 0.70，而乳腺癌肿块内动脉常大于 0.70。肉芽肿性乳腺炎结节或肿块 X 线钼靶片无特异性，而乳腺癌钼靶片有特殊征象。遇到难以鉴别时，应及时行粗针穿刺活检以明确诊断。

2. 急性化脓性乳腺炎　肉芽肿性乳腺炎发生于非哺乳期，多发生于停止哺乳的 2～3 年，其临床症状较急性化脓性乳腺炎轻。而急性化脓性乳腺炎 90% 发生于哺乳期妇女，发热、恶寒等全身症状较明显，白细胞计数显著增高。

3. 浆细胞性乳腺炎　浆细胞性乳腺炎肿块多位于乳晕后方，彩超可见扩张导管。肿块血流相对较少。肉芽肿性乳腺炎结节或肿块多位于乳腺周边，且彩超常见丰富的血流。

【辨证论治】

一、肿块型

1. 气滞热壅证
证候：局部高肿疼痛，皮肤不红或稍红，肤温稍高，苔薄白或黄，脉数有力。

治法：理气活血，清热化痰。

方药：仙方活命饮或柴胡清肝汤等加减。白芷、贝母、川芎、当归、赤芍、生地黄、柴胡、黄芩、山栀、天花粉、防风、牛蒡子、连翘、甘草等。

2. 阳虚痰凝证
证候：患部漫肿，皮色不变，无热，口中不渴，舌淡苔白，脉沉细或迟细。

治法：温阳补血，散寒通滞。

方药：阳和汤加减。熟地黄、肉桂、白芥子、姜炭、甘草、麻黄、鹿角胶等。

二、脓肿型

1. 热毒壅盛证

证候：毒气盛而正气未衰，局部疮形已成，红肿热痛明显，肿块中央按之应指。可伴见口渴心烦，身痛骨楚，溲赤便秘。舌红，苔黄腻或黄燥，脉滑数。

治法：清热解毒，托里透脓。

方药：透脓散加减。黄芪、穿山甲（代）、川芎、当归、皂角刺等。

2. 气虚邪滞证

证候：局部表现为疮形平塌，难溃难腐，或脓水稀少，坚肿不消者，可伴神疲乏力，面色苍白，少气懒言。舌淡，苔薄白，脉细弱。

治法：益气托毒。

方药：托里消毒散加减。人参、黄芪、当归、川芎、芍药（白芍或赤芍）、白术、陈皮、茯苓、金银花、连翘、白芷、甘草等。

3. 阳虚毒盛证

证候：局部表现为疮形已成，漫肿无头，化脓迟缓，或脓水稀薄，可伴见畏寒肢冷，神疲嗜睡，舌淡胖，苔薄白，脉沉迟而细。

治法：温阳托毒。

方药：神功内托散加减。当归、白术、黄芪、人参、白芍、茯苓、陈皮、附子、木香、炙甘草、川芎、山甲（代）等。

三、溃后型

1. 气血亏虚证

证候：适用于溃后脓水清稀，疮面不鲜，伴见面色萎黄、食少纳呆、胃脘痞满、消瘦乏力、睡眠欠佳者。舌淡苔白，脉细弱。

治法：健脾和胃，益气养血。

方药：可选用人参养荣汤加减。人参、当归、黄芪、白术、茯苓、肉桂、熟地黄、五味子、远志、陈皮、白芍、甘草等。

2. 阳虚毒恋证

证候：溃后伤口久不愈合，或患部漫肿平塌，伴口中不渴、四末不温、舌淡苔白、脉沉细者。

治法：温阳化痰。

方药：阳和汤加减。熟地黄、肉桂、白芥子、姜炭、甘草、麻黄、鹿角胶等。

【临证备要】

1. 注意诊断与鉴别诊断。对于本病的诊断必须结合临床症状、彩色 B 超和病理。病理是金指标。彩色 B 超对本病的诊断和鉴别诊断具有重要的临床价值，同时也是评估疾病进展与转归的重要指标。

2. 异物郁积是其病因，与浆细胞性乳腺炎病机相似。乳腺内异物郁积，是两者共同的病因。异物郁积，阻滞乳络，气血通行不畅，痰瘀交阻，凝聚成乳房肿块；郁久化热，热盛肉腐而发为乳房脓肿，是两者的共同病机。临床上，两者均常见因失治误治，炎性病灶得不到有效控制，沿乳络扩散、蔓延，形成多发脓肿、多条窦道或瘘管，急、慢性炎性肿块并存的情况，可形象的喻之为"烂苹果""地道战"。反复出现的乳房脓肿和炎性肿块是肉芽肿性乳腺炎和浆细胞性乳腺炎的共同见症。病虽不同，证却同一，根据中医学"异病同治"的治疗原则，肉芽肿性乳腺炎与浆细胞性乳腺炎病机相似，治法可参。

3. 采用"提脓祛腐"综合疗法，以外治为主，内治为辅。肉芽肿性乳腺炎病机复杂，发病初期患乳呈结节或肿块型，急性期具有起病急、传变快、极易成脓破溃的特点，经过西医手术治疗，切口反复不愈，脓肿反复发作，往往多发脓肿、多条窦道、急慢性性肿块多期并存。以"祛腐生肌"原则，采用"提脓祛腐"综合治疗本病，总以外治为主，内治为辅。"提脓祛腐"综合疗法包括洞式清创、提脓药捻引流、刮匙棉捻搔刮捻腐术、加味金黄散水蜜外敷、土连液外敷、垫棉绷缚、四子散药包热敷等外治疗法。内治之法，脓成未或溃而不畅，以"清肝透脓，利湿散结"为法；溃后脓尽，则以"健脾和，益气养血"为法。其治则与治法与浆细胞性乳腺炎相似，"异病同治"。

4. 彻底祛腐排脓是治疗的关键。肉芽肿性乳腺炎是以局限于乳腺叶内的多个小脓肿为主要病变，在乳房内没有形成一个大脓肿，而是一个包含有多个微小脓腔的炎性肿块，所以易引流不畅，导致病情反复。而且所形成的"小叶炎栓"沿乳络散布，病变广泛，往往累及整个乳房，急慢性炎性僵块常此起彼伏，相继成脓破溃，迁延难愈。因此，彻底祛腐排脓是治愈本病的关键。

【中医特色疗法】

1. 肿块型

（1）贴敷法：肿块期如疮形不高，痛而不甚，微红微热，可选用冲和膏外敷患处；如初起局部疼痛明显，或成脓后局部高肿红热，可用金黄散外敷以清热解毒，消肿止痛；如局部漫肿无头或溃后坚肿难消，则可以阳和解凝膏外敷，以温阳化痰散结。

（2）中药外洗、熏洗：适用于肿块初起者。可用中药煎汤外洗或熏蒸。

（3）刺络拔罐：适用于肿块初起或伴微脓肿形成者。可于肿物或脓腔上方点刺，持罐扣在点刺的部位。

（4）导管灌注：适用于伴乳头溢液者。可配合拔罐使用，可于拔罐拔出油脂样分泌物后以平针头插入病变导管，进行药物灌注治疗。

2. 脓肿型

（1）贴敷法：成脓后局部高肿红热，可用金黄散外敷以清热解毒，消肿止痛；如局部漫肿无头或溃后坚肿难消，则可以阳和解凝膏外敷以温阳化痰散结。

（2）刺络排脓术：适用于局部脓腔较局限者，可于脓腔最明显处点刺，排出脓液。

（3）穿刺抽脓术：适用于脓成透畅，脓腔较局限者。可用注射器于脓腔最明显处或 B 超引导下抽出脓液。

（4）洞式清创引流术：适用于乳腺深部脓肿或多房脓肿，具有创口小、脓腔与窦道引流通畅、瘢痕小、较好保持乳房外形与哺乳功能等优点。

（5）脓肿切开引流术：适用于乳腺浅部脓肿，或脓腔较单一者。用手术尖刀挑开 3～5mm 引流口，多与提脓药捻引流配合使用。

（6）祛腐清创术：适用于脓肿、窦道形成，已有溃口，或配合洞式清疮引流术使用。探针探查脓肿、窦道的深度和方向，刮匙清除坏死组织。如病变范围广泛，为减轻疼痛及彻底清创，可配合胸椎神经阻滞或静脉全麻。

（7）药线引流术：适用于脓成未透，或脓溃后仍有坏死组织未能液化排出者。探针引导下插入提脓药捻祛腐引流。

3. 溃后型

（1）贴敷法：溃后局部仍有高肿红热，可用金黄散外敷以清热解毒；如局部漫肿或溃后坚肿难消，则以阳和解凝膏外敷以温阳化痰散结。

（2）祛腐清创术：适用于溃后仍有脓液渗出、窦道内残留坏死组织者，具体方法同前。

（3）药线引流术：适用于脓溃后仍有坏死组织未能液化排出者。探针引导下插入提脓药捻祛腐引流。

（4）生肌法：脓腔或窦道坏腐祛尽，局部可加用生肌油纱以促创面愈合。

（5）垫棉绑缚法：适用于深层瘘管、创腔较大者。创面脓腐已净，可用棉垫压空腔处，再予以加压绑缚，促进腔壁黏合与愈合。

（6）温熨法：适用于溃后局部仍有炎性僵块，表面皮肤无明显红肿者。可用中药煎水温洗，药渣或热敷贴热熨。

（7）灸法：适用于溃后局部仍有炎性僵块，表面皮肤无明显红肿者。可配合隔蒜灸或隔姜灸。

（8）导管灌注：适用于伴乳头溢液者。可配合拔罐使用，可于拔罐拔出油脂样分泌物后，以平针头插入病变导管，进行药物灌注治疗。

【其他疗法】

手术切除：对于肿块局限，边界清楚，范围较小者，可采用局部病灶手术切除法。

【中成药的辨证用药】

1. 小金胶囊 散结消肿，化瘀止痛，用于皮色不变、肿硬作痛之肿块。一次 3 粒，一天 2 次。

2. 西黄胶囊 解毒散结，消肿止痛。用于毒瘀互结，阴性脓肿。每次 4 粒，一天 2 次。

3. 夏枯草片 清火、散结、消肿，用于热毒炽盛红肿期。每次 6 片，一天 2 次。

【经验方及医院制剂】

一、经验方

柴胡 12g，夏枯草 15g，蒲公英 30g，虎杖 30g，丝瓜络 15g，薏苡仁 30g，山楂 15g，当归 15g，赤芍 12g，丹参 15g，桃仁 12g。

功效：疏肝清热，活血消肿。用于乳房局部肿胀疼痛肿块期。

二、医院制剂

1. 散结消癖丸 柴胡、当归、白芍、郁金、延胡索、青皮、浙贝母、夏枯草等。疏肝行气，散结消肿。每次 6g，一天 3 次。

2. 化瘀消癖丸 瓜蒌、浙贝母、桃仁、红花、三棱、莪术、丹参、当归、川芎、赤芍、生地黄等。活血止痛，散结消肿。每次 6g，一天 3 次。

3. 清肝消癖丸 瓜蒌、浙贝母、当归、牡丹皮、赤芍、金银花、蒲公英、连翘、龙胆草、栀子等。疏肝解郁，调和气血，软坚消肿，化瘀散结。每次 6g，一天 3 次。

【中医调护】

一、病情观察

1. 观察局部肿块情况及伴随症状，观察肿块肤色、肤温、质地、边界等。

2. 观察有无乳腺外表现，如结界性红斑、关节疼痛、发热、皮疹等。

二、生活起居护理

1. 居住环境要安静舒适，光线柔和，温湿度适宜，注意通风，空气新鲜。

2. 保持良好的心境，适当参加社会活动。乐观稳定的情绪，利于疾病的恢复。

3. 注意保暖，预防感冒。

三、饮食护理

1. 清淡饮食，忌辛辣刺激性食物，比如辣椒、葱、姜、蒜等。

2. 提倡高蛋白饮食、高纤维素饮食和高维生素饮食。

3. 适当吃各种蔬菜以及水果，可以为人体补充丰富的维生素和微量元素，有助于机体代谢。

4. 少吃油脂类食物，不吃用激素喂养的鸡、牛、肉等。宜常吃海带、橘子、橘饼、牡蛎等行气散结之品。

四、情志护理

1. 为患者创造一个安全、舒适的治疗与康复氛围，避免不良的精神刺激。

2. 关心尊重患者，多与患者沟通，了解其心理状态，及时给予心理疏导。

3. 向家属及患者进行疾病知识宣教，使其树立战胜疾病的信心，积极配合治疗。

4. 家属多陪伴，病友多交流等。

五、用药护理

外治：根据"祛腐生肌"理论创立"提脓祛腐"综合疗法。

内治：初期、中期多为阳证；脓成未溃或溃而不畅，以"清热解毒、托里透脓"为法；溃后脓尽，以"益气健脾、生肌收口"为法。慢性迁延期多为阴证；治当以"温阳散寒、通络散结"为法。

六、健康教育

1. 每周应进行一次乳房自我检查。

2. 女性月经规则者，于每次月经周期开始后的第 9~11 日进行自检。

3. 月经不规则者，每月固定一个时间进行自检。

4. 要指导患者定期复查，并教会患者对健侧乳房进行自查的方法。

5. 指导患者合理饮食，保持心情开朗，指导患者穿宽松的衣服进行体形修饰。

6. 定时随诊。首次随诊时间为术后 1 个月。若发现伤口红肿、硬结、疼痛或发热症状，应及时到医院就医。

【治未病原则及措施】

1. 饮食调理　饮食有节，适宜低脂、清淡、易消化食物；忌烟酒、辛辣、生冷寒凉之品，避免撞击乳房。

2. 情志调理　情绪调畅，避免情志刺激及对疾病的过度关注忧虑。

3. 起居调理　起居适宜，劳逸结合，避免熬夜、过度劳累。

4. 其他　针对病因采取相应预防措施，避免外力碰撞乳房，如有乳头溢液或有异常泌乳相关性因素（高泌乳素血症或药物）等，需及时处理。

（周口市中医院外科：李丽，孙宇昆）

乳腺增生

乳腺增生是乳腺组织的良性增生性疾病，其本质既非炎症，又非肿瘤，而是一种由于各组成成分增生导致的乳腺组织结构不良（紊乱）性疾病，是以乳腺腺泡上皮和导管上皮细胞增生、乳腺间质结缔组织增生、乳腺导管扩张和囊肿形成为基本变化的一类疾病的总称。依其病变的阶段、程度和病理变化等不同，临床上又有许多名称，但仍以乳腺增生病称之比较恰当。本病为最常见的乳房疾病，其发病率占育龄妇女的40%～50%，占全部乳房疾病的75%左右，并且具有一定的癌变倾向，尤其是伴有乳腺癌家族史的患者更应高度重视。临床主要特点是单侧或双侧乳房疼痛并出现肿块，乳房疼痛和肿块与月经周期及情志变化密切相关。少数患者还有乳头溢液。在自然人群中，社会经济地位高、受教育程度高、月经初潮年龄早、经产状况差、初次怀孕年龄大和绝经迟的妇女为本病的高发人群。城市妇女发病率高于农村妇女。本病属于中医学乳癖范畴。

【病因病机】

1. 由于情志不遂，久郁伤肝，或受到精神刺激，急躁易怒，导致肝气郁结，气机阻滞于乳房，经脉阻塞不通，不通则痛，引起乳房疼痛；肝气郁久化热，热灼津液为痰，气滞、痰凝、血瘀，即可形成乳房肿块。

2. 因肝肾不足，冲任失调，使气血瘀滞；或脾肾阳虚，痰湿内结，经脉阻塞而致乳房结块、疼痛、月经不调。

【诊断要点】

1. 乳房疼痛　乳房疼痛以胀痛为主，可有刺痛或牵拉痛。疼痛常在月经前加剧，经后疼痛减轻，或疼痛随情绪波动而变化，痛甚者不可触碰，行走或活动时也有乳痛。乳痛主要以乳房肿块处为甚，常涉及胸胁部或肩背部。有些患者还可伴有乳头疼痛和作痒，乳痛重者影响工作或生活。

2. 乳房肿物 乳房肿块可发生于单侧或双侧，大多位于乳房的外上象限，也可见于其他象限。肿块的质地中等或硬韧，表面光滑或呈颗粒状，活动度好，大多伴有压痛。肿块的大小不一，直径一般在 1～2cm，大者可超过 3cm。

3. 辅助检查 乳腺彩超、钼靶摄片、粗针穿刺细胞学检查、切除或切取活检均有助于诊断。

【辨证论治】

1. 肝气郁滞证

证候：多见于青年妇女，乳房疼痛为主要表现，多为胀痛，偶有刺痛，肿块、疼痛与月经周期、情志变化密切相关，经前或情绪不佳时加重，经后减轻。常伴胸胁胀痛，烦躁易怒，舌质淡红或红，苔薄白或薄黄，脉弦。此型多见于单纯性乳腺增生症。

治法：疏肝理气，散结止痛。

方药：柴胡疏肝散加减。柴胡 10g，郁金 15g，青皮 10g，陈皮 10g，香附 10g，延胡索 15g，川楝子 15g，白芍 15g，云茯苓 15g，海藻 15g。

肝郁化热，口干口苦，心烦易怒者，加夏枯草 15g，栀子 10g；乳房胀痛明显者，加炙乳香、炙没药各 4.5g；伴痛经者，加五灵脂 15g，蒲黄 10g；乳头溢液者，加牡丹皮 15g，栀子 15g，女贞子 15g，墨旱莲 15g；夜寐欠佳者，加夜交藤 30g，合欢皮 15g，珍珠母 30g。

2. 痰瘀互结证

证候：一侧或双侧乳房出现边界不清的坚实肿块，质韧或韧硬，肿块可有刺痛、胀痛或无自觉痛，肿块和疼痛与月经变化不甚相关。本型患者月经可正常，部分月经逾期，或经潮不畅、色黯有块，或伴痛经。舌淡黯或黯红有瘀斑，舌下脉络青紫粗张，苔白或腻，脉涩、弦或滑。此型多见于乳腺腺病样增生病、乳腺纤维囊性增生病。

治法：活血祛瘀，化痰散结。

方药：血府逐瘀汤合逍遥蒌贝散加减。柴胡 10g，郁金 15g，丹参 15g，三棱 10g，莪术 15g，当归 10g，云茯苓 15g，浙贝母 15g，山慈菇 15g，生牡蛎 30g（先煎）。

胸闷、咯痰者，加瓜蒌皮 15g，橘叶 15g，桔梗 10g；食少纳呆者，加陈皮 10g，神曲 15g；肿块硬韧难消者，选加炮山甲（代）10g，全蝎 5g，水蛭 10g，昆布 15g，海藻 15g，白芥子 10g，以加强软坚散结之力。月经量少者，加鸡血藤 30g，当归头 10g。

3. 冲任失调证

证候：多见于中老年妇女，肿块和疼痛程度与月经周期或情志变化关系不明显。常伴月经失调，如月经周期紊乱，月经量少色淡，或闭经，行经天数短暂或淋漓不绝。腰膝酸软，神疲乏力，夜寐多梦，面色晦暗或黄褐斑。舌淡苔白，脉濡细或沉细；或舌红少苔，脉细数。此型多见于乳腺纤维囊性增生病。

治法：温肾助阳或滋阴补肾，调摄冲任。

方药：二仙汤加味。仙茅 10g，仙灵脾 15g，肉苁蓉 15g，枸杞子 15g，制何首乌 15g，熟地黄 20g，当归头 10g，丹参 15g，郁金 15g，知母 10g，黄柏 5g。

【临证备要】

1. 明确诊断，特别是与恶性肿瘤的鉴别诊断是治疗本病的关键，目前临床触诊以及现有的 X 线、B 超等辅助检查均不具对乳腺病做出特异性诊断的作用，因此建议根据临床实际情况选用有针对性的检查措施，对一些疑难病例主张多种检查手段联合检查。

2. 拓展中医药治疗乳腺增生病的目的，不能仅停留在缓解乳房疼痛、缩小肿块等较低层次上。重视对乳腺增生病高危因素的评估，对乳腺癌高危人群进行筛选、监测，预防或延缓乳腺癌的发生，至关重要。有学者在国内率先以高频钼靶 X 线摄片作为技术平台，开展中医药干预治疗乳腺良性病变不典型增生（乳腺癌癌前病变）的研究，进一步论证了中医药延缓、阻断及逆转乳腺增生病向乳腺癌发展的可行性和有效性。

3. 中医药治疗为本病的一线治疗方法，治疗上首先考虑中医药疗法，对年龄大（50 岁以上）且经中医药治疗效果不明显者再考虑西药激素治疗。手术在本病诊疗中的主要目的很大程度上是协助诊断，而不是治疗，因为术后引起的反应性增生有时会加重病情，手术更易误导患者而忽视全身治疗的重要性，以致延误病情，因此在经过口服药物治疗无效或不能排除恶性病变时，再结合患者本人意愿考虑手术治疗。术后仍需全身治疗以防复发。

4. 在中医药治疗中，应以中医辨证治疗为主，时时注意辨证与辨病相结合，强调"识病为本、辨证为用、病证结合、标本兼治"的治疗原则。本病以肾虚、冲任失调为本，气滞、痰凝、血瘀为标，月经前多为标实，月经后多为本虚。因此，平衡内分泌激素水平是治疗的关键，经前治标、经后治本贯穿始终。不认同用一法一方一药治疗疾病全过程。

5. 重视长期治疗与短期治疗相结合、整体治疗与局部治疗相结合的原则。具备多项乳腺癌发病高危因素的乳腺纤维囊性增生病患者，必须长期追踪治疗 3～6 个月；因疼痛影响生活质量的乳腺单纯增生，可针对标证治疗 1～2 个月。局部肿块硬韧难消者，可在整体治疗基础上辅以局部中药离子导入法，可明显改善乳房血运，消肿散结，提高疗效，缩短疗程。

6. 重视整体调节、综合治疗的原则。坚持中医治疗的整体观，不仅治病，尚需治"人"。重视调护，医患配合。主张心药并举，针对情志致病因素，指导患者保持乐观的心态，排除不良的刺激与干扰；主张药食同源，据个人体质及病情指导患者选择合理的饮食。提倡积极的运动锻炼，指导患者进行适当的运动。

【中医特色疗法】

1. 四子散（紫苏子、莱菔子、白芥子、吴茱萸） 四味药研末，热敷，一天 2 次，每次 20 分钟，15 日为 1 个疗程。

2. 药物乳罩 取川乌、商陆、大黄、王不留行、冰片等药物，制成药袋，将药袋插入特殊制成的乳罩与病变部位的夹层，紧贴乳房患处。每次月经前 15 日开始用药，7～10 日换一次药袋，经期停用，1～3 个月经周期为 1 个疗程。

3. 微波理疗 以五灵脂、三棱、莪术、三七等制成酊剂，用酊剂浸湿棉垫，敷于乳房，借助微波照射，将中药离子透入增生部位，每日 1 次，10 日为 1 个疗程。可活血通络、消癖散结。用于治疗乳腺增生合并囊肿者。

【其他疗法】

他莫昔芬（Tamoxifen，TAM）：是一种雌激素拮抗剂，能直接与靶器官争夺受体而阻断雌激素，临床应用具有即时效应的特点。目前临床较为常用，为首选药物。一般用量为 10mg，每日 2 次，于月经后 2～5 日开始服用，服用 15～20 日停药，持续 2～3 个月，可起到一定的止痛消块作用。TAM 治疗乳腺增生病近期疗效好，但复发率高，而且由于 TAM 对雌激素的竞争不仅局限于乳腺，尚可作用于阴道、子宫内膜等其他雌激素靶点，故极易在用药一段时间后出现副作用，如月经失调、白带增多、性欲减退、烦躁、恶心等，因而 TAM 不宜长期服用。增加 TAM 剂量或疗程并不能提高有效率、降低复发率，因此临床使用时应当慎重。

【中成药辨证应用】

1. 乳核散结片　每次 4 片，每日 3 次。有疏肝解郁、软坚散结、调理冲任之功效。适用于乳腺囊性增生病。

2. 乳康片　每次 3 片，每日 2 次。有疏肝理气、活血化瘀之功效。对乳腺增生病属肝郁气滞、瘀血内阻者疗效较好。

3. 乳增宁片　每次 5 片，每日 3 次。有益肾温经、疏肝解郁、养血益胃、调理冲任、消核散结之功效。适用于各种证型的乳腺增生病。

4. 乳癖消胶囊　每次 4～5 粒，每日 3 次。有软坚散结、活血消痛、清热解毒之功效。适用于乳腺囊性增生病。

5. 逍遥散　每次 1 包，每日 3 次。有疏肝理气止痛之功效。适用于肝气郁结型乳腺增生病。

【经验方及医院制剂】

一、经验方

1. 月经前期（黄体期）

治法：疏肝活血，消滞散结。

方药：柴胡 10g，郁金 15g，青皮 15g，延胡索 15g，香附 15g，莪术 15g，益母草 15g，丹参 15g，夏枯草 15g，麦芽 30g，山楂 15g。

黄体期服用，直至月经来潮。

2. 月经后期（卵泡期、排卵期）

治法：温肾助阳，调摄冲任。

方药：山茱萸 15g，怀山药 15g，熟地黄 25g，益母草 15g，天冬 30g，牡丹皮 10g，云茯苓 10g，泽泻 10g，仙茅 10g，仙灵脾 15g，肉苁蓉 15g，制何首乌 15g。

月经第 5 日起开始服药，服至排卵期。

3. 月经期：月经期停服药物。

二、院内制剂

1. 月经前 散结消癖丸合化瘀消癖丸，每次各 6g，一天 3 次，服至月经来潮停药。

2. 月经后 温补消癖丸，每次 6g，一天 3 次，从月经来潮的第 5 天开始服用，连服 12 日。

【中医调护】

一、病情观察

1. 注意观察乳腺增生疼痛的时间、程度、规律、诱发因素和症状。

2. 定时检测乳头有无溢液，乳房四限区有无结节、包块，局部皮肤变化如有异常，进一步做钼靶检查。

二、生活起居护理

1. 生活规律，起居有常，劳逸结合，适当体育运动。

2. 适龄婚育，提倡母乳喂养。

3. 家庭和睦，夫妻生活和睦。

4. 慎用含雌激素的保健品及美容护肤品。

5. 重视乳房疾病普查与自我检查。

三、饮食护理

提倡低脂饮食，可选番茄、胡萝卜、菜花、芦笋、黄瓜、丝瓜及绿叶蔬菜等。

常食新鲜水果、食用菌类。

限制动物性脂肪的摄入量，控制糖类的摄入量。

少用油炸食物、烟酒、咖啡及木瓜等。

1. 肝气瘀滞证 予疏肝理气、散结止痛之品，如白萝卜、佛手瓜、莲藕、山楂、柑橘、西红柿、玫瑰花等。比如山楂、玫瑰花、菊花、薄荷可以代茶饮，有芳香行气、疏肝解郁的功效。

2. 痰瘀互结证 予活血化瘀、化痰散结之品，如梨，可做冰糖雪梨。鱼肉、白萝卜等。

3. 冲任失调证 予温肾助阳或滋阴补肾、调摄冲任之品。平时多食白菜、豆制品、海带、鱼类、酸奶，多进食富含纤维素的蔬菜等，如韭菜、芹菜。也可多食红薯、玉米、食用菌、海藻、大蒜等。

四、情志护理

解除心理压力，保持心情舒畅。及时缓解紧张、忧郁、恼怒、悲伤等情绪，有助于避免乳癖的发生。

五、用药护理

1. 中药与西药的服药时间应间隔 1～2 小时，宜早晚温服，观察用药后反应。

2. 服药期间，多食清淡宜消化食物为宜，忌食生冷、辛辣、油腻之品。

3. 服药期间如有不适，及时就医。

六、健康教育

1. 注意劳逸结合，适当锻炼，增强体质，避免熬夜。

2. 学会自我调节情绪，切忌忧思恼怒，以免肝气郁结，加重增生。

3. 饮食宜清淡，忌暴饮暴食或肥甘厚腻之品。

4. 教会患者自我检查乳腺的方法。

【治未病原则及措施】

1. 生活起居

（1）生活规律，起居有常，劳逸结合，适当体育运动。

（2）适龄婚育，提倡母乳喂养。

（3）家庭和睦，夫妻生活和睦。

（4）慎用含雌激素的保健品及美容护肤品。

（5）重视乳房疾病普查与自我检查。

2. 饮食调理　提倡低脂饮食，可选番茄、胡萝卜、菜花、芦笋、黄瓜、丝瓜及绿叶蔬菜等；常食新鲜水果、食用菌类。限制动物性脂肪的摄入量，控制糖类的摄入量。少用油炸食物、烟酒、咖啡及木瓜等。

3. 情志调理　解除心理压力，保持心情舒畅。及时缓解紧张、忧郁、恼怒、悲伤等情绪，有助于乳癖的发生。

（周口市中医院外科：李丽，孙宇昆）

乳　痈

急性哺乳期乳腺炎,中医称为"乳痈",是在乳汁淤积的基础上,细菌通过乳头进入乳房引起的急性化脓性感染,约占乳腺感染疾病的75%。发生于哺乳期妇女。

【病因病机】

中医认为乳痈之成,外因为产后哺乳,乳头破损,风毒之邪入络;内因为厥阴之气不行,阳明经热熏蒸,肝郁与胃热相互影响,引起乳汁郁积,乳络阻塞,气血瘀滞,化热酿毒,以致肉腐成脓。

1. 肝胃蕴热　乳头属肝,乳房属胃。新产伤血,肝失所养,若忿怒郁闷,肝气不疏,则肝之疏泄失畅,乳汁分泌或排出失调,或饮食不节,胃中积热,或肝气犯胃,肝胃失和,郁热阻滞乳络,均可导致乳汁淤积,气血瘀滞,热盛肉腐。

2. 乳汁淤积　因乳头破碎,怕痛拒哺,或乳头内陷等先天畸形,妨碍乳汁排出,或乳汁多而少饮,或初产妇乳络不畅,或断乳不当,均可引起乳汁淤滞不得出,宿乳蓄积,化热酿脓。

3. 外邪侵袭　新产体虚,腠理疏松,哺乳露胸,感受风邪,或乳头破碎,外邪乘隙而入,或乳儿含乳而睡,口中热气从乳窍吹入,导致邪热蕴结于肝胃之经,闭阻乳络,热盛肉腐。

【诊断要点】

1. 发生于哺乳期,乳房肿胀、疼痛、结块,皮肤不红或微红,乳汁分泌不畅。全身无明显症状或伴有微热或寒。

2. 乳房肿块增大,局部红、肿、热、痛,呈持续性、搏动性疼痛,患处拒按,常伴恶寒发热。一般发病至7～10日则可形成乳房脓肿,肿块中央变软、有波动感，挤压乳头时可有黄稠脓液溢出。同侧腋下淋巴结肿大、触痛。

3. 白细胞及中性粒细胞计数增多，核分叶计数左移。

4. 超声波检查有液体平段，穿刺抽出脓液。

【鉴别诊断】

1. 粉刺性乳痈 多发生于非哺乳、非妊娠期，可伴有先天性乳头凹陷畸形，乳头常有白色粉渣样物溢出。初起肿块多位于乳晕部，局部红肿热痛程度和全身症状通常比乳痈轻。溃后脓液中夹有粉渣样物质，不易收口，可反复发作，形成乳漏。

2. 炎性乳腺癌 多见于青年妇女，尤其是在妊娠期或哺乳期。患乳迅速肿胀变硬，常累及整个乳房的 1/3 以上。病变部位皮肤颜色暗红或紫红色，皮肤肿胀，毛孔深陷，呈橘皮样改变，局部不痛或轻压痛。同侧腋窝淋巴结明显肿大，质硬固定。一般无恶寒发热等全身症状，不化脓，抗炎治疗无效。疾病进展较快，预后不良。

【辨证论治】

郁滞期以疏肝解郁、消肿通乳为治；成脓期以清热解毒、托里排脓为治；溃后期以益气健脾、合营托毒为治；并发脓毒败血症症时，以清热降火、凉血解毒为治。

1. 郁滞期

证候：初起常有乳头皲裂，哺乳时感觉乳头刺痛，伴有乳汁郁积不畅或结块，有时可有一两个乳管阻塞不通。继而乳房局部肿胀疼痛，结块或有或无，伴压痛，皮色微红或不红，皮肤不热或微热。全身症状不明显或伴有全身感觉不适，恶寒发热，头痛胸闷，心烦易怒，食纳不佳，大便干结，舌淡红或红，苔薄黄微腻，脉弦或浮数。

治法：疏肝消胃，通乳消肿。

方药：瓜蒌牛蒡汤加减。全瓜蒌、牛蒡子、柴胡、赤芍、蒲公英、橘叶、青皮、丝瓜络、鹿角霜。

2. 成脓期

证候：患乳肿块不消或逐渐增大，皮肤红肿焮热，局部疼痛明显加重，如鸡啄样或搏动性疼痛，患处拒按。伴高热不退，头痛，口苦咽干，溲赤便秘，同侧腋淋巴结肿大压痛，舌红或红绛，苔黄或腻，脉弦滑数。此时肿块中央渐软，按之有波动应指感，查血象，白细胞计数明显增高，局部穿刺抽吸有脓。

治法：清热解毒，托里透脓。

方药：瓜蒌牛蒡汤合透脓散加减。全瓜蒌、炮山甲（先煎）、皂角刺、赤芍、当归、黄芪、牛蒡子、连翘、蒲公英、丝瓜络、柴胡、甘草。

3. 溃后期

证候：急性脓肿成熟时，可自行破溃出脓，或手术切开排脓。若溃后脓出通畅，局部肿消痛减，寒热渐退，疮口逐渐愈合。若脓腔部位较深，或有多个脓腔，溃后脓出不畅，肿势不消，疼痛不减，身热不退，而形成袋脓或传囊乳痛。若久治不愈，乳汁夹杂有清稀脓液自疮口溢出，则成乳漏，收口缓慢，至断奶后方能收口。

治法：益气和营托毒。

方药：托里消毒散加减。黄芪、党参、白术、茯苓、当归、炮山甲（先煎）、皂角刺、蒲公英、白芷、甘草。

【临证备要】

急性乳腺炎究其病因多为肝郁胃热、乳汁淤积，其发病急、传变快，损伤乳络，影响泌乳及哺乳。治疗得法可消而散之，若处理不当或延误时机，极易形成脓肿，徒增刺烙、切开引流之苦。

1. 郁滞期 必须坚持以消为贵，消法能使结聚之毒邪消散于无形，即使不散，亦能使毒邪移深居浅，转重为轻。同时采用内治与外治相结合，辅以揉抓排乳手法，争取时间，有效及时治疗，可避免成脓之苦。

2. 成脓期 必须探清乳腺脓肿的位置、数目，避免传囊之变。一般皮下脓肿，易溃易消，无传囊之虞。深部脓肿，如乳腺内脓肿及乳腺后脓肿，因位置较深，局部表现不明显，容易忽略，脓肿易穿破叶间纤维隔而累及其邻接的腺叶，形成传囊。故应警惕位置较深的脓肿，特别是乳腺后脓肿。

3. 溃后期

（1）慎防传囊之变：急性乳腺炎若溃后脓出不畅，或有多个脓腔，肿势不消，疼痛不减，身热不退，则变生袋脓或传囊乳痈。现代医学对此治疗多采用再次手术引流，强调切口要够大，并需分离与沟通所有脓腔，放置引流物，彻底引流，但此法对乳腺组织损伤大，增加患者痛苦，影响继续授乳，且易致日后瘢痕组织形成。中医对传囊乳痈的治疗以外治为主，可在疮口一侧用垫棉加压，弹力绷带绑缚固定，托脓外出及防脓下注，往往可避免再次手术。若脓毒排泄不通畅，可用提脓药捻插入脓腔基底部，促使坏死组织液化排出，直至腐尽肌生。必要时亦可在传囊乳痈部位按之应指处，另做切开排脓，同时插入提脓药捻继续引流。内治方面，可选用益气健脾养血、和营托毒排脓之中药，如黄芪、党参、白术、炮山甲（代）、皂角刺、桔梗、蒲公英、当归、丝瓜络、赤芍等。

（2）慎防袋脓之变：急性乳腺炎脓腔内脓腐未尽时，切忌欲求速愈而急于封口，以致袋脓，必须待脓腐排尽后，B超检查无残留脓腔，血常规正常时收口，加压包扎，以达疮口一期愈合。避免脓腐残留，疮口难愈或假性愈合，导致慢性迁延性乳腺炎，徒增患者长期痛苦。

【中医特色疗法】

一、外治

1. 瘀滞期

（1）金黄散、玉露散或双柏散，用水或鲜菊花叶、鲜蒲公英等捣汁调敷患处；或用仙人掌去刺，捣烂外敷。

（2）六神丸30粒，研细末，加入适量凡士林调匀，外敷患处。每日一换。

（3）芒硝20g，溶于100mL开水中，湿敷患处，每日3次，每次30分钟。

2. 成脓期

（1）中医辨脓法或超声定位乳房脓肿穿刺抽脓术：脓肿形成时，在中医辨脓法或超声定位后，在波动感及压痛最明显处及时穿刺抽脓，采用注射器针筒抽吸脓液。

（2）中医辨脓法或超声定位乳房脓肿切开排脓术：脓肿形成时，在中医辨脓法或超声定位后，在波动感及脓腔的低垂位及时切开排脓。

3. 溃后期 脓肿切开或刺络排脓后，可用八二丹或五五丹药捻拔毒引流，或用土黄连纱条引流，外敷金黄膏或四黄水蜜。脓尽后改用生肌散收口。若发生袋脓或传囊乳痈，可作辅助切口；或以垫棉法加压，弹性绷带束紧，使脓液不致潴留，促进愈合。若疮口溢乳不止，也可在疮口一侧用垫棉法加压，促使收口。若形成乳房部窦道，可先用五五丹药捻插入窦道以提脓祛腐，至脓尽改用生肌散收口。

二、揉抓排乳手法

适用于急性乳腺炎郁滞期。患者取坐位，先在患乳部搽以少量润滑剂，以免揉抓时擦伤皮肤。术者左手托起乳房，右手五指顺着乳络方向，首先轻拿提拉乳头及乳晕部，以扩张输乳管，疏通该部淤乳，继而采用五指指腹揉、推、挤、抓的手法，按摩患乳部硬结肿块，沿放射状从乳房向乳晕部揉抓。随后，右手拇指与食指夹持患侧乳晕及乳头部，不断轻拉揪提，宿乳即呈喷射状排出，直至结块消失、乳房松软、淤乳排尽、疼痛明显减轻为度。若按摩前先行热敷，效果更佳。对部分病情较重者，次日可重复一次治疗，并嘱患者继续充分授乳，及时排空乳汁，可获显著疗效。此方法简便易行，无痛苦，疗程短，既能疏通乳络，又可消肿散结，促气血运行，以达通则不痛之效。本法疗效确切，每次治愈率可达 90% 以上，患者易于接受，临床应予首选。

三、针灸

一般适用于急性乳腺炎早期尚未化脓者，使经络得以畅通，气血得以调和，具有消炎、止痛、镇静的功效。已成脓时禁用。

1. 针刺足三里、丰隆、行间、血海（均为双侧），以及乳根（患侧）。用捻转泻法，得气后留针 30 分钟，每隔 10 分钟手法行针 1 分钟。每日 1 次，5 日为 1 个疗程。足三里调理脾胃、通降腑气，丰隆降浊消痰散结，乳根以调乳络气血；配合理气调经之血海，疏肝气、清肝火之行间，使热清、浊降、气行、络通，达到较好的治疗效果。

2. 针刺内关以理气通络、散结止痛，施强刺激手法，留针 10～15

分钟。

【经验方及医院制剂】

一、经验方

1. 瘀滞期

内治方：柴胡 9g，青陈皮各 9g，郁金 9g，漏芦 9g，丝瓜络 6g，金银花 30g，蒲公英 30g，夏枯草 9g，瓜蒌 30g，赤芍 9g，生甘草 6g。有肿块者，加山甲珠 6g，浙贝母 9g；发热者，原方柴胡改为 15g，加生石膏 30g；积乳者，加山甲珠、王不留行各 9g；乳头肿痛者，加龙胆草 9g。

外治方：以金黄膏外敷患处。

2. 成脓期

内治方：金银花 30g，蒲公英 30g，连翘 15g，败酱草 15g，黄芩 15g，柴胡 9g，陈皮 9g，瓜蒌 15g，天花粉 15g，山甲珠 6g，皂角刺 9g，赤芍 9g，生甘草 6g。

外治方：宜切开排脓。

3. 溃后期

内治方：生黄芪 15g，金银花 30g，蒲公英 30g，黄芩 9g，连翘 12g，天花粉 15g，白芷 9g，当归 12g，赤芍 9g，生甘草 6g。

外治方：以大黄油纱条换药。

二、医院制剂

1. 清肝消癖丸

方药：瓜蒌、浙贝母、当归、牡丹皮、赤芍、金银花、蒲公英、连翘、龙胆草、栀子等十七味。

功效主治：疏肝解郁，调和气血，软坚消肿，化痰散结。适用于乳癖、瘰病、皮肤痰核、瘿瘤、乳岩初起。

用法用量：口服，每次 6g，每日 2～3 次，或遵医嘱。

禁忌：脾肾阳虚患者及孕妇禁用。

注意事项：忌食生冷、辛辣及油腻食物。

2. 化瘀消癖丸

方药：全瓜蒌、浙贝母、桃仁、红花、三棱、莪术、丹参、当归、川芎、赤芍、生地黄等十九味。

功效主治：活血止痛，消癖散结。适用于乳癖、瘿病、皮肤痰核、瘿瘤、乳岩等症。

用法用量：口服，每次 6g，每日 2～3 次，或遵医嘱。

禁忌：体虚患者及孕妇禁用。

注意事项：个别患者服药后月经量增多，月经期间应停药。

【其他疗法】

1. 抗菌药物治疗 西医治疗急性乳腺炎的原则是早期应用抗生素，脓成后切开引流。因本病多由金黄色葡萄球菌感染引起，采用抗生素时可首选青霉素类。根据病情轻重不同，一般选择氨苄青霉素，静脉滴注，每次 480 万～720 万 U，加入 5% 葡萄糖液中，每日 1 次。

2. 急性乳腺炎外治 初级阶段可用 25% 硫酸镁冷敷，以减轻水肿，有炎性肿块时改为热敷，每次 20～30 分钟，每日 3～4 次，以促进炎症吸收。

3. 手术治疗 急性乳腺炎脓肿形成时，需施行手术切开引流。手术时应注意以下几项。

（1）切开创口呈放射状，引流必须通畅，由于脓腔多被 cooper 韧带所分隔，往往形成多个小脓腔，故术中宜用手指钝性分离间隔，将坏死组织清除，以利引流。

（2）若脓疡位于乳晕范围内，可沿乳晕与皮肤的交界线作弧形切口，避免伤及乳头下的大导管。

（3）对乳腺深部脓肿，宜先作穿刺，证实有脓液存在。若脓腔位于乳房下部深面接近胸壁时，宜于乳房下反折部行弧形切开后进入脓腔。此切口的优点是避免过多切开乳腺组织，低位引流通畅，不影响美观。

（4）切开引流后应停止哺乳，否则乳汁自创口流出而影响愈合。

【中成药辨证应用】

1. 逍遥丸 每次 6g，每日 3 次。疏肝理气解郁，适用于郁滞期乳腺炎。

2. 新癀片 每次 4 片，每日 3 次。清热解毒，祛瘀消肿，消炎止痛。适用于各期乳腺炎。

3. 八珍冲剂 每次 1 包，每日 2 次。补益气血，适用于乳腺炎溃后期脓腐以尽，气血虚弱，创口未愈合。

【中医调护】

一、病情观察

1. 疼痛 观察疼痛性质、持续时间及伴随症状。

2. 肿胀 观察局部皮肤有无红、肿、热、痛，是否形成脓肿或破溃。

3. 发热 观察体温变化及汗出情况，保持皮肤清洁，及时协助更换衣被。

行抽脓术的患者，取半卧位或患侧卧位（以利引流），观察脓液的量、色、质、气味以及有无乳汁排出。

二、生活起居护理

1. 指导患者按需哺乳，哺乳后要排空剩余乳汁，高热、脓肿形成时停止哺乳。

2. 使用三角巾或宽松的胸罩托起患乳。减少患肢活动。

3. 保持乳房，乳头清洁，如出现乳头皲裂，可用蛋黄油、麻油、橄榄油外涂。

4. 怀孕 6 个月后，用木梳沿乳腺导管方向梳理，可预防乳痈。

5. 在郁滞期或脓成未熟时宜揉抓排乳，充分排出乳汁，或火罐拔祛淤乳，或吸奶器吮吸排乳。

6. 应坐位哺乳，不应躺着哺乳，更不要让婴儿吃饱后含乳而睡，同时避免侧卧，忌压迫乳腺导致乳汁不畅，影响母婴健康。

三、饮食护理

减少肥甘厚腻摄入，宜食清淡而富于营养之品。

1. 郁滞期 宜进疏肝消胃、通乳消肿之品，如白萝卜、白菜等。食疗方：萝卜丝汤。

2. 成脓期 宜进清热解毒、托里透脓的食物，如马兰头、鲜藕、绿豆、马齿苋等。食疗方：马兰头拌豆腐。

3. 溃后期 宜进益气合营托毒的食物，如鸡蛋、鱼肉、动物肝脏、豆制品、牛奶等。

四、情志护理

1. 多与患者沟通，劝导安慰其正确对待疾病。

2. 针对忧思恼怒、恐惧紧张的患者，指导其采用移情相制疗法，转移注意力。焦虑或抑郁的患者，指导其采用暗示疗法或顺情从欲法。

3. 鼓励家属多陪伴患者，给予心理支持。

4. 鼓励病友间多沟通，交流防治经验，增强治疗信心。

五、用药护理

1. 清肝消癖丸 脾肾阳虚患者及孕妇禁用。忌食生冷、辛辣及油腻食物。

2. 化瘀消癖丸 体虚患者及孕妇禁用。个别患者服药后月经量增多，月经期间应停药。

六、健康教育

1. 注意乳房的清洁，每日哺乳前清洁双手，温水擦拭乳房及乳头、乳晕。保持乳汁通畅。

2. 学会自我调节情绪，切忌忧思恼怒。

3. 饮食宜清淡，忌暴饮暴食或肥甘厚腻之品。多饮汤类，促进乳汁分泌。

【治未病原则及措施】

1. 积极排空乳汁，预防急性乳腺炎　哺乳期积极排空乳汁是预防急性乳腺炎的关键。对于合并乳头内陷者，应在怀孕前积极矫正，有利于日后哺乳通畅。对于重度乳头内陷、乳汁不能排出者，建议分娩后即回乳，以防急性乳腺炎发生。

2. 情志调摄　因不良精神刺激致肝脾失和，或过度疲劳，均可诱发或加重本病，故患者应保持情志舒畅，忌恼怒忧郁，注意休息，加强锻炼。

3. 饮食调摄　减少肥甘厚腻摄入，宜食清淡而富于营养之品，如西红柿、鲜藕、瓜、牛奶、瘦肉汤等；忌辛辣、刺激、荤腥油腻之品。可作为饮食治疗的中药材与食物有橘子、橘核、橙子、金橘、黄瓜、菊花、荠菜、芹菜、茼蒿、小豆、绿豆、慈菇、豆腐、蛋、陈皮、鲜马齿苋、黄芪、党参、白通草、炮山甲（代）、鲜虾、花生、竹丝鸡等。

（周口市中医院外科：李丽，孙宇昆）

瘿痛

瘿痛是指结喉处突然出现肿块伴疼痛的疾病。其临床特点为结喉处结块、肿胀、疼痛，伴有发热，起病急骤。

本病相当于西医学的亚急性甲状腺炎。

【病因病机】

初期外感风热火毒和风温疫毒之邪侵入肺卫，致卫表不固，加之内伤七情，情志不舒，肝郁化火，灼津成痰，导致风热夹痰上攻，壅滞于颈前。后期热病伤阴耗气，可致气阴两虚或阴损及阳，日久阳气亏虚。

【诊断要点】

1. 发病年龄多在 30—50 岁，发病前常有感冒、咽痛等病史。

2. 颈结喉处突然出现肿胀疼痛，疼痛牵引至同侧头部、耳后枕部，活动或吞咽时加重，皮色不变，按之质地坚硬，压痛明显。肿块可由颈部一侧发展至另一侧。

3. 伴有口干咽痛，发热以午后为甚。发展进程中可见心悸、心烦、失眠、双手颤抖、急躁易怒；女子可见月经不调、经量稀少。病程日久也可见肢冷肿胀、神疲乏力、气短懒言等症。

4. 辅助检查，初期血清 T3、T4 值升高，甲状腺吸碘率降低，两者呈分离现象。血沉增快。白细胞计数及中性粒细胞比例正常或增高。甲状腺超声有助于诊断。后期可以出现短暂性甲状腺功能减退（甲减）。

【鉴别诊断】

1. **颈痛**　发病在颈部两侧，皮色渐红，肿痛灼热，易脓易溃。

2. 锁喉痈　急性发病，颈部红肿绕喉，甚则呼吸困难，汤水难下，全身症状较危重。

【辨证论治】

1. 热毒壅盛证

证候：起病急，瘿肿质韧，触痛明显，口干畏热，舌红，苔薄黄，脉浮数。

治法：疏风清热，解毒消肿。

方药：银翘散合五味消毒饮加减。蒲公英、板蓝根、射干、金银花、连翘、牛蒡子、延胡索、大青叶、紫花地丁、桔梗、芍药、牛膝等。高热者，加石膏、山栀子、黄芩，以加强清热；大便秘结者，加全瓜蒌、玄明粉、大黄，以清热通腑。

中成药：连花清瘟胶囊、芩连胶囊（颗粒）、银黄含片、黄连上清丸等。

2. 气郁火旺证

证候：瘿肿、疼痛减轻，心悸汗出，心烦少寐，头晕乏力，舌红，苔少，脉弦数。

治法：行气解郁，泻火消肿。

方药：丹栀逍遥散加减。牡丹皮、栀子、当归、白芍、柴胡、郁金、薄荷、延胡索、川楝子、茯苓、白术、青皮、香附、荔枝核等。

中成药：银黄含片、黄连上清丸、片仔癀等。

3. 气郁痰阻证

证候：瘿肿、疼痛明显减轻或消失，胁肋不舒，纳差，体倦乏力，质淡红，薄白苔或薄腻苔，脉弦滑。

治法：理气解郁，化痰散结。

方药：柴胡疏肝散、二陈汤加减。柴胡、芍药、枳壳、香附、佛手、贝母、生牡蛎、玄参、陈皮、薏苡仁、白术、茯苓、甘草等。

中成药：逍遥散合板蓝根冲剂、抗病毒颗粒、夏枯草口服液等。

4. 气阴两虚证

证候：瘿肿、疼痛消失，肢体困重，眼睑、面颊虚肿，大便秘结，舌质嫩红，有齿痕，苔少，脉细弱或细数。

治法：健脾益气，养阴生津。

方药：生脉散合四君子汤加减。黄芪、党参、麦冬、五味子、白术、茯苓、当归、浙贝母、甘草。

中成药：黄芪片、补中益气丸、夏枯草口服液等。

【临证备要】

1. 亚急性甲状腺炎是一种由病毒引起的自身免疫性疾病，临床表现复杂多样，易反复发作，以甲状腺肿大疼痛伴有甲状腺功能改变为主要症状。根据中西医对本病病因病机的认识和临床表现，确立基本病因病机为肝郁胃热，外感风热，并在其发生发展的过程中注意阴虚内热在发病中的重要作用和不同于一般感染的"风湿热毒"。故临床以疏肝清胃、散风透邪为基本治疗原则，并根据临床分期进行辨证论治，既消除病因，又能改变亚急性甲状腺炎的基本病理过程。中药与小剂量的糖皮质激素合用，能迅速控制病情，减少复发，提高疗效。

2. 重视病史，注重局部与整体辨证，临床以分期论治为主。注重阴虚内热在发病中的作用。根据亚急性甲状腺炎的发病过程，临床上一般可分为三期，即早期（急性期）伴甲状腺功能亢进，中期伴甲状腺功能减退，以及恢复期。治疗以分期论治为主，急性期为肝郁胃热、外感风热，热毒循经上攻所致，毒热有耗气伤阴的病理作用，若素体阴虚，或患者以阴液耗伤为主，则发生阴伤毒热的甲亢症，症见发热咽痛、颈前肿痛、恶热喜凉、胸闷不舒、急躁易怒、心悸汗出、口苦唇干、舌红苔黄、脉弦数，以疏肝清胃、散风透邪为治疗原则。中期为脾肾阳虚，水湿内停，若素体阳气虚，或患者以阳气耗伤为主，或阴损及阳，而表现为阳气亏损的甲减症。

3. 重用虎杖、雷公藤。亚急性甲状腺炎临床特点之一是病程较一般炎症要长，通常为1～4个月，而且在病情减轻或痊愈后，可因为劳累、着急或上呼吸道感染反复多次发作。亚急性甲状腺炎病因可能为"风湿热毒"。用药时除疏肝清热、解毒散结外，还要祛风除湿，这样才能将病因完全消除，减少复发。因此在临床上常常重用虎杖、雷公藤二味药。虎杖微苦酸平，善于祛风胜湿、清热解毒。雷公藤苦寒，有大毒，能祛风除湿、消肿止痛，以毒攻毒，可用于治疗痈疮热毒。现代药物学研究证实，雷公藤具有激素样抗炎、抗免疫作用，用以治疗亚急性甲状腺炎起效快、疗效肯定。二药合用，既可消除病因，又能改变亚急性甲状腺炎的基本病理过程，可以缩短病程，减少复发，具有较好疗效。

4. 坚持中西医结合治疗。西医学治疗以减轻炎症症状为目的，同时也必须注意短时间内变化的甲状腺功能。肾上腺糖皮质激素是目前公认治疗亚急性甲状腺炎的首选药物，作用机制在于非特异性抗炎作用和抑制免疫作用。一般在服药 12~48 小时，患者体温下降，疼痛缓解，1 周后甲状腺缩小变软。以泼尼松为代表药物。但应用此类药物也有很多缺点。

（1）用药时间长：如泼尼松，总疗程为 4~8 周，若有复发，需重新开始治疗。

（2）易复发：激素只能缓解亚急性甲状腺炎临床症状，并不能改变其基本病理过程，用量不足、停药过早、撤药太快往往导致反复发作。

（3）副作用大：容易出现如高血压、浮肿、糖尿、满月脸、失眠等。

此外，根据病情可配合应用解热镇痛药，如阿司匹林、消炎痛，它们主要用于症状轻或合并糖尿病等不宜使用激素者，直到急性炎症完全消失；心得安用于伴有心悸、多汗、手颤等一过性甲亢者，直到甲状腺功能正常；甲状腺制剂用于甲状腺功能低下时或甲状腺肿痛特别明显者。

5. 中医中药治疗亚急性甲状腺炎，疗效显著。中药通过清热解毒、扶正祛邪，对亚急性甲状腺炎具有以下作用。

（1）抗炎抗病毒作用，可抑制腺体纤维化增生，使肿大腺体逐渐平复，消除腺体肿痛。

（2）改善微循环，使损坏滤泡尽快修复，促进甲状腺功能恢复。

（3）增强机体免疫功能，抑制自身免疫反应，使机体内环境和免疫功能相对稳定，从而达到标本兼治，疗效确切，复发率低。与小剂量糖皮质激素等西药联合用药，不仅能有效、迅速控制病情，缩短疗程，减少复发，提高疗效，而且能够避免长期、大量应用激素所带来的副作用和并发症。中医中药应作为治疗亚急性甲状腺炎的首选方法，而且应用越早，效果就越快、越好。

【中医特色疗法】

一、针刺

对于瘿之肿痛明显者，可采用针刺治疗。取穴作提插捻转，平补平泻手法。留针 30 分钟，每日 1 次。常用穴位有风池、天突、太冲、合谷、曲池、膈俞等。

二、耳穴敷贴

埋王不留行籽于神门、肝、肾、心、内分泌等耳穴，用拇指按压至产生酸痛感即可，并嘱患者每日按压数次，每次贴压一侧耳穴，3 日后交替。

三、其他

1. 栀龙膏或金黄散外敷肿痛处。
2. 穴位贴敷肺俞、脾俞、肝俞、中脘、关元、大椎、天柱等。
3. 经络治疗手太阴肺经、足阳明胃经、手太阳小肠经等。

【经验方及医院制剂】

一、经验方

柴胡 9g，夏枯草 12g，连翘 15g，蒲公英 30g，浙贝母 9g，金银花 30g，雷公藤 9g，赤芍、白芍各 12g，虎杖 12g，生牡蛎 18g，僵蚕 9g，全蝎 6g，生甘草 6g，板蓝根 15g，山慈菇 6g。

功效：疏肝清胃，散风清胃。用于亚急性甲状腺炎急性期，症见发热咽痛，颈前肿痛，舌红苔黄，脉弦数。

二、医院制剂

青蒿解毒饮

主要成分：青蒿、板蓝根、槟榔、炙甘草、杏仁。

功能主治：清热解毒，抗毒抑菌。

用法用量：口服，每次 40～80mL，每日 2～3 次，或遵医嘱。

注意事项：脾胃虚寒便溏者禁用。

【其他疗法】

1. 泼尼松 20～40mg，每日 1 次。

2. 后期出现甲减时，可以补充小剂量甲状腺激素。

【中成药辨证应用】

1. 热毒壅盛证　连花清瘟胶囊、芩连胶囊（颗粒）、银黄含片、黄连上清丸等。

2. 气郁火旺证　银黄含片、黄连上清丸、片仔癀等。

3. 气郁痰阻证　逍遥散合板蓝根冲剂、抗病毒颗粒、夏枯草口服液等。

4. 气阴两虚证　黄芪片、补中益气丸、夏枯草口服液等。

【中医调护】

一、病情观察

1. 本病可发生片段性甲亢和一过性甲减，永久性者少见。密切观察病情变化（观察体温、脉搏、呼吸、血压、心率、心律、饮食、情绪等变化）并做好护理记录。病情严重者卧床休息。

2. 观察肿块的皮肤色泽、大小、硬度、活动度，有无压痛、血管怒张、声音嘶哑、吞咽困难、气短、手足抽搐等。

3. 观察患者有无甲状腺毒症的表现，如心悸、出汗、神经过敏等，同时要严密观察有无甲减的表现，如少言懒动、动作缓慢、体温降低、黏液性水肿等，发现病情变化，及时给予治疗。

二、生活起居护理

1. 病室环境应安静，光线柔和，温湿度适宜，避免强光和噪声刺激。

2. 气阴两虚者应给予背阳凉爽的卧室，使患者感到心静、凉爽。避免噪声，保持病室安静，有利于病情恢复。

3. 起居有常，保证充足的睡眠。

三、饮食护理

1. 发病初应饮食清淡。合并甲状腺功能亢进者，应进食高热量、高蛋白、富于糖类、含 B 族维生素及富含营养的食物。

2. 忌食煎炸、生冷、肥厚食物。忌饮酒、咖啡、浓茶，以减少环境和食物对患者的不良刺激。

3. 对热毒壅盛和气郁火旺型患者，鼓励其多饮水，以补充水分的丢失，可用夏枯草、菊花或石决明泡水代茶饮，有清热除烦之效。

四、情志护理

顺应四时，调畅情志。保持心情舒畅，减轻患者对疾病的恐惧心理，助其树立战胜疾病的信心，解除不良情绪，适量活动。

五、用药护理

1. 了解用药类别、时间、途径、药量，观察用药后反应。肾上腺糖皮质激素治疗本病有一定的副作用，用药期间注意观察有无满月脸、水肿、骨质疏松、胃出血、诱发感染等。

2. 观察体温是否下降，甲状腺肿块是否缩小，疼痛是否减轻或消失，血沉是否恢复正常，嘱其勿用手去触碰肿大的甲状腺组织，减少刺激，减少损伤。

3. 中药宜温服，观察疗效。

4. 遵医嘱按时按量服用甲状腺制剂。

六、健康教育

1. **心理调适**　瘿痛患者由于甲状腺激素分泌增多，神经兴奋性增高，常表现为悲观、抑郁、恐惧，担心自己的疾病转化为甲亢，且本病反复大，有较长的服药史，患者容易失去信心，所以护理人员应向患者讲解疾病的知识及所用药物的副作用，使其对疾病有一个基本了解。指导患者调整心态，正确面对疾病，积极配合治疗。

2. **积极治疗原发病，避免诱发因素**　激素治疗本病时注意规则减药，或根据复查血沉变化来指导用药，以避免复发和合并甲减，提高治愈率。

3. 保证休息，劳逸结合，保持心情愉快。如有不适及时就诊。

【治未病原则及措施】

1. 增强机体抵抗力，避免上呼吸道感染及咽炎，对预防本病发生有重要意义。发病初应注意休息，减少不良刺激，合理安排作息时间，保持居室安静和轻松的气氛。平时慎防与感冒患者接触，以减少或避免发病。

2. 应避免精神刺激。瘿痈患者由于担心自己的疾病转化为甲亢或甲减，且本病有一定反复性，有较长的服药史，容易失去战胜疾病的信心。所以护理人员要以平和、耐心的态度对待患者，满足患者基本生理及安全需要，建立相互信任的关系，使其情绪上保持稳定，树立信心，配合治疗，有利于疾病的恢复。

（周口市中医院外科：李丽，孙宇昆）

胎漏、胎动不安

妊娠期间阴道有少量出血，时出时止，或淋漓不断，而无腰酸、腹痛、小腹下坠者称为胎漏，亦称胞漏或漏胎。妊娠期间出现腰酸、腹痛，小腹下坠，或伴有少量阴道出血者，称为胎动不安。

【病因病机】

导致胎漏胎动不安的主要病机是冲任损伤，胎元不固。而胎漏以气虚、血虚兼见肾虚、血瘀更多见。

1. 肾虚　素禀肾气不足，或房劳多产，或久病及肾，或孕后房事不节，损伤肾气，肾虚冲任不固，胎失所系，以致胎动不安，气不固摄，发为胎漏。

2. 气虚　平素体弱，或饮食劳倦等伤脾；或大病久病损伤正气，气虚不摄，冲任不固；孕后气血下以养胎，导致冲任更伤，而成胎漏，胎失所载，以致胎动不安。

3. 血虚　素体阴血不足；或大病久病，耗血伤阴；或孕后脾胃虚弱，恶阻较重，化源不足，血虚则冲任血少，筋脉失养，以致胎动不安。

4. 血热　素体阳盛，或七情郁结化热，或孕后过食辛热，或外感邪热，或阴虚生热，热扰冲任；孕后气血下以养胎，使阴血更虚，热更重，迫血妄行，以致胎漏，损伤胎气，以致胎动不安。

5. 血瘀　素有癥瘕占据子宫，或孕期手术创伤，或孕后不慎跌仆闪挫，均可致瘀阻胞脉。孕后新血不得下达冲任以养胎，反离经而走，发为胎漏，瘀阻冲任胞宫，以致胎动不安。

6. 湿热　素体喜嗜膏粱厚味，湿热内蕴，或孕期不慎感受湿热之邪，湿热与血相搏，流注冲任，蕴结胞中，气血瘀阻，不得下达冲任以养胎，发为胎动不安，热迫血妄行，则导致胎漏。

总之，胎漏、胎动不安既有单一的病机，又常有脏腑、气血、经络同病，虚实错杂的复合病机，如气血虚弱，或脾肾阳虚，或肾虚血瘀，或肾虚湿热，临证中必须动态观察病机的兼夹及其变化。

【诊断要点】

1. 病史 常有孕后不节房事史，人工流产自然流产或宿有癥瘕史。

2. 症状 妊娠期间出现少量阴道出血，时出时止，或淋沥不断，而无明显的腰酸、腹痛、小腹坠胀，可诊断为胎漏；若妊娠期出现腰酸、腹痛、小腹下坠或伴有少量阴道出血，可诊断为胎动不安。

3. 检查 子宫颈口未开，子宫增大与孕月相符。尿妊娠试验阳性。B超提示宫内妊娠、活胎。

4. 疾病分期 早期先兆流产，妊娠 12 周前；晚期先兆流产，妊娠 12 周至 28 周。

【鉴别诊断】

本病之阴道出血还要与各种原因所致的宫颈出血相鉴别。若经保胎治疗仍出血难止者，应在严格消毒下检查宫颈，以明确有无宫颈息肉或宫颈柱状上皮异位引起的出血。

【辨证论治】

一、辨证要点

B超提示胚胎存活者，根据腰酸、腹痛的性质及阴道流血的量、色、质及舌质、脉症，以分虚实、寒热、气血，积极对因，安胎治疗。一般阴道流血，量少，色淡红，质稀薄，伴下腹隐痛，多属血虚；伴气短无力或少腹下坠者，多属气虚；伴腰膝酸软者，多属肾虚；下腹灼痛，阴道流血，量少，色深红，质稠，多属实热，或色鲜红，质薄，多属虚热；下腹灼痛，阴道流血，量少，或淋沥不尽，色暗红或赤白相兼，质黏稠，多属湿热；下腹刺痛，或胀痛，阴道少量流血，色暗红，舌暗红或青紫或有瘀斑，脉沉弦或沉涩，多属血瘀。

二、治疗原则

本病以补肾固冲为治疗大法。并依据不同证型采用固肾、益气、养血、清热、利湿、化瘀等法。若经治疗，阴道出血迅速控制，腰酸腹痛症状好转，多能继续妊娠。若发展为胎殒难留，应下胎益母。但治疗过程中若有他病，应遵循治病与安胎并举的原则。

三、分型论治

1. 肾虚证

证候：妊娠期腰膝酸软，腹痛下坠，或伴有阴道少量流血，色淡暗，或曾屡孕屡堕；或伴头晕耳鸣，小便频数，夜尿多；舌淡，苔白，脉沉滑尺弱。

治法：固肾安胎，佐以益气。

方药：寿胎丸（《医学衷中参西录》）加党参、白术。寿胎丸由菟丝子、桑寄生、续断、阿胶等组成。若小腹下坠明显，加黄芪、升麻益气升提安胎；若大便秘结，加肉苁蓉、熟地黄、桑椹滋肾增液润肠。临证时结合肾之阴阳的偏虚，选加温肾（如补骨脂、狗脊）或滋阴（如女贞子、旱莲草）安胎之品。

2. 气血虚弱证

证候：妊娠期，阴道少量下血，腰酸，小腹空坠而痛，或伴有阴道少量流血，色淡红，质稀薄；或神疲肢倦，面色㿠白，心悸气短；舌质淡，苔薄白，脉滑无力。

治法：益气养血，固冲安胎。

方药：胎元饮（《景岳全书》）。人参、白术、当归、白芍、熟地黄、杜仲、陈皮、炙甘草。若阴道流血量多者，加海螵蛸（乌贼骨）以固冲止血；若气虚明显，小腹下坠，加黄芪、升麻益气升提，固摄胎元。

3. 血热证

（1）实热证

证候：妊娠期腰酸、小腹灼痛，或伴有阴道少量流血，色鲜红或深红，质稠；渴喜冷饮，小便短黄，大便秘结；舌红，苔黄而干，脉滑数或弦数。

治法：清热凉血，固冲止血。

方药：阿胶汤（《医宗金鉴》）去当归、川芎。阿胶汤由黑栀子、侧柏叶、黄芩、白芍、熟地黄、阿胶、当归、川芎等组成。

（2）虚热证

证候：妊娠期腰酸、小腹灼痛，或伴有阴道少量流血，色鲜红，质稀；或伴心烦不安，五心烦热，咽干少津，便结腻黄；舌红少苔，脉细数。

治法：滋阴清热，养血安胎。

方药：保阴煎（《景岳全书》）。生地黄、熟地黄、黄芩、黄柏、白芍、山药、续断、甘草。

4. 血瘀证

证候：宿有癥积，孕后常有腰酸，下腹刺痛，阴道不时流血，色暗红，或妊娠期不慎跌仆闪挫，或劳力过度，或妊娠期手术创伤，继之腰酸腹痛，胎动下坠或阴道少量流血；大小便正常；舌暗红，或有瘀斑，苔薄，脉弦滑或沉弦，为瘀血之征。

治法：活血化瘀，补肾安胎。

方药：桂枝茯苓丸（《金匮要略》）合寿胎丸减桃仁。桂枝茯苓丸由桂枝、芍药、桃仁、牡丹皮、茯苓等组成。

5. 湿热证

证候：妊娠期腰酸腹痛，阴道少量流血，或淋沥不尽，色暗红；或伴有低热起伏，小便黄赤，大便黏；舌质红，苔黄腻，脉滑数或弦数。

治法：清热利湿，补肾安胎。

方药：当归散（《金匮要略》）合寿胎丸去川芎、阿胶加茵陈。当归散由当归、白芍、黄芩、白术、川芎等组成。

【临证备要】

胎漏、胎动不安主要表现为妊娠期腰酸，腹痛下坠，阴道出血，诊断时必须排除异位妊娠及葡萄胎，以及全身性和器质性病患引起的阴道出血。胎漏、胎动不安是妊娠病，临床应首辨胚胎、胎儿是否存活。在整个治疗过程中应根据症状及体征，结合血 hCG 测定及 B 超辅助检查以观察病情变化。阴道流血量逐渐增多，腰酸腹痛加重，早孕反应消失，尿妊娠试验转阴，胎殒难留，分别按胎死不下、堕胎、小产处理。

【中医特色疗法】

1. 耳穴埋豆 可选择神门、肝、脾、肾。

2. 穴位按摩 可选百会、风池、头维、印堂、太阳等穴。

3. 穴位贴敷 固肾安胎散，贴敷内关穴、神阙穴、三阴交、足三里等。

【经验方及医院制剂】

经验方

气血虚弱，胎元不固，治拟补气养血，益肾安胎。

处方：黄芪9g，当归9g，熟地黄9g，白芍9g，黄芩6g，杜仲9g，续断9g，菟丝子9g，覆盆子9g，苎麻根12g，藕节炭9g。（《中华名中医治病囊秘·朱南孙卷》）

【其他疗法】

1. 卧床休息。

2. 应用黄体酮注射液、黄体酮胶囊、地屈孕酮片等保胎。

【中成药辨证应用】

1. 滋肾育胎丸 每次5g，每日3次，淡盐水或蜂蜜水送服。适用于脾肾两虚，冲任不固证。

2. 孕康口服液 每次20mL，每日3次，口服。适用于肾虚证及气血虚弱证。

【中医调护】

一、病情观察

1. 注意观察患者阴道出血的量、色及伴随症状情况。

2. 肾虚者常见阴道出血量少色淡，伴腰酸，下腹隐痛。

3. 气血不足者常见阴道出血量少，色淡质清，小腹空坠而痛，面色不荣。

4. 血热者常见血色鲜红质稠，伴心烦便结溲黄。

5. 癥积伤胎者或孕期跌仆闪挫伤之后，出血色多暗红或有血块，舌质紫黯或有瘀点、瘀斑。

6. 注意观察出血中有无葡萄样组织排出，出血量有无进行性增加等，以与葡萄胎及胎堕难留等病证鉴别。

二、生活起居护理

1. 居室环境应安静整洁，空气流通，避免感染。

2. 绝对卧床休息，直至出血停止 3～5 日，可适当下床活动。避免过度劳累，忌跌扑闪挫，孕后首忌交合，以静养胎，生活有节。已病防变，及早安胎。

3. 保持外阴清洁，每日用温开水清洗外阴，保持大便通畅。

三、饮食护理

饮食宜清淡、富营养、易消化。忌姜、花椒、蒜、烟酒等辛辣动火之物及桃仁、红花、山楂等破血滑胎之物。

1. 气血亏虚者 可选用补血益气、固冲安胎的食物，如蛋、鱼、牛肉、瘦猪肉、牛奶、红枣、桂圆等，可用乌鸡红枣汤、党参红枣桂圆汤、黄芪炖鲈鱼等。

2. 肾虚者 宜食补肾之品，如山药、黑芝麻、猪腰、核桃等，可用羊肾杜仲汤、刀豆炖猪腰等，少食寒凉生冷之品，以免损伤脾阳，影响气血生化。

3. 血热者 宜食清热凉血之品，如西瓜、甘蔗汁、藕汁、鲜墨旱莲汁等。

4. 血瘀者 宜食理气行滞之品，如金橘饼、陈皮茶或阳春砂仁蜜等，忌食辛辣酸涩、有刺激性及壅阻气机之品。

四、情志护理

1. 患者宜心神安定，清心静养，避免一切情志刺激。

2. 既往有流产史的患者都有不同程度的紧张、焦虑，担心胎儿的健康而出现郁闷、烦躁不安等，告知患者心情过于紧张可导致出血时间延长或反复出血，须帮助其稳定情绪，讲解保胎成功病例，树立其信心，解除不必要的紧张和焦虑。

3. 对卧床休息的患者，可指导患者采用放松疗法，如听音乐、读书等，以分散注意力，使其心态平和、安心静养。

五、用药护理

1. 虚证，安胎药多用补益剂，汤剂宜文火久煎，空腹温服，服后静卧少动。

2. 实证，安胎药宜饭后温服，服药后少动。

3. 服药时如恶心欲呕，可服姜汁少许。

4. 跌仆伤胎者，可实施疼痛护理，给予镇静止痛，腰腹以下严禁贴敷止痛膏。

5. 孕期下血，需及时就诊，不可擅自用药。

六、健康教育

1. 慎起居，生活有规律，防止感冒的发生，避免负重攀高，防止跌仆，保证睡眠充足。饮食宜富营养、易消化，根据不同的体质选择合理的饮食。

2. 提倡婚前、孕前检查，在夫妇双方身体处于最佳状态下妊娠，未病先防，既病防变。定期做孕期保健，注重围产期保健，及早安胎，调畅情志。

3. 孕服宜宽松、柔软，勿紧身束腰，以免影响胎儿生长。安胎失败者，或有堕胎、小产史者，两次受孕时间不宜太近，应避免半年或一年内再孕，防止堕胎再次发生。

4. 孕期须慎房事，孕早期 3 个月和孕晚期 2 个月尤其要慎房事或避免房事，以防胎动不安、胎漏。

【治未病原则及措施】

1. 孕期应注意避免过于劳累、持重、登高、剧烈活动。慎房事，保持心情舒畅。

2. 注意饮食调节，宜食易于消化又营养丰富之品。

3. 孕后应注意阴部卫生，预防感染。

4. 患病后应积极治疗，卧床休息，以免病情加重，促进本病及早康复。

5. 孕期应尽量避免房事，以静养胎。

（周口市中医院妇科：王俊岭，杨连杰，郭瑞，侯粉丽）

痛 经

妇女正值经期或经行前后，出现周期性小腹疼痛，或痛引腰骶，甚至剧痛晕厥者，称为痛经，又称"经行腹痛"，是临床常见病。

【病因病机】

痛经病位在子宫、冲任，以"不通则痛"或"不荣则痛"为主要病机。实者可由气滞血瘀、寒凝血瘀、湿热瘀阻导致子宫的气血运行不畅，"不通则痛"；虚者主要由于气血虚弱、肾气亏损致子宫失于濡养，"不荣而痛"。其之所以伴随月经周期而发，乃与经期及经期前后特殊生理状态有关。未行经期间，由于冲任气血平和，致病因素尚不足以引起冲任、子宫气血瘀滞或不足，故平时不发生疼痛。经期前后，血海由满盈而泄溢，气血由盛实而骤虚，子宫、冲任气血变化较平时急剧，易受致病因素干扰，加之体质因素的影响，导致子宫、冲任气血运行不畅或失于濡养，不通或不荣而痛。经净后子宫、冲任血气渐复则疼痛自止。但若病因未除，素体状况未获改善，则下次月经来潮，疼痛又复发矣。

1. 气滞血瘀 素性抑郁或恚怒伤肝，气郁不舒，血行失畅，瘀阻子宫、冲任。经前、经期气血下注冲任，或复为情志所伤，壅滞更甚，"不通则痛"，发为痛经。诚如《张氏医通》所云："经行之际……若郁怒则气逆，气逆则血滞于腰腿心腹背胁之间，遇经行时则痛而重。"

2. 寒凝血瘀 经期产后，感受寒邪，或过食寒凉生冷，寒客冲任，与血相搏，以致子宫、冲任气血失畅。经前、经期气血下注冲任，子宫气血更加壅滞，"不通则痛"。若经前、经期冒雨、涉水、游泳，或久居阴湿之地，则发为寒湿凝滞证痛经。《傅青主女科》即有"寒湿乃邪气也，妇人有冲任之脉，居于下焦……经水由二经而外出，而寒湿满二经而内乱，两相争而作疼痛"之论述。

3. 湿热瘀阻 素体湿热内蕴，或经期、产后摄生不慎，感受湿热之邪，

780

与血相搏，流注冲任，蕴结胞中，气血失畅。经前、经期气血下注，子宫、冲任气血壅滞更甚，"不通则痛"，致使经行腹痛。

4. 气血虚弱　脾胃素虚，化源匮乏，或大病久病，或失血过多后气血不足，冲任气血虚少，行经后血海气血愈虚，不能濡养冲任、子宫；兼之气虚无力流通血气，因而发为痛经。《景岳全书·妇人规》云："凡人之气血犹源泉也，盛则流畅，少则壅滞，故气血不虚则不滞。"即说明了这种病理机转。

5. 肾气亏损　禀赋素弱，或多产房劳伤损，精血不足，经后血海空虚，冲任、子宫失于濡养，"不荣则痛"，发为痛经。《傅青主女科》已有"妇人有少腹痛于行经之后者，人以为气血之虚也，谁知是肾气之涸乎"的认识。

【诊断要点】

1. 病史　有痛经史或有经量异常、不孕、放置宫内节育器、盆腔炎等病史。

2. 临床表现　腹痛多发生在经潮前1～2日，行经第1日达高峰，可呈阵发性、痉挛性或胀痛伴下坠感，严重者可放射到腰骶部、肛门、阴道、股内侧，甚至可见面色苍白、出冷汗、手足发凉等晕厥现象。

3. 体格检查　一般不伴腹肌紧张或反跳痛，无阳性体征者属功能性痛经，如盆腔内有粘连、包块、结节或增厚者，可能是盆腔炎症、子宫内膜异位症等病所致，部分患者可见子宫体极度屈曲或宫颈口狭窄。

4. 辅助检查　超声检查、盆腔磁共振检查、腹腔镜、子宫输卵管碘油造影、宫腔镜检查有助于明确痛经的原因。

【鉴别诊断】

与发生在经期或于经期加重的内、外、妇诸学科引起腹痛症状的疾病，如急性阑尾炎、结肠炎、膀胱炎、卵巢囊肿蒂扭转等鉴别。若患者有短暂停经史，又见腹痛、阴道流血，应与异位妊娠、胎动不安、堕胎等妊娠病症相鉴别。

【辨证论治】

1. 气滞血瘀证

证候：经前或经期小腹胀痛拒按，经血量少，行而不畅，血色紫黯有块，块下痛暂减；乳房胀痛，胸闷不舒；舌质紫黯或有瘀点，脉弦。

治法：理气行滞，化瘀止痛。

方药：膈下逐瘀汤（《医林改错》）。当归、川芎、赤芍、桃仁、红花、枳壳、延胡索、乌药、香附、牡丹皮、甘草。

2. 寒凝血瘀证

证候：经前或经期小腹冷痛拒按，得热痛减；月经或见推后，量少，经色黯而有瘀块；面色清白，肢冷畏寒；舌黯苔白，脉沉紧。

治法：温经散寒，化瘀止痛。

方药：少腹逐瘀汤（《医林改错》）。小茴香、干姜、延胡索、没药、当归、川芎、官桂、赤芍、蒲黄、五灵脂。

3. 湿热瘀阻证

证候：经前或经期小腹疼痛或胀痛不适，有灼热感，或痛连腰骶，或平时小腹疼痛，经前加剧；经血量多或经期长，色黯红，质稠，或夹较多黏液；平素带下量多，色黄质稠，有臭味，或伴有低热起伏，小便黄赤，舌质红，苔黄腻，脉滑数或弦数。

治法：清热除湿，化瘀止痛。

方药：清热调血汤（《古今医鉴》）加车前子、薏苡仁、败酱草、牡丹皮、黄连、生地黄、当归、白芍、川芎、红花、桃仁、延胡索、莪术、香附。

4. 气血虚弱证

证候：经期或经后小腹隐隐作痛，喜按或小腹及阴部空坠不适，月经量少，色淡，质清稀；面色无华，头晕心悸，神疲乏力，舌质淡；脉细无力。

治法：益气养血，调经止痛。

方药：圣愈汤（《医宗金鉴·妇科心法要诀》）。人参、黄芪、熟地黄、当归、川芎、白芍。

5. 肾气亏损证

证候：经期或经后 1～2 日，小腹绵绵作痛，伴腰骶酸痛，经色黯淡，量少质稀薄，头晕耳鸣，面色晦暗，健忘失眠，舌质淡红，苔薄，脉沉细。

治法：补肾益精，养血止痛。

方药：益肾调经汤（《中医妇科治疗学》）。巴戟天、杜仲、续断、乌药、艾叶、当归、熟地黄、白芍、益母草。或调肝汤（《傅青主女科》）。

【临证备要】

1. 经行腹痛，虚少实多，而实证痛经，因其疼痛明显，甚至影响工作、休息，需"急则治其标"或"标本同治"，以迅速缓解、消除疼痛，常配伍相应止痛药。

2. 痛经无论虚实，皆与患者素体状况有关，或为气血、肾气之虚，或有郁气、寒邪、瘀血、湿热等病因潜伏，故平时仍需辨证求因治本，如此阶段性各有所侧重地调治，坚持多个月经周期巩固疗效，可治愈本病。

【中医特色疗法】

一、针灸

1. 针刺 于经前 3～7 日针刺三阴交、次髎、地机、十七椎，每日针刺 1 次，施以提插捻转泻法，每次行针 0.5 分钟，留针 30 分钟后出针，针至月经来潮后停针。适用于寒凝血瘀证及气滞血瘀证。

2. 灸法 常规取穴关元、中极、气海、三阴交等，用艾条温和灸，于经前 3 日开始使用至经行痛止。

3. 穴位封闭 疼痛甚者可取阿托品 0.5mg 加生理盐水 8mL，于双侧足三里穴及三阴交穴消毒后各注药 2mL，进针方法同针刺，得气后回抽无血再注药。

二、药物外治法

1. 寒凝血瘀证患者，予盐小茴香蒸包外敷于神阙穴及小腹部，于经前

3～5日开始使用，至经行痛止。

2. 取五灵脂 10g，北细辛 3g，川椒 6g，小茴香 9g，先研细末，适量敷于脐部，于经前 5 日开始使用，至月经第 2 日停止。

3. 中药保留灌肠。取红藤、紫花地丁、益母草、丹参、延胡索、赤芍、桃仁、乌药、薏苡仁等，根据病情适当加减。水煎取液，适宜温度，保留灌肠，经期停用。

三、中药足部熏洗

寒凝血瘀证用肉桂、艾叶、小茴香、吴茱萸、没药；气滞血瘀证用香附、乌药、川芎、桃仁、红花；肾气亏虚证用桂枝、白芍、黄芪、杜仲、川续断。将 50～60℃的药液倒入盆中足浴，浸没踝关节，足浴时间约 20 分钟，以微微汗出为佳。于经前 7 日开始使用，共浴足 10 日。

【经验方及医院制剂】

一、经验方

1. 医师经验方
药物组成：当归 20g，川芎 12g，红花 12g，桃仁 12g，延胡索 12g，牡丹皮 15g，香附 15g，枳壳 15g，木香 9g，乌药 12g，肉桂 6g，炙甘草 9g。

功效：活血理气，温经止痛。

用法：一般非经期服用，水煎服，每日 1 剂，分 2 次口服。

2. 痛经方
药物组成：当归、川芎、赤芍、桃仁、红花、丹参、泽兰、香附、乌药、延胡索、吴茱萸、肉桂、川牛膝。

功效：活血化瘀，温经散寒止痛。用于寒凝血瘀型痛经。

用法：一般于经前两天和（或）经期服用，每日 1 剂，早晚各服 1 次。

二、医院制剂

妇归康丸
组成：当归、赤芍、红花、牛膝、益母草、泽兰、香附、延胡索、陈皮、续断等。

功效：活血化瘀，行气止痛。适用于气滞血瘀证。

用法：每次 6g，每日 3 次，口服。

【其他疗法】

1. 穴位按摩 按压双侧地机、三阴交等穴位，以穴位局部出现酸麻胀重感为度，每日 2 次，每次按摩 5 分钟，经期第 1～3 日应用，疼痛时可给予即时按摩。

2. 耳穴压豆 取子宫、神门、肝、肾、脾、交感、内分泌等耳穴，用王不留行籽贴压固定，于月经前 1 周起，每穴每次用力按压 10 下，每日自行按压 3～5 次，至月经结束后停止。

3. 西药治疗

（1）前列腺素合成酶抑制剂：月经来潮即开始服用药物效果佳，连服 2～3 日，常用的药物有布洛芬、酮洛芬、双氯芬酸等。布洛芬 200～400mg，每日 3 次。

（2）口服避孕药：适用于要求避孕的痛经妇女，疗效达 90% 以上。

4. 物理治疗 微波、热磁等。

【中成药辨证应用】

1. 元胡止痛片 适用于气滞血瘀证。每次 3 片，每日 3 次，口服。

2. 血府逐瘀胶囊 适用于气滞血瘀证。每次 6 粒，每日 2 次，口服。

3. 少腹逐瘀胶囊 适用于寒凝血瘀证。每次 3 粒，每日 3 次，口服。

4. 八珍益母丸 适用于气血虚弱兼有瘀滞证。每次 6g，每日 2 次，口服。

5. 散结镇痛胶囊 适用于血瘀证。每次 3 粒，每日 3 次，口服。

6. 金匮肾气丸 适用于肾虚证。每次 6g，每日 2 次，口服。

【中医调护】

一、病情观察

1. 注意观察患者腹痛的性质、程度、持续时间，伴随的症状，以及月经量、色、质的变化，辨别虚实寒热。

2. 如患者出现疼痛剧烈难忍，坐卧不宁，面色苍白，冷汗淋漓，四肢厥冷，血压下降者，应立即采取平卧位，并注意保暖，及时采取措施。

二、生活起居护理

1. 居室安静、冷暖适宜，劳逸结合。经期注意卫生，腹痛剧烈者，注意休息，严禁房事。

2. 寒凝血瘀者，经期注意避寒保暖，可用热水袋敷于腹部，以免因寒而血滞。

3. 湿热瘀阻者，忌冒雨涉水、坐卧湿地等。

4. 虚证患者劳逸结合，避免过劳，以免耗伤正气。

三、饮食护理

宜食有营养、易消化的食物，避免生冷食品，以免诱发或加重痛经，忌食辛辣等刺激性食物及酸性食品，如青梅、杨梅、酸枣等。

1. 气血虚弱　宜食补益气血的食物，如桂圆、大枣、枸杞子、山药等。

2. 寒凝血瘀　宜食温经散寒食物，如羊肉、狗肉等。

3. 气滞血瘀　宜食理气活血食物，如胡萝卜、枳实、橘皮、佛手等。

4. 湿热瘀阻　宜食清热利湿之品，如薏苡仁、苦瓜、冬瓜等。

5. 肝肾亏损　宜食补益肝肾之品，如黑芝麻、核桃、菟丝子粥、猪肝等。

四、情志护理

1. 情志与痛经关系密切。对紧张、恐惧者，应予疏导、劝慰，或采用转移法进行情志调适，消除紧张、恐惧心理。

2. 抑郁寡欢者，可采用以情胜情法进行调摄。

3. 鼓励患者平时多参加娱乐活动，以改善心境，避免因情志加重症状。

五、用药护理

1. 注意观察用药后症状缓解情况。切忌盲目止痛，坚持周期性治疗。

2. 寒凝血瘀者，中药汤剂应温热服，也可服生姜红糖水，或艾叶煎汤或饮黄酒适量，以温经散寒，行血止痛。

3. 湿热蕴结者，中药汤剂宜在经前5～7日开始服，宜偏温凉服。

4. 气滞血瘀者经前可服用益母草膏，以活血化瘀，助经血排出。

六、健康教育

1. 养成良好的生活规律，经期注意保暖，避免过劳或剧烈运动，避免冒雨涉水。

2. 讲究个人卫生，保持外阴清洁，勤换内裤。经期忌盆浴、房事和游泳。

3. 日常生活中，学会自我调节情绪，避免不良情绪的刺激，以免诱发或加重腹痛症状。

4. 经期注意饮食调摄，避免贪凉饮冷。小腹可用热水袋热敷。指导患者遵医嘱合理使用止痛药，防止成瘾。

5. 坚持周期性治疗，标本结合。积极治疗原发病。

【治未病原则及措施】

1. 经期注意保暖，避免受寒，禁食寒凉之品，避免剧烈活动。禁游泳、盆浴、冷水浴。不可过用寒凉或滋腻的药物。

2. 保持心情舒畅，气机畅达，消除紧张及恐惧心理。

3. 注意阴道清洁，经期产后卫生。经期禁同房。

（周口市中医院妇科：王俊岭，李恩恩，郭瑞，侯粉丽）

异位妊娠

异位妊娠是指受精卵在子宫体腔以外着床发育,俗称"宫外孕"。但两者含义有所不同。宫外孕是指子宫以外的妊娠,如输卵管妊娠、卵巢妊娠、腹腔妊娠、阔韧带妊娠等;异位妊娠是指受精卵在子宫正常体腔以外的妊娠,除上述妊娠部位外,还包括宫颈妊娠、子宫残角妊娠、子宫瘢痕妊娠等,较"宫外孕"的含义更广。

【病因病机】

输卵管妊娠的主要病机是冲任不畅,少腹血瘀。少腹宿有瘀滞,冲任不畅,运送孕卵受阻,不能到达子宫体腔;或先天肾气不足,后天脾气虚弱,运送孕卵无力,不能按时到达子宫体腔,在输卵管内着床生长而致本病发生。输卵管妊娠在疾病的不同阶段,其主要证候表现不同,在未破损期(输卵管妊娠未发生破裂或流产)有胎元阻络和胎瘀阻滞;在已破损期(输卵管妊娠已发生破裂或流产)为气血亏脱、正虚血瘀和瘀结成癥。

1. 胎元阻络 素性抑郁,或忿怒过度,肝气不疏,血行不畅;或经期产后,余血未尽,房事不节;或感染邪毒,邪与余血相搏结,致瘀血阻滞冲任;或先天肾气不足,或气虚运送无力,致孕卵不能运达子宫。此证发生于输卵管妊娠未破损期的早期。

2. 胎瘀阻滞 胎元停于子宫外,继而自殒,与余血互结而成瘀,但未破损。此证发生于输卵管妊娠未破损期的晚期。

3. 气血亏脱 胎元停于子宫外后渐长,致脉络破损,血液离经妄行,血亏气脱而致厥脱。此证发生于输卵管妊娠已破损期。

4. 正虚血瘀 胎元停于子宫外,继而自殒,阴血外溢但量较少,气随血泄,离经之血积聚少腹。此证发生于输卵管妊娠已破损期。

5. 瘀结成癥 胎元停于子宫外,自殒日久,离经之血与胎物互结成瘀,久积少腹成癥。此证发生于输卵管妊娠已破损期的晚期。

【诊断要点】

1. 病史

（1）既往可有盆腔炎性疾病、不孕症、异位妊娠等病史。

（2）多有停经史。

2. 症状

（1）下腹痛：早期可有一侧下腹隐痛；输卵管妊娠流产或破裂时，突感一侧下腹疼痛或撕裂样剧痛，持续或反复发作，常伴有恶心呕吐、肛门坠胀和排便感。

（2）阴道流血：阴道有不规则流血，量少，亦有阴道流血量较多者，可同时排出蜕膜样组织。

（3）晕厥与休克：由腹腔内急性出血和剧烈腹痛引起，初始或轻者出现晕厥，严重者出现低血容量性休克，休克程度与腹腔内出血的速度及血量成正比，但与阴道流血量无明显关系。

（4）腹部包块：输卵管妊娠流产或破裂时所形成的血肿时间较久者，由于血液凝固并与周围组织或器官发生粘连，形成包块。

3. 检查

（1）全身检查：输卵管妊娠破裂或流产，腹腔内出血较多时，出现面色苍白，脉数而细弱，血压下降等；下腹部有明显压痛及反跳痛，以患侧为甚，但腹肌紧张不明显；叩诊移动性浊音阳性。

（2）妇科检查：输卵管妊娠未破损期有宫颈举摆痛；子宫略增大，小于孕月，质稍软；一侧附件区可有轻度压痛，或可扪及质软有压痛的包块。若输卵管妊娠破损内出血较多时，阴道后穹隆饱满，宫颈举摆痛明显，子宫有漂浮感；一侧附件区或子宫后方可触及质软肿块，边界不清，触痛明显。陈旧性输卵管妊娠时，可在子宫直肠窝处触到半实质性压痛包块，边界不清楚。

（3）辅助检查：①血 hCG 测定：常低于同期的正常宫内妊娠水平，动态监测其上升幅度也常小于同期的正常宫内妊娠的升幅。②B 超检查：宫内未见妊娠囊，一侧附件区出现低回声或混合性回声包块，包块内或可见原始心管搏动。输卵管妊娠破裂或流产时可见盆腔、腹腔积液。③诊断性刮宫：刮出的宫内组织物病理检查未见绒毛等妊娠组织物。④阴道后穹隆穿刺或腹腔穿刺：腹腔内出血较多时，可经阴道后穹隆或腹腔穿刺抽出暗红色不凝血。⑤腹腔镜检查或剖腹探查：可见患侧输卵管局部肿胀增粗，表面紫蓝色；或患侧输卵管管壁见破裂口，破口处活动性出血；或患侧输卵管伞端血块附着，或活动性出血，腹腔内或可找到妊娠组织物。

【鉴别诊断】

1. 未破损期　输卵管妊娠与胎动不安鉴别两者均可有停经史，出现阴道不规则流血及下腹痛，血 hCG 阳性。常需根据动态测定血 hCG、B 超检查等进行鉴别。

2. 已破损期　输卵管妊娠的鉴别诊断已破损期输卵管妊娠需与流产、急性输卵管炎、急性阑尾炎、卵巢囊肿蒂扭转、黄体破裂相鉴别。

【辨证论治】

1. 辨证要点　辨证时首先辨其亡血与虚实的程度，明确其严重性。可根据腹痛程度、有无晕厥、休克等临床症状、血压表现、B 超检查等辨别输卵管妊娠有无破损，分为不破损期和已破损期。参考 hCG 的升降，判断异位胎元之存殒，并根据全身症状、舌脉进一步分气血虚实。先分期再辨证，未破损期可辨为胎元阻络证、胎瘀阻滞证，已破损期可辨为气血亏脱证、正虚血瘀证、瘀结成癥证。

2. 治疗原则　输卵管妊娠破裂或流产致腹腔内急性出血，属危急重症，其典型症状表现为突发下腹剧痛，伴肛门坠胀感，面色苍白，四肢厥冷或冷汗淋漓，血压下降或不稳定，有时烦躁不安，甚或晕厥，脉微欲绝或细数无力，并有相应的腹部及妇科检查体征。须立即进行抢救。

（1）一般处理：患者平卧，观察患者血压、脉搏、呼吸、体温、神志，急查血常规、血型、交叉配血等，做好自体血回输准备。

（2）开放静脉补液通路：立即给予吸氧、输液。若出现失血性休克应开放两条静脉通路，迅速补充血容量。

（3）益气固脱：可用 50% 葡萄糖注射液 40mL，加参附注射液 10mL，静脉滴注或用5%葡萄糖注射液500mL，加参附注射液20mL，静脉滴注。

（4）手术治疗：如血压下降、腹腔内出血较多者，应立即手术治疗。

3. 分型论治 输卵管妊娠的主要证候是"少腹血瘀"之实证或虚实夹杂，治疗始终以化瘀为主。本病的治疗应随着病程发展动态观察，根据病情变化，及时采取恰当的中医或中西医结合或手术治疗等措施。中医治疗只适用于输卵管妊娠的某些阶段，有其明确的适应证。并要在有输液、输血及手术准备的条件下进行。

（1）未破损期

①胎元阻络证

证候：停经，或有不规则阴道流血，或伴下腹隐痛；B超检查一侧附件区或有包块，血hCG阳性，但未发生破裂或流产；舌质暗，苔薄，脉弦滑。

治法：化瘀消癥杀胚。

方药：宫外孕Ⅰ号方。丹参、赤芍、桃仁。

方中丹参、赤芍化瘀；桃仁消癥。可酌加蜈蚣（去头足）、紫草、天花粉、三七加强化瘀消癥杀胚之功。

②胎癥阻滞证

证候：停经，可有小腹坠胀不适；B超检查或有一侧附件区局限性包块、血hCG曾经阳性现转为阴性；舌质暗，苔薄，脉弦细涩。

治法：化瘀消癥。

方药：宫外孕Ⅱ号方。丹参、赤芍、桃仁、三棱、莪术。

若兼神疲乏力，心悸气短者，加黄芪、党参以益气；兼见腹胀者，加枳壳、川楝子以理气行滞。

（2）已破损期

①气血亏脱证

证候：停经，不规则阴道流血，突发下腹剧痛；血hCG阳性，B超提示有盆腔、腹腔积液，后穹隆穿刺或腹腔穿刺抽出不凝血；面色苍白，冷汗淋漓，四肢厥冷，烦躁不安，甚或昏厥，血压明显下降；舌淡，苔白，脉细微。

治法：益气止血固脱。此证为腹腔内出血所致，首应及时手术止血治疗。术后再辅以益气养血、活血化瘀治疗。

方药：四物汤（《局方》）加黄芪。四物汤由当归、熟地黄、白芍、川芎等组成。

②正虚血瘀证

证候：输卵管妊娠发生破损不久，腹痛拒按，不规则阴道流血；血 hCG 阳性，B 超检查盆腔一侧有混合性包块；头晕神疲，但生命体征平稳；舌质暗，苔薄，脉细弦。

治法：益气养血，化瘀杀胚。

方药：宫外孕 1 号方加党参、黄芪、何首乌、熟地黄、蜈蚣（去头足）、紫草、天花粉。

③瘀结成癥证

证候：输卵管妊娠发生破损已久，腹痛减轻或消失，小腹坠胀不适，血 hCG 曾经阳性，现转为阴性，检查盆腔一侧有局限的混合性包块；舌质暗，苔薄，脉弦细涩。

治法：活血化瘀消癥。

方药：宫外孕Ⅱ号方加乳香、没药。

若气短乏力，神疲纳呆，加黄芪、党参、神曲以益气扶正，健脾助运；若腹胀甚者，加枳壳、川楝子以理气行滞。

【临证备要】

输卵管妊娠是妇科急腹症之一，临床以停经、下腹痛、阴道不规则流血为主要症状，输卵管妊娠在未破损期的早期可无明显症状，需注意与胎动不安、流产相鉴别，可通过动态监测患者血 hCG、盆腔 B 超等变化协助诊断。

输卵管妊娠基本病机为冲任不畅，少腹血瘀。中医治疗只适用于输卵管妊娠的某些阶段，有其明确的适应证。治疗以化瘀杀胚为主要方法。治疗过程中仍需动态观察血 hCG、盆腔 B 超的变化，结合患者停经时间、腹痛症状等情况，予以动态评估，适时调整中医药治疗、中西医结合药物治疗或手术治疗的方案。

输卵管妊娠破损致腹腔内急性大出血时，为已破损期气血亏脱证，属妇科危急重症，一旦确诊需立即手术治疗。输卵管妊娠若盆腔 B 超提示附件区包块内可见原始心管搏动，属暂无腹腔内出血，也应手术治疗。

【中医特色疗法】

1. 中药外敷 以侧柏叶、大黄、黄柏、薄荷、泽兰等研末，加适量蜂蜜调敷患侧下腹部，可活血化瘀消癥，促进包块吸收。每日 1 次。

2. 中药保留灌肠 以毛冬青、败酱草、忍冬藤、大黄等煎液保留灌肠，可促进包块吸收。每日 1 次，每次 100mL。适用于胎瘀阻滞证和瘀结成癥。

【经验方及医院制剂】

经验方

丹参 15g，赤芍 15g，桃仁 15g，天花粉 15g，紫草 15g，枳壳 15g，益母草 30g，鸡血藤 30g。口服，日 1 剂。化瘀消癥杀胚。

【其他疗法】

混合疗法：虎杖、熟石膏、冰片，研细末，做成药饼，外敷下腹部。同时电针足三里、三阴交（双侧），留针 20 分钟，每日 2 次，配服汤药。休克型与不稳定型服用宫外孕Ⅰ号方，包块型服用宫外孕Ⅱ号方。

【中成药辨证应用】

1. 血府逐瘀颗粒，每次 1 包，每日 3 次，温开水送服。适用于胎瘀阻滞证。

2. 散结镇痛胶囊，每次 4 粒，每日 3 次，温开水送服。适用于胎瘀阻滞证。

3. 丹参注射液 20mL，加入 5% 葡萄糖注射液 500mL，静脉滴注，每日 1 次。适用于血瘀证。

【中医调护】

一、病情观察

1. 密切观察患者的一般情况、生命体征，有无腹痛及肛门坠胀感，并重视患者的主诉。

2. 协助正确留取血标本，以检测治疗效果。

3. 配合医生纠正患者休克状态，向患者及家属讲明手术的必要性，减少和消除患者的恐惧心理，协助患者接受手术治疗方案。

二、生活起居护理

1. 病室整洁、安静，温湿度适宜，尽量避免外来因素的刺激。

2. 避免过度劳累，绝对卧床休息，勿搬动患者及按压患者下腹部，尽量减少改变体位和增加腹压的动作。

3. 保持良好的卫生习惯，勤洗浴，勤换衣，房事有节，保持身心健康。

三、饮食护理

饮食宜清淡易消化、高纤维素、高营养、含丰富维生素的半流质饮食，保持大便通畅。忌辛辣、生冷、油腻、煎炸食物。

1. 气血亏脱 术后胃肠功能恢复后，嘱其进食补益气血之品，如猪肝、红枣、花生仁等。

2. 正虚血瘀 宜进食益气养血、化瘀之品，如三七、山药、枸杞、大枣、黑木耳、核桃等。

3. 瘀结成癥 宜进食消癥散结之品，如木耳、白萝卜、金针菇、桃仁等。

四、情志护理

1. 帮助患者认识情志对疾病的影响，指导其及时调整不良情绪，保持心态平和乐观。

2. 多与患者沟通，情志焦躁者给予安慰，耐心解释病情，向患者讲解治疗成功的病例，树立其战胜疾病的信心，积极配合治疗和护理。

3. 教会患者使用放松疗法，如听音乐、读书、全身肌肉放松、深呼吸等。

五、用药护理

1. 中药汤剂应饭前温热服，每日 2 次。

2. 服用活血化瘀药时，观察腹痛、阴道出血及有无胚胎组织物排出。

3. 使用药物杀伤胚胎时，应观察有无不良反应。

六、健康教育

1. 保持良好的卫生习惯，勤洗浴，勤换衣，调畅情志，房事有节，保持身心健康。

2. 治疗盆腔炎、子宫内膜异位症等，预防异位妊娠的发生。

3. 告诫患者，下次妊娠时要及时就医，并不宜轻易终止妊娠。

4. 定期门诊复查，特别是术后和包块型患者。

【治未病原则及措施】

1. 减少宫腔手术及人工流产术，避免产后和流产后的感染。

2. 积极治疗慢性盆腔炎、盆腔肿瘤等疾病。有慢性盆腔炎病史的患者在怀孕前宜做输卵管通畅检查，以减少异位妊娠的发病率。

3. 对曾有盆腔炎史、不孕史、放置宫内节育器而停经者，应注意异位妊娠的发生。

（周口市中医院妇科：王俊岭，吕彦春，郭瑞，侯粉丽）

绝经前后诸症

绝经前后诸症是指妇女在绝经期前后，出现烘热汗出、烦躁易怒、潮热面红、失眠健忘、精神倦怠、头晕目眩、耳鸣心悸、腰背酸痛、手足心热，或伴月经紊乱等与绝经有关的症状。

【病因病机】

本病的发生与妇女绝经前后的生理特点密切相关。七七之年，肾气渐衰，天癸渐竭，冲任二脉逐渐亏虚，月经将断而至绝经，在此生理转折时期，受身体内外环境的影响，如素体阴阳有所偏衰，素性抑郁，宿有痼疾，或家庭、社会等环境变化，易导致肾阴阳平衡失调而发病。"肾为先天之本"，又"五脏相移，穷必及肾"，故肾之阴阳失调，每易波及其他脏腑。而其他脏腑病变，久则必然累及于肾，故本病之本在肾，常累及心、肝、脾等脏，致使本病证候复杂。

1. 肾阴虚　肾阴素虚，精亏血少，绝经前后，天癸渐竭，精血衰少；或忧思不解，积念在心，营阴暗耗；或房事多产，精血耗伤，肾阴更虚；真阴亏损，冲任衰少，脏腑失养，遂致绝经前后诸证。

2. 肾阳虚　素体肾阳虚衰，绝经前后，肾气更虚；或房事不节，损伤肾气；命门火衰，冲任失调，脏腑失于温煦，遂致绝经前后诸证。

3. 肾阴阳两虚　肾藏元阴而寓元阳，若阴损及阳，或阳损及阴，真阴真阳不足，不能濡养、温煦脏腑，冲任失调，遂致绝经前后诸证。

4. 心肾不交　绝经前后，肾水不足，不能上济于心，心火独亢，热扰心神，出现心肾不交，遂致绝经前后诸证。

总之，本病的发生与妇女绝经前后的生理特点密切相关。

【诊断要点】

1. 病史　发病年龄多在 45—55 岁，若在 40 岁以前发病者，应考虑为"卵巢早衰"。查询发病前有无工作、生活的特殊改变。有无精神创伤史及双侧卵巢切除手术或放射治疗史。

2. 症状　月经乱或停闭，随之出现烘热汗出、潮热面红、烦躁易怒、头晕耳鸣、心悸失眠、腰背酸楚、面浮肢肿、皮肤蚁行样感、情志不宁等症状。

【鉴别诊断】

1. 眩晕、心悸、水肿　绝经前后诸证的临床表现可与某些内科病，如眩晕、心悸、水肿等相类似，临证时应注意鉴别。

2. 癥瘕　绝经前后为癥瘕好发期，如出现月经过多或经断复来，或有下腹疼痛、浮肿，或带下五色，气味臭秽，或身体骤然明显消瘦等症状者，应详加诊察，必要时结合西医学辅助检查，明确诊断，以免贻误病情。

【辨证论治】

一、辨证要点

本病发生以肾虚为本，临证应主要根据临床表现、月经紊乱的情况及舌脉，辨其属阴、属阳，或阴阳两虚，或心肾不交。

二、治疗要点

本病治疗应注重固护肾气，清热不宜过于苦寒，祛寒不宜过于温燥，更不可妄用克伐，以免犯虚虚之戒。若涉及他脏者，则兼而治之。

三、分型论治

1. 肾阴虚证

证候：绝经前后，头晕耳鸣，腰酸腿软，烘热汗出，五心烦热，失眠多梦，口燥咽干，或皮肤瘙痒，月经周期紊乱，量少或多，经色鲜红；舌红，苔少，脉细数。

治法：滋肾益阴，育阴潜阳。

方药：六味地黄丸（《小儿药证直诀》）加生龟甲、生牡蛎、石决明。六味地黄丸由熟地黄、山药、山茱萸、茯苓、牡丹皮、泽泻等组成。

若出现双目干涩等肝肾阴虚证时，宜滋肾养肝，平肝潜阳，以杞菊地黄丸（《医级》）加减；若头痛、眩晕较甚者，加天麻、钩藤、珍珠母以增平肝息风潜镇之效；若肾阴亏，伴情志不遂，以致肝郁化热者，症见头晕目眩，口苦咽干，心胸烦闷，口渴饮冷，便秘溲赤，治宜滋阴疏肝，方用一贯煎；若头晕目眩、耳鸣严重，加何首乌、黄精、肉苁蓉滋肾填精益髓。

2. 肾阳虚证

证候：绝经前后，头晕耳鸣，腰痛如折，腹冷阴坠，形寒肢冷，小便频数或失禁；带下量多，月经不调，量多或少，色淡质稀，精神萎靡，面色晦暗；舌淡，苔白滑，脉沉细而迟。

治法：温肾壮阳，填精养血。

方药：右归丸。附子、肉桂、熟地黄、山药、山茱萸、枸杞子、菟丝子、鹿角胶、当归、杜仲。

若肾阳虚不能温运脾土，致脾肾阳虚者，症见腰膝酸软，食少腹胀，四肢倦怠，或四肢浮肿，大便溏薄，舌淡胖，苔薄白，脉沉细缓，治宜温肾健脾，方用健固汤加补骨脂、淫羊藿、山药。

3. 肾阴阳俱虚证

证候：绝经前后，乍寒乍热，烘热汗出，月经紊乱，量少或多，头晕耳鸣，健忘，腰背冷痛；舌淡，苔薄，脉沉弱。

治法：阴阳双补。

方药：二仙汤（《中医方剂临床手册》）合二至丸加何首乌、龙骨、牡蛎。二仙汤由仙茅、淫羊藿、当归、巴戟天、黄柏、知母等组成。二至丸由女贞子、墨旱莲组成。如便溏者，去当归，加茯苓、炒白术以健脾止泻。

4. 心肾不交证

证候：绝经前后，心烦失眠，心悸易惊，甚至情志失常，月经周期紊乱，量少或多，经色鲜红，头晕健忘，腰酸乏力；舌红，苔少，脉细数。

治法：滋阴补血，养心安神。

方药：天王补心丹（《摄生秘剖》）。人参、玄参、当归、天冬、麦冬、丹参、茯苓、五味子、远志、桔梗、酸枣仁、生地黄、朱砂、柏子仁。

【临证备要】

本病以肾虚为本，肾的阴阳平衡失调，影响心、肝、脾脏，从而发生一系列的病理变化，出现诸多证候。临床以肾阴虚居多，由于体质或阴阳转化等因素，亦可表现为偏肾阳虚，或阴阳两虚，或心肾不交，并由于诸种因素，绝经前后常可兼夹气郁、血瘀、痰湿等复杂病机。本病证候复杂，常寒热错杂，虚实并存，涉及多个脏腑，故在治疗时要注意同时兼顾。

【中医特色疗法】

一、针刺

1. 体针　肾阴虚者取肾俞、心俞、太溪、三阴交、太冲，毫针刺，用补法；肾阳虚者取关元、肾俞、脾俞、章门、足三里，毫针刺，用补法，可灸。

2. 耳针　适用于伴有烘热汗出、精神紧张等症状者。取内分泌、卵巢、神门、交感、皮质下、心、肝、脾等穴，可用耳穴埋针、埋豆，每次选用4～5穴，每周2～3次。

二、灸法

适用于伴有怕冷、四肢不温、夜尿频多等阳虚症状者。采用隔姜片艾灸命门、气海、涌泉；月经过多者灸断红穴。根据病情可选用针刺手法针疗仪、多功能艾灸仪等。

三、穴位贴敷

适用于绝经前后潮热汗出、乍寒乍热、汗出怕冷、失眠多梦、小便频数之阴阳两虚型。将适量二仙汤大膏药（《实用中医内科大膏药手册》）贴于肾俞穴上，每日1次，1个月为1个疗程。

【经验方及医院制剂】

一、经验方

若肾阴亏，伴情志不遂，以致肝郁化热者，症见头晕目眩、口苦咽干、心胸烦闷、口渴饮冷、便秘溲赤，治宜滋阴疏肝，方用一贯煎加减。

二、医院制剂

滋阴益肾丸

组成：麦冬、枸杞子、女贞子、菟丝子、西洋参、山茱萸、墨旱莲、续断、当归、白芍、柴胡、蒲公英。

功效：补肾益精，养阴清热，适用于肾阴亏虚证。

【其他疗法】

1. 微波辐射法 适用于伴有怕冷、四肢不温、夜尿频多等阳虚症状者。取神阙穴，于月经干净后第 3 日开始微波辐射治疗。

2. 阴道纳药 适用于伴有阴道干涩、阴痒者。可选用保妇康栓，睡前阴道纳药。

3. 精神心理治疗 心理治疗是绝经前后诸症治疗的重要组成部分，绝经前后妇女应了解围绝经期是自然的生理过程，应以积极的心态适应这一变化。可辅助使用自主神经功能调节药物。医生应与患者进行个别交谈，给患者以精神鼓励，解释科学道理，帮助患者解除疑虑，建立信心，促使健康的恢复。

4. 激素替代疗法（HRT） 绝经前后诸症主要是因为卵巢功能衰退，雌激素减少引起，HRT 是为解决这一问题而采取的临床医疗措施，在有适应证（需要用）而无禁忌证（可以用）的情况下应用，科学、合理、规范用药并定期监测，HRT 的有益作用将超过其潜在的害处。

【中成药辨证应用】

1. 六味地黄丸　每次 6g，每日 2 次，口服。适用于肾阴虚证。

2. 知柏地黄丸　每次 6g，每日 2 次，口服。适用于肝肾阴虚，虚火上炎证。

3. 杞菊地黄丸　每次 6g，每日 2 次，口服。适用于肝肾阴虚证。

4. 坤泰胶囊　每次 2g，每日 3 次，口服。适用于心肾不交证。

【中医调护】

一、病情观察

1. 注意观察患者情绪、精神状态、食欲、潮热、汗出等变化。

2. 出现暴躁、抑郁、忧伤等异常情绪变化时，应及时采取治疗措施进行干预，并加强监护。

3. 观察有无全身症状，如出现面浮肢肿，应注意观察尿量和体重变化。

二、生活起居护理

1. 居室宜安静，光线适度，温湿度适宜。

2. 生活规律，劳逸结合，保证充足睡眠，避免过度劳累和紧张。

3. 加强锻炼，增强体质，适当参加散步、太极拳等体育活动。

4. 自汗、盗汗者要避免汗出当风，及时更衣，防止受凉感冒。

三、饮食护理

饮食宜清淡，富于营养，多食含钙食物，少食肥甘厚腻、辛辣、炙煿等燥热之品。

1. 出血量多伴贫血者　宜食补血益气之品，如红糖、大枣、禽蛋、瘦肉、菠菜等。

2. 肾阴虚者　宜食滋补肝肾之品，如枸杞子、甲鱼汤、何首乌等。

3. 肾阳虚者　宜食温补之品，如牛肉、猪肝、核桃栗子粥等，冬季宜食羊肉、狗肉、生姜等。

4. 阴阳两虚者 宜食益肾之品，如猪腰汤等。

5. 浮肿者 可选用冬瓜、赤小豆、鲤鱼等利水消肿。

6. 食欲欠佳者 可食用红枣、桂圆等健脾益气之品。

四、情志护理

1. 避免惊恐等不良情绪，加强情志护理，积极疏导情志，使患者保持豁达、乐观的情绪。

2. 指导患者进行自我情志调适，以缓解症状。

五、用药护理

1. 遵照医嘱指导患者按时服药，观察用药后症状缓解情况。

2. 肾阳虚者汤剂宜热服，服药期间切勿过用辛燥之物，以免耗竭阴液。

3. 肾阴虚者汤药宜凉服，服药期间切勿过用苦寒之品，以免伤及阳气。

六、健康教育

1. 注意劳逸结合，生活规律，调畅情志，睡眠充足，增加活动，加强锻炼，增强体质，提高抵抗力。

2. 定期体检，无病先防，有病早治。注意月经变化，如果经期延长太久，经量太多，或停经后又出现阴道流血，或白带增多时，应及早检查。

3. 为绝经期妇女提供绝经期相关知识，为顺利渡过这一时期提供心理支持，以提高患者的自我调控能力。

【治未病原则及措施】

本病持续时间长短不一，短则数月，长则数年，严重者甚至可持续5～10年，如未及时施治或因误治，易发生情志异常、心悸、心痛、贫血、骨质疏松症等疾患。

（周口市中医院妇科：郭瑞，侯粉丽）

慢性盆腔炎

盆腔炎性疾病后遗症(sequelae of PID) 是盆腔炎性疾病（PID）的遗留病变，以往称为慢性盆腔炎，多是由于 PID 未能得到及时正确的治疗，迁延日久而来。临床缠绵难愈，以不孕、输卵管妊娠、慢性盆腔痛、炎症反复发作为主要临床表现，严重影响妇女的生殖健康和生活质量。根据发病部位及病理不同，可分为慢性输卵管炎与输卵管积水、输卵管卵巢炎及输卵管卵巢囊肿、慢性盆腔结缔组织炎。中医古籍无此病名记载，根据其临床表现，归属于"癥瘕""妇人腹痛""带下病""月经不调""不孕症"等范畴。

【病因病机】

本病病因较为复杂，但可概括为湿、热、瘀、寒、虚五个方面。湿热是本病主要的致病因素，瘀血阻遏为本病的根本病机。

1. 湿热瘀结 湿热内蕴，余邪未尽，正气已伤，气血阻滞，湿热与瘀血交结，阻滞冲任、胞宫、胞脉。

2. 气滞血瘀 素性抑郁，肝失条达，气机不利，气滞而血瘀，阻滞冲任、胞宫、胞脉。

3. 寒湿瘀滞 经行产后，余血未尽，冒雨涉水，感寒饮冷；或久居寒湿之地，寒湿伤及冲任、胞宫、胞脉，血为寒湿所凝，血行不畅，凝结瘀滞而发病。

4. 气虚血瘀 素体虚弱，或大病久病，正气不足，余邪留恋或复感外邪，留着于冲任、胞宫、胞脉，血行不畅，瘀血停聚而发病。

5. 肾虚血瘀 素禀肾气不足，或房劳多产，损伤肾气，冲任气血失调，血行瘀滞，或久病不愈，肾气受损，瘀血内结而发病。

【诊断要点】

1. 病史　大多有 PID 发作史，或宫腔、盆腔手术史，或不洁性生活史。

2. 症状　下腹部疼痛或坠胀痛，痛连腰骶，常在劳累、性交后及月经前后加重。可伴有低热起伏，易疲劳，劳则复发，带下增多，月经不调，不孕等。

3. 检查

（1）妇科检查：子宫常后倾后屈，压痛，活动受限或粘连固定；宫体一侧或两侧附件增厚，或触及呈条索状增粗的输卵管，或触及囊性肿块，压痛；宫骶韧带增粗、变硬、触痛。

（2）辅助检查：白带常规、BV、宫颈分泌物检测及血沉、血常规检查等可有异常发现。B 超检查可有一侧或两侧附件液性包块。子宫输卵管造影示输卵管迂曲、阻塞或通而不畅。腹腔镜检查可见盆腔粘连，输卵管积水，伞端闭锁。

【鉴别诊断】

1. 子宫内膜异位症　子宫内膜异位症与盆腔炎性疾病后遗症相似，但常表现为痛经，进行性加重；盆腔炎性疾病后遗症疼痛不仅限于经期，平时亦有腹部疼痛，且可伴有发热，抗感染治疗有效。妇科检查、B 超、腹腔镜检查有助于诊断。

2. 盆腔瘀血综合征　两者均可表现为长期慢性下腹疼痛、腰骶痛。但盆腔瘀血综合征妇科检查多无明显异常，有时可见宫颈紫蓝或有举痛。腹腔镜检查及盆腔静脉造影有助诊断与鉴别。

3. 卵巢肿瘤　盆腔炎性疾病后遗症相关的输卵管积水或卵巢囊肿，除有盆腔炎病史外，肿块呈腊肠形，囊壁较薄，周围有粘连。而卵巢良性肿瘤以圆形或椭圆形较多，多为囊性，表面光滑，活动；卵巢恶性肿瘤在阴道后穹隆可触及盆腔内硬结节，肿块多为双侧，实性或半实性，表面凹凸不平、不活动。常伴有腹水，晚期可有恶病质征象。

【辨证论治】

一、辨证要点

盆腔炎性疾病后遗症主要是湿热毒邪残留于冲任、胞宫，与气血搏结，聚结成瘀。故以血瘀为关键，病情缠绵，证候虚实错杂。临证需结合全身症状及舌脉辨别寒热、虚实。一般而言，本病以实证或虚实夹杂证多见，纯虚证少见。

二、治疗原则

治疗以活血化瘀、行气止痛为主，配合清热利湿、疏肝行气、散寒除湿、补肾健脾益气等治疗。在内治法的基础上，配合中药直肠导入、中药外敷、中药离子导入等综合疗法，以提高临床疗效。

三、分型论治

1. 湿热瘀结证

证候：少腹胀痛，或痛连腰骶，经行或劳累时加重，或有下腹癥块，带下量多，色黄；脘闷纳呆，口腻不欲饮，大便溏或秘结，小便黄赤；舌暗红，苔黄腻，脉滑或弦滑。

治法：清热利湿，化瘀止痛。

方药：银甲丸（《王渭川妇科经验选》）。金银花、连翘、升麻、红藤、蒲公英、生鳖甲、紫花地丁、生蒲黄、椿根皮、大青叶、茵陈、琥珀末、桔梗等。

若湿邪甚，腹胀痛者，加茯苓、厚朴、大腹皮行气祛湿；带下多，黄稠如脓者，加黄柏、车前子、椿根皮清热利湿止带；便溏者，加白术、薏苡仁健脾燥湿。

2. 气滞血瘀证

证候：下腹胀痛或刺痛，情志不畅则腹痛加重，经行量多有瘀块，瘀块排出则痛缓，胸胁、乳房胀痛，或伴带下量多，色黄质稠，或婚久不孕；舌紫暗或有瘀点，苔白或黄，脉弦涩。

治法：疏肝行气，化瘀止痛。

方药：膈下逐瘀汤（《医林改错》）。当归、赤芍、桃仁、红花、枳壳、延胡索、五灵脂、乌药。

若下腹有包块者，加三棱、莪术活血消癥；若烦躁易怒，口苦者，加栀子、夏枯草疏肝清热；带下量多、黄稠者，加黄柏、薏苡仁、土茯苓利湿止带。

3. 寒湿瘀滞证

证候：下腹冷痛或刺痛，腰骶冷痛，得温则减，带下量多，色白质稀；月经量少或月经错后，经色暗或夹血块，形寒肢冷，大便溏泄，或婚久不孕；舌质淡暗或有瘀点，苔白腻、脉沉迟或沉涩。

治法：祛寒除湿，化瘀止痛。

方药：少腹逐瘀汤（《医林改错》）合桂枝茯苓丸（《金匮要略》）。少腹逐瘀汤由肉桂、小茴香、干姜、当归、川芎、赤芍、蒲黄、五灵脂、没药、延胡索等组成。桂枝茯苓丸由桂枝、芍药、桃仁、牡丹皮、茯苓等组成。若下腹冷痛较甚，加乌药、艾叶温经止痛；大便溏薄者，去当归，加炒白术、山药健脾利湿；带下量多、质稀者，加芡实、金樱子以化湿止带。

4. 气虚血瘀证

证候：小腹隐痛或坠痛，缠绵日久，或痛连腰骶，或有下腹癥块，带下量多，色白质稀；经期延长或量多，经血淡暗，伴精神萎靡，体倦乏力，食少纳呆；舌淡暗，或有瘀点，苔白，脉弦细或沉涩。

治法：益气健脾，化瘀止痛。

方药：理冲汤（《医学衷中参西录》）去天花粉、知母合失笑散（蒲黄、五灵脂）。理冲汤由生黄芪、党参、白术、生山药、天花粉、知母、三棱、莪术、生鸡内金等组成。若下腹痛较甚，加延胡索、香附以行气止痛；湿盛者，加薏苡仁、萆薢以利湿；腹泻者重用白术。

5. 肾虚血瘀证

证候：下腹绵绵作痛或刺痛，痛连腰骶，遇劳累则加重，喜温喜按，头晕耳鸣，畏寒肢冷，或伴月经后期或量少，经血暗夹块，夜尿频多，或婚久不孕；舌暗淡，苔白，脉沉涩。

治法：温肾益气，化瘀止痛。

方药：温胞饮（《傅青主女科》）（巴戟天、补骨脂、菟丝子、肉桂、附子、杜仲、白术、山药、芡实、人参）合失笑散（蒲黄、五灵脂）。若肾阳虚明显者，可选内补丸加减；腹痛较甚者，加延胡索、苏木活血化瘀止痛；夹湿者，加薏苡仁、苍术健脾燥湿。

【临证备要】

盆腔炎性疾病后遗症多因湿热之邪入侵，阻滞气机，影响气血运行，致瘀血内阻，湿热与瘀血胶结，则致病势缠绵，日久难愈。临床以湿热瘀结证最常见，其次为寒湿瘀滞证、气滞血瘀证。病程日久，正气受损，致病虚实夹杂而见肾虚血瘀、气虚血瘀证。瘀血是其核心病机，治以活血化瘀为主，但也应根据患者禀赋强弱、病程长短等辨证施治。本病常病情缠绵难愈，应充分发挥中医药的治疗优势，在辨证论治的原则指导下内外同治、多途径给药，以达到缓解盆腔疼痛，改善盆腔炎性粘连，消散盆腔炎性包块，从而降低不孕症、异位妊娠等盆腔炎性疾病后遗症发生的概率。若输卵管积水、输卵管阻塞、盆腔炎性粘连严重影响生育，经药物治疗疗效不理想者，考虑手术治疗。

【中医特色疗法】

1. 艾灸 取穴关元、气海、神阙、中极。每日或隔日 1 次。

2. 中药直肠导入 取红藤、败酱草、丹参、延胡索、三棱等随证加减。适用于各个证型者。

3. 中药外敷 ①中药药包热敷，辨证选用中药，热敷于下腹部或腰骶部；②中药穴位敷贴，辨证选用中药，研末或制成丸剂，贴敷于三阴交、气海、神阙、关元等穴位。

4. 中药熏洗 根据病情、证型选择方药给予足部中药熏洗治疗。

【经验方及医院制剂】

一、经验方

1. 经验方

组成：黄柏 30g，败酱草 30g，莪术 15g，赤芍 10g，当归 20g，川芎

10g，三棱 15g，皂角刺 15g，丹参 30g，大血藤 20g，穿山甲（代）5g。

功效：清热解毒，活血化瘀。

用法：保留灌肠，每日 1 次。

2. 消癥方

药物组成：桂枝、茯苓、牡丹皮、赤芍、香附、乌药、连翘、丹参、川牛膝、黄芪、生薏苡仁、败酱草。

功效：化瘀消癥，清热利湿。用于湿热瘀互结之盆腔炎。

用法：一般于非经期服用，每日 1 剂，早晚各服 1 次。

二、医院制剂

妇归康

组成：当归、赤芍、红花、牛膝、益母草、泽兰、香附、延胡索、陈皮、续断等。

功效：活血化瘀，行气止痛。适用于气滞血瘀证。

用法：每次 6g，每日 3 次，口服。

【其他疗法】

1. 中药离子导入　辨证选用中药，浓煎后通过中药离子光电导入仪导入，使药物通过局部皮肤直接渗透和吸收。

2. 物理治疗　选择应用盆腔炎治疗仪及微波、超声、激光治疗仪等。

3. 中药熏蒸治疗　选用电脑中药熏蒸多功能治疗机或中药熏蒸床治疗。

【中成药辨证应用】

1. 花红胶囊　每次 3 粒，每日 3 次，口服。适用于湿热瘀结证。

2. 妇科千金胶囊　每次 2 粒，每日 3 次，口服。适用于湿热瘀结证。

3. 坤复康胶囊　每次 3～4 粒，每日 3 次，口服。适用于气滞血瘀、湿热蕴结证。

4. 桂枝茯苓胶囊　每次 3 粒，每日 3 次，口服。适用于寒湿瘀滞证。

5. 妇宝颗粒　每次 10g，每日 2 次，开水冲服。适用于肾虚血瘀证。

6. 丹黄祛瘀片 每次 2～4 片，每日 2～3 次，口服。适用于气虚血瘀证。

【中医调护】

一、病情观察

1. 观察腹痛情况，包括腹痛部位、性质、程度、发生及持续时间，与月经有无关系，是否伴随腰酸、发热等。

2. 观察患者带下的量、色、质、味及外阴阴道情况，根据腹痛、带下及其伴随症状辨别寒热虚实，以对证施护。

二、生活起居护理

1. 注意个人卫生，注重经期、孕期、产褥期保健，卫生用品要清洁。

2. 治疗期间避免性生活。经期及月经干净 3 日内禁房事、盆浴、游泳。

3. 避免不洁性交，性伴侣有性病者需一同治疗。

4. 做好计划生育措施，尽量避免行人流、上环等手术。

5. 加强体育锻炼，可练气功、太极拳、八段锦、盆腔康复操等。

三、饮食护理

饮食以清热利湿的食品为宜，忌食辛辣刺激、生冷的食品。

1. 湿热瘀结证 宜食清热利湿的食品，如苦瓜、冬瓜等。食疗方：冬瓜赤小豆汤。

2. 气滞血瘀证 宜食疏肝行气、化瘀止痛的食品，如乌梅、柠檬等。食疗方：佛手玫瑰花汤。

3. 寒湿瘀滞证 宜食祛寒除湿、化瘀止痛的食品，如桃仁、荔枝等。食疗方：桃仁粥。

4. 肾虚血瘀证 宜食补肾化瘀的食品，如黑豆、玫瑰花等。食疗方：黑豆粥。

5. 气虚血瘀证 宜食益气健脾化瘀的食品，如桃仁、山药等。食疗方：山药桃仁粥。

四、情志护理

1. 护理人员主动介绍疾病相关知识，鼓励患者坚持治疗，减少复发的概率。

2. 鼓励家属多陪伴患者，给予情感支持。

3. 鼓励病友间多沟通交流，消除患者不安紧张情绪。

4. 根据患者的辨证，给予音乐疗法。

5. 遵医嘱耳穴贴压，取心、肝、神门、交感、脾等穴。

五、用药护理

1. 虚证者汤药宜饭前空腹温服，实证者汤药宜饭后温服。

2. 理气药多芳香之品，汤剂不宜久煎，具有温中性质的中药可偏热服。

3. 伴有呕吐者，可于服药前在舌面滴数滴姜汁，或按压合谷、内关、足三里等穴。

4. 观察服药后的效果及有无不良反应，如出现异常，及时停药并处理。也可选用妇科千金片、妇炎康片等中成药口服治疗，或选用保妇康栓、康妇消炎栓等外用药治疗。

六、健康教育

1. 避免劳累、剧烈运动，可选择合适的锻炼方法，增强体质，提高抗病能力。患病期间禁盆浴及游泳。

2. 注意经期、孕期、产褥期个人卫生。根据不同的体质选择适合的饮食结构。

3. 积极治疗内生殖器邻近器官疾病，如阑尾炎、结肠炎等，预防炎症蔓延而形成盆腔炎。引导患者积极对待病情，急性期要治疗彻底，防止转为慢性，以免缠绵难愈。

【治未病原则及措施】

1. 生育期妇女要坚持个人卫生保健。

2. 急性盆腔炎、阴道炎、淋病、生殖道衣原体和支原体感染者应及时彻底治愈，防止转为慢性炎症，导致输卵管粘连或阻塞。

3. 积极锻炼身体，增强体质。

4. 解除思想顾虑，正确认识疾病，增强治疗的信心。

（周口市中医院妇科：王俊岭，吕彦春，郭瑞，侯粉丽）

妊娠恶阻

妊娠早期出现恶心呕吐、头晕厌食，甚至食入即吐者，称为"妊娠恶阻"，又称"妊娠呕吐""子病""病儿""阻病"等。本病是妊娠早期常见的病证之一，以恶心呕吐、头重眩晕、厌食为特点。治疗及时，护理得法，多数患者可迅速康复，预后大多良好。若仅见恶心择食、偶有吐涎等，不做病论。

【病因病机】

恶阻的发生，主要是冲气上逆，胃失和降所致。临床常见的病因病机为脾胃虚弱、肝胃不和，并可继发气阴两虚的恶阻重症。

1. 脾胃虚弱　素体胃虚弱，受孕后血聚子宫以养胎，子宫内实，冲脉之气较盛。冲脉起于胞宫，隶于阳明，冲气循经上逆犯胃，胃失和降，反随冲气上逆而发为恶阻。若脾虚痰饮内停者，痰饮亦随之上泛而呕恶。

2. 肝胃不和　素性抑郁，或恚怒伤肝，肝气郁结，郁而化热。孕后血聚养胎，肝血益虚，肝火愈旺，火性炎上，上逆犯胃，胃失和降，遂致恶阻。如《女科经纶》说："妊娠呕吐属肝夹冲脉之火冲上。"

呕则伤气，吐则伤阴，呕吐日久，浆水不入，气阴两虚。胃阴伤不能下润大肠，便秘益甚，腑气不通，加重呕吐；肾阴伤则肝气急，肝气急则呕吐愈剧，如此因果相干，出现阴亏气耗之恶阻重症。

【诊断要点】

1. 病史　停经史、早孕反应。
2. 临床表现　恶心呕吐频繁，头晕，厌食，甚者恶闻食气，食入即吐，不食亦吐，严重者可出现全身乏力，精神萎靡，消瘦，甚者可见血压下降，体温升高，黄疸，嗜睡或昏迷。

3. 检查 子宫增大与停经月份相符，子宫变软。尿妊娠实验阳性，酌情进行尿酮体、体温、脉搏、血压、电解质、肝肾功能的检测及心电图检查。

【鉴别诊断】

1. 葡萄胎 恶心呕吐较剧，阴道不规则出血，偶有水泡状胎块排出，子宫大小与停经月份不符，多数较停经月份大，质软，hCG 水平明显升高，B 超显示宫腔内呈落雪状图像，无妊娠囊、胎儿结构及胎心搏动征。

2. 妊娠合并急性胃肠炎 多有饮食失宜史，除恶心呕吐外常伴有上腹部或全腹阵发性疼痛，肠道受累时伴有腹泻，大便检查可见白细胞及脓细胞。

3. 妊娠期急性阑尾炎 开始于脐周或中上腹部疼痛，伴有恶心呕吐，24 小时内腹痛转移到右下腹；查体腹部有压痛、反跳痛，伴肌紧张，出现体温升高和白细胞增多。

【辨证论治】

一、辨证要点

本病辨证着重从呕吐物的性状及患者的口感，结合舌脉综合分析，辨其寒热、虚实。呕吐清水清涎、口淡者，多属虚证；呕吐酸水或苦水，口苦者，多属实证、热证；呕吐痰涎，口淡黏腻者，为痰湿阻滞；吐出物呈咖啡色黏涎或带血样物，则属气阴两亏之重证。

二、治疗原则

本病的治疗原则，以调气和中、降逆止呕为主。并应注意饮食和情志的调节，忌用升散之品。

1. 脾胃虚弱证

证候：妊娠期间，恶心呕吐清水、清涎或饮食物，甚或食入即吐；口淡，脘腹胀满，神疲思睡，纳差便溏；舌质淡、苔白润，脉缓滑无力。

治法：健脾和胃，降逆止呕。

方药：香砂六君子汤（《名医方论》）。人参、白术、茯苓、甘草、制半夏、陈皮、木香、砂仁、生姜、大枣等。

2. 肝胃不和证

证候：妊娠期间，恶心，呕吐酸水或苦水；恶闻油腻，胸胁胀满，嗳气叹息，心烦口苦；舌红，苔微黄，脉弦滑。

治法：清肝和胃，降逆止呕。

方药：橘皮竹茹汤（《金匮要略》）。橘皮、竹茹、大枣、生姜、甘草、人参等。

3. 气阴两虚证

证候：妊娠期间，呕吐剧烈，甚至干呕或呕吐黄水或者血水，精神萎靡，形体消瘦，眼眶下陷，或发热口渴，唇舌干燥，尿少便秘。舌红无津，苔薄黄而干或花剥，脉细滑数无力。

治法：益气养阴，和胃止呕。

方药：生脉散合增液汤（《温病条辨》）。人参、麦冬、五味子、生地黄、玄参等。

【临证备要】

本病有轻重之别，大多以中医辨证施治为主，经合理治疗及饮食、心理调护后，患者可迅速康复，若出现体温升高达38℃以上，心率每分钟超过120次。出现持续黄疸或持续蛋白尿，精神萎靡不振等，应及时考虑终止妊娠。有少数患者病情较重，需中西结合治疗，甚至个别患者病情加剧而致气阴衰竭，则须遵循下胎益母的原则，应及时掌握病情变化，以免贻误病情。

【中医特色疗法】

1. 穴位贴敷 取胃俞、中脘、内关、足三里，用生姜片先涂擦腧穴至局部皮肤潮红，再将生姜片用胶布固定于上穴。

2. 针灸 取主穴中脘、足三里、内关、公孙，脾胃虚弱证配脾俞、胃俞；肝胃不和证配期门、太冲。针法补虚泻实，宜柔和，避免强刺激，每日 2 次，留针 20 分钟左右。

3. 耳穴压豆　将含有中药王不留行籽的胶布贴于双侧耳穴（胃、脾、肝、大肠、神门、皮质下）共 12 个耳穴上，用拇、食指指腹相对按压 1～3 分钟，每日 3～5 次。

4. 中药熏洗治疗　降逆止呕散，药用丁香、半夏等。

5. 穴位封闭　用维生素 B_6 100mg 于足三里穴、内关穴行封闭治疗。

6. 针刺放血疗法　于舌下静脉（金津、玉液）针刺放血。

7. 拔罐　取中脘穴，用负压瓶或中号火罐吸附，10 分钟后进食或服药。饮食后 10～20 分钟拔出负压瓶。

【经验方及医院制剂】

组成：西洋参 9g，白术 15g，茯苓 15g，半夏 12g，陈皮 12g，木香 6g，生姜 3 片，白芍 15g。

功效：健脾和胃，降逆止呕。

用法：水煎服，每日 1 剂，分 2 次服。

【其他疗法】

持续性呕吐合并酮症的孕妇需要住院治疗，包括静脉补液，补充多种维生素尤其是 B 族维生素，纠正脱水及电解质紊乱，合理使用止吐药物，防治并发症。

1. 一般处理及心理支持治疗，应尽量避免接触容易诱发呕吐的气味、食品等。避免早晨空腹，鼓励少量多餐。

2. 纠正脱水及电解质紊乱。

【中成药辨证应用】

1. 香砂养胃丸　适用于脾胃虚弱证。每次 8 丸，每日 3 次，口服。

2. 左金丸　适用于肝胃不和证。每次 2 粒，每日 2 次，口服。

3. 生脉饮 适用于气阴两虚证。每次 10mL，每日 3 次，口服。

【中医调护】

一、病情观察

1. 观察病情变化，记录呕吐的次数，呕吐物的性状、颜色、量及伴随的症状等，观察呕吐与饮食、情志、劳倦的关系。必要时记录 24 小时出入量。

2. 注意全身症状及大小便和腹部情况，如发现精神萎靡、呼吸急促、反应迟钝、呕吐物混有血液、尿酮体阳性等酮症酸中毒的临床表现，应立即报告医生及时处理。

二、生活起居护理

1. 病室安静，空气流通清新，寒温适宜。避免异味刺激。

2. 保证充足的睡眠和休息，避免过度劳累和重体力劳动，适当参加户外活动如散步，使气血调和，以利胎儿发育。

3. 注意口腔护理，每次呕吐后应用温开水或淡盐水漱口，保持口腔清洁。

4. 频繁呕吐者遵医嘱补充液体，纠正酸中毒。

5. 注意观察患者呕吐量、呕吐物的性状、进食情况、尿量以及精神状况，意识状态等。

三、饮食护理

饮食宜清淡、易消化、营养丰富，忌辛辣油炸、肥甘厚味，忌生冷制品。

应少量多餐，进食时间应安排在不易呕吐的时段，注意色香味搭配。

1. 脾胃虚弱者 宜食健脾和胃之品，如山药粥、大枣粥，忌生冷瓜果、寒凉食物。

2. 肝胃不和者 适当食用酸味食物，如柑橘、乌梅、陈皮梅等以和胃止呕。

3. 气阴两虚者 忌辛辣刺激性食物，宜食补气养阴类食品如蜂蜜、鱼类、银耳、苹果、西瓜、梨等，食疗可选用黄芪、太子参、麦冬等加粳米煮粥服食，或泡水代茶饮以益气养阴。

四、情志护理

1. 稳定患者的情绪，多给予精神安慰，消除各种不良因素刺激，避免紧张、激动、焦虑、忧愁等不良心理状态，以减轻妊娠呕吐的程度。

2. 嘱家属与孕妇多交谈、多沟通，转移和分散患者注意力。

3. 肝胃不和者应避免忧虑恼怒等不良情绪刺激，保持精神愉快、肝气条达，以利于病情好转。

4. 气阴两虚者宜出现烦躁易怒，更要避免情志刺激，嘱患者遵循"恬淡虚无，精神内守"的原则，注重精神调摄。

五、用药护理

1. 汤药宜浓煎，少量频服。切忌大量药液吞服，以免药入即吐。

2. 药液温热随患者喜恶，喜热者温服，喜饮冷者凉服。

3. 可用生姜和药兑服；或以生姜汁涂舌面或漱口后再服药，或服药后再含生姜片，可有效减少呕恶。

六、健康教育

1. 慎起居，适寒温，防劳倦。注意饮食调摄，养成良好的饮食卫生习惯，少食生冷、油腻、辛辣、煎炸之物，戒烟酒，并注意饮食卫生。

2. 调摄精神，保持开朗乐观的心态和舒畅的心情，避免不良情志刺激而诱发呕吐。加强体育锻炼，适当活动，可选择保健操、散步等方式，以增强体质。

3. 指导患者掌握自我调护的方法，如将鲜姜片含于口中，或者在饮水或饮牛奶时，冲入鲜姜汁，均可缓解恶心的症状。可用手掌自上向下按摩胃脘部，反复进行，每日数次，以增强脾胃功能。

【治未病原则及措施】

1. 保持乐观愉快的情绪，解除顾虑，避免精神刺激。

2. 生活上须调配饮食，宜清淡、易消化，忌肥甘厚味及辛辣之品，鼓励进食，少量多餐。

3. 保持室内的整洁安静、空气新鲜，避免异味刺激；适当进行室外活动，以调畅气机。

（周口市中医院妇科：王俊岭，郭瑞，李恩恩，侯粉丽）

紫　癜

紫癜是小儿常见的出血性疾病之一,以血液溢于肌肤、黏膜之下,出现瘀点瘀斑,压之不退色为其临床特征,常伴鼻衄、齿衄,甚则呕血、便血、尿血。本病亦称紫斑,属于中医学血证范畴,中医古籍中所记载的"葡萄疫""肌衄""紫癜风"等病证与本病有相似之处。本病包括西医学的过敏性紫癜和血小板减少性紫癜。

【病因病机】

1. 感受外邪　外感时令之邪,六气皆从火化,蕴郁于皮毛肌肉之间;或者冒触异气,引动伏热。风热、疫气与气血相搏,热伤血络,迫血妄行,溢于脉外,渗于皮下,发为紫癜。若热夹湿邪留注关节,则可见局部肿痛,屈伸不利。若毒热损伤肠络则便血,壅滞气机,则见腹痛;血热伤及肾络则尿血。

2. 饮食因素　进食异物或有毒之物、过敏食物、某类药物等,邪毒蕴结于里,胃热炽盛,熏发肌肉,血溢脉外,发为紫癜。毒热熏蒸于里,伤及血络,内渗于里则便血、尿血。

3. 气虚血瘀　禀赋不足,病久气血耗伤,气虚无力推动血液运行,瘀阻脉络,血不循经,溢于脉外,留于肌肉脏腑之间则见紫癜、便血、尿血。

4. 阴虚火旺　病程日久,肝肾阴虚,虚火上炎,热扰血络,紫癜时发。虚火灼伤肾络则反复尿血。

【诊断要点】

1. 病史部分患儿发病前可有上呼吸道感染或服食某些食物、药物等病史。

2. 临床表现本病起病多较急,以皮肤、黏膜出现瘀点瘀斑为主症,可伴鼻衄、齿衄、呕血、便血、尿血等；严重者可见面色苍白等血虚气耗症状，甚则发生气随血脱之危症；部分患儿可有腹痛、呕吐、关节疼痛等临床表现。

3. 辅助检查可行血小板计数、出血、凝血时间、血块收缩时间等检查以明确诊断。

【辨证论治】

1. 风热伤络证

证候：起病较急，皮肤紫斑色较鲜红，呈腰部以下对称性分布，略高出皮肤，或有痒感。伴有发热、腹痛、关节酸痛等症。舌尖红，苔薄黄，脉浮数。

治法：疏风清热，凉血活血。

方药：银翘散加减，金银花、连翘、淡竹叶、薄荷、防风、牛蒡子、黄芩、生地黄、玄参、赤芍、紫草、丹参、川芎、水牛角、地肤子、徐长卿。

2. 血热妄行证

证候：起病较急，皮肤出现瘀点瘀斑，色泽鲜红或紫红，或伴鼻衄、齿衄、便血、尿血，同时见心烦、口渴、便秘，或有发热，或伴腹痛，或伴关节疼痛，舌红，脉数有力。

治法：清热解毒，凉血活瘀。

方药：犀角地黄汤加味，水牛角、生地黄、牡丹皮、赤芍、紫草、玄参、黄芩、丹参、川芎、紫草、地肤子、徐长卿、甘草。

3. 阴虚火旺证

证候：皮肤有青紫点或斑块，时发时止。手足烦热，颧红咽干，或午后潮红，盗汗，伴有鼻衄、齿衄。舌红、少苔，脉细数。

治法：滋阴降火，凉血活瘀。

方药：知柏地黄丸加减。熟地黄、黄柏、知母、山药、山茱萸、牡丹皮、泽泻、茯苓、丹参、川芎、紫草、墨旱莲。

4. 气不摄血证

证候：病程较长，皮肤紫斑反复发作，色淡。面色㿠白，神倦乏力，头晕目眩，心悸少寐。舌淡，苔薄白，脉细弱。

治法：益气健脾摄血。

方药：归脾汤加减。黄芪、生地黄、山茱萸、山药、茯苓、泽泻、牡丹皮、丹参、川芎、紫草等。

【临证备要】

1. 辨虚实　根据起病、病程、紫癜颜色等辨虚实。起病急，病程短，紫癜颜色鲜明者多属实；起病缓，病情反复，病程延绵，紫癜颜色较淡者多属虚。

2. 辨轻重　以出血量的多少及是否伴有肾脏损害或颅内出血等作为依据。凡出血量少者为轻证；出血严重伴大量便血、血尿、明显蛋白尿者为重证；头痛、昏迷、抽搐等则为危证。

3. 辨病与辨证相结合　过敏性紫癜早期多为风热伤络，血热妄行、常兼见湿热痹阻或热伤胃络，后期多见阴虚火旺或气不摄血；免疫性血小板减少症急性型多为血热妄行、慢性型多为气不摄血或阴虚火旺。

治疗实证以清热凉血为主，随证配用祛风通络、缓急和中；虚证以益气摄血、滋阴降火为主。紫癜为离经之血，皆属瘀血，常在辨证的基础上加用活血化瘀之品。临证须注意证型之间的相互转化或同时并见，治疗时要分清主次，统筹兼顾。

【中医特色治法】

一、中药熏洗疗法

根据患儿的不同年龄设定适宜温度（38～42℃）和时间（约30分钟）。每日1次，7～10日为1个疗程。皮肤溃烂及其他皮肤传染病者禁用。可根据临床辨证分型选择不同的方药。

1. 血热妄行和阴虚火旺型　生地黄、牡丹皮、赤芍、紫草、当归、地肤子、苦参、红花各适量。

2. 风热伤络型　苦参、百部、赤芍、当归、荆芥、防风、地肤子、红花各适量。

二、穴位贴敷

腹痛时可选用本院科室制剂止痛散敷脐。

组成：乳香、没药、延胡索、白芍、木香、甘草各适量。

治则：活血行气，疏通经脉。

用法：蜂蜜调成糊状，贴敷脐部，每日 1 次，连用 5～7 日。

三、针灸

1. 取穴八髎、腰阳关。艾炷隔姜灸。用于气不摄血、阴虚火旺证。

2. 取穴曲池、足三里。备穴用合谷、血海。先刺主穴，效果不好加刺备穴，腹痛加刺三阴交、太冲、内关。用于过敏性紫癜。

四、耳针即耳穴贴压法

1. 过敏性紫癜

主穴：肾上腺、内分泌、肺、心、肝、脾、皮质下。

配穴：恶心呕吐加胃、贲门；发热加耳尖；便血加大肠；腰痛血尿加肾；关节痛加相应部位。

2. 血小板减少性紫癜

主穴：肾上腺、内分泌、耳中、脾。

配穴：急性加胃、心、脾；慢性加肺、脾、肾；头晕加缘中。予王不留行籽贴压于耳穴或反应点，隔日 1 次，据患儿病情取双耳轮换或双耳同时治疗，7～15 次为 1 个疗程，每日按压 3～5 次，每次每穴按压 1～3 分钟，力度以患儿能耐受为度。

【经验方及医院制剂】

一、经验方

1. 凉血祛湿散风解毒方（宋祚民经验方）

方药：白鲜皮 10g，地肤子 15g，防风 6g，蛇床子、青连翘、防己、凌霄花、路路通、牡丹皮、蝉蜕各 10g。

用法：水煎服，每日 1 剂。

主治：用于过敏性紫癜属血热风湿证。

2. 宁血消癜方（丁樱经验方）

方药：水牛角 30g，紫草 15g，牡丹皮 12g，赤芍 15g，生地黄 12g，黄芩 10g，连翘 15g，乌梅 10g，甘草 10g。此为 3～6 岁小儿一日量。

皮肤紫癜密集，加知母、栀子；鼻衄不止，加白茅根、生白及；尿血，加白茅根、小蓟、大蓟；便血，加生地榆、槐花、侧柏炭；便秘，加生大黄；咽喉肿痛，加凌霄花、冬凌草；关节疼痛，加忍冬藤、络石藤。

主治：过敏性紫癜属血热妄行、血分不宁者。

二、医院制剂中药散剂

参苓白术散、活血散、银连散、补肾健脾散等，根据舌脉辨证选用。每日 2～3 次，水煎或开水冲后滤渣服。

【其他疗法】

1. 营养支持疗法可选用维生素、电解质等。

2. 合并感染时可短期使用抗感染药物，如抗生素、抗支原体、抗病毒药物等。

【中成药辨证应用】

1. 有血瘀表现者使用丹参制剂（复方丹参、丹参酮、香丹、丹红等）加入 5% 葡萄糖液中静脉滴注。

2. 清开灵、穿心莲酯或热毒宁，加入 5% 葡萄糖液中静脉滴注，适合于兼有风热症状者。

3. 血瘀明显者可使用复方丹参片，胃肠道有出血者可选用白药胶囊，有风热证者可选用蒲地兰消炎口服液、小儿清热宁口服液等，紫癜反复发作者可选择雷公藤多苷片。

4. 银黄颗粒（口服液），用于风热伤络证。

5. 血康口服液，用于血热妄行证。

6. 知柏地黄丸，用于阴虚火旺证。

7. 归脾丸，用于气不摄血证。

【中医调护】

一、病情观察

1. 观察紫癜的形态、数量和部位，保持皮肤清洁。观察关节肿胀和疼痛情况，观察有无腹痛及大小便情况，如有异常及时报告医师。

2. 皮肤紫癜要加强皮肤护理，修剪指甲，避免抓伤，遵医嘱给予紫癜外洗散熏洗，每日 1 次。

3. 关节肿痛者急性期卧床休息，减少活动。疼痛关节不能热敷，腹痛者遵医嘱予止痛散敷脐，每日 1 次。

4. 血小板计数低于 $20×10^9/L$ 时，密切观察病情变化，防止颅内出血，操作动作轻柔。

二、生活起居护理

1. 保持病室内温湿度适宜，空气清新，经常通风换气。

2. 一般患儿适当休息，以利于紫癜消退，减少复发，急性期或出血量多时，卧床休息，限制患儿活动。

3. 保持患儿皮肤清洁，防止患儿擦伤，衣服宽松、柔软、棉质为宜。

三、饮食护理

本病以出血、发斑为特点，故饮食宜清淡、甘凉、易于消化食物且新鲜。

急性期及腹痛较重或大便隐血阳性者宜少渣半流食，忌食辛燥温补、耗血动血之品，禁煎炸、硬固、生冷、油腻、鱼虾等食品。

1. 血热妄行证　宜清热凉血的食物如丝瓜、苦瓜、雪梨等。

2. 阴虚火旺证　宜食滋阴降火食物如山药、枸杞、黄瓜等。

3. 气不摄血证　宜食益气养血的食物如红枣、桂圆等。

四、情志护理

向患儿及家长介绍本病知识，反复发作者告知出血危险的同时，耐心解释病情，减轻其紧张及恐惧心理，保持心态稳定，树立战胜疾病的信心。

五、用药护理

1. 中药汤剂宜温服；血热者偏凉服，虚证宜温热服。

2. 观察用药效果和反应，做好记录。

六、健康指导

1. 生活起居有常，防止外邪入侵，感冒流行期间减少外出。

2. 指导家长继续观察病情，合理安排患者复诊。

3. 饮食宜软而细，避免硬固、辛辣、热烫、刺激性、海产品、豆制品等食物。平时可选择食用红枣、花生、桂圆、扁豆、核桃等，以健脾益气，生血止血。

4. 适度进行体育锻炼，随气候变化增减衣被，增强体质，提高抗病能力。

5. 行为动作易缓，避免发生外伤出血。

【治未病原则及措施】

1. 积极参加体育活动，增强体质，提高抗病能力。

2. 过敏性紫癜要尽可能找出诱发的各种原因，积极防治上呼吸道感染，控制扁桃体炎、龋齿、鼻窦炎，驱除体内各种寄生虫，不吃容易引起过敏的饮食及药物。

3. 对血小板减少症要注意预防呼吸道感染、麻疹、水痘、风疹及肝炎等疾病，否则易于诱发或加重病情。

（周口市中医院儿科：李俊华，卢平）

肺炎喘嗽

肺炎喘嗽是以肺气闭塞为基本病机，以发热、咳嗽、气促、鼻扇为主要表现的肺系病证。肺炎喘嗽相当于西医学的小儿肺炎，即由不同病原体或其他因素所致的肺部炎症。

【病因病机】

肺炎喘嗽的病因包括外因和内因两方面。外因责之于感受风邪，或由其他疾病传变而来；内因责之于小儿形气未充，肺脏娇嫩，卫外不固。病位在肺，常累及于脾，重者可内窜心肝。病机关键为肺气郁闭。

1. 风寒闭肺 风寒之邪外侵，寒邪束肺，肺气郁闭，失于宣降，肺气上逆，则致呛咳气急；卫阳为寒邪所遏，阳气不得敷布全身，则见恶寒发热而无汗；肺气郁闭，水液输化无权，凝而为痰，则见痰涎色白而清稀。

2. 风热闭肺 风热之邪外侵，热邪闭肺，肺气郁阻，失于宣肃，则致发热，咳嗽；热邪闭肺，水液输化无权，凝聚为痰，加之温热之邪，灼津炼液为痰，痰阻气道，壅盛于肺，则见咳嗽剧烈，喉间痰鸣，气急鼻扇。

3. 痰热闭肺 邪热闭阻于肺，导致肺失于宣肃，肺津因之熏灼凝聚，痰热胶结，闭阻于肺，则致咳嗽，气急鼻扇，喉间痰鸣；痰堵胸宇，胃失和降，则胸闷胀满，泛吐痰涎；肺热壅盛，充斥内外，则见发热，面赤口渴；肺气郁闭不解，气滞则血瘀，致口唇发绀。

4. 毒热闭肺 肺热炽盛，郁滞不解，蕴生毒热，热深毒亦深，闭阻于肺，则出现高热、咳剧、烦躁、喘憋等本脏重症的表现；毒热耗灼阴津，津不上承，清窍不利则见涕泪俱无，鼻孔干燥如煤烟。

5. 肺阴亏虚 小儿肺脏娇嫩，久热久咳，邪热耗伤肺阴，则见干咳、无痰，舌红乏津。余邪留恋不去，则致低热盗汗，舌苔黄，脉细数。

6. 肺脾气虚 体质虚弱儿或伴有其他疾病者，感受外邪后易累及于脾，导致病情迁延不愈。若病程中肺气耗伤太过，正虚未复，余邪留恋，则发热起伏不定；肺虚气无所主，则致咳嗽无力；肺气虚弱，营卫失和，卫表失固，则动辄汗出；脾虚运化不健，痰湿内生，则致喉中痰鸣，食欲不振，大便溏；肺脾气虚，气血生化乏源，则见面色无华，神疲乏力，舌淡苔薄，脉细无力。

【诊断要点】

1. 起病较急，有发热、咳嗽、气促、鼻扇、痰鸣等症，或有轻度发绀。

2. 病情严重时，喘促不安，烦躁不宁，面色灰白，发绀加重或高热持续不退。

3. 禀赋不足患儿，常病程迁延。新生儿患本病时，可出现不乳、口吐白沫、精神萎靡等不典型临床症状。

4. 肺部听诊，肺部有中、细湿啰音，常伴干性啰音，或管状呼吸音。

5. 血象可见大多数白细胞计数增高，分类中性粒细胞增多。若因病毒感染引起者，白细胞计数可减少、稍增或正常。

6. X 线透视或胸部 DR 摄片检查，可见肺部显示纹理增多、紊乱，透亮度降低，或见小片状、斑点状模糊阴影，也可呈不均匀大片阴影。

【辨证论治】

一、急性期

1. 风寒闭肺证

证候：恶寒发热，无汗，咳嗽气喘，痰多，喉间喘鸣，鼻流清涕，咽不红，舌淡红，苔薄白，指纹浮红。

治法：辛温宣肺，化痰降逆。

方药：华盖散加减。炙麻黄、杏仁、荆芥、防风、桂枝、制半夏、莱菔子、白芥子、地龙、甘草等。或具有同类功效的中成药。

推拿疗法：揉天突、搓摩胁肋、推揉膻中、运内八卦、揉肺俞、清肺经、推三关、揉外劳宫等。

中药直肠灌入疗法：服药困难小儿，可选用疏风散寒、化痰平喘中药随证加减后保留灌肠。

穴位贴敷：选用地龙、炙麻黄、白芥子、胆南星等药研细末，生姜汁调糊，敷肺俞穴等，每日 1 次，每次约 10 分钟，出现皮肤发红为止，连敷3 日。

2. 风热闭肺证

证候：发热恶风，咳嗽气喘，痰鸣鼻扇，鼻塞涕黄，咽红，舌质红，苔薄黄，指纹紫红于风关。

治法：辛凉宣肺，降逆化痰。

方药：银翘散合麻杏石甘汤加减。炙麻黄、生石膏、杏仁、甘草、金银花、连翘、荆芥、淡豆豉、薄荷、牛蒡子、地龙等。或具有同类功效的中成药。

推拿疗法：揉天突、揉丰隆、搓摩胁肋、揉定喘、推揉膻中、运内八卦、揉肺俞、揉内劳宫、推小横纹、清肺经、清天河水等。

中药直肠灌入疗法：服药困难小儿，可选用疏风清热、化痰平喘中药随证加减后保留灌肠。

穴位贴敷：薄荷、麻黄、白芥子等研细末，生姜汁调糊，敷肺俞穴等，每日 1 次，每次约 10 分钟，出现皮肤发红为止，连敷 3 日。

3. 痰热闭肺证

证候：咳嗽痰多，喉间痰鸣，呼吸急促，发热烦躁，口唇发青，舌质红，苔黄腻，指纹紫于风关。

治法：清热涤痰，开肺定喘。

方药：五虎汤合葶苈大枣泻肺汤加减。炙麻黄、石膏、杏仁、甘草、葶苈子、鱼腥草、瓜蒌仁、桑白皮、黄芩、地龙等。或具有同类功效的中成药。

推拿疗法：清肺经，清天河水，退六腑，揉定喘，揉天突，分推膻中，揉乳旁、乳根，揉肺俞，分推肩胛骨，推脊，推涌泉等。

中药直肠灌入疗法：服药困难小儿，可选用清热涤痰、泄肺定喘中药随证加减后保留灌肠。

穴位贴敷：大黄、芒硝、大蒜各 15～30g，调成膏状，纱布包，敷贴肺俞、啰音明显处，每日 1 次，如皮肤未出现刺激反应，可连用 3～5 日。

二、恢复期

1. 肺脾气虚证

证候：咳少痰多，痰鸣不消，咳嗽无力，动后稍喘，神疲倦怠，面色少华，自汗纳差，大便稀溏，唇舌淡红，指纹淡红。

治法：补肺健脾，益气化痰。

方药：人参五味子汤加减。人参、白术、茯苓、陈皮、制半夏、五味子、麦冬、山药、炙甘草等。

推拿疗法：补脾经，补肺经，运内八卦，推揉膻中，揉脾俞，揉天突，揉定喘，揉肺俞，按揉足三里等。

中药直肠灌入疗法：服药困难小儿，可随证加减后保留灌肠。

穴位贴敷：党参、炒白术、白芥子等研细末，生姜汁调糊，敷肺俞穴等，每日1次，每次约10分钟，出现皮肤发红为止，连敷3日。

2. 阴虚肺热证

证候：低热不退，咳嗽少痰，动后稍喘，盗汗，面色潮红，唇红，舌红少津，舌苔花剥、苔少或无苔，指纹紫。

治法：养阴清肺，润肺止咳。

方药：沙参麦冬汤加减。北沙参、玉竹、麦冬、天花粉、扁豆、桑叶、玄参、贝母、生甘草等。

推拿疗法：补脾经，清肺经，清天河水，揉二马，揉按足三里，推涌泉，揉肺俞，揉脾俞等。

中药直肠灌入疗法：服药困难小儿，可选用清热宣肺、养阴益胃中药随证加减。

穴位贴敷：北沙参、炒白术、白芥子等研细末，生姜汁调糊，敷肺俞穴等，每日1次，每次约10分钟，出现皮肤发红为止，连敷3日。

三、变证

1. 心阳虚衰证

证候：突然面色苍白，口唇肢端发绀，气促加重，四肢厥冷，虚烦不宁，额汗不温，右肋下肝脏肿大，脉微虚数，舌淡紫，苔薄白。

治法：温补心阳，救逆固脱。

方药：参附龙牡救逆汤加减。人参、附子、煅龙骨、煅牡蛎、五味子、白芍、炙甘草等。也可用独参汤或参附汤少量频服以救急；气阴两竭者，加麦冬、西洋参；肝脏增大者，可酌加红花、丹参。

2. 邪陷厥阴证

证候：壮热，咳嗽气促，痰声辘辘，头痛，呕吐，神昏谵语，颈项强直，舌红，苔黄腻，脉细数。

治法：平肝息风，清心开窍。

方药：羚角钩藤汤合牛黄清心丸加减。羚羊角、生地黄、白芍、钩藤、菊花、贝母、生大黄、郁金等。若昏迷痰多者，加菖蒲、胆南星、竹沥；高热神昏抽搐者，可选加紫雪丹、安宫牛黄丸和至宝丹。

【临证备要】

邪热闭肺是肺炎喘嗽的基本病机，"热、咳、痰、喘、扇"是肺炎喘嗽的典型症状。病初多有表证，但在表为时短暂，很快入里化热，主要特点为咳嗽、气喘、发热。初起辨证应分清风热还是风寒。风寒者多恶寒无汗，痰多清稀；风热者则发热重，咯痰黏稠。痰阻肺闭时应辨清热重还是痰重。热重者高热稽留不退，面红唇赤，烦渴引饮，便秘尿黄；痰重者喉中痰声辘辘，胸高气急。若高热炽盛，喘憋严重，张口抬肩，为毒热闭肺重症。若出现心阳虚衰或邪陷厥阴，见肢厥脉微或神昏抽搐，为邪毒炽盛，正气不支的危重症。

【中医特色疗法】

1. 中药敷胸 白芥子末、面粉各30g，加水调和，用纱布包后，敷贴胸背部，每日1次，每次约15分钟，出现皮肤发红为止，连敷3日。适用于痰多、两肺啰音经久不消者。

2. 中药离子导入 选择宣肺止咳、化痰平喘的中药，将药物浓煎备用。每次取药液50~100mL浸入治疗垫，置于肺俞、定喘、膻中等穴，通过中药离子导入治疗仪导入，使药物通过皮肤直接浸透和吸收。适用于6个月以上患儿，每日1次，每次10分钟。

3. 耳穴贴压（耳针） 主穴取肺、气管、交感、肾上腺。配穴，咳嗽痰多加脾、大肠；高热者加耳尖放血；胸痛加胸、神门。治则为宣肺止咳平喘。取王不留行籽贴压于耳穴或反应点，隔日1次，据患儿病情，取双耳轮换或双耳同时治疗，7～15次为1个疗程，每日按压3～5次，每次每穴按压1～3分钟，力度以患儿能耐受为度。

4. 捏脊疗法 提捏背部的督脉、足太阳膀胱经，每日1次，每次3～5分钟，以调理脏腑，增强体质，防止反复外感诱发喘息发作。

5. 针刺疗法 主穴取尺泽、孔最、列缺、合谷、肺俞、足三里。根据不同证型选取配穴，一般快速进针，行平补平泻手法，捻转或提插，不留针。

【经验方及医院制剂】

一、经验方

1. 银黛合剂（王鹏飞家传方）

方药：青黛3g，银杏12g，地骨皮9g，苏子6g，天竺黄、寒水石各9g。

用法：水煎服，每日服3次。

主治：用于咳喘（小儿肺炎、支气管炎），属痰火蕴肺者。

2. 肺闭宁（何世英经验方）

方药：麻黄3g，生石膏9g，杏仁6g，甘草4.5g，大红枣5个，葶苈子1.5g，细辛0.6g，五味子1.8g，枳壳4.5g，橘红6g，大麦冬9g，桔梗4.5g，川贝母9g，旋覆花、西洋参各4.5g，海浮石9g，前胡4.5g，枯黄芩6g。

用法：上药共研细末，为散剂。每服3～6g，每日3次。

主治：用于急性肺炎、喘息性支气管炎。

3. 苦降辛开汤（刘弼臣经验方）

方药：黄连1g（或用马尾连3g），黄芩1g，干姜1g，半夏3g，枳壳5g，川郁金5g，莱菔子3g。

用法：每日1剂，水煎，分3次服。

主治：用于小儿肺炎，痰热内稽，症见高热，喉中痰鸣，咳逆喘急，胸满腹胀，痰壅泛吐，舌苔白腻，脉弦滑。

注意事项：注意不宜过量，根据辨证可酌加杏仁、山栀子、淡豆豉、炙枇杷叶、南沙参、地骨皮、桑白皮、黛蛤散、生姜，灵活配伍，获效更佳。

4. 小儿肺炎方（黎炳南经验方）

方药：麻黄 6g，北杏仁、桔梗、甘草、重楼（蚤休）各 8g，生薏苡仁 10g，大青叶 12g，毛冬青 15g。以上为 3 岁用量。

用法：上药加水一碗半，煮沸 15 分钟后滤出药液，药渣再煎 1 次，共得药液一碗。1 日内分 3 次服完，至热退喘止则停用，转为善后调理。

主治：用于小儿肺炎痰热闭肺型。

5. 清肺口服液（汪受传经验方）

方药：炙麻黄 3g，杏仁 10g，生石膏 20g（先煎），前胡 10g，桑白皮 10g，葶苈子 10g，黄芩 10g，虎杖 12g。

咳嗽重，加炙款冬花 10g，桔梗 6g；恶风发热，加金银花 10g，薄荷 6g（后下）；痰鸣壅盛，加苏子 10g，天竺黄 10g；热毒炽盛，加川黄连 3g，败酱草 15g；口唇发绀，加丹参 10g，桃仁 10g。剂量按年龄大小、病情轻重增减。

用法：以上方制成口服液应用，或者用汤剂辨证加减使用。

主治：用于肺炎喘嗽痰热闭肺证。

二、医院制剂

1. 清金合剂　治则清热化痰、宣肺止咳。用于风热犯肺所致的咳嗽、咽痒咽痛、咯痰色黄或痰黏难咯等症。6 岁以下，每次 20～40mL，日 2～3 次；7 岁以上 40～80mL/次，日 2～3 次。

2. 中药散剂　如寒咳散、热咳散、宣消散、葶苈散、顿咳散等，根据舌脉等辨证选用。每日 2～3 次，水煎或开水冲后滤渣服。

【其他疗法】

基础治疗：根据患者病情给予适当的基础治疗，包括抗感染、抗病毒、止咳化痰平喘及支持对症治疗。

【中成药辨证应用】

1. 双黄连口服液（注射液） 用于风热闭肺证。

2. 喜炎平注射液 用于风热闭肺证、痰热闭肺证。

3. 参麦注射液 用于气阴虚脱证。

4. 通宣理肺口服液 用于风寒闭肺证。

5. 小儿咳喘灵泡腾片、小儿麻甘冲剂 用于风热闭肺证。

6. 小儿清肺化痰颗粒、小儿肺热咳喘口服液 用于痰热闭肺证。

7. 养阴清肺口服液 用于阴虚肺热证。

8. 玉屏风颗粒 用于肺脾气虚证。

【中医调护】

一、病情观察

1. 严密观察患儿神志、面色、生命体征、咳嗽、气喘、鼻扇、尿量等变化。

壮热烦躁者，每4小时测体温1次，及时遵医嘱予退热剂，必要时点刺放血，防止惊厥。

2. 若见患儿鼻翼扇动，呼吸困难，口唇发绀或青紫，喉间痰壅，为重证。若见面色苍白，四肢不温，神志不清，精神萎靡，或呼吸浅促，为变证，属于危象；若见患儿突然发烦躁不安、气喘加剧伴心慌，口吐粉红色泡沫痰，面色青紫、大汗淋漓等，或出现意识障碍、抽搐、手足厥冷等，提示并发心阳虚衰重症，应立即采取抢救措施。

二、生活起居护理

1. 病室安静、舒适，定时开窗通风，保持空气清新，避免寒冷、烟尘等刺激。风寒闭肺者病室宜温暖向阳，风热犯肺者室温宜凉爽、湿润。

2. 患儿注意休息，减少氧耗，取合适体位，抬高床头30°～60°；注意保暖，穿衣盖被不宜过厚。

3. 观察发热程度，出汗多者注意及时擦干，避免汗出当风。观察呼吸困难程度，必要时遵医嘱吸氧。

三、饮食护理

宜清淡、易消化的流质或半流质饮食，忌食荤腥、油腻、辛辣之品。发热患儿多饮水。

1. 风热闭肺　宜清淡、易消化之品，如稠米粥、藕粉、豆浆等。可适量饮清凉饮料。

2. 风寒闭肺　以清淡、易消化半流质饮食为宜，如稀粥、牛奶、面片汤等，给热饮后适当盖衣被，以助汗出。

3. 痰热闭肺　宜清淡流食为宜，可用梨汁或鲜萝卜汁兑饴糖微炖频饮，以清热化痰。

4. 肺脾气虚　患儿大便稀溏时可食山药、红枣、百合、薏苡仁等补肺健脾之品。

四、情志护理

稳定患儿情绪，避免烦躁，教育家长要耐心，使其积极配合治疗。

五、用药护理

中药宜温服、频服。风寒闭肺患儿汤药宜热饮，服药后给热米汤、热饮料以助药性，微汗而出。痰热壅肺患儿汤药宜温凉服，少量多次喂饮。

六、健康教育

1. 指导家长为疾病初愈的患儿合理安排作息时间，以恢复正气。

2. 让患儿家长了解本病的性质。天气渐暖时，可适当参加室外活动，以增强体质。冬春季少去公共场所，避免受外邪侵袭。

3. 向患儿家长讲解出院带药的目的、剂量和使用方法。

4. 饮食指导要根据小儿年龄决定饮食种类。婴幼儿以乳品为主，适当添加豆浆、豆羹、藕粉、面糊、菜花、肉泥等易于消化之品。幼儿饮食易细软，富于营养，忌食刺激性、硬固、油腻及带骨刺、过咸、过酸类食物。要控制食量，防止"食复"。

5. 疾病初愈，正气偏虚，指导家长要注意气候冷暖，适时为小儿增添衣服，以防外邪侵袭，再次发病。

【治未病原则及措施】

1. 搞好卫生，保持室内空气新鲜。冬春季节带儿童外出防止着凉。
2. 加强体育锻炼，增强体质。
3. 气候冷暖不调时，随时增减衣服，感冒流行期间勿去公共场所。

（周口市中医院儿科：李俊华，卢平）

胎　黄

胎黄病是由胎儿时期感受湿热,或瘀热内阻,出生后全身皮肤、巩膜发黄为主要症状的疾病。新生儿血中胆红素超过 5～7mg/dL（成年人超过 2mg/dL）即可出现肉眼可见的黄疸。包括新生儿生理性黄疸和病理性黄疸两大类。其中生理性黄疸不需要治疗,病理性黄疸又称为新生儿高胆红素血症,包括血清胆红素增高的一系列疾病,如各种新生儿溶血性黄疸、肝细胞性黄疸、胆道畸形、胆汁瘀阻等引起的阻塞性黄疸等,严重者可引起胆红素脑病（核黄疸）,损害中枢神经系统,遗留后遗症或导致死亡。中医学认为本病与胎禀因素有关,又称为"胎黄"或"胎疸"。近年来中医学对本病的研究正不断深入,采用中药口服、灌肠、泡浴等多种方法,在减轻症状、缩短病程、提高疗效、降低病死率等方面做出了积极的贡献。

【病因病机】

形成新生儿病理性黄疸的原因很多,主要为胎禀湿蕴,如湿热郁蒸、寒湿阻滞,久则气滞血瘀。胎黄的病变脏腑在肝胆、脾胃。其发病机理主要为脾胃湿热或寒湿内蕴,肝失疏泄,胆汁外溢而致发黄,日久则气滞血瘀。

1. 湿热郁蒸　由于孕母素体湿盛或内蕴湿热之毒,遗于胎儿,此即《诸病源候论·胎疸候》所言:"小儿在胎,其母脏气有热,熏蒸于胎,致生下小儿体皆黄。"或因胎产之时、出生之后,婴儿感受湿热邪毒所致。热为阳邪,故黄色鲜明如橘皮。热毒炽盛,黄疸可迅速加深。而湿热化火,邪陷厥阴,则会出现神昏、抽搐之险象。若正气不支,气阳虚衰,可成虚脱危证。

2. 寒湿阻滞　若小儿先天禀赋不足,脾阳虚弱,湿浊内生;或生后为湿邪所侵,湿从寒化,可致寒湿阻滞。正如《临证指南医案·疸》所言:"阴黄之作,湿从寒水,脾阳不能化热,胆液为湿所阻,渍于脾,浸淫肌肉,溢于皮肤,色如熏黄。"寒为阴邪,故黄色晦暗。

836

3. 气滞血瘀 部分小儿禀赋不足，脉络阻滞，或湿热蕴结肝经日久，气血郁阻，可致气滞血瘀而发黄。如《张氏医通·黄疸》说："诸黄虽多湿热，然经脉久病，不无瘀血阻滞也。"此因气机不畅，肝胆失常，络脉瘀积而致，故黄色晦暗，伴肚腹胀满，右胁下结成痞块。

此外，尚有因先天缺陷，胆道不通，胆液不能疏泄，横溢肌肤而发黄者。

【诊断要点】

1. 黄疸出现早（出生 24 小时内），发展快，黄色明显，可消退后再次出现，或黄疸出现迟，持续不退。肝脾常见肿大，精神倦怠，不欲吮乳，大便或呈灰白色。

2. 血清胆红素显著增高。

3. 尿胆红素阳性及尿胆原试验阳性或阴性。

4. 母子血型测定，以排除 ABO 或 Rh 血型不合引起的溶血性黄疸。

5. 肝功能可正常。

6. 肝炎综合征应作肝炎相关抗原抗体系统检查。

【鉴别诊断】

1. 主要鉴别生理性黄症和病理性黄疸。

2. 母乳性黄疸，是指母乳喂养的新生儿在生后 3 个月内仍有黄疸，表现为非溶血性高未结合胆红素血症，主因部分母乳中的葡萄糖醛酸酐酶水平较高，可在肠道通过促进葡萄糖醛酸与胆红素的分离，使未结合胆红素被肠道再吸收，造成胆红素值升高而发生黄疸，一般不需治疗，停喂母乳24～48 小时，黄疸可明显减轻，但对于胆红素水平较高者应密切观察。

【辨证论治】

一、常证

1. 湿热内蕴证

证候：面目皮肤发黄，颜色鲜明，状如橘色，烦躁啼哭，小便黄赤，大便秘结或灰白。舌红，苔黄厚腻，指纹滞。

治法：清热祛湿，利胆退黄。

方药：茵陈蒿汤加减。茵陈、淡竹叶、陈皮、生大黄（后下）、生山栀、生甘草等。

2. 脾虚湿困证

证候：面目皮肤发黄，颜色晦暗，精神倦怠，不欲吮乳，时时啼哭，腹胀便溏，或大便灰白，小便黄少。唇舌偏淡，苔白滑，指纹淡。

治法：祛湿健脾，利胆化瘀。

方药：茵陈理中汤加减。茵陈、党参、茯苓、薏苡仁、干姜、白术、生麦芽、车前草等。

3. 气滞血瘀证

证候：面目皮肤发黄，颜色晦滞，日益加重，腹部胀满，青筋暴露，肝脾肿大质硬，小便短黄，大便秘结或灰白，唇色暗红，或衄血。舌见瘀点，指纹紫。

治法：化瘀消积，疏肝退黄。

方药：血府逐瘀汤《医林改错》加减。柴胡、郁金、枳壳、桃仁、当归、赤芍、丹参。大便干结者，加大黄；皮肤瘀斑、便血者，加牡丹皮、仙鹤草；腹胀者，加木香、香橼皮；胁下癥块质硬者，加穿山甲（代）、水蛭。

二、变证

1. 胎黄动风证

证候：黄疸迅速加重，嗜睡，神昏，抽搐，舌质红，舌苔黄腻，指纹淡紫。

证候分析：此证往往在阳黄基础上发生。病情危重，来势急骤，极低出生体重儿容易发生此证。湿热内蕴，郁而化火，邪愈盛则面目黄疸愈重；邪陷厥阴，蒙蔽心包，引动肝风，则神昏、抽搐。

辨证要点：黄疸迅速加重，嗜睡，神昏，抽搐。

治法：平肝息风退黄。

方药：茵陈蒿汤（《伤寒论》）合羚角钩藤汤（《重订通俗伤寒论》）加减。羚羊角（代）、钩藤、天麻、茵陈、大黄、车前子、石决明、川牛膝、僵蚕、栀子、黄芩。

2. 胎黄虚脱证

证候：黄疸迅速加重，伴面色苍黄、浮肿、气促、神昏、四肢厥冷、胸腹欠温，舌淡苔白，指纹淡。

证候分析：本证为黄疸危证，多见于溶血性黄疸，关键在于阳气虚衰，而非邪气亢盛。阳虚水泛则面色苍黄、浮肿；水凌心肺则气促；阳虚至极，无以温煦则四肢厥冷、胸腹欠温；阳气虚脱，神无所依，故神昏。

辨证要点：黄疸迅速加重，面色苍黄，气促浮肿，神昏肢冷。

治法：温阳益气固脱。

方药：参附汤（《世医得效方》）合生脉散（《医学启源》）加减。人参、附子、干姜、五味子、麦冬、茵陈、金钱草。

【临证备要】

1. 辨性质 从黄疸出现的时间、程度、消退的情况，结合全身症状，区别生理性胎黄、病理性胎黄。

（1）生理性胎黄是指婴儿出生后2～3日出现黄疸，足月儿于生后10～14日自行消退，早产儿可延迟至3～4周消失，食欲良好，睡眠正常，一般无其他症状。

（2）病理性胎黄出现时间或迟或早，有在生后24小时内出现者，也有生后2～3周出现者，消退时间延长，或消退后又复现，或黄疸程度较重，伴有精神萎靡，嗜睡或睡眠不宁，纳呆等。

2. 辨阴阳 对病理性黄疸辨其阴阳。若病程短，肤黄色泽鲜明，舌苔黄腻者，为阳黄；若黄疸日久不退，色泽晦暗，便溏色白，舌淡苔腻者，为阴黄。

3. 辨轻重 轻者仅见面目、皮肤发黄，精神饮食尚可；重者肝脾明显肿大，腹壁青筋显露，为瘀积发黄。若黄疸急剧加深，四肢厥冷，脉微欲绝，为胎黄虚脱证；黄疸显著，伴有尖叫抽搐，角弓反张，为胎黄动风证。

4. 治疗 生理性黄疸可自行消退，不需治疗，未能确认者也可给茵陈单味药煎服。病理性黄疸以利湿退黄为基本治疗法则。初生儿脾胃薄弱，治疗过程中尚须顾护后天脾胃之气，不可过用苦寒之剂，以防苦寒败胃，克伐正气。

【中医特色疗法】

1. 中药熏洗疗法 予科室自制熏洗方（茵陈 50g，山栀子 50g，如阳黄，加生姜 15g），煎水 5000mL，待之温，水泡浴 15~20 分钟，每日 1~2次，共 3~5 日。主治：新生儿黄疸湿热郁蒸型。

2. 推拿疗法 胆红素脑病后遗症见肢体瘫痪、肌肉萎缩者，可用推拿疗法，每日或隔日 1 次。在瘫痪肢体上以擦法来回擦 5~10 分钟，按揉松弛关节 3~5 分钟，局部可用搓法搓热，并在相应的脊柱部位搓擦 5~10 分钟。

3. 针灸疗法 胆红素脑病后遗症患儿可配合针刺疗法，每日 1 次，补法为主，捻转提插后不留针。3 个月为 1 个疗程。

取穴：百会、风池、四神聪、通里，用于智力低下；哑门、廉泉、涌泉、神门，用于语言障碍；肩髃、曲池、外关、合谷，用于上肢瘫痪；环跳、足三里、解溪、昆仑，用于下肢瘫痪；手三里、支正，用于肘关节拘急；合谷透后溪，用于指关节屈伸不利；大椎、间使、手三里、阳陵泉，用于手足抽动。

4. 敷贴疗法 本科自制中药散剂退黄散（茵陈、栀子、大黄各适量研磨粉碎，用于新生儿黄疸湿热郁蒸型），取适量，以蜂蜜配制成糊状药饼，放置于患儿涌泉穴，外以医用胶贴固定，每次贴敷 20 分钟，每日 1~2 次。

【经验方及医院制剂】

一、经验方

1. 栀子、田基黄、土茯苓、积雪草各 20g，大蓟、白茅根各 30g，甘草10g，水煎，分 2 次服，每日 1 剂。用于阳黄。

2. 十大功劳叶、黄花草各 15g，水煎，分 2 次服，每日 1 剂。用于阳黄。

3. 佛甲草 30g，当归 10g，红枣 10 个，水煎，分 2 次服，每日 1 剂。用于黄疸兼瘀者。

4. 青蒿 20g，龙胆草 10g，丹参 30g，水煎，分 2 次服，每日 1 剂。用于湿热瘀血黄疸。

5. 北五味子 600g，研末，炼蜜为丸，每丸 5g，每次 1 丸，每日 2 次，2 个月为 1 个疗程。用于阴黄。

二、医院及科室制剂

1. 湿热内蕴证　宜用本院散煮剂，消导散、内金散、参苓白术散、苍苓散等。

2. 脾虚湿困证　宜用本院散煮剂，消导散、参苓白术散、理中散、渗利散等。

3. 气血瘀滞证　宜用本院散煮剂，消导散、内金散、活血散等。

4. 科室制剂　三黄散黄芩、黄柏、大黄、茵陈、金银花、牡丹皮、泽泻、栀子、甘草适量打碎研末后，取适量开水冲服，日 2 次。用于新生儿黄疸湿热郁蒸型。

【其他疗法】

1. 蓝光箱内光照疗法　适用于间接胆红素升高为主的患儿。患儿裸体卧于光疗箱中，用单光（20W 蓝色荧光灯管，8 支平列排成弧形，管间距离 2.5cm，距患儿 35～50cm），或用双光（上下各 6 支管，下方距患儿 25～35cm）照射，持续 12～24 小时/日，连续或隔日进行，胆红素下降到 120μmol/L 以下，停止光疗。光照时婴儿双眼用黑色眼罩保护，以免损伤视网膜，除会阴、肛门部用尿布遮盖外，其余均裸露。

2. 对症治疗　黄疸较重时，可静脉补充适量葡萄糖，或采用光照疗法。对症治疗药物包括保肝药物如葡醛内酯、促肝细胞生长素、谷胱甘肽等，根据病情需要可选择白蛋白、肝酶诱导剂等退黄。

3. 病因治疗　母乳性黄疸，暂停母乳 3～5 日；病毒性肝炎，应予抗病毒治疗等。

4. 其他治疗　注意监测黄疸患儿的凝血功能，出现凝血异常时，应及时补充血小板及纤维蛋白原；严重感染者，注意纠正缺氧及酸中毒；直接胆红素增高，黄疸持续时间长者，应注意补充脂溶性维生素 A、D、E、K。

5. 腹部抚触 喂奶后 1 小时，在安静状态、室温 26～28℃下进行。腹部抚触可反射性地引起副交感神经的兴奋，使胃泌素和胰岛素水平明显升高，增进食欲，并且通过吸吮、结肠反射间接增加肠蠕动，加快胎粪的排出，减少胆红素重吸收。

6. 背部抚触 中医理论认为人体体表的特定部位与其内脏器官系统存在着密切的对应关系，通过指揉华佗夹脊穴，可振奋人体阳气；气满则泻，促进肠道蠕动。

【中成药辨证应用】

1. 茵陈五苓丸 每次 3g，煎水灌服，每日 1～2 次。用于湿热郁蒸证。

2. 茵栀黄颗粒或清肝利胆口服液 每次 0.3 包或 0.3 支，每日 3 次，用于湿热郁蒸证。

3. 肝苏颗粒、四磨汤口服液 加太子参免煎颗粒用于脾虚湿困证。

【中医调护】

一、病情观察

观察黄疸色泽及伴随症状，鉴别生理性黄疸和病理性黄疸。注意观察患儿的全身症状，若见精神萎靡、嗜睡、吸吮无力、哭声变微弱、惊惕不安、两目斜视、四肢强直或抽搐等症状，应及时报告医生处理。注意口腔清洁卫生，防止鹅口疮的发生。做蓝光照射的患儿应戴上眼罩保护眼睛，光疗时要充分暴露皮肤。

二、生活起居护理

患儿应安排在重症监护病室，严格执行消毒隔离制度及手卫生，病室温湿度适宜。注意保暖，预防外感，定时翻身。若黄疸加重，确诊为传染性肝炎者，按传染病护理常规施护。

三、饮食护理

乳母饮食宜清淡而富有营养，少进辛辣、肥甘厚味，以防助湿生痰。

光疗时给予充足的热量和水分，保证奶量摄入，喂奶后头偏向一边，以防呛奶。

四、用药护理

中药汤剂宜浓煎，少量多次频服。若服用清热化湿的中药，应记录大便的次数、色泽及量，注意黄疸消退的情况。温中化湿中药宜热服，并观察记录四肢温度的变化，腹胀的程度，大小便量、色、质的变化。

五、情志护理

护理患儿应细致，动作轻柔，每日抚触，使病儿产生愉快的情绪，有利于病儿的身心发展。另外，还要注意病儿基本的情绪反应，及时解决患儿基本的生理需求，使之身心愉快。

六、健康指导

1. 向病儿家属讲解疾病相关知识。新生儿出生后需要注意观察皮肤黄染情况，胎黄出现时间、加深的程度。应告诉家长，黄疸的观察必须在自然光源下进行。

2. 母亲妊娠期间注意饮食卫生，忌酒和辛辣之品，不可滥用药物，如孕母有黄疸病史或肝病史，或曾娩出有病理性黄疸的婴儿者，应积极检查和预防。母乳性黄疸的病儿，在医护人员的指导下，暂停母乳喂养，可进行日光浴，能有效减轻黄疸。

3. 经常满足宝宝心理需求，常给予抚触，使之产生愉快情绪，有利于宝宝身心发展。注意保护新生儿皮肤、脐部及臀部清洁，防止破损后热毒侵入。

4. 注意观察胎黄患儿的全身证候，有无精神萎靡、嗜睡、吸吮困难、惊厥不安、两目斜视、四肢强直或抽搐等症，以便对重症及早发现，及时治疗。

5. 注意保暖，根据天气变化增减衣服，防止受凉和发热。尽量不去公共场所，减少探视，家中有感冒者避免接触病儿，以防止呼吸道感染的发生，按时预防接种和儿童保健体检。

【治未病原则及措施】

1. 妊娠期注意饮食卫生，忌酒和辛热之品。不可滥用药物。如孕母有肝炎病史，或曾产有病理性黄疸婴儿者，产前应测定血中抗体及其动态变化，并采取相应预防性措施。

2. 注意保护新生儿脐部、臀部和皮肤，避免损伤，防止感染。

（周口市中医院儿科：李俊华，卢平）

小儿感冒

感冒是由感受外邪引起的一种常见的外感疾病，以发热、鼻塞流涕、喷嚏、咳嗽为主要临床特征，又称伤风。普通感冒，西医学称之为急性上呼吸道感染，简称"上感"，主要包括西医学鼻、鼻咽和咽部黏膜的炎症，如急性咽炎、急性鼻咽炎、急性扁桃体炎等；时行感冒，又称之为流行性感冒，简称"流感"。本病一年四季均可发生，以气候骤变及冬春时节发病率较高。任何年龄小儿皆可发病，婴幼儿更为常见。因小儿肺脏娇嫩，脾常不足，神气怯弱，感邪之后，易出现夹痰、夹滞、夹惊的兼证。儿科常见的多种急性传染病早期，也可表现类似感冒的症状，临床须注意鉴别，避免误诊。

【诊断要点】

1. 病史　气候骤变，冷暖失调，或与感冒患者接触，有感受外邪病史。

2. 临床表现　临床以发热、恶寒、鼻塞流涕、喷嚏、微咳、头痛、全身酸痛为主症。感冒伴兼夹证者，可见咳嗽加剧，喉间痰鸣；或脘腹胀满，不思饮食，呕吐酸腐，大便失调；或睡卧不宁，惊惕抽搐。

3. 辅助检查　病毒感染者，白细胞计数正常或偏低；合并细菌感染者，白细胞计数及中性粒细胞增高。鼻咽部分泌物病毒分离或桥联酶标法检测，可作病毒学诊断。咽拭子培养可有病原菌生长；链球菌感染者，血中抗链球菌溶血素"O"（ASO）滴度增高。

【鉴别诊断】

1. 急性传染病早期　多种急性传染病早期都有类似感冒的症状，如麻疹、水痘、手足口病、幼儿急疹、百日咳、流行性脑脊髓膜炎等，应根据流行病学史、临床表现、实验室检查等加以鉴别。

2. 喉喑（急性感染性喉炎）　本病初起仅表现发热、微咳、声音嘶哑，病情较重时可闻犬吠样咳嗽及吸气性喉鸣。

【病因病机】

感冒病因主要为感受风邪。风为百病之长，常夹杂寒、热、暑、湿、燥等邪气侵袭人体。亦有感受时邪疫毒所致者。季节转换、气候突变、调护不当时易发本病。

1. 感受外邪　小儿肺常不足，肌肤薄弱，卫表未固，易为外邪侵袭。风邪兼夹寒、热、暑、湿邪等，由口鼻皮毛而入，束于肌表，郁于腠理，肺卫失宣，致本病发生。因四时感邪不同，故有风寒、风热、暑邪感冒之别，暑邪亦有暑热与暑湿之分，秋季常有燥邪侵袭。另外，小儿为纯阳之体，感邪之后易从阳化热，因此外感风寒常为时短暂，易入里化热，出现寒热错杂证候。

2. 感受时疫　疫邪性烈，易于传变，故起病急骤；时邪疫毒郁于肌表，侵犯肺胃，上熏苗窍，则见发热恶寒、肌肉酸痛、目赤咽红、恶心呕吐等症。

【辨证论治】

1. 风寒证

证候：发热恶寒，无汗，头痛，鼻塞流涕，喷嚏，咳嗽，喉痒，口不渴，咽不红。舌苔薄白，脉浮紧。

治法：辛温解表。

方药：荆防败毒散（《摄生众妙方》）加减。荆芥 6g，防风 6g，羌活 6g，独活 6g，柴胡 9g，薄荷 3g（后下），枳壳 6g，茯苓 9g，桔梗 6g，前胡 6g，生姜 3g，甘草 6g。水煎服，每日 1 剂。

表寒重者，加麻黄 6g。头痛甚者，加白芷 6g。咳嗽剧者，加杏仁 6g。

2. 风热证

证候：发热重，恶风，有汗或少汗，头痛，鼻塞，流浓涕，口干而渴。舌质红，苔薄白或薄黄，脉浮数。

治法：辛凉解表。

方药：银翘散（《温病条辨》）加减。金银花 9g，连翘 9g，淡豆豉 9g，牛蒡子 9g，荆芥 6g，薄荷 6g（后下），桔梗 6g，淡竹叶 9g，芦根 12g，甘草 6g。水煎服，每日 1～2 剂。

高热者，加生石膏 20～30g，黄芩 9g；头痛甚者，加桑叶 9g，钩藤 9g；咽喉肿痛者，加马勃 6g，玄参 9g。

3. 暑邪证

证候：高热无汗，头痛，身重困倦，胸闷泛恶，食欲不振，或呕吐、腹泻，或鼻塞、流涕、咳嗽。舌苔薄白或腻，质红，脉数。

治法：清暑解表。

方药：新加香薷饮（吴鞠通《温病条辨》）加减。香薷 6g，厚朴 6g，扁豆花 9g，金银花 9g，连翘 9g，荷叶 9g，佩兰 6g。水煎服，每日 1～2 剂。

湿重者，加苍术 6g，法半夏 6g；小便短赤者，加滑石 15g，淡竹叶 9g；不思饮食者，加麦芽 15g，布渣叶 9g。

4. 时邪证

证候：起病急骤，高热，恶寒，无汗或汗出热不解，头痛，心烦，目赤咽红，肌肉酸痛，腹痛，或有恶心、呕吐，大便稀薄，舌质红，舌苔黄，脉数，指纹紫。

治法：清瘟解毒。

方药：银翘散（《温病条辨》）合普济消毒饮（《东垣试效方》）加减。金银花、连翘、荆芥、羌活、贯众、栀子、黄芩、板蓝根、桔梗、牛蒡子、薄荷。

高热者，加柴胡、重楼；肌肉酸痛者，加白芷、葛根；恶心、呕吐者，加竹茹、姜半夏；泄泻者，加葛根、黄连、地锦草；腹痛者，加延胡索、白芍。

5. 兼夹证

（1）夹痰：兼见咳嗽较剧，咳声重浊，喉中痰鸣，舌苔厚腻，脉滑而数。偏于风寒者，加用三拗汤（《局方》）；偏于风热者，加用桑白皮、黛蛤散。

（2）夹滞：兼见脘腹胀满，不思饮食，呕吐酸腐，口气秽浊，大便酸臭，或腹痛泄泻，或大便秘结，舌苔厚腻，脉滑数，加用保和丸，或选用山楂、麦芽、鸡内金、莱菔子等。若大便秘结，小便短赤，舌糙黄垢者，加用生大黄、玄明粉、枳实。

（3）夹惊：兼见惊惕啼叫，睡卧不宁，龂齿，甚则惊厥，舌尖红，脉弦，加用小儿回春丹或琥珀抱龙丸，或选加蝉蜕、钩藤、僵蚕等。

【临证备要】

本病辨证，重在辨风寒、风热、暑湿、表里、虚实。根据发病季节，冬春二季多为风寒、风热感冒；夏季多为暑邪感冒；冬末春初，发病呈流行性者多为时邪感冒。根据全身及局部症状，凡恶寒、无汗、流清涕、咽不红、舌淡、苔薄白者为风寒之证；若发热恶风、有汗、鼻塞流浊涕、咽红、舌苔薄黄为风热之证。暑邪感冒发热较高、无汗或少汗、口渴心烦为暑热偏盛之证；若胸闷泛恶、身重困倦、食少纳呆、舌苔腻为暑湿偏盛之证。时邪感冒起病急，发热、恶寒，无汗或少汗，烦躁不安，头痛、肢体酸痛，多为表证；若恶心、呕吐、腹胀、腹痛、大便不调、面红目赤，多为里证。感冒为外感疾病，病在肌表肺卫，属表证、实证；若反复感冒，体质虚弱，易出汗，畏寒，多为虚实兼证，不论轻重，其证候与感冒有关，感冒缓解，兼证减轻。若感冒减轻而兼证加重，辨证时应注意有无其他病证。

【中医特色治疗】

一、中药直肠滴入治疗

结合肺与大肠相表里的中医脏与腑相关理论，采用科室自制中药散剂退热滴肠液（方药：羌活、生石膏、葛根、苏叶、青蒿、防风、柴胡、大青叶等各适量）研碎后保留灌肠，通过肠黏膜吸收，疏风散寒，通腑泄热，以促使体温下降。用法 10～50g，保留灌肠，日 1～2 次，主治外感发热。

二、穴位敷贴

采用科室自制退热贴（吴茱萸、大黄、胆南星、黄连各适量，研成粉末，用蜂蜜调成膏状）敷双足涌泉穴，取釜底抽薪之意，以辅助退热。

三、中药封包

小儿感冒香囊（丁香、藿香、香白芷、紫苏叶、苍术、辛夷、白蔻仁、肉桂、艾叶、薄荷、荆芥穗等适量，打碎研末，装于香囊中），白天佩戴胸前，夜间可放置床头。

四、针灸

1. 风寒感冒 主穴为大椎，配穴为列缺，先轻刺激，有针感后适当加强。

2. 风热感冒 主穴为合谷、大椎，配穴为少商，用较强刺激。高热加曲池；头痛加太阳、头维；鼻塞加迎香；抽搐刺人中、涌泉。

五、中药熏洗

采用科室自制足浴熏洗退热方（方药：大青叶、黄芩、板蓝根、葛根、连翘、北柴胡、荆芥、绵马贯众、紫花地丁、蒲公英适量，打碎后研末）熏洗，以疏风散寒、清热解毒。适用于小儿感冒、咳嗽、肺炎喘嗽等疾病所致的外感发热。

六、刮痧

取前颈、胸部、背部，首先涂抹刮痧油，刮拭5～10分钟，均以操作部位发红出痧为宜。适用于3岁以上体质壮实的儿童。用于暑邪感冒证、风热感冒证。患皮肤疾病者忌用。

七、耳针

主穴：内鼻、外鼻、屏尖、肺。

配穴：风寒束表加额、枕；风热犯表加耳尖（放血）；暑湿伤表加气管、咽喉、扁桃体；体虚感冒加胃、脾、三焦。

取穴依据：内鼻、外鼻、屏尖、肺能宣肺解表，开鼻通窍。额、枕穴可清利头目；耳尖放血可清泻热邪；气管、咽喉、扁桃体能清喉利咽，祛暑止痛；胃、脾、三焦穴能调和胃脾功能，增进食欲，促进机体尽快恢复。

治疗原则：祛风解表。风寒束表证宜辛温解表，风热犯表证宜清热疏风解表，暑湿伤表证宜清暑利湿，体虚感冒则应补益正气，以驱邪外出。

【经验方及医院制剂】

一、单方验方

1. 银菊解毒汤（王伯岳经验方）

方药：金银花 10g，菊花 10g，薄荷 3g，荆芥 6g，羌活 6g，黄芩 6～10g，连翘 10g，栀子 6g，板蓝根 10g，蒲公英 10g，甘草 3g。

烦热、口渴、多汗，加生石膏 10～15g，知母 6～10g；惊惕不安，加钩藤 6g，蝉蜕 3g；寒战高热显著，加柴胡、槟榔各 6～10g；湿郁重，加苍术、滑石各 6～10g；热盛烦渴，生石膏和寒水石同用。

用法：水煎服，两次煎煮液混合后分 3～4 次服完，若热未退，夜间加服 1 剂。服后喝热粥、覆被助汗。

主治：用于小儿感冒重症或流行性感冒。症见恶寒或寒战，高热无汗，头痛，周身疼痛，咽部红肿疼痛，倦怠口渴，舌苔微黄，脉浮数。对急性扁桃体炎或化脓性扁桃体炎，亦有很好疗效。

2. 疏表散（何世英经验方）

方药：豆豉 12g，柽柳、荆芥穗各 9g，桑叶、蝉蜕各 6g，葛根、金银花、连翘、象贝母、栀皮、黄芩、大青叶、板蓝根、赤芍、白茅根、天花粉、玄参、陈皮各 9g，水牛角粉 6g，羚羊粉（代）1.5g。

用法：浓缩制成颗粒剂，每袋 2g 重。1 周岁以内每日半袋，2 岁者每日 1 袋，3～6 岁每日 1.5～3 袋，用温开水或糖水稀释，早、午、晚分服。

主治：用于感冒、流感、急性咽炎、流行性腮腺炎、麻疹、风疹、幼儿急疹、荨麻疹等。

3. 清宣导滞汤（王静安经验方）

方药：荆芥、柴胡各 9g，连翘心 12～15g，黄连 3g，青蒿、白薇各

30g，赤芍 9g，天花粉、神曲各 15g，石膏 30～60g（先煎），黄芩 6～9g。甚者加服牛黄清心丸，每 4 小时半丸。

用法：水煎服，每日 1 剂，少量频服。

主治：用于小儿持续高热，症见体温高于 39℃，自汗，肌肤灼热，面红昏睡，唇干多饮，躁动不安，食少腹胀，大便质干，小便短少，舌尖红赤，舌苔薄黄，指纹紫滞，脉实数。

4. 达原散（黄明志经验方）

方药：生薏苡仁 30g，炒槟榔 6g，草果仁 9g，柴胡 9g，葛根 6g，黄芩 9g，川厚朴 6g，番泻叶 1.5g。

外感风寒，加羌活 6g，荆芥 6g。外感风热，加薄荷 6g，金银花 10g。暑湿外感，加香薷 6g，滑石 10g。阳明热盛而大便秘结，加金银花 10g，连翘 10g，大青叶 10g，大黄 3g，二丑 6g。

主治：用于儿童外感邪气，兼有积滞内停，郁而生湿酿热证，症见阵阵发热，或午后潮热，或入夜热甚，汗出，咳嗽，胸闷，脘腹胀满，矢气腥臭，小便黄，大便溏或腹痛，或恶心呕吐，口不渴，舌苔厚腻，脉滑或脉数。

5. 表里和解散（朱良春经验方）

方药：僵蚕 45g，蝉蜕、甘草各 30g，大黄 135g，皂角、广姜黄、乌梅炭各 15g，滑石 180g。研极细末，以鲜藿香汁、鲜薄荷汁各 30g，鲜萝卜汁 240g，泛丸如绿豆大。

用法：10 岁左右服 2g，6～8 岁服 1～1.5g，2～5 岁服 0.5～1g，每日 1 次，连服 1～3 日，热退勿再服。正气亏虚或阳虚便溏，或发热较轻而恶寒较甚者慎用。

主治：用于疏表泄热，清肠解毒。

6. 解毒退热方（王烈经验方）

方药：黄芩 10g，大青叶 5g，射干 10g，重楼 5g，紫草 3g，柴胡 10g，青蒿 10g，生石膏 10g（先煎）。此为 6 岁小儿一日量。

应用：用于外感发热。

7. 中药经穴推拿法治疗小儿外感高热（刁本恕经验方）

方药：六一散、鸡蛋清。

用法：医者根据临床辨证选穴，用拇指蘸上药，由患儿手臂内侧神门穴起向上至尺泽，由尺泽至曲池，向下至太渊，缓缓推之，由快到慢，由慢到快，反复10～20分钟。

注意事项：医者推拿时用力当视小儿身体强弱、年龄大小、病情轻重而定，不可用力过猛过强，以免损伤皮肤。

主治：用于小儿外感高热。

8. 和解方（虞坚尔经验方）

方药：软柴胡、淡子芩、太子参、广藿香、川厚朴、姜半夏、白茯苓、炙甘草。

外感寒邪，恶寒，无汗或少汗，加荆芥、防风；外感风邪，恶风，汗出，或表证明显，加羌活、独活；鼻塞清涕，加辛夷、白芷；咽部红痛，加射干、板蓝根；白痰，加前胡、桔梗；黄痰，加芦根；咳嗽，加南北沙参、百部；汗出多，加麻黄根、煅龙牡；纳差，加山楂、炒麦芽。

用法：水煎服。或颗粒剂，冲服。

主治：用于小儿急性外感疾病之初起者。

9. 凉膈散（马融经验方）

方药：黄芩、连翘、大黄、芒硝、炒栀子、甘草、淡竹叶、石菖蒲、胆南星、天麻、钩藤。

用法：每日1剂，水煎150mL，分2～3次服。

注意事项：体虚患儿忌用或慎用本方。

主治：凉膈泻热。用于上中二焦积热，烦躁多渴，面热头昏，唇焦咽燥，舌肿喉闭，目赤鼻衄，额颊结硬，口舌生疮，涕唾稠黏，睡卧不宁，谵语狂妄，大便秘结，小便热赤，以及小儿惊风，舌红苔黄，脉滑数。

10. 葱红糖汤（江育仁等《中医儿科学》）

处方：葱白头（连须）3～7个，生姜3～5片，浓煎后加红糖适量，热服取汗。此方用于风寒感冒。

二、医院制剂

1. 青蒿解毒饮

功效：清热解毒、宣肺止咳、抗毒抑菌。

用法：1～5岁10～30mL/次，5岁以上30～50mL/次；口服，每日3次。

主治：用于感冒及各种病毒感染引起的风热、头痛、鼻塞、流涕、咳嗽、全身不适。口服不耐受者可保留灌肠。

2. 中药散剂 宣消散、银连散、达原散、碧玉散、清热散辨证选择。每日2～3次，水煎或开水冲后滤渣服。

【其他疗法】

根据患者病情给予适当的基础治疗，包括抗感染、抗病毒、止咳，支持对症治疗。

【中成药辨证应用】

一、口服类

1. 风寒感冒颗粒 适用于风寒感冒。

2. 风热感冒颗粒 适用于风热感冒。

3. 藿香正气水 适用于暑湿感冒。

4. 连花清瘟颗粒 适用于时行感冒。

5. 小儿豉翘清热颗粒 适用于风热感冒夹滞。

6. 小儿金丹片 适用于感冒夹惊。

7. 金衣祛暑丸、清暑益气丸和小儿暑感宁糖浆 适用于暑邪感冒。

二、静脉滴注类

1. 痰热清注射液 每日0.3～0.5mL/kg，最高剂量不超过20mL，加入5%葡萄糖注射液或0.9%氯化钠注射液100～200mL，静脉滴注，每日1次，用于风热感冒夹痰证。

2. 醒脑静注射液 每日0.5～1.0mL/kg，最高剂量不超过20mL，加入5%葡萄糖注射液或0.9%氯化钠注射液100～200mL，静脉滴注，每日1次，用于风热感冒夹惊证。

3. 喜炎平注射液　每日 0.5～1.0mL/kg，最高剂量不超过 20mL，加入 5%葡萄糖注射液或 0.9%氯化钠注射液 100～200mL，静脉滴注，每日 1 次，用于风热感冒证。

【中医调护】

一、病情观察

1. 观察发热轻重，以及发热是否伴畏寒，有无咽部充血，扁桃体红肿等症状。有无夹痰、夹滞、夹惊等兼证。

2. 密切观察病情变化，发热患者特别是有高热惊厥者，应遵医嘱给予退热处理。观察舌质、舌苔、脉象、指纹等情况。

二、生活起居护理

1. 患儿应按呼吸道传染病隔离。保持病室空气新鲜，定时通风，避免吹对流风，室内温湿度要适宜。

2. 患儿应卧床休息，高热患儿穿衣盖被不宜过厚，头部冷敷或温水擦浴；注意皮肤及口腔的清洁，嘱其多饮水，汗出时及时拭干，更换衣物，避免受凉。

三、饮食护理

饮食宜清淡易消化，少吃多餐，多食新鲜蔬菜和水果，鼓励多饮水或果汁，保证充足水分，忌生冷、油腻、过咸或过甜之品。

四、用药护理

1. 风寒感冒者，汤药宜热服，服药后可给予热饮料，或盖被保暖，以助微汗出。

2. 风热感冒者，汤药应武火快煎，宜温服。

五、情志护理

因感冒多次反复发作，情绪低落，家属多鼓励和陪伴患儿，树立战胜疾病的信心。

六、健康指导

1. 向病儿及家属讲解疾病相关知识，冬春季节或感冒流行时，应尽量少去或不去公共场所。

2. 居住环境阳光充足，空气新鲜，每日通风。

3. 积极参加体育活动，进行耐寒锻炼及增强体质，多晒太阳，多进行户外活动，提高抗病能力。

4. 根据气候变化，及时增减衣服，避免受寒受热；在睡眠时，避免直吹对流风，防止复感外邪；按时预防接种。

5. 婴儿期积极提倡母乳喂养。按时添加辅食，发热患儿应以清淡易消化的流质或半流质为宜，忌食煎炸、油腻、辛辣之品，以免助湿生热。

【治未病原则及措施】

1. 注意气候变化，及时增减衣服。

2. 勤开窗通风，保持空气流通。

3. 避免与感冒患者接触，感冒流行期间少去人群拥挤的公共场所。

4. 避免食用辛辣、生冷、过咸及肥甘厚味之品。

5. 加强户外活动，呼吸新鲜空气，多晒太阳，加强锻炼，提高机体抗病能力，按时接种流感疫苗。

（周口市中医院儿科：李俊华，卢平）

小儿泄泻

泄泻是指排便次数增多，粪便稀薄，或泻出如水样。古人将大便溏薄者称为"泄"，大便如水注者称为"泻"。在未明确病因前，大便性状改变与大便次数比平时增多，统称为腹泻。腹泻是多病因、多因素引起的一组疾病，是儿童时期发病率最高的疾病之一。本病相当于西医学腹泻。

【病因病机】

小儿泄泻的病因，以感受外邪、伤于饮食、脾胃虚弱多见，病位主要在脾胃。病机关键为脾虚湿盛，升降失司，水反为湿，谷反为滞，清浊合而下降，形成泄泻。

1. 感受外邪　小儿脏腑娇嫩，肌肤薄弱；若调护失宜，易为外邪侵袭。若外感风、寒、暑、热诸邪与湿邪相合而导致泄泻，由于时令季节不同，风寒致泻四季均有，但泄泻以夏秋多见，长夏多湿，故前人有"无湿不成泻""湿多成五泻"之说，其中又以湿热泻最多见。

2. 伤于饮食　小儿脾常不足，饮食不知自节，若调护失宜，哺乳、饮食不当，过食生冷及难以消化的食物，皆能损伤脾胃，发生伤食泻。

3. 脾胃虚弱　小儿素体脾虚，脾虚则运化失职，胃弱则腐熟无能，不能化生精微，因而水反为湿，谷反为滞，并走于下，而成脾虚泄泻。亦有泄泻实证，因失治误治，久病迁延，导致脾胃虚弱，转为脾虚泄泻者。

4. 脾肾阳虚　脾虚致泻，病程迁延，先耗脾气，继损脾阳，日久则脾伤及肾，致脾肾阳虚。肾阳不足，脾失温煦，阴寒独盛，水谷不化，并走肠间，形成澄滋清冷、洞泄而下的脾肾阳虚泻。

由于小儿为稚阴稚阳之体，发病"易虚易实，易寒易热"，故发生泄泻后易于伤阴伤阳，重证泄泻由于泻下过度，伤阴耗气，出现气阴两伤，甚则阴伤及阳，导致阴竭阳脱的危重变证；或久泻不止，导致脾虚肝旺而生内风，可成慢惊风；脾虚失运，生化乏源，气血不足以荣养脏腑肌肤，日久则可形成疳证。

【诊断要点】

1. 中医诊断标准

（1）病史：有乳食不节、饮食不洁或感受时邪的病史。

（2）主要症状：大便次数增多，每日 3～5 次，多达 10 次以上，呈淡黄色，如蛋花样，或色褐而臭；可有少量黏液。或伴有恶心、呕吐、腹痛、发热、口渴等症。

（3）主要体征：腹泻及呕吐较严重者，可见小便短少，体温升高，烦渴萎靡，皮肤干瘪，囟门凹陷，目珠下陷，啼哭无泪，口唇樱红，呼吸深长。

（4）辅助检查：大便镜检可有脂肪球，少量红、白细胞；大便病原体检查可有致病性大肠杆菌等生长，或分离出轮状病毒等；重症腹泻伴有脱水、酸碱平衡失调及电解质紊乱。

2. 疾病分期

（1）急性期：病程 2 周以内。

（2）迁延性期：病程 2 周至 2 个月。

（3）慢性期：病程大于 2 个月。

3. 疾病分型

（1）轻型：无脱水，无中毒症状。

（2）中型：轻至中度脱水或有轻度中毒症状。

（3）重型：重度脱水或有明显中毒症状（烦躁、精神萎靡、嗜睡、面色苍白、体温不升，白细胞计数明显增高）。

【辨证论治】

一、常证

1. 风寒泄泻证

证候：大便色淡，带有泡沫，无明显臭气，腹痛肠鸣。或伴鼻塞，流涕，身热。舌苔白腻，脉滑有力。

治法：疏风散寒，化湿和中。

方药：藿香正气散加减。藿香、厚朴、苏叶、陈皮、大腹皮、白芷、茯苓、白术、半夏曲、桔梗、甘草、大枣、生姜。

2. 湿热泄泻证

证候：下利垢浊，稠黏臭秽，便时不畅，似痢非痢，次多量少，肛门赤灼，发热或不发热，渴不思饮，腹胀。面黄唇红，舌红苔黄厚腻，指纹紫滞，脉濡数。

治法：清肠解热，化湿止泻。

方药：葛根芩连汤加减。葛根、甘草、黄芩、黄连。

3. 伤食泄泻证

证候：大便酸臭，或如败卵，腹部胀满，口臭纳呆，泻前腹痛哭闹，多伴恶心呕吐。舌苔厚腻，脉滑有力。

治法：运脾和胃，消食化滞。

方药：保和丸加减。神曲、山楂、茯苓、半夏、陈皮、连翘、莱菔子。

4. 脾虚泄泻证

证候：久泻不止，或反复发作，大便稀薄，或呈水样，带有奶瓣或不消化食物残渣。神疲纳呆，面色少华，舌质偏淡，苔薄腻，脉弱无力。

治法：健脾益气，助运止泻。

方药：参苓白术散加减。人参、茯苓、白术、山药、甘草、白扁豆、莲子肉、砂仁、薏苡仁。

5. 脾肾阳虚泻证

证候：久泻不止，食入即泻，澄澈清冷，或见脱肛，形寒肢冷，面色㿠白，精神萎靡，寐时露睛，舌淡苔白，脉细弱，指纹色淡。

治法：温补脾肾。

方药：附子理中汤（《三因极一病证方论》）合四神丸（《内科摘要》）加减。党参、白术、炮姜、吴茱萸、制附子、补骨脂、肉豆蔻。

脱肛者，加炙黄芪、升麻；久泻滑脱不禁者，加诃子、石榴皮、赤石脂。

二、变证

1. 气阴两伤证

证候：泻下无度，质稀如水，精神萎弱或心烦不安，眼窝及囟门凹陷，皮肤干燥，啼哭无泪，口渴引饮，小便短少，甚至无尿，唇红而干，舌红少津，苔少或无苔，脉细数。

方药：人参乌梅汤（《温病条辨》）加减。人参、乌梅、炙甘草、木瓜。

泻下无度者，加山楂炭、诃子、赤石脂；口渴引饮者，加石斛、玉竹、麦冬。

2. 阴竭阳脱证

证候：泻下不止，次频量多，精神萎靡，表情淡漠，面色青灰或苍白，冷汗自出，哭声微弱，啼哭无泪，尿少或无，四肢厥冷，舌淡无津，脉沉细欲绝。

治法：温阳固脱。

方药：生脉散（《医学启源》）合参附龙牡救逆汤（《中医方剂临床手册》）加减。人参、麦冬、五味子、附子、龙骨、牡蛎、白芍、炙甘草。

泄泻不止者，加诃子、石榴皮、罂粟壳。

【临证备要】

本病以运脾化湿为基本法则，实证以祛邪为主，虚证以扶正为主。泄泻变证，属正气伤，分别治以益气养阴，酸甘化阴，回阳救逆，护阴固脱。

1. 辨寒热、虚实、阴阳 常证中大便清稀如水，臭味不甚者属寒；大便黄褐而臭秽者属热。暴泻起病急，病程短，泻下急迫，夹有不消化物，纳呆，腹胀或痛，泻后痛减，邪气盛，正未虚，属实证；久泻病程迁延，反复不愈，食后易泻，大便澄澈清冷，完谷不化，属虚证或虚中夹实。变证中泻下无度，皮肤干瘪，无泪无尿，唇红少津，精神萎靡，脉细数，属气阴两伤的重症；若暴泻不止，面色苍白，精神淡漠，四肢厥冷，脉沉细欲绝，属阴竭阳脱的危症。

2. 辨常证、变证 常证轻者表现为便次不多，大便呈糊状或蛋花汤样，微热或不发热，精神尚好；重者表现为大便量多次频，伴发热、恶心、呕吐，口干尿少；或精神萎靡，大便清稀，久泻不止，面色不华，形寒肢冷。变证表现为泄泻不止，精神萎靡，目眶凹陷，皮肤干皱，无尿肢厥，口渴唇红；或面色青灰，神情萎靡，四肢厥冷，脉微欲绝。

【中医特色疗法】

一、推拿

1. 伤食泻　补脾经、清大肠、摩腹、揉板门、运八卦等，每日1次；或顺运八卦，清胃，补脾，清大肠，运土入水。

2. 寒湿泻　补大肠、补脾经、推三关、揉外劳宫、揉一窝风、揉龟尾、推上七节骨、拿肚角等，每日1次。

3. 湿热泻　清脾经、清大肠、推下七节骨、清小肠、推箕门、按揉足三里、摩腹、揉脐、揉天枢等，每日1次。

4. 脾虚泻　补脾土、补大肠、捏脊、摩腹、推三关、运八卦、按揉足三里、推七节骨等，每日1次。

二、敷贴疗法

1. 科室制剂暖脐散　吴茱萸、干姜、肉桂、丁香、五倍子各适量。宜用于风寒泄泻、脾虚泄泻、脾肾两虚泻。

2. 科室制剂利湿散　葛根、苦参、木香各适量。宜用于湿热泄泻。

3. 伤食泻方　丁香、焦山楂、焦神曲、鸡内金各适量。

4. 脾虚泻方　党参、茯苓、白术、吴茱萸各适量。

5. 风寒泻方　藿香、防风、苍术、茯苓、炮姜各适量。

6. 湿热泄泻方　葛根、黄连、黄芩、黄柏、车前子各适量。

将以上药物分别按一定比例配制，以醋或蜂蜜调成糊状药饼，根据患儿证型取一人份，放置于患儿脐部神阙穴，外以医用胶贴固定，每次贴敷6～8小时，每日1次，连用3～7日。

三、针灸

1. 针法　取穴止泻、足三里、三阴交。发热加曲池；呕吐加内关、中脘；腹胀加天枢；伤食加刺四缝。实证用泻法，虚证用补法，每日1次。

2. 灸法　患儿取仰卧位，点燃灸条，距离皮肤2～3cm，灸至皮肤红热为度，时间15～20分钟。分别灸神阙、中脘、天枢、足三里等穴，如食滞明显，可加脾俞、胃俞等穴；脾肾阳虚者加肾俞，每日 1 次。或选用多功能艾灸仪治疗。

四、耳针

取主穴大肠、小肠、胃、脾、皮质下、交感，寒湿困脾证加三焦，湿热下注证加耳尖，饮食停滞证加十二指肠、食管，肝郁气滞证加肝、胆，肾阳不足证加肾。予王不留行籽贴压于耳穴或反应点，隔日 1 次，据患儿病情取双耳轮换或双耳同时治疗，7～15 次为 1 个疗程，每日按压 3～5 次，每次每穴按压 1～3 分钟，力度以患儿能耐受为度。

【经验方及医院制剂】

一、经验方

1. 小儿惊泻方（芩苓汤——蒯仰山经验方）

方药：茯苓、焦山楂、谷芽各 4.5g，陈皮 2.5g，酒炒黄芩 3g，白芷 2.5g，车前子（包）、泽泻、滑石各 4.5g，赤芍 3g，生甘草 1.5g。此为 3～6 个月小儿用量。

用法：水煎服，分 6 次服下。

主治：用于小儿惊泻。症见泻下粪如青苔，或稠若黏胶，夜啼不安，睡中惊惕，额部、眼周围、鼻鞍部、口唇上下、两太阳穴现青色，毛发直立，枕后有脱发圈（俗称旋头），舌多光润无苔，指纹多淡青兼紫。

2. 止泻方（王鹏飞家传方）

方药：肉蔻 6g，丁香 1g，赤石脂、伏龙肝、莲肉、寒水石各 9g。

用法：上述方药剂量通用于大小儿童，为服用方便，曾用过散剂及浓缩煎剂。①散剂：以上述方药研制成粉剂，6 个月以内婴儿每次 1g，1 岁左右患儿每次 1.5g，每日 3 次。②浓缩煎剂：每剂浓缩成 30mL，6 个月以内婴儿每次服 5mL，1 岁左右患儿每次服 10mL，每日 3 次。

主治：用于脾虚泄泻。症见面肌松弛，肢冷，神萎声低，泻下清稀，完谷不化，舌质淡，舌苔薄白，脉沉细弱，上腭两白齿处及中柱发白及乳白，前后腭粉红或淡白。

3. 加味理中汤（王伯岳经验方）

方药：北沙参（或党参）9g，炒白术 9g，炮姜 6g，茯苓 9g，泽泻 6g，桂枝 6g，猪苓 6g，陈皮 6g，生稻芽 9g，炙甘草 3g。

用法：水煎服，每日 1 剂。

主治：用于小儿寒湿腹泻。四肢不温，腹部隐隐作痛，精神倦怠，口不渴，脉沉缓，舌苔薄白或微黄。

4. 加味异功片（江育仁经验方）

方药：党参 10g，白术 10g，茯苓 10g，陈皮 6g，怀山药 10g，炮姜 3g，禹余粮 10g，升麻 6g，甘草 3g。

用法：①片剂：每片含 0.5g。1—3 岁服 2～3 片，3 岁以上服 4～6 片，每日 2～3 次。②汤剂：水煎服，每日 1 剂。

主治：用于小儿脾虚泄泻，大便溏薄，色淡黄或清稀。

注意事项：若患儿发热、大便夹有黏液或夹有红白黏冻，不宜服用。

5. 加味七味白术散（刘弼臣经验方）

方药：党参 10g，陈皮 10g，葛根 10g，藿香 10g，黄芪 10g，炙甘草 5g，木香 5g，炒白术 10g，茯苓 10g，炮附子 10g。

此为 12 岁小儿一日量。大便黏腻不爽，加黄连 2g，厚朴 5g；纳差，加鸡内金 10g，香稻芽 10g，砂仁 5g；腹痛，加桂枝 10g，白芍 10g；恶心呕吐，加灶心土 15g；腹泻日久不止，加乌梅 10g，五味子 10g；滑脱不禁，加肉豆蔻 10g，诃子 10g。

用法：水煎服，每日 1 剂。

主治：用于小儿脾肾虚泻。

6. 梅连散（黄明志经验方）

方药：乌梅肉 30g，川黄连 15g，车前子 30g，山楂炭 10g，粉葛根 15g，石榴皮 10g。

用法：共研细末。半岁以内每次 1g，每日 3 次，开水冲服；半岁以上，酌情加大用量。

主治：用于秋季腹泻。

7. 太苍散（黄明志经验方）

方药：太子参 15g，炒苍术 30g，白茯苓 30g，车前子 30g，藿香 10g，乌梅肉 10g，粉葛根 10g，炒山楂 5g，炒麦芽 5g，大砂仁 5g。

用法：共研细末。每次每岁 1g，每日 3 次，开水冲服。

主治：用于小儿因湿盛而成的各种腹泻。

8. 痢泻散（朱良春经验方）

方药：生熟大黄各 30g，苍术（米泔水浸）90g，杏仁（去皮尖与油）、羌活（炒）各 60g，川乌（去皮，面裹煨透）、甘草（炒）各 45g。

用法：上药共研极细末，瓶贮备用。成人，赤白痢疾每服 3～4g，但赤痢宜用灯心草 1 尺（30cm 左右）煎汤调服，白痢宜用生姜 3 片煎汤调服，赤白兼见者，并用灯心草、生姜调服；泄泻每服 2g，以米汤调服。小儿剂量减半，4 岁以下用 1/4，幼儿再减，每日 2 次。

主治：用于赤白痢。

9. 泄泻经验方（曹济民经验方）

方药：葛根 10g，炒黄连 3g，木香 5g，炒白术、茯苓各 10g，炮姜炭 5g，焦山楂、炒神曲、炒麦芽各 10g。

用法：每次煎煮时间约 1 小时，每日煎煮 2 次，每次 60～80mL。婴儿服法应少量频喂，较大儿童则分 1～3 次服完。第一煎在 1 小时内服完，隔 2～3 小时，再服第二煎。

主治：用于湿热泄泻。症见泻下稀薄，水分较多，次数亦较多，或如水注，粪色淡黄或深黄而臭，或微见黏液，腹部时感疼痛，食欲不振，或伴泛恶，肢体倦怠，发热或不发热，口渴，小便短黄，舌苔黄腻或黄白相兼。

注意事项：服药期间要控制饮食。轻症适当减少乳食，缩短喂奶时间和延长间隔时间；重症初起须禁食 8～12 小时，以后随病情好转，逐渐恢复少量母乳或米汤等易于消化的食物。初愈后仍应注意调摄饮食，戒油腻生冷。在控制饮食期间，宜供给水分。

10. 宋氏止泻散（宋祚民经验方）

方药：广藿香 10g，苍术 6g，云茯苓 10g，北防风 6g，乌梅 6g，焦山楂 3g，川黄连 3g，炒白芍 6g，炙甘草 6g。

低热，加苏叶 3g；大便黏液或黏冻，加大黄炭 3g；湿热并重而见身热较高、便泻次数多，加败酱草 10～15g，生薏苡仁 20g。

用法：水煎服，每日 1 剂，分 2～3 次服，饭前 30 分钟服。服药后 24

小时内禁食，只喝白米汤代饮食，大便正常后可以进米粥。

主治：用于湿热泄泻（消化不良、肠炎）。症见发热，泄泻水样，伴有黏液，形如蛋花，或糊状溏软，日下 5～10 次，气味秽臭，色黄褐或黄绿，肛门红赤，不思乳食，烦躁不安，或腹痛啼哭，舌质红，苔黄腻，指纹紫青滞，脉滑数。

11. 覆脐止泻散（孙浩经验方）

方药：川椒、吴茱萸、肉桂、小茴香、干姜各等分。

用法：共研细末，以瓷瓶或玻璃器皿盛贮，勿令泄气。每用 3g，盛入小纱布袋内，覆盖于神阙穴上，外以绷带固定，24 小时后取下，再用原药末 3g，用法如前，连用 2 次（计 48 小时）为 1 个疗程。

主治：和阴阳，行气血，健脾胃，除寒湿。用于小儿伤食泻、风寒泻。

注意事项：年龄较大、辨证为脾虚或脾肾阳虚久泻的患儿则疗效较差，必须加服中药方能治愈。此外，提请注意，本药末必须盛入纱布袋内覆盖脐部；如将药末直接填敷脐中，刺激性太强，易导致小儿皮肤黏膜损害。

12. 小儿腹泻方（朱锦善经验方）

方药：葛根 6～10g，茯苓 5g，车前子 6～10g，黄芩 6～10g，诃子 6g，马齿苋 10g，甘草 5g。

此为 3 岁患儿剂量。兼外感风寒暑湿，加藿香、紫苏各 3～6g；大便黄稠黏液较多，或暴注下迫，泻下急暴，为热盛，加黄连、秦皮、白头翁、鱼腥草各 5～10g；寒湿泄泻，粪便清利，面白唇淡，苔白，去黄芩、马齿苋，加苍术、陈皮各 5～6g；呕吐，加法半夏、竹茹各 5～6g；腹痛，加木香、白芍各 3～6g；食积，加神曲、山楂各 5～10g；脾虚，加太子参、白术、苍术各 5～10g。

用法：水煎 2 次，煎液混合，少量多次喂服，勿使呕吐。

主治：用于小儿急性腹泻。症见大便次数增多，粪质稀薄，或如水样，或蛋花样，或夹黏液，日十数次不等，或兼呕吐、发热、烦躁哭闹、小便短少等。

13. 泄泻方（王素梅经验方）

方药：煨葛根 10g，丁香 2g，伏龙肝 9g，莲肉 10g，茯苓 10g，赤石脂 10g，肉豆蔻 5g。

此为 6 岁小儿一日量。腹痛，加白芍 10g，炙甘草 6g；脾气急躁，加钩藤 10g；感受风寒，发热恶寒，加藿香 10g，苏叶 6g；呕吐酸腐，腹胀，加焦山楂 10g，焦槟榔 10g；湿热炽盛，泻下急迫，去莲肉、伏龙肝、赤石脂，加黄芩 6g，黄连 5g，白头翁 6g，寒水石 6g；泻下如水，加车前子 10g。

用法：水煎服，每日 1 剂。

主治：用于小儿虚证泄泻。

14. 升清运脾汤（董幼祺经验方）

方药：黄连 1.5g，乌梅 5g，炒麦芽 10g，炒银花 6g，石榴皮 5g，荷叶 10g，扁豆衣 10g，怀山药 10g，甘草 3g。

用法：每日 1 剂，水煎 2 次，每次约 80mL，上下午分服。

主治：用于小儿热利之余热不清，阴津亏耗。症见大便次多、黄绿，伴有酸味，纳少作恶，舌质红、偏干，苔薄黄，小溲短少等。

二、医院制剂

参苓白术散、达原散、内金散、止泻散、养阴散等辨证选用。每日 2～3 次，水煎或开水冲后滤渣服。

【其他疗法】

1. 轻度脱水者给予口服补液盐，中度以上脱水者给予静脉补液。

2. 体温超过 38.5℃者可给予口服布洛芬混悬剂或对乙酰氨基酚滴剂以降温。

3. 合并细菌感染者给予抗生素治疗。

【中成药辨证应用】

1. 藿香正气口服液　用于风寒泄泻。

2. 小儿肠胃康颗粒　用于湿热泄泻。

3. 小儿化积口服液　用于伤食泄泻。

4. 醒脾养儿颗粒　用于脾虚泄泻。

5. 保和丸　用于伤食泄泻。

6. 附子理中丸 用于脾肾阳虚泄泻。

【中医调护】

一、病情观察

1. 注意观察患儿大便次数、颜色、量、气味、性状，做好动态比较。

2. 观察患儿呕吐、腹痛情况，腹痛者注意局部保暖，可做腹部热敷。风寒泻给予暖脐散，醋调成糊状，贴敷神阙，每日 1 次。湿热泻给予利湿散，香油调和，贴敷神阙，每日 1 次。

3. 密切观察病情变化，注意患儿皮肤的弹性、前囟凹陷程度、尿量变化及四肢末梢循环情况，出现呼吸深快、精神萎靡、口唇樱红，应及时报告医师并配合处理。

4. 并发症处理：出现尿少、烦躁、口渴，无呕吐者，提示气阴两伤，应及时给予口服补液盐；若呕吐频繁，泄泻不止，出现口唇樱红、表情淡漠、四肢不温、尿少尿闭，提示阴竭阳脱，应立即报告医生，及时抢救，遵医嘱给予体液疗法，注意保暖，多加衣被。

二、生活起居护理

1. 病室安静、舒适。风寒泻患儿注意保暖，防止复感。脾肾阳虚泻尤应注意保护腹部，避免着凉。

2. 观察体温变化，体温过高时多饮水，擦干汗液，减少衣服，必要时遵医嘱应用降温药物。

3. 注意臀部护理，选用柔软布类或纸类尿布，每次大便后用温水清洗臀部，保持干燥，防止发生红臀；局部皮肤发红处涂氧化锌软膏。

三、饮食护理

保证基本营养供给，勿滥用食物。母乳喂养者继续哺乳，暂停辅食，人工喂养者暂停牛奶，饮食原则是少量多餐，进食易于消化的食物，如米汤、粥、稀牛奶、稀面条等。

1. 伤食泻 应暂禁食，待恶心、呕吐、腹泻等症状缓解后再进少量流食，半流食，如母乳或稀粥、烂面等。

2. 风寒泻 饮食要清淡、易消化，如红糖米汤或粥、姜汁面等。

3. 湿热泻 饮食以清淡为宜，可给糯米粥、面叶等。

4. 脾虚泻 饮食应以清淡半流质为宜，宜给薏仁粥、山药大枣粥等，趁热服用。

5. 脾肾阳虚泻 饮食宜清淡少渣，趁热服用，少量多餐，宜给党参粥、黄芪粥。

四、情志护理

腹痛时多与患儿交流，分散其注意力，以减轻疼痛。脾肾阳虚泻患儿病程长，往往迁延不愈，应注意安抚患儿及家长情绪，争取配合和支持。

五、用药护理

1. 中药汤剂宜温服。耐心喂服中药，少量多次，缓缓频服。

2. 脾虚泻、寒湿泻的中药宜热服。风寒泻汤药应趁热服，服后覆被静卧，并取微汗。

六、健康指导

1. 提倡母乳喂养，不要在夏季断奶。逐步添加辅食，不要几种辅食同时添加，防止过食和偏食。婴幼儿以乳品为主，适当添加豆浆、蛋羹、藕粉、面糊、菜泥、肉泥等易于消化之品。幼儿饮食应细软、富于营养，忌食刺激性、硬固、油腻、生冷类食物。

2. 指导乳母注意乳儿饮食和个人卫生，培养儿童良好的卫生习惯，饭前便后洗手，注意食物新鲜、清洁，奶瓶及其他食具用后及时清洁消毒，避免肠道感染。

3. 加强户外活动，多晒太阳，适应四时气候变化，随气候变化增添衣服，防止感受外邪，避免腹部受凉。

【治未病原则及措施】

1. 注意饮食卫生，保持饮食、食品清洁，饭前、便后要洗手。

2. 提倡母乳喂养，避免在夏季时断奶，遵守添加辅食的原则，注意科学喂养。

3. 对感染性腹泻患儿隔离治疗，避免与患儿接触。

4. 注意气候变化，防止感受外邪，避免腹部受凉。

（周口市中医院儿科：李俊华，卢平）

肱骨髁上骨折

肱骨髁上骨折多见于10岁以下儿童，约占全身骨折的7.5%。儿童期肱骨髁上部位在结构上最为薄弱，为松质骨与皮质骨交界处。肘关节囊及侧副韧带相对比较坚固，故在肘关节损伤时容易发生骨折而不易发生脱位。

【病因病机】

此种骨折多在儿童爬高墙、攀树时从高处跌下或走路奔跑跌倒时发生。根据暴力的形式及受伤时肘关节体位不同，可造成不同类型的髁上骨折，分为伸直型、屈曲型和粉碎型三种，其中伸直型最多，占此类骨折的90%以上，屈曲型最少，粉碎型多发生在成年人，又称为肱骨髁间骨折。

1. 伸直型 跌倒时上肢伸直。手部着地，肘关节处于伸直位或近于伸直端。地面的反作用力经前臂传达至肱骨下端，将肱骨髁推向后方。身体的重力由上而下将肱骨干推向前方，形成伸直型骨折。骨折线多由前下方斜向后上方。若暴力含有使肘外翻或肘内翻倾向，则骨折远端在向后移位过程中可以偏向尺侧或桡侧，故伸直型又分为尺偏型或桡偏型。

（1）尺偏型：骨折远端向尺侧移位，此型占多数。尺侧骨皮质可有小的碎片及嵌压塌陷，尺侧骨膜多被剥离，桡侧骨膜多断裂。复位后骨折远段容易向尺侧再移位，即使达到解剖对位，因内侧骨皮质的挤压缺损而会向内偏斜，故此型骨折肘内翻畸形的发生率最高。

（2）桡偏型：骨折远端向桡侧移位，此型占少数，桡侧骨皮质因挤压而塌陷，桡侧骨膜多连续，尺侧骨膜多断裂。此型骨折即使不能完全复位也不会产生严重的肘外翻，但为求解剖对位或矫正过度时，亦可形成肘内翻畸形。

2. 屈曲型 跌倒时肘后侧着地、肘关节处于屈曲位。暴力由后下方向前上方撞击尺骨鹰嘴，造成髁上骨折，远折端向前上移位，骨折线多由后下方斜向前上方。此型很少发生血管神经损伤。

【诊断要点】

1. 有外伤史，多发生于儿童。

2. 肘部肿胀、疼痛、畸形、压痛、功能障碍，甚则有张力性水疱，肘后三角关系正常。

3. 注意有无神经、血管损伤。

4. X 线摄片可确定骨折情况和类型。

5. 骨折分型

（1）伸直型骨折：肘部肿胀或靴样畸形，髁上处压痛敏锐、异常活动与骨擦音，肘屈伸功能障碍，骨折远端向后上移位，骨折线多由前下方向后上方，可合并神经、血管损伤。

（2）屈曲型骨折：肘部肿胀，髁上处压痛与异常活动，功能受限，骨折远端向前上方移位，骨折线从后下方斜向前上方。

【鉴别诊断】

1. 肘关节后脱位　儿童肘关节后脱位极少见，脱位后肘后三角关系改变，患肢缩短，屈肘弹性固定；X 线摄片可确诊。

2. 肱骨外髁骨折　肿胀及压痛局限于肘外侧，有时可触及骨折块：X线摄片桡骨纵轴线不通过肱骨小头骨化中心。

【辨证论治】

1. 血瘀气滞证　损伤早期，由于经脉受伤，气血受损，气血瘀滞，局部出现肿胀疼痛，胃纳不佳。舌质淡红，苔薄白，脉弦紧。

治法：活血化瘀，消肿止痛。

推荐方药：桃红四物汤加减。桃仁、红花、牛膝、灵脂、归尾、丹参、独活、木香、赤芍等。

2. 营血不调证　损伤中期，经初期治疗局部瘀血、肿胀基本消退，疼痛基本消失，新血渐生，筋骨虽续而未坚，活动仍受限。舌质暗红，苔薄白，脉弦缓。

治法：和营生新，接骨续损。

推荐方药：和营止痛汤加减。赤芍、当归尾、川芎、苏木、陈皮、桃仁、续断、乌药、乳香、没药、木通、甘草等。

3. 肝肾亏虚证 损伤后期，骨折基本愈合，功能初步恢复，但筋骨尚未坚实强壮，气血不足。舌淡苔白，脉虚细。

治法：益气健脾固肾。

推荐方药：壮筋续骨汤加减。当归、川芎、白芍、熟地黄、杜仲、川续断、五加皮、骨碎补、桂枝、黄芪、虎骨（代）、补骨脂、菟丝子、党参、木瓜、刘寄奴、地鳖虫等。

【临证备要】

1. 凡儿童肘部损伤，首先应考虑肱骨髁上骨折。症见肘部肿痛，靴状畸形，肘后三角关系正常，肱骨髁上压痛明显，并触及骨擦感和异常活动，结合 X 线摄片检查，即可确诊。

2. 肱骨髁上骨折多发生于儿童的原因：此处骨骼扁平并前倾；松、密质骨交界处；该处多为软骨组织，联合力较差；儿童好动，自我保护能力差。

3. 儿童肘部骨化中心多，多是软骨。仔细阅读 X 线片是进一步鉴别诊断和确定治疗方案的关键。

4. 除伸直型与屈曲型外，有的还伴桡偏型（远端向桡侧移位）或尺偏型（远端向尺侧移位）。

5. 手法整复前必须心中有数，用力有度。牵引 3～5 分钟，基本上达到顺势拔伸牵引，纠正重叠、成角及侧方移位。应特别注意矫正尺偏畸形，必要时可矫枉过正，以防止尺侧遭受挤压，出现肘内翻畸形。

6. 不宜多次强力复位，以防止骨化性肌炎的发生。

7. 外固定时，伸直型者屈曲位固定（90°～110°），屈曲型者轻度屈曲位固定（40°～60°）。固定期间患肢出现骨筋膜间室综合征，应立即松解外固定观察，必要时切开减压。

8. 抬高患肢，并严密注意肿胀、疼痛、手指活动、感觉异常及血运情况，以防发生肢体缺血等。

9. 骨折合并血管、神经损伤，有缺血征象者，宜果断切开探查，不能等待，以免产生不可挽回的严重结果。

10. 进行功能锻炼时，严禁暴力被动活动，以避免发生骨化性肌炎。

11. 儿童肱骨髁上骨折后畸形愈合，可以自行塑形，一般不做任何手术；但肘内翻＞10°，年满 14 岁后，可行肱骨髁上楔形截骨术，以防止肘关节畸形发育。

【中医特色疗法】

一、手法整复和固定

1. 手法整复　无移位的青枝骨折、裂纹骨折，用直角托板加绷带屈肘 90°悬吊 2～3 周。新鲜骨折有移位者，肿胀不严重，可进行手法复位。

（1）伸直型骨折：麻醉下，患者仰卧位，一助手握患侧上臂，另一助手握患侧前臂及手腕，肘半屈位，徐徐用力，顺势拔伸牵引，纠正重叠移位。若患肢为右侧且远端有旋前畸形，在牵引下先使前臂旋后，然后左手握住骨折近端，右手握住骨折远端，两手相对挤压，将远折端旋后、近折端旋前矫正旋转，将骨干内推、远折端往外端，纠正侧方移位（尺偏型骨折尽可能矫正畸形；桡偏型骨折不可矫枉过正，防止肘内翻）。术者以两手拇指从肘后推动尺骨鹰嘴向前，同时两手四指重叠环抱骨折近端向后拉，并让助手在牵引下徐徐将肘屈至 70°左右，即可复位。注意勿将骨折远端过度推向前方，以免骨膜剥离广泛而影响骨折的稳定性。尺偏型骨折当手法复位后，术者可一手将骨折部固定住，另一手将肘关节略伸直，将前臂向桡侧伸展，使骨折断端桡侧骨质嵌插或稍有桡偏，以预防发生肘内翻畸形。

（2）屈曲型骨折：麻醉下，整复屈曲型骨折，手法与上述相反，应在牵引下将远折端向后推，并徐徐伸直肘关节。

2. 固定　对无移位的肱骨髁上骨折，予四块小夹板超肘关节固定和腕颈悬吊屈曲 90°固定，密切观察患肢血运情况，调整松紧度，定期进行 X 线检查。一周后骨折端再移位的可能性减少。3～4 周去夹板进行功能锻炼。

（1）伸直型骨折：复位后，在鹰嘴后上和骨折远端内侧各放置一个梯形垫，骨折近端外侧放置一个塔形垫。用四块夹板超肘关节固定，屈肘90°～110°，以不影响血运为度，然后用三角巾悬吊前臂于胸前固定3～4周；或8字石膏绷带固定于屈肘关节100°～110°，3～4周去除固定，进行功能锻炼。

（2）屈曲型骨折：四块小夹板超肘关节固定于肘关节40°～60°位2周后，逐渐改为90°位固定1～2周；或石膏绷带固定于伸直位，每7～10日换石膏，适当增加屈曲度数，3～4周去除固定，进行功能锻炼。

二、中药外用

1. 药膏　骨折早期活血化瘀，如消肿止痛膏、双柏散膏；中期接骨续筋，如接骨续筋药膏。

2. 涂擦药　骨折后期温经通络、化瘀止痛，如红花油等。

3. 熏洗药　骨折后期舒筋通络，如四肢损伤洗方等。

【经验方及医院制剂】

经验方

1. 上肢损伤洗方（《中医伤科学讲义》）

组成：伸筋草15g，透骨草15g，荆芥9g，防风9g，红花9g，千年健12g，刘寄奴9g，桂枝12g，苏木9g，川芎9g，威灵仙9g。

功效：活血舒筋。用于上肢骨折、脱位、扭挫伤后筋络挛缩酸痛。

用法：煎水熏洗患肢。

2. 消肿止痛膏（《外伤科学》）

组成：当归、赤芍、生地黄、延胡索、血竭、乳香、红花、大黄、姜黄、鳖甲、茄瓜根、红曲、赤小豆各等量。

功效：祛瘀，消肿，止痛，治损伤初期瘀肿疼痛者。

用法：共研细末，用凡士林调成60%软膏外敷患处。

3. 海桐皮汤（《医宗金鉴》）

组成：海桐皮6g，透骨草6g，没药6g，乳香6g，当归5g，川芎3g，川椒10g，红花3g，威灵仙3g，甘草3g，防风3g，白芷2g。

功效：活络止痛。治跌打损伤疼痛。

用法：共为细末，布袋装，煎水熏洗患处。亦可内服。

【其他疗法】

1. 骨牵引　骨折发生时间较久，软组织损伤严重，皮肤有水疱，或手法复位不稳定，或屈肘120°固定后影响桡动脉搏动而减少屈肘角度后又不稳定时，可作尺骨鹰嘴骨牵引。1周左右，肿胀消退，再作手法复位和小夹板固定。

2. 手术内固定　肱骨髁上骨折合并肱动脉损伤而致筋膜间隔区综合征者，应及时手术探查，彻底清除血肿，切开肱二头肌腱膜及深筋膜进行减压。对血管痉挛或损伤之神经进行妥善处理后，再在直视下整复骨折，用钢针内固定，术后以长臂石膏托屈肘90°固定。

3. 肱骨下端楔形截骨术　肱骨髁上骨折后，肘内翻畸形超过15°以上，肘关节伸屈功能尚好，年龄在12—14岁及以上者，可施行肱骨下端楔形截骨术。一般在骨折坚固愈合，肘关节功能恢复后即可施行。

【中成药辨证应用】

1. 三七片　每次4片，每日服2次，用于骨折早期。

2. 跌打丸　每次1粒，每日服2次，用于骨折早期。

3. 舒筋活血片　每次4片，每日服2次，用于骨折中期。

4. 接骨丹　每次5g，每日服2次，用于骨折中、后期。

5. 六味地黄丸　每次8粒，每日服2次，用于骨折后期。

【中医调护】

一、病情观察

1. 密切观察患者伤后神志、面色、生命体征、舌苔脉象与全身症状的变化情况，详细记录，有异常及时处理。

2. 严密观察骨折部位疼痛、肿胀情况，有无张力性水泡的出现，还应注意桡动脉的搏动，腕和手指的感觉、活动、温度、颜色，以便确定是否合并神经或血管损伤。

3. 如出现肘部严重肿胀，桡动脉波动消失，患肢剧痛，手部皮肤苍白、发凉、麻木，被动伸直有剧烈疼痛者，应及时告知医生并处理。

二、起居护理

1. 病室安静、阳光充足、温湿度适宜。

2. 病床宜用较薄垫，保持床铺平整、干燥、无碎屑，卧位舒适。在不影响骨折治疗的情况下，使用石膏、夹板、绷带、牵引等调整卧位，以减轻伤肢或躯体的不适感。加强生活护理，保持个人卫生清洁。

三、饮食护理

加强饮食调理，以增强抗感染和骨折修复能力，忌食寒凉、辛辣、肥腻及发物。骨折初期，宜食用活血祛瘀、清淡易消化食物，如胡萝卜、生鱼汤等；骨折中期，瘀未尽去，筋骨未连，饮食宜进调和气血、接骨续筋之品，如牛奶、豆类、瘦肉、排骨汤等；骨折后期，需补益肝肾，强筋壮骨，可进食营养丰富的滋补之品，红枣、桂圆等，加速骨折愈合。

四、情志护理

根据患者的心理特点及个性，因势利导，减少患者的恐惧心理。向患者介绍本疾病的发生、发展及转归，取得患者理解和配合，建立良好的护患关系，使患者产生安全感、信任感，使其增强战胜疾病的信心。

五、用药护理

1. 一般用温开水（或药引）送服药剂，散剂用水或汤药冲服。

2. 用药前仔细询问过敏史，对过敏体质者，提醒医生关注。

3. 密切观察用药反应，对患儿用药尤应注意，发现异常，及时报告医生并协助处理。

六、健康指导

1. 向患者及家属讲解骨折有关预防知识，熟悉骨折的原因及预防措施。

2. 肘关节周围损伤后局部多肿胀严重，应卧床休息，抬高患肢，高于心脏水平。下床活动时，以前臂吊带悬吊，屈肘 90°固定。

3. 出院时嘱患者或家属应严密观察患肢远端血液循环及感觉活动情况，如皮肤的颜色是否发紫、发青，手指的感觉、活动有无异常和外固定的松紧，若有异常立即来就诊。

4. 指导患者及家属功能锻炼，遵循循序渐进的原则，伤后 1 周内开始练习握拳、伸指、腕关节屈伸及肩关节各种活动；当解除患肢外固定后，督促开始练习患肢肘关节屈伸活动。

5. 均衡的膳食有助于疾病的康复，应多摄入高蛋白、高维生素、含钙多的食物，如骨头汤、鸡蛋、鱼汤等，促进骨折愈合，缩短病程。

【治未病原则及措施】

1. 遵守交通规则，防止发生高能量的车祸伤，减少肱骨髁上骨折的发生概率。

2. 对于儿童，家长要教育其避免嬉戏打闹引起的跌倒。在儿童活动时适当佩戴保护性器具，雨雪天气减少外出。

（周口市中医院骨科：樊帆，刘喜梅，马荣花）

肱骨外科颈骨折

肱骨外科颈位于肱骨上端,解剖颈下 2～3cm，相当于大、小结节下缘与肱骨干的交界处，也是松质骨与皮质骨的交界处，是骨折的好发部位。肱骨外科颈骨折较常见，各种年龄均可发生，以老年人居多，肱骨外科颈骨折移位多较明显，局部出血较多。严重移位骨折可损伤腋部的神经、血管。

【病因病机】

骨折多为间接暴力所致，如跌倒时手或肘部触地，暴力沿肱骨干向上传导冲击，引起肱骨外科颈骨折；肩部外侧直接暴力亦可引起骨折。间接暴力由于受伤时上臂的体位不同，可导致肱骨外科颈的外展型或内收型骨折。

1. 外展型骨折　跌倒时上肢处于外展位，骨折后骨折的远侧段呈外展，骨折的近侧段相应内收，两骨折端向内成角移位，且常出现两骨折端外侧互相嵌插。

2. 内收型骨折　跌倒时上肢处于内收位，骨折后骨折的远侧段内收，骨折的近侧段外展。形成两骨折端向外成角移位，两骨折端内侧常出现互相嵌插。

3. 肱骨外科颈骨折合并肩关节前脱位　多为上肢外展外旋暴力所致，骨折后暴力继续作用，导致肩关节前脱位。骨折合并脱位后，肱骨头常因翻转或因喙突、肩胛盂、关节囊的阻碍而整复困难。

【诊断要点】

1. 有明显外伤史。
2. 好发于老年人，亦可见于成人及儿童。
3. 肩部肿胀、疼痛、压痛、功能障碍，上臂内侧可见瘀斑，可触及骨擦感及异常活动。

4. X 线摄片检查可确定骨折类型及移位情况。

5. 骨折分型

（1）裂缝骨折：肩部轻度肿胀、压痛，X 线片示骨膜下骨裂。

（2）嵌插骨折：伤肩肿胀、压痛，纵轴叩击痛，X 线片示骨折端相互嵌插。

（3）外展型骨折：伤肩疼痛、压痛，中度肿胀，内侧有瘀斑，断端外侧嵌插、内侧分离，向前内侧突起成角畸形，可有骨擦音，肩关节功能受限。

（4）内收型骨折：伤肩肿胀、疼痛、压痛，纵轴叩击痛，可无骨折征象。

【鉴别诊断】

1. 肩关节前脱位　亦表现肩部疼痛、压痛，活动受限，典型方肩畸形；但伤肢外展25°～30°位弹性固定，搭肩试验阳性；X 线可鉴别。有时两者合并存在。

2. 肱骨大结节骨折　肩外侧大结节处压痛，外展活动受限，上臂内侧无瘀斑，无环形压痛。

3. 肩部挫伤　系直接暴力所致。局部皮肤有擦伤、瘀斑，肿胀、压痛局限于着力部位，无环形压痛及纵向叩击痛；X 线片无骨折征象。

【辨证论治】

1. 血瘀气滞证　伤后1～2周，血离经脉，瘀积不散，气血不得宣通；临床常见局部瘀肿明显，疼痛较甚。

治法：行气活血，消肿止痛。

推荐方药：桃红四物汤加减。桃仁、红花、血竭、赤芍、乳香、没药、当归、川芎等。

2. 瘀血凝滞证　伤后2～4周，瘀血未尽，筋骨未复。

治法：活血和营，接骨续筋。

推荐方药：接骨紫金丹等加减。自然铜、骨碎补、乳香、没药、血竭、孩儿茶等。

3. 肝肾不足证 伤后>4 周。表现为骨折愈合迟缓，骨痂较少，腰膝酸软，面色少华，舌淡胖，苔薄白，脉细。

治法：补益肝肾，调养气血。

推荐方药：八珍汤等加减。当归、川芎、党参、白术、茯苓、白芍、生地等。

【临证备要】

1. 根据外伤后肩部肿痛，上臂上端环形压痛，内侧瘀斑，骨擦音和异常活动，患肩功能障碍，X 线片显示肱骨外科颈骨折，即可准确诊断本病。

2. 较严重的肱骨外科颈骨折，常合并血管、神经损伤及肱骨大结节撕脱骨折等并发症，临床须仔细检查诊断。

3. 患肢肿胀较甚，手法整复困难者，可先抬高患肢，外敷散瘀膏消肿后再复位。

4. 整复前应仔细分析受伤机理及 X 线片显示的骨折类型，切忌盲目复位，以免加重软组织损伤和骨折端的破裂，甚至造成不堪设想的严重后果。

5. 手法要诀：牵引时宜屈肘 90°，使肱二头肌放松，上臂顺纵向牵引，不旋内及旋外。整复满意后，对骨折端推挤，使两折端相互嵌压稳定，有利于骨折的稳定及愈合。

6. 固定前预先在 3 块长夹板的顶端钻孔，固定时宜超肩关节 3~4cm，用短布带穿过 3 块夹板顶端孔环扎固定，再用一长布带系于结扎环内侧，并绕过对侧腋下用棉花垫好打结。

7. 骨折断端复位不稳定者，可配合皮肤牵引或尺骨鹰嘴骨牵引。

8. 固定后应经常观察患肢血运、手指活动情况等，并视病情及时调整松紧度，进行 X 线复查。

9. 练功宜早，循序渐进。因骨折部靠近肩关节，极易形成"冻结肩"，早期外展型骨折忌外展，内收型骨折忌内收，以免再移位成角。

10. 骨折复位后，有报道可采用"肩关节外展 0°法"，即上臂外展 135°、前屈 45°位进行外固定，更有利于肩关节功能恢复。

11. 肿胀严重者，可局部注射透明质酸酶 1500 单位，以促使肿胀消退。

12. 甩肩疗法：适于老年移位骨折 2 周以内者，尤宜于老年妇女。方法：手提 1~2kg 重物，弯腰，患肩先前后、左右甩动，再转环，每日 2~3 次，每次 30 分钟左右。此法安全、简便、有效。

【中医特色疗法】

一、手法复位

适用于有移位的肱骨外科颈骨折。

1. 外展型骨折

（1）三人复位法：患者坐位或卧位，一助手用布带绕过腋窝向上提来。屈肘 90°，前臂中立位，另一助手握其肘部，沿肱骨纵轴方向牵引，矫正重叠移位。然后术者双手握骨折部，两拇指按于骨折近端的外侧，其余各指抱骨折远端的内侧向外捺正，助手同时在牵引下内收其上臂即可复位。

（2）跨臂复位法：患者坐位，术者站立于患侧后面，如右侧骨折时，术者用左上臂丛前方跨过患侧上臂而插入患侧腋窝，用右手紧握患侧肘部，将患肢用力弯向前、内并向下牵引，以矫正向内成角畸形和重叠移位，同时用插入腋窝的上臂将骨折远端向外侧牵拉，使之复位。

2. 内收型骨折

（1）外展过顶法：患者坐位或卧位，一助手用布带绕过患侧腋窝向上提拉，屈肘 90°，前臂中立位，另一助手握其肘部，沿肱骨纵轴方向牵拉，矫正重叠移位。然后术者两拇指压住骨折部向内推，其余各指使骨折远端外展，助手在牵引下将上臂外展，使之复位。如有向前成角畸形，应进一步矫正，术者双手拇指置于骨折部的前侧向后按压，其余各指环抱于骨折远端后侧略向前移，助手在牵引下徐徐向上抬举上臂，以矫正向前成角畸形。如向前成角畸形过大，助手还可继续将上臂上举过头顶，此时术者立于患者前外侧，用两拇指压住骨折远端，其余各指由前侧按住成角突出处，如有骨擦感，断端相互抵触，则表示成角畸形矫正。

（2）过度外展复位法：患者平卧，患肢外展位，术者坐于患者外上方的凳子上，双手持握患肢前臂及腕部，将患肢稍向前屈，并利用一足踩于患肩前上方作为支点，牵引外展的患肢，以矫正重叠移位。然后逐步加大外展角度，以矫正向外成角畸形及向前成角畸形，但勿操之过急，以免损伤腋部神经血管。

3. 骨折合并关节脱位

（1）一法：先整复骨折，再整复脱位。患者平卧，患肢外展位，用一宽布带绕过患侧腋窝，将布带两端系在健侧的床脚上，在两布带间用一木块支撑，助手握持患肢腕部进行顺势拔伸牵引，并根据正位 X 线照片肱骨头旋转的程度，将患肢外展至 90°～150°，拔伸牵引 10～20 分钟，以解除骨折远端对肱骨头的挤夹，张开破裂的关节囊，为肱骨头进入关节盂打开通路。术者用两手拇指自腋窝将肱骨头前下缘向上、向后、向外推顶，其余各指按住近肩峰处以作支点，使肱骨头纳入肩关节盂内而复位。如骨折端仍有侧方移位或成角移位，助手用手按住固定整复好的肩关节，术者用捺正手法矫正之。

（2）二法：先整复脱位，再整复骨折。患者平卧，患肢轻度外展位，用一宽布带绕过患者腋窝，将布带两端系在健侧的床脚上，在两布带间用一木块支撑，助手用两手握持患肢腕部，不要用力拔伸，术者用两手拇指自腋窝将肱骨头向外上推顶，其余各指按住肩部以作支点，使肱骨头纳入肩关节盂，如在腋下已摸不到脱位的肱骨头，则脱位已整复成功。然后，术者用双手固定整复好的肩关节，助手外展拔伸牵引，术者再按内收型骨折复位法整复骨折。

二、外固定

1. 三角巾悬吊　适用于无移位骨折或不全骨折。

2. 超肩关节夹板固定　适用于复位后骨折处稳定的外展型骨折或粉碎型骨折。固定时用夹板四块。长夹板三块，下达肘部，上端超过肩部，长夹板可在上端钻小孔系以布带结；短夹板一块，由腋窝下达肱骨内上髁以上，夹板的一端用棉花包裹，呈蘑菇头状，做成蘑菇头状大小垫夹板。固定时，在助手维持牵引下，术者捏住骨折部保持复位后位置，并将棉垫 3～4 个放于骨折部的周围，三块长夹板分别放在上臂前、后、外侧，短夹板放在内侧。若内收型骨折，内侧夹板大头垫应放在肱骨内上髁；若外展型骨折，大头垫应顶住腋窝部；有向前成角畸形者，在前侧夹板下相当于成角突出处置一平垫；内收型骨折者，在外侧夹板下相当于成角突出处置一平垫；外展型骨折者，则在外侧夹板下相当于肱骨大结节处放一平垫。肱骨外科颈骨折合并肩关节脱位者的夹板和固定垫安放位置，与内收型骨折相同。先用三条横带在骨折部下方将夹板捆紧，然后用长布条穿过三块超关节夹板顶端的布带环，进行环状结扎，再用长布带绕至对侧腋下，用棉垫垫好后打结，以免压迫腋下皮肤。对移位明显的内收型骨折，除夹板固定外，尚可配合上肢皮肤悬吊牵引3周，肩关节置于外展前屈位，其角度视移位程度而定，牵引重量2～4kg，以使患侧肩部离床，亦可配合铁丝外展架，将患肢固定于外展前屈位，外展角度视移位程度而定，前屈约30°，3～4周拆除外展架。夹板固定后，应注意观察患肢血运和手指活动情况，及时调整夹板的松紧度。睡眠时要仰卧，在肘后部垫一枕头，维持患肩于外展位，外展型骨折应维持患肩于内收位，以免骨折发生再移位。夹板固定时间4～5周，当骨折临床愈合后拆除。

3. 外展支架固定 适用于复位后骨折处稳定的内收型骨折。也可以先用夹板固定，然后放置在外展支架上。

三、闭合复位穿针外固定

适用于复位后骨折处不稳定的患者。

先采用手法复位（方法同前），透视位置满意后，消毒局部皮肤，透视下经皮用电钻将克氏针或斯氏针交叉固定骨折端，断端稳定后在针周围消毒，敷料覆盖，三角巾悬吊4～5周。

四、针灸治疗

温针群刺法治疗肱骨外科颈骨折后期或术后肩关节活动功能障碍：温针群刺患肩部僵硬软组织，并行红外线照射，配穴取合谷、阳陵泉、阿是穴等，取针后活动肩关节。

【经验方及医院制剂】

经验方

1. 上肢损伤洗方（《中医伤科学讲义》）

组成：伸筋草15g，透骨草15g，荆芥9g，防风9g，红花9g，千年健

12g，刘寄奴 9g，桂枝 12g，苏木 9g，川芎 9g，威灵仙 9g。

功效与适应证：活血舒筋。用于上肢骨折、脱位、扭挫伤后筋络挛缩酸痛。

用法：煎水熏洗患肢。

2. 消肿止痛膏（《外伤科学》）

组成：当归、赤芍、生地黄、延胡索、血竭、乳香、红花、大黄、姜黄、鳖甲、茄瓜根、红曲、赤小豆各等量。

功效与适应证：祛瘀，消肿，止痛，治损伤初期瘀肿疼痛者。

用法：共研细末，用凡士林调成 60% 软膏外敷患处。

3. 海桐皮汤（《医宗金鉴》）

组成：海桐皮 6g，透骨草 6g，没药 6g，乳香 6g，当归 5g，川芎 3g，川椒 10g，红花 3g，威灵仙 3g，甘草 3g，防风 3g，白芷 2g。

功效与适应证：活络止痛。治跌打损伤疼痛。

用法：共为细末，布袋装，煎水熏洗患处。亦可内服。

【其他疗法】

1. 骨折固定稳定后，如果存在骨质疏松、骨折延迟愈合等，可选择电脑骨折愈合仪等促进骨折的理疗仪器以促进骨折愈合，每日 1～2 次，每次 30 分钟。

2. 后期肩关节粘连，可以选用康复设备进行康复治疗，运动范围逐渐增大，每日 1～2 次，每次 30 分钟。

3. 后期肩关节粘连，也可以选用中药外洗方法进行熏洗，可选用海桐皮汤等。每日 1～2 次，每次 30 分钟。

4. 肱骨外科颈骨折是接近肩关节的骨折，周围肌肉比较发达，肩关节的关节囊和韧带较松弛，骨折后，局部血肿易与附近软组织发生粘连，骨折移位直接影响结节间沟的平滑，易与肱二头肌长腱粘连。若长期固定容易发生肩凝。所以，复位后即开始功能锻炼是非常必要的。

（1）内收型：复位后 1 周行握拳、屈肘、提肩活动。至 2 周时可做患肢的前屈、外展活动，但不能做后伸及内收活动。至 3 周时，不但可以做外展、前屈，也可加做后伸活动，并逐步加大活动范围。通常至第4周即可酌情解除外固定，此时可加做内收活动，并重复前屈、后伸、外展等活动，逐步加强肩关节运动，双臂前伸后展、弯腰划圈、旋转、手指爬墙、后伸摸背等。

（2）外展型：在复位后1周内可做握拳、屈肘、提肩活动。至2周时可做患肢的前屈、内收活动，但不能做后伸及外展活动。至3周时在做内收、前屈的基础上加做后伸活动，并逐渐加大活动范围。通常至第4周时酌情解除外固定，此时加做外展活动，并重复前屈、后伸、内收活动，逐步加强肩关节活动。功能锻炼不可操之过急，尤其是对年老的患者，活动量应逐渐加大，且应由护士帮助患者做被动练习开始，练功一般每日2～3次。

【中成药辨证应用】

1. **三七片**　每次4片，每日服2次，用于骨折早期。

2. **跌打丸**　每次1粒，每日服2次，用于骨折早期。

3. **舒筋活血片**　每次4片，每日服2次，用于骨折中期。

4. **接骨丹**　每次5g，每日服2次，用于骨折中、后期。

5. **六味地黄丸**　每次8粒，每日服2次，用于骨折后期。

【中医调护】

一、病情观察

1. 密切观察患者伤后神志、面色、生命体征、舌苔脉象与全身症状的变化情况，详细记录，有异常及时处理。

2. 严密观察骨折部位疼痛、肿胀、有无肩关节活动受限、皮下瘀血等情况。

3. 整复或手术后需观察患肢末梢血液循环、感觉运动情况及桡动脉搏动情况。如出现手指发凉、皮肤颜色青紫、肿胀、麻木或桡动脉搏动减弱等情况，及时报告医师处理。夹板外固定布带松紧度以绷带上下移动1cm为宜，经常检查夹板松紧情况。

二、起居护理

1. 病室宜空气清新，环境舒适安静，温度、湿度适宜。

2. 保持床铺平整、干燥、无碎屑，卧位舒适。在不影响骨折治疗的情况下，使用夹板、绷带、牵引等调整卧位，以减轻伤肢或躯体的不适感。

3. 加强生活护理，保持个人卫生清洁。

三、饮食护理

整复或手术前，建议进食高蛋白、高维生素、高纤维素易消化饮食，忌食寒凉、辛辣、肥腻及发物。

1. 血瘀气滞证 宜食行气止痛、活血化瘀的食品，如白萝卜、山楂、生姜等。

2. 瘀血凝滞证 宜进活血化瘀的食品，满足骨痂生长的需要，加以骨头汤、鸽子汤等高蛋白食物。

3. 肝肾不足证 宜进补益肝肾、调养气血的食品，如鱼、虾、肉、蛋、牛奶，新鲜蔬菜水果。适量食用榛子、核桃等坚果类食物，以补充钙的摄入及微量元素。

四、情志护理

指导患者避免情志失和，过度忧思、悲恐，以免伤及脾胃，损及肾之精气，影响骨骼的修复生长，鼓励患者怡情悦志，安心养伤。稳定患者情绪，减轻其焦虑、恐惧心理。与患者沟通交谈，减轻或消除患者的不良情绪，建立良好的护患关系，使患者产生安全感、信任感，使其增强战胜疾病的信心。

五、用药护理

1. 中药汤剂宜餐后温服。

2. 一般药物遵医嘱按时按量服用，用药前仔细询问过敏史，对过敏体质者，提醒医生关注。

3. 疼痛剧烈时，遵医嘱使用止痛药物。

六、健康指导

1. 注意休息，劳逸结合，保持心情舒畅。了解患者生活习惯，指导其练习健侧肢体以适应日常生活，如洗脸、刷牙、吃饭、穿衣等。

2. 复位或手术后患者卧床时应将患肢抬高，高于心脏水平，以利于静脉、淋巴回流，减轻肿胀。站立时应将前臂置于功能位，屈肘90°，用前臂悬吊带将患肢悬挂胸前。

3. 手法复位或手术后，协助并指导患者进行指间关节、掌指关节的活动，如握拳、抓空增力、五指起落，腕关节的背伸、屈曲、桡偏、尺偏运动；解除外固定后，指导患者做肘肩关节的活动，如肘关节伸屈、耸肩、外展内旋、手指爬墙、弯腰画圆等，每日2～3次，每次5～10分钟，逐渐增加次数，以不感疲劳为度。

4. 均衡的膳食有助于疾病的康复，应多摄入高蛋白、高维生素、含钙多的食物，促进骨折愈合，缩短病程。

【治未病原则及措施】

1. 遵守交通规则，防止发生高能量的车祸伤，减少肱骨外科颈骨折的发生概率。

2. 对于老年人，要注意防滑避免跌倒，雨雪天气避免外出，及时抗骨质疏松治疗。

（周口市中医院骨科：樊帆，刘喜梅，马荣花）

胫腓骨骨折

胫腓骨是膝下、踝上小腿骨的总称，俗名臁胫骨，胫骨较粗大，上端两侧的内外两髁与股骨下端的内外两髁连接，并构成膝关节。胫骨下端内侧突起为内踝，与腓骨下端所形成的外踝共同构成踝穴，骑在距骨之上构成踝关节。胫骨干的中下 1/3 交界处比较细弱，为骨折的好发部位，同时因无肌肉附着，血液供应较差，骨折后易发生延迟愈合或不愈合。

【病因病机】

1. 直接暴力　胫腓骨干骨折以重物打击、踢伤、撞击伤或车轮碾轧伤等多见，暴力多来自小腿的前外侧。骨折线多呈横断形或短斜形。巨大暴力或交通事故伤多为粉碎性骨折。因胫骨前面位于皮下，所以骨折端穿破皮肤的可能极大，肌肉被挫伤的机会较多。如双骨折则两骨折线都在同一平面，骨折后可发生重叠及向内、向后成角畸形。

2. 间接暴力　如高处坠跌、扭伤或滑倒所致多为斜形或螺旋形骨折。如系双骨折，则两骨折线多不在同一平面，骨折后亦可有重叠成角或旋转畸形。腓骨的骨折线一般较胫骨为高。儿童胫腓骨骨折遭受外力一般较小，加上儿童骨皮质韧性较大，可为青枝骨折。

【诊断要点】

1. 有外伤史。

2. 局部肿胀、疼痛、压痛明显，畸形，功能丧失，可有骨擦音和异常活动。上 1/3 骨折可引起血管、神经损伤。

3. X 线摄片检查可明确诊断及骨折分类、移位情况。

4. 骨折分型

（1）胫腓骨上段骨折：小腿上段肿胀、压痛明显，骨折线在胫腓骨上

1/3 处。

（2）胫腓骨中段骨折：小腿中段肿胀、压痛明显，骨折线在胫腓骨中1/3 处。

（3）胫腓骨下段骨折：小腿下段肿胀、压痛明显，骨折线在胫腓骨下1/3 处。

【鉴别诊断】

小腿软组织挫伤虽有肿痛与活动受限，但无畸形、骨擦音和异常活动；X 线摄片可协助鉴别。

【辨证论治】

1. 血瘀气滞证 伤后 1～2 周，血离经脉，瘀积不散，气血不得宣通；临床常见局部瘀肿明显，疼痛较甚。

治法：行气活血，消肿止痛。

推荐方药：活血止痛汤加减。桃仁、红花、血竭、赤芍、乳香、没药、当归、牛膝、苏木等。外敷定痛膏、消定膏等。

2. 瘀血凝滞证 伤后 2～4 周，瘀血未尽，筋骨未连。

治法：活血和营，接骨续筋。

推荐方药：接骨紫金丹加减。自然铜、骨碎补、乳香、没药、血竭、孩儿茶、牛膝等。

3. 肝肾不足证 伤后>4 周。表现为骨折愈合迟缓，骨痂较少，腰膝酸软，面色少华，舌淡胖，苔薄白，脉细。

治法：补益肝肾，调养气血。

推荐方药：八珍汤等加减。当归、川芎、党参、白术、茯苓、白芍、生地等。

【临证备要】

1. 由于小腿软组织较少，发生骨折时易于诊断。主要根据伤后小腿局部肿痛、压痛明显，畸形、骨擦音和异常活动，功能丧失，结合 X 线片即可诊断。

2. 上 1/3 骨折易损伤血管、神经，注意检查肢端动脉搏动、血运、患肢的感觉、运动等情况，以免漏诊。

3. 检查胫骨单骨折时，亦可采取铅笔滚动法查压痛点，即以铅笔自骨折近端逐渐向远端滚动。检查小儿青枝或裂纹骨折，可采取"金鸡独立"检查法，即先扶稳患儿，令其患腿独立，稍摇身即下跌。

4. 本病易致小腿骨筋膜间室综合征，其主要症状是：持续进行性加剧的剧痛，小腿极度肿硬，被动牵拉痛等。一旦诊断，及时脱水消肿或切开减压。

5. 胫骨骨折好发于中下 1/3 交界处，其原因是胫骨的横截面上端呈三角形，下端是四方形，中下 1/3 最细弱，且肌肉附着少，故易发生开放性骨折。

6. 手法整复后，临床上常用拇、食指沿胫骨前嵴及其内侧面来回触摸，检查骨折对位、对线情况。

7. 夹板或石膏外固定所用压垫多为较大的平垫，由于胫前软组织少，注意防止压疮的发生。在肿胀期一旦有压力过高的表现，立即放松外固定，并予脱水降压，必要时切开减压。

8. 对于开放性骨折，创口污染严重或失去清创时机，感染可能性大的伤员，一般不应内固定，而单纯外固定又不能维持骨折对位时，可行跟骨牵引或用外固定支架。

9. 胫骨中下段骨折，由于营养血管损伤、软组织覆盖少、血运较差等特点，易出现延迟愈合或不愈合，应注意防治。

10. 治疗本骨折的目的是恢复小腿的承重功能。因此，骨折端的成角畸形与旋转移位应予以完全纠正，以免影响膝、踝关节的负重功能，发生创伤性关节炎。治疗时注意：患肢短缩不超过 1cm，成角不超过 10°，对位至少在 2/3 以上。

【中医特色疗法】

一、手法复位

适用于骨折较稳定的横断骨折，麻醉成功后（疼痛较轻者可以不麻醉），两个助手分别在膝部和踝部作对抗牵引，术者两手在骨折端根据移位的方向，推压挤捏骨断端，复位后可以感觉骨嵴平整，骨折端稳定，表明复位成功。

二、外固定

1. 石膏固定　用于裂纹骨折或无移位骨折。

2. 夹板固定　复位后较稳定的骨折，以夹板固定。上 1/3 骨折要超膝关节，下 1/3 骨折要超踝关节，并根据骨折的类型而放置相应的压垫。须注意预防小腿内侧夹板下皮肤溃疡及骨筋膜室综合征的形成。

三、闭合穿针内固定

1. 闭合复位弹性钉内固定　适用于小儿骨折，闭合复位成功后，在透视下从胫骨结节内外侧插入弹性钉进行固定。

2. 闭合复位克氏针交叉固定或髓内针固定　适用于胫腓骨中段横断或斜形骨折，经闭合复位后不稳定者，夹板和石膏等外固定困难，先采用手法进行复位，复位成功后用克氏针交叉固定或髓内针进行固定。

四、闭合复位外固定架固定

对于粉碎型性骨折，闭合复位成功后，为维持胫骨的长度，可以使用外固定架固定。

五、针灸治疗

一般要求在整复及固定之后才能进行针灸。

主穴：足三里、阳陵泉、悬钟、太冲等。

配穴：饮食不佳加中脘，体虚加涌泉。

操作：均取患侧，阿是穴仅用艾灸，采用中药接骨艾条（在纯艾中加入麝香、乳香、没药、川芎、羌活等混合粉末制成），每次灸 20 分钟，早期用泻法，中后期用补法。余穴均针刺，采用指切押刺进针法，于夹板缝隙进针，得气后，早期用泻法，中后期用补法。

【经验方及医院制剂】

经验方

1. 下肢损伤洗方（《中医伤科学讲义》）

组成：伸筋草 15g，透骨草 15g，五加皮 12g，三棱 12g，莪术 12g，秦艽 12g，海桐皮 10g，红花 10g，苏木 10g。

功效与适应证：活血舒筋。治下肢损伤挛痛者。

用法：水煎，熏洗患肢。

2. 消肿止痛膏（《外伤科学》）

组成：当归、赤芍、生地黄、延胡索、血竭、乳香、红花、大黄、姜黄、鳖甲、茄瓜根、红曲、赤小豆各等量。

功效与适应证：祛瘀，消肿，止痛，治损伤初期瘀肿疼痛者。

用法：共研细末，用凡士林调成 60% 软膏外敷患处。

3. 海桐皮汤（《医宗金鉴》）

组成：海桐皮 6g，透骨草 6g，没药 6g，乳香 6g，当归 5g，川芎 3g，川椒 10g，红花 3g，威灵仙 3g，甘草 3g，防风 3g，白芷 2g。

功效与适应证：活络止痛。治跌打损伤疼痛。

【其他疗法】

1. 骨折固定稳定后可选择电脑骨折愈合仪等，以促进骨折愈合，每日 1～2 次，每次 30 分钟。

2. 后期关节粘连也可以选用中药外洗方法进行熏洗，可选用海桐皮汤等。每日 1～2 次，每次 30 分钟。

3. 练功疗法。

4. 整复固定后即作跖趾、踝关节及股四头肌伸缩活动。骨折愈合后可逐渐负重步行锻炼。

【中成药辨证应用】

1. 三七片　每次4片，每日服2次，用于骨折早期。

2. 跌打丸　每次1粒，每日服2次，用于骨折早期。

3. 舒筋活血片　每次4片，每日服2次，用于骨折中期。

4. 接骨丹　每次5g，每日服2次，用于骨折中、后期。

5. 六味地黄丸　每次8粒，每日服2次，用于骨折后期。

【中医调护】

一、病情观察

1. 密切观察患者伤后神志、面色、生命体征、舌苔脉象、患肢局部肿胀情况、末梢血液循环、感觉、运动情况以及疼痛性质、部位等，注意有无筋膜室综合征及神经受压症状，发现异常及时报告医师处理。

2. 患肢肿胀较重时，早期给予患肢持续冰敷。应用夹板或石膏外固定者观察足趾感觉活动，以及皮肤情况，并注意避免外敷料、支具的过度卡压，预防压疮。

3. 协助患者抬高患肢，保持中立位，高于心脏水平，促进肿胀消退，减轻疼痛。

4. 外固定架固定患者注意观察外固定器具是否稳妥、有无松动、脱落，针眼处有无渗血、渗液等情况。

二、生活起居护理

1. 病室宜温暖、干燥，光线充足，生活起居有规律，防外感，加强对骨折部位的保护。

2. 骨折前期患者以卧床休息为主，抬高患肢并制动，采取舒适体位。

3. 手术后的患者尽早恢复功能锻炼，指导患者正确使用拐杖，下床活动时预防跌倒。

三、饮食护理

整复或手术前，建议进食高蛋白、高维生素、高纤维素易消化饮食，忌生冷辛辣、油腻、煎炸食物。

1. 血瘀气滞证　宜食行气止痛、活血化瘀的食品，如白萝卜、红糖、山楂、生姜等，少食甜食、土豆等胀气食物，尤其不可过早食以肥腻滋补之品。

2. 瘀血凝滞证　宜进活血化瘀的食品，满足骨痂生长的需要，加以骨头汤、鸽子汤等高蛋白食物。

3. 肝肾不足证　宜进滋补肝肾、补益气血的食品，如鱼、虾、肉、蛋、牛奶，新鲜蔬菜水果。适量的食用榛子、核桃等坚果类食物以补充钙的摄入及微量元素。

四、情志护理

1. 向患者介绍本疾病的发生、发展及转归，取得患者理解和配合，消除不良情绪。

2. 介绍成功病例，帮助患者树立战胜疾病的信心。

3. 疼痛时出现情绪烦躁，使用安神静志法：患者闭目静心，全身放松，平静呼吸，或听音乐，以达到周身气血流通舒畅。

五、用药护理

1. 一般用温开水（或药引）送服，散剂用水或汤药冲服。

2. 用药前仔细询问过敏史，对过敏体质者，提醒医生关注。

3. 疼痛剧烈时遵医嘱使用止痛药物。

六、健康指导

1. 向患者及家属讲解骨折有关预防知识，熟悉骨折的原因及预防措施。

2. 骨折前期患者以卧床休息为主，抬高患肢并制动，采取舒适体位。

3. 伤后早期开始练习股四头肌等长收缩及踝足关节活动，2 周以后，可逐步练习膝关节屈伸活动；稳定性骨折者，4 周开始扶拐做不负重的步行锻炼，活动时预防跌倒的发生。

4. 不稳定性骨折在解除牵引后，需在床上锻炼 5～7 日，才可扶双拐做不负重的步行锻炼，此时患肢足尖不要着地，但足底要放平，充分发挥患者的主观能动性。

5. 2 个月内禁止内、外旋转动作，防止骨折移位。定期复查 X 线片，了解骨折恢复情况。

6. 骨折中后期根据患者食欲、体质进行饮食调护，如肾阳虚者多食温补之品，如羊肉、猪肉、桂圆等；肝肾阳虚者多食清补之品，如山药、鸭肉、百合、枸杞等；一般人可食核桃、瘦肉、骨头汤、山萸肉、黑芝麻等补肝肾、强筋骨之食品。

【治未病原则及措施】

1. 注意交通安全，运动前做好准备活动及防护措施。

2. 老年人尽量避免爬高及在湿滑不平处行走，夜间起床时要特别注意，避免被绊倒。

（周口市中医院骨科：樊帆，刘喜梅，马荣花）

肋骨骨折

肋骨古称"胸胁""胁肋"。肋软骨俗称"软肋"。《伤科补要》云："胁下小肋名季肋，俗名软肋，统胁肋之总。"第 4 至第 7 肋长而且两端固定，最易发生骨折。

【病因病机】

直接暴力和间接暴力均可造成肋骨骨折。直接暴力如棍棒打击或车辆等撞击等，可使肋骨向内弯曲折断，尖锐的骨折断端可刺破胸膜和肺造成气胸和血胸。间接暴力如塌方、重物挤压及车轮碾压等形成前后挤压的暴力，可使肋骨腋段向外弯曲、凸起并折断。

【诊断要点】

1. 有明确外伤史。
2. 局部肿痛，咳嗽、深呼吸及活动时疼痛加剧，受伤部位压痛明显，或触及骨擦感，胸廓挤压征阳性。
3. X 线摄片检查可明确骨折部位及类型，以及了解是否合并气、血胸。
4. 骨折分型
（1）单发肋骨骨折：骨折发生于一根肋骨。肿痛，局部压痛，胸廓挤压征阳性。
（2）多发肋骨骨折：骨折发生于多根或多处肋骨。除肿痛、胸廓挤压征阳性外，常可出现反常呼吸，呼吸困难等，常可合并气、血胸。

【鉴别诊断】

胸壁软组织挫伤伤后初期疼痛逐渐加重，无明显固定的痛点，且不能触及骨擦感，胸廓挤压征阴性，X 线摄片可资鉴别。

【辨证论治】

1. 早期　伤后 2~3 周。

气滞血瘀，阻遏胸胁证：损伤早期，胸胁部肿、痛并见，气促，呼吸困难。或胸胁满闷、胀痛，痛处不定；或胸胁刺痛，痛有定处，拒按拒动。舌淡红，苔薄白，脉弦或紧。

治法：宽胸理气，逐瘀止痛。

推荐方药：伤气重者，复元活血汤加减。柴胡、瓜蒌根、川楝子、丹参、当归、红花、炮山甲（代）、大黄、桃仁、枳壳、青皮、甘草等。

伤血重者，血府逐瘀汤加减。当归、生地黄、桃仁、红花、枳壳、赤芍、柴胡、川芎、牛膝、款冬、杏仁、桔梗、甘草等。

2. 中期　伤后 4~8 周。

营卫失调，瘀血凝滞证：损伤中期，胸胁瘀血未尽，筋骨未坚，胸胁刺痛，夜间隐痛、胀痛，夜寐不安。舌暗红，苔薄，脉弦而涩。

治法：调和营卫，化瘀和伤。

推荐方药：三棱和伤汤（《中医伤科学讲义》）加减。三棱、莪术、青皮、陈皮、白术、枳壳、当归、白芍、党参、乳香、没药、甘草等。

3. 后期　伤后 8 周以上。

气血不足，肝肾亏虚证：损伤后期，胸胁部隐隐作痛。或伴面色少华，头晕心悸，呼吸气短，舌淡，苔白，脉虚细；或腰膝酸软，失眠多梦。舌淡红，苔少，脉沉细。

治法：补益气血，滋补肝肾。

推荐方药：偏气血不足者，八珍汤合柴胡疏肝散加减。川芎、当归、熟地黄、芍药、党参、白术、茯苓、柴胡、陈皮、香附、枳壳、桔梗、甘草等。

偏肝肾亏虚者，六味地黄汤加味。当归、芍药、熟地黄、川芎、杜仲、续断、香附、枳壳、甘草等。

【临证备要】

1. 根据外伤史，胸廓局部肿痛、压痛明显，咳嗽、深呼吸时痛剧，可扪及骨擦感，胸廓挤压征阳性，结合 X 线摄片，即可确诊肋骨骨折。

2. 如系肋软骨处损伤，早期 X 线片上不能显示骨折征，可在伤后 2～3 周再照片复查，可见伤处有骨膜反应。

3. 肋骨骨折常合并气胸、血胸，临床应仔细检查确诊，必要时胸穿诊断。如并发严重血气胸、休克及开放性骨折，必须中西医结合抢救。

4. 肋骨骨折一般不需整复，有一定的成角、重叠亦不影响愈合。若有胸壁塌陷者，则需持续牵引整复固定。

5. 外固定主要是起着稳定骨折端的作用，减轻骨折端对软组织的进一步损害，减少疼痛。若通过胶布、胸带等维持骨折端的对位，实际上很困难。

6. 在康复期，气、血胸带来的各种危害如失血性休克、感染、粘连等常比骨折本身更大，要认真对待气、血胸的治疗，早期定期照片复查。

7. 临床配合中药治疗肋骨骨折效佳。胸廓乃心肺之腑，气血所在，中药善于理气止痛，活血祛瘀，收效较快。

8. 整复固定后，轻者可下地自由活动；重者须卧床休息，一般采取半卧位，并锻炼腹式呼吸运动，待症状减轻后，即可下地活动。

9. 本病患者一般不愿和不易咳吐痰涎，特别是合并血气胸者，故应预防外感，以免并发肺部感染而给治疗增加困难。

10. 骨折愈合后，部分患者可遗留肋间神经痛，可用中药疏肝理气、活血化瘀，用柴胡疏肝汤加减治疗。

【中医特色疗法】

肋骨一处骨折，无明显移位，一般不需整复；多数肋骨骨折，成角、移位较多者，选择进行复位。复位时应注意动作轻巧，切忌粗暴，避免增加损伤。肋骨骨折患者往往疼痛剧烈，患者呼吸困难，影响咳嗽排痰，易并发血气胸、肺部感染等。因此，肋骨骨折治疗重点在于固定制动、消肿止痛，预防血气胸并发症的发生。常用固定法有以下几项。

1. 胶布固定法（图4） 适用于少数肋骨一处骨折，皮肤过敏者禁用，此法不能敷贴伤药治疗。常用半环式胶布固定术，患者正坐，两臂外展或上举，用宽6~7cm胶布数条，在呼气末即胸廓最小时，由后至前紧贴于骨折侧的胸壁上，胶布两端均超过中线约10cm，第一条胶布贴在骨折下2肋，然后向上作叠瓦状式固定，互相重叠约1/2，一直至跨越骨折部上、下各两肋骨为止，固定时间3~4周。

2. 绷带纸板固定法（图5） 适用于肋骨一处骨折或多处骨折但无连枷胸者，皮肤过敏患者可用。据肋骨骨折区域，准备长方形纸板，软硬度适中，高度超过骨折区上下2肋，宽度超过胸部前后中线5cm，修剪四角整齐并塑形，边缘粘贴胶布以保护皮肤，患者坐位，于骨折处敷贴伤药，棉垫保护，再将纸板贴紧骨折区，用宽绷带环胸包扎固定，时间3~4周。

3. 肋骨固定带、胸部支具固定法（图6） 适用于肋骨一处骨折或多处骨折但无连枷胸者，包括普通多头带、弹力固定带、弹力钢片固定带等，具有操作简便、舒适有效和不易松动的特点。患者坐位，于骨折处敷贴伤药，棉垫保护，以骨折区为中心，多头带环胸包绕，各接头分别打结包扎固定。目前多选择成品肋骨固定带，一般为搭扣式弹力固定带，对于多根肋骨骨折、损伤严重者，可选用带钢片支撑的弹力固定带，固定时间3~4周。

4. 胸壁牵引固定法（图7） 适用于多根多处肋骨骨折引起浮动胸壁，连枷胸患者。多根多处肋骨骨折必须迅速固定胸壁，减少反常呼吸引起的生理障碍，此时可行胸壁牵引固定术。其方法是在浮动胸壁中央，选择1~2根下陷严重的肋骨，在局麻下用布巾钳夹住下陷的肋骨，将软化胸壁提起，用牵引绳通过滑车进行持续牵引，从而消除胸壁浮动，牵引时间为2~3周。

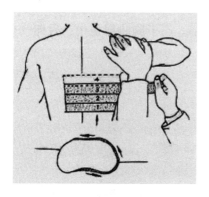

图 4　胶布固定法

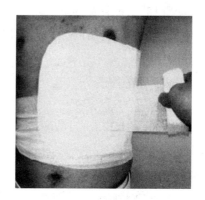

图 5　绷带纸板固定法

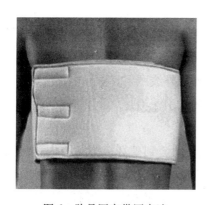

图 6　肋骨固定带固定法

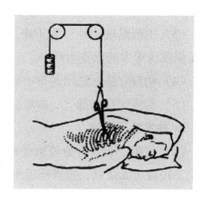

图 7　胸壁牵引固定法

【经验方及医院制剂】

经验方

1. 胸伤一方（《外伤科学》）

组成：柴胡 9g，枳壳 9g，北杏仁 9g，延胡索 9g，赤芍 12g，当归 12g，丹参 12g，郁金 12g，瓜蒌皮 15g，甘草 6g。

功效与适应证：行气活血，疏肝宣肺。用于胸胁损伤初期积瘀肿痛。

用法：水煎服。

2. 胸伤二方（《外伤科学》）

组成：党参 12g，当归 12g，桔梗 9g，白术 9g，香附 9g，白芍 9g，郁金

9g，茯苓 15g，炙甘草 6g。

功效与适应证：补气养血，宽胸解郁。用于胸胁损伤中、后期气虚胸痛不舒者。

用法：水煎服。

【其他疗法】

1. 中药外治

（1）中药敷贴：根据骨折三期辨证，选择相应药膏外敷治疗。

（2）中药涂擦：骨折早期，可选用活血止痛类中成药涂擦患处，每日1次。

（3）中药熏洗治疗：骨折中后期，瘀血阻络，局部仍有疼痛者，可选用海桐皮汤等中药熏洗治疗。

（4）物理疗法：适用骨折中后期，如红外线照射、中频电疗法等。

（5）胸膜腔穿刺抽气、抽液及胸腔闭式引流治疗。

2. 并发症及防治

（1）气胸：肋骨骨折使胸膜腔的完整性遭到破坏，胸膜腔内积气则为气胸。轻者可无症状，重者呼吸困难，或见纵隔摆动（开放性气胸），或见纵隔偏移（张力性气胸）；X线示肺萎陷、胸膜腔积气，可有少量积液。气胸分类如下。

①闭合性气胸：如胸腔积气较少者（肺萎陷<30%），对肺功能影响不大，不需特殊处理，积气往往能自行吸收；若积气较多（肺萎陷>50%），有胸闷、气急、呼吸困难，可在第 2 肋间隙锁骨中线处行胸腔穿刺，抽出积气。

②开放性气胸：先以凡士林油纱布等填塞伤口，包扎，阻止胸腔与外界空气相通，变开放为闭合，待病情好转后，再进行清创术，注意内脏是否损伤。

③张力性气胸：紧急降低胸腔内压力，之后再行胸腔闭式引流术治疗。

（2）血胸：胸膜腔内积血则为血胸，常合并有气胸，称气血胸。可见胸闷、气促、休克等低血容量表现；X线可见液平面；胸膜腔穿刺可明确诊断。分为以下几项。

①非进行性血胸：小量血胸（<0.5L），无须特殊处理；伤后 12～14 小时复查，血胸达中量（0.5～1.0L）及以上，则在腋后线第 7、8 肋间隙进行胸膜腔穿刺抽液或胸腔闭式引流，积极预防休克和感染治疗。

②进行性血胸：持续脉搏加快、血压降低，或虽经扩血容量血压仍不稳定，或经闭式胸腔引流量每小时超过 200mL、持续 3 小时，或胸腔引流血液迅速凝固者，应考虑进行性血胸，应积极抢救、抗休克，进行开胸探查。

（3）肺部感染：多发性肋骨骨折多因肋骨骨折断端刺激肋间神经产生局部疼痛，呼吸受限，患者不敢咳嗽，痰液潴留，从而引起下呼吸道分泌物梗阻，引起肺部感染，表现为胸闷、咳嗽、咯痰、呼吸困难、发热等症状，严重时引起呼吸和循环功能障碍。早期预防以加强止痛，预防并指导咳嗽、排痰练习；治疗以清热解毒、止咳祛痰为主，并合理运用抗生素治疗。

【中成药辨证应用】

1. 三七片　每次 4 片，每日服 2 次，用于骨折早期。

2. 舒筋活血片　每次 4 片，每日服 2 次，用于骨折中期。

3. 接骨丹　每次 5g，每日服 2 次，用于骨折中、后期。

【中医调护】

一、病情观察

1. 观察神志、瞳孔、胸部和腹部体征以及肢体活动情况等，警惕复合伤。

2. 观察血压、脉搏、呼吸变化及有无皮下血肿、胸闷、气促、呼吸困难、发绀等症状。

3. 多根多处肋骨骨折者，需严密观察有无反常呼吸。

4. 合并大量气胸、血胸者，需严密观察胸腔闭式引流的情况。

二、起居护理

1. 保持病室安静，空气流通。

2. 指导患者卧床休息，半坐卧位以利于呼吸。

3. 肋骨固定带固定松紧要适宜。

4. 患者疼痛减轻时，指导患者腹式呼吸及有效咳嗽。进行有效的腹式呼吸可以缓解疼痛，减轻呼吸困难；有效咳嗽排痰，可以保持呼吸道通畅，预防呼吸道感染，防止肺部并发症。

三、饮食护理

饮食宜清淡易消化食物，逐渐增加高蛋白、高热量的饮食，多饮水，多食粗纤维食物，忌辛辣刺激食物，禁烟酒。

1. 气滞血瘀证 饮食宜清淡、活血化瘀之品，如田七田鸡汤、鱼片汤等。

2. 瘀瘀化热证 饮食以祛瘀清热为主，如茅根竹蔗水、冬瓜水等。

3. 肝肾不足证 饮食宜滋补肝肾食品，如泥鳅汤、猪脊骨煲莲藕汤等。

4. 气血亏虚证 饮食以补宜气血为宜，如八珍汤、人参红枣煲鸡汤等。

四、情志护理

1. 主动与患者交谈，采用分散注意力的方法，减轻疼痛。

2. 同情患者感受，向患者耐心解释，尽可能消除其相关因素。

3. 对配合治疗的患者及时给予鼓励和肯定。

五、用药护理

1. 中药汤剂温服，服药后观察疗效及用药后反应。

2. 服用止痛药后，注意观察药效持续时间，并做好疼痛评估。

六、健康指导

1. 进食清淡且富含营养的食物，多食水果、蔬菜，保持大便通畅；忌食辛辣、生冷、油腻食物，以防助湿生痰；多饮水。

2. 保持充足睡眠，骨折已临床愈合者可逐步练习床边站立、床边活动、室内步行等活动，并佩戴好肋骨固定带。骨折完全愈合后，可逐渐加大活动量。

3. 遵医嘱按时服用药物，服药时防止剧烈咳嗽呕吐，以免影响伤处愈合。

【治未病原则及措施】

1. 注意加强保护和锻炼，减少受伤的机会和减轻受伤时损伤的程度，可降低骨折的发生率。鼓励患者尽早坐起，主动咳嗽排痰，早期离床活动，减少呼吸系统感染的发生。

2. 尽量少进行一些易造成严重胸部外伤的极限运动，如徒手攀岩、跳伞、赛车等，如果需要进行高强度活动，应注意做好防护措施。日常应该注意出行安全，尤其是对于老年人、骨质疏松患者或者肿瘤骨转移患者等高危人群来说。日常生活注意适量锻炼，提高肌力、反应力、肌肉和骨骼强度，保障意外发生时能够降低骨折发生的概率。

（周口市中医院骨科：樊帆，刘喜梅，马荣花）

桡骨远端骨折

桡骨远端骨折系指桡骨下端关节面以上2～3cm处发生的骨折。本病发生率甚高，是腕部常见的损伤。女性多于男性，好发于中老年及青少年。桡骨下端是松质骨与密质骨交界的部位，也是受伤时应力集中点，故在此处易形成骨折。桡骨远端与腕骨（舟状骨与月骨）形成关节面，其背侧边缘长于掌侧，故关节面向掌侧倾斜10°～15°（掌倾角），桡骨下端内侧缘切迹与尺骨头形成下尺桡关节，切迹的下缘为三角纤维软骨的基底部所附着，三角软骨的尖端起于尺骨茎突基底部。前臂旋转时，桡骨沿尺骨头回旋而以尺骨头为中心。桡骨下端外侧的茎突较其内侧长1～1.5cm，故其关节面还向尺侧倾斜20°～25°（尺偏角）。这些关系在骨折时常被破坏，在整复时应尽可能恢复其正常解剖。

【病因病机】

本病症可由直接暴力和间接暴力所致。以间接暴力多见，跌倒时手部着地，躯干向下的重力与地面向上的反作用力交汇于桡骨远端，从而在此处发生骨折。临床上可根据手着地时的姿势与骨折移位的方向分为四型。

1. 伸直型（colles 骨折） 临床最为常见。跌倒时，腕关节呈背伸位，手掌先着地，应力通过手掌传导至桡骨远端，骨折的远端向背桡侧移位，近端向掌侧移位。桡骨远端关节面改向背侧倾斜，尺倾角减少或消失。严重者可伴有下尺桡关节脱位和尺骨茎突骨折。

2. 屈曲型（Smith 骨折） 此类型骨折少见。跌倒时腕关节处于屈曲位，手背着地，应力传导至桡骨远端，骨折的远折端向掌桡侧移位，近端向背侧移位。也可由外力直接撞击腕背部发生此型骨折。

3. 背侧缘型（Barton 骨折） 跌倒时前臂旋前，腕背伸位手掌着地，外力通过腕骨冲击桡骨远端关节面背侧缘，造成桡骨远端背侧劈裂骨折，伴有腕关节向背侧脱位或半脱位。

4. 掌侧缘型 跌倒时，腕关节呈掌屈曲位，手背先着地，造成桡骨远端掌侧缘劈裂骨折，同时伴腕关节向掌侧脱位或半脱位。

【诊断要点】

1. 有外伤史，多为间接暴力所致。

2. 伤后腕关节周围肿痛，前臂下端畸形，压痛明显，腕部活动受限。

3. X 线摄片可明确诊断。

4. 骨折分型

（1）无移位型：骨折无移位或轻度嵌入骨折，腕关节轻度肿胀，无明显畸形，折端有环形压痛、纵轴叩击痛，前臂旋转功能障碍。

（2）伸直型（Colles 骨折）：远端向背侧移位，前臂下端呈"餐叉样"畸形或"枪刺"样畸形，腕背侧可扪及骨折远端骨突。

（3）屈曲型（Smith 骨折）：远折端向掌侧移位，可并尺桡下关节脱位，腕关节掌侧可扪及骨折远端骨突，前臂下端呈"锅铲状"畸形。

（4）半脱位型（Barton 骨折）：桡骨远端背侧缘骨折，合并腕关节半脱位，腕关节肿胀，畸形呈半脱位状，腕横径增宽。

【鉴别诊断】

1. 腕舟骨骨折 受伤机制与本病伸直型相近，亦表现为腕部肿痛，活动受限；但畸形及骨擦音不明显，压痛点在鼻咽壶处；腕关节斜位片可见舟骨骨折线。

2. 盖氏骨折 外伤史及临床表现与本病相近，亦表现为腕部肿痛与活动受限；但前臂中下段有压痛，前臂旋转活动受限；前臂 X 线照片有桡骨干中下段骨折及下尺桡关节分离。

3. 腕部扭挫伤 虽有腕部肿痛与活动受限，但无环状压痛及纵轴叩痛；若下尺桡韧带损伤，可见尺骨小头隆起，按之有浮动感；X 线照片无异常。

【辨证论治】

1. 血瘀气滞证　伤后1～2周。血离经脉，瘀积不散，气血不得宣通；临床常见局部瘀肿明显，疼痛较甚。

治法：行气活血，消肿止痛。

推荐方药：桃红四物汤加减。桃仁、红花、血竭、赤芍、乳香、没药、当归、川芎等。

2. 瘀血凝滞证　伤后2～4周。瘀血未尽，筋骨未复。

治法：活血和营，接骨续筋。

推荐方药：接骨紫金丹等加减。自然铜、骨碎补、乳香、没药、血竭、孩儿茶等。

3. 肝肾不足证　伤后>4周。表现为骨折愈合迟缓，骨痂较少，腰膝酸软，面色少华，舌淡胖，苔薄白，脉细。

治法：补益肝肾，调养气血。

推荐方药：八珍汤等加减。当归、川芎、党参、白术、茯苓、白芍、生地等。

【临证备要】

1. 根据外伤史，腕部肿痛、压痛、畸形、活动障碍及X线照片，较易诊断桡骨远端骨折。

2. 手法整复时，持续牵引以解除骨折端的嵌插最重要，嵌插松解后，根据骨折移位情况，用不大的力量即可复位。

3. 老年人的骨折常为粉碎型，主要用扣挤手法，以手指或双掌鱼际进行对挤复位。复位中，过度的掌屈、尺偏，可导致骨折块的碎裂、分离，应予注意。

4. 牵抖复位法系整复伸直型骨折的常用手法，即一助手握持前臂上段，术者立于患者前面，两手分别握住患手大、小鱼际，两拇指置于骨折远端背侧，先顺势牵引2～3分钟，然后骤然猛抖，同时掌屈尺偏，局部按压即可。

5. 半脱位型，骨折复位后常难以用外固定维持，需手术治疗。

6. 要求完全复位，因下桡尺关节以桡骨为主，且桡骨下端与腕关节联系非常密切，而手腕的功能活动很大程度上取决于腕关节的稳定性与灵活性。

7. 早期如不注意练功，肩关节僵硬为常见的合并症，即肩手综合征，老年人更常见。配合理疗并不断练习肩部活动，可逐渐恢复。对少数怕痛、担心骨折错位而不肯积极练功的老年患者，应多加解释，以取得患者的配合。

8. 复位后2周内，伸直型骨折禁止腕背伸和桡偏活动，屈曲型骨折勿作腕掌屈活动，以防骨折再移位。

9. 少数可出现祖德克（Sudeck）骨萎缩，为反射性交感神经营养障碍，表现为肿、痛、皮肤萎缩、手部活动受限，可达数月之久。治疗方法为理疗，中药熏洗，加强手、腕活动，并给以丰富的维生素。

10. 儿童的桡骨远端骨骺分离，不影响骨的生长，但骺板轻度的压缩虽无移位，也可影响骨的生长，发生骨骺早融合。而尺骨继续生长，发生下尺桡关节脱位，以后需切除尺骨小头。

11. 术后密切观察远端的血运，掌握好扎带的松紧度。第1周内复查3次，以防断端移位。肢端缺血的早期症状是手部剧痛。

12. 凡合并有下尺桡关节分离者，必须同时整复固定，否则将遗留腕部旋转痛。

【中医特色疗法】

手法整复、夹板外固定治疗。一般首先拔伸牵引，解除短缩畸形，恢复骨端长度。再行端提按压手法整复成角或侧方移位。折顶时应根据骨折端移位及成角的大小，适度灵活运用。根据外固定材料、整复手法差异，参考治疗方法简述如下。

一、杉树皮夹板外固定法

采用非麻醉下或血肿内麻醉下徒手整复。

1. 伸直型桡骨远端骨折

整复方法：患者取坐位，助手立于患者背后，固定患者躯干及患肢肘部，患肢前伸，前臂置中立位，术者左手反握患部近端，拇指按压骨折近端掌侧，右手虎口区按压骨折远端桡侧，拇指压住骨折远端背侧。双手对抗牵引拔伸后，右手虎口区向尺侧施压以纠正骨折端桡侧移位，再右拇指按压骨折远端，左拇指推顶骨折近端，右手同时屈曲患腕，纠正背侧移位，最后在牵引下，徐徐旋后患肢前臂，进行包扎固定。

固定方法：骨折复位后，腕部外敷金黄散，前臂衬桃花纸，然后在患肢背、掌、桡、尺侧放置杉树皮夹板，夹板近端在肘横纹下二指，远端桡、背侧块达掌指关节，尺、掌侧块平腕横纹。夹板间均留有约 1cm 间隙，用橡皮膏胶带螺旋粘贴固定，再外用中号绷带包扎固定。使腕关节处掌屈尺偏位，患肢屈肘 90°，前臂旋后，掌心朝上，用三角巾悬挂于胸前。3 周内每周摄片、换绷带、调整外固定，注意观察骨折，防止骨折再次移位，固定 4~6 周。杉树皮夹板制作与放置示意见图 8-图 9 所示。

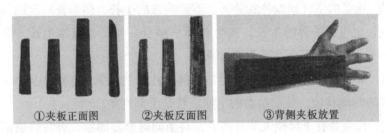

①夹板正面图　　②夹板反面图　　③背侧夹板放置

图 8　夹板形制及放置位置

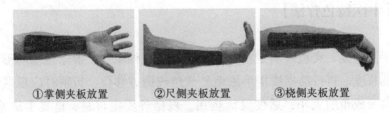

①掌侧夹板放置　　②尺侧夹板放置　　③桡侧夹板放置

图 9　掌尺桡侧夹板放置

2. 屈曲型桡骨远端骨折

整复方法：患者取坐位，患肘伸直，前臂旋后，掌心向上。术者一手握住患肢的拇指，另一手握住其余四指，助手握住患者肘部，行对抗拔伸，充分牵引。然后术者左手握住患肢前臂，右手食指顶住骨折近端，拇指将骨折远端桡侧向尺侧按压，纠正桡侧移位。最后术者双手食指顶住骨折近端，双拇指将桡骨远端大力向背侧按压，以纠正掌侧移位。

固定方法：基本同伸直型骨折固定法，不同点在背、掌侧夹板位置互换，远端掌侧、桡侧块达掌指关节，尺侧、背侧块平腕横纹，手掌部放置棉垫后包扎固定，使腕背伸 15°～30°。前臂固定体位、时间，摄片、换绷带等，均同伸直型骨折固定法。

3. 半脱位型桡骨远端骨折

整复方法：助手握住肘部，术者握住腕部拔伸，充分牵引后，术者一手维持牵引，一手用掌部环握患者腕部近端，用拇指将远端骨折块及脱位部向掌侧推挤复位，牵引下徐徐将腕关节掌屈，使伸肌腱紧张，防止复位的骨折片移位。掌侧半脱位手法与背侧脱位型相反。

固定方法：背侧半脱位同伸直型桡骨远端骨折，掌侧半脱位同屈曲型桡骨远端骨折。固定时间均为 4～6 周。

4. 无移位型桡骨远端骨折 无须手法复位，只需将前臂进行杉树皮夹板固定，患肢屈肘 90°前臂旋后位固定。夹板制作与固定同伸直型骨折，固定时间 3～4 周。

二、小夹板外固定法

采用"郭氏正骨手法"整复，整复后小夹板旋后尺偏位固定 4～6 周。整复前了解移位方向，决定采用手法，采用局麻或臂丛麻醉。

1. 伸直型桡骨远端骨折

牵抖复位法：适用于骨折远端向背侧移位或骨折断端向掌成角，但骨折非累及关节，不是粉碎者。患者坐位或卧位，屈肘 90°前臂中立位，一助手握住上臂，术者两手紧握手腕，双拇指放在骨折远端背侧，触摸准确，继续牵引，待重叠基本矫正后，稍旋后猛力牵抖，同时掌屈尺偏，骨折得到复位。

提按复位法：适用于老年患者，骨折累及关节，粉碎骨折患者。患者平卧屈肘 90°，前臂中立位，一助手握住拇指及其他四指，一助手握上臂对抗牵引，待嵌插骨折矫正后，术者先矫正旋转移位及侧方移位，然后双拇指挤按骨折远端背侧，其他手指置近端掌侧向上端提，骨折即可复位。见图10。

固定方法：用四块夹板超腕关节固定。伸直型骨折先在骨折远端背侧和近端掌侧各放一平垫，然后用四块夹板固定，上端达前臂中、上 1/3 处，背侧板下达掌指关节处，宽度则根据患肢形状塑形：在前臂处为 1/3 周径宽；在腕部则为自桡骨茎突至尺骨茎突，约为腕周径的 1/2；在手掌背处为第 1 掌骨至第 5 掌骨，掌侧板下达远侧腕横纹，为前臂及腕部周径的 1/3。见图11。

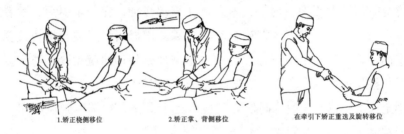

1.矫正桡侧移位　　　2.矫正掌、背侧移位　　　在牵引下矫正重迭及旋转移位

图 10　伸直型桡骨远端骨折提按复位法

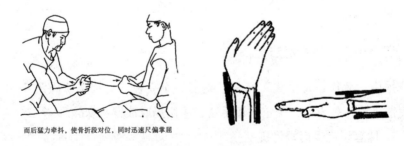

而后猛力牵抖，使骨折段对位，同时迅速尺偏掌屈

图 11　伸直型桡骨远端骨折固定方法

2. 屈曲型桡骨远端骨折　屈曲型骨折牵引方法相似，复位方向相反。固定时则在远端掌侧和近端背侧各放一平垫，桡、掌侧夹板下端应超过腕关节，限制桡偏和掌屈。

三、塑性弹力夹板外固定法

仅适用于伸直型桡骨远端骨折和背侧缘劈裂的半脱位型桡骨远端骨折，采用血肿内局部麻醉或臂丛神经阻滞麻醉。

整复方法：牵抖复位法，此法适用于伸直型骨折线未进入关节，骨折端完整的青壮年患者。患者坐位或平卧位，患肢外展，肘关节屈曲90°，前臂中立位。一助手握住患肢前臂上段，术者两手紧握手掌，两拇指并列置于骨折远端背侧。两手其余手指置于腕掌侧，扣紧大、小鱼际，先顺桡骨纵轴拔伸牵引2~3分钟，待重叠移位完全矫正后，将前臂远段旋前，在维持牵引力情况下，顺桡骨纵轴方向骤然猛抖，同时迅速尺偏掌屈，骨折即可复位。对背侧缘劈裂的半脱位骨折，整复时术者两手紧握患腕，将患腕前后扣紧，与助手对抗拔伸牵引，并将腕部轻度掌屈，然后两手向中轴线相对挤压，在腕背之手用拇指推按背侧缘骨折块，使之复位。

固定方法：骨折复位后采用塑性弹力夹板固定，掌侧选用聚脂塑胶夹板一块，背侧板选用尼龙板一块，周围为弹力固定带，对桡骨远端进行环形包扎。腕关节固定于0°位，前臂为旋转中立位，固定4~6周。操作过程中注意以下技术要点：塑性弹力中立位夹板的桡背侧环包板远端应放置在桡骨茎突下。环包弹力固定带以骨折线为中心进行固定。固定后不影响掌指关节活动。

另外也可采用其他有效的手法整复，使用石膏等其他外固定材料进行治疗。

【经验方及医院制剂】

1. 上肢损伤洗方（《中医伤科学讲义》）

组成：伸筋草15g，透骨草15g，荆芥9g，防风9g，红花9g，千年健12g，刘寄奴9g，桂枝12g，苏木9g，川芎9g，威灵仙9g。

功效及适应证：活血舒筋。用于上肢骨折、脱位、扭挫伤后筋络挛缩酸痛。

用法：煎水熏洗患肢。

2. 消肿止痛膏（《外伤科学》）

组成：当归、赤芍、生地黄、延胡索、血竭、乳香、红花、大黄、姜黄、鳖甲、茄瓜根、红曲、赤小豆各等量。

功效与适应证：祛瘀，消肿，止痛，治损伤初期瘀肿疼痛者。

用法：共研细末，用凡士林调成60%软膏外敷患处。

3. 海桐皮汤（《医宗金鉴》）

组成：海桐皮 6g，透骨草 6g，没药 6g，乳香 6g，当归 5g，川芎 3g，川椒 10g，红花 3g，威灵仙 3g，甘草 3g，防风 3g，白芷 2g。

功效与适应证：活络止痛。治跌打损伤疼痛。

用法：共为细末，布袋装，煎水熏洗患处。亦可内服。

【其他疗法】

一、手术治疗

1. 适应证 桡骨远端关节内骨折，关节面塌陷大于 2mm，或伴有关节面压缩塌陷，无法通过手法复位者；手法整复失败或复位后稳定性极差，桡骨长度、桡倾角、掌倾角等持续丢失者；陈旧性骨折伴有严重畸形，影响功能者；桡骨下端开放性骨折，伴有血管、神经损伤者，可考虑手术治疗。

2. 操作方法 臂丛麻醉，手术切口视骨折的类型，可采取掌侧或背侧入路及联合入路。采用闭合手法复位，结合克氏针撬拨复位固定，取 1～2 根直径为 2～2.5mm 克氏针，从桡骨远端拇长伸肌腱与拇短伸肌腱之间或拇长伸肌腱与第 2 指伸肌腱之间经皮进针，进针时与桡骨长轴成约 40° 角，通过骨折线，进入近折端骨髓腔或骨皮质。经 C 型臂 X 线机正侧位透视复位固定满意，折弯针尾，埋入皮下，敷料加压包扎。采用有限切开、有限内固定方法治疗，术后采用夹板或石膏外固定。严重的粉碎骨折也可采用手法整复结合外固定支架、克氏针有限内固定治疗。有适应证者，亦可采用切开复位钢板螺丝钉内固定术，如骨缺损严重时可植骨（自体骨、可吸收人工骨等）治疗。

二、康复治疗

1. 功能锻炼

（1）早期治疗：在复位固定后当天或手术处理后次日，开始做肱二头肌、肱三头肌等张收缩练习，防止肌腱粘连和肌萎缩。进行患肢未固定关节的活动，包括肩部悬挂位摆动练习和肘关节主动屈伸练习。2～3 日做手部关节主动运动，手指屈伸，并逐渐增加运动幅度及用力程度。做肘关节屈伸活动，角度由小到大，逐步加大活动范围。

（2）中期治疗：进行手指抓握锻炼及手指的灵活性锻炼。适度进行前臂旋转功能练习，旋前40°，旋后30°左右，逐渐加大，同时行肘关节伸屈活动。

（3）晚期治疗：拆除外固定后，以关节松动术为主，每日1～2次。

①桡腕关节松动：牵拉与挤压，患者坐位，肢体放松，屈肘前臂旋前置于桌面，术者面对患者，一手固定其前臂远端，另一手握住腕关节的近排腕骨处，作纵向牵拉、挤压桡腕关节；前后位滑动，患者前臂中立位，术者一手固定前臂远端，另手握住近排腕骨部位，轻牵引下，分别向掌背侧滑动近排腕骨；桡尺侧方向滑动，患者前臂旋前位，术者一手固定桡骨远端，另一手握住近排腕骨处，轻牵引下，分别向桡尺侧滑动桡腕关节；旋前、旋后位滑动，术者一手固定前臂远端，另一手握近排腕骨处，分别将腕关节做旋前、旋后运动。

②桡尺关节松动：患者前臂旋后位，术者双手握住患者尺骨远端，拇指在掌侧，其余4指在背侧，术者尺侧手固定，桡侧拇指将桡骨折端向背侧推动；患者前臂旋前位，术者拇指在背侧，其余4指在掌侧，桡侧用手固定，拇指将尺骨向掌侧推动。

③腕间关节松动：前后位滑动，患者前臂中立位，一手握近端，一手握远端，往返推动。做上述运动后，嘱患者向各方向活动腕关节，每日2次，每次30～60分钟。注意在康复训练中，宜循序渐进，忌用暴力强扳，以免引起新的损伤。

2. 作业疗法 有目的地进行职业训练，目的是增强肌力、耐力、整体协调能力，比如握拳运动、持笔写字、钉钉操作、计算机键盘操作、搭积木、编织等。

3. 其他疗法 可辅以局部红外线、中波离子导入、通烙宝（外伤散）、消瘀通络熏条以及电脑骨伤愈合仪等理疗，促进深部瘀血吸收，使局部肿胀早日消退，为日后关节功能恢复创造条件，并大大减少日后关节的残留隐痛。

【中成药辨证应用】

1. 三七片 每次 4 片，每日服 2 次，用于骨折早期。

2. 跌打丸 每次 1 粒，每日服 2 次，用于骨折早期。

3. 舒筋活血片 每次 4 片，每日服 2 次，用于骨折中期。

4. 接骨丹 每次 5g，每日服 2 次，用于骨折中、后期。

5. 六味地黄丸 每次 8 粒，每日服 2 次，用于骨折后期。

【中医调护】

一、病情观察

1. 严密观察患者伤后神志、面色、生命体征、舌苔脉象、骨折部位疼痛、肿胀、血运情况；外固定包扎的松紧度；患肢皮肤温度和颜色、动脉搏动、毛细血管充盈时间及被动活动手指时的反应。

2. 整复或手术后，严密观察刀口渗血及患肢末梢血液循环、感觉、运动情况及桡动脉波动情况，如有手指青紫、肿胀、发凉、桡动脉波动减弱或消失等情况，应及时报告医师处理。

3. 应观察夹板固定的松紧度，以绷带上下移动 1cm 为宜，要随时检查夹板松紧情况，过紧易引起骨筋膜室综合征，过松则起不到固定作用。

二、起居护理

1. 保持病室环境安全、舒适，物品放置有序，保证其充足的睡眠。

2. 了解患者的生活习惯，帮助、指导其练习健侧肢体适应日常生活，如洗脸、刷牙、吃饭等。

3. 骨折初期以卧床休息为主，取舒适体位，卧床时帮助患者的患肢摆放舒适，保持固定位置，抬高患肢。

三、饮食护理

1. 骨折初期指导患者饮食宜清淡、易消化、温热，如鸡蛋、牛奶、青菜、瘦肉等，忌食辛辣刺激、油腻、生冷及腥发类食物，如辣椒、胡椒等。

2. 中晚期患者应进滋补肝肾、调和阴阳食物，如动物肝脏、牛奶、排骨汤、瘦肉等以促进骨折愈合。

3. 长期卧床患者，鼓励多饮水和多食富含纤维素的蔬菜、水果等，保持大便通畅。

四、情志护理

做好情志疏导和生活护理。避免患者产生焦虑情绪和恐惧心理，使患者积极配合治疗和护理。

五、用药护理

1. 中药汤剂宜餐后温服。

2. 一般药物遵医嘱按时按量服用，用药前仔细询问过敏史，对过敏体质者，提醒医生关注。

3. 疼痛剧烈时遵医嘱使用止痛药物。

4. 遵医嘱使用外敷药时，应协助患者妥善固定，避免膏药外渗，污染被服及皮肤。

六、健康指导

1. 指导患者将患肢处于功能位或治疗所需体位。复位或手术后患者卧床时应将患肢抬高，高于心脏水平，以利于静脉及淋巴回流，减轻肿胀。站立时应将前臂置于中立功能位，屈肘 90°，用前臂悬吊带将患肢悬挂于胸前。

2. 指导患者根据骨折不同时期进行适当的功能锻炼。功能锻炼活动范围由小到大，次数由少到多，循序渐进。不可急于求成，力量不可过大过猛，以免造成骨折再移位。后期外固定解除后，可配合中药熏洗、理疗、按摩等方法，以舒筋活络，通利关节。

3. 注意夹板的松紧情况，以固定布带在夹板外上下移动 1cm 为宜。如出现手指温度发凉、颜色发紫等情况及时就诊。

4. 注意休息，劳逸结合，保持心情舒畅，以提高机体抵抗力。

5. 合理饮食，多食增加钙质、胶质、滋补肝肾之品，如骨头汤、鸡蛋、鱼汤等，以利骨痂生成。

【治未病原则及措施】

加强营养，多晒太阳，预防骨质疏松。注意危险因素，如坠落、交通车辆伤害、滑面或滑坡、运动伤等。

（周口市中医院骨科：樊帆，刘喜梅，马荣花）

锁骨骨折

锁骨骨折是临床常见的骨折之一,占全身骨折的 6% 左右,各种年龄均可发生,但青壮年及儿童多见。发病部位以中 1/3 处最多见。

【病因病机】

1. 间接暴力 是引起锁骨骨折最常见的暴力,如跌倒时,手掌、肘部或肩部触地,传导暴力冲击锁骨发生骨折,多为横断形或斜形骨折。骨折内侧段因胸锁乳突肌的牵拉作用向后上移位,外侧段因上肢的重力作用和胸大肌的牵拉作用向前下方移位。

2. 直接暴力 暴力从前方或上方作用于锁骨,可发生锁骨的横断或粉碎骨折,幼儿多为横断或青枝骨折。骨折移位严重时可伤及锁骨下方的臂丛神经及锁骨下动、静脉。

【诊断要点】

1. 有外伤史。

2. 多发生于锁骨中 1/3 或中、外 1/3 交界处。

3. 骨折局部肿胀,压痛明显,有移位骨折可触及异常活动及骨擦音。

4. X 线摄片可确定骨折类型及移位情况。

5. 骨折分型

(1)青枝型骨折多见于幼儿,骨折处形成向上弯曲的弓形。

(2)横断型骨折多见于成人,骨折端可具有典型的重叠,近端向上后方移位,远端向下前方移位。

(3)粉碎型骨折多为直接暴力引起,常于中 1/3 处有小骨片呈垂直移位。

【鉴别诊断】

1. 肩锁关节脱位 锁骨外端高于肩峰，甚至形成梯状畸形，向下牵拉上肢时，骨外端隆起更明显；向下按压骨外端可回复，松手后又隆起；X 线片显示肩锁关节脱位。

2. 胸锁关节脱位 两侧胸锁关节不对称，可有异常活动，锁骨内端可突出或空虚。

3. 臂丛神经瘫痪 易与婴幼儿锁骨骨折相混淆。前者锁骨仍完整，同时可见典型的肩部内收内旋、肘部伸直畸形；一般在 2～3 个月可有显著恢复。

【辨证论治】

1. 血瘀气滞证 伤后 1～2 周。血离经脉，瘀积不散，气血不得宣通；临床常见局部瘀肿明显，疼痛较甚。

治法：行气活血，消肿止痛。

推荐方药：桃红四物汤加减。桃仁、红花、血竭、赤芍、乳香、没药、当归、川芎等。

2. 瘀血凝滞证 伤后 2～4 周。瘀血未尽，筋骨未复。

治法：活血和营，接骨续筋。

推荐方药：接骨紫金丹等加减。自然铜、骨碎补、乳香、没药、血竭、孩儿茶等。

3. 肝肾不足证 伤后>4 周。表现为骨折愈合迟缓，骨痂较少，腰膝酸软，面色少华，舌淡胖，苔薄白，脉细。

治法：补益肝肾，调养气血。

推荐方药：八珍汤等加减。当归、川芎、党参、白术、茯苓、白芍、生地等。

【临证备要】

1. 诊断锁骨骨折较容易，根据外伤后锁骨出现局部肿痛、压痛、隆突畸形、骨擦音及 X 线片显示骨折征象，即可确诊。

2. 锁骨骨折好发于中、外 1/3 交界处。因此，该处为骨骼形状改变明显处与应力上的弱点。

3. 粉碎性骨折易伴神经、血管损伤，检查时应注意患肢手部的功能与血运情况。

4. 固定时，双腋窝包括其前后部以足够厚、大的棉垫保护，避免神经、血管受压。用绷带缠绕固定时，绷带宜向后适当拉紧，尽量使其保持挺胸位。外固定时间为 4 周，粉碎性骨折为 6 周。

5. 固定后要密切观察上肢的血运及腋部神经受压情况，如发现有神经、血管压迫症状，应适当调整固定。

6. 练功宜早，复位固定后即可进行，特别是老年人，练功过晚易出现肩关节功能障碍。但早期严禁做患肩内收、外展等活动。

7. 锁骨骨折轻度重叠畸形愈合，一般不影响功能，除体操运动员、舞蹈演员等，不必强求解剖对位。

【中医特色疗法】

1. 手法复位 适用于有移位的锁骨骨折。患者坐位，挺胸抬头，双手叉腰，术者将膝部顶住患者背部正中，双手握其两肩外侧向背部徐徐牵引，使之挺胸伸肩，此时骨折移位即可改善，如仍有侧方移位，可用捺正手法矫正。

2. 外固定治疗

（1）三角巾悬吊固定：适用于幼儿青枝骨折或其他不全骨折，悬吊 2～3 周。

（2）"8" 字绷带固定：用布绷带做 "8" 字交叉环形固定或锁骨带固定 4 周，包扎时必须将两肩固定，同时用棉垫保护腋窝内神经、血管。如患者有手或前臂麻木感，桡动脉搏动触不到，表明布带包扎过紧，应即适当放松，至解除症状为止。

（3）亦可采用多功能肩锁固定带固定。

【经验方及医院制剂】

经验方

1. 上肢损伤洗方（《中医伤科学讲义》）

组成：伸筋草 15g，透骨草 15g，荆芥 9g，防风 9g，红花 9g，千年健 12g，刘寄奴 9g，桂枝 12g，苏木 9g，川芎 9g，威灵仙 9g。

功效与适应证：活血舒筋。用于上肢骨折、脱位、扭挫伤后筋络挛缩酸痛。

用法：煎水熏洗患肢。

2. 消肿止痛膏（《外伤科学》）

组成：当归、赤芍、生地黄、延胡索、血竭、乳香、红花、大黄、姜黄、鳖甲、茄瓜根、红曲、赤小豆各等量。

功效与适应证：祛瘀，消肿，止痛，治损伤初期瘀肿疼痛者。

用法：共研细末，用凡士林调成 60% 软膏外敷患处。

3. 海桐皮汤（《医宗金鉴》）

组成：海桐皮 6g，透骨草 6g，没药 6g，乳香 6g，当归 5g，川芎 3g，川椒 10g，红花 3g，威灵仙 3g，甘草 3g，防风 3g，白芷 2g。

功效与适应证：活络止痛。治跌打损伤疼痛。

用法：共为细末，布袋装，煎水熏洗患处。亦可内服。

【其他疗法】

一、物理治疗和功能锻炼

局部无禁忌证时，可以选用电脑骨伤愈合仪等物理治疗，以促进骨折的愈合，同时配合功能锻炼，初期可用手指、腕、肘关节屈伸活动或用力握拳活动，中期逐渐练习肩部功能活动，后期拆除外固定可作肩关节各方向活动。

二、手术疗法

1. 手术指征

（1）锁骨外端骨折伴喙锁韧带断裂。

（2）骨折块压迫邻近的血管、神经，如锁骨下动静脉和臂丛神经者。

（3）锁骨开放性骨折。

（4）伴有多发性损伤的锁骨骨折，尤其伴有同侧上肢创伤、双侧上肢骨折或者有移位的锁骨骨折合并同侧肩胛颈骨折者。

（5）不能接受可能存在畸形愈合后的隆起外观，要求手术者。

（6）闭合复位后不稳定或复位失败者。

2. 手术方法　可用采用闭合复位或开放复位骨圆针、中空钉内固定，亦可选用钢板、外固定支架固定等材料固定，有骨缺损者应同时植骨。

3. 术后　按骨折分型予以中药辨证施治。

【中成药辨证应用】

1. 三七片　每次 4 片，每日服 2 次，用于骨折早期。

2. 跌打丸　每次 1 粒，每日服 2 次，用于骨折早期。

3. 舒筋活血片　每次 4 片，每日服 2 次，用于骨折中期。

4. 接骨丹　每次 5g，每日服 2 次，用于骨折中、后期。

5. 六味地黄丸　每次 8 粒，每日服 2 次，用于骨折后期。

【中医调护】

一、病情观察

1. 严密观察患者伤后神志、面色、生命体征、舌苔脉象、骨折部位的肿胀、疼痛的诱因、程度、性质、肢端皮色、肢体感觉和运动情况，详细记录，有异常者及时告知医生并处理，防止气胸、臂丛神经损伤等并发症的发生。

2. 固定期间要密切观察患侧上肢血运情况，防止神经及血管的压伤。

3. 整复或手术后，严密观察刀口渗血及患肢末梢感觉、运动情况，如有异常情况，及时报告医师处理。

二、起居护理

1. 患者以卧床休息为主，平卧时将肩胛区垫高，禁止患侧卧位。"8"字绷带或锁骨带固定后应嘱患者下床行走时要双手叉腰、昂首挺胸，以缓解对双侧腋下神经、血管的压迫。

2. 指导患者日常生活中注意补钙，防止跌倒。

3. 骨折复位固定后，即鼓励进行指关节、腕关节、肘关节的屈伸锻炼。

4. 患者不可过早负重，根据 X 线结果，再决定患肢提重物的时间，以免影响骨折愈合。

三、饮食护理

1. 血瘀气滞证　饮食宜进食活血化瘀之品，如黑木耳、金针菇、桃仁等。

2. 瘀血凝滞证　饮食宜和营生新、满足骨痂生长的需要，加以骨头汤、鸽子汤等高蛋白食物。

3. 肝肾不足证　肝肾阴虚者宜进食滋阴填精、滋养肝肾之品，如枸杞子、黑芝麻、黑白木耳等。药膳方：莲子百合瘦肉汤。忌辛辣香燥之品。肝肾阳虚者宜进食温肾壮阳、补精髓之品，如黑豆、核桃、杏仁、腰果、黑芝麻等。食疗方：干姜煲羊肉。忌生冷瓜果及寒凉食物。

四、情志护理

1. 多与患者谈心，向患者介绍本病的发生、发展及转归，介绍成功病例。

2. 转移或改变患者的情绪和意志，舒畅气机，有益患者身心健康。

3. 疼痛时情绪烦躁，使用安神静志法，让患者闭目静心，全身放松，平静呼吸，以达到周身气血流通舒畅。

五、用药护理

1. 中药汤剂温服，用药期间忌生冷及寒凉食物。同时外避风寒，以免加重病情。

2. 一般药物遵医嘱按时按量服用，用药前仔细询问过敏史，对过敏体质者，提醒医生关注。

3. 疼痛剧烈时遵医嘱使用止痛药物。

六、健康指导

1. 注意休息，保持心情愉快，勿急躁。

2. 睡眠时需平卧免枕，肩胛间垫高，以保持双肩后仰，有利于维持骨折复位。

3. 手法复位后儿童外固定2～3周，成人外固定4周，粉碎性骨折固定6周。手术后前臂悬吊带或前臂悬吊上臂贴胸固定带固定患肢5～6周，除必须卧位保持复位和固定的患者均可下床活动，宜多卧硬板床。

4. 患肢局部复位固定1～3周，练习手部及腕、肘关节的各种活动，复位固定3～4周，练习肩关节外展、后伸，如做挺胸、双手叉腰动作。但要禁止做肩的前屈、内收等动作。

5. 当解除患肢外固定后，督促患者开始全面练习肩关节活动，范围由小到大，次数由少到多，如肩关节环转活动、两臂做划船动作等，以防并发症的发生。

6. 嘱患者加强营养，多食核桃、瘦肉、骨头汤、山萸肉、黑芝麻等补肝肾、强筋骨之食品。

【治未病原则及措施】

1. 遵守交通规则，防止发生高能量的车祸伤，减少锁骨骨折的发生概率。

2. 对于运动活跃的年轻人，要注意运动安全，注意做好防护，避免锁骨骨折的发生。

（周口市中医院骨科：樊帆，刘喜梅，马荣花）

膝痹病

膝关节骨性关节炎是以膝关节增生退变，导致膝关节疼痛、功能活动受限为特征的一种病症，通常可分为原发性和继发性两种。原发性骨关节炎多见于50岁以上的中老年人；继发性则是由于创伤、畸形、关节疾病而造成膝关节过早地发生严重的退行性改变。

【病因病机】

1. 积累性损伤　膝关节的稳定主要取决于关节面、半月板、关节韧带和股四头肌的配合。由于骨及软骨的退行性变，加之关节周围软组织长期积累性损伤，就会导致关节的稳定性及关节应力轴线发生改变，使关节面负重不平衡。膝关节不稳定，又加速了骨及软骨的退行性变，加速了关节周围软组织的损伤，形成恶性循环。因此，膝关节软骨和骨的退行性变是疾病发生的病理基础，而关节周围软组织的积累性损伤是本病发生的诱因。

2. 骨质增生　膝关节是全身最大、最复杂的关节，其主要功能为负重和屈伸运动。因其位于身体两个最大杠杆之间，承受力很大。根据压应力原理，骨质受压越高，压应力就越大。随着年龄的增长，关节软骨弹性减低，从而刺激骨细胞增殖，高压部位就会形成骨质增生。

【诊断要点】

1. 初起膝关节隐隐作痛，屈伸不利，轻微活动稍缓解，气候变化加重，反复缠绵不愈。

2. 起病隐袭，发病缓慢，多见于中老年人。

3. 膝部可轻度肿胀，活动时关节常有咔嚓声和摩擦声。

4. X线检查可见骨质疏松，关节间隙变窄，软骨下骨质硬化，边缘唇样改变，骨赘形成。

【鉴别诊断】

膝骨性关节炎需与其他类型关节炎（化脓性关节炎、强直性脊柱炎、急性风湿热、类风湿关节炎）进行鉴别。一般根据患者症状、体征及影像学检查进行鉴别诊断。特殊情况下，医生可能会对病变关节进行穿刺，通过对关节液进行分析，可鉴别膝关节炎与其他关节疾病如感染和痛风。

1. 急性风湿热 发病急，全身症状重，持续时间短。关节表面皮肤发红发热。常有关节游走性疼痛，无关节活动障碍。多伴发心脏病变。X线检查无变化。

2. 类风湿关节炎 多发生在 20—50 岁，急性发作，全身症状较轻，持续时间长。受累关节多对称或多发，不侵犯远端指间关节。关节早期因肿胀呈梭形，晚期功能障碍及强直畸形。X线检查局部或全身骨质疏松，关节面吸收，骨性愈合，强直畸形。实验室检查血沉快，类风湿因子阳性。

3. 化脓性关节炎 主要症状为关节红、肿、热、痛明显，活动受限。多数患者起病急骤，有畏寒、发热、乏力、纳差等全身中毒症状。多数化脓性关节炎患者能找到原发感染病灶。

【辨证论治】

1. 气滞血瘀证
证候：关节疼痛如刺，休息后痛反甚。舌质紫暗，或有瘀斑；脉沉涩。
治法：行气活血。
推荐方药：血府逐瘀汤加减。当归、生地黄、桃仁、红花、枳壳、川芎、牛膝等。

2. 寒湿痹阻证
证候：关节疼痛重着，遇冷加剧，得温则减。舌质淡，苔白腻，脉沉。
治法：散寒除湿。
推荐方药：蠲痹汤加减。附子、当归、黄芪、炙甘草、官桂、羌活、防风等。

3. 湿热痹阻证

证候：膝关节疼痛，焮红灼热，肿胀疼痛剧烈，得冷则舒，筋脉拘急，日轻夜重，多兼有发热，口渴，烦闷不安，舌质红，苔黄腻或黄燥，脉滑数。

治法：清热除湿。

推荐方药：四妙散加减。苍术、黄柏、川牛膝、薏苡仁、连翘、忍冬藤、防己、木瓜、苦参、秦艽、生地等。

4. 肝肾亏虚证

证候：关节隐隐作痛，腰膝酸软无力，酸困疼痛，遇劳更甚。舌质红，少苔，脉沉细无力。

治法：滋补肝肾。

推荐方药：左归丸加减。枸杞子、龟甲胶、鹿角胶、牛膝、山药、山茱萸、熟地黄、菟丝子等。

5. 气血虚弱证

证候：关节酸痛不适，少寐多梦，自汗盗汗，头晕目眩，心悸气短，面上少华。舌淡，苔薄白，脉细弱。

治法：补气养血。

推荐方药：八珍汤加减。党参、当归、茯苓、白术、川芎、白芍、熟地黄、甘草等。

【临证备要】

1. 本病的本质是关节软骨的退行性变。

2. 原发性者多发生在 50 岁左右，常见于体力劳动者，继发性者可发生于任何年龄。

3. 病变进程不可中止，但可延缓。治疗的目的是通过缓解症状，增强关节稳定性，以改善关节功能。

4. 对关节积液明显者，可抽出积液。对关节内软骨的病变，不主张使用类固醇类药物，尤其是局部用药，尽管止痛效果好，但对其软骨修复不利。

5. 减少关节的负重包括避免激烈的活动、避免外伤等。体重过大者应控制体重。

【中医特色疗法】

一、手法治疗

1. 理筋手法 以点按、揉按、拿捏、屈伸、弹拨等为主要操作要点。

2. 推髌手法 向上下内外各方向推动髌骨为主要操作要点。

3. 膝关节拔伸牵引 治疗者双手握持小腿远端拔伸并持续牵引，力量以有膝关节牵开感为度。

4. 膝被动屈伸法 收展髋关节，至极限位（以患者能忍受为度），反复操作；被动屈伸膝关节，至极限位（以患者能忍受为度），反复操作。

二、针灸治疗

1. 针法 局部取穴为主，远部取穴为辅，可选用运动针灸、平衡针、腹针、头针、手针、火针等特色针刺疗法。

2. 灸法 直接灸、艾条灸、热敏灸、雷火灸等。

3. 针刀疗法 适用于关节周围软组织损伤后张力增高，造成关节力平衡失调，使关节内的受力情况发生异常改变，从而导致软骨变性、骨质增生等病理变化。在严格消毒的前提下，可在韧带（髌前韧带止点，内、外副韧带起止点，髌骨斜束韧带起点）、滑囊（髌上、下囊，鹅足囊，腘窝囊等）、关节内（翳状皱襞起点、脂肪垫、髌尖内血管袢）、神经卡压点（隐神经髌下支、腓总神经腓骨小头部卡压点）等部位实施针刀疗法。

三、牵引疗法

可根据病情及临床经验制定牵引的重量、牵引的角度以及牵引的体位。

四、中药熏洗技术

选用行气活血的中药或随证加减，将上述中药放入非金属的锅内，加入水 3000mL 进行煎煮，等到水沸腾后，再用文火煮 20 分钟，最后取所获得的汁液。当药汁有较高的温度时（75~85℃），对膝关节后部实行熏蒸，当药液温度降到 45℃ 左右时，再用来外洗膝关节。

【经验方及医院制剂】

经验方

1. 下肢损伤洗方（《中医伤科学讲义》）

方药：伸筋草 15g，透骨草 15g，五加皮 12g，三棱 12g，莪术 12g，秦艽 12g，海桐皮 10g，红花 10g，苏木 10g。

功效与适应证：活血舒筋。治下肢损伤挛痛者。

用法：水煎，熏洗患肢。

2. 消肿止痛膏（《外伤科学》）

组成：当归、赤芍、生地黄、延胡索、血竭、乳香、红花、大黄、姜黄、鳖甲、茄瓜根、红曲、赤小豆各等量。

功效与适应证：祛瘀，消肿，止痛，治损伤初期瘀肿疼痛者。

用法：共研细末，用凡士林调成 60% 软膏外敷患处。

3. 海桐皮汤（《医宗金鉴》）

组成：海桐皮 6g，透骨草 6g，没药 6g，乳香 6g，当归 5g，川芎 3g，川椒 10g，红花 3g，威灵仙 3g，甘草 3g，防风 3g，白芷 2g。

功效与适应证：活络止痛。治跌打损伤疼痛。

用法：共为细末，布袋装，煎水熏洗患处。亦可内服。

【其他疗法】

1. 外治法 适用于除风湿热痹证外的所有证型。如敷贴、拔罐、中药离子导入等。

2. 物理治疗 热疗、冷疗、电疗、磁疗、红外线照射、水疗、蜡疗、超声波等。

3. 功能锻炼 在医生指导下进行直腿抬高、慢跑、骑车、游泳、太极拳、八段锦等练功。

4. 手术疗法 在正规系统的保守治疗 3~6 个月及以上无效者，根据病理变化，参照中华医学会骨科学分会《骨关节诊治指南》（2007 年版）指南，考虑采用关节冲洗术、关节镜术、截骨矫形术和人工关节置换术。

【中成药辨证应用】

补肝肾、强筋骨、温通经络可用健步虎潜丸或大活络丸，祛瘀止痛可选用活血止痛片，积液凝聚可予以榼藤子消肿，风湿较重者予以风湿骨痛胶囊或追风透骨丸或蠲痹口服液。湿热较重者予以四妙丸或三妙丸。瘀血较重者予以大活络丹或小活络丹、舒筋活血片等。需补肾壮骨者可用壮骨伸筋胶囊、壮骨关节丸、珍牡肾骨胶囊、尪痹冲剂等。

【中医调护】

一、病情观察

1. 观察患者痹痛点的部位、性质、时间与气候变化的关系。
2. 观察患者舌脉、膝关节皮肤及肿胀、疼痛的变化。

二、生活起居护理

1. 避风寒湿邪入侵，局部注意保暖。
2. 加强对膝部保护，戴护膝保暖。
3. 患肢可垫软枕抬高，避免爬山，以免关节过度负重。
4. 适当控制体重，增加户外活动，日光照射，防止骨质疏松。
5. 有任何部位的感染及时就医。

三、饮食护理

饮食宜清淡、易消化，多吃蔬菜水果，忌生冷、发物及煎炸品。

1. 寒湿痹阻证 宜食祛风除湿、温经通络的食品，如姜、蒜、辣面条等。趁热食用，以汗出为度。忌生冷、性凉及肥腻食品，如柿子、螃蟹、蚌肉、海带等。

2. 湿热痹阻证 宜食清热利湿的食品，如薏苡仁、冬瓜等。忌生冷、辛辣、滋腻、温燥、伤阴的食品，如洋葱、荔枝、狗肉、羊肉等。食疗方：苡仁冬瓜汤。

3. 气滞血瘀证 宜食活血通络、温经壮阳的食品，如山楂、木耳、黑豆、核桃、乌鸡汤等。忌辛热燥辣、肥甘厚腻的食品，如肥肉、烤肉等。

4. 肝肾亏虚证 宜食补益气血、益肝肾的食品，如山药、枸杞等。忌发物、肥腻的食品，如鱼、虾、鸡蛋等。

5. 气血虚弱证 宜食补气养血之品，如红枣、桂圆、猪肝、瘦肉等。

四、情志护理

1. 耐心向患者讲述疾病治疗及康复过程，介绍成功案例，消除紧张顾虑，积极配合治疗和护理。

2. 开展集体健康教育或者患者交流会，创造患者之间沟通的机会，让治疗效果好的患者分享经验，提高认识，相互鼓励，增强治疗信心。

3. 指导患者开展读报、听音乐、与人聊天等转移注意力的活动。对于有焦虑抑郁情绪的患者，采用暗示疗法以缓解不良情绪。

4. 争取患者的家庭支持，鼓励家属多陪伴患者，给予亲情关怀。

五、用药护理

1. 服药期间忌生冷及寒凉食物，同时外避风寒，以免加重病情。

2. 中药汤剂宜温服，注意服药后反应。

3. 疼痛明显时遵医嘱应用止痛剂，观察用药后效果。

4. 巡视病房，观察用药后反应，有异常及时通知医师。

六、健康指导

1. 防寒保暖，尽量避免受冻，消除焦虑，保持心情乐观、豁达。

2. 适当运动，增强体质，如早操慢跑、太极拳等，避免骨萎缩，但切勿过度。

3. 受累关节注意保护，勿再损伤，防止骨赘断裂，落入关节腔内成为游离体。

4. 症状严重时应卧床休息。

5. 遵医嘱按时服药，定期复查。

【治未病原则及措施】

1. 要保持良好的心态。

2. 避免受凉，尤其是膝关节。

3. 尽量避免身体肥胖，防止加重膝关节的负担，一旦身体超重，就要减肥，控制体重。

4. 注意走路和劳动的姿势，不要扭着身体走路和劳动，避免长时间下蹲，长时间坐着和站着，要经常变换姿势，防止膝关节固定在一种姿势下用力过大。

5. 避免外伤，走路时不要穿高跟鞋，要穿厚底而有弹性的软底鞋，以减少膝关节所受的冲击力，避免膝关节发生磨损。

6. 加强膝关节在不负重的情况下进行锻炼。

7. 多吃新鲜水果及鲜奶。

8. 合理膳食、生活规律。

（周口市中医院骨科：樊帆　康复科：李丹）

颈椎病

颈椎病是指颈椎间盘退行性变及其继发病理改变,刺激或压迫颈椎脊髓、神经根、椎动脉、交感神经等而产生相应症状和体征的颈椎退行性疾病。本病以中年人高发,长期低头伏案、外感风寒湿邪等,是该病重要的诱发及加剧因素。中医典籍中关于"颈肩痛""项强""项筋急""臂厥""眩晕"等论述与本病的某些类型有相似之处,现在称此病为"项痹病"。

【病因病机】

1. 西医病因病理 颈椎位于颅骨和胸椎之间,寰枕关节和寰枢关节之间没有椎间盘,自第 3 颈椎开始,每两个椎体之间皆有椎间盘连接。颈椎上、中、下三段的解剖结构不同,其活动方式和范围也有较大差异,需要骨性结构与其他附属结构保持高度协调性和稳定性,才能完成正常的生理活动和功能。颈椎的活动度较大,又需保持头颈部平衡,故颈椎容易发生劳损及退变。颈椎间盘退变和颈项部肌肉慢性累积性损伤,继发关节稳定性降低,在异常应力反复或持续作用下,可引起颈椎间盘突出,或者继发颈椎骨质增生、韧带肥厚和颈椎管狭窄等,皆可压迫或刺激脊神经根、脊髓、交感神经和椎动脉而出现相应的临床症状。临床上根据受累的部位,可将颈椎病区分为不同的类型。

2. 中医病因病机 《仙授理伤续断秘方》曰:"劳役所损,肩背肢疼痛。"如长时间低头伏案,或姿势不良,筋脉因持续牵拉而损伤,气血溢出脉外,离经之血易成瘀血而阻滞局部经脉,气血运行失畅,可致疼痛,此即不通则痛。《素问·宣明五气》云:"久视伤血,久卧伤气,久坐伤肉,久立伤骨,久行伤筋。"可见过劳或过逸皆可引起气血筋骨损伤,气血亏虚或鼓动无力,也会引起气血运行不畅而致疼痛,此乃不荣则痛。女子七七、男子八八天癸衰竭,肝肾俱亏,筋脉失养,可以加剧上述病理过程的进展;复外感风寒湿邪作用于颈项部位,也是诱发和加剧颈椎病的重要病理因素。

因此，颈项部筋出槽及骨错缝，气血不通，筋骨失和，是引发颈椎病发病的关键病机；而气血虚弱、肝肾不足、筋脉失养或外邪侵袭、寒湿稽留、痰瘀阻络是诱发和加剧颈椎病发生发展的重要病理因素。

颈项部承上启下，有任督二脉和六条阳经循行通过，经脉闭阻不通，清阳不升，浊阴不降，上可累及头面部出现头晕、头痛、视物模糊、耳鸣耳聋、面部麻木等；下则引起脏腑功能异常、气机活动紊乱，而致胸闷、心慌、脘痞、纳呆、恶心、反酸等；旁及上肢，可出现受累经脉循行部位的酸胀、疼痛、麻木等。

【诊断要点】

多有颈项部慢性劳损史、颈椎先天性畸形等。多发于 40 岁以上的中老年人及长期低头伏案者。

颈型颈椎病的疼痛和压痛部位基本局限在颈项部；神经根型颈椎病有颈、肩背疼痛，上肢麻木及放射性疼痛，颈部活动受限，可有上肢肌力减弱和肌肉萎缩，臂丛神经牵拉试验、颈椎间孔挤压试验等阳性。

脊髓型颈椎病有慢性进行性双侧下肢发紧、无力等表现，重症者可出现四肢痉挛性瘫痪、锥体束征阳性等表现。

椎动脉型颈椎病有头痛头晕，颈后伸或侧弯时眩晕加重，甚至猝倒等表现，转头试验阳性。

交感神经型颈椎病有头晕、心慌、视力下降、头痛或偏头痛、汗多、心律失常、血压升高或下降等表现。

结合影像学检查有助于定位诊断但不能仅凭影像学表现进行临床诊断。

【鉴别诊断】

颈椎病临床表现复杂，头痛、头晕、心慌、下肢麻木、无力等易与心脏、五官、神经系统等疾病的症状相混淆，需要鉴别诊断，同时还要与以下疾病相鉴别。

1. 脊髓肿瘤 肿瘤多进展快，逐渐加重，而脊髓型颈椎病症状多有间歇平稳期。MRI 检查有助于鉴别诊断。

2. 肩周炎 肩关节的疼痛及功能受限有自愈倾向，没有颈神经根性症状。

3. 胸廓出口综合征 有上肢麻木不适并向手部放射，但检查锁骨上窝有压痛，头后仰实验（Adson 实验）与上肢过度外展试验时，桡动脉的搏动减弱。

【辨证论治】

1. 风寒痹阻证

证候：颈、肩、上肢窜痛麻木，以痛为主，头自觉重感，颈部僵硬，活动不利，恶寒畏风。舌淡红，苔薄白，脉弦紧。

治法：祛风散寒，祛湿通络。

推荐方药：羌活胜湿汤加减。羌活、独活、藁本、防风、炙甘草、川芎、蔓荆子等。

2. 血瘀气滞证

证候：颈肩部、上肢刺痛，痛处固定，伴有肢体麻木。舌质暗，脉弦。

治法：行气活血，通络止痛。

推荐方药：桃红四物汤加减。熟地黄、当归、白芍、川芎、桃仁、红花等。

3. 痰湿阻络证

证候：头晕目眩，头重如裹，四肢麻木，纳呆。舌暗红，苔厚腻，脉弦滑。

治法：祛湿化痰，通络止痛。

推荐方药：半夏白术天麻汤加减。半夏、白术、天麻、茯苓、橘红、白术、甘草等。

4. 肝肾不足证

证候：眩晕头痛，耳鸣耳聋，失眠多梦，肢体麻木，面红目赤。舌红少汗，脉弦。

治法：补益肝肾，通络止痛。

推荐方药：肾气丸加减。熟地黄、怀山药、山茱萸、牡丹皮、茯苓、泽泻、桂枝、附子（先煎）等。

5. 气血亏虚证

证候：头晕目眩，面色苍白，心悸气短，四肢麻木，倦怠乏力。舌淡苔少，脉细弱。

治法：益气温经，和血通痹。

推荐方药：黄芪桂枝五物汤加减。黄芪、芍药、桂枝、生姜、大枣等。

【临证备要】

1. 颈椎病的主要症状是颈肩痛，头晕头痛，颈部僵硬，上肢麻木，臂丛牵拉试验与压头试验阳性，结合患者年龄、职业和影像学检查，不难确诊。

2. 对于颈椎病患者，有必要检查是否有慢性咽喉炎、扁桃体炎及食管情况，因为这些病变可诱发颈椎病。临床上对以上情况进行针对性的治疗，可获得理想的疗效。同时，还消除了颈椎病的诱发因素。

3. 对于椎动脉型颈椎病，除了常规检查外，还需进行经颅多普勒检查、血液流变学检查及血脂检查。

4. 椎动脉型颈椎病患者，大多血脂偏高，血流减慢，血液黏度加大，临床上在辨证处方中加一些降脂及活血、化痰类药，效果会更佳。

5. 颈椎病由于病情复杂，病变较重，临床治疗时，单一疗法多不如综合疗法效果满意，故一般采取牵引结合药物治疗。

6. 颈椎病的发生、发展有个比较长的过程，对此病的综合治疗一般需要 1～2 个疗程，每个疗程为 15 日。

7. 临床尚有全息穴位封闭法：根据生物全息理论的指导选取第 2 掌骨侧头颈区和前臂头颈区作穴位封闭，得气后用手轻轻拍打上肢及颈部，以加快针感传导。

8. 脊髓型颈椎病禁止施以颈部的旋转理筋手法，以免造成严重不良后果。

9. 病情严重，又需长期伏案低头者，宜换工种。

10. 症状缓解后，应每日进行颈部各项功能锻炼。

11. 控制吸烟、喝酒及过食辛辣之品。

【中医特色疗法】

一、手法治疗

1. 松解类手法

（1）基本手法：头颈部一指禅推法、点按法、滚法、拿法、揉法、推法、叩击法等，可选择上述手法一种或几种放松颈项部的肌肉。

（2）通调督脉法：患者俯卧位，医者以大拇指指端按顺序分别点按风府、大椎、至阳、命门等穴，点揉第 1 胸椎至第 12 胸椎两侧夹脊穴、膀胱经俞穴，反复三遍，力量以患者出现局部温热、酸胀、传导为度。

（3）间歇拔伸法：患者仰卧位，医者一手托住颈枕部，一手把住下颌，纵向用力拔伸，持续 2～3 分钟，可反复 3～5 次。

（4）牵引揉捻法：患者坐位，医者站在患者身后，双手拇指置于枕骨乳突处，余四指托住下颌。双前臂压住患者双肩，双手腕立起，牵引颈椎，保持牵引力，环转摇晃头部 3～5 次，然后保持牵引力，作头部前屈后伸运动各 1 次，再后医者左手改为托住下颌部，同时用肩及枕部顶在患者右侧颞枕部以固定头部，保持牵引力，用右手拇指按在右侧胸锁乳突肌起点处（或痉挛的颈部肌肉处），右手拇指沿胸锁乳突肌自上而下作快速揉捻，同时将患者头部缓缓向左侧旋转，以颈部的基本手法结束治疗。

（5）拔伸推按法：以右侧为例，患者坐位，医者站在患者右前方，右手扶住患者头部，左手握住患者右手 2～5 指，肘后部顶住患者肘窝部，令患者屈肘，然后医者右手推按患者头部，左手同时向相反方向用力。

2. 调整类手法

（1）旋提手法：嘱患者颈部自然放松，主动将头部水平旋转至极限角度，并作最大限度屈曲，达到有固定感。医生以肘部托住患者下颌，轻轻向上牵引 3～5 秒，用短力快速向上提拉，常可听到"喀"的弹响声。扳动时要掌握好发力时机，用力要快而稳。

（2）定位旋转扳法：以向右旋转为例。患者坐位，医生站于患者后方，以左手拇指指腹推定在患者病变颈椎棘突（或横突）旁，用右手（或肘窝）托住患者下颌部。嘱其颈项部放松，低头屈曲 15°～30°，然后嘱患者顺着医生的右手在屈曲状态下向右慢慢转头，当旋转到最大限度而遇有阻力时，医生顺势施以快速的向右扳动，同时，推顶棘突的左手拇指向右用力推压，两手协调动作，常可听到"喀"的弹响声，有时医生拇指下也有轻微的位移感。

（3）旋转法：上颈段病变，要求患者将头颈屈曲15°；中段病变，将颈椎置于中立位；下段病变，将颈椎屈曲30°～45°。嘱患者头部向一侧旋转，旋转至极限角度（约80°），达到有固定感，同时迅速准确地进行同向有力旋转，操作成功可以听到弹响声。

二、针刺治疗

局部取穴为主，远部取穴为辅，可选用运动针灸、平衡针、腹针、头针、手针、火针、铍针等特色针刺疗法。

三、艾灸治疗

直接灸、艾条灸、热敏灸、雷火灸等。

四、针刀疗法

有明确压痛点者，在严格消毒的前提下可实施针刀治疗，以颈肩部阿是穴、筋结为松解减压部位。

五、牵引疗法

可根据病情及临床经验制定牵引的重量、牵引的角度以及牵引的体位。

六、物理治疗

红外线照射、蜡疗、超声药物透入、电磁疗法等。

七、运动疗法

1. 颈椎功能训练　进行以颈部伸肌训练、柔韧性与系统性训练为主要目的的各类功法锻炼，例如"施氏十二字养生功"等。

2. 现代康复训练　运用神经肌肉反馈重建（Neurac）技术加强颈椎稳定性；运用颈椎检测与训练系统（MCU）对颈椎进行运动训练。

八、其他外治法

敷贴、刮痧、拔罐、中药离子导入等。

【经验方及医院制剂】

医院制剂

通痹膏

组成：羌活、独活、细辛、地龙、桑寄生、防风、乳香、没药、桃仁、红花、赤芍、甘草、生地黄、儿茶、血竭、秦艽、巴戟天、杜仲、川续断、狗脊、桂枝、麻油、黄丹。

功能主治：活血祛瘀、止痛。用于风寒湿邪、气滞血瘀引起的四肢麻木、腰腿疼痛、筋脉拘挛、跌打损伤。

【其他疗法】

1. 手术治疗 手术的主要目的是降低椎管内压力和提高颈椎稳定性。对系统保守治疗 3 个月以上无效的神经根型、脊髓型颈椎病患者，可以考虑手术治疗。常用术式如下。

（1）颈椎前路减压椎间盘切除椎体间植骨融合并内固定术：主要适用于神经根型和脊髓型颈椎病。

（2）颈椎后路减压术或椎管扩大术：适用于颈椎管狭窄者。

2. 其他疗法 颈围固定、针刀理疗等治疗方法，根据各自的适应证和患者接受情况选择运用。

【中成药辨证应用】

治宜补肝肾、祛风湿、活络止痛，可内服补肾壮筋丸或颈复康、根痛平冲剂等中成药，麻木重者加全蝎粉，伴有眩晕者加愈风宁，急性发作，颈臂较重，治宜活血舒筋，可内服舒筋汤。

【中医调护】

一、病情观察

观察病情变化，疼痛是否向肩部或上肢放射，四肢感觉、活动及各种生理反射情况，有无逐渐形成走路困难或四肢瘫痪，经治疗后上述症状有无改善，注意各种并发症的发生，若出现眩晕、肢体麻木、视物不清、心律失常等症状，应积极抢救。

二、生活起居护理

1. 避免长时间低头劳作，伏案工作时，每隔 1～2 小时活动颈部，如仰头或将头枕靠在椅背上或转动头部。

2. 座椅高度要适中，以端坐时双脚刚能触及地面为宜。

3. 避免长时间半躺在床头，屈颈斜枕看电视、看书。

4. 睡眠时应保持头颈部在一条直线上，避免扭曲。枕头长要超过肩，不宜过高，为握拳高度（平卧后）。枕头的颈部稍高于头部，可以起到良好放松作用。避免颈部悬空。

5. 注意颈部保暖，防风寒湿邪侵袭。

6. 及时防治咽炎、扁桃体炎、淋巴腺炎等咽喉部疾病。

7. 乘车、体育锻炼时做好自我保护，避免头颈部受伤。开车、乘车注意系好安全带或扶好扶手，防止急刹车造成颈部受伤等，避免头部猛烈扭转。

三、饮食护理

1. **风寒闭阻**　宜进祛风散寒温性食物，如大豆、羊肉、狗肉、胡椒、花椒等。食疗方：鳝鱼汤、当归红枣煲羊肉等。忌食凉性食物及生冷瓜果、冷饮，多温热茶饮。

2. **血瘀气滞**　宜进食行气活血、化瘀解毒的食品，如山楂、白萝卜、木耳等。食疗方：醋泡花生等。避免煎炸、肥腻、厚味。

3. **痰湿阻络**　宜进健脾除湿之品，如山药、薏苡仁、赤小豆等。食疗方：冬瓜排骨汤等。忌食辛辣、燥热、肥腻等生痰助湿之品。

4. 肝肾不足 ①肝肾阴虚者宜进食滋阴填精、滋养肝肾之品，如枸杞子等。食疗方：虫草全鸭汤。忌辛辣香燥之品。②肝肾阳虚者宜进食温壮肾阳、补精髓之品，如黑豆、核桃、杏仁、腰果等。食疗方：干姜煲羊肉。忌生冷瓜果及寒凉食物。

5. 气血亏虚 宜进食益气养阴的食品，如莲子、红枣、桂圆等。食疗方：桂圆莲子汤、大枣圆肉煲鸡汤等。

四、情志护理

1. 向患者介绍本疾病的发生、发展及转归，取得患者理解和配合，多与患者沟通，了解其心理状况，及时消除不良情绪。

2. 介绍成功病例，帮助患者树立战胜疾病的信心。

3. 给患者必要的生活协助，鼓励家属参与。

4. 有情绪障碍者，必要时请心理咨询医师治疗。

五、用药护理

中药汤剂以温热服用为宜，一般药物遵医嘱按时按量服用。肝肾不足和气血亏虚者中药宜早晚饭前温服。麻木明显者，可以内服全蝎粉，眩晕明显者可以服用愈风宁心片，也可以静脉滴注丹参注射液。

六、健康指导

1. 慎起居，避风寒，防风寒阻络致经脉不通，引发疼痛。饮食宜清淡，富有营养，保持大便通畅，多食壮筋骨、补肝肾之食品。

2. 劳逸结合，注意保持颈部的正确姿势，要避免长时间低头劳作；避免长时间半躺在床头，屈颈斜枕看电视、看书；睡眠时应保持头颈部在一条直线上，避免扭曲；注意枕头的高低及位置，平卧时枕头不宜过高，侧卧时枕头可与肩同等高度；避免颈部悬空。

3. 急性期卧床制动，头部前屈，枕头后部垫高，避免患侧卧位，保持上肢上举或抱头等体位，必要时在肩背部垫软垫；缓解期可适当下床活动，避免快速转头、摇头等动作；卧位时保持头部中立位，枕头水平。

4. 避免外伤，开车、乘车注意系好安全带或扶好扶手，防止急刹车颈部受伤等；锻炼时要避免头部猛烈扭转。

5. 坚持颈部的功能锻炼，各种锻炼动作要缓慢，不可使用蛮力或强行活动。如保健"米字操"等。

6. 保持情绪乐观，避免忧虑、紧张，学会自我心理调节。

【治未病原则及措施】

1. 颈椎病常反复发作、迁延难愈，因此，经过治疗症状缓解后，应该进行积极主动的预防和自我调护。

2. 在日常工作和生活中，经常更换体位。

3. 睡觉时选用材质软硬适中、高度合适的枕头，枕头的厚度以侧卧时能够保持一侧肩宽的高度为好，切忌使用有特殊形状的定型枕或过高、过低的枕头睡觉。

4. 适度做一些肩背部、颈项部伸展运动，有助于缓解肌肉疲劳，增加肌肉的力量，提高颈椎的自身稳定性。

5. 脊髓型颈椎病患者应特别注意维持颈部的相对稳定性，在剧烈运动颠簸或乘坐高速汽车时，宜用颈围固定。

（周口市中医院骨伤一病区：樊帆　康复科：李丹）

腰椎间盘突出症

腰椎间盘突出症是由于椎间盘发生退行性改变,在某些因素的作用下,椎间盘的纤维环破裂,髓核组织从破裂之处突出于后方或椎管内,刺激或压迫脊髓、神经根等,从而产生腰部疼痛,一侧下肢或双下肢疼痛麻木等一系列临床表现。本病好发于 20—50 岁青壮年,男性多于女性,多发生在腰 4、腰 5 和腰 5、骶 1 椎间盘。

【病因病机】

1. 内因

(1) 椎间盘的退行性变:青少年时期,腰椎间盘的髓核含水量较多,富有弹性,缓冲力强,间盘不容易突出。随着年龄的增长,机体的发育趋于成熟,椎间盘髓核含水量逐渐减少,使椎间盘逐渐发生退化,弹性降低,继之使椎间隙变窄,周围韧带松弛或产生裂隙,形成腰椎间盘突出的内因。

(2) 腰骶椎发育异常:如骶椎腰化、隐性骶椎裂、腰椎峡部不连而致的椎体滑脱会使椎间盘长期处于非生理性受力状态,成为椎间盘突出的潜在因素。

2. 外因

(1) 突然的负重:突然的腰部负荷增加,尤其是在快速转腰加弯腰时,间盘受到过度的扭转力,最容易引起纤维环破裂。

(2) 积累性损伤:日常工作及生活中的多次重复的轻微腰部损伤,如搬提重物等经常弯腰动作不断作用于椎间盘,使之脆性增加,在此基础上,再加某次腰部外伤(扭伤)即可发病。

(3) 疲劳受凉:有些患者无明显外伤史,腰部疲劳,加之受凉感寒后腰肌痉挛,促使已退化的椎间盘突出,神经根受压,发生充血、水肿、变性而产生临床症状。

【诊断要点】

1. 多有腰部外伤、慢性劳损或寒湿史。大部分患者在发病前多有慢性腰痛史。

2. 常发于青壮年。

3. 腰痛向臀部及下肢放射，腹压增加（如咳嗽、喷嚏）时疼痛加重。

4. 脊柱侧弯，腰椎生理弧度消失，病变部位椎旁有压痛，并向下肢放射，腰活动受限。

5. 下肢受累神经支配区有感觉过敏或迟钝，病程长者可出现肌肉萎缩。直腿抬高或加强试验阳性，膝、跟腱反射减弱或消失，拇指背伸力可减弱。

6. X线摄片检查见脊柱侧弯、腰生理前凸变浅，病变椎间盘可能变窄，相应边缘有骨赘增生。CT 或 MRI 检查可显示椎间盘突出的部位及程度。

【鉴别诊断】

1. 急性腰肌筋膜炎 好发于腰背筋膜、棘上和棘间韧带以及髂嵴后部等肌筋膜附着处，属软组织风湿性疾病。其急性发作时腰痛剧烈，活动受限，腰肌痉挛，疼痛有时牵扯到臀部、大腿两侧，甚至小腿，但其性质属牵扯性疼痛，与腰椎间盘突出所引起的根性疼痛实质不同。该病临床缺乏阳性体征，无感觉及反射消失，偶可摸到硬结或条索状物，可有明显的压痛点，痛点封闭可使疼痛症状消失。

2. 第 3 腰椎横突综合征 该病可有外伤及劳损史，表现为腰痛、臀部疼痛，活动时加重，疼痛可牵涉到大腿后侧，少数到小腿。但直腿抬高试验阴性，无下肢放射痛及神经根受累改变。常可扪及第 3 腰椎横突过长，骶棘肌外缘横突处有明显压痛点，横突及周围浸润性封闭可明显缓解症状。

3. 腰椎管狭窄症 该病多发生于中老年人。起病缓慢，主要症状为腰痛、腿痛及神经性间歇性跛行，站立行走时症状加重，休息、下蹲时症状减轻。一般 X 线片、脊髓造影、CT 或 MRI 检查可明确诊断。

4. 强直性脊柱炎 该病发病年纪较轻，多有受寒湿病史。症状以腰背及骶髂部疼痛为主，伴有腰椎进行性僵直，脊柱活动受限，且症状与天气变化有关。"4"字试验为阳性，血沉快。X 线片检查，早期骶髂关节区有模糊和硬化现象，以后从骶椎向上逐渐形成脊柱骨性融合，呈现竹节样改变。

【辨证论治】

1. 血瘀气滞证

证候：近期腰部有外伤史，腰腿痛剧烈，痛有定处，刺痛，腰部僵硬，俯仰活动艰难，痛处拒按，舌质暗紫，或有瘀斑，舌苔薄白或薄黄，脉沉涩或脉弦。

治法：行气活血，祛瘀止痛。

推荐方药：身痛逐瘀汤加减。川芎、当归、五灵脂、香附、甘草、羌活、没药、牛膝、秦艽、桃仁、红花、地龙等。

2. 寒湿痹阻证

证候：腰腿部冷痛重着，转侧不利，痛有定处，虽静卧亦不减或反而加重，日轻夜重，遇寒痛增，得热则减，舌质胖淡，苔白腻，脉弦紧、弦缓或沉紧。

治法：温经散寒，祛湿通络。

推荐方药：独活寄生汤加减。独活、桑寄生、杜仲、牛膝、党参、当归、熟地黄、白芍、川芎、桂枝、茯苓、细辛、防风、秦艽、蜈蚣、乌梢蛇等。

3. 湿热痹阻证

证候：腰筋腿痛，痛处伴有热感，或见肢节红肿，口渴不欲饮，苔黄腻，脉濡数或滑数。

治法：清利湿热，通络止痛。

推荐方药：大秦艽汤加减。川芎、独活、当归、白芍、地龙、甘草、秦艽、羌活、防风、白芷、黄芩、白术、茯苓、生地黄、熟地黄等。

4. 肝肾亏虚证

证候：腰腿痛缠绵日久，反复发作，乏力、不耐劳，劳则加重，卧则减轻；包括肝肾阴虚及肝肾阳虚证。阴虚证，症见心烦失眠，口苦咽干，舌红少津，脉弦细而数。阳虚证，症见四肢不温，形寒畏冷，筋脉拘挛，舌质淡胖，脉沉细无力等。

治法：补益肝肾，通络止痛。

阳虚证推荐方药：右归丸加减。山药、山萸肉、杜仲、附子、桂枝、枸杞子、鹿角胶、当归、川芎、狗脊、牛膝、川续断、桑寄生、菟丝子等。

阴虚证推荐方药：虎潜丸加减。知母、黄柏、熟地黄、锁阳、龟甲、白芍、牛膝、陈皮、当归、狗骨等。

【临证备要】

1. 腰椎间盘突出症的诊断必须将临床表现与影像学结果相结合判断。若临床表现符合腰突症诊断标准，尽管影像学无发现，也应诊断为腰突症；若临床无症状、体征，即使影像学上有明显的髓核突出，诊断亦不能成立。

2. 腰3、腰4间隙受累的是腰4神经根，影响股神经，腰4、腰5间隙受累的是腰5神经根，影响腓总神经，腰5、骶1间隙受累的是骶1神经根，影响胫后神经。

3. 临床上常易与腰椎管狭窄症相混淆。实质上腰椎管狭窄症包含了腰椎间盘突出的病理改变，只是病因不单纯为髓核突出。

4. 临床治疗首先应采取非手术治疗，适应证为初次发作，或病程短者；病程较长，但症状、体征较轻者；经影像学检查表明突出物较小；不能施行或不同意手术者。各项非手术治疗项目均配合使用，方有疗效。

5. 非手术治疗以综合疗法最佳，常包括制动、理筋手法、牵引、理疗、药物治疗等。

6. 手法按摩及椎管内封闭次数过多，将导致椎管内软组织产生粘连，给手术带来难度。手法绝对禁止暴力，否则有可能使髓核完全突出，造成不完全截瘫。

7. 孕妇、高血压及心脏病患者禁用牵引。

8. 电脑三维快牵复位有一定疗效，但目前无大规模病例总结，且无髓核回纳的影像学证据，尚待进一步观察。

9. 封闭必须保证药液不进入骶管血管丛及硬膜内，以防药物中毒。

10. 腰围的使用应结合锻炼，否则将导致腰部肌肉萎缩，带来更严重的疼痛。

11. 手术患者术后要及时主、被动进行直腿抬高练习，防止神经根粘连；卧床2～4周，腰围保护，下床活动，半年内禁止负重及弯腰活动。

12. 腰椎间盘突出症的治疗效果不尽如人意，只有防治结合，教会患者自己在生活中掌握正确的姿势，才有可能降低症状的复发率。

【中医特色疗法】

一、手法治疗

1. 松解类手法 包括点法、压法、摇法、滚法、推法、掌揉法、拍法、弹拨法等放松肌肉类手法，适用于急性期或者整复手法之前的准备手法。松解类手法要求：均匀、持久、有力、柔和、深透，要做到"柔中有刚、刚中有柔"。

2. 整复类手法 包括俯卧拔伸法、斜扳腰椎法、牵引按压法、腰椎旋扳法等，适用于缓解期及康复期。可根据患者具体情况及耐受性，以及医师的治疗体会，可单项或者多项组合各类整复手法。急性期可根据医师的经验以及患者的具体情况，慎重选择整复类手法。

（1）俯卧拔伸法：术者一手按压患者腰部，另一手托住患者两腿或者单腿，使其下肢尽量后伸。两手相对用力，有时可听到一声弹响。可做1～2次。

（2）斜扳腰椎法：患者健侧侧卧，患侧在上，患侧的下肢屈曲，健侧下肢伸直。术者站立其面前，肘部弯曲，用一肘部前臂上端搭在患侧肩前方向向外推动，另一肘部上臂下端搭在臀部向内扳动，调整患者肩部以及臀部的位置，使患者腰椎逐渐旋转，扭转中心正好落在病变腰椎节段上。当将脊柱扭转致弹性限制位时，术者可感受到抵抗，适时做一突发有控制的扳动，扩大扭转幅度3°～5°，可听到"咔嗒"声响，一般表示复位成功。注意切不可使用暴力，扳动要"轻巧、短促，随发随收，关节弹响虽常标志手法复位成功，但不可盲目追求弹响。

（3）牵引按压法：患者俯卧，一助手于床头抱住患者肩部，另一助手拉患者两踝，对抗牵引数分钟。术者用拇指或掌根按压痛点部位。按压时结合两助手牵引力，增加按压的力量。

（4）腰椎旋转扳法：患者坐位，腰部放松。以右侧为患侧举例：助手固定患者左侧下肢及骨盆，术者坐于右后侧，左手拇指抵住需扳动的棘突右侧方，右手从患者右侧腋下穿过，向上从项后按压住患者左侧肩部，令患者主动缓慢弯腰至最大限度后，再向右侧旋转至一定限度时，术者左手拇指从右向左顶推棘突，右手扳肩右旋，而右肘同时上抬。上述三个动作同时协调进行，使腰部旋转到最大幅度，常可感到左手拇指下棘突滑动感或听到腰部发出"咔嗒"声响。

3. 手法治疗注意事项 有下列情形之一的，忌用或慎用手法。

（1）影像学示巨大型、游离型腰椎间盘突出症，或病情较重，神经有明显受损者，慎用手法治疗。

（2）体质较弱，或者孕妇等。

（3）患有严重心脏病、高血压、肝肾疾病等的患者。

（4）体表皮肤破损、溃烂或皮肤病患者，有出血倾向的血液病患者。

二、辨证用药

1. 中药辨证外治。

2. 中药离子导入根据不同的辨证分型，将煎煮好的中药汤剂，用离子导入的方式，深透入腰部。每日 1 次，每次 15～20 分钟。

3. 中药贴敷急性期用定痛膏及其他活血止痛类膏药；缓解期及康复期用狗皮膏及其他温经通络的膏药。每日 1 贴。

4. 中药熏洗根据不同的辨证分型，将煎煮好的中药汤剂，先以热气熏蒸患处，待水温适度时再用药水浸洗患处。每日 1 次，每次 15～20 分钟。

三、牵引疗法

1. 电动牵引 采取间断或持续的电动骨盆牵引，牵引力为体重的1/5～1/4，每日 1 次，每次 10～20 分钟，适合于非急性期患者。急性期慎用牵引。

2. 其他牵引 三维多功能牵引床牵引等。

四、针灸疗法

1. 主要穴位采用腰椎夹脊穴、膀胱经穴和下肢坐骨神经沿线穴位，可辅助脉冲电治疗。急性期每日针 1 次，以泻法为主；缓解期及康复期可隔日 1 次，以补法泻法相互结合，配合患者四型辨证取穴。

2. 腹针及平衡针治疗，根据急性期、缓解期、康复期辨证取穴。

3. 灸法，如直接灸、艾条灸、温针灸、雷火灸等。

五、物理治疗

蜡疗、激光、红外线照射、电磁疗法等，可根据患者情况，每日予以单项或者多项选择性治疗。

六、运动疗法

可明显增强患者腰腹肌肌力和腰部协调性，增加腰椎的稳定性，有利于维持各种治疗的疗效。急性期过后，即开始腰背肌运动疗法，主要有以下几项。

1. 游泳疗法 可每日游泳 20～30 分钟，注意保暖，一般在夏季执行。

2. 仰卧架桥 仰卧位，双手叉腰，双膝屈曲至 90°，双足掌平放于床上，挺起躯干，以头后枕部及双肘支撑上半身，双足支撑下半身，呈半拱桥形，当挺起躯干架桥时，双膝稍向两侧分开。每日 2 次，每次重复 10～20 次。

3. "飞燕式" 患者俯卧，依次进行以下动作：两腿交替向后做过伸动作；两腿同时做过伸动作；两腿不动，上身躯体向后背伸；上身与两腿同时背伸；还原。每个动作重复 10～20 次。

【经验方及医院制剂】

医院制剂

通痹膏

组成：羌活、独活、细辛、地龙、桑寄生、防风、乳香、没药、桃仁、红花、赤芍、甘草、生地黄、儿茶、血竭、秦艽、巴戟天、杜仲、川续断、狗脊、桂枝、麻油、黄丹。

功能主治：活血祛瘀、止痛。用于风寒湿邪、气滞血瘀引起的四肢麻木、腰腿疼痛、筋脉拘挛、跌打损伤。

【其他疗法】

1. 急性期药物治疗　根据疼痛程度，选择性使用脱水、止痛、消除神经根炎症药物等对症治疗（如甘露醇、西乐葆、双氯芬酸钠、地塞米松、甲强龙等）。

2. 手术治疗　如游离型脱出或者巨大型椎间盘突出，髓核压迫神经根明显，并出现下肢肌力下降、感觉减退，严重影响生活工作，且保守治疗无效者，根据具体手术适应证选择适宜的手术治疗。

【中成药辨证应用】

1. 血瘀气滞证
治法：行气活血，祛瘀止痛。
中成药：七厘胶囊、腰痹通胶囊。

2. 寒湿痹阻证
治法：温经散寒，祛湿通络。
中成药：小活络丹。

3. 湿热痹阻证
治法：清利湿热，通络止痛。
中成药：二妙散。

4. 肝肾亏虚证
治法：补益肝肾，通络止痛。
中成药：独活寄生胶囊、健步虎潜丸。

【中医调护】

一、病情观察

观察腰痛部位、疼痛性质、疼痛程度、疼痛时间及其规律性的变化等。虚证者，起病较缓，腰痛不甚，以酸软为主，活动后可加重；实证者，腰痛来势凶猛，疼痛较甚。观察局部保暖效果，有否感受风寒后病情加重。

二、生活起居护理

1. 急性期患者以卧床休息为主，采取舒适体位。下床活动时戴腰托加以保护和支撑，不宜久坐。

2. 做好腰部保护，防止腰部受到外伤，尽量不弯腰提重物，减轻腰部负荷。告知患者捡拾地上的物品时宜双腿下蹲，腰部挺直，动作要缓。

3. 指导患者在日常生活与工作中，注意对腰部的保健，提倡坐硬板凳，宜卧硬板、薄软垫床。工作时要做到腰部姿势正确，劳逸结合，防止过度疲劳，同时还要防止寒冷等不良因素的刺激。

4. 指导患者正确咳嗽、打喷嚏的方法，注意保护腰部，避免诱发和加重疼痛。

三、饮食护理

根据患者的营养状况和辨证分型的不同，科学合理指导饮食，使患者得以最大程度康复。在指导患者饮食期间，动态观察患者的胃纳情况和舌苔变化，随时更改饮食计划。

1. 瘀血腰痛型 饮食宜行气活血化瘀之品，如黑木耳、金针菇、桃仁等。

2. 寒湿腰痛型 饮食宜温经散寒、祛湿通络之品，如砂仁、羊肉、蛇酒等。食疗方：肉桂瘦肉汤、鳝鱼汤、当归红枣煲羊肉。忌凉性食物及生冷瓜果、冷饮。

3. 湿热腰痛型 饮食宜清热利湿通络之品，如丝瓜、冬瓜、赤小豆、玉米须等。食疗方：丝瓜瘦肉汤。忌辛辣燥热之品，如葱、蒜、胡椒等。

4. 肾阳虚型 肾阳虚者宜温壮肾阳、补精髓之品，如黑豆、核桃、杏仁、腰果、黑芝麻等。食疗方：干姜煲羊肉。忌生冷瓜果及寒凉食物。

5. 肾阴虚型 肝肾阴虚者宜滋阴填精、滋养肝肾之品，如枸杞子、黑芝麻、黑白木耳等。食疗方：莲子百合煲瘦肉汤。忌辛辣香燥之品。

四、情志护理

1. 了解患者的情绪，使用言语开导法做好安慰工作，保持情绪平和、神气清净。

2. 用移情疗法，转移或改变患者的情绪和意志，舒畅气机、怡养心神，有益患者的身心健康。

3. 疼痛时出现情绪烦躁，使用安神静志法，要患者闭目静心，全身放松，平静呼吸，以达到周身气血流通舒畅。

五、用药护理

1. 在服药期间如有胃肠道不适，及时告知护士和管床医师。

2. 静脉输入活血化瘀中成药，如丹参、灯盏花素注射液，输注过程中要加强巡视，减少输液反应。腰突症急性发作期间，静脉输入20%甘露醇时，要注意防止药物外渗造成静脉炎。

六、健康指导

1. 急性期患者以卧床休息为主，采取舒适体位。下床活动时戴腰托加以保护和支撑，不宜久坐。

2. 做好腰部保护，防止腰部受到外伤，尽量不弯腰提重物，减轻腰部负荷。告知患者捡拾地上物品时宜双腿下蹲，腰部挺直，动作要缓。

3. 指导患者在日常生活与工作中注意对腰部的保健，提倡坐硬板凳，宜卧硬板、薄软垫床。工作时要做到腰部姿势正确，劳逸结合，防止过度疲劳，同时还要避免寒冷等不良因素的刺激。

4. 指导患者正确咳嗽、打喷嚏的方法，注意保护腰部，避免诱发和加重疼痛。

5. 加强腰背肌功能锻炼，要注意持之以恒。主要锻炼方法如卧位直腿抬高、交叉蹬腿等腰背肌功能锻炼，根据患者的具体情况进行指导。

（1）飞燕式锻炼：患者俯卧位，双下肢伸直，两手贴在身体两旁，下半身不动，抬头时上半身向后背伸，每日3组，每组做10次。逐渐增加为抬头上半身后伸与双下肢直腿后伸同时进行。腰部尽量背伸，形似飞燕，每日5～10组，每组20次。

（2）五点支撑锻炼：患者取卧位，以双手叉腰作支撑点，两腿半屈膝90°，脚掌置于床上，以头后部及双肘支撑上半身，双脚支撑下半身，成半拱桥形，当挺起躯干架桥时，膝部稍向两旁分开，速度由慢而快，每日3～

5组，每组10～20次。适应后增加至每日10～20组，每组30～50次。以锻炼腰、背、腹部肌肉力量。

6. 腰托使用

（1）腰托的选用及佩戴：腰托规格要与自身腰的长度、周径相适应，其上缘须达肋下缘，下缘至臀裂，松紧以不产生不适感为宜。

（2）佩戴时间：可根据病情掌握佩戴时间，腰部症状较重时应随时佩戴，轻症患者可在外出或较长时间站立及固定姿势坐位时使用，睡眠及休息时取下。

（3）使用腰托期间逐渐增加腰背肌锻炼，防止和减轻腰部肌肉萎缩。

【治未病原则及措施】

1. 避免长期弯腰搬物。

2. 在寒冷潮湿环境下要注意保暖，避免风寒湿邪侵袭发生本病。

3. 要采用正确的坐姿，避免久坐，坐位时应上身挺直，收腹下颌微颔，双下肢并拢，如有可能最好在双脚下垫一踏脚或板凳，使膝关节略高于髋关节，如坐在有靠背的椅子上，则应在上述姿势的基础上尽量将腰背紧贴并倚靠椅背，这样腰骶部肌肉不会太劳累，久坐之后要适当活动，放松下肢肌肉。

4. 不要睡太软的床，太软会使脊椎呈弯曲状态，时间长了肯定要出问题。

5. 锻炼腰背肌，可以在床上做飞燕动作或平时倒走。

（周口市中医院骨伤一病区：樊帆 康复科：李丹）

混合痔

混合痔是发生于肛门同一方位齿线上下，静脉曲张形成团块，内外相连、无明显分界为主要表现的痔病类疾病。临床表现为便血及肛门部肿物，可有肛门坠胀、异物感或疼痛，可伴有局部分泌物或瘙痒。

【病因病机】

本病因病机，古今多从人体的阴阳气血盛衰、脏腑经络的顺逆交错和内外病因的相互影响等方面去探讨。早在《内经》里就详细描述了痔疮的病因病机：因而饱食，筋脉横解，肠澼为痔。主要归结于体内调节功能失常，解剖生理上的缺陷，加上各式各样的外在诱因，如年龄、风俗、习惯、气候、怀孕、饮食、先天禀赋、消化道疾病情况等，产生一系列的病理变化。它的病因病机是多方面的，也可以是全身疾病的局部表现。

1. 脏腑本虚　《丹溪心法》指出：痔者皆因脏腑本虚，外伤风湿，内蕴热毒，醉饮交接，多欲自戕，以致气血下坠，结聚肛门，宿滞不散，而冲突为痔者。《窦氏外科全书》也载：人生素不能饮酒，亦患痔者，脏虚故也。《薛氏医案》则有：痔疮之症，或禀受胎毒。说明机体本身的结构弱点、生理特性或全身性变化，均是发生痔疾的基本因素。

2. 饮食不节　《素问·生气通天论》云：因而饱食，筋脉横解，肠澼为痔。《疮疡经验全书》指出：饮食不节，醉饱无时，恣食肥腻，胡椒辛辣，醇酒，禽兽异物，任情醉饱，乃生五痔。饮食过饱，过多，食用肥腻的肉类，易生湿积热；大量食用烈酒及辣椒、胡椒、姜、葱、蒜、肉桂等热性调味品，可刺激肛门直肠黏膜，使之充血灼痛，所以古人认为痔的发生与饮食有密切关系。

3. 久坐久行，负力远行　如《外科正宗》载：夫痔者，乃素积湿热，或因久坐而血脉不行，又因七情而过伤生冷。以及担轻负重，竭力远行，气血纵横，经络交错，以致浊气郁血流注肛门，俱能发痔。久坐久站使气血不和，负重远行则耗气而虚，均使气血邪毒瘀积于肛门。

4. 妊娠及月经失调　如《外科启玄》曰：痔曰肠澼是也。妇女因产难久坐，或经行时气怒伤冷受湿，余血渗入肛门边而生。《薛氏医案》有：妇人因经后伤冷，月事伤风，余血在心经，血流于大肠，则生痔；《医宗金鉴》有：又有产后用力太过而生痔者。

5. 便秘　历代医家都认为便秘是导致痔的病因之一，因长期便秘，粪便蓄积直肠，可使周围血行受阻，瘀积成痔。《诸病源候论》曰：忍大便不出，久为气痔。窦汉卿指出：恣意耽看，久忍大便，遂致阴阳不合，关格壅塞，风热下冲，乃生五痔。意即久忍大便，肠道失润，致使大便干燥，解时努挣耗气，气血下陷，擦破肛门，风热下冲，造成痔疾。

6. 久泻久痢　《备急千金要方》曰：久下不止，多生此病。《医宗金鉴》亦曰：有久泻久痢而生痔者。因久痢久泄使脾气亏虚，肺气也受影响，最后导致大肠之气不足，于是气血流注，湿浊聚于肛门。

【诊断要点】

1. 病史　痔疮发病于成年人，18岁以下儿童、青少年很少见。内痔早期的症状不明显，以排便间断出鲜血为主，不痛，无其他不适。中、晚期则有排便痔脱出、流黏液、发痒和发作期疼痛。外痔可看到肛缘的痔隆起或皮赘，故诊断不困难。

2. 症状　出血、脱出，可并发血栓、嵌顿、绞窄及排便困难；肛门部软组织团块，有肛门不适、潮湿瘙痒或异物感，如发生血栓及炎症可有疼痛。

3. 体征

（1）肛门视诊：有无内痔脱出，肛周有无静脉曲张性外痔、血栓性外痔及皮赘。必要时可行蹲位检查，观察脱出内痔的部位、大小和有无出血及痔黏膜有无充血水肿、糜烂和溃疡。

（2）肛管直肠指诊：Ⅰ、Ⅱ度内痔指检时多无异常；对反复脱出的Ⅲ、Ⅳ度内痔，指检有时可触及齿状线上的纤维化痔组织。肛管直肠指诊可以排除肛门直肠肿瘤和其他疾病。

（3）肛门直肠镜：可以明确内痔的部位、大小、数目和内痔表面黏膜有无出血、水肿、糜烂等。

【鉴别诊断】

1. 以便血为主 需与肛裂、炎症性肠病、结直肠息肉、结直肠癌鉴别。混合痔出血一般无痛感，血与大便不混合。

2. 以脱出为主 需与肛乳头的纤维瘤、直肠息肉、直肠脱垂鉴别。

3. 以疼痛为主 需与肛裂、肛窦炎、肛周脓肿鉴别。

4. 以肛门湿疹瘙痒为主 需与肛门的湿疹、肛瘘鉴别。

【辨证论治】

1. 风伤肠络证

证候：大便带血，滴血或喷射状出血，血色鲜红，大便秘结或有肛门瘙痒，舌质红，苔薄黄，脉数。

治法：清热祛风，凉血止血。

方药：凉血地黄汤或槐花散加减。鲜生地黄、炒枳壳、当归、荆芥炭、地榆炭、粉丹皮、玄参、火麻仁、郁李仁、生大黄（后下）等。

2. 湿热下注证

证候：便血色鲜，量较多，肛内肿物外脱，可自行回纳，肛门灼热，重坠不适，苔黄腻，脉弦数。

治法：清热利湿，凉血止血。

方药：龙胆泻肝汤、五神汤或脏连丸加减。龙胆草、柴胡、泽泻、车前子、木通、生地黄、当归、栀子、黄芩、地榆炭、槐花、甘草等。

3. 气滞血瘀证

证候：肛内肿物脱出，甚或嵌顿，肛管紧缩，坠胀疼痛，甚则内有血栓形成，肛缘水肿，触痛明显，舌质红，苔白，脉弦细涩。

治法：活血化瘀，行气止痛。

方药：血府逐瘀汤、桃红四物汤或活血散瘀汤加减。生地黄、桃仁、红花、赤芍、乳香、没药、当归梢、白芷、牛膝、秦艽、苍术、甘草等。

4. 脾虚气陷证

证候：肛门松弛，内痔脱出不能自行回纳，需用手法还纳。便血色鲜或淡，伴头晕、气短、面色少华、神疲自汗、纳少、便溏等，舌淡，苔薄白，脉细弱。

治法：补中益气，升阳举陷。

方药：补中益气汤加减。潞党参、黄芪、炒白术、升麻、柴胡、怀山药、白芍、当归、熟地黄、黄精、甘草等。

【临证备要】

中医主张痔的治疗应内治与外治并重，全身治疗与局部治疗相结合。针对引起痔的内因、外因，辨证施治。既要治痔，又调整机体的全身性失调，才能取得良好的近期和远期疗效。中医对痔的治疗强调辨证施治，在总的治疗原则指导下主张应针对不同病因、病变、病位，不同体质、年龄，进行灵活得当的处理。针对痔多属湿热、风燥、火邪伤脉动血，以致气血郁滞，结而成块的病机，历代医家在《内经》"散者收之，坚者软之，衰者补之，强者泻之，下者举之，结者散之"等治则指导下，提出泻火凉血、祛风除湿、清热润燥、益气补虚等具体治则。我国对内痔最多采用的是中药硬化剂注射，不仅限于一、二期内痔，对三期内痔和混合痔也常采用。手术方法以中医传统的外剥内扎术为主，也有医院采用改进的结扎切除术、冷冻、激光、红外线、电离子等。

【中医特色疗法】

1. 针刺 常有穴位有攒竹、燕口、龈交、长强、承山等。

2. 灸法 灸关元、气海、神阙等。

3. 中药熏洗 祛毒汤、活血散瘀汤等煎汤熏洗坐浴。

4. 塞药法 选用栓剂，便后或睡前纳肛。可选用马应龙麝香痔疮栓、肛泰栓、普济痔疮栓、牛黄痔清栓等。

5. 药膏外涂 可选用金黄膏、马应龙麝香痔疮膏、肛泰软膏、龙珠软膏、三黄膏、生肌玉红膏、九华膏等外涂。

【经验方及医院制剂】

1. 经验方：消肿化瘀汤。

处方：大黄 30g，黄柏 15g，川芎 15g，苍术 15g，红花 10g，芒硝 30g，食盐 30g。

用法：共为粗末。煎汤熏洗坐浴，并将药渣用纱布包裹，热熨痔疮。治疗痔嵌顿、发炎、水肿、感染，具有活血化瘀、消肿止痛良效。

2. 医院制剂：痔疮栓。

【其他疗法】

1. 胶圈或自动弹力线套扎疗法。
2. 外剥内扎法。
3. 硬化剂注射治疗法。

【中成药辨证应用】

1. 风伤肠络证地榆槐角丸、痔宁片等。
2. 湿热下注证痔康片、麻仁润肠丸等。
3. 气滞血瘀证云南白药胶囊等。
4. 脾虚气陷证补中益气丸、芪蓉润肠口服液等。

【中医调护】

一、病情观察

1. 观察出血的色、质、量及伴随症状。若出现面色苍白、脉搏加快、血压下降、头晕、心慌等，及时报告医师，协助处理。

2. 观察疼痛部位、性质、强度，伴随症状和持续时间。

3. 观察脱出物的大小、颜色，脱出的痔核表面有无糜烂、分泌物、坏死。出现痔核轻微脱出时，指导患者手指涂抹润滑油，轻轻将其回纳，回纳后平卧休息 20 分钟；如发生嵌顿或突发血栓外痔，及时报告医生，协助处理。

4. 观察排便的频次。

二、生活起居护理

1. 保持肛门及会阴部清洁，指导患者每日便后温水清洗。

2. 避免肛门局部刺激，便纸宜柔软，不穿紧身裤和粗糙内裤。

3. 指导患者养成定时排便的习惯。便秘时指导患者绕脐周顺时针按摩腹部，每日 3 次，每次 20～30 圈。

4. 指导患者避免增加腹压，避免用力排便、咳嗽、久站、久蹲等。

三、饮食护理

忌辛辣刺激肥甘的食品，术后初期避免进食产气食品。便血者，进软食、多饮水，多食蔬菜水果及补血之品，忌粗糙、坚硬食品。

1. 风伤肠络证　宜食清热凉血的食品，如绿豆、苦瓜、芹菜、马蹄等。

2. 湿热下注证　宜食清热利湿的食品，如菜花、赤小豆、绿豆、薏苡仁、小米等。

3. 气滞血瘀证　宜食理气活血的食品，如山楂、木耳、桃仁、番茄、黑米等。

4. 脾虚气陷证　宜食益气养血的食品，如茯苓、山药、薏苡仁、鸡肉等。

四、情志护理

1. 指导患者保持心情舒畅，避免烦躁、恐惧等不良情绪。

2. 多与患者沟通，了解其心理状态，及时予以心理疏导。

五、用药护理

1. 大便后遵医嘱用中药坐浴、中药熏洗、局部中药换药治疗。

2. 手术切口可用红外线照射，每日 1 次。

3. 中药汤剂宜温服，服药期间避免受风寒。

六、健康教育

1. 生活有规律，劳逸结合，保证睡眠充足。

2. 饮食有节，多食高纤维食物，如新鲜蔬菜、水果、粗麦面粉，少食辛辣、刺激之品。

3. 养成每日排便的习惯，避免排便时间过长。保持肛周清洁，坚持每晚热水或中药液坐浴。如有肛门部不适、疼痛、坠胀感，应及时就医。

4. 指导患者进行提肛运动。运动方法：深吸气时收缩并提肛门，呼气时将肛门缓慢放松，一收一放为 1 次；每日晨起及睡前各做 1 遍，每遍做20～30 次。

5. 积极防治血栓性外痔染毒等并发症，必要时遵医嘱外敷、内服中药，以免症状加重。

6. 发现排便困难者应及时到医院复诊。

【治未病原则及措施】

痔的预防一般认为应注意以下几点。

1. 每日早晚作两次提肛运动，每次作 30 回，对防治痔疮颇有益。

2. 有一些药食同源之品，如黑芝麻、生地黄、何首乌、草决明、肉苁蓉、槐角、地榆等，有防痔治痔的作用，服后可润肠通便，凉血止血，可以水煎服，每日 2 次。也可选草决明或肉苁蓉，用开水浸泡半小时，代茶服，对大便秘结者尤为适宜。

3. 痔疮复发的原因，除治疗不彻底外，不注意预防、不注意避免引起痔的因素，也是重要原因。痔核是可以在做过手术的地方再生或复发的，有的人甚至做过多次治疗而又复发，所以防重于治。

4. 保持大便通畅和肛门清洁是防痔的要诀。

（周口市中医院肛肠科：徐海涛，孙宇昆）

肛周脓肿

肛周脓肿,又称肛管直肠周围脓肿,中医称为肛痈。肛周脓肿是发生于肛门、肛管和直肠周围的急性化脓感染性疾病,属于细菌感染。肛周脓肿与肛瘘是肛肠三大疾病之一,多见于 20—40 岁的男性,男性发病率是女性的 3~4 倍,儿童发病率也相对较高。

【病因病机】

中医认为本病多因过食肥甘、辛辣、醇酒等物,湿浊不化,热邪蕴结,下注大肠,毒阻经络,瘀血凝滞,热胜肉腐成脓而为痈疽;亦有因肺、脾、肾亏损,湿热乘虚下注而成。西医学认为本病主要由于肛腺感染所致。临床上大多数肛管直肠脓肿的发生与肛腺感染化脓有密切关系,少数由于异物外伤或会阴手术处理不当,肛门旁手术感染,皮脂腺囊肿失治、误治,骶尾骨结核或骨髓炎等化脓,可继发肛周间隙脓肿。

【诊断要点】

1. 肛门烧灼痛或跳痛,排便或行走时加重,少数患者伴有排尿困难。
2. 可伴有发冷、发热、全身不适等症状。
3. 肛门周围有硬结或肿块,局部温度增高、压痛或有波动感。位于肛提肌以下的脓肿,局部红、肿、热、痛症状较重而全身症状较轻;位于肛提肌以上的脓肿,局部症状较轻而全身症状较重。直肠指检可触及压痛性肿块,肛周穿刺可抽出脓液。必要时辅助直肠腔内超声检查,CT 或磁共振(MRI)检查发现病灶可以确诊。

【鉴别诊断】

1. 多发性化脓性汗腺炎　由肛周皮下大汗腺感染化脓所致，好发于肛周皮下，尤其是30—40岁人群。脓肿浅在而病变范围广泛，有多个流脓的疮口，疮口之间可彼此相通，形成皮下瘘道，但瘘道不与直肠相通，病区皮肤增厚，色素沉着，并有脓液黏稠呈白粉粥样，有臭味。

2. 肛周毛发炎和疖肿　好发于尾骨及肛周皮下，肿胀略突出，中心有一小白头，内在脓栓易溃易敛，不会形成肛瘘。病灶中心可见毛发，窦道表浅，无内口。

3. 粉瘤与囊肿　感染前，皮肤厚，有一皮色不变、柔软不痛之肿块；感染后，局部才出现红、肿、热、痛症状，肿块破溃或切除后易愈合。主要特征是有囊壁，内容物呈黏粥状。

【辨证论治】

1. 火毒蕴结证

证候：肛门周围突然肿痛，持续加剧，伴有恶寒、发热、便秘、溲赤。肛周红肿，触痛明显，质硬，表面灼热。舌红，苔薄黄，脉数。

治法：清热泻火解毒。

方药：仙方活命饮加减。白芷、贝母、防风、赤芍药、当归尾、甘草节、皂角刺（炒）、穿山甲（炙）、天花粉、乳香、没药、金银花、陈皮等。

2. 热毒炽盛证

证候：肛门肿痛剧烈，可持续数日，痛如鸡啄，夜寐不安，伴有恶寒发热，口干便秘，小便困难。肛周红肿，按之有波动感或穿刺有脓。舌红，苔黄，脉弦滑。

治法：清热败毒透脓。

方药：透脓散加减。黄芪、山甲（炒末）、川芎、当归、皂角刺等。

3. 阴虚毒恋证

证候：肛门肿痛、灼热，表皮色红，溃后难敛，伴有午后潮热，心烦口干，夜间盗汗。舌红，少苔，脉细数。

治法：养阴清热解毒。

方药：青蒿鳖甲汤加减。青蒿、鳖甲、生地黄、知母、牡丹皮等。

【临证备要】

1. 脓肿一旦形成，应及时切开排脓，千万不要"包脓养疮"，致使脓肿向深部和周围组织蔓延；切口要大，使引流畅通，脓汁易于流出，脓腔应充分打开，不要留下死腔，导致以后复发；对肛提肌以下的脓肿，要争取找到原发病灶，也就是内口，每次手术处理彻底，以免形成肛瘘，以后再次开刀；对肛提肌以上的脓肿，处理要慎重，不能轻易一次切开，如果切断了肛门外括约肌深部或肛提肌，就会引起肛门失禁，造成严重结果。最好待炎症消退，病灶局部纤维化而位置固定之后再作手术。一般需3~6个月或以后再作第2次手术。

2. 为了控制感染扩散，减轻患者痛苦，发现肛门直肠周围脓肿后还需要进行积极的全身和局部治疗。初起形成硬结或肿块，尚无明显红、肿、热、痛等化脓表现者，应以消散为目的，采取解表通里、散结消肿的治则，可选用防风通圣散、仙方活命饮等方内服。已形成脓肿，红、肿、热、痛，大便秘结、小便短赤、舌红苔黄、高热不退者，可选用清营解毒汤、内疏黄连汤等方，清热解毒，凉血通便。老人或体虚之人，若化脓过程缓慢，为防止感染扩散，可选用内托黄芪散、透脓散治疗。结核性脓肿，可选用青蒿鳖甲汤等方治疗。根据不同致病菌株，选用磺胺类、青霉素、链霉素、四环素、庆大霉素、卡那霉素等治疗，并适当补充维生素C等以增强抵抗力。局部处理可用如意金黄散、玉露膏、鱼石脂软膏、消炎止痛膏等外敷，脓肿切开后用祛毒汤或高锰酸钾1：5000溶液每日便后坐浴。用5%红粉生肌膏纱条或凡士林纱条、利凡诺纱条等换药引流。一般脓未净时，宜化腐提脓，用红粉纱条或五五丹纱条。1周左右脓净后，改用天红膏纱条或利凡诺纱条。对较大脓腔，应用生理盐水或利凡诺溶液冲洗，有脓汁还可用双氧水冲洗。

【中医特色疗法】

1. 中药熏洗，如消肿止痛洗剂（自拟）。
2. 塞药法。
3. 药膏外涂，如如意金黄散等。
4. 中药内服，如肛痈汤等。

【经验方及医院制剂】

1. 如意金黄散加减　由姜黄、大黄、黄柏、苍术、厚朴、陈皮、甘草、生天南星、白芷、天花粉组成。具有清热解毒、消肿止痛的功效。

2. 肛痈汤（自拟）　当归、赤芍、川芎、浙贝母、白芷、大黄、金银花、败酱草、甘草、薏苡仁、丹参、鸡内金等。

3. 消肿止痛洗剂（自拟）　当归、川芎、红花、赤芍、五倍子、玄明粉、制川乌等。

【其他疗法】

1. 切开排脓法。
2. 一次性根治法：切开排脓，低切高挂，实虚线引流，较传统疗法可缩短一半疗程。
3. 熏洗坐浴法。

【中成药辨证应用】

1. 初起形成硬结或肿块，以解表通里、散结消肿为治则，可选用防风通圣散。

2. 已形成脓肿，以清热解毒、凉血通便为治则，可选用清营解毒汤、肛痈汤（自拟）。

组方：丹参、败酱草、金银花、甘草、陈皮、当归、赤芍、延胡索、浙贝母、黄芪、白花蛇舌草、蒲公英等。

功效：清热解毒、散瘀破结、消肿止痛、养血生肌。

用法：水煎，日服2～3次。

3. 老人或体虚之人，选用内托黄芪散。

【中医调护】

一、病情观察

1. 观察皮肤红肿范围、温度、疼痛程度、有无波动感，观察体温变化及全身情况。

2. 切开排脓术后，应观察伤口情况及引流物的色、质、量，有无出血或渗血，发现异常，报告医生并配合处理。

二、生活起居护理

1. 每次排便不宜超过10分钟，排便时勿努便。

2. 保持肛周皮肤清洁干燥，勤换内裤，脓肿部位不宜挤压、碰撞。

3. 劳逸结合，加强体育锻炼。

4. 提肛运动。方法：深吸气时收缩并提肛门，呼气时将肛门缓慢放松，一收一放为1次；每日晨起及睡前各做20～30次。

三、饮食护理

饮食宜清淡、少渣，忌食辛辣刺激之品，忌酒。

1. 火毒蕴结证　宜食清热泻火解毒的食品，如野菊花代茶等。食疗方：凉拌鲜蒲公英。

2. 热毒炽盛证　宜食清热利湿解毒的食品，如冬瓜、丝瓜、西瓜等。食疗方：冬瓜苡仁汤。

3. 阴虚毒恋证　宜食滋阴降火的食品，如生梨、绿豆、黄瓜等。食疗方：绿豆粥。

四、情志护理

1. 采用放松术，如听舒缓音乐、全身肌肉放松、谈话等方法转移注意力。

2. 护理人员应及时了解患者的心理状态，解释疾病的发生、发展及转归，讲解周围成功病例，树立其战胜疾病的信心。

3. 加强病友间的沟通交流，以获得情感支持。

五、用药护理

1. 大便后遵医嘱中药熏洗。

2. 火毒蕴结、热毒炽盛者，中药应饭后偏凉服。

3. 阴虚毒恋者遵医嘱用中药泡水代茶饮。

六、健康教育

1. 保持肛门清洁，坚持每日早晚及便后温水清洗或坐浴。

2. 养成定时排便的习惯，避免久蹲不起或过分使劲用力。

3. 多饮水，多食新鲜蔬菜水果，忌辛辣饮食、烟酒、暴饮暴食。

4. 发现肛门局部异常，及时就诊治疗。

【治未病原则及措施】

1. 防治便秘和腹泻。便秘时，贮存在直肠内的粪便易堵塞肛隐窝，引起隐窝炎，最终形成脓肿。大便干燥硬结，排便擦伤肛隐窝也易引起感染。腹泻日久，可刺激隐窝发炎，稀便也易进入隐窝，诱发感染。所以防治便秘和腹泻，对预防肛周脓肿和肛瘘形成有重要意义。

2. 及时治疗肛隐窝炎和肛乳头炎，不要使其发展成肛周脓肿和肛瘘。

3. 及时治疗可引起肛周脓肿的全身性疾病，如克隆病、溃疡性大肠炎、肠结核等。

4. 坚持每日排便后坐浴，洗净肛门，对预防感染有重要意义。

5. 如感肛门灼热不适，可及时放入洗必泰痔疮栓等，然后就医，及时诊治。

（周口市中医院肛肠科：徐海涛，孙宇昆）

肛 瘘

肛瘘是肛门直肠瘘的简称，是发生在肛门直肠周围的脓肿溃破或切口引流的后遗病变，通常由内口、外口及窦道组成，是肛门周围间隙感染的慢性阶段；属于肛肠科的常见病、多发病，男女老幼均可发病，但多见于青壮年男性，婴幼儿中男孩的发病率亦不低，部分家长不分白天晚上，长时间给幼儿裹尿不湿，亦是造成肛门感染，继发肛瘘的一种诱因。

【病因病机】

中医学认为，凡孔窍内生成瘘，脓水淋漓不止，久不收口，称之为"漏"，又名"漏疮"。因肛瘘的主要症状是脓血污水不时淋漓而下，如破顶之屋，雨水时漏，古人形象地命名为漏或瘘。肛瘘主要责之于风、热、燥、火、湿，痔久不瘥，饮食醇酒厚味，劳伤忧思，便秘，房劳过度，以及局部气血运行不足等，造成营气不足，逆于肉理，乃生痈肿，陷脉为瘘。正如《诸病源候论·瘘病诸候》中所说："但瘘病之生，或因寒暑不调，故血气壅结所作，或由饱含乘节，狼鼠之精，入于府藏，毒流经脉，变化而生，皆能使血脉结聚，寒热相交，久则成脓而溃漏也。"

【诊断要点】

1. 症状　局部反复流脓、疼痛、肛门硬结、瘙痒。

2. 局部检查　视诊可见外口形态、位置和分泌物。浅部肛瘘肛门周围可触及索状物及其行径。直肠指诊可触及内口、凹陷及结节。有且只有一条管道，穿越肛管直肠环或位于其上。

3. 辅助检查　探针检查、肛门直肠镜检查、瘘道造影、直肠腔内超声、CT 检查或磁共振检查。

966

【鉴别诊断】

1. 会阴部尿道瘘这种瘘管是尿道球部与皮肤相通，排尿时尿由瘘口内流出。瘘外口位置多数与肛瘘相似，但其由瘘外口排出者为尿液。且不与直肠相通，肛管和直肠内无内口。

2. 骶骨前瘘由骶骨与直肠之间的脓肿在尾骨附近穿破形成，无通向肛门的瘘管。

3. 先天性瘘由骶尾部囊肿化脓破裂形成，原发外口常在臀沟中点，尾骨尖附近。瘘内可见毛发，由胚胎发生。

4. 骶尾部瘘常由臀部损伤，如打击、脚踢和擦伤引起，在骶尾部形成脓肿，从而形成瘘管。

5. 肛门周围化脓性汗腺炎该病外口较多，侵犯广泛，但无内口，与肛管无联系。

6. 结核性肛瘘内外口较大，边缘不整齐，瘘管常无硬变。

7. 其他如直肠尿道瘘、直肠膀胱瘘、直肠阴道瘘等，较易与肛瘘鉴别。

【辨证论治】

1. 湿热下注证

证候：肛周有溃口，按之有索状物通向肛内，经常溢脓，脓质稠厚，色白或黄，局部红、肿、热、痛明显，纳呆，大便不爽，小便短赤，形体困重，舌红、苔黄腻，脉滑数。

治法：清热利湿。

方药：萆薢渗湿汤加减。黄柏、苍术、金银花、蒲公英、紫花地丁、萆薢、茯苓、栀子、车前子（包煎）、白术、茵陈等。

2. 正虚邪恋证

证候：肛周瘘口经常流脓，脓质稀薄，肛门隐隐作痛，外口皮色暗淡，时溃时愈，按之较硬，多有索状物通向肛内，可伴有神疲乏力，面色无华，气短懒言，舌淡、苔薄，脉濡。

治法：扶正祛邪。

方药：托里消毒饮加减。生黄芪、当归、穿山甲（代）、皂角刺、川芎、白术、茯苓、白芍、熟地黄、甘草等。

3. 液亏虚证

证候：瘘管外口凹陷，周围皮肤颜色晦暗，按之有索状物通向肛内，脓水清稀，可伴有潮热盗汗，心烦不寐，口渴，食欲不振，舌红少津、少苔或无苔，脉细数无力。

治法：养阴托毒。

方药：青蒿鳖甲汤加减。青蒿、鳖甲、知母、生地黄、牡丹皮等。

【临证备要】

1. 中药治疗　初起宜用轻剂解散，求其内消；中期宜托里透脓、清化湿热；成脓之后宜补气养血、兼清湿热。

2. 手术治疗　去除病灶，引流通畅，尽可能减少括约肌损伤，保护肛门功能。治疗的关键是清除感染的肛腺，将瘘管内感染的组织彻底清除。

3. 术后处理　术后每次排便后，中药熏洗坐浴。创面每日换药 1～2 次，对症选用中药膏剂或同等功效的中成药外敷。术后 7～10 日如挂线未脱落，可再次紧线，在自然状态下缩短 2～5mm。对于高位复杂肛瘘，我科采用改道引流、开窗留桥、实虚线结合引流法，既减轻痛苦，又缩短疗程。

【中医特色疗法】

1. 中药熏洗疼痒洗剂（自拟）。
2. 塞药法散严宁等药栓。
3. 药膏外涂如意金黄散等。
4. 药线引流法。

【经验方及医院制剂】

1. 如意金黄散加减　由姜黄、大黄、黄柏、苍术、厚朴、陈皮、甘草、生天南星、白芷、天花粉组成。具有清热解毒、消肿止痛的功效。

2. 疼痒洗剂（自拟） 川芎、赤芍、五倍子、花椒、白鲜皮、苍术、苦参等。方中苍术、苦参、白鲜皮祛风燥湿止痒，五倍子、花椒胜湿止痒，川芎、赤芍活血祛风。用法：水煎后熏洗。

【其他疗法】

瘘管切开术、瘘管切除术、瘘管挂线术、瘘管封堵术、开窗引流加低切高挂术等。

【中成药辨证应用】

1. 初起宜用轻剂解散，如黄连除湿汤。
2. 中期宜托里透脓、清化湿热，如托里消毒散。
3. 成脓后宜补气养血，如补中益气汤、六味地黄汤。

【中医调护】

一、病情观察

1. 观察肛周瘘口流出液的色、质、量、气味，以及肛门疼痛部位、性质、强度，伴随症状和持续时间。
2. 观察出血的色、质、量及伴随症状。若出现面色苍白、脉搏加快、血压下降、头晕、心慌等，及时报告医师，协助处理。
3. 观察有无大小便失禁现象，做好皮肤的护理，防止发生皮肤湿疹、糜烂等并发症。

二、生活起居护理

1. 注意个人卫生，养成每日定时排便的习惯，每日早晨可空腹服淡盐水一杯。
2. 指导患者预防便秘的方法，坚持腹肌锻炼，排便时避免时间过长。
3. 指导患者养成定时排便的习惯，便秘时指导患者绕脐周顺时针按摩腹部，每日 3 次，每次 20～30 圈。

4. 指导患者避免增加腹压，如用力排便、咳嗽、久站、久蹲等。发生肛裂及时治疗，防止继发贫血和其他肛门疾病。

5. 指导患者进行提肛运动。运动方法：深吸气时收缩并提肛门，呼气时将肛门缓慢放松，一收一放为 1 次；每日晨起及睡前各做 1 遍，每遍做 20～30 次。

三、饮食护理

养成良好的饮食习惯，多喝水。饮食清淡、易消化，多食新鲜蔬菜、水果，忌烟酒，忌辛辣煎炸等刺激之品。

1. 血热肠燥证 予清热凉血、润肠通便食疗方，如槐花猪肠汤、鲜藕片。

2. 阴虚津亏证 予滋阴增液之品，如桑椹芝麻粥、黄芪玉竹煲兔肉。

3. 气滞血瘀证 予理气活血、润肠通便食物，如乌鱼、黑木耳、鱼头汤。

四、情志护理

1. 患者因害怕疼痛不愿排便，要做好解释工作，让患者了解保持大便通畅的重要性，让患者了解不良情绪对健康的影响，学会自我调节。

2. 气滞血瘀者易出现胸闷、烦躁，须加强对其情志疏导。

五、用药护理

大便后遵医嘱中药熏洗。

六、健康教育

1. 起居有常，按时作息，避免劳累，养成定时排便的习惯，保持大便通畅，经常做提肛运动。

2. 饮食宜清淡，富含营养，忌食辛辣食物，戒烟酒。

3. 预防并及时治疗腹泻与便秘，保持肛门清洁干燥，平时要穿干净柔软、透气性较好的纯棉内裤，如肛门部出现疼痛、流脓水现象，及时就医。

4. 积极治疗肛周疾病，发现肛门周围脓肿，宜早期切开排脓，一次性手术治疗，可以防止后期肛瘘。

【治未病原则及措施】

1. 防治便秘和腹泻。便秘时，贮存在直肠内的粪便易堵塞肛隐窝，引起隐窝炎，最终形成脓肿。大便干燥硬结，排便擦伤肛隐窝，也易引起感染。腹泻日久，可刺激隐窝发炎，稀便也易进入隐窝，诱发感染。所以防治便秘和腹泻对预防肛瘘形成有重要意义。

2. 及时治疗肛隐窝炎和肛乳头炎，不要使其发展成肛周脓肿和肛瘘。

3. 及时治疗可引起肛周脓肿的全身性疾病，如克隆病、溃疡性大肠炎、肠结核等。

4. 坚持每日排便后坐浴，洗净肛门，对预防感染有重要意义。

5. 如感肛门灼热不适，可及时放入洗必泰痔疮栓等，然后就医，及时诊治。

（周口市中医院肛肠科：徐海涛，孙宇昆）

蛇串疮

蛇串疮是指皮肤上出现成簇水疱，多呈带状排列，痛如火燎的急性疱疹性皮肤病。因多发生于腰肋部，皮损色红，带状分布，故中医文献又称"缠腰火丹""蛇丹"等。多数患者愈后很少复发，多发于成年人，老年人病情尤重。本病相当于西医学的带状疱疹。

【病因病机】

本病多由情志内伤，肝郁化火，或饮食劳倦，脾胃失健，湿热内生，致使经络郁阻，外攻皮肤所致。

1. 情志内伤，肝气郁结，久而化火，外溢皮肤而发。

2. 饮食劳倦，脾失健运，湿邪内生，复感毒邪，致湿热火毒蕴积肌肤而成。

3. 年老体弱者，常因气血不足，复因湿热火毒所伤，致使气血凝滞，经络瘀阻不通，以致疼痛剧烈，病程迁延。

【诊断要点】

1. 好发于春秋季节，成人多见，可有轻度发热、全身不适、食欲不振等前驱症状。

2. 多发于胸背部、腰腹部、面颈部等，皮损为米粒至绿豆大小的簇集性丘疹、丘疱疹、水疱，严重者可发生大疱、血疱，甚至坏死，沿单侧皮神经呈带状排列，一般不超过身体的正中线。

3. 疼痛剧烈，呈针扎样，可先于皮疹出现。病程 2～4 周，愈后一般不复发。

【鉴别诊断】

主要与热疮（单纯疱疹）进行鉴别。热疮多发于皮肤黏膜交界处，为粟粒到绿豆大小的水疱，疱壁薄，易破裂，常为一群，一周左右痊愈。发病部位、自觉症状、易复发是鉴别要点。

【辨证论治】

1. 肝经郁热证

证候：皮损鲜红，灼热刺痛，疱壁紧张，伴有口苦咽干、心烦易怒、大便干燥或小便黄；舌红，苔黄，脉弦数。

治法：清泻肝火，解毒止痛。

方药：龙胆泻肝汤加减。龙胆草 15g，黄芩 15g，车前草 20g，栀子 15g，泽泻 10g，生地黄 30g，大青叶 15g，连翘 15g，延胡索 15g，川楝子 10g。

脓疱者加茵陈、蒲公英、野菊花，血疱者加水牛角、牡丹皮，疼痛剧烈者加三七粉、乳香。

2. 脾虚湿蕴证

证候：皮损颜色淡红，水疱松弛，疼痛不适，伴有纳少、腹胀、大便不成形，舌质淡胖或淡红，苔白腻，脉沉缓或滑。

治法：健脾利湿，解毒止痛。

方药：除湿胃苓汤加减。茯苓 15g，生白术 10g，陈皮 10g，厚朴 10g，大青叶 15g，生薏苡仁 30g，泽泻 10g，延胡索 10g，车前子 15g，生甘草 10g。

发于下肢者，加木瓜、牛膝、黄柏；大便不成形者，加砂仁、木香。

3. 气滞血瘀证

证候：皮疹减轻或消退后局部仍疼痛不止，可放射到附近部位，重者可持续较长一段时间，如数月甚至数年，舌质黯，苔白，脉弦细。

治法：理气活血，通络止痛。

方药：活血散瘀汤加减。桃仁 10g，红花 10g，鸡血藤 15g，鬼箭羽

15g，延胡索 10g，川楝子 10g，地龙 10g，木香 6g，陈皮 10g。

年老体弱者加生黄芪、太子参；眠差者加远志、酸枣仁、煅牡蛎。

【临证备要】

1. 在疱疹未出现前，患者仅有局部疼痛，或顿挫型带状疱疹，本身仅有身体一侧的局部疼痛而不出现皮损，这时很容易误诊为胆囊炎、肋间神经痛、冠心病等其他疾病。需要仔细鉴别，通过腹部超声、心电图、胸片等必要的检查除外其他疾病。

2. 带状疱疹初期，邪气实而正气未虚，此期应以攻为治，以通为补，尤其是对于大便较干而疼痛剧烈的患者，可投以大柴胡汤，重用大黄，推陈致新，以通为补。

3. 蛇串疮最多见于老年人，病程多较长，疼痛经久不愈。老年人本身气血亏虚，久病正气虚弱，正不胜邪，故毒邪不能外达，留于经络之间，迁延难愈，故应重视通络药物的使用，如蜈蚣、地龙，以通络化瘀，搜风剔邪。同时，虫类药多耗伤阴液，所以可再加单味麦冬以顾护阴液。

【中医特色疗法】

1. 火针　治疗蛇串疮疱壁紧张时，可局部消毒后，将针在火上烧红，快速浅刺，放出疱液。

2. 耳尖放血　取皮损患侧相对应的耳尖，常规消毒后，用三棱针点刺，挤出鲜血 5～6 滴。

3. 针刺疗法　发于上肢及胸部者取合谷、曲池；发于下肢者取阳陵泉、足三里、三阴交。疼痛日久者加支沟。

4. 刺络拔罐　在局部红疹及水疱处点刺后，拔罐 10 分钟。

5. 中药外治法　水疱未破时，可将如意金黄散或二黄散兑入炉甘石洗剂中混匀，调涂于皮损处。

【经验方及医院制剂】

一、经验方

1. 排毒活血汤

方药：金银花、连翘、蒲公英、当归、茯神各15g，紫草10g，龙胆6g，蓼大青叶15g，柏子仁、制乳没各10g，赤芍12g，板蓝根15g，穿山甲（代）6g，太子参15g，甘草10g。

主治：清热解毒，利湿活血，化瘀止痛。主治带状疱疹。

用法：水煎服，每日1剂，10剂为1个疗程。

2. 加味三黄汤

方药：黄连、柴胡、栀子、黄芩各10g，黄柏、蛇床子、延胡索各10g，苦参、七叶一枝花（重楼）各10g，龙胆6g，白花蛇舌草15g，川芎10g，车前草、丹参各15g，土茯苓15g，甘草6g，细辛3g，冰片2g。

主治：清除肝胆湿热，疏达肝胆经气，辅以活血行气止痛。主治带状疱疹。

用法：水煎，取头汁口服，二汁温敷外洗。每日1剂。

二、医院制剂

1. 抗毒口服液

方药：金银花、连翘、蒲公英、大青叶、板蓝根、蝉蜕、牡丹皮、白花蛇舌草、黄芪、菊花、地黄、玄参等15味。

主治：清热解毒，祛风止痒。适用于水痘、麻疹、带状疱疹、疣等病毒性疾病。

用法：口服，每次10～20mL，每日2～3次，或遵医嘱。

2. 祛风痛口服液

方药：川芎、白芷、川牛膝。

主治：祛风止痛，活血通络。适用于头面部的带状疱疹。

用法：口服，每次40～80mL，每日2～3次，或遵医嘱。

【其他疗法】

一、西医疗法

1. 系统治疗　早期、足量抗病毒治疗。神经营养剂如维生素 B_1 0.1g 肌内注射，1 次/日；维生素 B_{12} 0.5mg 肌内注射，1 次/日。或维生素 B_1 每次 10mg，3 次/日，口服。对症可给予止痛药物。

2. 局部治疗　外用药可选用 3%阿昔洛韦软膏、1%喷昔洛韦乳膏、1%膦甲酸钠乳膏、重组人干扰素 α-2b 凝胶。伴有疱疹破溃、渗液、糜烂、溃疡者可用 3%硼酸液、0.1%雷夫诺尔或 10%聚维酮碘液冷湿敷。眼部处理可予 0.1%阿昔洛韦滴眼液外用，为减轻局炎症反应，可使用糖皮质激素滴眼液，如氢化可的松滴眼液等配合治疗。

二、物理疗法

如氦氖激光、紫外线、频谱治疗仪、红外线等局部照射，可缓解疼痛，促进皮损干涸和结痂。

【中成药辨证应用】

1. 龙胆泻肝丸　主要成分为龙胆草、柴胡、黄芩、栀子（炒）、泽泻、木通、车前子（盐炒）、当归（酒炒）、地黄、炙甘草。具有清肝胆、利湿热的功效，用于肝胆湿热，头晕目赤，耳鸣耳聋，胁痛口苦，尿赤，湿热带下。亦可用于带状疱疹肝经郁热证。

2. 新癀片　主要成分为肿节风、三七、人工牛黄、肖梵天花、珍珠层粉等。具有清热解毒、活血化瘀、消肿止痛的功效，用于热毒瘀血所致的咽喉肿痛、牙痛、痹痛、胁痛、黄疸、无名肿毒等症。临床有内服、外用治疗带状疱疹的报道。适用于肝经郁热证和气滞血瘀证。

3. 四妙丸　清热利湿。适用于带状疱疹发于下肢、阴囊或臀部者。

4. 血府逐瘀胶囊　活血祛瘀，行气止痛。适用于皮损消退后局部疼痛不止，舌质黯或有瘀斑，脉弦细。

5. 参苓白术丸　补气健脾，渗湿和胃。适用于带状疱疹脾虚湿蕴型。

6. 元胡止痛片　理气活血止痛。用于带状疱疹疼痛明显者。

7. 小柴胡颗粒　解表散热，疏肝和胃。可用于带状疱疹初期伴低热者。

【中医调护】

1. 生活起居　睡眠要充足，保持大便通畅；皮损处尽量减少避免擦洗，以免造成感染，保持局部皮肤清洁、干燥，勤换衣裤。室内应避免直接当风，防止感受风邪。

2. 饮食调护　饮食宜清淡，多吃水果蔬菜，忌辛辣刺激、膏粱厚味之品，少食煎烤、油炸食物，禁烟酒。

3. 情志调摄　保持良好的精神状态，情绪开朗、心气调和，并忌恼怒。

【治未病原则及措施】

1. 避免熬夜　保证充足的睡眠时间。因为机体的免疫修复大部分是在人们睡眠时修复的，所以保证充足的睡眠，对预防带状疱疹的发生有着极其重要的作用。

2. 预防感染　感染是诱发本病的原因之一，老年患者应预防各种疾病的感染，尤其是在春秋季节，寒暖交替时，要适时增减衣服，避免受寒引起上呼吸道感染。

3. 增加营养　老年人应注意饮食的营养，多食豆制品，鱼、蛋、瘦肉等富含蛋白质的食物，以及新鲜的瓜果蔬菜，使体格健壮，预防与本病有直接或间接关系的各种疾病的发生。

4. 增强体质　应坚持适当的户外活动或参加体育运动，以增强体质，提高机体免疫力，增强抵御疾病的能力。

（周口市中医院皮肤科：刘子航，路斌，魏飞，刘小梅）

湿疮

湿疮是由多种内外因素引起的一种具有明显渗出倾向的皮肤炎症反应，其特点是对称分布，多形损害，剧烈瘙痒，渗出明显，反复发作，易成慢性等。中医学文献中记载的"浸淫疮""旋耳疮""绣球风""四弯风""奶癣"等类似急性湿疹、耳周湿疹、阴囊湿疹、肘膝部湿疹及婴儿湿疹等。如《医宗金鉴·外科心法要诀》记载："此证初生如疥，瘙痒无时，蔓延不止，抓津黄水，浸淫成片。"《诸病源候论·疮候》记载："疮者，由肤腠虚，风湿之气，折乎血气，结聚所生，递递相对，如新生茱萸子。痛痒搔抓成疮，黄汁出，浸淫生长，时瘥时剧。"《诸病源候论·湿癣候》载："湿癣者，亦有匡郭，如虫行，浸淫，亦湿痒，搔之多汁成疮，是其风、毒气浅，湿多风少，故为湿癣也。"清代《医宗金鉴·外科心法要诀》中记载浸淫疮："此证初生如疥，瘙痒无时，蔓延不止，抓津黄水，浸淫成片，由心火脾湿受风而成。"本病相当于西医学的湿疹。

【病因病机】

禀赋不耐，风湿热阻于肌肤所致。急性者以湿热为主；亚急性者多与脾虚不运，湿邪留恋有关；慢性者因病久伤血，血虚生风生燥，肌肤失去濡养而成。

1. 湿热内蕴　脾胃虚弱，禀性不耐，加之饮食不节，过多食入鱼腥发物、炙煿油腻之类食品，致使运化失职，湿热内蕴，浸淫四末而成。

2. 血虚风燥　脾胃有热，湿气少，热气多，耗血伤阴，肤失濡养，生风化燥而致。《外科真诠》说："无故掌心燥痒起皮，甚则枯裂微痛者，名掌心风，由脾胃有热，血燥生风，不能荣养皮肤而成。"

【诊断要点】

1. 病程经常呈反复复发加重、缓解慢性过程，发病前常无明确的外因接触史。

2. 急性阶段皮疹常较广泛，可表现为红斑、丘疹、丘疱疹及疱疹等多形性皮肤损害，继而出现糜烂、渗出。病程迁延至慢性阶段，皮损常呈浸润、增厚、干燥及色素沉着等，且边缘较轻。急性期常无固定好发部位，慢性期常局限于小腿、前臂、手、耳后、头皮、乳晕、肛周及外阴等部位。

3. 局部常伴明显瘙痒。

4. 病情常易反复发作，迁延时日。

【鉴别诊断】

1. 漆疮（接触性皮炎） 接触史明显，病变局限于接触部位，皮疹多单一形态，易引起大疱，境界清楚，病程短，去除病因后，有自限性。

2. 摄领疮（神经性皮炎） 多见于颈、肘、尾骶部，有典型苔藓样变，无多形性皮疹，无渗出表现。

3. 手足癣 后者皮损境界清楚，有叶状鳞屑附着，常并发指（趾）间糜烂，鳞屑内可找到菌丝。

【辨证论治】

1. 湿热浸淫证

证候：发病急，病程短，局部皮损初起皮肤潮红，轻度肿胀，继而粟疹成片或水疱密集，渗液流液，瘙痒无休，身热、口渴、心烦、大便秘结、小溲短赤。舌质红，苔薄白或黄，脉弦滑或弦兼数。

治法：清热利湿，佐以凉血。

方药：龙胆泻肝汤加减。龙胆草 10g，黄芩 10g，白茅根 15g，生地黄 15g，大青叶 15g，车前草 10g，生石膏 15g（先煎），滑石 10g，栀子 10g，醋柴胡 10g，泽泻 10g，赤芍 15g，牡丹皮 15g。

2. 脾虚湿蕴证

证候：发病较缓慢，皮疹为丘疹、丘疱疹及小水疱，皮肤轻度潮红，有瘙痒，抓后糜烂渗出较多。伴有纳食不香、身倦等证，大便不干或溏，小便清长。舌质淡，苔白或白腻，脉滑或弦滑或缓。

治法：健脾利湿，佐以清热。

方药：参苓白术散加减。茯苓皮 15g，生白术 10g，黄芩 10g，栀子 6g，泽泻 6g，茵陈 6g，枳壳 6g，生地黄 12g，竹叶 6g，连翘 10g，生甘草 10g，党参 12g，陈皮 10g。

3. 血虚风燥证

证候：病程日久，皮损粗糙肥厚，有明显瘙痒，表面可有抓痕、血痂、颜色黯或呈色素沉着。舌质淡、体胖，苔白，脉沉缓或滑。

治法：健脾燥湿，养血润肤。

方药：当归饮子加减。茯苓 10g，苍术 10g，白术 10g，当归 10g，丹参 10g，鸡血藤 15g，赤芍 10g，白芍 10g，生地黄 15g，陈皮 6g，川芎 10g，莪术 10g，紫草 15g，防风 12g，白蒺藜 12g，白鲜皮 12g。

【临证备要】

1. 注重血分论治　湿疹在急性期，不管是热重于湿还是湿重于热，都要想到血分论治，用凉血之品如生地黄、牡丹皮、白茅根等以截热入血分；在慢性湿疹中，常见到皮损为黯紫色皮疹，常有鳞屑瘙痒，舌紫黯，脉沉弦，多为血虚风燥或血瘀之象，当加些活血养血、润燥止痒之品，如当归、熟地黄、白芍、红花、莪术、丹参、郁金、乳香、没药、鸡血藤以养血活血，麦冬、枸杞子、黄精、何首乌、北沙参、龟甲、鳖甲、防风、荆芥、白蒺藜、白鲜皮、地肤子、秦艽、防己、威灵仙等润燥祛风止痒。

2. 注重因人制宜　体质类型决定对病邪的易感性和病变过程中的倾向性；体质因素参与并影响不同证候与病机的形成；体质特性影响着病程与转归。胖人多痰湿，瘦人多虚火。体胖之人的湿疹，多缠绵难愈，在临床中，胖人的大便多不成形，这些都指向体胖之人的治疗应倾向于健脾化湿，在组方中适当运用苍术、草豆蔻、陈皮、山药、茯苓等运脾健脾化湿之品。瘦人多虚火，临床所见体瘦之人，湿疮症状多表现为夜间痒甚、皮损颜色较红、口干眼干等，在组方中重用生地黄到 40～50g，并配地骨皮、青蒿等，可凉血清虚热。

3. 年龄不同，治法不同 儿童期或青壮年因心火扰神，湿热蕴结肌肤而致，治法多以清热祛湿为主，兼以凉血解毒，方可用龙胆泻肝汤加减加牡丹皮、赤芍、金银花、连翘等；成人期尤其是老年人，可因脾虚气血生化乏源，加之心火耗伤元气，导致血虚风燥，肌肤失养，治法多以养血祛风、润燥止痒为主，方药可用当归饮子加白鲜皮、秦艽、地骨皮等；若疾病迁延日久或后天情志内伤，致脏腑功能紊乱，气血阴阳失调，肌肤脉络瘀阻，气血瘀滞而发病，多以活血化瘀为主，方药可用血府逐瘀汤加减治疗。

【中医特色疗法】

一、针刺疗法

主穴：足三里、血海、委中。

配穴：湿热蕴结者加大椎、风池、曲池、合谷，脾虚湿盛者加曲池、阴陵泉，血虚风燥者加膈俞、三阴交、郄门。

治法：湿热蕴结者，毫针泻法，每日 1 次，每次留针 20～30 分钟，7～10 日为 1 个疗程。脾虚湿盛者，毫针平补平泻，每日 1 次或隔日 1 次，每次留针 20～30 分钟，7～10 日为 1 个疗程；血虚风燥者，毫针补法，每周 2 次或每周 3 次，每次留针 20～30 分钟，7～10 日为 1 个疗程。

二、中药外治法

1. 急性皮损仅有潮红、肿胀、斑丘疹而无糜烂、渗出时，治宜清热、燥湿、止痒，选用中药粉剂或洗剂，参考方剂：大黄 15g，黄柏 15g，黄芩 15g，苦参 15g，研细末，直接外扑或调水外涂，每日 2～3 次。糜烂、渗出多者，治宜清热解毒、凉血止痒，可选用中药溶液湿敷，参考方剂：马齿苋 30g，生地榆 15g，黄柏 10g，煎水，凉后湿敷患处，每次 15～20 分钟，每日 2～3 次；轻度糜烂、渗出少者，治宜清热、燥湿、收敛、止痒，可选用中药油剂、糊剂、乳膏剂，如青黛散油膏、3%黑豆馏油、普榆膏等外涂，每日 2～3 次。

2. 病情反复，皮损粗糙肥厚，治宜清燥湿止痒，软化痂皮，可选用中药酊剂、软膏剂、硬膏剂或熏剂，如百部酊、10%黑豆馏油、硫痒膏、拔膏棍、癣症熏药等。

【经验方及医院制剂】

一、经验方

1. 白龙薏苡仁汤方

方药：浮萍、白鲜皮各 10g，生薏苡仁、土茯苓各 20g，连翘 15g，乌梅、黄芩、龙胆各 6g，地黄 15g，苦参、牡丹皮、泽泻、车前子、熟大黄各 10g，苍术 6g，蝉蜕 6g。

主治：清热除湿，凉血解毒。主治急性湿疹。

用法：水煎服，每日 1 剂。

2. 首乌归地汤

方药：何首乌藤 15g，当归 12g，熟地黄 10g，赤芍、白芍各 12g，鸡血藤 15g，白蒺藜 9g，地肤子 15g，苦参 10g，乌梅 10g，防风 10g，浮萍 10g，茯苓 15g，泽泻 10g，甘草 6g。

主治：养血祛风，除湿止痒。主治湿疹病久，肥厚，皲裂，缠绵不愈的慢性湿疹。

用法：每日 1 剂，水煎服，早晚分服。3 个月为 1 个疗程。

二、医院制剂

清利丸

方药：徐长卿、石膏、金银花、麻黄、大黄、地黄、赤小豆、连翘、黄柏、蝉蜕、苦参、乌梢蛇等二十味。

主治：清热解毒，利湿消肿，祛风止痒。适用于急慢性湿疹、过敏性皮炎、荨麻疹、痤疮、脂溢性皮炎等。

用法：口服，每次 6g，每日 2～3 次，或遵医嘱。

【其他疗法】

1. 局部治疗 急性期无水疱、糜烂、渗出时，可外用炉甘石洗剂、糖皮质激素乳膏或凝胶；大量渗出时应选择冷湿敷。慢性期可外用糖皮质激素软膏、硬膏、乳剂或酊剂、涂膜剂等，可合用保湿剂及角质松解剂，顽固局限性肥厚性皮损可用糖皮质激素皮损内局部封闭注射。

2. 系统治疗 内用药物常用抗组胺药和镇静安定剂。一般不宜用糖皮质激素，但对用多种疗法效果不明显的急性泛发性湿疹患者，可考虑短期使用糖皮质激素，一旦急性症状被控制后即应酌情减量撤除，以防长期使用激素引起的不良反应。有感染时应考虑加用抗生素。

【中成药辨证应用】

1. 防风通圣丸（颗粒） 麻黄、荆芥穗、防风、薄荷、大黄、芒硝、滑石、栀子、石膏、黄芩、连翘、桔梗、当归、川芎、白术、甘草。具有解表通里、清热解毒的功效。适用于瘰疬初起，风疹湿疮。

2. 湿毒清胶囊 主要成分有地黄、当归、丹参、蝉蜕、苦参、白鲜皮、甘草、黄芩、土茯苓。具有养血润燥、化湿解毒的功效。适用于湿热浸淫证湿疮。

3. 龙胆泻肝丸 主要成分有龙胆草、柴胡、黄芩、栀子、泽泻、木通、车前子、当归、地黄、炙甘草。具有清肝胆、利湿热的功效。适用于湿热浸淫证湿疮。

4. 参苓白术丸 主要成分有白扁豆、白术、茯苓、甘草、桔梗、莲子、人参、砂仁、山药、薏苡仁。具有补脾胃、益肺气的功效。适用于脾虚湿蕴证湿疮。

5. 乌蛇止痒丸 主要成分有乌梢蛇、防风、蛇床子、黄柏、苍术、人参须、牡丹皮、蛇胆汁、苦参、人工牛黄、当归。具有养血祛风、燥湿止痒的功效。适用于血虚风燥证湿疮。

6. 金蝉止痒胶囊（颗粒） 金银花、栀子、黄芩、苦参、黄柏、龙胆、白芷、白鲜皮、蛇床子、蝉蜕、连翘、地肤子、地黄、青蒿、广藿香、甘草。具有清热解毒、燥湿止痒的功效。适用于湿热浸淫证湿疮。

7. 一清胶囊 黄连、大黄、黄芩。具有清热燥湿、泻火解毒的功效。适用于湿热浸淫证湿疮。

8. 四妙丸 苍术、牛膝、盐黄柏、薏苡仁。具有清热利湿的功效。适用于亚急性湿疮湿热证。

【中医调护】

1. 生活起居 保持皮肤清洁，避免搔抓，急性者忌热水烫洗和碱性洗涤剂等刺激物洗涤，保持充足睡眠，适当锻炼。

2. 饮食调护 对鱼腥海鲜、油腻炙煿之类食品，应避免或者谨慎摄入。

3. 情志调摄 保持乐观心态，采取积极态度配合治疗。

【治未病原则及措施】

1. 保持皮肤清洁，避免过度洗烫、碱性洗涤剂及各种有害因子刺激。治疗全身性疾病，发现病灶应及时积极清除。

2. 应避免搔抓，并忌食辛辣、海鲜、酒、牛、羊肉等食物。对鱼、虾、蟹等一般易诱发本病的食物注意观察。

3. 急性湿疹或慢性湿疹急性发作期间，应暂缓预防注射。

4. 锻炼身体，增强体质。

（周口市中医院皮肤科：刘子航，路斌，魏飞，刘小梅）

瘾 疹

瘾疹是由于皮肤、黏膜小血管扩张及渗透性增加而出现的一种局限性水肿反应，通常在2～24小时消退，但反复发生新的皮疹。迁延数日至数月。有15%～20%的人至少发作过一次荨麻疹。如《医宗金鉴·外科心法要诀》记载："此证俗名鬼饭疙瘩，由汗出受风，或露卧乘凉，风邪多中表虚之人，初起皮肤作痒，次发扁疙瘩，形如豆瓣，堆累成片。"本病相当于西医学的荨麻疹。

【病因病机】

多因禀赋不受，又食鱼虾等荤腥动风之物；或因饮食失节而胃肠实热；或因平素体虚，卫表不固，复感风热、风寒之邪，郁于皮毛肌腠之间而发病；再有情志不遂，肝郁不疏，气机壅滞不畅，郁而化火，灼伤阴血，感受风邪而诱发。

1. 禀赋不耐，素体虚弱，气血不足，或久病气血耗伤，或血虚生风，气虚卫外不固，风邪乘虚侵袭所致。

2. 风寒外袭，蕴结肌肤，致使营卫不和而起。

3. 风热客于肌表，引起营卫失调所致。

【诊断要点】

1. 临床表现：突然发生大小不等风团，数目及部位不定，常此起彼伏，多在24小时内消退，反复发作；自觉瘙痒或刺痛感；少数患者可伴低热（急性型多见）、腹痛、腹泻（累及胃肠道时）或气闷、呼吸困难（累及喉头黏膜时）等。

2. 部分患者发病前可找到致病原因或诱因，如进食蛋白质类食物，如鱼虾、蘑菇等；对某些物理因素，如寒冷、炎热、日光等敏感；或有寄生虫感染、体内慢性感染灶和精神情绪变化等。

3. 一般将病期在 6 周以内称为急性荨麻疹，超过 6 周为慢性荨麻疹。

【鉴别诊断】

1. 丘疹性荨麻疹　该病好发于儿童，多发于四肢躯干，红色梭形或圆形风团样丘疹，中心可有水疱，病程 3～7 日，退后留有色素沉着斑。

2. 多形红斑皮损　为多形性损害，且常以某一种损害为主，好发于四肢远端及面部，皮肤和黏膜均受累及，尤其可见虹膜样皮疹。

【辨证论治】

1. 风热相搏证

证候：风团呈红色，相互融合成片，状如地图，扪之有灼热感，自觉瘙痒难忍，遇热则剧，得冷则缓；伴有微热恶风、心烦口渴，咽弓充血；舌质红，苔薄黄或少苔，脉浮数。

治法：疏风清热。

方药：银翘散加减。金银花 20g，连翘 12g，生地黄 12g，炒牛蒡子 10g，大青叶 10g，牡丹皮 10g，荆芥 6g，防风 6g，甘草 6g，蝉蜕 6g。

2. 风寒外束证

证候：风团色泽淡红，或者色如瓷白，风吹或接触冷水后，风团和痒感加重，得暖则减；伴恶风畏寒，口不渴；舌质淡红，苔薄白，脉浮紧。

治法：疏风散寒。

方药：麻黄汤加减。炙麻黄 6g（先煎），桂枝 6g，炒白芍 10g，杏仁 10g，羌活 10g，党参 10g，紫苏叶 10g，大枣 7 枚，生姜 3 片。

3. 卫外不固证

证候：皮疹多为针帽至蚕豆大，相互融合成片的风团较少，但其风团往往在汗出着风，或者表虚恶风后则诱发成批皮损，自觉瘙痒不止，发作不休，伴有恶风自汗，舌质淡红，苔薄白或少苔，脉沉细。

治法：固表御风。

方药：玉屏风散加减。生黄芪 15g，防风 10g，炒白术 10g，桂枝 6g，炒白芍6g，连翘6g，赤小豆20g，益母草12g，生龙骨15g（先煎），生牡蛎15g（先煎），五味子4.5g。

【临证备要】

1. 急性期多实证、热证 荨麻疹急性期多为风热客于肌表，引起营卫失调所致。方药可选用银翘散辛凉透表，清热解毒。金银花、连翘气味芳香，既能疏散风热，清热解毒，又可辟秽化浊，在透散卫分表邪的同时，兼顾了温热病邪易蕴结成毒及多夹秽浊之气的特点，故重用为君药。薄荷、牛蒡子辛凉，疏散风热，清利头目；荆芥穗、淡豆豉辛而微温，解表散邪，此二者虽属辛温，但辛而不烈，温而不燥，配入辛凉解表方中，增强辛散透表能力，是为去性取用之法，以上四药均为臣药。芦根、竹叶清热生津；桔梗开宣肺气而止咳利咽，同为佐药。本方所用药物均系轻清之品，加之用法强调"香气大出，即取服，勿过煎"，体现了"治上焦如羽，非轻莫举"的用药原则。

2. 重视健脾清热祛湿 有些荨麻疹患者是因贪食生冷或辛辣或油腻而诱发，多责之饮食失节，肠胃湿热，复感风邪，内不得疏泄，外不得透达，郁于皮毛腠理之间而发；以致湿热内生，逗留肌肤，亦可发生本病。治疗应注意健脾清热祛湿，方药可选枳实导滞丸一类。苦寒大黄为君，攻积泻热，使积热从大便而下。以苦辛微寒之枳实为臣，行气消积，除脘腹之胀满。佐以苦寒之黄连、黄芩清热燥湿，茯苓、泽泻甘淡，渗利水湿而止泻；白术甘苦性温，健脾燥湿，使攻积而不伤正。神曲甘辛性温，消食化滞，使食消则脾胃和。可加些白鲜皮、蛇床子祛湿止痒。

【中医特色疗法】

1. 毫针刺法 可选穴位有大椎、血海、足三里、曲池、三阴交、行间、丝竹空、迎香、风池、肺俞、肾俞、风市、委中、百会、大肠俞、中脘、合谷。

2. 穴位注射法 取大椎、曲池、足三里、血海，可供使用的药物有盐酸苯海拉明50mg，注射用水5mL混合；氟美松注射液0.5～1mL，注射用水稀释至 5mL；维生素 B$_1$ 100mg，丹皮酚注射液 2mL，任选一种，针刺得气后每穴缓慢推注 0.5～1mL，日 1 次。

3. 灸法 可选穴位有合谷、阳池、曲池、行间、足三里、血海、三阴交。

4. 中药外洗 皮疹泛发，瘙痒剧烈时，苦参、威灵仙、樟树、苍耳子、浮萍、路路通、香附、吴茱萸、百部等，任选 3～5 味，煎汁，外洗或外涂，日 1～2 次。还可酌搽百部酊，日 2～3 次。

【经验方及医院制剂】

一、经验方

1. 多皮饮加味方

方药：五加皮、桑白皮、地骨皮、牡丹皮、干姜皮、陈皮、扁豆皮、茯苓皮、白鲜皮、大腹皮、当归、浮萍各 10g。

主治：调和阴阳气血，兼以清热散寒、疏风去湿。主治慢性荨麻疹。

用法：每剂煎 2 次，滤去药渣，得药液约 400mL，分早晚 2 次服。

2. 四物汤加味

方药：熟地黄、当归、白芍、黄芪、地骨皮、沙苑子各 15g，川芎 9g，荆芥炭 12g，防风 12g，甘草 10g。

主治：滋阴养血，疏风祛邪。主治妇女产后慢性荨麻疹。

用法：每剂煎 2 次，滤去药渣，得药液约 400mL，分早晚 2 次服。

二、医院制剂

1. 菊防清热口服液

方药：金银花、白茅根、蝉蜕、牡丹皮、菊花、地黄、车前草、防风、甘草、黄芩等十三味。

主治：疏风、清热、止痒。适用于荨麻疹、丘疹性荨麻疹、急性湿疹等。

用法：口服，每次 10～20mL，每日 2～3 次，或遵医嘱。

2. 加味玉屏风丸

方药：黄芪、白术、防风、桂枝、白芍、苍耳子、胆南星、路路通。

主治：益气固表，止咳平喘。适用于表虚自汗、咳嗽、气喘等；可用于卫外不固型荨麻疹。

【其他疗法】

西医治疗：急性荨麻疹首选镇静作用较轻的第二代 H_1 受体拮抗剂，症状缓解后逐渐减量。皮疹广泛者加用钙剂。如喉头水肿、呼吸困难或过敏性休克，应立即抢救。慢性荨麻疹疗程一般不少于 1 个月，必要时可延长至 3～6 个月，或更长时间。首选第二代 H_1 受体拮抗剂，当一种抗组胺药无效时，可 2～3 种抗组胺药联用或交替使用。

【中成药辨证应用】

1. 玉屏风颗粒 主要成分有黄芪、白术（炒）、防风。具有固表御风之功效，适用于卫表不固型的慢性荨麻疹。

2. 防风通圣丸 主要成分有防风、荆芥穗、薄荷、麻黄、大黄、芒硝、栀子、滑石、桔梗、石膏、川芎、当归、白芍、黄芩、连翘、甘草、白术（炒）。具有解表通里、清热解毒的功效，适用于胃肠湿热型的急性荨麻疹。

3. 消风止痒颗粒 主要成分有防风、蝉蜕、苍术（炒）、地黄、地骨皮、当归、荆芥、亚麻子、石膏、甘草、木通。具有消风清热、除湿止痒的功效，适用于风热型的荨麻疹。

4. 肤痒颗粒 主要成分有苍耳子（炒、去刺）、地肤子、川芎、红花、白英。具有祛风活血、除湿止痒的功效，适用于荨麻疹证属气滞血瘀夹风湿者。

5. 润燥止痒胶囊 主要成分有何首乌、制何首乌、生地黄、桑叶、苦参、红活麻。具有养血滋阴、祛风止痒的功效，适用于血虚风燥型的慢性荨麻疹。

6. 金蝉止痒胶囊（颗粒） 金银花、栀子、黄芩、苦参、黄柏、龙胆、白芷、白鲜皮、蛇床子、蝉蜕、连翘、地肤子、地黄、青蒿、广藿香、甘草。具有清热解毒、燥湿止痒的功效。适用于风热型荨麻疹。

7. 一清胶囊 黄连、大黄、黄芩。具有清热燥湿、泻火解毒的功效。适用于胃肠湿热型的荨麻疹。

【中医调护】

1. 生活起居 避免受风寒，预防感冒，避免搔抓，防止继发感染，适当锻炼。

2. 饮食调护 多吃青菜水果，避免辛辣刺激之物及海鲜发物。

3. 情志调摄 鼓励患者树立与疾病斗争的信心，消除忧虑、急躁、悲观情绪，使其采取积极态度配合治疗。

【治未病原则及措施】

1. 积极寻找和去除病因及可能的诱因，如化学刺激物、吸入物（花粉、屋尘、动物皮屑、汽油、油漆、杀虫喷雾剂、农药、煤气等）。

2. 饮食适度，忌食辛辣发物，避免摄入可疑致敏食物、药物等。

3. 治疗体内慢性病灶及肠道寄生虫，调节内分泌紊乱。

4. 注意气候变化，冷暖适宜，加强体育锻炼，增强体质，保持良好心态。

（周口市中医院皮肤科：刘子航，路斌，魏飞，刘小梅）

白　疕

　　白疕,是一种常见并易复发的以红斑、鳞屑为主要表现的慢性炎症性皮肤病。其临床特点是在红斑基础上覆以多层银白色鳞屑,刮去鳞屑有薄膜及点状出血。属中医"白疕"范畴。白疕病名,出自《外科证治全书·卷四·白疕》,其中记载:"皮肤燥痒,起如疹疥而色白,搔之屑起,渐至肢体枯燥坼裂,血出痛楚。"古代文献记载有"蛇虱""白壳疮""银钱疯""疕风""干癣"等病名。本病相当于西医的银屑病。

【病因病机】

　　总因血热内蕴,化燥生风,瘀血停滞或营血亏损,肌肤失于濡养所致。

　　1. 血热内蕴　多因情志内伤,气机壅滞,郁而化火,心火亢盛,毒热伏于营血;或因饮食失节,过食腥发动风的食物,脾胃失和,气机不畅,郁久化热,复受风热毒邪而发病。

　　2. 血虚风燥　血热内蕴,加之瘀血内阻,脉道不通,内外透达,以致津液、营血耗伤,阴虚血燥;血热日久导致营血亏虚,生风生燥,肌肤失养、鳞屑迭起。

　　3. 血滞肌肤　病久气血循行受阻,阴血亏耗,气血失和,化燥生风,经脉阻滞,热毒蕴结,日久成瘀,则气血凝结,肌肤失养,导致皮损浸润肥厚,颜色紫暗。

【诊断要点】

　　1. 可发生于任何年龄,但以青壮年为多。好发于头皮、躯干及四肢伸侧,常可泛发全身。

　　2. 临床表现多样化,可根据病程及皮损特点分为寻常型、脓疱型、关节病型及红皮病型四种类型。

（1）寻常型：此型临床最常见，皮损初起为红斑、丘疹，逐渐扩大融合成片，边缘清楚，上覆以多层银白色鳞屑，刮去鳞屑，可见一层淡红色发亮的薄膜，称薄膜现象；刮除薄膜后可见小出血点，称为点状出血现象，为本病特征性皮损。在进行期，皮肤外伤或注射针孔处常出现相同损害，称为同形反应。

（2）脓疱型：临床可分为泛发性及掌跖脓疱型。

①泛发性脓疱型银屑病：轻型者只限于少数部位或在银屑病皮损部位，在红斑上出现粟粒大小黄色浅表性脓疱，严重者可全身出现密集小脓疱，有时脓疱可融合成脓湖。

②掌跖脓疱型银屑病：皮损好发于手掌与足跖。表现为红斑基础上多数粟粒大小的小脓疱，脓疱较深，不易破溃。脓疱周期性发作，2周左右自行干涸，形成小片鳞屑或黄色屑痂，继而又复发。患者病情反复不愈。

（3）关节病型：占银屑病的 1%～2.5%，好发于女性。常在寻常型银屑病病久后出现，也可经反复发作、症状恶化时造成。除表现为典型的鳞屑性红斑外，还伴有关节炎的表现，特征为进行性关节旁侵蚀，以致骨质溶解。大小关节均可侵犯，特别是手指小关节，表现为疼痛、肿胀，以远端指、腕、踝关节的红肿、疼痛常见，甚则僵硬或畸形。

（4）红皮病型：多由寻常型银屑病发展而来，或急性期使用了强刺激性药物，或系统大量使用皮质类固醇并突然停药等因素而诱发，表现为全身皮肤弥漫性潮红、肿胀和脱屑。急性期皮损鲜红色、水肿渗出明显；慢性期黯红色，脱屑明显，鳞屑可呈糠状或大片状，特别在掌跖部位。可伴有发热、畏寒、头痛及关节痛、淋巴结肿大等全身症状。病程较长，可数月或数年不愈。

3. 疾病分期

（1）进行期：旧皮损无消退，新皮损不断出现，皮损炎症浸润明显，周围可有红晕，鳞屑较厚，针刺、手术、搔抓等损伤可导致受损部位出现新的典型银屑病皮损，称为同形反应。

（2）静止期：病情稳定，暂停发展，炎症减轻，基本无新发皮疹出现，旧皮疹不见消退。

（3）退行期（恢复期）：炎症浸润逐渐消退，鳞屑减少，皮疹缩小变平，周围出现浅色晕圈，最后遗留暂时性色素减退斑，亦有时出现色素沉着斑。

【鉴别诊断】

1. 紫癜风（扁平苔藓） 皮损为稍高起皮面的多角形扁平紫红丘疹，表面有蜡样光泽，鳞屑薄而紧贴，常有剧痒。皮肤及黏膜可发病。组织病理有特异性。

2. 风热疮（玫瑰糠疹） 皮损为圆形、椭圆形的玫瑰色斑疹，以躯干及四肢近端为主，躯干部的皮损长轴与肋骨平行。病程自限，一般在4～8周自愈。通常无复发。

3. 毛发红糠疹 损害为毛囊角化丘疹，呈圆锥形，淡红至黯红色，质硬，疹间有正常皮肤形成岛屿状。皮损好发于手指和肘膝伸侧。掌跖伴角化过度。

【辨证论治】

1. 血热内蕴证

证候：皮疹发生及发展迅速，皮肤潮红，皮疹多呈点滴状，新生皮疹不断出现，鳞屑较多，表层易剥离，基底有点状出血，瘙痒明显，常伴有口干舌燥，心烦易怒，大便干结难解，小便黄。舌质红，苔黄或腻，脉弦滑或数。

治法：清热解毒，凉血活血。

方药：清热凉血方加减。牡丹皮15g，生槐花15g，白茅根20g，生地黄20g，紫草（后下）10g，赤芍12g，白花蛇舌草15g，鸡血藤20g，生甘草10g。

风盛痒甚者加白鲜皮、刺蒺藜、防风；夹湿者加生薏苡仁、茵陈、黄连、黄柏；皮损颜色鲜红者加生石膏、大青叶；大便燥结者加熟大黄、厚朴；因咽炎、扁桃体炎诱发者加连翘、玄参、北豆根。

2. 血虚风燥证

证候：病程较久，皮疹色淡，鳞屑较多，原有皮损部分消退。舌质淡红，苔少，脉缓或沉细。

治法：滋阴养血，解毒润燥。

方药：当归饮子加减。当归 15g，生地黄 15g，白芍 15g，川芎 12g，何首乌 15g，荆芥 15g，防风 12g，白蒺藜 10g，生甘草 10g，鸡血藤 20g，天冬 10g，麦冬 10g。

脾虚者加白术、茯苓；风盛瘙痒明显者加白鲜皮、刺蒺藜、苦参。

3. 瘀滞肌肤证

证候：皮损呈肥厚性斑块，颜色黯红，经久不退。舌质紫黯或见瘀斑瘀点，脉涩或细缓。

治法：养血活血，化瘀解毒。

方药：活血解毒汤加减。三棱 15g，莪术 15g，桃仁 15g，红花 15g，鸡血藤 15g，鬼箭羽 10g，白花蛇舌草 15g，陈皮 10g。

月经量少或有血块者加益母草、丹参；皮损呈蛎壳状者加煅牡蛎、当归。

【临证备要】

1. 适当培补肾精　银屑病与先天肾精亏损，阴寒毒邪侵肤有着密切关系。肾之元阴元阳能对肌肤起着滋润、温煦作用，肾亏则皮肤腠理失固，气血失和，阴阳失调。前人有"气血得寒则凝，得温则行"之说，故至冬阴寒凛冽时，阴寒毒邪侵肤，腠理气血凝滞，脉络受阻，血行不畅，寒闭热伏，阳气不得升达，蕴久化热，出现一派血热、血虚、风燥、血瘀之征，此乃本病之起动病机。因此概而言之，引起银屑病之因，在外当推阴寒毒邪内侵，为病之标；在内则责肾精亏损，属病之本也。血热、血虚、血瘀、风燥，只是上述所致病机的不同阶段而已。因银屑病多为季节加重型疾病，故在疾病缓解时，可适当加以培补肾经之品，如黄精、肉苁蓉等。

2. 特殊类型银屑病的治疗　头皮型银屑病患者的治疗可将中医取类比象的思想应用于此。适当应用水牛角、羚羊角粉等角类药物，既凉血解毒，又使药物直达病所。对于红皮病型银屑病，要注意顾护阴液：第一，切不可用辛温发汗的方法来降低体温，也不可过用苦寒之品；第二，适当加以牡丹皮、天花粉、知母、玄参、石斛等清热生津之品顾护阴液。

【中医特色疗法】

1. 火针 适用于斑块型银屑病。将火针在火上烧红（或至烧白）后，快速刺入皮损部位，然后迅速出针，点刺深度不超过皮损基底部，针间距把握在 0.3～1cm，稀疏均匀，由皮损外围环向中心点刺，先围刺再散刺。

2. 梅花针 适用于斑块型银屑病。梅花针局部弹刺皮损处，每次 5 分钟左右，刺至出现点状出血即可。

3. 放血疗法 适用于血热型银屑病。一般针刺部位选择双侧耳尖及大椎穴。皮肤常规消毒后，选用三棱针或粗毫针，速刺速出，针刺一般不宜过深。

4. 火罐疗法 多适用于血瘀型银屑病。常用方法有闪罐法、走罐法、留罐法、刺血拔罐法等。常采用局部放血后留罐 5 分钟左右；或华佗夹脊穴走罐法等。

5. 中药洗浴 将适量中草药煎水，放置温凉后泡洗或浸浴全身或皮损部位。常用草药有以下几项。

血热证：凉血解毒。生侧柏、紫草、生地榆、牡丹皮、白茅根各 30g。

血燥证：滋阴活血，解毒祛风。楮桃叶、鸡血藤、透骨草、当归各 30g。

斑块证：活血化瘀，祛风止痒。莪术、当归、透骨草、白鲜皮、紫草各 30g，红花 20g。

【经验方及医院制剂】

一、经验方

1. 祛银方

方药：荆芥、防风、羌活、独活、生地黄各 15g，威灵仙 10g，土茯苓 30g，槐花、白茅根、紫草、乌梅各 10g，蜈蚣 2 条。

用法：每日 1 剂，水煎，早晚分服。4 周为 1 个疗程，治疗 1～3 个疗程。

主治：清热解毒，活血祛风，利湿消斑。主治血热型银屑病，症见皮疹发生及发展迅速，皮损色鲜红，多为点滴状，鳞屑不能掩盖红斑，伴剧痒，口干舌燥，心烦易怒，大便干燥，小便黄，舌质红，苔白或黄，脉弦滑或数。

2. 槐地消银汤

方药：生槐花 15g，地黄 15g，白茅根 20g，赤芍 12g，紫草、丹参、茜草各 10g，蓼大青叶 15g，玄参、大血藤、土茯苓各 15g，板蓝根 15g。

用法：水煎服，每日 1 剂，早晚分 2 次温服，21 日为 1 个疗程，治疗 2～3 个疗程。

主治：清热解毒，凉血活血。主治寻常型银屑病。

二、医院制剂

1. 土茯化斑合剂

方药：土茯苓、丹参、紫草、山豆根、蒲公英、当归、大黄、鸡血藤、大青叶、牡丹皮等二十六味。

主治：清热解毒，活血化瘀，祛风消斑。适用于银屑病、玫瑰糠疹、多形红斑、结节性红斑等。

用法：口服，每次 40～80mL，每日 2～3 次，或遵医嘱。

2. 解毒化斑丸

方药：土茯苓、鸡血藤、茯苓、丹参、山豆根、当归、地黄、赤芍、白芍、紫草、玄参等二十八味。

主治：清热解毒，凉血化瘀。主治银屑病，玫瑰糠疹，过敏性紫癜等。

用法：口服，每次 6g，每日 2～3 次，或遵医嘱。

【其他疗法】

一、西医治疗

1. 局部治疗　皮损<体表面积 3%的，可单独采取外用药治疗。

2. 系统治疗　一线药物包括氨甲蝶呤（MTX）、环孢素、维 A 酸类，二线药物包括硫唑嘌呤、羟基脲、来氟米特、麦考酚酯、糖皮质激素、抗生素。对皮损广泛，程度严重，伴关节病变，以及对传统药物治疗无反应的银屑病患者，可以考虑应用生物制剂治，如英夫利西单抗、阿达木单抗、依那西普等。

二、心理治疗

通过医务人员的言语、表情、姿势、态度和行为，或是通过相应的仪器及环境来改变患者的感觉、认识、情绪、性格、态度及行为，使患者增强信心，消除紧张，从而达到治疗疾病的目的。心理治疗可采用个别治疗、集体治疗、家庭治疗和社会治疗的方式，也可采用生物反馈疗法和腹式呼吸训练。

三、物理治疗

窄谱 UVB、PUVA、308nm 准分子激光、浴疗等均可应用。

【中成药辨证应用】

1. 消银颗粒　主要成分有地黄、牡丹皮、赤芍、当归、苦参、金银花、玄参、牛蒡子、蝉蜕、白鲜皮、大青叶、红花、防风。具有清热凉血、养血润燥、祛风止痒功效。用于血热风燥和血虚风燥型白疕。

2. 复方青黛胶囊　主要成分有马齿苋、土茯苓、白鲜皮、白芷、青黛、紫草、丹参、蒲公英、贯众、粉萆薢、乌梅、五味子（酒）、山楂（焦）、建曲。具有清热解毒、消斑化瘀、祛风止痒功效。用于血热夹瘀，热毒炽盛证，治疗进行期白疕。

3. 银屑灵颗粒　主要成分有苦参、甘草、白鲜皮、防风、土茯苓、蝉蜕、黄柏、生地黄、金银花、赤芍、连翘、当归等。具有祛风燥湿、清热解毒、活血化瘀功效。用于白疕血热风燥证。

4. 雷公藤多苷片　具有抗炎止痛及免疫抑制双重效应，对缓解关节肿痛有效。

5. 银屑胶囊　主要成分有土茯苓、菝葜，具有清热解毒、散瘀除痹功效。适用于各型白疕。

【中医调护】

1. 生活起居　生活要有规律，在秋冬及冬春季节交替之时，要注意避免受风寒外邪，多锻炼身体。

2. 饮食调护　忌食辛辣及酒，少食脂肪肉类，减少或戒除吸烟，多食新鲜蔬菜水果及豆制品。

3. 情志调摄　解除思想负担，保持乐观情绪，树立战胜疾病的信心。

【治未病原则及措施】

1. 避免过度紧张劳累，生活要有规律，保持情绪稳定，心情愉悦。

2. 避免上呼吸道感染及消除感染性病灶。

3. 在秋冬及冬春季节交替之时，要特别注意预防感冒、咽炎、扁桃体炎。对反复发作的扁桃体炎合并扁桃体肿大者，可考虑手术摘除。

4. 避免物理性、化学性物质和药物刺激，防止外伤和滥用药物。

（周口市中医院皮肤科：刘子航，路斌，魏飞，刘小梅）

黧黑斑

黧黑斑是一种颜面部对称性色素沉着性皮肤病，又称"面尘""黑皯"，以皮损呈淡褐色或深褐色，对称分布、形状大小不定、无自觉症状为临床特征。《诸病源候论·面黑皯候》曰："面黑皯者，或脏腑有痰饮，或皮肤受风邪，皆令气血不调，致生黑皯。五脏六腑、十二经血，皆上于面。夫血之行，俱荣表里，人或痰饮渍脏，或腠理受风邪，至气血不和，或涩或浊，不能荣于皮肤，故面生黑皯。若皮肤受风，外治则瘥，脏腑有饮，内疗方愈也。"《外科正宗·女人面生黧黑斑》记载："黧黑斑者，水亏不能制火，血弱不能华肤，以致火燥结成斑黑，色枯不泽。"本病相当于西医学的黄褐斑。

【病因病机】

1. 情志不畅导致肝郁气滞，气郁化热，熏蒸于面，灼伤阴血而生。

2. 冲任失调，肝肾不足，水火不济，虚火上炎所致。

3. 慢性疾病，营卫失和，气血运行不畅，气滞血瘀，面失所养而成。

4. 饮食不节，忧思过度，损伤脾胃，脾失健运，湿热内生，熏蒸而致病。

【诊断要点】

1. 多见于女性，起病呈慢性过程。

2. 常发生于额、眉、颊、鼻背、唇等颜面部。

3. 皮损呈淡褐色、咖啡色或淡黑色斑片，指盖至钱币大小，形状不规则，境界明显或模糊不清，倾向融合成大片，表面光滑，无鳞屑，无自觉症状。

【鉴别诊断】

常与瑞尔黑变病进行鉴别,本病好发于前额、颞部、颈及耳后,也可累及躯干及四肢,呈灰褐或蓝灰色损害,有时略呈网状,境界不清,色素斑上带有粉状鳞屑,可伴皮肤轻度发红及瘙痒。

【辨证论治】

1. 肝郁气滞证

证候:多见于女性,斑色深褐,弥漫分布;伴有烦躁不安,胸胁胀满,经前乳房胀痛,月经不调,口苦咽干;舌红,苔薄,脉弦细。

治法:疏肝理气,活血消斑。

方药:逍遥散加减。柴胡 12g,陈皮 15g,青皮 10g,川楝子 6g,当归 15g,茯苓 15g,白芍 15g,白术 15g,红花 12g,凌霄花 15g,生地黄 15g。

伴口苦咽干、大便秘结者,加牡丹皮、栀子;月经不调者,加女贞子、香附;斑色深褐而面色晦黯者,加桃仁、红花、益母草。

2. 肝肾不足证

证候:斑色褐黑,面色晦黯;伴有头晕耳鸣,腰膝酸软,失眠健忘,五心烦热;舌红少苔,脉细。

治法:补益肝肾,滋阴降火。

方药:六味地黄丸加减。熟地黄 15g,茯苓 15g,山药 20g,泽泻 15g,山茱萸 15g,牡丹皮 15g,红花 12g,凌霄花 15g。

虚火旺明显者,加知母、黄柏;失眠多梦者加生龙牡、珍珠母;黄褐斑日久色深者,加丹参、白僵蚕。

3. 脾虚湿蕴证

证候:斑色灰褐,状如尘土附着;伴有疲乏无力,纳呆困倦,月经色淡,白带量多;舌淡胖边有齿痕,脉濡或细。

治法:健脾益气,祛湿消斑。

方药:参苓白术散加减。薏苡仁 30g,砂仁 6g,茯苓 15g,党参 12g,白术 15g,当归 12g,红花 12g,凌霄花 15g,山药 20g,炙甘草 10g。

伴月经量少色淡者，加当归、益母草。

4. 气滞血瘀证

证候：斑色灰褐或黑褐；伴有慢性肝病，或月经色黯有血块，或痛经；舌黯红有瘀斑，脉涩。

治法：理气活血，化瘀消斑。

方药：桃红四物汤加减。桃仁 12g，红花 10g，熟地黄 15g，赤芍 15g，当归 15g，川芎 12g。

胸胁胀痛者，加柴胡、郁金；痛经者，加香附、乌药、益母草；病程长者，加白僵蚕、白芷。

【临证备要】

1. 重视活血化瘀在治疗黄褐斑中的重要作用。《诸病源候论·面黑皯候》曰："面黑皯者，或脏腑有痰饮，或皮肤受风邪，皆令气血不调，致生黑皯。女子以血为本。"故瘀血在黄褐斑发病中占有重要因素。妇人经、胎、产、乳都以血为用，所以女性比男性更易产生瘀血。瘀血是黄褐斑发病的内在体质基础和本质，黄褐斑也是女性多发，由于女子以肝为先天之本，同时以血为本，黄褐斑的主要病机是以瘀血为本，气滞血瘀为主要原因。多数患者由于工作或生活压力大，心情抑郁或者焦虑紧张，导致肝气郁结、气滞血瘀；或肝郁化火灼伤阴血，皆可致颜面肌肤失养，色素沉着，积为暗斑。治疗时可给予桃红四物汤或血府逐瘀汤。

2. 适当加以滋补肾精之品。临床实践中发现，适当加入菟丝子、肉苁蓉、黄精等益精之品，使肾气充盈，有利于黄褐斑的消退，在治疗时同时加入丹参、鸡血藤、当归等活血之品，共奏补肾活血之效。

【中医特色疗法】

1. 针刺 以肝俞、肾俞、风池为主穴，迎香、太阳、曲池、血海为辅穴；配穴：肝郁加内关、太冲；脾虚加足三里、气海；肾虚加三阴交、阴陵泉。毫针刺入，留针 30 分钟，每日 1 次，10 次为 1 个疗程。

2. 艾灸 灸足三里、气海、关元以益气养血固本，适于虚证患者；可悬灸或隔姜灸，每次 20 分钟，每日 1～2 次。

3. 耳针 主穴取内分泌、皮质下、肺、心、肝、肾，月经不调加子宫、卵巢，常规消毒，轻刺透皮肤，以不穿软骨膜为度，留针 30 分钟。

4. 面部刮痧 先清洁皮肤，再均匀涂抹润肤乳，按照额头、眼周、面颊、口周、鼻部、下颌的顺序，用玉板依次从面部中间向两侧沿肌肉纹理走向，或顺应骨骼形态，单方向刮拭。按揉太阳、印堂、迎香、颧髎、承泣、四白、承浆、大迎、颊车及黄褐斑部位。刮拭过程均以补法开始，逐渐过渡到平补平泻法，在色斑、痛点处采用压力大速度慢的手法。整个过程刮拭速度缓慢柔和，按压力均匀平稳，刮至皮肤轻微发热或皮肤潮红即可，不要求出痧。每周 2 次，4 周为 1 个疗程。

5. 中药外治 白及、白芷、白附子各 6g，白蔹、白丁香各 4.5g，当归 6g。共研极细末，加蛋白或白蜜调膏，睡前涂患处，晨起洗净。

【经验方及医院制剂】

1. 补肾活血汤

方药：女贞子 15g，墨旱莲 15g，熟地黄 10g，山茱萸 10g，山药 15g，当归 15g，川芎 10g，白芍 15g，白芷 10g，菟丝子 15g，柴胡 6g，白蒺藜 12g，桃仁 10g，红花 5g。

主治：补益肝肾，行气养血，活血祛瘀。主治黄褐斑。

用法：每日 1 剂，水煎，早晚分服。治疗期间停用其他药物，尽量避免日晒。

2. 美白消斑方

方药：黄芪 20g，当归 15g，川芎 6g，熟地黄 30g，白芍、枸杞子、女贞子、墨旱莲各 15g。

主治：活血化瘀，补益肝肾。主治黄褐斑。

用法：水煎服，每日 1 剂。

【其他疗法】

一、局部治疗

1. 氢醌 常用浓度是 2%～5% 氢醌霜或复方氢醌霜（复方氢醌霜：

0.1%地塞米松、0.1%维甲酸、5%氢醌），每晚使用1次。

2. 增白剂　目前新型脱色增白剂有3%～5%熊果酸、20%壬二酸霜、1%～2%曲酸霜、SOD霜等，对治疗黄褐斑有不同疗效。

3. 果酸　化学剥脱术常用浓度<35%。治疗频率为2周1次，4～6次为1个疗程。此方法具有一定的刺激性，可致炎症后色素沉着。

4. 遮光剂　既有预防也有治疗作用。常用的有5%二氧化钛霜、5%～10%锌氧糊、5%奎宁霜和10%水杨酸苯甲酯软膏。

二、系统治疗

1. 维生素C和维生素E　维生素C 1～3g/d，维生素E 60mg/d。两者联合应用疗效更佳。

2. 谷胱甘肽　谷胱甘肽0.4g与1.0g维生素C混合静脉注射，每周2次。亦可口服。

3. 氨甲环酸　口服，250mg，每日2次，用药1～2个月起效，建议连续使用6个月以上。常见不良反应包括胃肠道反应、月经量减少等。服药前及治疗过程中最好监测血常规、凝血酶原时间及血黏度等。既往患有血栓、心绞痛、中风病史或家族史者禁用。

【中成药辨证应用】

1. 逍遥丸　疏肝养血健脾，适用于肝郁气滞型。

2. 六味地黄丸　补肾阴，适用于肝肾不足型。

3. 参苓白术丸　健脾祛湿，适用于脾虚湿蕴型。

4. 血府逐瘀口服液　活血化瘀，适用于气滞血瘀型。

5. 疏肝颗粒　疏肝理气，散郁调经。适用于肝郁气滞证。

6. 祛斑调经胶囊　益气补血，祛斑调经。适用于黄褐斑兼见气短乏力、心悸怔忡、月经延后或量少等气血两亏者。

7. 疏肝解郁胶囊　疏肝解郁，健脾安神。适用于肝郁气滞型。

【中医调护】

1. 生活起居 避免日光照晒，注意劳逸结合，强身健体。

2. 饮食调护 饮食宜清淡而富有营养，勿食油腻辛辣刺激之物及烟酒，多食富含维生素 C 的食物。

3. 情志调摄 保持情志舒畅，忌忧思动怒，养成乐观的心态。

【治未病原则及措施】

1. 面部忌滥用化妆品，避免过多日晒，在春夏季节外出时应在面部外用遮光剂。

2. 育龄妇女，可采用其他避孕方式，尽量不用口服避孕药。

3. 注意劳逸结合，锻炼身体，保证充足睡眠，以减少慢性疾病的发生率。

4. 调畅情志，减轻精神负担，规律而适宜饮食。

5. 多食含维生素 C 的蔬菜、水果，戒烟。

（周口市中医院皮肤科：刘子航，路斌，魏飞，刘小梅）

白驳风

白驳风是指由于皮肤黑素细胞减少或缺失而引起的,以大小不同、形态各异的皮肤变白为主要临床表现的疾病。白驳风自古即已存在,发生于世界各地。我国隋代医家巢元方在《诸病源候论·瘿瘤等病诸候·白癜候》中记载:"面及颈身体皮肉色变白,与肉色不同,亦不痒痛,谓之白癜。"《医宗金鉴·外科心法要诀·卷十三》中关于白驳风的记载:"此症自面及颈项,肉色忽然变白,状类斑点,并不痒痛……若因循日久,甚者延及遍身。"本病相当于西医学的白癜风。

【病因病机】

总由情志内伤,肝气郁结,风湿搏于肌肤,气血运行不畅,不能滋养肌肤,或是外感风湿热邪,郁于肌肤之间,营卫失和,气血凝滞而成。

1. 气滞 情志所伤,肝气郁结,气机不畅,复感风邪,搏于肌肤,气血失和而发病。

2. 血瘀 外伤跌扑,或暴怒伤肝,均可导致气滞血瘀,经络阻塞,不能荣养皮肤而发白斑。

3. 肝肾不足 先天不足或后天亏虚,致肝肾亏虚,精血不足,生化无源,气血虚弱,皮肤失养而发病。

【诊断要点】

1. 可发生于任何年龄,但多数为青年发病。

2. 可发生于身体各处,以四肢、头面多见。

3. 皮损为色素脱失斑,大小不一,形态各异,可泛发全身。白斑呈淡白色至瓷白色均可,有时白斑边缘可见色素增多。

4. 疾病分期

活动期：白斑逐渐扩大，数量增多，境界不清，受外界刺激后可引起同形反应。

稳定期：白斑停止发展，境界清楚，白斑内出现色素点或色素岛，白斑边缘色素加深。

【鉴别诊断】

1. 紫白驳风（花斑癣）　中青年男性多见，好发部位为胸背部、上肢，尤以后背多见，皮损为淡白色至浅褐色斑片，圆形或卵圆形，表面常有细小鳞屑，真菌镜检阳性。

2. 贫血痣　皮损淡白，以手摩擦白斑及周围，白斑周围皮肤充血发红而白斑处因无毛细血管分布而不红。

3. 虫斑（单纯糠疹）　儿童多见，多发于面部，其他部位很少累及，多发于春季，为淡白至灰白色半片，上覆少量灰白色糠状鳞屑，边界不清。

【辨证论治】

1. 气滞证

证候：皮损突发初起或者精神受到刺激后出现，白斑大小不等，形状不一。兼风邪者白斑可发红，瘙痒。可伴心烦易怒，胸胁胀痛，月经不调，口干尿赤，舌淡红，苔薄，脉弦。

治法：疏肝理气，活血祛风。

方药：逍遥散或柴胡疏肝散加减。当归 12g，白芍 15g，柴胡 9g，茯苓 15g，炒白术 12g，甘草 6g，薄荷 6g，生姜 3 片，香附 9g，川芎 9g。

眠差者加煅牡蛎、百合；月经不调者可加益母草、茜草。

2. 血瘀证

证候：有跌扑或外伤史，病史较长，白斑单发或泛发，边缘颜色加深，自觉干燥，局部可有刺痛感，妇女可伴经行不畅或痛经，舌质黯或有瘀斑、瘀点，苔薄白，脉涩。

治法：活血化瘀，通经活络。

方药：通窍活血汤加减。赤芍 12g，川芎 9g，鸡血藤 15g，桃仁 9g，红花 9g，丹参 15g。

有跌扑或外伤史者，加乳香、没药；局部刺痛者，加穿山甲（代）、苏木；痛经者，加香附、枳壳。

3. 肝肾不足证

证候：多见于体虚患者，病史较长，白斑局限或泛发，伴头晕耳鸣，心悸健忘，爪甲不荣，舌淡红，苔薄白或少苔，脉细弱。

治法：滋补肝肾，养血活血。

方药：六味地黄汤合四物汤加减。熟地黄 15g，川芎 9g，白芍 15g，当归 12g，山药 20g，山萸肉 12g，泽泻 9g，牡丹皮 12g，茯苓 15g。

头晕耳鸣者，加蔓荆子、石菖蒲；心悸健忘者，加茯神，远志。

【临证备要】

1. 重视益气活血　白驳风是由于气滞血瘀、气血不足、肝肾亏虚等导致肌肤失荣失养而致。气能生血、行血、摄血，生血则能濡养肌肤，行血则有"血行风自灭"之效，摄血才不致血溢于脉外而造成瘀血，只有气机充盈调畅，药力才能到达病所，所以在用药上，在辨证论治的基础上适当加以黄芪、党参等充盈气机之品，方能达到理想的疗效。

2. 注意分虚白、实白　通过观察白斑的颜色形态，可将白驳风分为虚白和实白。虚白即虚证，实白即实证。虚证指白斑处颜色淡白，与正常皮肤界限不清楚，多个白斑融合成片而成地图状，实证是指白斑处颜色瓷白，与正常皮肤界限清楚，白斑边缘色素反而增多。虚证者，多伴有神疲乏力，腰膝酸软，失眠多梦，在用药上可加以滋补肝肾、补益气血之品，例如熟地黄、何首乌、枸杞子、女贞子等；实证者，多伴有胸胁胀闷、烦躁易怒，或胁肋刺痛，在用药上可加以行气祛风、活血解毒之品，例如柴胡、陈皮、川芎、防风等。

【中医特色疗法】

1. 火针　将火针在火上烧红（或至烧白）后，快速刺入白斑部位，然后迅速出针，点刺深度不超过皮损基底部，针间距把握在 0.3～2cm，稀疏均匀，由白斑外围环向中心点刺，刺面部皮肤时针烧红即可，刺躯干四肢时针宜烧白。

2. 梅花针 梅花针局部弹刺白斑处，每次5分钟左右。

3. 耳针 取肝、肾、内分泌、肾上腺等耳穴，单耳埋针，双耳交替，每周轮换。

4. 补骨脂酊外用 将补骨脂碾碎，置于75%的酒精内，浸泡7昼夜，过滤去渣后涂于白斑处，并摩擦10分钟左右。

5. 三黄粉外用 雄黄6g，硫黄6g，雌黄1.5g，白附子15g，密陀僧6g，白及9g，麝香1g，冰片1g，朱砂6g。捣碎混匀后，用茄子皮或黄瓜皮蘸药外用于白斑处，并点按拍打5分钟左右。

6. 密陀僧散外用 硫黄、雄黄、蛇床子各6g，石黄、密陀僧各3g，轻粉1.5g。用蜜水调匀，轻擦在白斑处，并点按拍打5分钟左右。

【经验方及医院制剂】

一、经验方

1. 消白方
方药：当归10g，白芍10g，熟地黄15g，桃仁10g，白芷6g，红花6g，墨旱莲15g，何首乌15g，补骨脂10g，紫苏子6g，五加皮10g。
主治：补肾养血，活血祛风。主治白癜风。
用法：水煎服，每日1剂。

2. 白癜风汤
方药：生地黄20g，枸杞子20g，补骨脂30g，熟地黄20g，荆芥穗15g，川芎10g，防风15g，蜈蚣3g，牡丹皮15g，当归10g，地肤子10g。
主治：补益肝肾，养血祛风，活血化瘀。主治白癜风。
用法：每日1剂，水煎2次，分2次口服。

二、医院制剂

姜莶二白丸
方药：豨莶草、姜黄、蒺藜、白芷、何首乌、当归、丹参、红花、菟丝子、墨旱莲等十七味。

主治：滋补肝肾，养血祛风。适用于白癜风、白发、斑秃等。

用法：口服，每次 6g，每日 2～3 次，或遵医嘱。

【其他疗法】

1. 西医治疗 系统应用糖皮质激素，适用于近 6 周至 3 个月内出现新皮损或原皮损扩大的进展期白癜风。可口服泼尼松每次 5mg，每日 3 次或每日 15mg 顿服，连服 1～3 个月，无效中止。见效后每周递减 5mg，至隔日 5mg，维持 3～6 个月。

2. 光疗及光化学疗法 局部光疗适用于局限型进展期及稳定期皮损；全身光疗适用于大面积进展期及稳定期皮损。

3. 移植治疗 适用于稳定期白癜风患者，尤其适用于局限型和节段型。其他型的暴露部位皮损也可以采用。治疗需考虑白斑的部位和大小，进展期白癜风及瘢痕体质患者为移植禁忌。

【中成药辨证应用】

1. 白灵片 主要成分有当归、三七、红花、牡丹皮、桃仁、防风、苍术、白芷、马齿苋、赤芍、黄芪。具有活血化瘀、增加光敏的作用，可配合光疗治疗白癜风。方中黄芪补气益卫固表，当归配黄芪为当归补血汤，补益气血；桃仁、红花、赤芍活血化瘀；防风、白芷、苍术祛风燥湿；马齿苋清热解毒，凉血消肿。本方活血化瘀，养血滋阴。

2. 降白丸 主要成分白蒺藜、海螵蛸、白薇祛风开腠达表，配以苍术健脾祛风燥湿，加何首乌、重楼益肝肾、补精血，又能抑制祛风燥湿药伤阴，共奏扶正祛邪祛风之效，配降香、红花、桃仁可行气通络，活血散瘀。

3. 白癜风胶囊 益气行滞，活血解毒，利湿消斑，祛风止痒。适用于各型白癜风。

【中医调护】

1. 生活起居 避免熬夜，适量进行日光浴，避免晒伤，适当锻炼。

2. 饮食调护 少吃含维生素 C 高的蔬菜、水果，多吃豆制品，避免辛辣刺激之物。

3. 情志调摄 保持心情舒畅，鼓励患者树立信心，帮助患者消除悲观、失望情绪，使其采取积极态度配合治疗。

【治未病原则及措施】

1. 注意皮肤护理，避免滥用外用药物，防止皮肤损伤，尤其颜面部更需慎用刺激性的药物。

2. 注意调整饮食结构，合理搭配，营养全面。疾病进展期忌食辛辣刺激性食物，少吃富含维生素 C 类的蔬果。稳定期可进行正常饮食。处于生长发育期的儿童及青少年，一般不主张限制饮食，以免影响生长发育，可以适当限制此类食物的大量摄入。以色达色，寓黑着黑，多进食黑米、黑豆、黑木耳、黑芝麻等黑色食品。

3. 注意防晒。部分患者日晒后皮损进展加速，或皮损周围色素沉着明显，可嘱其注意避免直接暴露于日光下。夏季尤其要注意防晒。

4. 此外要注意保持心情舒畅，劳逸结合。积极配合治疗，愈后巩固一段时期治疗有助于防止复发。

（周口市中医院皮肤科：刘子航，路斌，魏飞，刘小梅）

葡萄疫

葡萄疫是侵犯皮肤或其他器官的毛细血管及毛细血管后静脉的一种过敏性小血管炎，引起血液和血浆外渗至皮下、黏膜下和浆膜下而出现皮肤或黏膜损害。《外科正宗》描述"葡萄疫，其患生于小儿，感于四时不正之气，郁于皮肤不散，结成大小青紫斑点，色若葡萄。"《医宗金鉴·外科心法要诀·葡萄疫》记载"此证多因婴儿感受瘟疫之气，郁于皮肤，凝结而成，大小青紫斑点，色状若葡萄，发于遍身，唯腿胫居多。"本病相当于西医学的过敏性紫癜。

【病因病机】

总由禀赋不耐，邪伤脉络所致。血不循经或瘀血阻滞络道，血溢脉外，凝滞肌肤，发为紫斑。累及脏腑则发为腹痛、尿血、便血之症。

1. 风热伤营 多因外感风热，邪毒入里，脏腑蕴热，灼伤脉络，血不循经，热邪迫血妄行，外溢肌肤，内渗脏腑。

2. 湿热蕴阻 湿热蕴肤，郁热化毒，伤及脉络，阻塞脉道，血不循经，血外溢肌肤而出疹，内则蕴阻肠胃、关节而发病。

3. 脾不统血 素体脾虚，中气下陷，脾不统血，血溢脉外而发斑。

4. 脾肾两虚 阴血不足，虚火上炎，灼伤脉络，血随火动，渗于脉外，而成紫斑；或火不生土，运化无力或思虑饮食伤脾，脾阳虚衰，不能统血，血溢脉外而发斑；肾阳虚衰，气化失司，水湿内停，湿热下注而发斑疹。

【诊断要点】

1. 好发生在儿童和青少年。多数患者起病前有上呼吸道感染、咽痛与全身不适等症状，或者有服用药物、特殊食物等病史。

2. 皮肤损害表现为出血性瘀点、瘀斑，可以相互融合，皮疹在5～7日颜色变淡，逐渐消退，但可以反复发生。个别患者（主要是儿童）的皮疹亦可以出现紫癜、水疱、坏死或风团等损害。

3. 皮损部位多见于下肢和足踝部的伸侧，个别人可以发展到全身，累及黏膜。

关节型紫癜：部分患者同时伴有发热、头痛、关节痛等症状，或者出现肘、膝等关节肿痛。

腹型紫癜：患者同时出现程度不等腹痛、腹泻、呕吐等症状，可以出现便血等消化道出血症状。严重腹痛可能被误诊为急腹症。

肾型紫癜：少数患者出现血尿、蛋白尿或管型尿，个别病情严重者可发展成肾衰竭。

【鉴别诊断】

1. 血小板减少性紫癜　除皮肤紫癜外，常有鼻出血、牙龈等黏膜和内脏出血，脾常肿大，血小板数目减少，出血时间和凝血时间延长。

2. 血友病　有家族遗传史，可因轻微外伤而有严重出血，凝血时间延长。

【辨证论治】

1. 风热伤营证
证候：皮疹突然发生，斑色初起鲜明，后渐变紫，分布较密，发疹与消退均较快，伴有瘙痒，或关节肿痛，部位游走不定，脉浮数，舌质红，苔薄黄。

治法：疏风清热，凉血活血。

方药：消风散合凉血五根汤加减。荆芥10g，防风10g，紫草根15g，板蓝根15g，白茅根15g，茜草根15g，瓜蒌根15g，牛膝15g，蝉蜕6g。

大便干结者，加生大黄、炒枳壳；口干口苦明显者加柴胡、黄芩、地骨皮、生石膏；关节肿痛加羌活、独活；咽痛者加牛蒡子、北豆根、黄芩、丹皮、玄参。

2. 湿热蕴阻证

证候：紫斑多见于下肢，鲜红色较密集的瘀点、瘀点或大片紫癜。伴有腹痛较剧，甚则便血或黑便，轻者腹胀胃痛，纳呆，恶心呕吐，舌质红，苔黄腻，脉濡数。

治法：清热化湿，活血通络。

方药：芍药甘草汤合失笑散加减。生薏苡仁 15g，滑石（包煎）15g，赤芍 10g，杏仁 10g，蒲黄炭 10g，甘草 10g，通草 6g，竹叶 6g，白茅根 30g，赤小豆 30g，牡丹皮 12g，紫草 12g。

便血明显者，加槐花炭、地榆炭。

3. 脾不统血证

证候：起病较缓，紫斑色淡黯，分布较稀，时好时发，迁延日久，伴有腹胀便溏，恶心、纳呆，面色萎黄，自汗，气短，精神萎靡，肢倦无力，心悸，头晕目眩，舌质淡，苔少，脉虚细。

治法：益气健脾，摄血止血。

方药：归脾汤加减。黄芪 15g，党参 15g，茯神 15g，熟地黄 15g，当归 10g，白术 10g，生甘草 10g，酸枣仁 15g，远志 10g，丹参 15g，玄参 15g。

便血者加党参、炒白术、制附片。

4. 脾肾阳虚证

证候：慢性反复发作，病程日久，斑色淡紫，触之不温，遇寒加重，伴有面色苍白或紫黯，头晕、耳鸣，形寒肢冷，腰膝酸软，纳少便溏，腹痛喜按，舌淡或偏紫，脉细弱。

治法：补肾健脾，温阳摄血。

方药：黄土汤加减。灶中黄土（包煎）30g，白术 10g，干地黄 15g，阿胶（烊化）10g，制附片 12g，菟丝子（包煎）12g，仙鹤草 12g，黄芩 6g。

兼有阴虚症状者加女贞子、墨旱莲。

【临证备要】

根据病程的急缓有选择地选方用药，过敏性紫癜急性期多采取凉血止血法，如《外科正宗·葡萄疫第一百二十五》验方羚羊散清热凉血止血，方用羚羊角、知母、黄芩凉血止血，牛蒡子、防风疏散风邪，玄参、麦冬顾护阴液；对于反复出现紫癜，病程长者，用药多应顾护脾胃，注重扶正，可予《外科正宗·葡萄疫第一百二十五》验方胃脾汤加减，方用白术、茯神、陈皮健脾，麦冬、沙参、五味子护阴，远志安神。

【中医特色疗法】

1. 中药熏洗 紫草 30g，桃仁 20g，蒲黄（包煎）30g，紫花地丁 30g，青黛（包煎）3 袋，丹参 30g，白茅根 30g，牛膝 30g，薏苡仁 60g，红花 20g，鸡血藤 50g，白鲜皮 30g，仙鹤草 3g，每 1 剂浓煎 500mL 药液，兑温水 5L，置于腿浴治疗器中浸泡双足及小腿，以没过小腿为宜，调节水温保持 40℃，时间设定 30 分钟，每日 1 次。

2. 针刺 实证采用三棱针点刺合谷、曲池、血海、委中、尺泽、少商；虚证，采用毫针浅刺脾俞、肾俞、足三里、阴陵泉、太溪、三阴交。每 2 日 1 次。

3. 灸法 八髎、腰阳。方法：患者取俯卧位，穴位表面涂以少许液状石蜡或凡士林，以防烫伤，将 0.25cm 厚的姜片放置于 7cm×7cm 纸片上，再将高约 4cm，底面积 6cm×6cm 的艾炷置于姜片上点燃，保持施灸处有明显的温热感，每次 45 分钟，每日 1 次。

4. 穴位注射疗法 取穴膈俞、血海，采用维生素 B_{12} 200～400μg 加入辅酶 A50 单位混合液，针刺得气后缓慢推注 0.5～1.0mL，每日 1 次。

5. 耳穴疗法 取穴脾、肝、胃、肺、口、皮质下、三焦，选用王不留行籽压穴上，并嘱患者每日自行按压 3～5 次，每次 1 分钟，每 2 日换 1 次。

【经验方及医院制剂】

一、经验方

1. 消斑汤

方药：牡丹皮 10g，地黄 15g，赤芍 12g，黄芩 10g，栀子 10g，当归 15g，茜草 12g，槐花 10g。

主治：清热凉血，解毒消瘀，兼以清肝止血。主治过敏性紫癜。

用法：水煎服，每日 1 剂，10～15 日为 1 个疗程。

2. 紫癜汤

方药：当归、川芎、地黄、白芍各 10g，白茅根、紫花地丁、蒲公英、牡丹皮、侧柏炭、仙鹤草、阿胶珠、槐花炭、甘草各 6g。

主治：活血化瘀，凉血止血。主治过敏性紫癜，症见双下肢紫斑，颜色鲜血，并高出皮面为深丘疹，压之不褪色，偶有腹痛，关节肿痛，尿血，舌红，苔薄黄。

用法：水煎服，每日 1 剂，早晚分服用，10 日为 1 个疗程。

二、医院制剂

解毒化斑丸

方药：土茯苓、鸡血藤、茯苓、丹参、山豆根、当归、地黄、赤芍、白芍、紫草、玄参等二十八味。

主治：清热解毒，凉血化瘀。主治银屑病、玫瑰糠疹、过敏性紫癜等。

用法：口服，每次 6g，每日 2～3 次，或遵医嘱。

【其他疗法】

1. 抗感染治疗 急性期呼吸道及胃肠道等感染者可适当给予抗感染治疗。

2. 糖皮质激素 适用于皮肤疱疹和坏死性皮疹，腹型、关节型和肾型，腹痛明显时需要严密监测出血情况（如呕血、黑便或血便）。

3. 免疫抑制剂 适用于对糖皮质激素治疗反应不佳或依赖者，以及非单纯型的，临床可选用吗替麦考酚酯、环磷酰胺、环孢素、他克莫司等。

4. 免疫球蛋白 能明显改善坏死性皮疹、严重肠道症状（包括腹痛、肠出血、肠梗阻）、脑血管炎（包括抽搐、颅内出血）症状。

5. 五福化毒片 清热解毒，凉血消肿。适用血热发斑证。

6. 四妙丸 清热利湿。适用于湿热蕴阻型。

7. 百令片 补肺肾、益精气。适用于伴有尿蛋白的过敏性紫癜。

【中成药辨证应用】

1. **三七片**　活血通络，适用于过敏性紫癜瘀证明显者。
2. **归脾丸**　健脾益气，适用于过敏性紫癜脾不统血型。
3. **复方青黛胶囊**　清热解毒，化瘀消斑。适用于血热发斑证。
4. **知柏地黄丸**　滋阴降火，宁络止血。适用于阴虚火旺证。

【中医调护】

1. **生活起居**　病情较重、出血较多，要绝对卧床或少动。注意适当休息，密切观察病情变化。
2. **饮食调护**　饮食宜清淡而富含营养且宜消化吸收，忌肥腻，每餐切忌过饱，以免增加胃肠负担。忌烟酒和辛辣刺激物，以免诱发和加重消化道出血。
3. **情志调摄**　鼓励患者，帮助其消除恐惧、忧虑，调整好心态。

【治未病原则及措施】

1. 积极寻找和排除可能的致病因子，防止呼吸道感染。
2. 注意冷暖适当，起居有节，避免过劳，预防感冒。
3. 避免过敏原的接触，避免搔抓。
4. 饮食清淡，多食蔬菜水果，忌食辛辣发物。
5. 调整心情，缓解紧张焦虑，锻炼身体，增强体质。

（周口市中医院皮肤科：刘子航，路斌，魏飞，刘小梅）

粉　刺

痤疮是皮肤科最常见的慢性炎症性毛囊皮脂腺疾病,因丘疹顶端如刺状,可挤出白色碎米样粉汁,故称粉刺。其特点是在颜面、前胸、后背等处发生粉刺、丘疹、脓疱、结节、囊肿与瘢痕等损害,好发于青春期男性和女性。《诸病源候论·卷二十七·面疮候》载:"面疮者,谓面上有风热气生疮,头如米大,亦如谷大,白色者是。"《医宗金鉴·外科心法要诀·卷六十五》有"肺风粉刺肺经热,面鼻疙瘩赤肿疼、破出粉汁或结屑……"的记载。本病相当于西医学的痤疮。

【病因病机】

素体阳热偏盛是发病的内因,饮食不节、外邪侵袭是致病的条件,脾胃积热,熏蒸颜面为其主要病机,若血郁痰结,则病情复杂且重。

1. 肺胃蕴热　辛辣之品,属阳性热物,偏嗜日久,更能助阳化热;鱼腥油腻肥甘之品,过食则中焦运化不周,积久亦可化生火热,热熏于面,则生红色粟疹之类。

2. 气滞血瘀　由于防护失宜,复受风热之邪或不洁尘埃附着;或用冷水洗浴,均可导致血热搏结,气血瘀滞,遂生粟疹累累和黑头等。

3. 痰瘀结聚　病情旷久不愈,气血郁滞,经脉失畅;或肺胃积热,久蕴不解,化湿生痰,痰血瘀结,致使皮疹扩大或局部出现结节、囊肿,相连而生。

【诊断要点】

1. 典型皮损为毛囊口粉刺形成,包括白头粉刺及黑头粉刺两种,前者为灰白色针头大小的丘疹,黑头粉刺为阻塞于毛囊管内的脂栓末端,在扩大的毛孔中形成黑点,加压可挤出脂栓。还可见红色丘疹、脓疱、结节等,皮损严重者可以形成脓肿、囊肿及瘢痕。常以一两种损害为主。

2. 皮损好发于面颊、额部，其次是胸部、背部及肩部，多为对称性分布，常伴有皮脂溢出。

3. 发于15—30岁的青年男女，病程为慢性。

【鉴别诊断】

1. 酒渣鼻 发病年龄较晚，多见于壮年，女性多于男性，皮损常局限于颜面中部的鼻区，也可见于两颊、前额，伴有毛细血管扩张，晚期形成鼻赘。

2. 流皮漏（颜面播散性粟粒狼疮） 多见于成年人，皮损对称分布于下眼睑及鼻周，表现为半球状或略扁的丘疹或小结节，质地柔软，表面光滑，无黑头粉刺，用玻片按压丘疹时可呈苹果酱色。

3. 皮脂腺瘤 结节性硬化症的面部皮脂腺瘤好发于鼻周，常幼年出现。皮损为伴毛细血管扩张的丘疹，集簇分布，无炎症反应，往往伴有癫痫、鲨鱼皮斑、叶状白斑及甲周纤维瘤等。

【辨证论治】

1. 肺胃蕴热证

证候：多见于颜面、前额，重者还可发生在胸背区域；皮疹呈散在分布，针头至芝麻大小的丘疹，色红或稍红，部分疮顶可见黑头，挤压可出粉刺或黄稠脓头；肤色油滑光亮。伴见口干，便秘，溺黄。舌质红，苔薄黄或厚腻，脉滑数。

治法：清解肺胃热毒。

方药：枇杷清肺饮加减。枇杷叶、焦山栀、连翘、赤芍、桑白皮各10g，黄芩、炒丹皮、红花、凌霄花各6g，生地黄、金银花、冬瓜仁、冬瓜皮各12g。

2. 气滞血瘀证

证候：颜面皮疹经年不退，肤色红或黯红。伴有经血来潮时皮疹加重，经后减轻，或平素月经不调，经行带血块，腹痛；男性患者面色晦黯或紫红。舌质黯红或有瘀斑，脉沉细涩。

治法：行气理血，解毒散结。

方药：二陈汤合桃红四物汤加减。陈皮 12g，清半夏 10g，桃仁 12g，红花 12g，月季花 15g，玫瑰花 15g，当归 15g，丹参 15g，没药 10g，土贝母 10g。

3. 痰瘀结聚证

证候：面颊及下颌部皮疹反复发作，经久不消失，且肿块增至黄豆或蚕豆大，高突不平，色紫红，扪之柔软，挤压可见脓血或黄色胶样物，破溃后遗留瘢痕，舌质淡红，苔滑腻，脉濡滑。

治法：活血化瘀，消痰软坚。

方药：海藻玉壶汤加减。海藻、浙贝母、陈皮、海带、法半夏各 10g，连翘、夏枯草、生龙牡各 12g，当归、川芎、青皮各 6g。

颜面肤红，日久难退，加鸡冠花、玫瑰花、生石膏、寒水石；脓肿胀痛较重，加蒲公英、紫花地丁、紫河车、虎杖；大便秘结，加炒枳壳、熟大黄、番泻叶；皮损呈结节或囊肿较重，加黄药子、土贝母、皂角刺、昆布、金头蜈蚣；月经不调或经期皮疹加重，加益母草、乌药、香附、淫羊藿、炒白芍、当归；皮肤油腻感重，加五味子、茵陈、虎杖、陈皮。

【临证备要】

1. 注意清热药物的应用 清热药物具有清热泻火、清热解毒、清热燥湿、清热凉血的功效。肺经风热者可用黄芩、枇杷叶、栀子、牛蒡子宣肺清解肺经实火，生石膏、金银花、连翘清热解毒泻火，白芷、薄荷清解并可引经向上。脾胃湿热者可用黄连、连翘、紫花地丁燥湿清热、泻火解毒，茵陈、泽泻、苍术、生薏苡仁健脾燥湿、清利湿热，均可随证加减选用。

2. 药物归经 以肝经为主肝藏血，主疏泄，调畅气机，调摄情志，肝经与多脏腑相连，其脉上肺，夹胃连心，药物治疗要以经络为渠道，通过经络的传导转输，才能使药至病所，发挥其治疗作用。寻常痤疮患者病程与情绪关系密切，在剧烈的情绪刺激下，痤疮将会加重。因此疏肝理气、调畅情绪在痤疮治疗中的作用不可小觑，临床上多用疏肝理气、清热泻火之药，以达到药至病所之效。

3. 可通过辨部位来指导用药 根据临床经验，痤疮多发于前额部者，辨证为心火旺盛，可选用栀子、竹叶、郁金等清心火的药物；多发于左颊部者，辨证为肝火旺盛，可选用野菊花、青黛等清肝火的药物，并佐以白芍等柔肝之品；多发于右颊者，辨证为肺经风热，可选用桑皮、枇杷叶等清肺火之品；多发于鼻部及周围者，辨证为脾胃湿热，可选用生薏仁、扁豆、白芷等清化湿浊之品，以及茵陈、冬瓜子等清热利湿之品；多发于下颌部者，辨证为阴虚火旺，可选用知母、黄柏、鳖甲等滋阴降火之品。

4. 注意痤疮与月经周期的关系 青春发育期女性面部痤疮大多与月经不调有关，可在遣方用药时注意周期法的应用。月经第5～6日，即经后期，应适当益气血、补肝肾，以促进卵泡形成，可予当归、紫河车、白芍、川芎等；月经中期，即排卵之后，重在调补脾肾，以维持黄体功能，可选用女贞子、仙灵脾等；月经将至，应以疏肝和脾、通经为主，适当选用柴胡、白芍、当归、桃仁等。

【中医特色疗法】

1. 毫针刺法 肺经风热证取大椎、脾俞；肺胃湿热证取足三里、合谷；冲任失调证取三阴交、肾俞；循经取穴曲池、合谷、三阴交、迎香、攒竹。邻近取穴太阳、攒竹、迎香、颧髎、印堂、颊车。针后留针30分钟。

2. 火针法 普通不锈钢1.5寸针灸针作为火针点刺工具，令患者取平卧位，闭上眼睛，患处常规消毒后，医者右手持针，左手持酒精灯，火苗尽量接近点刺部位，以不灼伤患者皮肤为度，烧针至针身发红为度，迅速垂直刺入病变处。粉刺部位刺1针，以破皮为度；结节部位刺2针，以刺至基底部为度；囊肿部位刺3针，以有落空感为度。快进快出，点刺后用干棉签稍加挤压，挤出分泌物、皮脂栓、脓栓、脓血，但不用强行挤压，以免损伤皮肤。进针稳、准、快，以尽量减少患者的痛苦。粉刺面积大者可分次点刺，患者使用的针具不再用于其他患者，患者实施毫火针针刺后，每日内禁止点刺部位接触水和不洁之物。

3. 刺血法 取大椎、肺俞（双），采用小号三棱针点刺出血少许，立即拔罐3分钟。

4. 耳穴压豆 取耳穴内分泌、肾上腺、皮质下、肺、交感等。皮质溢出加脾区，大便干结加大肠区，月经不调加肝、子宫区。

5. 中药面膜　野菊花 15g，黄连 15g，苦参 15g，黄柏 15g，姜黄 10g，芦荟 10g，侧柏叶 10g，马齿苋 30g，生大黄 15g。将上述药物干燥粉碎后，过 6 号筛，混合均匀后装袋备用。使用的时候取适量药粉与倒膜粉（医用石膏）用清水调匀呈糊状，然后均匀敷于面部，厚度约为 2mm，保留 30 分钟后揭下面膜，第一遍用温水洗净，第二遍用冷水洗面，每周 1～2 次。具有清热解毒、散结消肿的功效。

【经验方及医院制剂】

一、经验方

1. 消痤汤

方药：知母 12g，黄柏 12g，女贞子 15g，墨旱莲 15g，地黄 12g，鱼腥草 20g，连翘 15g，丹参 15g，生山楂 15g，甘草 6g。

主治：滋阴泻火，清肺凉血解毒。主治痤疮。

用法：每日 1 剂，水煎，早晚分服，10 日为 1 个疗程。

2. 桃核承气汤加味

方药：桃核 12g，大黄 6g，桂枝 6g，炙甘草 6g，芒硝 3g，蝉蜕 6g，金银花 10g，麻黄 6g，连翘 10g，白花蛇舌草 15g，丹参 12g。

主治：攻下瘀热。主治痤疮、脂溢性皮炎、毛囊炎，伴便秘者。

用法：每日 1 剂，日服 2 次，早晚分服。

二、医院制剂

清利丸

方药：徐长卿、石膏、金银花、麻黄、大黄、地黄、赤小豆、连翘、黄柏、蝉蜕、苦参、乌梢蛇等二十味。

主治：清热解毒，利湿消肿，祛风止痒。适用于急慢性湿疹、过敏性皮炎、荨麻疹、痤疮、脂溢性皮炎等。

用法：口服，每次 6g，每日 2～3 次，或遵医嘱。

【其他疗法】

一、西医治疗

1. 抗生素治疗 系统治疗首选四环素类，如多西环素、米诺环素等，不能使用时可考虑选择大环内酯类如红霉素、阿奇霉素、克拉霉素等；外用抗生素包括1%～2%的红霉素、林可霉素及其衍生物克林霉素、氯霉素或克林霉素（氯洁霉素）、夫西地酸等，由于外用抗生素易诱导痤疮丙酸棒状杆菌耐药，故不推荐单独使用。建议和过氧化苯甲酰或外用维 A 酸类药物联合应用。

2. 维 A 酸治疗 系统应用主要适用于Ⅳ级痤疮及其他治疗方法效果不好的中重度痤疮；有瘢痕或有形成倾向的痤疮；频繁复发的痤疮；轻中度痤疮但患者有快速疗效需求者。

外用维 A 酸类药物是轻度痤疮的单独一线用药，中度痤疮的联合用药及痤疮维持治疗的首选药物。

3. 激素治疗 抗雄激素治疗仅针对女性患者，适用于伴有高雄激素表现的痤疮；重度痤疮伴有或不伴有月经不规律和多毛；女性青春期后痤疮；经前期明显加重的痤疮等；糖皮质激素主要用于结节囊肿性痤疮、严重的暴发性痤疮、聚合性痤疮。

二、物理治疗

红蓝光疗促进炎症消退和帮助修复。

【中成药辨证应用】

1. 清热散结胶囊 消炎解毒，散结止痛。适用于粉刺瘀热互结证。

2. 当归苦参丸 凉血、祛湿。适用于粉刺肺胃蕴热证。

3. 丹参酮胶囊 抗菌消炎。适用于轻中度寻常痤疮。

4. 金花消痤丸 清热泻火，解毒消肿。适用于肺胃热盛所致者。

5. 连翘败毒片 清热解毒，消肿止痛。适用于肺经风热和肺胃热盛者。

6. 一清胶囊 清热燥湿，泻火解毒。适用于肺胃蕴热型粉刺。

7. 五福化毒片　清热解毒，凉血消肿。适用于肺胃蕴热型粉刺。

8. 大黄䗪虫丸　活血破瘀，通络消癥。适用于痰瘀结聚型粉刺。

【中医调护】

1. 生活起居　避免熬夜，保持充足睡眠，保持大便通畅，适当锻炼。

2. 饮食调护　少食油腻、辛辣及甜食；宜多食蔬菜水果。

3. 情志调摄　消除紧张、忧虑心情，舒缓压力。

【治未病原则及措施】

1. 注意调整消化道功能，改变饮食习惯，少吃脂肪及甜食，多吃蔬菜及水果。

2. 宜用温水清洗颜面，以减少油腻附着于面部，堵塞毛孔，禁用手挤压，以免炎症扩散，愈后遗留凹陷性瘢痕。

3. 调畅情志，舒缓压力。

4. 不要滥用化妆品，有些粉质化妆品会堵塞毛孔，造成皮脂瘀积而成粉刺。

（周口市中医院皮肤科：刘子航，路斌，魏飞，刘小梅）

圆翳内障

圆翳内障是指晶珠混浊，视力缓降，渐至失明的慢性眼病。因最终在瞳神之中出现圆形银白色或棕褐色的翳障，故《秘传眼科龙木论》称之为圆翳内障，本病多见于老年人。常两眼发病，但有先后发生或轻重程度不同之别。本病翳定障老时，经手术治疗可以恢复一定视力。相当于西医学之老年性白内障。圆翳内障早期可予中西医结合保守治疗，但至后期影响视力后，则以手术为主。在围手术期，使用中医辨证论治，可以增进手术效果，减少手术并发症，值得提倡使用。

【病因病机】

该病因肝经风热及阴虚湿热，上攻于目而成；亦可因肝肾阴虚、目失濡养日久而患。多因年老体衰，肝肾两亏，精血不足，或脾虚失运，精气不能上荣于目所致。此外，肝经郁热或阴虚夹湿热上攻，也能引起本病。西医病名为白内障，西医认为凡是各种原因如老化、遗传、局部营养障碍、免疫与代谢异常、中毒、辐射等，都能引起晶状体代谢紊乱，导致晶状体蛋白质变性而发生混浊，引起本病。

【诊断要点】

1. 中医诊断
（1）视力渐降，眼不红不痛，瞳神展缩如常。
（2）晶珠不同形态、程度的混浊，甚至晶珠全混；双眼先后或同时发病，发展缓慢。

2. 西医诊断
（1）出现无痛性视力渐降、对比敏感度下降、屈光改变、单眼复视或多视、眩光、色觉改变及视野缺损等。

（2）晶状体混浊：包括皮质性、核性及囊下性混浊。

（3）常规视力检查、色觉及光定位检查、裂隙灯检查、眼底检查、眼科B超及黄斑OCT等检查。

【鉴别诊断】

1. 视瞻昏渺　二者均有视力减退，最终失明。但视瞻昏渺通常眼外观无异常，视物昏蒙，随年龄增长而视力减退日渐加重，终致失明，属于视衣疾病；而圆翳内障则是随着年龄的增长，晶珠逐渐混浊，视力缓降的一种眼病。

2. 青盲　二者均有视力减退的临床表现。但青盲视盘色淡，视野窄小，属于目系疾病；而圆翳内障为晶珠混浊。

【辨证论治】

1. 肝肾两亏证

证候：视物模糊，头晕耳鸣，腰膝酸软，舌淡脉细，或面白畏冷，小便清长，脉沉弱。

证候分析：肝肾精血不足，目窍失养，晶珠渐混则视物模糊。脑髓、骨骼失养，故头晕耳鸣，腰膝酸软。血虚不充脉络，则舌淡脉细。若见面白畏冷，小便清长，脉沉弱，又属肾阳偏虚之象。

治法：补益肝肾。

方药：杞菊地黄丸加减。枸杞子、菊花、熟地黄、山萸肉、山药、泽泻、茯苓、牡丹皮。

用于精血亏甚者，宜加菟丝子、楮实子、当归、白芍，肾阳不足者可加肉桂、附子主温肾阳，另加鹿角胶、当归可温阳补血。

中成药：复明片或杞菊地黄丸。

2. 脾虚气弱证

证候：视物昏花，精神倦怠，肢体乏力，面色萎黄，食少便溏，舌淡苔白，脉缓或细弱。

证候分析：脾虚不运，脏腑精气不足，不能上贯于目，晶珠失养，渐变混浊，故视物昏花。脏腑精气不足以生神及充养周身，因而精神倦怠，面色萎黄，肢体乏力。脾虚运化不力，故食少便溏。舌淡苔白、脉缓或细弱皆脾虚气弱之征。

治法：补脾益气。

方药：补中益气汤加减。黄芪、甘草、人参、当归身、橘皮、升麻、柴胡、白术。

若用于脾虚湿停，大便溏泻者，可去当归，加茯苓、扁豆、山药之类健脾渗湿。

中成药：补中益气丸。

3. 肝热上扰证

证候：头痛目涩，眵泪眊矂，口苦咽干，脉弦。

证候分析：眊矂，指目昏不爽之状。肝热循经上攻头目，故头痛目涩，眵泪眊矂。口苦咽干、脉弦亦由肝热所致。

治法：清热平肝。

方药：石决明散加减。石决明、草决明、赤芍、青葙子、麦冬、羌活、栀子、木贼、大黄、荆芥。

肝火不盛或脾胃不实者，酌去大黄、栀子。无郁邪者可去荆芥、羌活。

4. 阴虚夹湿热证

证候：目涩视昏，烦热口臭，大便不畅，舌红苔黄腻。

证候分析：素体阴虚，中湿化热，阴虚夹湿热上攻，目失濡养，更被湿热怫郁，故目涩视昏。热扰心神，则心中烦热。湿热郁遏胃肠，升降失常，浊气上升则口臭；浊气失降则大便不畅。舌红苔黄腻乃阴虚夹湿热之象。

治法：滋阴清热，宽中利湿。

方药：甘露饮加减。熟地黄、麦冬、枳壳、甘草、茵陈、枇杷叶、石斛、黄芪、生地黄、天冬。

中成药：知柏地黄丸。

【临证备要】

本病初起，眼无红肿疼痛，仅自觉视物微昏，或眼前有位置固定之点状、条状或圆盘状阴影；或视近尚清，视远昏蒙；或明处视昏，暗处视清；或明处视清，暗处视昏；或视灯光、明月如有数个。昏蒙日进，则渐至不辨人物，只见手动，甚至仅存光感。检视瞳神，圆整无缺，展缩自如。初起，若晶珠混浊出现于边缘，状如枣花、锯齿，视力多无明显影响。继则晶珠灰白肿胀，如油脂浮于水面，电筒侧照，可见黄仁之阴影呈新月形投射于晶珠表面。最终晶珠全混，色白圆整，电筒侧照，黄仁阴影消失。此时翳定障老，正宜手术治疗。否则，日久晶珠缩小，翳如冰凌而下沉。若晶珠混浊从核心开始，渐向周围扩散，其色多为棕黄、棕红或黑色。

【中医特色疗法】

1. 耳穴埋豆 肝肾阴虚选用肾、内分泌、肾上腺、膀胱等穴；脾虚气弱选肾、脾、内分泌、肾上腺穴；肝热上扰选肾、心、脾、大肠、胃、小肠、肝穴；阴虚夹湿热选肝、胆、脾、胃、眼。每次刺激 1～2 分钟，每日 3～5 次，7 日为 1 个疗程。

2. 针刺 早期可用针刺。取穴睛明、球后、攒竹、鱼腰、臂臑、合谷、足三里、三阴交。每日或隔日 1 次，每次 2～3 穴，8～10 次为 1 个疗程。

【经验方及医院制剂】

经验方

1. 明目地黄汤加减
组成：熟地黄 15g，麦冬 12g，野菊花 12g，女贞子 10g，白芍 10g，枸杞子 10g，刺蒺藜 10g，黄芪 8g，泽泻 8g，山茱萸 12g，炙甘草 6g。
治法：补益肝肾，滋阴明目。
用法：随证加减，每日 1 剂，水煎服，早晚两次分服。

2. 疏肝还睛煎
组成：广藿香 20g，柴胡 15g，郁金 12g，青葙子 10g，蝉蜕 6g，野菊花 15g，白术 12g，黄芩 10g，薄荷叶 10g，郁金 10g，酸枣仁 15g，麦冬 10g。
治法：疏肝解郁，明目退翳。

用法：随证加减，每日 1 剂，水煎服，早晚两次分服。

3. 消渴目病经验方——益气活血方

组成：黄芪 30g，党参 20g，白术 15g，川芎 15g，白芍 15g，麦冬 10g，炒鸡内金 10g，炒麦芽 10g，大腹皮 10g，三七粉 6g，丹参 10g，夏枯草 8g，茯苓 12g，广藿香 15g，酸枣仁 10g。

治法：养阴益气，活血通络。

用法：随证加减，每日 1 剂，水煎服，早晚两次分服。

【其他疗法】

晶珠混浊，影响患者正常生活者，可考虑手术治疗。

【中成药辨证应用】

1. 复明片　每次 5 片，每日 2 次，口服。能起到滋补肝肾、养阴生津及清肝明目的功效。

2. 石斛夜光丸　蜜丸，每次 6g，每日 2 次，口服。适用于肝肾两亏、阴虚火旺所致的内障目暗、视物昏花者。

3. 障翳散　将本品倒入滴眼用溶剂瓶中，摇匀后滴入眼睑内，每次 2～3 滴，每日 3～4 次。适用于肝肾两亏、阴虚火旺所致的内障目暗、视物昏花者。

4. 麝珠明目滴眼液　每次 3 滴，每日 2 次，可消翳明目。

【中医调护】

一、病情观察

1. 观察患者晶珠混浊程度、视力、血压、脉搏、血糖、神志及二便情况。

2. 术后注意观察有无眼痛、高眼压等情况。术后眼痛，应评估疼痛情况，了解疼痛的性质及程度，及时告知医生，给予正确的处置；疼痛较轻者，多为手术刺激引起，可安慰患者，给予解释，并加强观察；眼痛伴同侧头痛、恶心、呕吐，要考虑眼压升高，及时给予降眼压处理；眼痛如针尖样，伴异物感、流泪，应检查角膜上皮有无损伤，可给予抗生素眼膏涂抹，24 小时角膜上皮即可修复；眼痛剧烈伴分泌物、眼睑肿胀、结膜充血明显，应考虑为眼内炎，遵医嘱给予抗感染治疗。

3. 术后每日复查视力，观察切口有无出血、渗出，白睛、黑睛、晶体脱位等五轮状况。

4. 注意患者精神状态，高血压、糖尿病患者监测血压、血糖。

二、生活起居护理

1. 保持病房整洁、安静、空气流通、光线柔和偏暗，避免强光直射，起居有常。

2. 术后 4～6 小时取半坐卧位休息，其他时间取侧卧或仰卧皆可，可床旁活动，瞳神未恢复正常之前勿低头，避免头部剧烈活动，适度进行户外运动。不可按压、碰撞术眼，防止人工晶体移位、伤口裂开。

3. 少用目力，尤应避免在强光或弱光下阅读。

4. 忌便时努责致气血上逆，攻充头目。

三、饮食护理

宜食高蛋白、高维生素、清淡、益气补血之品，多食新鲜蔬菜、水果、含硒、锌的食物，忌辛辣煎炸肥腻之品。

术后当天宜进食半流质或软性食物，避免食用硬质食物，避免吸烟、饮酒。

1. 肝肾两亏 宜食滋补肝肾之物，如动物肝脏、黑小豆等，味应清淡。还可食红枣、荔枝、桑椹以补养肝肾，益精明目，温肾养血。

2. 脾虚气弱 宜食补脾益气之物，给予温热易消化之品，如薏米粥、苹果等。

3. 肝热上扰 宜食补气补血之品，如瘦肉、蛋类、蔬菜、水果；忌食或少食辛辣类，包括葱、蒜、韭菜、姜、辣椒、洋葱等，这类食物多属辛热，少食有通阴健胃作用。如果多食，则能生痰动火，损害目力。

4. 阴虚夹湿热 宜食梨、藕、冬瓜、萝卜汤等，清晨饮凉开水 500mL，平时菊花泡水代茶饮。

四、情志护理

1. 鼓励患者表达自身的感受和想法，采取有针对性的心理干预措施。

2. 对于待手术患者，做好术前解释工作，告知手术时间、过程、感受、配合要点及预期效果。

3. 鼓励病友间交流治疗感受及经验，增强患者信心，鼓励患者积极面对疾病。

4. 术中安抚患者，再次告知配合要点，使患者轻松完成手术。

五、用药护理

1. 中药汤剂宜温服，服药时机宜在空腹或两餐之间，服药后观察患者病情的逆顺变化。

2. 滴眼药水时勿直接滴在角膜上，滴两种及以上眼药水时中间间隔10～15分钟。

3. 术后高眼压者遵医嘱使用甘露醇，应注意观察有无甘露醇外渗。

六、健康教育

1. 注意劳逸结合，适当锻炼，增强体质。

2. 术后1个月内避免剧烈运动和负重，以免用力过猛，眼压过高，引起手术切口裂开；有便秘和咳嗽者宜用药物加以控制。术后3个月内避免过度负重、揉眼、碰撞术眼。

3. 注意用眼卫生，少用目力，出门戴墨镜，防风沙及强光刺激。

4. 饮食宜清淡，忌肥甘厚腻辛辣之品，戒烟限酒。

5. 术后1周、半个月、1个月、3个月需门诊复诊，检查视力、伤口愈合情况及人工晶体位置，如出现眼痛、视力下降应立即就诊。

6. 白内障囊内摘除术的患者，可于2个月后配镜矫正术眼视力。

【治未病原则及措施】

保持心情舒畅，饮食有节，起居有常，保证充足的睡眠，注意劳逸结合。居住环境应安静、舒适，避免噪声，光线充足、柔和，尽量不去光线较暗的环境。饮食以清淡易消化为主，多吃蔬菜、水果，禁烟限酒，忌油腻、辛辣之品。控制读书看报及使用电子产品的频率和时长，少用目力，长时间用眼应注意放松眼睛。经常做眼保健操，按摩耳穴等。日常可饮杞菊药茶。

枸杞子 10g，菊花 5g，焦山楂 10g，桑椹子 10g。冲茶饮用，日 3 次，具有保健明目之功效。

注意监测血压、血糖的变化。

（周口市中医院眼科：王峰，王桂花，郭斌）

消渴目病

消渴目病是消渴病微血管病变中最重要的表现，是一种具有特异性改变的眼底病变，是消渴病的严重并发症之一，也是所有致盲性眼病中较常见的一种。眼底病变主要表现为微血管瘤、毛细血管闭塞、出血、渗出、水肿及新生血管增殖等缺血性病变。消渴目病属于中医"视瞻昏渺""暴盲""云雾移睛""血灌瞳神后部"等范畴。有效的治疗方案可以更好地控制病情进展，提高患者生活质量。本病在西医学称为糖尿病视网膜病变（DRP）。

【病因病机】

《秘传证治要诀·三消》认为："三消久之，精血既亏，或目无视，或手足偏废如风疾。"《医宗金鉴·眼科心法要诀》曰："内障之病皆因七情所伤，过喜伤心，过怒伤肝，过忧思伤脾，过悲伤肝，过恐伤肾，过惊伤胆，脏腑内损，精气不能上注于目。"结合临床归纳如下。

1. 病久伤阴或素体阴亏，虚火内生，火性炎上，灼伤目中血络，血溢络外。

2. 气阴两亏，目失所养，或因虚致瘀，血络不畅而成内障。

3. 饮食不节，脾胃受损，或情志伤肝，肝郁犯脾，致脾虚失运，痰湿内生，上蒙清窍。

4. 禀赋不足，脏腑柔弱，或劳伤过度，伤耗肾精，脾肾两虚，目失濡养。

【诊断要点】

1. 中医诊断标准

（1）消渴病史。

（2）不同程度视力减退，眼前黑影飞舞，或视物变形。

1032

（3）眼底出血、渗出、水肿、增殖，晚期可致血灌瞳神后部、视衣脱离而致暴盲甚或失明。

（4）可并发乌风内障、青风内障及金花内障等内障眼病。

2. 西医诊断标准

（1）糖尿病病史：包括糖尿病病程、既往血糖控制水平、用药史等。

（2）眼底检查可见微动脉瘤、出血、硬性渗出、棉絮斑、静脉串珠、黄斑水肿、新生血管、视网膜前出血及玻璃体积血等。

（3）眼底荧光血管造影可帮助确诊。

3. 分级标准

表8　糖尿病视网膜病变（DRP）国际临床分级

分级	病变严重程度	散瞳眼底检查所见
1	无明显视网膜病变	无异常
2	轻度非增殖性DRP	仅有微动脉瘤
3	中度非增殖性DRP	除微动脉瘤外，还存在轻于重度非增殖性DRP的改变
4	重度非增殖性DRP	出现以下任一改变，但无增殖性视网膜病变的体征：在4个象限中每一象限中出现多于20处视网膜内出血；在2个或以上象限出现静脉串珠样改变；至少有1个象限出现明显的视网膜内微血管异常
5	增殖性DRP	新生血管；玻璃体出血或视网膜出血

表9　糖尿病性黄斑水肿国家临床分级

程度	散瞳眼底检查所见
无	在后极部无明显视网膜增厚或硬性渗出
轻	后极部存在部分视网膜增厚或硬性渗出，但远离黄斑中心
中	视网膜增厚或硬性渗出接近但未累及黄斑中心凹
重	视网膜增厚或硬性渗出累及黄斑中心凹

【鉴别诊断】

1. 视瞻昏渺　患眼外观端好，视物昏蒙，有如遮隔轻纱薄雾，或见眼前黑花飞舞，或有闪光幻觉，或见眼前中央有一团灰色或黄褐色阴影，视物变形，如视直如曲、视大为小等。检查眼底可见各种不同的病理表现。

2. 络损暴盲 起病外眼正常，单眼或双眼自觉眼前有黑花飘动，或视物呈现红色，视力骤然下降，甚至失明。或伴有眼胀头痛、目珠转动时作痛等。通过检查眼底，可见视网膜中央血管阻塞、视网膜静脉周围炎、急性视神经炎等眼底改变。若玻璃体大量积血者，瞳孔对光反射减弱或消失，眼底不能窥清。有条件时，应作眼底荧光血管造影等特殊检查。

【辨证论治】

1. 气阴两虚，络脉瘀阻证

治法：益气养阴，活血通络。

方药：生脉散合四物汤加减。人参、麦冬、五味子、赤芍、川芎、当归、枸杞、山药、牡丹皮、丹参、牛膝、生蒲黄。

中成药：生脉饮、复方丹参滴丸等。

2. 肝肾阴虚，目络失养证

治法：补益肝肾，养血通络。

方药：六味地黄丸加减。熟地黄、山茱萸、山药、泽泻、牡丹皮、茯苓、黄芪、生蒲黄、决明子、枸杞子、丹参、水蛭、浙贝母。

中成药：明目地黄丸、杞菊地黄丸等。

3. 阴阳两虚，血瘀痰凝证

治法：阴阳双补，化痰祛瘀。

方药：右归丸加减。熟地黄、山药、山茱萸、枸杞、杜仲、肉桂、制附子、菟丝子、当归、淫羊藿、茯苓、三七、益母草、瓦楞子、穿山甲（代）、海藻、昆布。

偏阴虚者，左归丸加减：熟地黄、山药、枸杞、山茱萸、川牛膝、鹿角胶、龟甲胶、菟丝子、山楂、浙贝母、陈皮、茯苓、三七、海藻、昆布。

【临证备要】

消渴目病是现代社会中发病率甚高的一种疾病，长期高血糖及血糖不稳定会加速消渴目病的进展，故早发现、早治疗，保持长期稳定的血糖，能够有效控制消渴目病的进展。生活规律、合理饮食及有效运动对于消渴目病的治疗有极为重要的意义。临床观察及实验研究认为：瘀血是贯穿消渴目病病程始终的重要病机。因此，可以在原有消渴病机"阴虚为本，燥热为标"的基础上，补充"瘀血为患"这一理念，在消渴目病的治疗中，以血脉涩滞、瘀血痹阻为核心病机，活血化瘀治法对本病有很好的治疗作用，能有效控制病程和病情发展。

【中医特色疗法】

一、针刺疗法

1. 阴虚火旺证　取攒竹、四白、承泣、睛明、肺俞、脾俞、太阳、玉液、金津等穴位，用针刺刺激穴位，以平补平泻手法为主，留针 20～30 分钟，每日 1 次，连续治疗 10～14 日。

2. 气阴两虚证　取内庭、三阴交、脾俞、胃俞、中脘、足三里等穴位，用针刺刺激穴位，以补法为主，留针 20～30 分钟，每日 1 次，连续治疗 10～14 日。

3. 阴阳两虚证　取太溪、太冲、肝俞、脾俞、肾俞、足三里、关元等穴位，用针刺刺激穴位，以补法为主，留针 20～30 分钟，每日 1 次，连续治疗 10～14 日。

4. 瘀阻脉络证　取合谷、三阴交、血海、中脘、丰隆等穴，用针刺刺激穴位，以泻法为主，留针 20～30 分钟，每日 1 次，连续治疗 10～14 日。

二、穴位按摩

取穴：太阳、睛明、四白、丝竹空等。

三、耳穴贴压

1. 取穴　肝、肾、目、脾、胃、肺、等穴位。

2. 操作　将王不留行籽贴敷以上穴位并给予反复刺激，每次每穴 1～2 分钟，每日刺激 3～5 次，15 日为 1 个疗程。

四、中药熏洗

1. 方药 当归、生地黄、桃仁、红花、地龙、茯苓、泽泻等。

2. 操作 每次 20～30 分钟，每日 1～2 次。

【其他疗法】

通过视网膜荧光造影检查，如发现有新生血管、无灌注区的患者，应给予视网膜光凝术治疗；如合并黄斑水肿，应给予玻璃体腔内注射抗新生血管生长因子（抗 VEGF）药物治疗。

【中成药辨证应用】

1. 杞菊地黄丸或明目地黄丸，每次 6g，每日 2 次，适用于肝肾阴虚，目昏不明。

2. 和血明目片，每次 5 片，每日 3 次，适用于肝肾亏虚，热伤络脉所引起的眼底出血病症。

3. 瘀血阻络者，可酌情选用川芎嗪、血塞通、葛根素、天麻素、丹参酮、银杏达莫、丹参注射液治疗。

【中医调护】

一、病情观察

1. 监测患者血糖控制情况，并注意观察有无低血糖反应。

2. 注意倾听患者主诉，若突然出现眼前全黑或漂浮黑影等眼底出血症状时，立即报告医师。

3. 玻璃体注药术后注意监测眼压情况。

二、生活起居护理

1. 病室光线明亮，避免强光与烟尘刺激，眼底出血者宜卧床休息。

2. 了解患者视力情况，评估跌倒的高危因素，悬挂标识，加装护栏，督促其更换防滑鞋。

3. 保持大便通畅，避免努责，戒烟酒。

4. 保持充足睡眠，合理安排适宜运动，运动时随身携带糖果。避免低头、弯腰及用力运动。

三、饮食护理

积极有效地控制血糖，使血糖降至正常或接近正常。

嘱患者尽量少食或不食含糖类点心、甜饮料、油炸等高热能食品，少吃酱菜等腌制食品，少吃动物油脂，多吃深色蔬菜、胡萝卜，适当增加海产品的摄入，如海带、紫菜、海鱼等。

1. 气阴两虚，络脉瘀阻证 宜食益气养阴、活血通络的食品，如莲子、百合、山药等。

2. 肝肾阴虚，目络失养证 宜食补益肝肾、养血通络的食品，如黑芝麻、枸杞等。

3. 阴阳两虚，血瘀痰凝证 宜食阴阳双补、化痰祛瘀的食品，如牛肉、羊肉、枸杞等。

四、情志护理

1. 患者因出现视物模糊、视力下降，而显现出恐惧、焦虑，担心术眼视力能否恢复，针对患者的思想动态，用温暖的语言安慰患者，稳定患者的情绪，鼓励其积极配合治疗，并向患者介绍以往成功的病例，增加患者康复的信心。

2. 行激光光凝术和玻璃体注药术的患者要做好术前解释工作，告知其手术时间、过程、感受、配合要点及预期效果，消除其各种思想顾虑，使患者积极配合治疗，战胜疾病。

五、用药护理

1. 中药宜按时服用，煎剂宜温服，服药时间以饭后半小时为宜。

2. 使用口服降糖药及胰岛素治疗时，注明给药时间，剂量要准确，指导按时进餐，并加强巡视。

3. 患者出现低血糖症状时，及时报告医生处理。

六、健康教育

1. 消渴目病患者的血糖控制与否是治疗成败的关键。指导患者及家属掌握与疾病相关的知识，提高自我管理的能力，有效控制血糖。

2. 指导患者养成良好的行为习惯，纠正不良嗜好，合理饮食、戒烟酒、保持良好心态、适当运动。

3. 指导患者掌握测量血糖的方法，以利监测病情。指导患者掌握应对低血糖的方法，嘱患者随身携带糖块，防止低血糖的发生。

4. 注意视力的变化，定期查眼底。轻度视网膜病变者建议每年复查一次眼底；重度病变者建议 3～6 个月检查一次；怀孕妇女建议增加检查频率。行玻璃体注药治疗者应每月复查眼底一次。

5. 注意用眼卫生，避免强光与烟尘刺激，阅读及使用电子产品超过 1 小时应闭目休息 10 分钟。

【治未病原则及措施】

1. 早期发现眼部并发症

（1）消渴病患者应每年查一次眼底，出现视力下降、复视、眼压增高等，应立即检查眼底，以便及时发现和治疗消渴目病。

（2）消渴病女性患者在计划怀孕前 12 个月内及确定怀孕后，应查眼底，以后定期复查。

2. 严格控制血糖，血糖保持在正常范围内才能从根本上预防消渴目病。讲解控制血糖对疾病恢复的重要性，监测血糖，告知患者长期高血糖可导致周围神经营养障碍而变形。因此，严格控制血糖，根据血糖变化，调整降糖药物剂量，同时控制饮食，适当运动，遵循有效、平稳地控制血糖的原则，使血糖长期保持在空腹 6～8mmol/L，餐后 2 小时 8～10mmol/L，糖化血红蛋白 6% 左右，从根本上控制糖尿病。

3. 注意保持充足的休息和睡眠，减少阅读时间，少用目力。

4. 休息时可以按摩睛明、四白、丝竹空等穴位以辅助通络明目。

（周口市中医院眼科：王峰，王桂花，郭斌）

暴　聋

本病一般指突发性耳聋,多因脏腑失调、邪毒外犯、气滞血瘀等所致。以突然发生原因不明的耳鸣、耳聋或眩晕为主要表现。发病前常有感冒、紧张、忧虑、劳累等诱因,多为单侧,少数可双侧。属中医学"暴聋""风聋""卒聋"范畴。

【病因病机】

耳聋有虚实之分,实者多因外邪、肝火、痰饮、瘀血等实邪蒙蔽清窍;虚者多为脾、肾等脏腑虚损、清窍失养所致。

1. 外邪侵袭　由于寒暖失调,外感风寒或风热,肺失宣降,以致外邪蒙蔽清窍而导致耳聋。

2. 肝火上扰　外邪由表而里,侵犯少阳,或情志不遂,致肝失调达,气郁化火,均可导致肝胆火热循经上扰耳窍,引起耳聋。

3. 痰火郁结　饮食不节,过食肥甘厚腻,使脾胃受伤,或思虑过度,伤及脾胃,致水湿不运,聚而生痰,久则痰郁化火,痰火郁于耳中,壅闭清窍,从而导致耳聋。

4. 气滞血瘀　情志抑郁不遂,致肝气郁结,气机不畅,气滞则血瘀;或因跌仆爆震、陡闻巨响等伤及气血,致瘀血内停;或久病入络,均可造成耳窍经脉不畅,清窍闭塞,发生耳聋。

5. 肾精亏损　先天肾精不足,或后天病后失养,恣情纵欲,熬夜失眠,伤及肾精,或年老肾精渐亏等,均可导致肾精亏损。肾阴不足,则虚火内生,上扰耳窍,肾阳不足,则耳窍失于温煦,二者均可引起耳聋。

6. 气血亏虚　饮食不节,饥饱失调,或劳倦、思虑过度,致脾胃虚弱,清阳不升,气血生化之源不足,而致气血亏虚,不能上奉于耳,耳窍经脉空虚,导致耳聋,或大病之后,耗伤心血,心血亏虚,则耳窍失养而致耳聋。

【诊断要点】

患者自觉一侧或两侧听力减退，轻者听音不清，重者完全失听。本病发病常为突然发生，以单侧为多见，常伴有耳鸣、眩晕等症状；渐聋者听力逐渐减退，可出现在单侧或双侧；部分耳聋可呈波动性听力减退。外耳道及鼓膜检查一般正常。

纯音测听可明确听力减退的程度：根据语言频率500Hz、1000Hz、2000Hz听阈均值来计算，平均听力损失26～40dB、41～55dB、56～70dB、71～90dB和>90dB，依次为轻度聋、中度聋、中重度聋、重度聋和极重度聋。音叉试验、纯音听阈测试、声导抗测试、耳声发射测试、电反应测听等听力学检查可进一步区分耳聋的性质，如传导性聋、感音神经性聋、混合性聋等。

作为疾病诊断的耳聋应与作为症状之一的耳聋进行鉴别：前者多为感音神经性聋或混合性聋；后者（如耵耳、耳异物、耳胀、脓耳等病出现的耳聋）多为传导性聋。

【辨证论治】

1. 外邪侵袭证

证候：听力骤然下降，或伴有耳胀闷感及耳鸣。全身可伴有鼻塞、流涕、咳嗽、头痛、发热恶寒等症。舌质淡红，苔薄，脉浮。

证候分析：风邪外袭，肺经受病，宣降失常，外邪蒙蔽清窍，故耳聋；风邪上犯，经气痞塞，则耳内胀闷、耳鸣；外邪侵袭，肺失宣降，则鼻塞、流涕、咳嗽；正邪相争，则发热恶寒、头痛；舌淡红、苔薄、脉浮等均为表证之象。

治法：疏风散邪，宣肺通窍。

方药：银翘散加减。临床应用时可加入蝉蜕、石菖蒲以疏风通窍；若无咽痛、口渴，可去牛蒡子、淡竹叶、芦根；伴鼻塞、流涕者，可加辛夷花、白芷；头痛者，可加蔓荆子。若风寒侵袭，可用荆防败毒散加减。

2. 肝火上扰证

证候：耳聋时轻时重，或伴耳鸣，多在情志抑郁或恼怒之后加重。口苦，咽干，面红或目赤，尿黄，便秘，夜寐不宁，胸胁胀痛，头痛或眩晕。舌红苔黄，脉弦数。

证候分析：肝胆互为表里，足少阳胆经入耳中，肝火循经上扰耳窍，则耳聋；情志抑郁或恼怒则肝气郁结，气郁化火，故使耳聋加重；肝火上炎，则面红目赤、头痛或眩晕；肝火内炽，灼伤津液，则口苦咽干、便秘溲黄；肝火内扰心神，则夜寐不宁；肝经布胁肋，肝气郁结，则胸胁胀痛；舌红苔黄、脉数主热证，脉弦主肝病。

治法：清肝泄热，开郁通窍。

方药：龙胆泻肝汤加减。临床应用时可加石菖蒲以通窍。本方药物多苦寒，宜中病即止。若肝气郁结之象较明显而火热之象尚轻者，可选用丹栀逍遥散加减。方用牡丹皮、栀子清肝泄热；柴胡、薄荷疏肝解郁；白芍、当归柔肝养肝；茯苓、白术、甘草健脾和中。

3. 痰火郁结证

证候：听力减退，耳中胀闷，或伴耳鸣。头重头昏，或见头晕目眩，胸脘满闷，咳嗽痰多，口苦或淡而无味，二便不畅。舌红，苔黄腻，脉滑数。

证候分析：痰火郁结，蒙蔽清窍，故听力减退、耳中胀闷、头重头昏或头晕目眩；痰湿中阻，气机不利，则胸脘满闷、二便不畅；痰火犯肺，肃降失常，则咳嗽痰多；痰湿困脾，则口淡无味；内热则口苦；舌红、苔黄腻、脉滑数为内有痰热之象。

治法：化痰清热，散结通窍。

方药：清气化痰丸加减。方中用胆南星、瓜蒌仁化痰清热；半夏燥湿化痰；茯苓利湿化痰；黄芩苦寒清热；陈皮、枳实行气解郁；杏仁降气化痰。诸药合用，使气顺则火自降，热清则痰自消，痰消则火无所附。临床应用时，可加石菖蒲以开郁通窍。

4. 气滞血瘀证

证候：听力减退，病程可长可短。全身可无明显其他症状，或有爆震史。舌质暗红或有瘀点，脉细涩。

证候分析：耳为清空之窍，若因情志郁结，气机阻滞，或爆震之后，致瘀血停滞，耳窍经脉痞塞，则听力减退；舌暗红或有瘀点、脉细涩为内有瘀血之象。

治法：活血化瘀，行气通窍。

方药：通窍活血汤加减。

方中以桃仁、红花、赤芍、川芎活血化瘀；麝香、老葱辛香走窜，行气通窍；生姜、大枣调和营卫。诸药合用，可行气活血，祛瘀通窍。临床应用时，可加丹参、香附等以加强行气活血之功。

5. 肾精亏损证

证候：听力逐渐下降。头昏眼花，腰膝酸软，虚烦失眠，夜尿频多，发脱齿摇。舌红少苔，脉细弱或细数。

证候分析：肾开窍于耳，肾精亏损，不能上奉于耳，则听力渐降；肾主骨生髓，脑为髓之海，齿为骨之余，肾元亏损，髓海空虚，则头昏眼花、发脱齿摇；肾主水，肾气不固则夜尿频多；腰为肾之府，肾虚则腰膝酸软；肾阴不足，虚火内扰心神，则虚烦失眠；舌红少苔、脉细弱或细数为精血不足之象。

治法：补肾填精，滋阴潜阳。

方药：耳聋左慈丸加减。

方中用熟地黄、山药、山茱萸、茯苓、牡丹皮、泽泻滋阴补肾；磁石重镇潜阳；五味子收敛固精；石菖蒲通利耳窍。亦可选用杞菊地黄丸或左归丸等加减。若偏于肾阳虚，治宜温补肾阳，可选用右归丸或肾气丸加减。

6. 气血亏虚证

证候：听力减退，每遇疲劳之后加重，或见倦怠乏力，声低气怯，面色无华，食欲不振，脘腹胀满，大便溏薄，心悸失眠。舌质淡红，苔薄白，脉细弱。

证候分析：脾失健运，气血生化之源不足，耳窍失养，则听力减退；气虚则倦怠乏力、声低气怯；血虚则面色无华；脾虚失运，则食少、腹胀、便溏；血虚心神失养则心悸失眠；舌质淡红、苔薄白、脉细弱为气血不足之象。

治法：健脾益气，养血通窍。

方药：归脾汤加减。

方中以人参、黄芪、白术、炙甘草健脾益气；当归、龙眼肉养血；酸枣仁、茯神、远志养心安神；佐木香理气，使补而不滞；生姜、大枣调和营卫。诸药合用，既能益气又能养血。若手足不温，可加干姜、桂枝以温中通阳。

【临证备要】

耳鸣耳聋有虚有实。实者多由外邪侵袭、肝火上扰、痰火郁结而致，虚者多由肾精亏损或脾胃虚弱而致。各型的耳聋有其特点，但临床总须结合全身辨证，才能做到辨证施治准确有效。

对于外邪侵袭者治以疏风清热散邪通窍之法，常用银翘散、蔓荆子散加减。肝火上扰者，治以清肝泄热、开郁通窍之法，常用龙胆泻肝汤加减；痰火郁结者，治以清火化痰、散结通窍之法，常用加味二陈汤或清气化痰丸加减；肾精亏损者，治以补肾益精、滋阴潜阳之法，常用耳聋左慈丸加减，气血虚弱者，治以健脾益气、养血通窍方法，常用归脾汤、补中益气汤或益气聪明汤加减。除了内治之外，针刺、艾灸、中药封包、中药浴足、导引等中医特色疗法可以加强对本病的治疗效果，增加治愈率。针对不同病因病理，按照中医传统，从饮食、情志、起居等方面进行护理及预防，也是十分必要的。

【中医特色疗法】

一、针刺类

1. 毫针　局部取穴与远端辨证取穴相结合，局部可取耳门、听宫、听会、翳风为主，每次选取 2 穴。外邪侵袭可加外关、合谷、曲池、大椎；肝火上扰可加太冲、丘墟、中渚；痰火郁结可加丰隆、大椎；气滞血瘀可加膈俞、血海；肾精亏损可加肾俞、关元；气血亏虚可加足三里、气海、脾俞。实证用泻法，虚证用补法，或不论虚实，用平补平泻法，每日 1 次。

2. 电针　取耳门、听宫、听会、翳风，用连续波，强度以患者舒适耐受为宜，每次通电 30 分钟。

3. 头针　取两侧颞后线。毫针刺，间歇运针，留针 20 分钟，每日或隔日 1 次。

4. 耳针　取心、肝、肾、胆、外耳、内耳、皮质下。每次选 3～5 穴，双耳交替使用，毫针强刺激，亦可埋针、压豆。

5. 眼针　取肝区、肾区、上焦区。在眶内紧靠眼眶，自所选眼区中心刺入，针尖向眼眶方向直刺，进针 0.5 寸，不施任何手法，留针 30 分钟。

6. 腹针　根据腹针处方组成原则进行取穴。

主穴：天地针（中脘、关元）。

辅穴：气海、气穴、气旁穴。

佐穴：下脘、神阙。

使穴：患侧耳门、听会、翳风。

常规消毒后，用 0.35mm×25mm 毫针刺入关元、气海、气穴、气旁到地部，下脘刺至人部，中脘刺至天部，并以中脘为中心，上下左右各距 3～5 分各刺一针至天部，即中脘行梅花刺。以上穴位不要求有针感，但针下要有如鱼吞饵之感，每隔 10 分钟用手指轻按压针柄后端 1 次，以增加治疗强度。

7. 脐针　取木区震位，向上针刺，留针 20～30 分钟。

8. 梅花针　取头部督脉、膀胱经、胆经，用中度手法循经叩刺，叩刺至局部皮肤潮红为度，频率约 80 次/分钟。

9. 火针　取百会、四神聪、中脘、天枢、足三里穴，采用细火针轻浅点刺，速刺不留针。

10. 刺血疗法　取阳陵泉、尺泽、太阳、听宫，用小号三棱针，缓刺穴位周围的血管，然后拔罐吸拔出血液。

二、灸法类

1. 苍术灸　将苍术切成圆锥形，底面要平，用粗针穿刺数孔，然后将尖端插进外耳道，于底面上放艾炷施灸。每次灸 5～14 壮。此法孕妇禁用。

2. 热敏灸　取患侧涌泉，先行回旋灸 1 分钟，继以雀啄灸 1 分钟加强敏化，循经往返灸 1 分钟，再施以温和灸，灸至感传消失、皮肤灼热为度，每次施灸不少于 30 分钟。

三、穴位注射

可选用听宫、翳风、完骨、耳门等穴，药物可选用当归注射液、丹参注射液、维生素 B₁₂ 注射液等，针刺得气后注入药液，每次每穴注入 0.5～1mL。

四、穴位敷贴

用吴茱萸、乌头尖、大黄三味为末，温水调和，敷贴于涌泉穴，或单用吴茱萸末，用醋调和，敷贴于足底涌泉穴。

五、刮痧疗法

取翳风、角孙、耳门、听宫、听会、风池、肾俞、中渚、太溪。从太阳穴附近开始，绕耳上角孙，向头侧后部翳风穴和风池穴方向刮拭，先轻刮，然后力量逐渐加重，以能耐受为度，最后再逐渐减力轻刮。每一侧刮拭 10～20 次为宜，以使患者头部放松、有舒适的感觉为宜。再刮头部耳门、听宫、听会穴，运用刮痧平压法刮拭，用板的端面接触皮肤，压一下、松一下，宜连续压 4～6 次。然后用刮痧板的边角弹拨背腰部肾俞穴，利用腕力进行有规律的点压、按揉，并迅速向外弹拨。操作时手法轻柔，力量适中，速度较快，每个穴位宜弹拨 3～5 次。最后以按揉法刮中渚、太溪穴。

六、中药封包

备吴茱萸 20g，粗盐 500g，将上述药物装入 20cm×15cm 大小的纱布袋中，混匀。操作前，将药熨袋放入微波炉中火加热 2 分钟，温度 50～70℃，敷于患者耳周（耳穴）及中脘穴，适时来回移动或回旋运转，操作过程中注意观察局部皮肤情况，时间一般为 20～30 分钟。每日 1 次。

七、中药足浴

制附子 20g，干姜 30g，桂枝 30g，黄柏 30g。制成粉剂，加水 2000mL 混匀冲泡，予患者睡前沐足，每日 1 次。

八、导引法

1. 鸣天鼓法 调整好呼吸，用两手掌心紧贴两外耳道口，两手食指、中指、无名指、小指对称地横按在后枕部，再将两食指翘起放在中指上，然后将食指从中指上用力滑下，地叩击脑后枕部，此时可闻洪亮清晰之声，响如击鼓。先左手24次，再右手24次，最后双手同时叩击48次。

2. 营治城郭法　以两手按耳轮，一上一下摩擦之，每次做15分钟左右。

3. 鼓膜按摩法　用食指或中指插入外耳道口，使其塞紧外耳道，轻轻按压1～2秒，再放开，一按一放，如此重复多次。也可用食指或中指按压耳屏，使其掩盖住外耳道口，持续1～2秒再放开，一按一放，有节奏地重复多次。按摩以后，耳堵塞感可暂时减轻或缓解。

4. 除耳鸣功　平坐，伸一腿、屈一腿，横伸两臂，直竖两掌，向前若推门状。扭头项左右各7次。

5. 咽鼓管自行吹张法　如《保生密要·卷三》所说："定息以坐，塞兑，咬紧牙关，以脾肠二指（即拇指和食指）捏紧鼻孔，睁二目，使气串耳通窍，内觉哄哄有声，行之二三日，窍通为度。"

【经验方及医院制剂】

1. 经验方　干祖望教授的启聪散。

2. 医院制剂　聪耳熄鸣丸。

【其他疗法】

1. 滴耳法　用鲜菖蒲捣汁，滴耳。适用于外邪侵袭型。

2. 塞耳法　取细辛5分，黄蜡适量，用黄蜡将细辛化溶为丸，如鼠屎大，棉裹塞耳；取麝香0.3～0.6g，棉裹塞耳内一日，药后耳中如雷响，即通。

3. 药枕　柴胡、龙胆草、黄芩、青皮、胆南星、芦荟、黄连、青黛、大黄、木通、菖蒲、皂角、细辛各50g，全蝎6个。上药研碎，用布袋装匀，作枕睡，隔日翻动布袋一次。10～15日更换药粉1次，病愈即卸下药枕。

【中成药辨证应用】

1. 外邪侵袭型 防风通圣散、川芎茶调散、小柴胡颗粒。

2. 肝火上扰型 龙胆泻肝丸、当归龙荟丸。

3. 痰火郁结型 清气化痰丸、礞石滚痰丸。

4. 肾精亏损型 六味地黄丸、耳聋左慈丸。

5. 气血亏虚型 补中益气丸、陈夏六君子丸、归脾丸。

【中医调护】

一、病情观察

1. 观察患者血压、舌苔、脉象及伴随症状。

2. 观察患者的耳鸣音调的高低，声音的强弱和耳聋的程度，以及睡眠、二便情况。

3. 观察患者有无恶寒、发热、头痛、眩晕等症状。

二、生活起居护理

1. 减少噪声刺激，避免长时间使用手机。

2. 双耳重度耳聋者避免单独外出，注意行走安全。

3. 避免剧烈咳嗽。

4. 指导患者正确擤鼻，防止涕液注入耳窍。

三、饮食护理

1. 肝火上扰者，饮食宜清淡，忌肥甘厚味及辛辣食物。

2. 肾精亏损者，多食补肾益精之品。

3. 气血亏虚患者，宜食健脾祛湿之品，忌食辛辣燥热及鱼腥之品。禁烟酒及刺激性饮料。

四、情志护理

关心体贴患者，耐心疏导，要尊重患者，与患者交流时可借用文字和手势帮助交流，须真正让患者理解医生、护士的治疗及护理情况。

五、用药护理

中药汤剂应按证型掌握服药方法及宜忌，一般于饭后1小时温服，服后观察效果及反应。

六、健康教育

1. 加强体育锻炼，以增强机体抗病能力。

2. 避免情绪激动，生活起居有常，防止风寒的侵袭，避免服用可能损伤听神经的药物。

3. 避免剧烈咳嗽，下蹲弯腰时须注意动作要协调，避免诱发本病证。

4. 指导患者正确擤鼻，防止鼻涕进入耳窍，引发本病。

5. 脾虚者尤要注意饮食调理，保证充足睡眠，睡前勿饮浓茶、咖啡、酒等刺激性饮料。

6. 耳聋影响工作生活者，可在医嘱指导下配戴助听器。

【治未病原则及措施】

根据突发性耳聋患者发病情况，抓住时机，及时治疗，防止病变。对于单侧发病，早期可双侧治疗数次，再专攻患侧，体现"先安未受邪之地"的思想，又达到"固本培元，祛邪扶正"的目的。治疗全程均要注重心理疏导和生活起居的教导，宜调畅情志，避免情绪过度波动；避免噪声干扰；饮食宜清淡，忌食肥甘厚腻；适当体育锻炼；可用手掌上下擦摩肾俞穴、拇指点按神门穴以"养心益肾"，使"正气存内，邪不可干"。

（周口市中医院康复科：龚广峰，刘应龙，李丹）

鼻鼽

鼻鼽是以阵发性和反复发作的鼻痒、打喷嚏、流清涕为主要特征的疾病。本病为临床常见病和多发病，可常年发病，亦可呈季节性发作，以儿童、青壮年居多。本病最早记载于《礼记·月令》，其中称为鼽嚏："季秋行夏令，则其国大水，冬藏殃败，民多鼽嚏。"金代刘完素在《素问玄机原病式》卷一中解释了鼽嚏的含义："鼽者，鼻出清涕也""嚏，鼻中因痒而气喷作于声也。"鼻鼽作为病名，首见于《黄帝内经》，如《素问·脉解》说："所谓客孙脉则头痛、鼻鼽、腹肿者，阳明并于上，上者则其孙络太阴也，故头痛、鼻鼽、腹肿也。"此外，在古代文献中尚有"鼽鼻""鼽水""鼻流清水"等别称。西医学的变应性鼻炎、血管运动性鼻炎、嗜酸性粒细胞增多性非变应性鼻炎等疾病可参考本病进行辨证治疗。

【病因病机】

本病多由肺、脾、肾虚损，正气不足，腠理疏松，卫表不固，使机体对外界环境的适应性降低所致。

1. 肺气虚寒　肺气虚寒，卫表不固，则腠理疏松，风寒乘虚而入，肺失宣降，水湿停聚鼻窍，遂致喷嚏、流清涕、鼻塞等，发为鼻鼽。

2. 脾气虚弱　脾为后天之本，脾气虚弱，则气血化生不足，清阳不升，水湿不化，鼻窍失养，易致外邪、异气侵袭而发为鼻鼽。

3. 肾阳不足　肾阳不足，则摄纳无权，气不归原，温煦失职，腠理、鼻窍失于温煦，则外邪、异气易侵，而发为鼻鼽。

4. 肺经伏热　肺经素有郁热，肃降失职，外邪上犯鼻窍，亦可发为鼻鼽。

【诊断要点】

1. 本病具有阵发性发作和反复发作的特点。发作时以鼻痒、打喷嚏、流清涕为主要症状，常伴有鼻塞，部分患者伴有嗅觉减退、耳痒、眼痒、咽痒、哮喘等症状。

2. 检查可见鼻黏膜肿胀，颜色淡白或苍白，部分患者亦可充血色红，鼻腔有较多清水样分泌物。

3. 在间歇期以上特征不明显。

【鉴别诊断】

应与伤风鼻塞相鉴别。鼻鼽与伤风鼻塞均有打喷嚏、流清涕、鼻塞等症状。伤风鼻塞常在受凉后起病，初起时打喷嚏、流清涕，后鼻涕渐转为黄稠且喷嚏停止，鼻黏膜充血肿胀，多伴有恶寒、发热、头痛等表证，病程一般在 1 周左右，痊愈后短期内不易再发；而鼻鼽的特点是症状突然发作，每次发作时均为打喷嚏、流清涕，或有鼻塞，鼻黏膜大多为苍白水肿，无恶寒、发热等表证，症状可迅速消失，但容易反复发作。

【辨证论治】

1. 肺气虚寒证

证候：鼻痒，喷嚏频频，清涕如水，鼻塞，嗅觉减退，鼻黏膜淡白或灰白，下鼻甲肿大光滑。畏风怕冷，自汗，气短懒言，语声低怯，面色苍白，或咳嗽痰稀。舌质淡，舌苔薄白，脉虚弱。

证候分析：肺气虚寒、卫表不固为本，风寒乘虚而入为标，邪正相争，争而不胜，则喷嚏频频；肺失清肃，气不摄津，津液外溢，则清涕自流不收；水湿停聚，肺卫不固，腠理疏松，故恶风自汗；因风寒束肺，肺气不宣，则咳嗽痰稀；水湿停聚鼻窍，则鼻黏膜苍白、肿胀，鼻塞不通；肺气虚弱，精微无以输布，则面色苍白、气短懒言、语声低怯；苔薄白、脉虚弱为气虚之象。

治法：温肺散寒，益气固表。

方药：温肺止流丹加减。

本方气味温和，功能暖肺，而性带散，又能祛邪。鼻痒甚，可酌加僵蚕、蝉蜕；若畏风怕冷、清涕如水者，可酌加桂枝、干姜、大枣等。临床上亦可用玉屏风散合桂枝汤加减。

2. 脾气虚弱证

证候：鼻痒，喷嚏突发，清涕连连，鼻塞，鼻黏膜淡白，下鼻甲肿胀。面色萎黄无华，消瘦，食少纳呆，腹胀便溏，倦怠乏力，少气懒言。舌淡胖，边有齿痕，苔薄白，脉弱。

证候分析：脾气虚弱，清阳不升，鼻窍失养为本。风寒、异气乘虚而袭，正邪相争，争而不胜，则鼻痒、喷嚏频频；脾气虚弱，水湿不运，停聚鼻窍，故鼻塞、清涕连连、下鼻甲肿大、黏膜淡白；脾胃虚弱，受纳、腐熟、输布之功能失职，则腹胀便溏、食少纳呆；少气懒言、倦怠乏力、舌质淡、舌体胖、舌边有齿痕、脉弱均为脾气虚之象。

治法：益气健脾，升阳通窍。

方药：补中益气汤加减。

方中人参、黄芪、白术、炙甘草健脾益气；陈皮理气健脾，使补而不滞；当归养血；升麻、柴胡升举中阳。若腹胀便溏、清涕如水、点滴而下者，可酌加山药、干姜、砂仁等；若畏风怕冷，遇寒则喷嚏频频者，可酌加防风、桂枝等。

3. 肾阳不足证

证候：清涕长流，鼻痒，喷嚏频频，鼻塞，鼻黏膜苍白、肿胀。面色苍白，形寒肢冷，腰膝酸软，小便清长，或见遗精早泄。舌质淡，苔白，脉沉细。

证候分析：肾阳不足，温煦失职，鼻窍失于温养，外邪及异气易于入侵，正邪相争，争而不胜，则鼻痒、喷嚏频作；肾阳虚弱，气化失职，寒水上泛鼻窍，故清涕长流不止、鼻塞、下鼻甲肿大、黏膜苍白；阳虚不能温煦肌肤，则形寒肢冷、面色苍白；腰为肾之府，肾虚则腰膝酸软；肾阳虚气化无权，则小便清长；肾阳虚不能固摄，则遗精早泄；舌质淡、苔白、脉沉细为阳气虚之象。

治法：温补肾阳，化气行水。

方药：真武汤加减。

方中附子温肾助阳，以化气行水；茯苓、白术健脾利水；生姜温散水气；白芍酸敛止嚏。若喷嚏多、清涕长流不止者，可酌加乌梅、五味子；若遇风冷即打喷嚏、流清涕者，可加黄芪、防风、白术；兼腹胀、便溏者，可酌加黄芪、人参、砂仁。

4. 肺经伏热证

证候：鼻痒，喷嚏，流清涕，鼻塞，常在闷热天气发作，鼻黏膜色红或暗红，鼻甲肿胀，或见咳嗽，咽痒，口干烦热。舌质红，苔白或黄，脉数。

证候分析：肺经伏热，肃降失职，外邪上犯鼻窍，故鼻痒、喷嚏、流清涕、鼻塞；肺气上逆，故咳嗽、咽痒；肺热煎熬津液，故口干烦热；舌质红、苔白或黄、脉数为内热之象。

治法：清宣肺气，通利鼻窍。

方药：辛夷清肺饮加减。

方中黄芩、栀子、石膏、知母清肺热；辛夷花、枇杷叶、升麻清宣肺气，通利鼻窍；百合、麦冬养阴润肺；甘草健脾和中。合而用之，有清肺热、通鼻窍之功。

【临证备要】

1. 鼻鼽的发生常与正气不足、外邪侵袭等因素有关。本病病位在鼻，与肺、脾、肾三脏关系密切。基本病机是脾肾亏虚，肺气不固，邪聚鼻窍。

2. 中医药治疗本病有效，尤其对改善鼻道的通气功能作用较为迅速。患者应经常锻炼身体，适当户外运动，增强抵抗力。还应积极查找过敏原，避免接触。

3. 本病经积极防治，可控制症状，但容易反复。部分患者可并发鼻息肉、哮喘等疾病。

【中医特色疗法】

一、针灸疗法

1. 普通针刺　选迎香、印堂、风池、风府、合谷等为主穴，以上星、足三里、禾髎、肺俞、脾俞、肾俞、三阴交等为配穴。每次主穴、配穴各2～3穴，用补法，留针30分钟。

2. 皮肤针　取颈椎夹脊1～4、背部第1侧线、前臂部手太阴肺经。叩刺至局部皮肤潮红。

3. 灸法　选足三里、命门、百会、气海、三阴交、涌泉、神阙、上星等穴，悬灸或隔姜灸，每次2～3穴，每穴20分钟。

二、穴位贴敷

可用斑蝥打粉，取少许撒于胶布，敷贴于内关或印堂穴，12～24小时取下（亦可视皮肤反应程度而定）。若有水疱，可待其自然吸收，或用注射器抽吸。

三、穴位注射

可选迎香、合谷、风池等穴，药物可选当归注射液、丹参注射液，或维生素 B_1、维丁胶性钙等，每次1穴（双侧），每穴0.5～1mL。

四、耳穴贴压

选神门、内分泌、内鼻、肺、脾、肾等穴，以王不留行籽贴压以上穴位，两耳交替。

五、中药熏蒸

常用药物有辛夷、麻黄、苍耳子、薄荷、细辛、玄参、黄芪、三七等，熬煮产生蒸汽，使用蒸汽熏蒸鼻腔，减轻鼻腔黏膜充血水肿。早晚各1次，每日做2次，每次可以做30分钟左右。

六、推拿疗法

患者先自行将双手大鱼际摩擦至发热，再贴于鼻梁两侧，自鼻根至迎香穴往返摩擦，至局部有热感为度；或以两手中指于鼻梁两边按摩20～30次，令表里俱热，早晚各1次；再由攒竹向太阳穴推按至热，每日2～3次，患者亦可用手掌心按摩面部及颈后、枕部皮肤，每次10～15分钟；或可于每晚睡觉前，自行按摩足底涌泉穴至发热，并辅以按摩两侧足三里、三阴交等。

【经验方及医院制剂】

1. 经验方 紫河车 6g，黄芪 20g，柴胡 15g，乌梅 6g，蝉蜕 3g，防风 15g，辛夷 6g，徐长卿 15g，苍耳子 6g，白芷 6g。随证加减。

2. 医院制剂 鼻得乐，芳香通窍丸。

【其他疗法】

1. 滴鼻法 可选用芳香通窍的中药滴鼻剂滴鼻。

2. 嗅法 可用白芷、川芎、细辛、辛夷共研细末，置瓶内，时时嗅之。

3. 吹鼻法 可用碧云散吹鼻，亦可用皂角研极细末吹鼻。

4. 塞鼻法 细辛膏，棉裹塞鼻。

【中成药辨证应用】

1. 肺气虚寒证

治法：温肺散寒，益气固表。

中成药：玉屏风颗粒等。

2. 脾气虚弱证

治法：益气健脾，升阳通窍。

中成药：补中益气丸等。

3. 肾阳不足证

治法：温补肾阳，通利鼻窍。

中成药：金匮肾气丸等。

4. 肺经伏热证

治法：清宣肺气，通利鼻窍。

中成药：辛夷鼻炎丸等。

【中医调护】

一、病情观察

1. 观察鼻窍分泌物的量、色、质，鼻窍黏膜色泽以及肿胀特点等。

2. 了解发病情况，注意诱发因素及可能引起过敏的物质，寻找、切断过敏源。

3. 观察患者全身伴随症状，若伴有支气管哮喘、荨麻疹、喉头水肿时，立即报告医师，采取应急措施。

二、生活起居护理

加强全身功能锻炼，以强身健体，起居上要做到早睡早起，注意保暖，根据天气变化适时增减衣物，早晨起床后，可用手按摩迎香穴至发热，多喝温开水，外出注意防寒保暖。

三、饮食护理

1. 平时少食寒凉、生冷、油腻食物。

2. 忌食海腥发物，禁烟酒。

四、用药护理

1. 遵医嘱按时给药，注意掌握服药和滴药方法。

2. 观察用药后的效果及反应，并做好记录。

五、情志护理

给予疏导、解释，避免患者焦虑、忧思。

六、健康教育

1. 锻炼身体，增强免疫能力，防止受凉。注意室内卫生，经常除尘去霉，勤晒被褥。

2. 避免过食生冷、油腻、鱼虾海鲜等食物，忌烟及辛辣食物。

3. 保持乐观情绪，做好个人防护，减少和避免各种尘埃、花粉的刺激。

4. 在寒冷、扬花季节出门，戴口罩。

5. 注意观察，寻找诱发因素，若有发现，应尽量避免。

6. 经常按摩迎香穴，可减少发病次数。

【治未病原则及措施】

1. 养成良好的起居习惯，增强体质，以提高机体对环境变化的适应能力。

2. 注意饮食有节，避免过食生冷寒凉及高蛋白食物。

3. 保持环境清洁，避免或减少粉尘、花粉、羽毛、兽毛、蚕丝等之刺激。

（周口市中医院康复科：龚广峰，王姗姗，李丹）

鼻　渊

鼻渊是以鼻流浊涕、量多不止为主要特征的疾病，是鼻科的常见、多发病之一，可发生于各种年龄。鼻渊病名首见于《内经》，《素问·气厥论》明确记载了鼻渊的定义和病机："胆移热于脑，则辛频鼻渊。鼻渊者，浊涕下不止也。"继《内经》后，历代医家对本病的论述也较多，并根据《内经》对其病机、病位、症状特点的论述，又有"脑漏""脑渗""脑崩""脑泻"等病名。西医学的急慢性鼻窦炎及鼻后滴漏综合征等疾病可参考本病进行辨证治疗。

【病因病机】

鼻渊的发生，实证多因外邪侵袭，引起肺、脾、胃、胆之病变而发病，虚证多因肺、脾脏气虚损，邪气久羁，滞留鼻窍，致病情缠绵难愈。

1. 肺经风热　起居不慎，冷暖失调，或过度疲劳，风热袭表伤肺，或风寒外袭，郁而化热，内犯于肺，肺失宣降，邪热循经上壅鼻窍而为病。

2. 胆腑郁热　情志不遂，恚怒失节，胆失疏泄，气郁化火，胆火循经上犯，移热于脑，伤及鼻窍，或邪热犯胆，胆热上蒸鼻窍而为病。

3. 脾胃湿热　饮食失节，过食肥甘煎炒、醇酒厚味，湿热内生，郁困脾胃，运化失常，湿热邪毒循经熏蒸鼻窍而为病。

4. 肺气虚寒　久病体弱，或病后失养，致肺脏虚损，肺卫不固，易为邪犯，正虚托邪无力，邪滞鼻窍而为病。

5. 脾虚湿困　久病失养，或疲劳思虑过度，损及脾胃，致脾胃虚弱，运化失健，不能升清降浊，湿浊内生，困聚鼻窍而为病。

引发鼻渊的内因为脏腑功能失调，外因多为风热或风寒之邪，脏腑的病理变化是鼻病发生的基本条件，而外邪是疾病发生的主要因素。在外邪中，以风邪为先，热邪或寒邪多附于风邪而发病。现代对鼻渊的研究发现，尽管导致鼻窦炎的病因有很多种，但在病理方面则均有窦道引流不畅，鼻窦黏膜充血、水肿，炎性细胞浸润，腺体功能亢进，而出现浆液性渗出，随感染加重而转为脓性渗出。由此可见，鼻渊的病机属性分为外感与内伤，内伤是其病变的基础，而外感是其发生的主要病理条件。

鼻渊的病情演变是一个由表入里、由实到虚的过程。鼻渊的初期为表证、实证。由于脏腑的生理功能及致病因素对脏腑病理变化及组织器官影响之异，如临床治疗失当，而转为里证、虚证。实证鼻渊起病急，病程短，病因病机为火热上亢，以肺、胆、脾三经热盛为主；虚证鼻渊病程长，缠绵难愈，其病因病机以脏腑虚损为主，主要表现为肺、脾两脏的虚损。

总之，鼻渊实证多为热、郁、湿所致。虚证不外肺、脾气虚。小儿有易寒易热、易虚易实的病理特点。寒易化热，邪易伤正，若表现为实热者，一般病情较重，此时为邪气盛，正气未衰，若失治误治，易转为虚证或虚实夹杂之证。

【诊断要点】

1. 诊断要点

（1）有感冒、急性鼻炎等病史。

（2）以大量黏液性或脓性鼻涕、鼻塞、头痛或头昏为主要症状，急鼻渊有发热及全身不适。

（3）急鼻渊发病迅速，病程较短，若治疗不彻底，则迁延为慢鼻渊。慢鼻渊病程较长。

（4）鼻腔检查可见黏膜充血、肿胀、鼻腔或后鼻孔有较多的黏性或脓性分泌物。

（5）鼻窦 X 线摄片有阳性表现，有助诊断。

（6）CT 扫描可更清楚地观察窦壁是否受损及窦腔黏膜病变的程度。

（7）鼻窦超声波检查主要用于上颌窦、额窦的检查，可发现窦腔内积液、息肉或肿瘤。

2. 西医诊断标准

（1）全身症状：急性鼻窦炎伴有烦躁不安、畏寒、发热、头痛、精神萎靡及嗜睡等症，在儿童较为多见。慢性的伴随症状多不明显或较轻，可有头昏、易倦、精神抑郁、记忆力减退、注意力不集中等现象。

（2）局部症状：鼻塞为常见症状之一，流涕多是主要症状，嗅觉障碍常表现为嗅觉减退或嗅觉缺失，患者常感到局部沉重、痛感，多在低头、咳嗽、用力蹲等使头部静脉压增高时或情绪激动时加重。

（3）鼻内镜检查：可见鼻黏膜充血、肿胀或肥厚，钩突肥大、泡状中甲，中鼻甲反向弯曲，鼻中隔高位重度弯曲，压迫中鼻甲，导致中鼻甲水肿或息肉样变，中鼻道狭窄或完全阻塞。脓性分泌物积聚于鼻道内，色黄或灰白色，黏性、脓性或黏脓性，量不定。

（4）急性鼻窦炎可有局部压痛和叩痛，受累鼻窦窦壁处明显。

（5）影像学检查：可显示病变鼻窦的范围、解剖学致病因素及鼻腔鼻窦黏膜病变程度等。

3. 并发症

（1）眼部并发症：眼眶壁周围 2/3 以上为菲薄的鼻窦骨壁，还有血管和淋巴管相通，当鼻窦有炎症时，可因骨壁坏死引起眶内并发症，还可通过鼻眶之间的淋巴交通引起眼部感染。常见的有眶内组织发炎、眶内脓肿、视神经炎等。

（2）颅内并发症：鼻窦炎症可通过静脉、神经、淋巴管等直接波及颅内，也可引颅骨的直接破坏，侵及颅内，引起脑膜炎、脑脓肿、海绵窦血栓性静脉炎等，甚至可危及生命。

（3）耳部感染：鼻窦炎时，脓性鼻涕可引起耳与鼻咽之间的咽鼓管发炎肿胀、阻塞，导致卡他性中耳炎、化脓性中耳炎等。

（4）下行感染：可引起咽炎、扁桃体炎等；脓鼻涕吞下，可引起消化道病变，出现胃痛、腹泻、便秘等胃肠功能障碍。

（5）鼻窦内积脓：成为脓毒性病灶，引起关节、肌肉、心肾及神经系统疾患，儿童表现为智力差、精神不集中，成人则出现头昏、失眠、记忆力减退、焦躁等症状。

【鉴别诊断】

1. 伤风鼻塞也可见鼻塞、流涕、头痛等症，但鼻涕清稀或为黏涕。检查见下鼻甲肿胀，中鼻甲不肿。鼻窦拍 X 线片或 CT 片，鼻窦无窦内黏膜水肿。

2. 鼻窒可有鼻塞、浊涕、嗅觉减退等症,但鼻涕量较少,多位于下鼻道。检查见下鼻甲肿胀、中鼻甲不肿。鼻窦拍片结果无异常。

【辨证论治】

1. 肺经风热

证候:鼻塞,鼻涕量多而白黏或黄稠,嗅觉减退,头痛,可兼有发热恶风,汗出,或咳嗽,痰多,舌质红,舌苔薄白,脉浮数。检查见鼻黏膜充血肿胀,尤以中鼻甲为甚,中鼻道或嗅沟可见黏性或脓性分泌物。头额、眉棱骨或颌面部叩痛或压痛。

治法:疏风清热,宣肺通窍。

方药:银翘散加减。

方中金银花、连翘辛凉透邪,解毒清热;荆芥、薄荷、牛蒡子、淡豆豉辛凉宣散,解表祛邪;桔梗、甘草宣肺气,祛痰排脓。若鼻涕量多者,可酌加蒲公英、鱼腥草、瓜蒌等;若鼻塞甚者,可酌加苍耳子、辛夷等;若头痛者,可酌加柴胡、藁本、菊花等。若表证不明显而以肺热为主者,可用泻白散加减。

2. 胆腑郁热

证候:鼻涕脓浊,量多,色黄或黄绿,或有腥臭味,鼻塞,嗅觉减退,头痛剧烈。可兼有烦躁易怒、口苦、咽干、耳鸣耳聋、寐少梦多、小便黄赤等全身症状,舌质红,舌苔黄或腻,脉弦数。检查见鼻黏膜充血肿胀,中鼻道、嗅沟或鼻底可见有黏性或脓性分泌物潴留,头额、眉棱骨或颌面部可有叩痛或压痛。

治法:清泄胆热,利湿通窍。

方药:龙胆泻肝汤加减。方中柴胡、龙胆草、黄芩、栀子清肝泻火;泽泻、车前子、木通清热利湿;生地黄、当归滋阴养血,以防过用苦寒而伤正;甘草健脾和中。若鼻塞甚者,可酌加苍耳子、辛夷、薄荷等;若头痛甚者,可酌加菊花、蔓荆子。

3. 脾胃湿热

证候:鼻塞重而持续,鼻涕黄浊而量多,嗅觉减退,头昏闷,或头重胀,倦怠乏力,胸脘痞闷,纳呆食少,小便黄赤,舌质红,苔黄腻,脉滑数。检查见鼻黏膜红肿，尤以肿胀更甚，中鼻道、嗅沟或鼻底见有黏性或脓性分泌物，颌面、额头或眉棱骨压痛。

治法：清热利湿，化浊通窍。

方药：甘露消毒丹加减。

方中藿香、石菖蒲、白豆蔻、薄荷芳香化浊，行气醒脾；滑石、茵陈、黄芩、连翘、木通清热利湿；辅以贝母、射干止咳利咽。若鼻塞甚者，可酌加苍耳子、辛夷等；若头痛者，可酌加白芷、川芎、菊花等。

4. 肺气虚寒

证候：鼻塞或重或轻，鼻涕黏白，稍遇风冷则鼻塞加重，鼻涕增多，喷嚏时作，嗅觉减退，头昏，头胀，气短乏力，语声低微，面色苍白，自汗、畏风寒，咳嗽痰多，舌质淡，苔薄白，脉缓弱。检查见鼻黏膜淡红肿胀，中鼻甲肥大或息肉样变，中鼻道可见有黏性分泌物。

治法：温补肺脏，益气通窍。

方药：温肺止流丹加减。

临床应用时可加辛夷花、苍耳子、白芷以芳香通窍。若头额冷痛，可酌加羌活、白芷、川芎等；若畏寒肢冷、遇寒加重者，可酌加防风、桂枝等；若鼻涕多者，可酌加半夏、陈皮、薏苡仁等；若自汗恶风者，可酌加黄芪、白术、防风等。

5. 脾虚湿困

证候：鼻涕白黏或黄稠，量多，嗅觉减退，鼻塞较重，食少纳呆，腹胀便溏，脘腹胀满，肢困乏力，面色萎黄，头昏重，或头闷胀。舌淡胖，苔薄白，脉细弱。检查见鼻黏膜淡红，中鼻甲肥大或息肉样变，中鼻道、嗅沟或鼻底见有黏性或脓性分泌物潴留。

治法：健脾利湿，益气通窍。

方药：参苓白术散加减。

方中人参、白术、茯苓、甘草共为四君子汤，以补脾益气；山药、扁豆、薏苡仁、砂仁健脾渗湿，芳香醒脾；桔梗开宣肺气，祛痰排脓。若鼻涕浓稠量多者，可酌加陈皮、半夏、枳壳、瓜蒌等；若鼻塞甚者，可酌加苍耳子、辛夷花。

【临证备要】

1. 鼻渊的发生常与外邪侵袭、胆腑郁热、脾胃湿热等因素有关。本病病位在鼻，肺开窍于鼻，足阳明胃经起于鼻，"胆移热于脑，则辛鼻渊"（《素问·气厥论》），故本病与肺、脾、胃、胆关系密切。基本病机是邪壅鼻窍。

2. 中医药治疗鼻渊有一定的疗效。对慢性鼻渊反复发作者，应做专科检查，及时排除肿瘤。平时要锻炼身体，增强体质，预防感冒。

3. 本病经及时、恰当治疗，可获痊愈。亦有体质虚弱或治疗不当者，可致病程缠绵难愈。若擤鼻方法不当，可诱发脓耳。部分患者可并发鼻息肉。

【中医特色疗法】

一、针刺疗法

1. 普通针刺 主穴取迎香、攒竹、上星、禾髎、印堂、阳白等。配穴取合谷、列缺、足三里、丰隆、三阴交等。每次选主穴和配穴各 2～3 穴，留针 15～20 分钟，每日针刺 1 次。

2. 点刺放血法 用三棱针或 5 号注射针头在双侧耳尖（耳轮上缘中点）及少商穴点刺，挤出恶血数滴，每日 1 次，有显著的利咽止痛作用。

二、灸法

主穴取百会、前顶、迎香、四白、上星等。配穴取足三里、三阴交、肺俞、脾俞、肾俞、命门等。每次选取主穴及配穴各 1～2 穴，悬灸至局部有焮热感、皮肤潮红为度，7～10 日为 1 个疗程。此法一般用于虚寒证。

三、耳穴针刺（埋豆）

用特定针具或丸状物（王不留行籽）在耳郭相应穴位实施刺激以诊治疾病的一种治疗技术。本技术依据中医学耳郭与人体各部存在着一定联系的理论，以及望耳的形态、色泽可以辅助诊断疾病等原理，通过刺激耳部穴位来防治疾病。其治疗范围较广。

操作：取内鼻、外鼻、肾上腺、额、肺、胆、脾、胃。每次选用3～5穴，用王不留行籽贴敷以上穴位并反复刺激，每次刺激1分钟左右，两耳交替。每日刺激5～10次，15日为1个疗程。

四、穴位贴敷

1. 取大椎、肺俞、脾俞、胃俞、胆俞。用白芥子30g，延胡索、甘遂、细辛、丁香、白芷、苍耳子、辛夷、薄荷各10g，研成细末，生姜汁调糊，涂纱布上，撒上适量肉桂粉，贴敷上穴，保留4小时以上。每周1次，连续3次。

2. 取蝎尾两只（末节有毒针部分），分别置两块胶布中心（约1cm×1cm大小），贴压在双侧扶突穴上，1～2日取下。

五、穴位注射

穴位注射取合谷、迎香。选用复合维生素B注射液或复方丹参注射液、当归注射液，常规穴位注射。

六、中药熏洗

用芳香通窍、行气活血的药物，如苍耳子散、辛夷散、川芎茶调散等，放砂锅中，加水2000mL，煎至1000mL，倒入合适的容器中，先令患者用鼻吸入热气，从口中吐出，反复多次。待药液温度降至不烫手时，热敷印堂、阳白等穴位，每日早晚各1次，每日1次，7日为1个疗程。

七、中药封包

将装有芳香通窍、行气活血中草药的药包加热后，热敷于印堂、阳白等穴位。

八、推拿疗法

穴位按摩选取迎香、合谷，自我按摩，每次5～10分钟，每日1～2次，或用两手大鱼际，沿两侧迎香穴上下按摩至发热，每日数次。

九、理疗

可配合局部超短波或红外线等物理治疗。

十、鼻窦穿刺冲洗法

多用于上颌窦，穿刺冲洗后，注入清热解毒排脓的中药液，如鱼腥草注射液等，每周 1 次。

十一、食疗

1. 黄芪 30g，冬瓜适量。黄芪煎汤去渣，加入成块冬瓜，如常法熬汤食用。用于慢性鼻渊。

2. 青茶叶 2g，加水十碗，煎后加蜂蜜，徐徐服，每日 2～3 次。茶叶味苦性寒，有解毒、除热、利湿之功。蜂蜜有清热解毒、润肠通便的作用。用于肺经风热证。

【经验方及医院制剂】

一、经验方

1. 验方　苍术 10g，半夏 10g，杏仁 6g，连翘 20g，石菖蒲 10g，茵陈 20g，虎杖 20g，升麻 6g，柴胡 10g，牡丹皮 10g，薄荷 6g，川芎 15g，随证加减。

2. 通窍散　辛夷、苍耳子、白芷、细辛、薄荷、黄芪、野菊花、川芎、桔梗、象贝母、藿香。

3. 加味玉屏风散　黄芪、白术、防风、乌梅、五味子、苍耳子、辛夷、甘草。

4. 通窍洗剂　辛夷、苍耳子、黄芪、白芷、黄芩、野菊花、鱼腥草、桂枝、当归、栀子、赤芍、浙贝母、薄荷。

二、医院制剂

鼻得乐、芳香通窍丸。

【其他疗法】

1. 全身用药 全身应用磺胺及抗生素，对及时控制感染极为重要。

2. 局部治疗 1%麻黄素生理盐水或滴鼻净滴鼻，以利通气引流，也可用麻黄素呋喃西林液滴鼻，每日3次。

3. 雾化治疗 沐舒坦、鱼腥草注射液、庆大霉素、糜蛋白酶等。

4. 置换法 用负压吸引法使清热解毒排脓的药液（如鱼腥草注射液等）进入鼻窦，并将鼻窦内的脓液置换出来，以达到治疗目的。

5. 物理治疗 局部热敷、短波透热、红外线理疗等。可促进炎症消退，改善症状。

6. 上颌窦穿刺 宜在全身症状消退或局部炎症表现基本控制后施行，具有诊断和治疗意义。穿刺冲洗完毕后，可予窦内注入50%鱼腥草液、0.5%黄连素液、20%磺胺嘧啶液等2～3mL，任选1种，每周2～3次，直到无脓为止。

7. 体位引流 目的在于促使窦内脓液较快排空。根据各窦在鼻腔开口位置的情况选择体位，需先用麻黄素收缩鼻腔，使窦口通畅。

8. 手术治疗 一般在鼻腔病变妨碍引流或久用药物治疗无效时采用手术治疗。

9. 手术后治疗 鼻窦炎术后，为了保持术腔清洁，防止息肉、囊泡、肉芽形成，减轻水肿，控制感染，加速鼻腔黏膜上皮化，术后仍需进一步治疗。黏膜的炎症恢复需要6个月甚至更长时间，抗生素的滥用会导致细菌的耐药性增高，引发真菌的感染。中医药以补肺益气、散邪通窍、清热解毒为主，具有杀菌、消炎、抗过敏及免疫调节作用。

10. 滴鼻法 用芳香通窍的中药滴鼻剂滴鼻，以疏通鼻窍。

【中成药辨证应用】

1. 肺经风热证
治法：疏风清热，宣肺通窍。
中成药：鼻渊通窍颗粒、香菊胶囊、鼻炎康片、胆香鼻炎片等。

2. 胆腑郁热证

治法：清泄胆热，利湿通窍。

中成药：鼻渊舒口服液、鼻窦炎口服液、藿胆鼻炎胶囊、鼻炎康片、胆香鼻炎片等。

3. 脾胃湿热证

治法：清热利湿，化浊通窍。

中成药：藿香正气口服液等。

4. 肺气虚寒证

治法：温补肺脏，益气通窍。

中成药：玉屏风颗粒等。

5. 脾虚湿困证

治法：健脾利湿，益气通窍。

中成药：参苓白术丸等。

急慢性鼻渊可选用鼻炎片，慢性鼻渊可选用防芷鼻炎片。

【中医调护】

一、病情观察

1. 头痛剧烈时宜卧床休息，及时改善鼻窍通气，清除鼻窍内分泌物，观察患者的鼻塞轻重，鼻涕的性质、量、气味及嗅觉减退的时间等。

2. 出现鼻塞严重、张口呼吸、剧烈头痛、高热、面部鼻窦相应处红肿明显时，报告医师。

3. 需手术者，做好手术前后的护理。

二、生活起居护理

居室宜整洁舒适，温湿度适宜，起居有常，劳逸结合。肺经风热者室温宜清凉；胆腑郁热者室温宜稍低，温度稍高，防止干燥空气对鼻部刺激；脾胃湿热者忌潮湿闷热；虚证患者应防风寒邪毒侵袭，加强体育锻炼，增强防御能力；伴有头晕头胀不适、肢体乏力者，应卧床休息。注意鼻腔周围局部皮肤的护理，减少对局部皮肤的刺激。保持口腔清洁，防止并发症。

三、饮食护理

饮食宜清淡、有营养，多食水果和蔬菜，忌食辛辣、肥厚、海鲜之品，戒烟酒，以免加重病情。肺经风热者宜多食疏风清热的食物，如薏苡仁冬瓜汤、生姜粥等；胆腑郁热者应多食清凉解热之品，如冬瓜绿豆汤等；脾胃湿热者可多食健脾利湿食物，如薏苡仁粥、山药粥等；肺脾气虚者多食健脾益气的食物，如黄芪粥、山药薏苡仁粥等。

四、情志护理

鼻渊患者因病程久，常反复发作，伴有头痛和局部不适，易使患者出现情绪反应，故需注意患者情绪变化，解释本病的相关知识，及时疏导情志，解除不良情绪刺激。避免或减少本病的反复发作。

五、用药护理

1. 中药汤剂一般温服。

2. 遵医嘱及时准确给予鼻部滴药，保持鼻腔清洁，引流通畅。

3. 鼻塞流涕时，及早改善鼻窍通气，遵医嘱局部热敷，促使炎症消退，改善症状。

六、健康指导

1. 保持家居清洁和个人卫生，避免粉尘和气体刺激鼻腔。寒冷季节进行户外活动时应戴口罩，避免外感而诱发鼻渊。

2. 指导患者了解鼻渊的相关知识，提高自我防护能力。如积极防治邻近组织器官病变，如扁桃体炎、牙病等；保持鼻道通畅，及时排出鼻腔内分泌物。

3. 加强锻炼，提高机体抗病能力。指导患者掌握鼻部按摩的方法，以强身健体，抗御病邪。

4. 指导患者正确应用滴鼻药和擤鼻方法，每次擤鼻不可同时紧捏双侧鼻孔，应分别进行，鼻腔有分泌物而鼻塞重时忌用力擤鼻，以免邪毒逆入耳窍，导致耳窍疾病。

5. 饮食清淡，少食辛辣刺激之品。

6. 不到江河湖水中或不卫生的泳池中游泳，防止污水进入鼻腔。

【治未病原则及措施】

1. 适当休息，注意营养，实证鼻渊注意饮食清淡，忌食辛辣厚味之品。

2. 及时彻底治疗伤风鼻塞及邻近器官的疾病（如牙病）。

3. 平时注意保持鼻腔通畅，以利鼻涕排出。

4. 掌握正确的擤鼻方法，鼻腔有分泌物而鼻塞重时忌用力擤鼻，以免邪毒逆入耳窍，导致耳窍疾病。不会擤鼻的儿童，可用弹力好的冲洗皮球，接连一细橡皮管，将橡皮管端插入鼻腔内，利用皮球的弹力将鼻腔内分泌物吸净。

5. 注意饮食有节，少食肥甘厚腻食物，戒除烟酒。

6. 因鼻出血而行填塞止血时，填塞物不可留置过久，否则不仅可引起局部刺激或污染，也会妨碍窦口通气引流而诱发本病。

（周口市中医院耳鼻喉科：路亮　康复科：龚广峰，王姗姗，李丹）

喉 痹

喉痹，是指以咽部红肿疼痛，或干燥、异物感，或咽痒不适、吞咽不利等为主要临床表现的疾病。现代中医喉科对"喉痹"的概念逐渐统一，系专指急、慢性咽炎，根据病因病机的不同，急性咽炎又可称为"风热喉痹"或"风寒喉痹"。主要由肺脾肾等脏腑亏虚或失调所致，病情缠绵，顽固难愈。西医学的急、慢性咽炎及某些全身性疾病在咽部的表现可参考本篇进行辨证施治。

【病因病机】

1. 病因　喉痹的发生，常因气候急剧变化，起居不慎，风邪侵袭，肺卫失固；或外邪不解，壅盛传里，肺胃郁热；或温热病后，或久病劳伤，脏腑虚损，咽喉失养，或虚火上烁咽部所致。

（1）外邪侵袭：气候骤变，起居不慎，卫表不固，风邪夹热邪或夹寒邪外袭，壅遏肺系，肺气闭郁，失其宣畅之机，邪热不得宣泄，上聚咽喉，发为喉痹。《太平圣惠方·卷三十五》谓："若风邪热气，搏于脾肺，则经络痞塞不通利，邪热攻冲，上焦壅滞，故令咽喉疼痛也。"风寒之邪外袭，外束肌表，卫阳被遏，不得宣泄，壅结咽喉，亦可发为喉痹。

（2）饮食不节：过食辛热煎炒、醇酒厚味，肺胃热盛，邪热搏结，上攻咽喉，发为喉痹。《诸病源候论·卷三十》："喉痹者，喉里肿塞痹痛，水浆不得入也……风毒客于喉间，气结蕴积而生热，致喉肿塞而痹痛。"

（3）先天禀赋不足或房劳过度：素体虚弱，或年老体衰，或房劳不节，久咳久病伤阴；或病后初愈，或思虑过度，劳倦内伤，或久病伤脾，或过用寒凉，或吐泻太过，致脾胃虚弱，水谷精微生化不足，咽喉失于温养，发为喉痹。如《医学心悟·卷六》说："喉间肿痛，名曰喉痹，古人通用甘桔汤主之。然有虚火、实火之分，紧喉、慢喉之别，不可不审。虚火者色淡、微肿，溺清，便利，脉虚细，饮食减少。此因神思过度，脾气不能中护，虚火易至上炎，乃内伤之火，名曰慢喉风，虚症也。"

（4）情志不遂：气机郁滞不畅，气滞痰凝，《杂病源流犀烛·卷二十四》说："七情气郁，结成痰涎，随气积聚。"加之喉痹病久未愈，反复发作，余邪滞留，久则经脉瘀滞，痰凝血瘀，互结于咽喉发为喉痹。

2. 病机　属性分虚实。风寒袭表，肺气不宣，邪结咽喉；或寒郁化热，或风热侵袭，经口鼻直袭咽喉；或肺经热盛，或辛辣炙煿饮食，肺胃热盛，火热上蒸，均形成急喉痹（实证）。热病伤津，久咳伤肺，或饮食不节，或过用温热药物，均可致肺肾阴虚，虚火上炎，引发阴虚喉痹，或肾阳亏虚，命门火衰，虚阳上浮，均使虚火上扰咽喉，而致发为慢喉痹（虚证）。急喉痹久病或失治，亦可转为慢喉痹。除风寒之邪由口鼻而入，或侵袭肺卫，直接上犯咽喉而致风寒喉痹之外，无论喉痹实证、虚证皆与热邪有关。

实证喉痹或风热之邪侵袭，或风寒之邪入里化热；虚证喉痹或燥热伤阴，或热病伤津，均致虚火上扰。因此喉痹病情演变多为初起外感风寒，继而热化而致热速成火。

【诊断要点】

1. 急性型（急喉痹）

（1）多发于秋、冬、春三季。

（2）常以受凉为诱因。

（3）起病较急，始有咽部灼热发干、粗糙不适感，继而咽痛逐渐加重，空咽时更甚，可放射至双侧颈及耳部，吞咽唾液时咽痛重于吞咽饮食。

（4）可有发热恶寒、头痛、全身不适，可伴有咳嗽、声嘶等症。

（5）检查见咽部黏膜弥漫性充血肿胀、色深，尤以咽侧壁明显，咽腭弓黏膜肿胀突出，咽部分泌物增多，咽后壁淋巴滤泡充血肿胀，可同时存在扁桃体充血、软腭红肿。可有颌下核肿大、压痛。

2. 慢性型（慢喉痹）

（1）常有急性喉痹反复发作史，或存在全身性慢性疾病。

（2）常与粉尘、刺激性气体接触，喜食辛辣，或言谈过多。

（3）多同时患有慢性鼻病及（或）口腔疾病、腭扁桃体慢性炎症。

（4）症状不具特异性，常觉咽部干痒不适，有异物感，吞咽不利，晨起微痛，咽部痰多，喜作咯痰动作，刷牙时易恶心作呕。

（5）检查见咽后壁黏膜充血、色暗红，咽后壁小瘰增生，或附有黏液或黏液脓性分泌物，或见咽壁黏膜干燥、萎缩，上附痂皮。

【鉴别诊断】

1. 乳蛾病 主要病变在喉核。青少年多见，以喉核红肿疼痛为主。

2. 喉痈 急起，高热，咽喉部剧痛，红肿，吞咽障碍，可化脓，外周血白细胞及中性粒细胞计数升高。

3. 急喉风 病情急重，以突起咽喉紧锁、呼吸困难、痰涎壅盛为主要特征，而不仅是咽痛、咽痒不适等表现。

【辨证论治】

咽部灼热、红肿疼痛、吞咽不利，为急喉痹；咽干不适，微感疼痛、咽痒或有异物感，吞咽微觉不利，为慢喉痹。咽痛伴恶寒头痛、鼻塞流清涕、头身痛为风寒喉痹；咽痛伴发热、恶寒、汗出、咳嗽痰稠厚、鼻塞流脓涕为风热喉痹；咽痛伴纳食困难，咳嗽，痰黏难咯，大便秘结，溲黄赤为肺胃积热；咽干伴神倦乏力、语音低微、大便溏薄为肺脾气虚。发病急骤、病情重为急喉痹；病程长、病情反复的为慢喉痹。

一、急喉痹

1. 风寒外袭证

证候：咽痛，口不渴，恶寒，不发热或微发热，咽黏膜水肿，不充血或轻度充血，舌淡红，苔薄白，脉浮紧。此证主要以出现风寒表证同时见咽肿而充血不重为特征。

治法：疏风散寒，解表利咽。

方药：六味汤加减。荆芥、防风、薄荷、白芷、僵蚕、桔梗、甘草。

如夹湿见胸闷、纳呆、身重、口淡等，可加陈皮、藿香、神曲；咳嗽，加杏仁、象贝母；体虚，加黄芪、白术、甘草；重症者可用荆防败毒散加减，如荆芥、防风、蝉蜕、柴胡、前胡、羌活、桔梗、茯苓、川芎等。

2. 风热外侵证

证候：咽痛而口微渴，发热，微恶寒，咽部轻度红肿，或有咳嗽，舌质略红，苔薄白微黄，脉浮数。病初起，咽干灼热、疼痛，异物感，吞咽不顺，并见风热表证为特点。

治法：疏风清热，消肿利咽。

方药：银翘散加减。金银花、连翘、桔梗、牛蒡子、薄荷、竹叶、荆芥、生甘草、淡豆豉、芦根等。

热甚可加大青叶、蒲公英、草河车以消热；头痛加桑叶、菊花、白芷以疏风；肺热加桑白皮、黄芩；咳嗽加紫菀、炙款冬花；痰多加杏仁、象贝母、炙枇杷叶；咽痛加射干、木蝴蝶；暑湿盛者加藿香、佩兰、鲜荷叶、桑白皮；或用疏风清热汤加减，荆芥、防风、金银花、连翘、黄芩、赤芍、玄参、浙贝母、桑白皮、牛蒡子、桔梗、甘草等。

3. 肺胃实热证

证候：咽痛较剧，口渴多饮，咳嗽，痰黏稠，发热，大便偏干，小便短黄，咽部充血较甚，舌红，苔黄。脉数有力。咽喉疼痛较重，痰涎多而黏稠，咽喉梗阻感，咽部红肿显著，并见咳嗽痰黄、发热便干为特点。

治法：泄热解毒，利咽消肿。

方药：清咽利膈汤加减。连翘、胖大海、牛蒡子、黄芩、薄荷、玄明粉（冲）、金银花、玄参、大黄、甘草、桔梗、黄连。

壮热面赤者加生石膏、柴胡、知母；咽部红肿较甚，宜加山豆根、射干等苦寒之品，以助解毒消肿，利咽止痛；痰黏不易咯出者加淡竹沥、生石膏；咽喉疼痛明显者，加服六神丸；内热炽盛者，可选用普济消毒饮加减，大黄、黄连、黄芩、射干、山豆根、板蓝根、赤芍、玄参、芦根、天花粉、马勃、木蝴蝶等。

4. 痰热蕴结证

证候：咽喉不适，因受凉、疲劳、多言之后症状较重，咳嗽、咯痰黏稠、口渴喜饮，咽黏膜充血呈深红色、肥厚、有黄白色分泌物附着，舌红，苔黄腻，脉滑数。本证以咽喉肿痛、吞咽不利，同时痰黄黏稠、舌苔黄腻为特征。

治法：清热解毒，化痰利咽。

方药：金灯山根汤加减。挂金灯、山豆根、牛蒡子、瓜蒌皮、浙贝母、青果、甘草、桔梗、射干。

热重加黄芩、山栀、知母；解毒加金银花、连翘；咳嗽加前胡、杏仁；痰黏不爽加竹沥、冬瓜子。

二、慢喉痹

1. 阴虚肺燥证

证候：咽喉干痛、灼热，多言之后症状加剧，呛咳无痰，频频求饮而饮量不多，午后及黄昏时症状明显，咽部充血呈暗红色，或有淋巴滤泡增生，舌红少苔，脉细数。本证以病程较长，咽喉色暗红而干，伴咽痛、口干欲饮为特征。

治法：养阴清肺利咽。

方药：养阴清肺汤加减。玄参、麦冬、生地黄、牡丹皮、白芍、川贝母、薄荷、甘草。

食欲差，可加怀山药、太子参等；言语无力，动则气喘，可酌加太子参、百合、玉竹。偏于肾阴不足者，证见咽喉干痛，夜晚加重，欲饮冷饮，神疲心烦，舌红，脉细数，宜用滋阴补肾，清利咽喉，用六味地黄汤加玄参、麦冬。若肾水不足，心火独亢，心肾不交，而见心烦不眠、舌干红赤者，宜用二阴煎。若阴虚虚火上炎明显者，用知柏地黄汤加玄参、白芍、五味子治之。

2. 肺脾气虚证

证候：咽喉干燥，但不欲饮，咳嗽，有痰易咯，平时畏寒，汗多，易感冒，神倦乏力，语声低微，大便溏薄，咽部充血较轻，病程较长，并时时出现急性发作。咽喉微干微痒微痛，有异物梗阻感或痰黏着感，伴多汗易感、神倦乏力为本证特点。

治法：补肺益脾利咽。

方药：玉屏风散加生脉散合参苓白术散加减。黄芪、白术、防风、人参、茯苓、五味子、麦冬、山药、白扁豆、莲子肉、薏苡仁、砂仁、桔梗。

若咽部黏膜嫩红，佐炒黄芩、黄连，或加用牛蒡子、射干之类。

3. 肾阳不足证

证候：咽干微痛，面色㿠白，语声低微，口干不欲饮，或喜热饮，小便清长，或腹痛寒泄，头晕耳鸣，腰膝酸软，倦怠乏力，脉沉细。面色㿠白，喜温恶寒，腰酸膝软，小便清长，倦怠肢冷，舌淡苔白，脉沉细。

治法：温肾扶阳，引火归原。

方药：附桂八味丸加味。附子、肉桂、熟地黄、山药、山萸肉、茯苓、泽泻、牡丹皮。

健脾加党参、白术、扁豆衣；补肾加狗脊、女贞子；和胃加焦楂曲、炙甘草。

【临证备要】

本病一年四季皆可发病，各年龄均可发生，急性发作者多为实证。若病久不愈，反复发作者，为正气耗伤之虚证。本病以"清、泻、补、消"为治疗之大法，实证宜祛邪清热为主，根据病因分别采用清热宣肺、解毒、化痰散结利咽等法；虚证要兼顾气阴，根据病因分别采用滋阴、益气、温阳利咽等法。

【中医特色疗法】

1. 外治法

（1）含漱：可选用金银花、桔梗、甘草等中药煎水含漱。

（2）吹药：利咽止痛中药粉剂，直接喷于咽部。

（3）含服：生津利咽中药丸或片剂含服。

（4）中药吸入：选用具有利咽功效的中药进行蒸气或雾化吸入。

2. 针灸推拿疗法

（1）点刺放血法：用三棱针或5号注射针头在双侧耳尖（耳轮上缘中点）及少商穴点刺，挤出恶血数滴，每日1次，有显著的利咽止痛作用。

（2）穴位敷贴法：取蝎尾两只（末节有毒针部分），分别置两块胶布中心（约1cm×1cm大小），贴压在双侧扶突穴上，1～2日取下。

（3）爆灯火法：在双侧肩胛骨内侧缘、脊柱两旁寻找皮肤上的斑丘疹、结节或压痛点，或选用大椎、曲池、合谷、少商、角孙。取灯心草一段，蘸植物油后控干浮油，以不滴下为度，用食指和中指捏住灯心草前三分之一在蜡烛或酒精上迅速点燃，对准皮肤异常点或穴位，迅速爆灸，当灼及皮肤时便发出"啪"的清脆声，无爆响者重灸，每次选1～3个穴位，间隔2～3日一次，以6次左右为宜。

（4）穴位注射：通过药物在穴位的吸收过程产生对穴位的刺激，利用药物与腧穴的双重作用来达到治疗疾病的目的。本方法适用于多种慢性疾病。

（5）耳穴针刺（埋豆）：用特定针具或丸状物（王不留行籽）在耳郭相应穴位实施刺激以诊治疾病的一种技术。本技术依据中医学中耳郭与人体各部存在着一定联系的理论，以及望耳的形态、色泽可以辅助诊断疾病等原理，通过刺激耳部穴位来防治疾病。其治疗范围较广。

操作：将王不留行籽贴敷在以上穴位并给予反复刺激，每次刺激1分钟左右，每日刺激5～10次，每日1次，15日为1个疗程。

（6）刮痧：在中医经络腧穴理论指导下，使用不同材质和形状的刮痧器械和介质，在体表进行相应的手法刮拭，以防治疾病的中医外治技术。刮痧技术具有疏通经络、改善血液循环、调整关节结构和功能等作用。按刮痧板接触体表部位分类如下。

①摩擦法：将刮痧板与皮肤直接紧贴，或隔衣、布进行有规律的旋转移动，或直线式往返移动，使皮肤产生热感。此法适用于麻木、发凉或绵绵隐痛的部位，如肩胛内侧、腰部和腹部；也可用于刮痧前，使患者放松。

②梳刮法：使用刮痧板或刮痧梳从前额发际处及双侧太阳穴处向后发际处做有规律的单方向刮拭，如梳头状。此法适用于头痛、头晕、疲劳、失眠和精神紧张等病证。

③点压法（点穴法）：用刮痧板的边角直接点压穴位，力量逐渐加重，以患者能承受为度，保持数秒后快速抬起，重复操作5～10次。此法适用于肌肉丰满处的穴位，或刮痧力量不能深达，或不宜直接刮拭的骨骼关节凹陷部位，如环跳、委中、犊鼻、水沟和背部脊柱棘突之间等。

④按揉法：刮痧板在穴位处做点压按揉，点压后做往返或顺逆旋转。操作时刮痧板应紧贴皮肤不滑动，每分钟按揉50～100次。此法适用于太阳、曲池、足三里、内关、太冲、涌泉、三阴交等穴位。

⑤角刮法：使用角形刮痧板或让刮痧板的棱角接触皮肤，与体表成45°角，自上而下或由里向外刮拭。此法适用于四肢关节、脊柱两侧、骨骼之

间和肩关节周围，如风池、内关、合谷、中府等穴位。

⑥边刮法：用刮痧板的长条棱边进行刮拭。此法适用于面积较大部位，如腹部、背部和下肢等。

3. 中药熏洗治疗2号方（本科自制成方）

主治：肝火上炎导致的各类疾病等。

操作：平肝潜阳、宁心安神类中药（酸枣仁、红花、川芎、夜交藤、知母、丹参、合欢皮、栀子、远志、琥珀、朱砂等）每次用量30～50g，每次15～30分钟，水温宜在37～40℃，以起到平肝潜阳、宁心安神的作用，以治疗眩晕、失眠，每日1次，14日为1个疗程。

4. 中药封包治疗　用中药封包包裹颈部，调节适当频率，每次15～20分钟，每日2次，15日为1个疗程，可舒筋通络、缓解咽喉部不适。

5. 食疗

（1）风痰上扰证：宜食清淡，忌油腻辛辣食物。宜清热化痰醒脑之品，如荷叶、薏苡仁、山楂、白扁豆、薄荷、菊花、决明子等。可选菊花茶、决明子茶等。

（2）肝火上炎证：宜食辛甘寒，忌食辛辣、油腻、温燥、动火之食物。宜平肝潜阳、清肝泻火之品，如槐花、决明子、菊花、芹菜、玉米须等。

（3）气血亏虚证：宜食甘温，忌生冷、油腻之食物。宜补养气血、健运脾胃之品，如红枣、阿胶、桂圆、枸杞、茯苓、莲子、当归、白木耳、糯米等。可选红枣莲子粥等。

（4）痰瘀阻窍证：宜食清淡，忌油腻肥甘食物。宜燥湿祛痰、健脾活血之品，如西洋参、山楂、薏苡仁、三七、丹参等。可选薏米党参粥、三七粉等。

（5）阴虚阳亢证：宜食甘凉，忌食辛辣、油腻、温燥、动火之食物。宜平肝潜阳、滋养肝肾之品，如麦冬、百合、桑寄生、黑豆、山茱萸等。

（6）肾精不足证：宜食甘温，忌生冷、寒凉之食物。宜滋补肝肾之品，如龟甲、枸杞、何首乌、桑椹、山药、黑豆等。可选甲鱼汤等。

咽后壁淋巴滤泡增多，咽侧索增生肥厚，可配合刺血法、割治法、烙治法，亦可配合低温等离子射频治疗、微波疗法、冷冻治疗等。

对于咽干、咽痒、咳嗽久治不愈者，可以配合中药贴敷、中药离子导入等。

【经验方及医院制剂】

1. 菊花、金银花各 30g，煎汤代茶饮。用于风热喉痹。

2. 金银花 30g，胖大海 6 枚，青果、麦冬各 10g，泡水代茶饮。用于风热喉痹。

3. 太子参 30g，玄参、金银花各 15g，生甘草 9g，煎汤代茶饮。用于慢喉痹之阴虚型咽干痛者。

【其他疗法】

1. 银菊芍药汤　金银花 12g，野菊花 15g，赤芍药 10g，用清水 500mL，小火煎 5～10 分钟。头两煎分两次服，每日 1～2 剂。治咽喉肿痛，恶寒发热明显者。

2. 蒲公英汤　蒲公英 30g，用清水 450mL，煎 10～15 分钟，去渣温服。二煎再作一次服，每日 1～2 次，同时以淡盐汤漱喉，每日 3～4 次。治咽肿如塞，恶寒发热较轻者。

3. 生梨脯　生鸭梨 2 只，食盐适量。将梨洗净去核，不去皮，切成块状（如红枣大），两只梨加食盐 3～4g，放置 15 分钟。每次将一块含于口中，嚼细慢吞咽，每日 4～6 次。治咽喉肿胀，干痛不适者。

4. 咽炎茶　金银花、菊花各 10g，胖大海 3 枚，将药放入开水瓶中，冲入沸水大半瓶，瓶盖塞严，15 分钟后当茶频频饮用，每日内饮完。每日 1 次，治慢性咽喉炎经年不愈者。

5. 鲜芝麻叶方　鲜芝麻叶适量，洗净备用，每次 6 片，嚼细后缓咽下，每日 3 次。急、慢性咽炎均可以用。

6. 茶榄海蜜饮　绿茶、橄榄各 6g，胖大海 3 枚，蜂蜜 1 匙，先将橄榄放入适量清水煎沸片刻，然后冲泡绿茶、胖大海，闷盖片刻，入蜂蜜调匀。徐徐饮汁。

7. 凤衣冬蜜饮　凤凰衣（鸡蛋壳内的软皮）6g，天冬 12g，蜂蜜 1 匙，置于碗中，加水适量，隔水炖后饮汁。

8. 陈海蜇，洗去盐味，冰糖拌，蒸食。

9. 经霜丝瓜 1 条，切碎泡开，温水送服。

10. 雪梨干 50g，罗汉果半个，水煎 20 分钟后，候温饮汁。

11. 芒果煎水，代茶频服，益胃利咽喉。

【中成药辨证应用】

1. 六神丸　用于火热喉痹。

2. 喉症丸　用于风热喉痹。

3. 草珊瑚含片　用于急慢喉痹。

【中医调护】

1. 生活起居　心情保持开朗，不要总是想着使人烦恼之事，开开心心过好每一天。起居劳作有度，注意休息，上网不要通宵达旦。秋天天气干燥，可用新鲜罗汉果当茶泡水饮，或用麦冬、菊花、甘草等泡水。积极锻炼身体，最简单有效的锻炼方法是坚持晨跑，以增强身体的抗病能力。

2. 饮食调护　饮食宜清淡，忌食辛、辣、炸、炒之属热性之品，如辣椒、生姜、炸油条、烧饼、饼干、快餐面等。防止暴饮暴食，忌过食肥甘，提倡戒烟限酒。不偏食，饮食多样化，多食含维生素较多的蔬菜、水果，如苹果、青菜、菠菜等。

【治未病原则及措施】

1. 积极治疗原发病及邻近器官的疾病（如伤风鼻塞、鼻窒、鼻渊、龋齿等），以防止诱发本病。

2. 平时注意生活起居有节，衣着适宜，避免受凉受湿，过度疲劳，要注意锻炼身体，增强体质，预防感冒。

3. 忌食辛辣刺激性食物，不酗酒，不过食肥甘、油腻食物。

（周口市中医院耳鼻喉科：路亮）